방사선영상학

Radiographic Imaging

공동저자

조평곤 (대구가톨릭대학교 방사선학과)
김낙상 (송호대학교 방사선과)
김장오 (인제대학교 방사선학과)
김지율 (제주한라대학교 방사선과)
김현진 (가야대학교 방사선학과)
김화선 (안산대학교 방사선학과)
도상록 (법무부 포항교도소 의료과)
민정환 (신구대학교 방사선학과)
민병인 (인제대학교 방사선학과)
성열훈 (청주대학교 방사선학과)
윤영우 (춘해보건대학교 방사선과)
이기백 (충북보건과학대학교 방사선과)
이영진 (가천대학교 방사선학과)
임인철 (동의대학교 방사선학과)
임재동 (대원대학교 방사선과)
장현철 (수성대학교 방사선과)
정강교 (대구가톨릭대학교 방사선학과)
한동균 (을지대학교 방사선학과)
한재복 (동신대학교 방사선학과)

도서출판 대학서림

일러두기

●검사 명칭 「–검사(Projection)」는 중심X선이 지나는 방향에 따라 표시하는 것입니다.

예) • 전후방향 검사(AP Projection): 중심X선이 인체의 앞쪽에서 뒷쪽으로 지나는 X선 검사

• 외내방향 검사(Lateromedial Projection): 중심X선이 인체의 가쪽(외측)에서 안쪽(내측)으로 지나는 X선 검사

●검사 명칭 「–법(Method)」은 특정한 인체 구조를 나타내기 위한 검사를 고안한 사람 이름을 붙인 X선 검사

예) Towne법(Towne Method)

●검사 명칭 「–자세(Position)」는 인체 부위나 구조를 나타내기 위한 특정한 자세를 나타낸 X선 검사

예) 개구리 다리 자세(Frog–leg Position)

●우리말 해부 용어는

대한의사협회 편저「의학용어집 제6판」(군자출판사 펴냄, 2020년),

최종학, 조평곤 지음「영상해부학」(개정3판, 대학서림 펴냄, 2025년)에 따랐습니다.

●괄호 안 해부 용어는

원어 개정이전에 쓰던 우리말 해부 용어로 새 해부 용어와 함께 적었습니다.

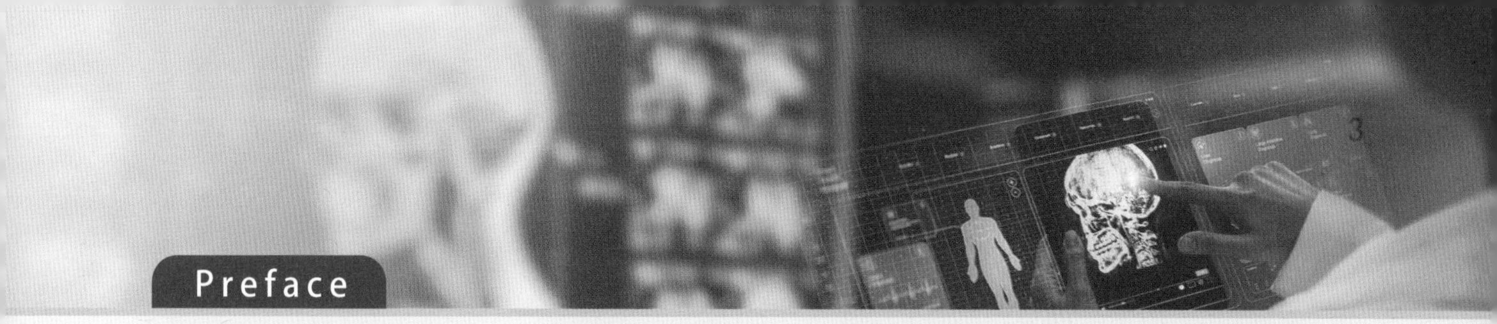

Preface

새로운 도약을 위한 노력의 결실, 『방사선영상학』 개정판을 펴내며

급변하는 의료 환경과 끊임없이 발전하는 영상 기술의 흐름 속에서 방사선사라는 전문 직업인으로서 갖추어야 할 지식과 기술의 깊이는 날로 더해가고 있습니다. 이러한 시대적 요구에 부응하고, 우리나라 방사선학의 미래를 이끌어갈 학생들에게 더없이 훌륭한 길잡이가 되고자 『방사선영상학』이 새로운 모습으로 다시 독자 여러분을 찾아갑니다.

본 교재는 초판 발간 이후, 방사선학을 공부하는 학생들과 임상 실무자들에게 오랫동안 분에 넘치는 사랑을 받아왔습니다. 독자 여러분께서 보내주신 따뜻한 격려와 때로는 날카로운 지적은 더 완벽한 교재를 만들어야 한다는 무거운 책임감과 함께 큰 힘이 되었습니다.

이번 개정판에서는 그동안 독자 여러분께서 지적해 주신 내용들을 겸허히 수용하고, 더욱 정확하고 신뢰도 높은 교재를 선보이는 데에 가장 큰 중점을 두었습니다. 특히, 다음과 같은 부분에 심혈을 기울였습니다.

첫째, 내용의 정확성을 높였습니다. 이전 판에서 발견되었던 일부 오류와 부정확한 서술을 바로잡고, 최신 학술 동향과 임상 지침을 충실히 반영하여 내용의 완결성을 높였습니다. 이를 통해 학생들이 혼선 없이 학업에 정진하고, 변화하는 국가시험에 효과적으로 대비할 수 있도록 돕고자 합니다.

둘째, 학습 효과 증진을 위해 시각 자료를 대폭 개선했습니다. 이해를 돕기 위해 삽입되었던 일부 그림과 방사선 영상 이미지들이 실제와 차이가 있거나 해부학적 구조를 파악하는 데 어려움이 있다는 의견을 적극 수렴하였습니다. 이에 따라, 최신 장비로 촬영한 고해상도의 선명한 영상으로 교체하고, 쉽게 이해할 수 있도록 새로 제작하거나 수정하여 시각적 학습 효과를 극대화했습니다.

셋째, 최신 기술 동향을 반영하고 불필요한 부분은 과감히 덜어냈습니다. 디지털 방사선 영상 기술의 발전과 임상 현장의 상황을 반영하여 현재 임상에서 잘 사용되지 않는 내용은 비중을 줄여 학습의 효율성을 높이고자 했습니다.

이러한 노력들이 모여 탄생한 『방사선영상학』 개정판이 방사선학이라는 깊고 넓은 학문의 바다를 항해하는 학생들에게는 올바른 방향을 제시하는 등대가 되고, 나아가 국민 보건 증진에 이바지하는 전문 방사선사로 성장하는 데 든든한 초석이 되기를 진심으로 바랍니다.

끝으로, 본 교재가 나오기까지 아낌없는 조언과 격려를 보내주신 선배 및 동료 교수님들, 현장의 방사선사 선생님들, 그리고 무엇보다도 애정 어린 시선으로 오류를 바로잡아 준 학생들에게 깊은 감사의 마음을 전합니다. 앞으로도 독자 여러분의 목소리에 귀 기울이며, 끊임없이 발전하는 교재가 될 것을 약속드립니다.

2025년 6월
저자 일동

Contents

Contents

Chapter 07 척추 Spine • 281

Chapter 08 머리뼈(두개골) Skull and Cranial Bones • 331

Chapter 09 얼굴뼈(안면골) 및 코곁굴(부비강), 관자뼈(측두골) Facial Bones, Paranasal Sinuses & Temporal Bones • 353

Contents

Chapter 13

구강악안면 검사 • 503

Chapter 14

어린이 검사 Pediatric Radiography • 607

Chapter 15

골밀도 검사 Bone Mineral Densitometry • 629

chapter

01

방사선 검사 관련 용어

Terms Related to Radiographic Positioning

1. 해부학적 기준선, 면(Anatomic line, plane)
2. 몸 표면의 기준점(Surface landmark)
3. 해부구조(Anatomic structure)
4. 몸 각 부위의 방향과 위치
5. 몸의 자세(체위, Body position)
6. 검사방향(Projection)
7. 몸의 움직임(Body movement)

Radiographic Imaging

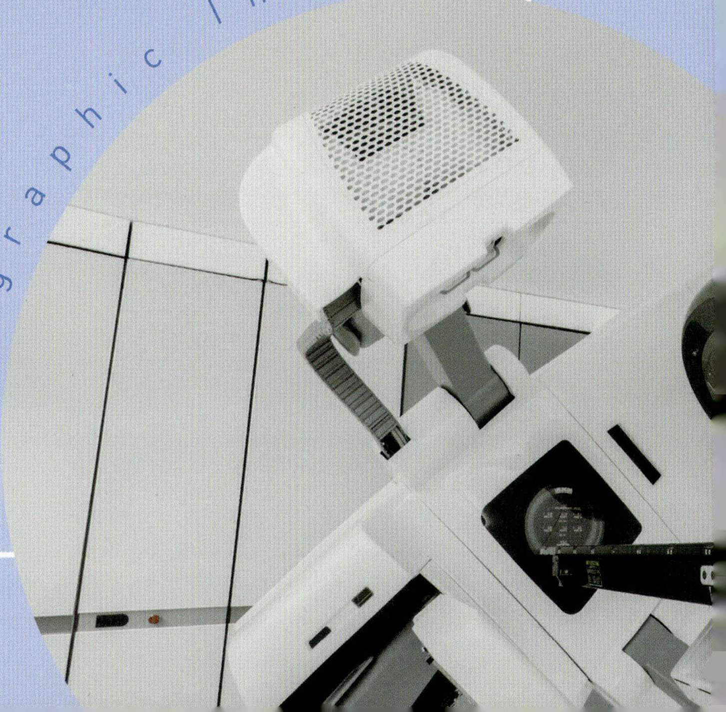

방사선 검사를 할 때 환자의 자세, 검사부위의 위치조정, 방사선의 입사방향, 그 입사점 및 필요한 기준선(면) 등은 X선사진의 질과 형태를 결정하며, 검사 결과에도 중대한 영향을 미친다.

따라서, 방사선사는 방사선영상을 통해 정확한 생체의 진단적 정보를 제시하기 위하여 생리 · 해부학에 깊은 이해를 가져야 하고, 항상 관련용어에 대한 의미를 뚜렷하게 파악하고 있어야 한다.

1 해부학적 기준선, 면(Anatomic line, plane)

1) 정중선, 면(median line, plane)

신체를 좌 · 우 대칭으로 둘로 나누는 선, 또는 선을 포함한 면(정중시상선, 면)

2) 시상선, 면(sagittal line, plane)

해부학 자세(anatomical position)에서 전후방향인 시상으로 절단하였을 때에 생기는 정중선에 평행인 선, 또는 그 선을 포함한 면

3) 수평선, 면 (transverse or horizontal line, plane)

바로 선 자세에서 땅표면에 수평인 선, 또는 그 선을 포함한 면(횡단선, 면)

4) 관상선, 면 (coronal or frontal line, plane)

시상면에 수직으로 교차하고, 몸을 앞과 뒤로 나누는 선, 또는 그 선을 포함한 면(이마선, 면)

5) 중간겨드랑선, 면(midaxillay line, plane)

겨드랑(axilla) 부분을 지나는 관상선면(이마선면) 중에서 가장 가운데 있는 가상의 선, 또는 그 선을 포함한 면

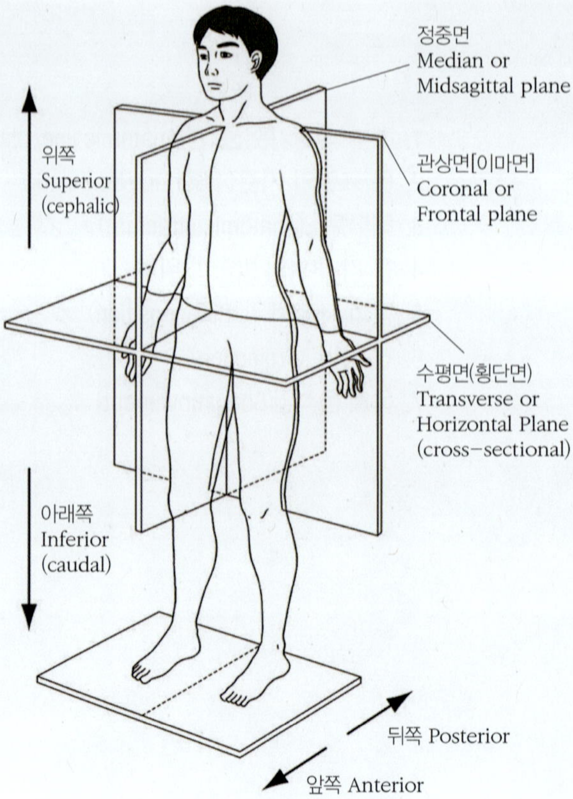

그림 1-1. 인체의 면

② 몸 표면의 기준점(Surface landmark)

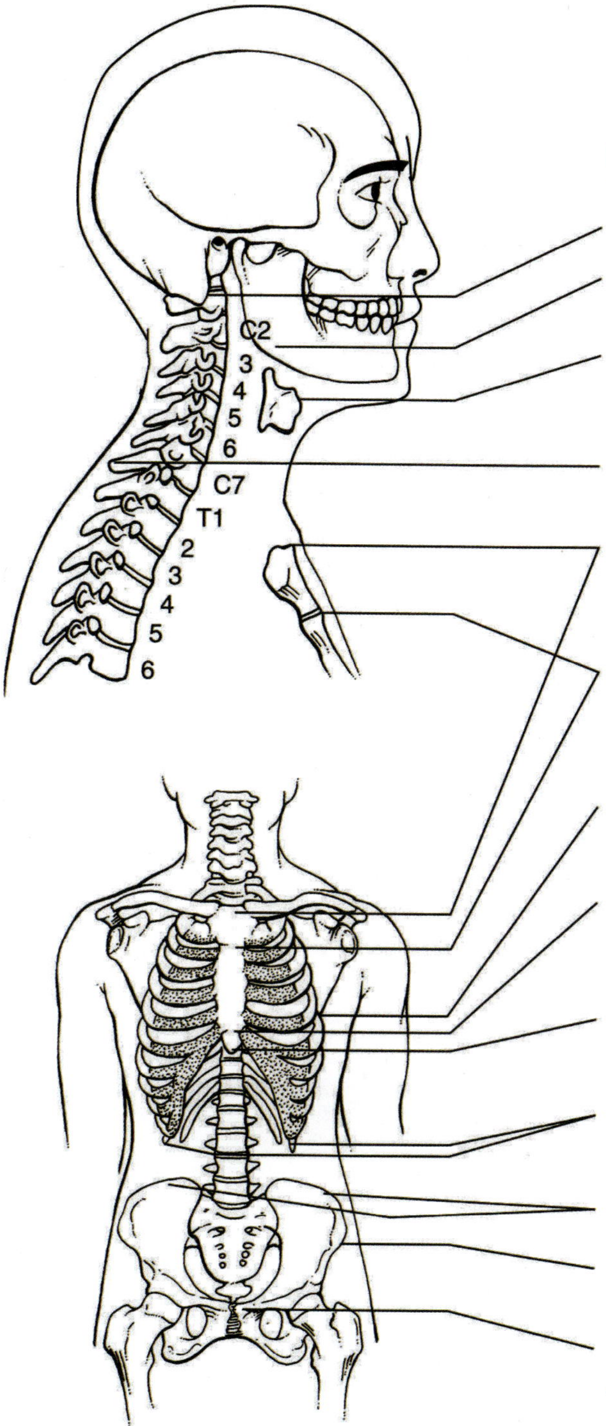

그림 1-2. 머리목부, 몸통부의 몸 표면 기준점

| 표 1-1 | 몸 표면의 구조와 척추골 높이의 관계

구조	척추골 높이
꼭지돌기끝(유양돌기첨) mastoid tip	C1 추체
턱뼈각(하악각, 악각점) angle of mandible(gonion)	C2–C3 척추사이공간
방패연골(갑상연골) thyroid cartilage(Adam's apple)	C4 추체
솟을뼈(융추) vertebral prominence	C7 추체
목아래패임(흉골상절흔) suprasternal notch(angle of Louis)	T2–T3 척추사이공간
복장뼈각(흉골각) sternal angle	T4–T5 척추사이공간
어깨뼈 아래각(견갑골 하각) inferior angle(tip of scapular)	T7 추체
복장뼈몸통–칼돌기 연결부 (흉골체–검상돌기 연결부) xiphisternal junction	T4–T5 척추사이공간
칼돌기(검상돌기) xiphoid process	T5 추체
갈비뼈 아래모서리(늑골 하연) lower lateral costal margin	L3 추체
엉덩뼈능선(장골능) iliac crests	L4–L5 척추사이공간
위앞엉덩뼈가시(상전장골극) anterior superior iliac spine(ASIS)	S2
두덩결합(치골결합)/넙다리뼈큰돌기(대전자) symphysis pubis/greater trochanter	꼬리뼈(미골)

③ 해부구조(Anatomic structure)

1) 돌출부

① 돌기(process): 표면에서 많이 튀어나온 곳
② 결절(tubercle): 혹과 같이 두드러진 곳
③ 융기(eminence): 무디게 두드러진 곳
④ 가시(극, spine): 날카로운 돌기
⑤ 능선(능, crest or ridge): 뚝과 같이 길게 두드러진 곳
⑥ 관절융기(과, condyle): 끝이 뭉툭한 돌기
⑦ 거칠면(조면, tuberosity): 면이 두둘두둘한 곳
⑧ 유두(papillary): 젖꼭지 모양의 돌기

2) 오목부

① 오목(와, fossa, fovea): 표면이 오목한 곳
② 고랑(구, sulcus, groove): 고랑과 같이 길게 파인 곳
③ 패임(절흔, incisure, notch): 언저리를 칼로 찔러 놓은 것과 같이 파인 곳
④ 틈새(열, fissure): 찢어진 것 같은 좁은 틈
⑤ 구멍(공, foramen): 면에 뚫린 구멍
⑥ 관(canal): 기관 안을 지나는 긴 관
⑦ 길(도, meatus): 굵은 관
⑧ 굴(동, sinus): 굴 같은 기관 안의 넓은 빈 자리
⑨ 안, 공간(강, cavity): 몸 안에 있는 넓은 공간

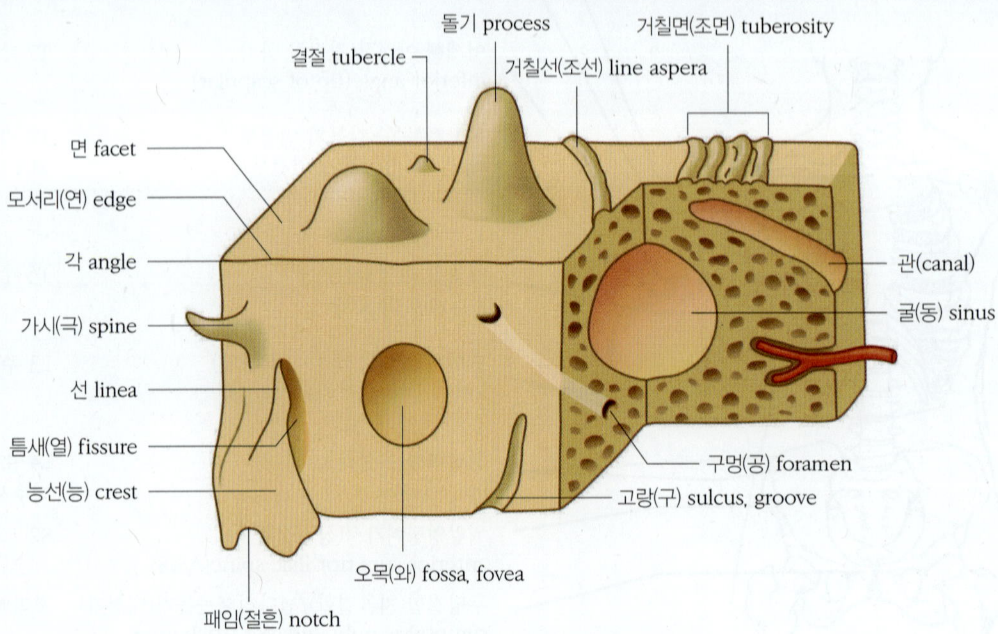

그림 1-3. 뼈의 특징을 보여주는 가상의 뼈그림

❹ 몸 각 부위의 방향과 위치

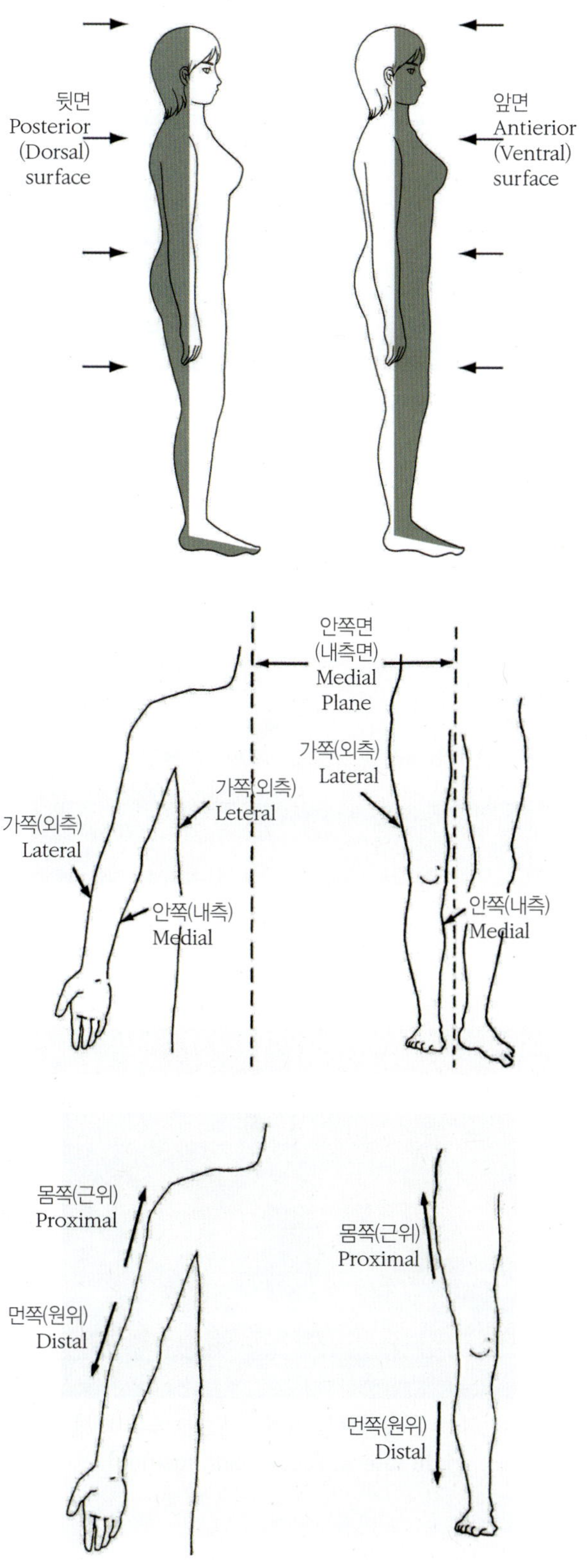

그림 1-4. 몸의 방향과 위치

1) 일반적인 방향과 위치

① 안쪽(내측, medial, internal): 정중에 가까운 위치, 또는 안쪽으로

② 중간(intermediate): 두 개 사이의 위치

③ 가쪽(외측, lateral, external): 정중에서 먼 위치, 또는 바깥쪽으로

④ 앞쪽(전측, anterior, ventral): 해부학 자세에서 몸의 앞쪽

⑤ 뒤쪽(후측, posterior, dorsal): 해부학 자세에서 몸의 뒤쪽

⑥ 오른(쪽)(우측, right): 오른쪽

⑦ 왼(쪽)(좌측, left): 왼쪽

⑧ 위쪽(상측, superior, cranial): 몸통부에서 위쪽 · 머리쪽

⑨ 아래쪽(하측, inferior, caudal): 몸통부에서 아래쪽 · 발쪽

2) 사지의 방향과 위치

① 몸쪽(근위, proximal): 몸통부에 가까운 쪽

② 먼쪽(원위, distal): 몸통부에서 먼 쪽

③ 손바닥 쪽(palmar)

④ 발바닥 쪽(plantar)

5 몸의 자세(체위, Body position)

1) 선 자세(erect position)

① 자연스런 선 자세(자연 입위, fundamental standing position): 일반적으로 발을 평행으로 하여 약간 벌리고 선 자세로서, 두 팔을 몸통부의 양쪽에 드리우고 손바닥은 몸통쪽으로 향하여 똑바로 선다.

② 해부학 선 자세(해부학적 입위, anatomical standing position): 팔꿈치를 펴고, 손바닥을 앞쪽으로 향하게 선 자세로서, 다리(하지)는 자연스런 선 자세와 같다.

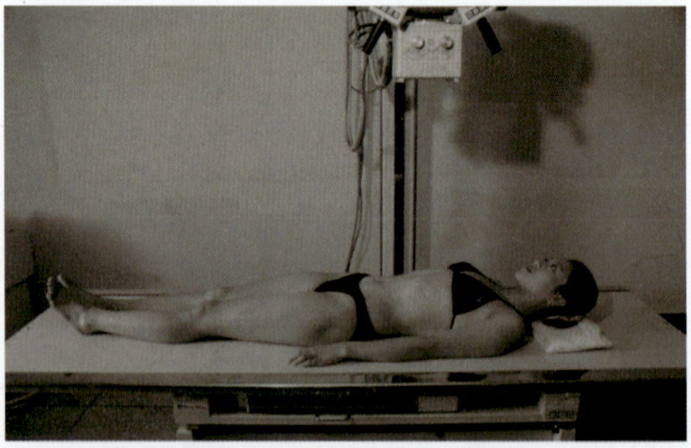

그림 1-5. 바로 누운 자세(supine position)

2) 앉은 자세(sitting position)

3) 누운 자세(recumbent position)

① 바로 누운 자세(supine position): 그림 1-5
얼굴을 위쪽(앞쪽)으로 누운 자세, 등으로 누운 자세

② 엎드린 자세(prone position): 그림 1-6
얼굴을 아래쪽으로 누운 자세, 배를 바닥에 대고 누운 자세

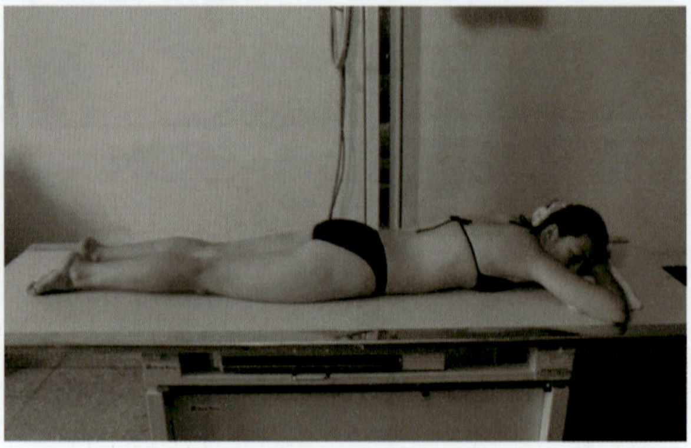

그림 1-6. 엎드린 자세(prone position)

③ 옆으로 누운 자세(lateral recumbent position)

- 오른쪽으로 누운 자세(right lateral recumbent position): 그림 1-7
  오른쪽을 아래로 옆으로 누운 자세
- 왼쪽으로 누운 자세(left lateral recumbent position): 그림 1-8
  왼쪽을 아래로 옆으로 누운 자세

④ 머리쪽이 낮게 누운 자세(Trendelenburg position): 그림 1-9
머리쪽이 발쪽보다 낮게 경사져 누운 자세

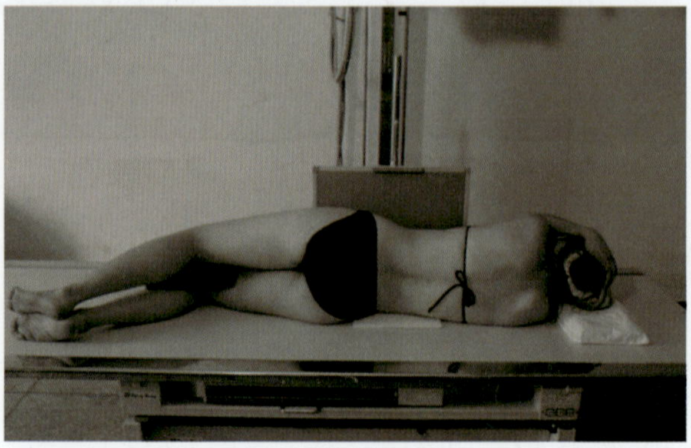

그림 1-7. 오른쪽을 아래로 옆으로 누운 자세 (right lateral recumbent position)

4) 사위(斜位, oblique position)

① 우전사위(RAO 자세, right anterior oblique position): 몸통부의 오른쪽 앞쪽이 영상면쪽에 가깝게 비스듬히 놓인 자세

② 좌전사위(LAO 자세, left anterior oblique position): 몸통부의 왼쪽 앞쪽이 영상면쪽에 가깝게 비스듬히 놓인 자세

③ 좌후사위(LPO 자세, left posterior oblique position): 몸통부의 왼쪽 뒤쪽이 영상면쪽에 가깝게 비스듬히 놓인 자세

④ 우후사위(RPO 자세, right posterior oblique position): 몸통부의 오른쪽 뒤쪽이 영상면쪽에 가깝게 비스듬히 놓인 자세

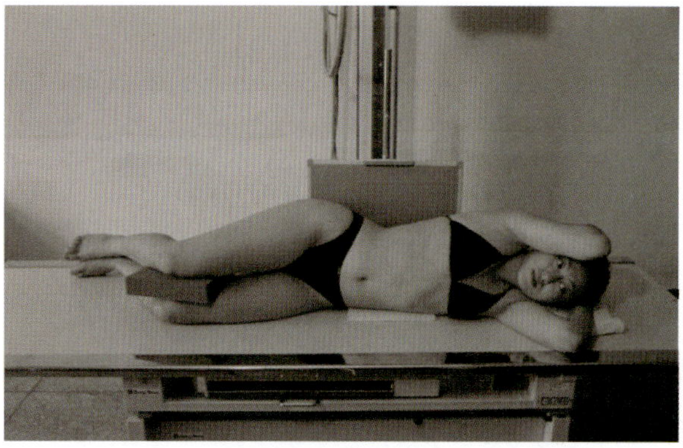

그림 1-8. 왼쪽을 아래로 옆으로 누운 자세 (left lateral recumbent position)

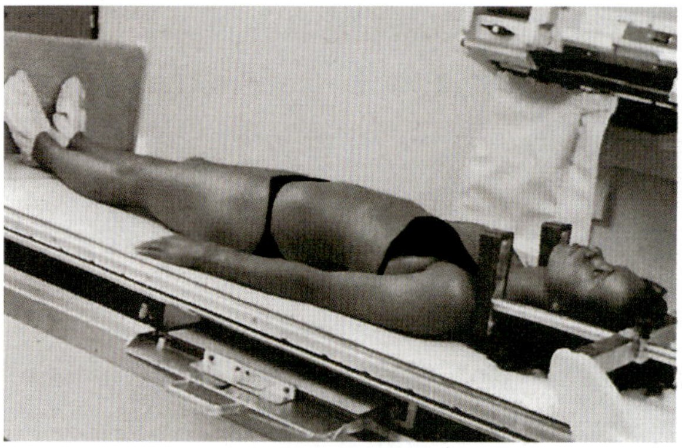

그림 1-9. 머리쪽이 낮게 누운 자세 (Trendelenburg position)

6 검사방향(Projection)

1) 정면 검사(frontal projection)

① 전후방향 검사(AP projection): X선속이 인체의 앞면에 입사되어 뒷면으로 나아가는 검사방향(그림 1-10)

② 후전방향(PA projection): X선속이 인체의 뒷면에 입사되어 앞면으로 나아가는 검사방향(그림 1-11)

2) 측방향 검사(lateral projection)

① 좌측방향 검사(left lateral projection): 인체의 왼쪽이 영상면에 가까이 놓이고, X선속이 인체의 오른쪽에 입사되어 왼쪽으로 나아가는 검사방향(그림 1-12)

② 우측방향 검사(right lateral projection): 인체의 오른쪽이 영상면에 가까이 놓이고, X선속이 인체의 왼쪽에 입사되어 오른쪽으로 나아가는 검사방향(그림 1-13)

3) 사방향 검사(oblique projection)

① 오른쪽 후전 사방향 검사(right PA oblique projection): X선속이 몸통부의 왼쪽 뒤에서 오른쪽 앞으로 비스듬히 관통하는 검사방향으로, 환자는 RAO 자세로 위치한다(그림 1-14).

② 왼쪽 후전 사방향 검사(left PA oblique projection): X선속이 몸통부의 오른쪽 뒤에서 왼쪽 앞으로 비스듬히 관통하는 검사방향으로, 환자는 LAO 자세로 위치한다(그림 1-15).

③ 왼쪽 전후 사방향 검사(left AP oblique projection): X선속이 몸통부의 오른쪽 앞에서 왼쪽뒤로 비스듬히 관통하는 검사방향으로, 환자

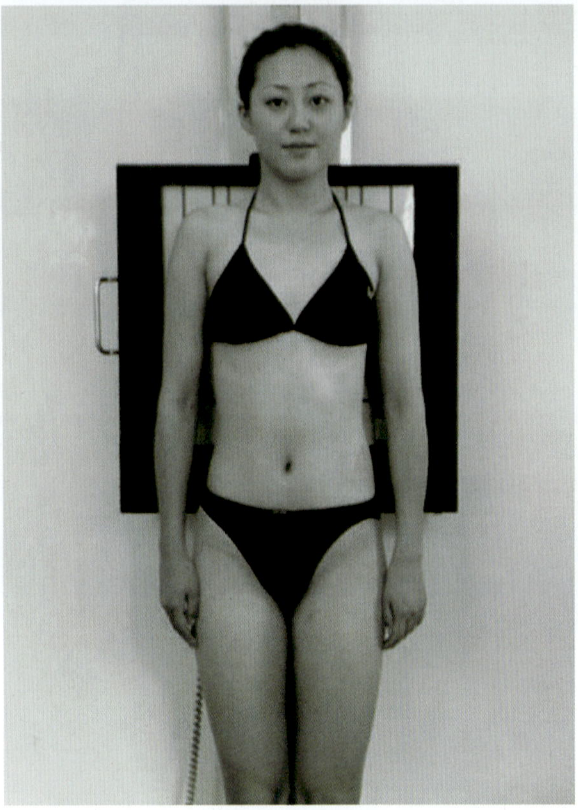

그림 1-10. 전후방향 검사(A-P projection)

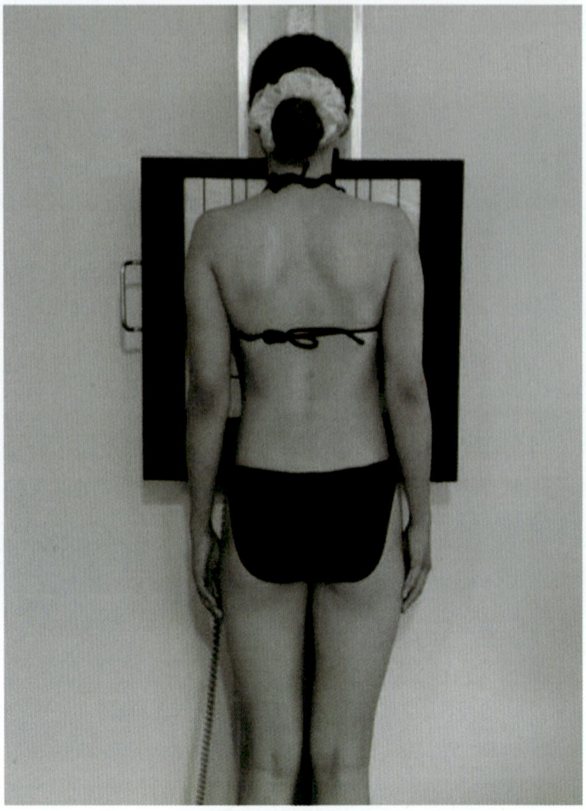

그림 1-11. 후전방향 검사(P-A projection)

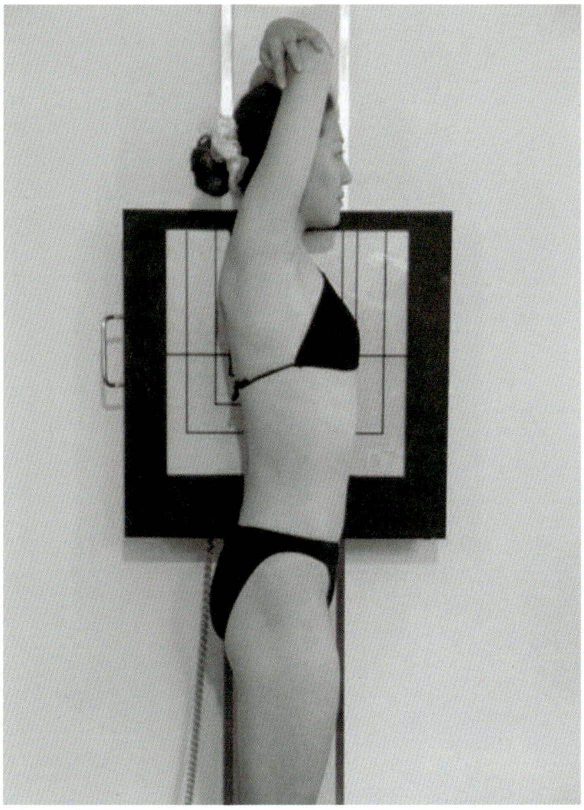

그림 1-12. 좌측방향 검사(left lateral projection)

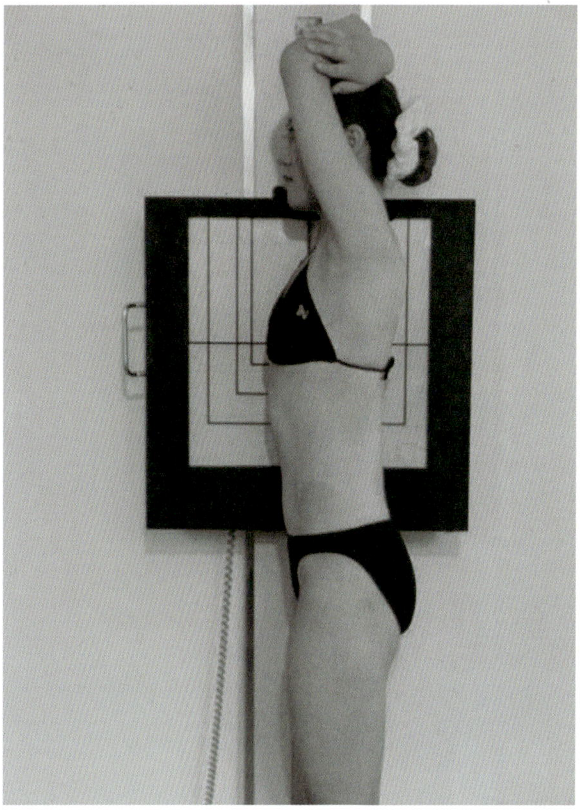

그림 1-13. 우측방향 검사(right lateral projection)

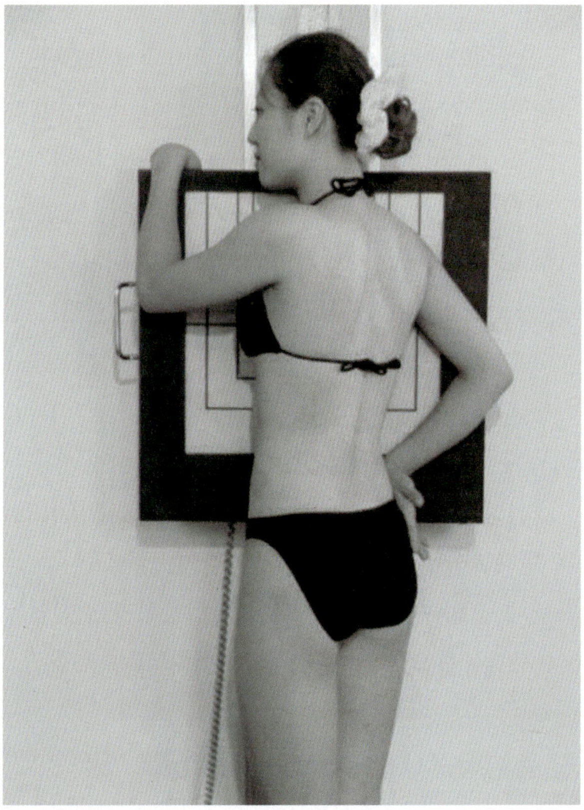

그림 1-14. 오른쪽 후전 사방향 검사
(right PA oblique projection)(RAO 자세)

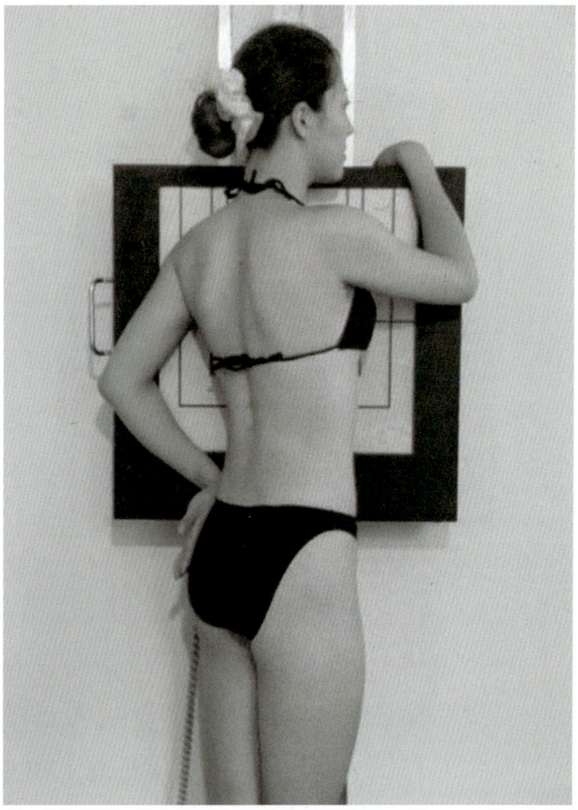

그림 1-15. 왼쪽 후전 사방향 검사
(left PA oblique projection)(LAO 자세)

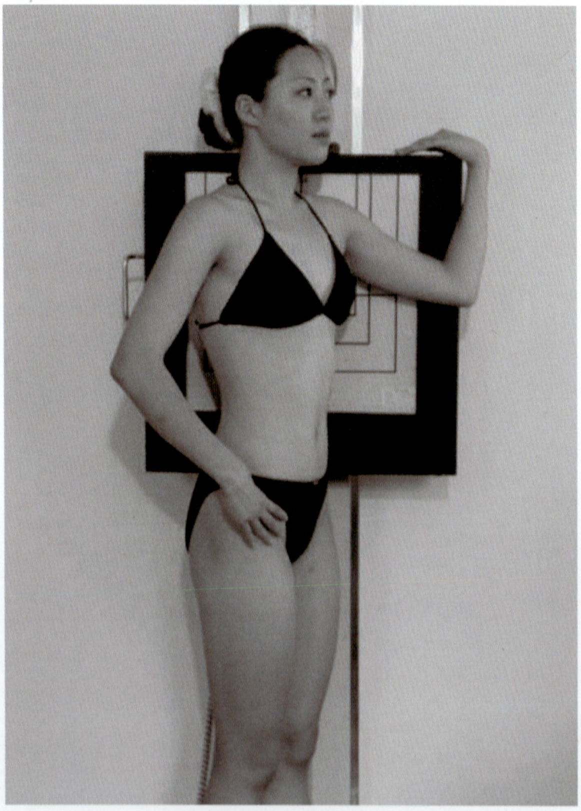

그림 1-16. 왼쪽 전후 사방향 검사
(left AP oblique projection)(LPO 자세)

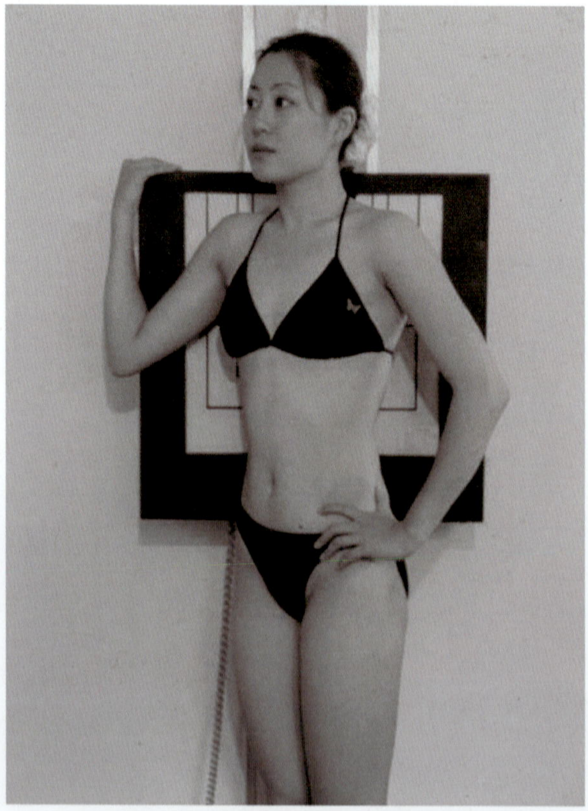

그림 1-17. 오른쪽 전후 사방향 검사
(right AP oblique projection)(RPO 자세)

는 LPO 자세로 위치한다(그림 1-16).

④ 오른쪽 전후 사방향 검사(right AP oblique projection): X선속이 몸통부의 왼쪽 앞에서 오른쪽 뒤로 비스듬히 관통하는 검사방향으로, 환자는 RPO 자세로 위치한다(그림 1-17).

4) 수평방향 검사(decubitus projection)

수평방향 검사(decubitus projection)는 환자를 누운 자세로 위치시키고, 영상면을 수직으로 세워놓고, 중심X선을 수평입사(horizontal projection)하는 검사방법이다.

① 옆으로 누운 수평방향으로 검사(lateral decubitus projection): 환자는 오른쪽으로 누운 자세 또는 왼쪽으로 누운 자세로 위치하며, 그에 따라서 오른쪽 옆으로 누운 수평방향 검사(right lateral decubitus projection, 그림 1-18)와 왼쪽 옆으로 누운 수평방향 검사(left lateral decubitus projection, 그림 1-19)로 구분한다.

② 바로 누운 수평방향 검사(dorsal decubitus projection): 환자는 바로 누운 자세로 위치한다(그림 1-20).

③ 엎드린 수평방향 검사(ventral decubitus projection): 환자는 엎드린 자세로 위치한다(그림 1-21).

5) 접선방향 검사(tangential projection)

접선방향 검사는 특정한 뼈구조(bone structure)의 반측면상(profile)을 얻기 위하여, 중심X선을 몸 표면에 접하여 해부구조 사이로 입사시켜 겹침없는 X선사진상을 얻기 위한 검사방법이다(그림 1-22).

6) 축방향 검사(axial projection)

축방향 검사는 중심X선이 신체부위의 장축을 따라서 머리쪽 또는 발쪽으로 경사지게 입사한다(그림

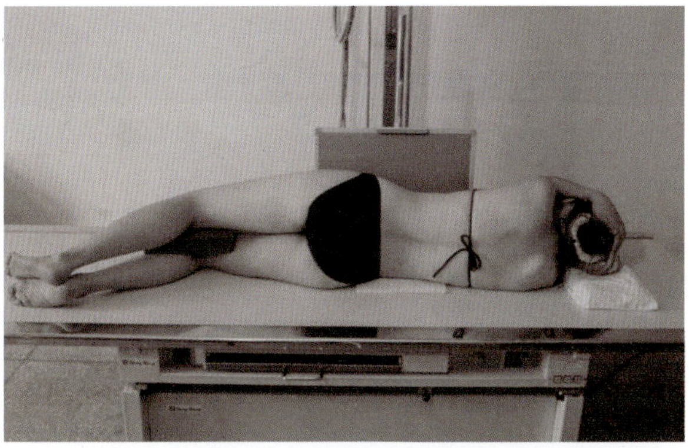

그림 1-18. 오른쪽 옆으로 누운 수평방향 검사
(right lateral decubitus projection)

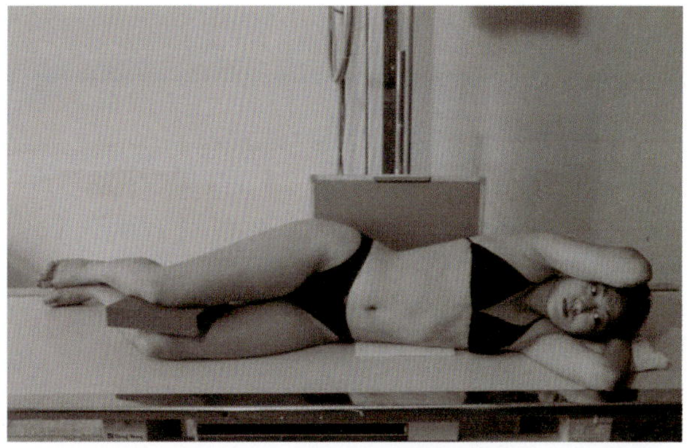

그림 1-19. 왼쪽 옆으로 누운 수평방향 검사
(left lateral decubitus projection)

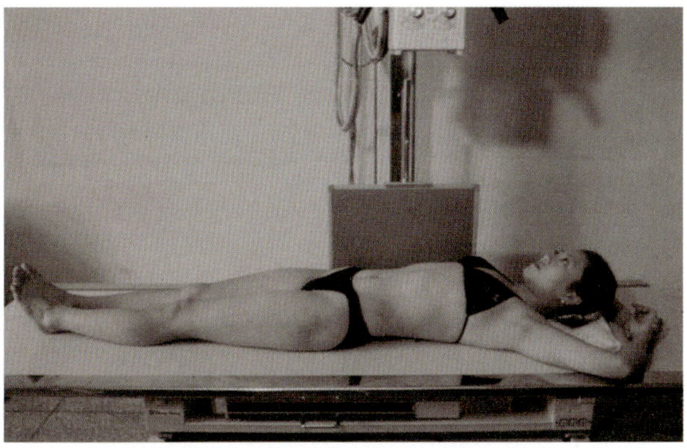

그림 1-20. 바로 누운 수평방향 검사
(dorsal decubitus projection)

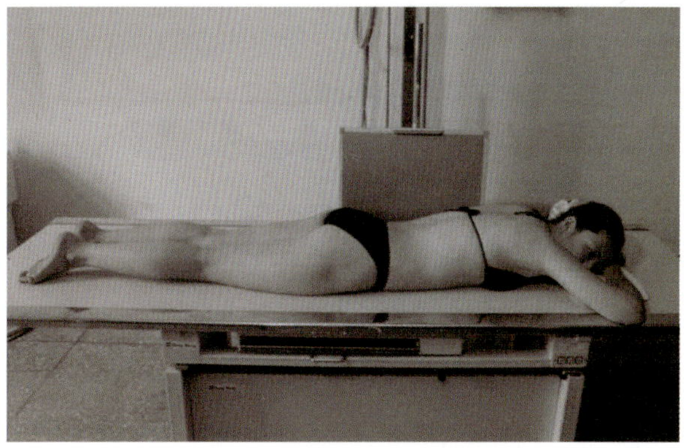

그림 1-21. 엎드린 수평방향 검사
(ventral decubitus projection)

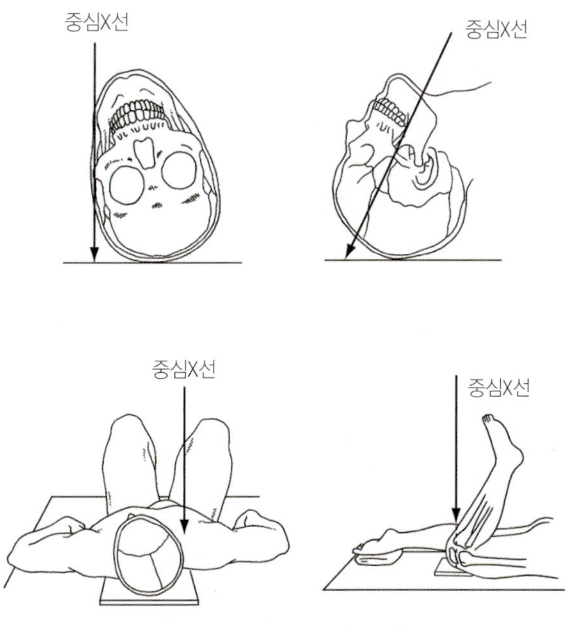

그림 1-22. 접선방향 검사(tangential projection)

a 상 · 하 축방향 검사(supero–inferior axial projection)

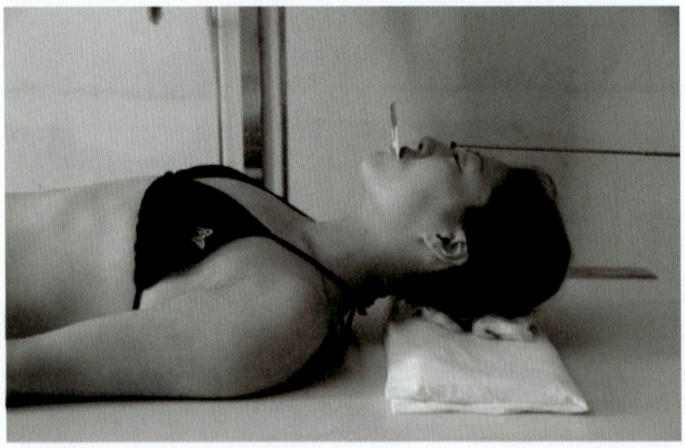

b 반축방향 검사(semiaxial projection)

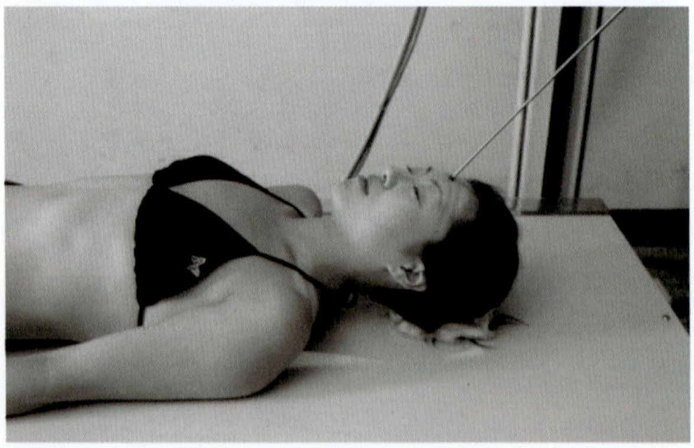

그림 1-23. 축방향 검사(axial projection)

1–23).

① 상 · 하방향 검사(supero–inferior projection)

② 하 · 상방향 검사(infero–superior projection)

※ 반축방향 검사(semiaxial projection)

7) 그 밖의 검사방향

① 내 · 외방향 검사(medio–lateral projection)

② 외 · 내방향 검사(latero–medial projection)

③ 두정 · 하악방향 검사(vertico–submental projection)

④ 하악 · 두정방향 검사(submento–vertical projection)

⑤ 전두 · 후두방향 검사(fronto–occipital, AP projection)

⑥ 후두 · 전두방향 검사(occipito–frontal, PA projection)

⑦ 수평 측방향 검사(cross–table lateral projection)

7 몸의 움직임(Body movement)

1) 벌림(외전)과 모음(내전)(그림 1-24)

① 벌림(외전, abduction): 사지를 몸통에서 멀어지게 하는 운동

② 모음(내전, adduction): 사지를 몸통에 가깝게 하는 운동

2) 굽힘(굴곡)과 폄(신전)(그림 1-25)

① 폄(신전, extension): 굽힘(굴곡)의 반대로서, 관절을 똑바로 펴주거나, 신체부위를 똑바르게 놓는 운동. 머리나 척추에서는 뒤 굴곡(후굴)이라고도 표현한다.

② 굽힘(굴곡, flexion): 폄(신전)의 반대로서, 관절을 이루는 각도를 작게하는 운동. 머리나 척추에서는 앞 굴곡(전굴)이라고도 표현한다.

3) 안쪽번짐(내선)과 가쪽번짐(외선)(그림 1-26)

① 가쪽번짐(외선, evert, eversion): 발을 바깥쪽으로 비트는 운동

② 안쪽번짐(내선, invert, inversion): 발을 안쪽으로 비트는 운동

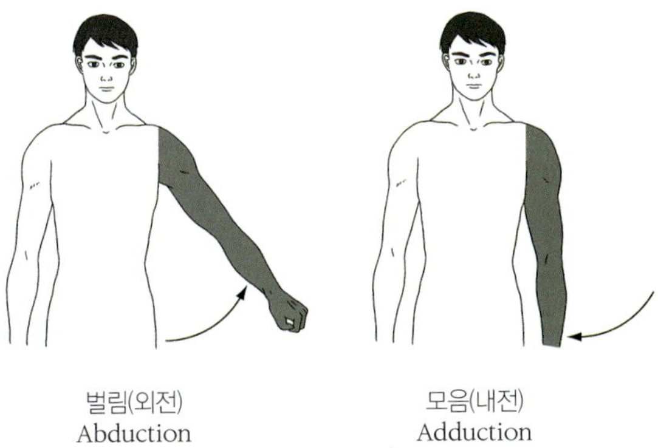

그림 1-24. 벌림(외전)과 모음(내전)

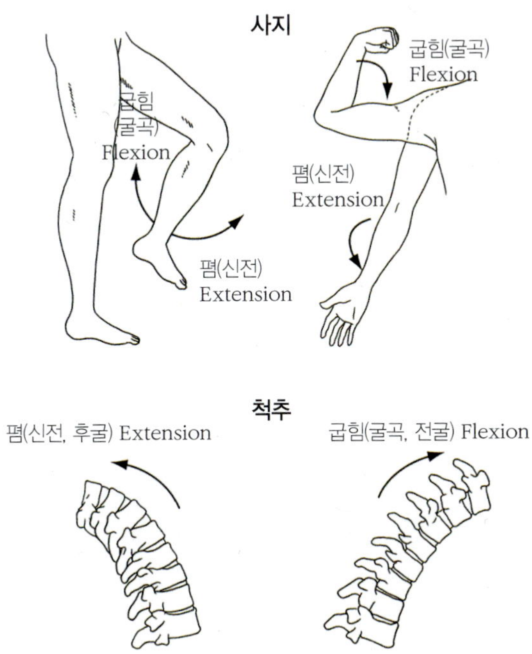

그림 1-25. 굽힘(굴곡)과 폄(신전)

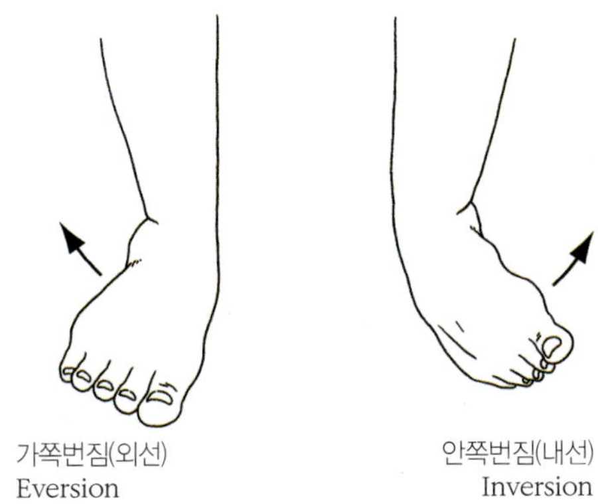

그림 1-26. 안쪽번짐(내선)과 가쪽번짐(외선)

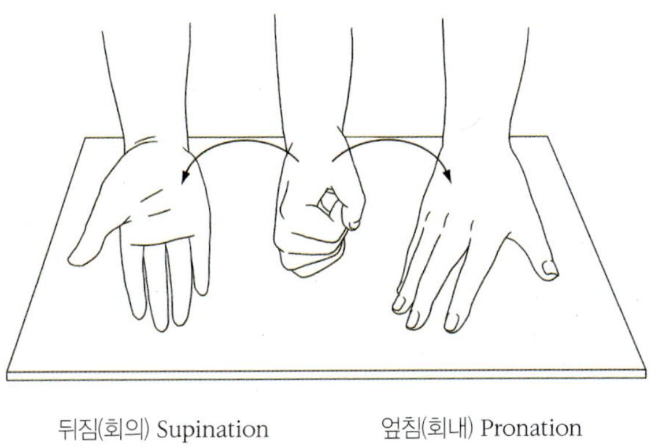

그림 1-27. 뒤침(회외)과 엎침(회내)

4) 엎침(회내)과 뒤침(회외)(그림 1-27)

① 엎침(회내, pronation): 손바닥이 아래나 뒤쪽으로 놓이도록 손을 안쪽으로 돌리는 운동

② 뒤침(회외, supination): 손바닥이 위나 앞쪽으로 놓이도록 손을 바깥쪽으로 돌리는 운동

5) 발등굽힘(배굴)과 발바닥굽힘(저굴)(그림 1-28)

① 발등굽힘(배굴, dorsiflexion): 발을 발등쪽으로 기울이거나 손을 손등쪽으로 기울이는 운동

② 발바닥굽힘(저굴, plantar flexion): 발을 발바닥쪽으로 기울이는 운동

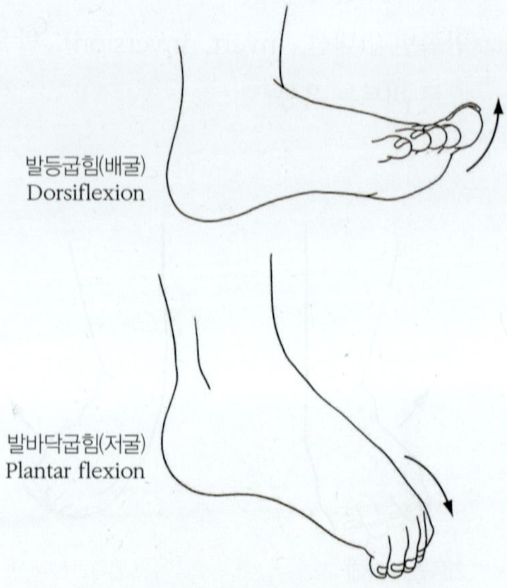

그림 1-28. 발등굽힘(배굴)과 발바닥굽힘(저굴)

6) 올림과 내림

① 올림(elevation): 몸의 일부를 위쪽으로 올리는 운동

② 내림(depression): 몸의 일부를 아래쪽으로 내리는 운동

chapter

02

팔(상지)

Upper Limb

1. 손(Hand)
2. 손가락(Fingers)
3. 손목(Wrist)
4. 아래팔(전완부, Forearm)
5. 팔굽관절(Elbow joint)
6. 위팔뼈(상완골, Humerus)

Radiographic Imaging

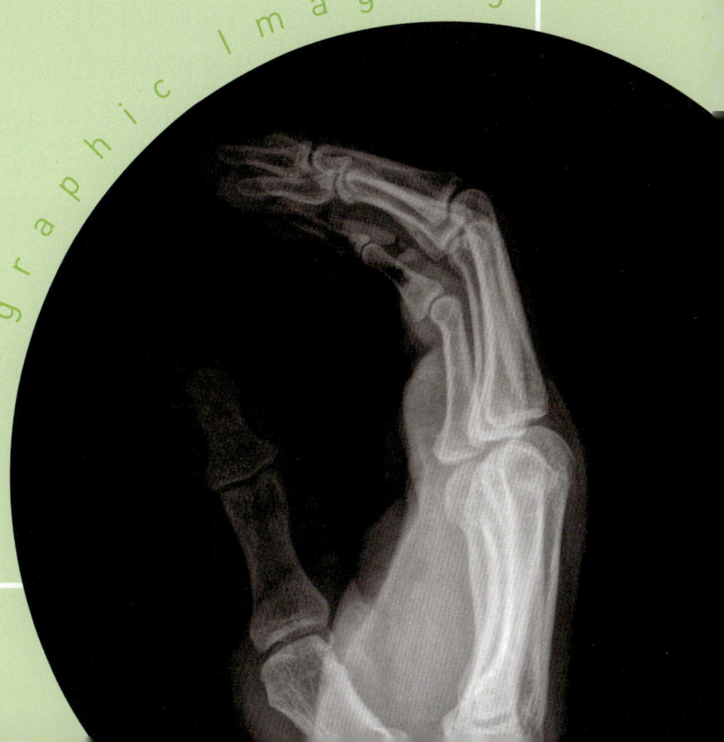

01 손 Hand

① 후전방향 검사(PA Projection)

1) 검사목적

손가락뼈(지절골, phalanges), 손허리뼈(중수골, metacarpals), 손목뼈(수근골, carpals), 그리고 손의 모든 관절을 관찰할 수 있으며, 함께 엄지(thumb)의 사방향 검사영상을 관찰할 수 있다.

2) 검사방법

환자는 검사 테이블 끝에 앉도록 하여 팔을 약 90° 로 굽혀 손과 아래팔(전완부, forearm)을 편안한 자세로 검사 테이블 위에 놓고 손을 엎침(회내, pronation)하여 손바닥이 상수용체(IR)면에 밀착되도록 한다.

상수용체(IR)의 중앙에 손의 중앙과 손목을 위치한다. 상수용체(IR)의 장축에 손과 아래팔의 장축이 일치되도록 하고 손가락들은 약간 펼쳐지도록 한다.

중심X선은 셋째 손허리손가락관절(제3중수지절관절, metacarpophalangeal joint, MP joint)을 투과하도록 상수용체(image receptor, IR)에 수직으로 입사한다.

X선관 영상면 사이 거리(SID)는 100 cm로 한다.

만약 양 손이나 손목을 검사할 경우 각 위치에 따라 정확한 중심X선의 위치를 조절하여 검사한다.

3) 영상평가

- 손과 손목, 아래팔 끝이 조절된 조사야 안에 모두 포함되어 나타나야 한다.
- 조사야 중앙에 셋째 손허리손가락관절이 나타나야 한다.
- 상수용체(IR)의 장축에 손과 손목의 장축이 일치되도록 나타나야 하며, 손은 회전 없이 손가락뼈와 손허리뼈의 연부조직이 대칭으로 나타나야 한다.
- 엄지의 손가락뼈, 첫째 손허리뼈는 회전되어 사방향 영상으로 나타난다.
- 연부조직이 겹치지 않도록 손가락은 펼쳐져 있어야 한다. 손이 펴진 상태에서 손허리손가락관절과 손가락뼈 사이관절(지절간관절, interphalangeal joint) 사이가 분리되어 잘 나타나야 한다.
- 움직임이 없는 상태에서 가장 적당한 노출로 연부조직이 선명하게 나타나며 뼈의 미세구조(trabecular)음영이 나타나야 한다.
- 좌 · 우 표시(R 또는 L)가 검사부위를 가리지 않고 선명하게 조사야 안에 나타나야 한다.

참고 상수용체(image receptor, IR) 크기는 20×25 cm 가로로 2등분하여 검사한다.

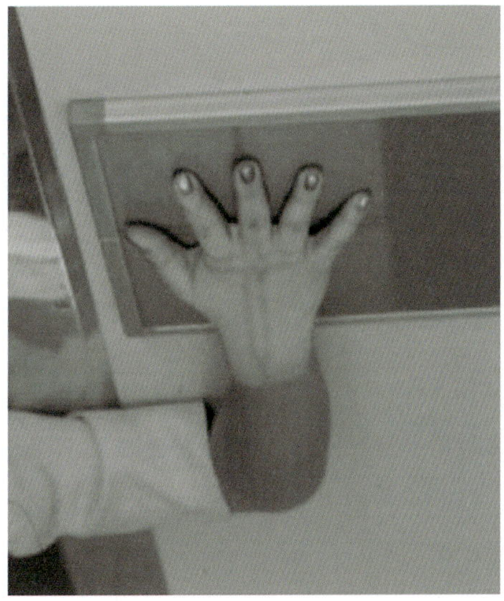

그림 2-1. 손 후전방향 검사

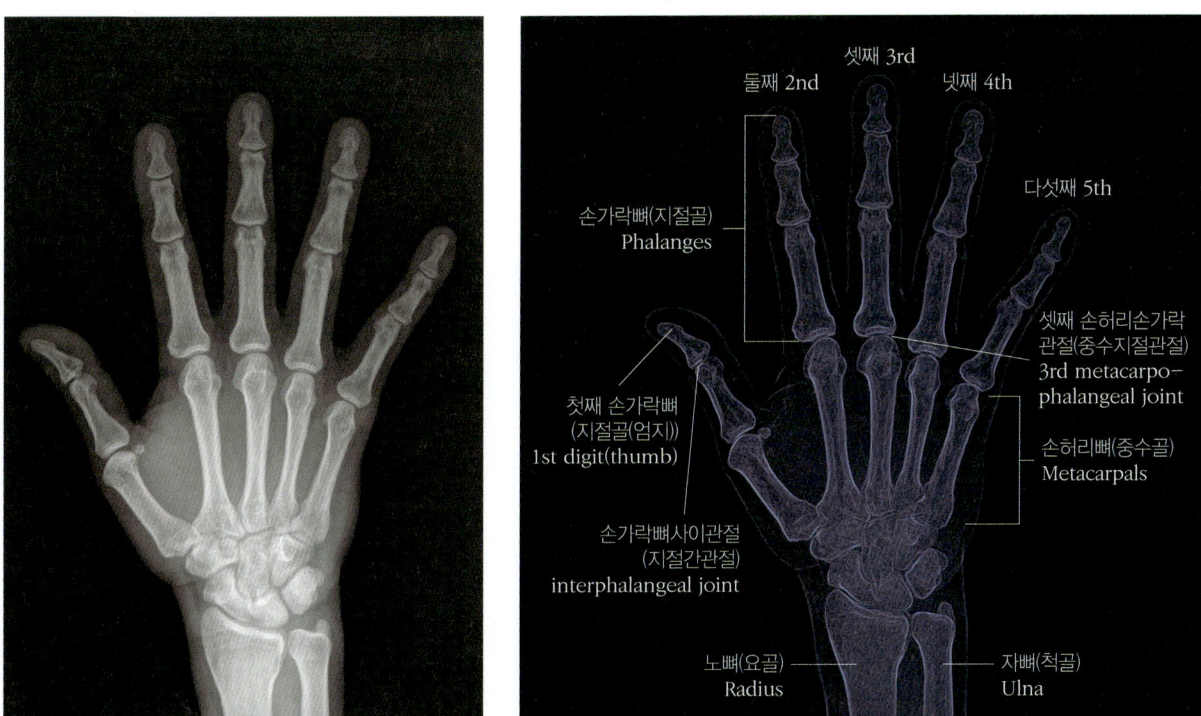

그림 2-2. 손 후전방향 검사영상

❷ 손(Hand) 후전 사방향 검사(PA Oblique Projection)

1) 검사목적

손가락뼈(지절골, phalanges), 손허리뼈(중수골, metacarpals), 손목뼈(수근골, carpals), 그리고 손 전체의 사방향 영상을 관찰할 수 있으며, 엄지(thumb)의 측방향 영상을 관찰할 수 있다. 손가락뼈(지절골, phalanges), 손허리뼈(중수골, metacarpals)의 골절 및 관절의 탈구를 관찰할 수 있다.

2) 검사방법

환자는 검사 테이블 끝에 앉도록 하여 손과 아래팔(전완부, forearm)을 편안한 자세로 상수용체(IR)면 위에 위치시킨다.

상수용체(IR)면의 장축에 손과 아래팔의 장축이 일치되도록 하여 손을 엎침(pronation)자세로 한다.

손허리손가락관절(중수지절관절, metacarpophalangeal joint, MP joint)이 상수용체(IR)면과 45° 되게 손의 경사도를 조절한다. 만약, 환자의 자세가 불안정하면 방사선 투과용Wedge를 이용하여 지지한 후 손가락을 분리한다.

상수용체(IR)면 중심에 셋째 손허리손가락관절(제3중수지절관절, MP joint)이 오도록 한다.

중심X선은 셋째 손허리손가락관절(제3중수지절관절, MP joint)을 향해 상수용체(IR)에 수직으로 입사한다.

3) 영상평가

- 손과 손목, 아래팔 끝이 조절된 조사야 안에 모두 포함되어 나타나야 한다.
- 손과 손목의 장축이 상수용체(IR)면에 평행해야 한다.
- 셋째, 넷째, 다섯째 손허리뼈(중수골, metacarpals)몸통이 겹쳐서는 안 된다.
- 손허리뼈(중수골, metacarpals) 부분이 많이 겹쳐진 경우는 과회전 되었음을 의미하고, 너무 벌어진 경우는 회전이 거의 안 된 상태를 의미한다.
- 손의 연부조직과 뼈의 형태가 선명하게 나타나야 한다.

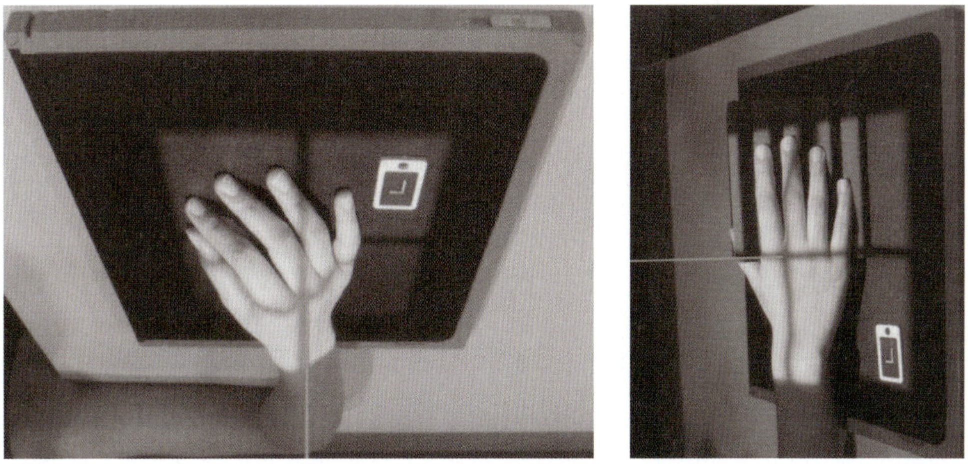

그림 2-3. 손 후전 사방향 검사

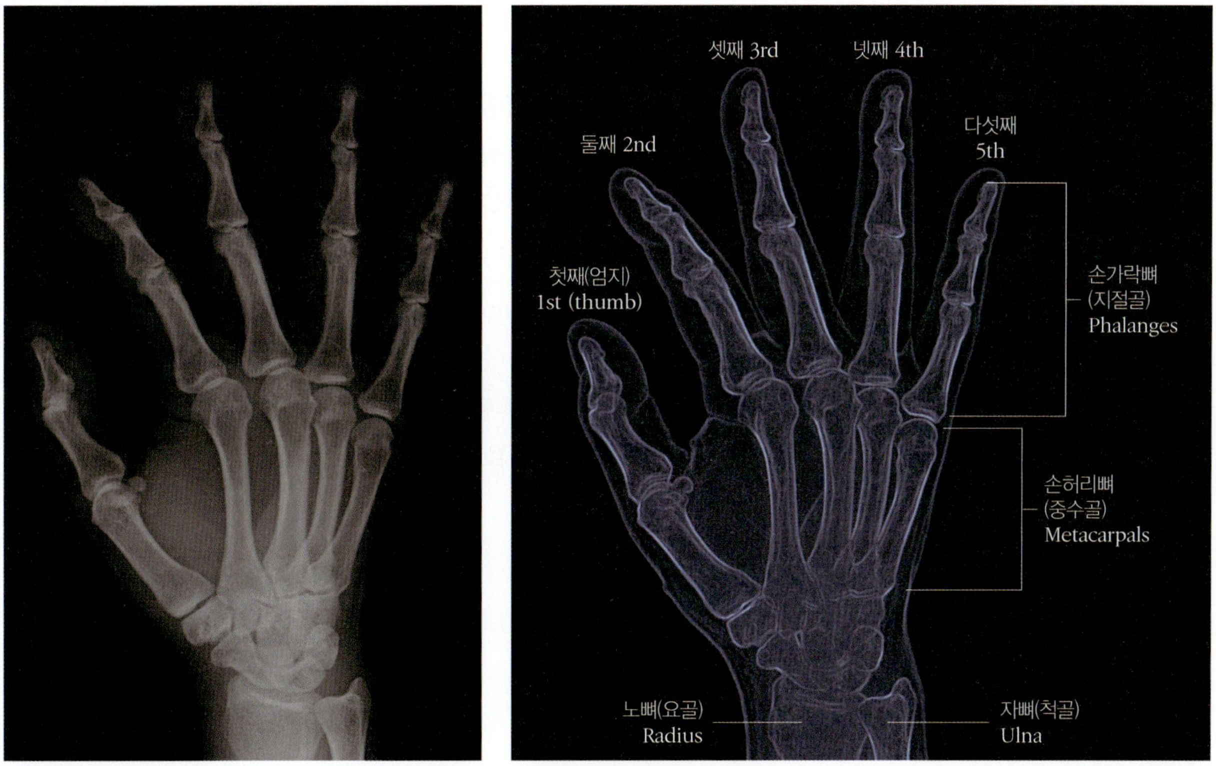

그림 2-4. 손 후전 사방향 검사영상

3 부채꼴 측방향 검사(Lateral "Fan" Position)

1) 검사목적

손가락뼈(지절골, phalanges), 손허리뼈(중수골, metacarpals)과 손목뼈(수근골, carpals)를 관찰할 수 있으며, 함께 엄지(thumb)의 후전방향 영상(약간 확대된 상)을 관찰할 수 있다.

2) 검사방법

환자는 검사 테이블 끝에 앉도록 하여 팔굽을 약 90° 구부려 손과 아래팔(전완부, forearm)을 검사 테이블 위에 편안한 자세로 위치시킨다.

손과 아래팔의 장축을 상수용체(IR)의 장축에 일치시켜 중앙에 손허리손가락관절(중수지절관절, metacarpophalangeal joint)을 놓는다.

손과 손목(wrist)을 회전시켜 측면 자세로 하고 엄지는 위로 향하게 한 다음 손가락과 엄지를 부채꼴의 형태로 펼치고 각각의 손가락은 투과성 계단 블록(radiolucent step block)으로 지지한다. 모든 손가락과 엄지가 상수용체(IR)에 평행하고 손허리뼈는 사방향 상태가 아닌 바른 측면 자세로 되어 있는지 확인하여야 한다.

중심X선은 손허리손가락관절을 향하여 상수용체(IR)면에 수직으로 입사한다.

X선관 영상면 사이 거리(SID)는 100 cm로 한다.

3) 영상평가

- 손 전체와 손목, 먼쪽 아래팔(원위 전완부, distal forearm) 3~5 cm가 포함되도록 조사야 안에 나타나야 한다.
- 조사야 중앙에 손허리손가락관절이 나타나야 하며, 손과 손목의 장축과 상수용체(IR) 장축이 일치되어 나타나야 한다.
- 손과 손목은 바른 측면 자세로 한 경우, 먼쪽 노뼈와 자뼈(원위 요골과 척골, distal radius and ulna)가 겹쳐지며, 손허리뼈들이 겹쳐져 나타나야 한다.
- 손가락은 측면자세에서 일정하게 떨어져 있어야 하며, 열려진 관절공간(관절강, joint space)은 손가락이 상수용체(IR)면과 평행하다는 것을 의미하며 엄지는 후전방향 검사에서와 같이 관절사이가 분리되어 겹침 없이 나타나야 한다.
- 움직임이 없는 상태에서 가장 적당한 노출조건은 각각의 손허리뼈 가장자리 음영이 겹쳐진 상태로 나타나야 한다.
- 손가락의 중간, 끝마디뼈(중간, 원위 지절골, middle and distal phalanses)는 명확하고 선명하게 나타나야 하나 약간의 과다노출로 보여야 한다.
- 영상에는 좌 · 우 표시(R과 L)가 선명하고 보기 쉽게 나타나야 한다.

참고 상수용체(IR) 크기는 20×25 cm 세로방향으로 검사한다.

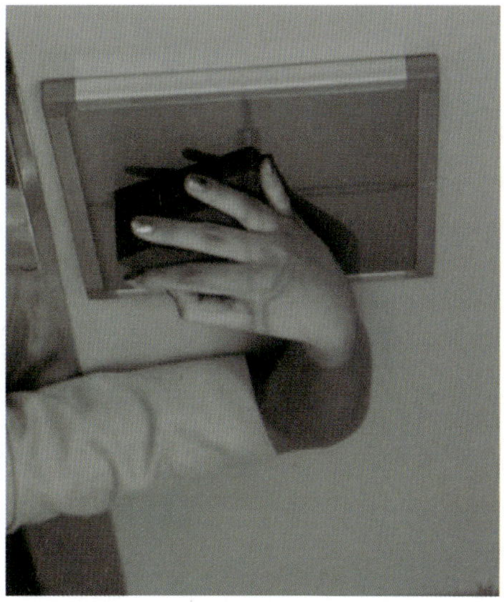

그림 2-5. 손 부채꼴 측방향 검사

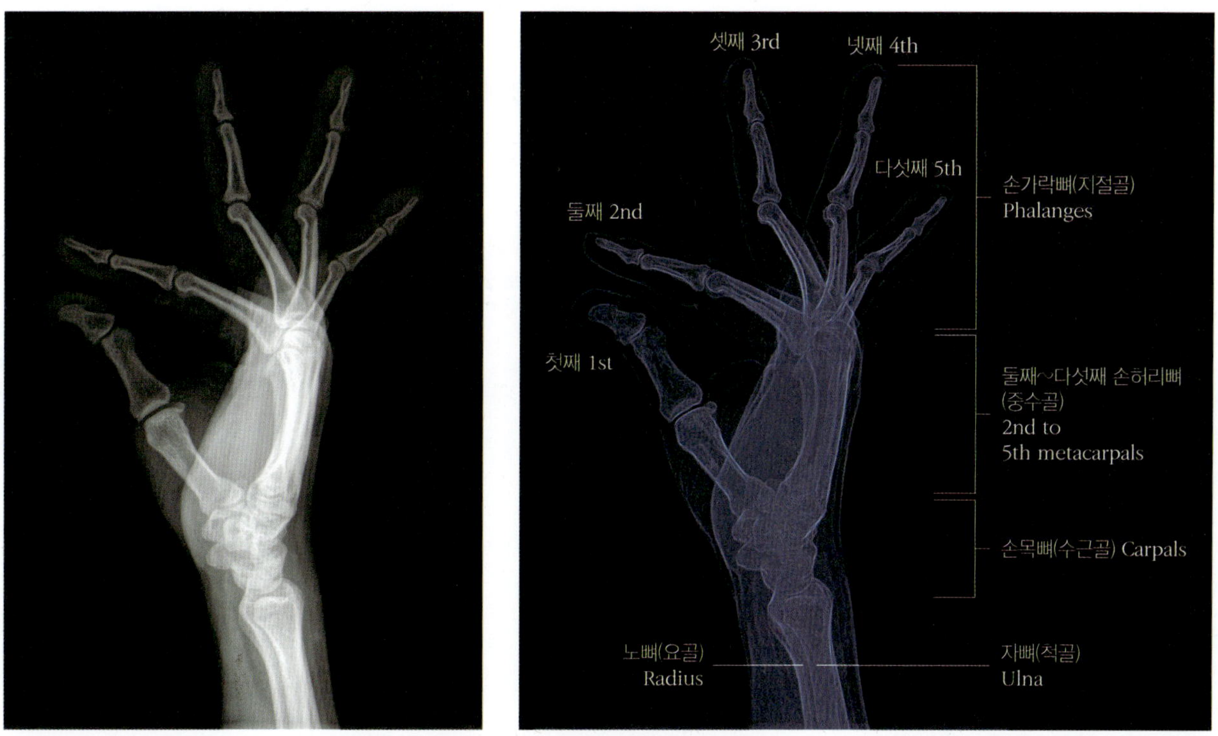

그림 2-6. 손 부채꼴 측방향 검사영상

❹ 양측 전 · 후사위방향 검사 (AP Oblique Bilateral Projection); Norgaard Method

1) 검사목적

둘째, 다섯째 손가락뼈(지절골, phalanges), 손허리뼈(중수골, metacarpals)를 관찰함으로써, 류마티스성 관절염의 초기 방사선학적 변화를 알아보는 방법이다.

2) 검사방법

환자는 검사 테이블 끝에 앉도록 하여 양손을 폄(extension)자세로 손바닥이 위로 향하게 한다. 자세가 어려운 경우 양 손등에 45° 스펀지 지지물을 놓아 지지하고, 두 손은 공을 잡은 것처럼 손가락을 위치시키며, 양 엄지손가락은 벌려서 겹쳐지는 것을 방지한다. 생식샘 보호를 위하여 방어복(protective apron)을 무릎 위에 올려놓는다.

손과 손목을 상수용체(IR)의 중심에 위치하게 한 후 두 손의 안쪽면을 중심X선의 가운데에 놓는다.

중심X선은 수직이 되게 조정하고 두 손 사이의 다섯째 손허리손가락관절(중수지절관절, metacarpo-phalangeal joint, MP joint)에 수직으로 입사한다.

X선관 영상면 사이 거리(SID)는 100 cm로 한다.

3) 영상평가

- 손과 손목, 아래팔 끝이 조절된 조사야 안에 모두 포함되어 나타나야 한다.
- 조사야 중앙에 다섯째 손허리손가락관절이 나타나야 한다.
- 둘째 다섯째 손허리뼈의 가운데 부분과 손가락뼈의 아랫부분이 겹쳐지지 않아야 한다.
- 연부조직이 겹치지 않도록 손가락은 펼쳐져 있어야 한다. 손이 펴진 상태에서 손허리손가락관절과 손가락뼈 사이관절(지절간관절, interphalangeal joint) 사이가 분리되어 잘 나타나야 하며, 엄지와 둘째손가락이 겹쳐지지 않아야 한다.
- 움직임이 없는 상태에서 가장 적당한 노출로 연부조직이 선명하고 깨끗하게 나타나며, 뼈의 미세구조(trabecular)음영이 나타나야 한다.
- 영상에는 좌 · 우 표시(R과 L)가 선명하고 보기 쉽게 나타나야 한다.

참고 상수용체(image receptor, IR) 크기는 25×30 cm를 가로로 2등분하여 검사한다.

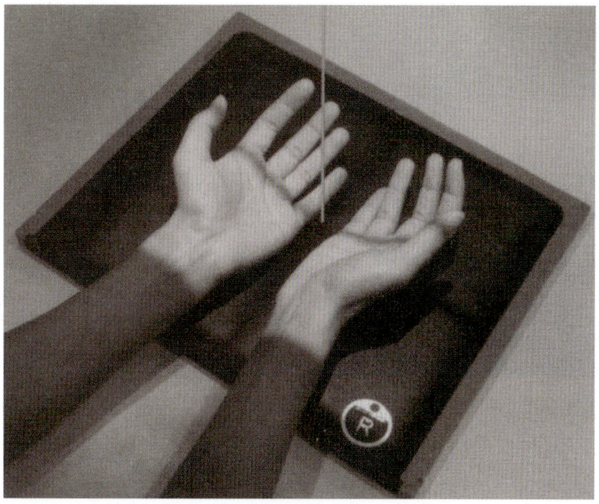

그림 2-7. 손 양측 전후 사방향 검사('Ball-catcher's position)

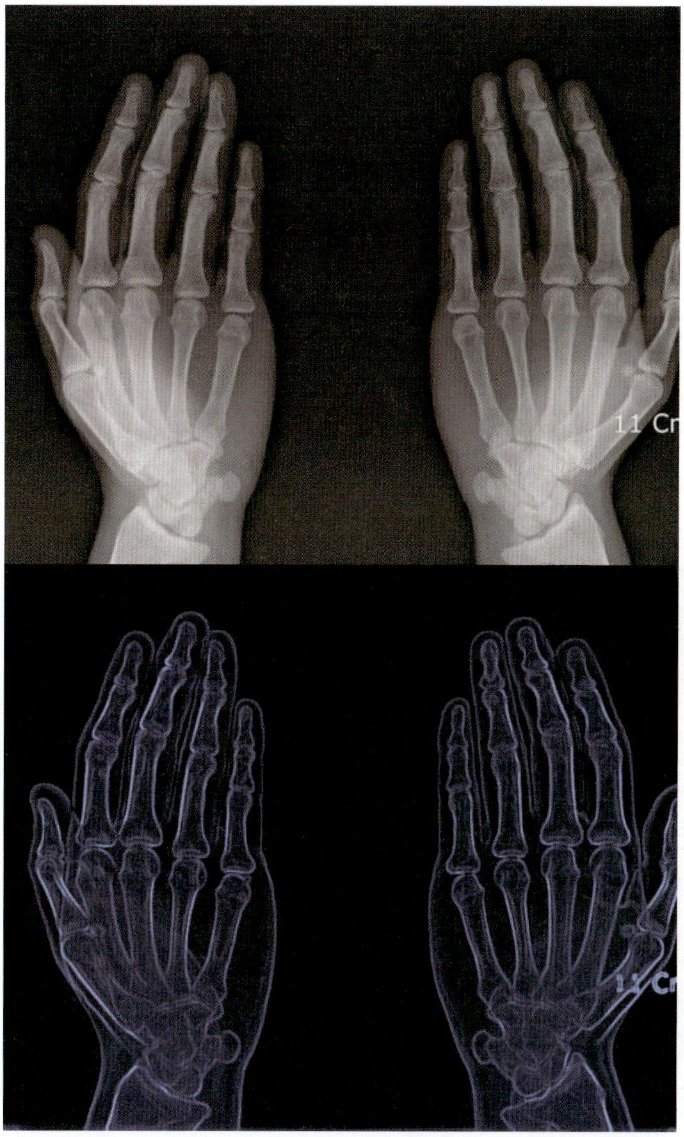

그림 2-8. 손 양측 전후 사방향 검사영상: Norgaard Method

⑤ 펌 자세(신전위)와 굽힘 자세(굴곡위) 측방향 검사 (Lateral Projection in Extension and Flexion)

1) 검사목적

손가락뼈(지절골, phalanges), 손허리뼈(중수골, metacarpals)와 손목뼈(수근골, carpals)의 측면자세로 겹쳐진 상태로 관찰되며, 엄지는 후전방향 검사에서와 같은 상태로 관찰할 수 있다(이때 엄지 영상은 약간 확대된다).

2) 검사방법

환자는 검사 테이블 끝에 앉도록 하여 팔굽을 약 90° 굽혀 손과 아래팔(전완부, forearm)을 검사 테이블 위에 편안한 자세로 올려놓는다. 생식샘 보호를 위하여 방어복(protective apron)을 무릎 위에 올려놓는다.

손과 손목을 상수용체(IR)에서 90°로 하여 엄지를 위로 향하게 하고 바른 측면 자세로 한다.

(1) 펌 자세(신전위) 측방향 검사(Lateral Position in Extention)

손가락과 엄지를 펴 투과성 물질로 지지한 다음 모든 손가락은 바른 측면 자세로 하여 수직으로 겹치게 한다.

(2) 굽힘 자세(굴곡위) 측방향 검사(Lateral Position in Flexion)

손가락을 굽혀 자연스럽게 구부러진 자세로 하고 엄지는 끝마디뼈(원위지절골, distal phalanx)를 가볍게 닿도록 위치시킨다. 엄지는 상수용체(IR)면과 평행을 이루도록 해야 하며, 손을 모두 포함한 바른 측면 자세에서 손가락들은 수직으로 겹쳐져야 한다.

중심X선은 손허리손가락관절(중수지절관절, MP joint)을 향하여 상수용체(IR)면에 수직으로 입사한다.

X선관 영상면 사이 거리(SID)는 100 cm로 한다.

3) 영상평가

- 조절된 조사야 안에 손 전체와 손목, 그리고 약 2.5 cm의 먼쪽 아래팔(원위 전완부, distal forearm)이 포함되어 나타나야 한다.
- 조사야의 중앙에 손허리손가락관절이 나타나야 하며, 상수용체(IR)의 장축에 따라 손과 손목의 장축이 일치되게 나타나야 한다.
- 손과 손목의 바른 측면 자세 검사에서는 먼쪽 노뼈, 자뼈(원위 요골, 척골, distal radius and ulna)는 겹쳐지며, 손허리뼈와 손가락뼈들이 겹쳐져 나타난다.
- 엄지는 후전방향 검사(PA projection)에서와 같이 겹침 없이 관절사이가 분리되어 나타나야 하며, 움직임이 없는 상태에서 최적의 노출조건은 손허리뼈들과 손가락뼈들의 겹쳐진 음영이 나타나고, 엄지 뼈 미세구조(trabecular)가 깨끗하고 선명하게 나타나야 한다.
- 좌 · 우 표시(R 또는 L)는 보기 쉽고 선명하게 측방향 검사에 나타나는 인체 부위와 겹치지 않게 나타나야 한다.

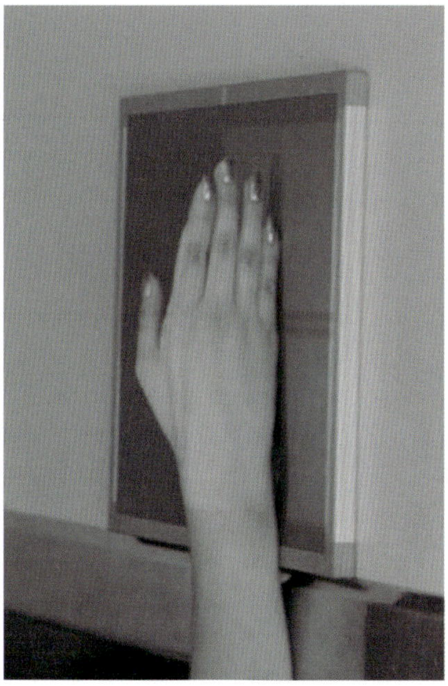

그림 2-9. 손 폄 자세(신전위) 측방향 검사

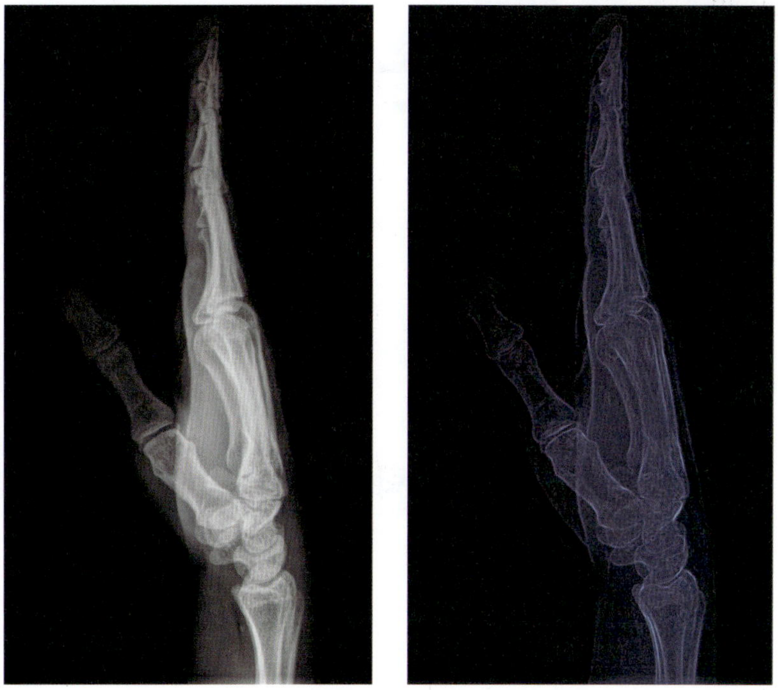

그림 2-11. 손 폄 자세(신전위) 측방향 검사영상

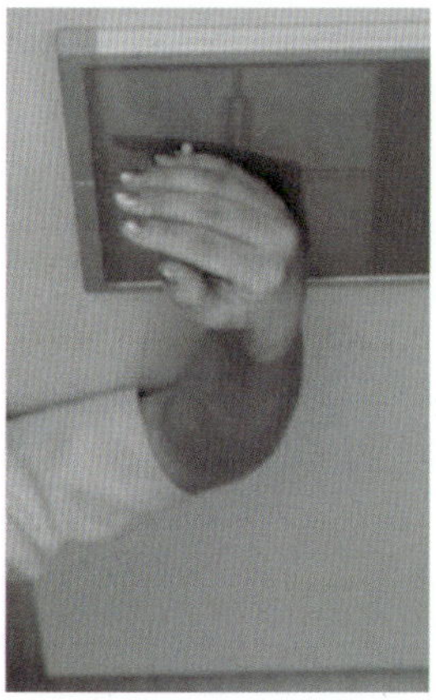

그림 2-10. 손 굽힘 자세 (굴곡위) 측방향 검사

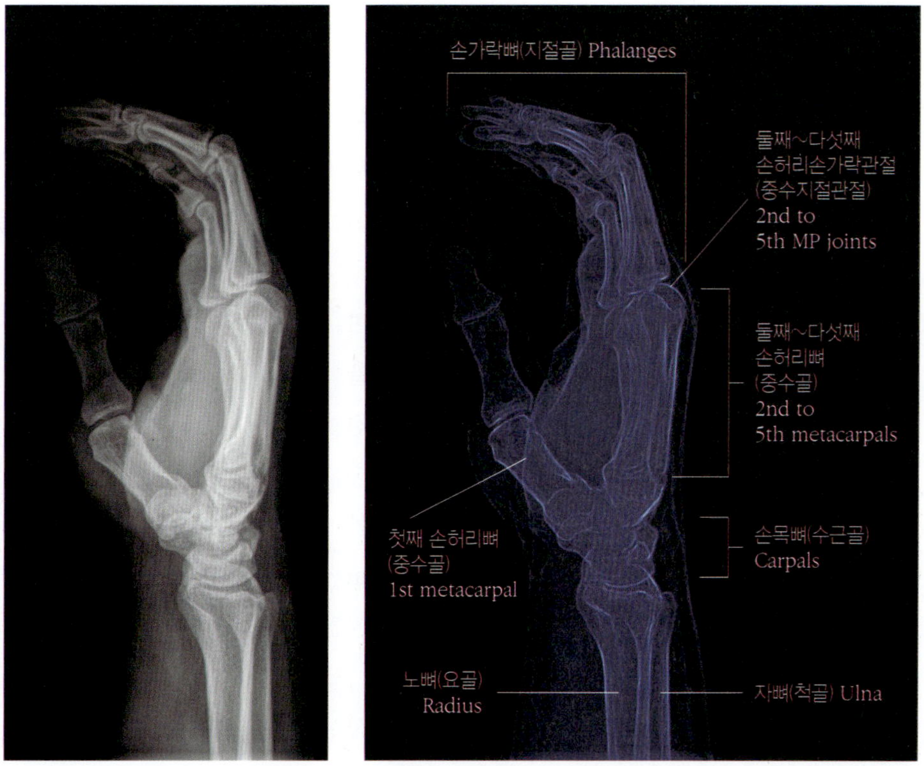

그림 2-12. 손 굽힘 자세(굴곡위) 측방향 검사영상

02 손가락 Fingers

① 둘째~다섯째 손가락(2nd~5th digits)-후전방향 검사(PA Projection)

1) 검사목적

손가락뼈(지절골, phalanges: 첫마디뼈 proximal phalanx, 중간마디뼈 middle phalanx, 끝마디뼈 distal phalanx) 그리고 먼쪽 손허리뼈(원위 중수골, distal metacarpal bone)와 관련된 관절들을 관찰할 수 있다.

2) 검사방법

환자는 검사 테이블 끝에 앉은 자세(sitting position)를 하여 팔굽을 90°로 굽혀 손과 아래팔(전완부, forearm)이 검사 테이블 위에 편안하게 놓여지게 하고, 생식샘 보호를 위하여 방어복(protective apron)을 무릎 위에 올려놓는다.

환자의 손바닥을 아래로 향하게 하여 손가락을 펴게 한 다음 상수용체(IR) 중앙 장축에 손가락 중심을 일치시키고 차폐되지 않은 부분의 장축에 일치시킨다. 이때 손가락 사이가 떨어지도록 벌려 놓는다. 중심X선은 상수용체(IR) 중앙에 수직으로 조사하여 몸쪽 손가락뼈사이관절(근위 지절간관절, proximal interphalangeal joint)에 입사되도록 한다.

X선관 영상면 사이 거리(SID)는 100 cm로 한다.

조사야의 크기는 병변이 의심되는 손가락에 조사야가 조절되도록 한다.

3) 영상평가

- 손가락 전체가 포함되고 끝마디뼈(원위 지절골, distal phalanx), 중간마디뼈(중간 지절골, middle phalanx), 첫마디뼈(근위 지절골, proximal phalanx), 손가락뼈사이관절(지절간관절, IP joint)이 잘 나타나야 하며, 연부조직이 겹치지 않도록 손가락이 분리되어 나타나야 한다.
- 좌 · 우 표시(R 또는 L)는 명확하고 알기 쉽게 손가락에 가리지 않도록 나타나야 한다.

참고 20×25 cm 가로방향으로 놓고 2등분하여 검사한다. 높은 선예도용 증감지(fine detail screen)를 사용한다.

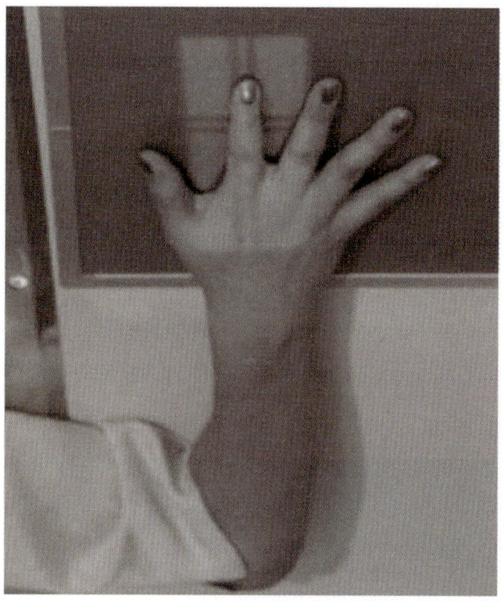

그림 2-13. 둘째 손가락 후전방향 검사

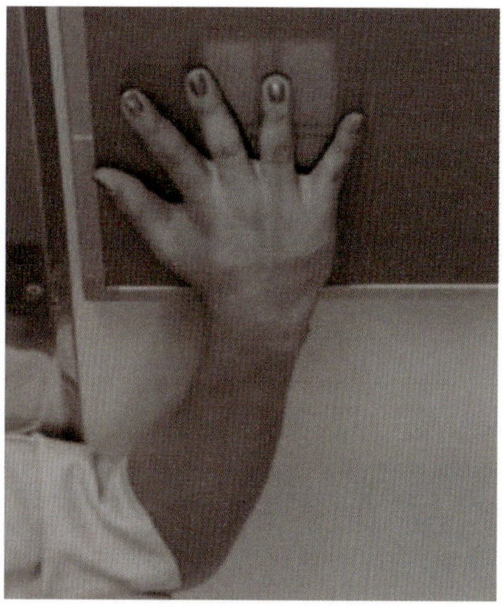

그림 2-14. 넷째 손가락 후전방향 검사

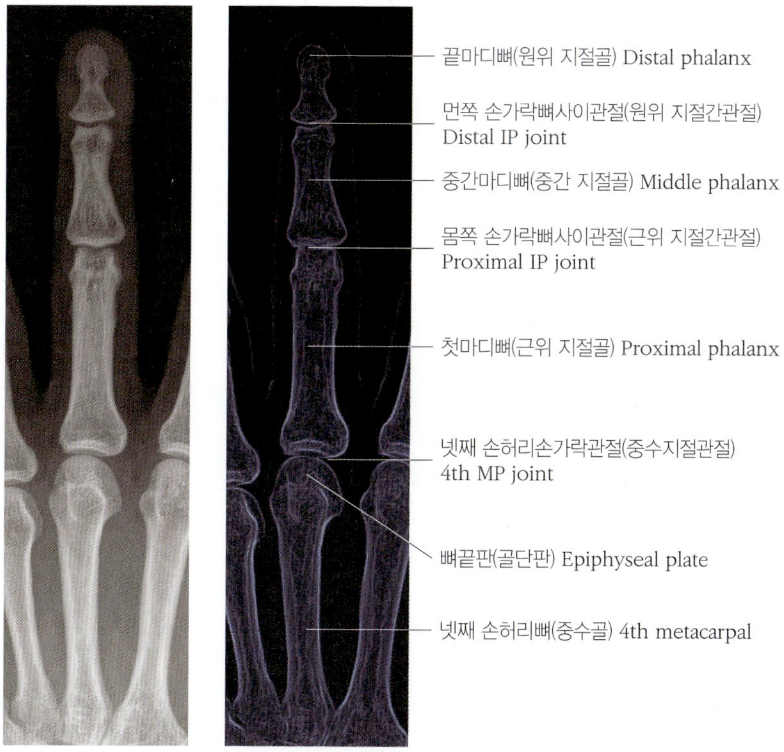

그림 2-15. 넷째 손가락 후전방향 검사영상

❷ 둘째~다섯째 손가락(2nd~5th digits)–사방향 검사(Oblique Projection)

1) 검사목적

손가락뼈(지절골, phalanges), 손가락뼈사이관절(지절간관절, interphalangeal joint)과 손허리손가락관절(중수지절관절, metacarpophalangeal joint)의 사방향 영상을 관찰을 할 수 있다.

2) 검사방법

환자는 검사 테이블 끝에 앉도록 하여 팔굽을 90° 굽혀 손과 손목이 편안한 자세로 하여 검사 테이블 위에 손가락을 펴 놓는다.

검사쪽 손을 45° 경사진 쐐기 모양의 블록 위에 손가락을 펴 분리하고 엄지가 위로 오도록 놓는다.

상수용체(IR)의 장축을 따라 검사 손가락의 장축이 일치하도록 조절하여 놓는다.

중심X선은 몸쪽 손가락뼈사이관절(근위 지절간관절, proximal interphalangeal joint)을 향하여 상수용체(IR)면에 수직으로 입사한다.

X선관 영상면 사이 거리(SID)는 100 cm로 한다.

방어복을 환자의 넓적다리(대퇴부, thigh) 위에 올려놓아 생식샘을 방사선으로부터 보호한다.

3) 영상평가

- 병변이 의심되는 손가락 전체(distal, middle, proximal phalanges)의 45° 회전된 상이 모두 포함되어야 하며, 상수용체(IR)의 장축에 일치하도록 손가락 장축이 일치되어 나타나야 한다.
- 조사야 중심에 몸쪽 손가락관절이 나타나고 정확한 X선조사로 손가락뼈사이 관절사이가 분리되어 잘 나타나야 한다.
- 가장 적당한 노출조건으로 깨끗한 연부조직의 음영과 뼈 미세구조(trabecular)가 나타나야 하며, 환자 이름 등의 정보와 좌 · 우 표시(R 또는 L)는 깨끗하고 선명하게 겹치지 않도록 나타나야 한다.

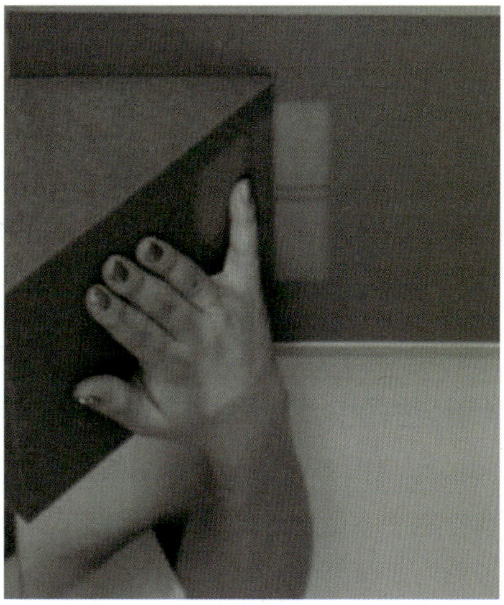

그림 2-16. 다섯째 손가락 사방향 검사

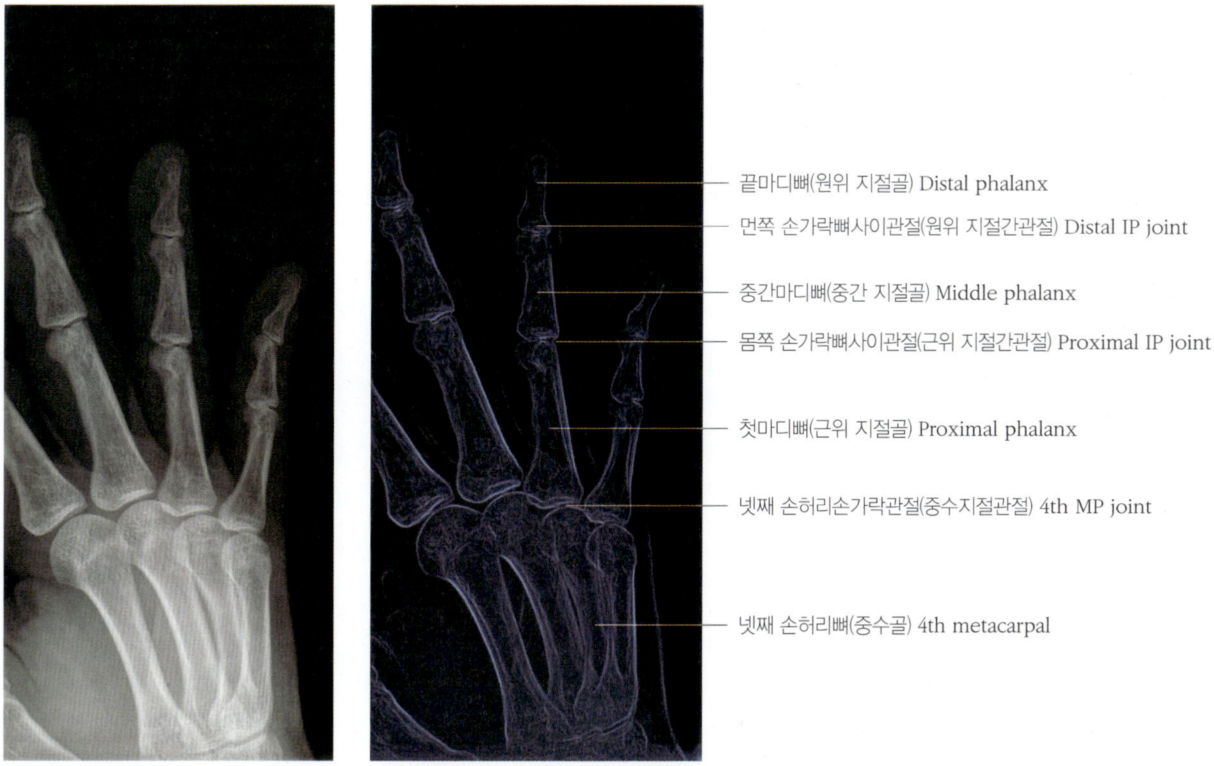

그림 2-17. 넷째 손가락 사방향 검사영상

❸ 둘째~다섯째 손가락(2nd~5th digits)–측방향 검사(Lateral Projection)

1) 검사목적

손가락뼈(지절골, phalanges), 손가락뼈사이관절(지절간관절, interphalangeal joint)과 손허리손가락관절(중수지절관절, MP joint)의 측방향 검사영상을 관찰할 수 있다.

2) 검사방법

검사 테이블 끝으로 환자를 앉게 하여 환자의 팔굽을 약 90° 구부려 손과 손목을 검사 테이블 위에 편안한 자세로 놓도록 하고 손가락을 펴 놓는다.

엄지가 위로 향하게 하여 수직으로 위치한 뒤 검사할 손가락을 완전히 펴서 스펀지로 지지한다.

검사 손가락의 장축을 상수용체(IR)에 평행이 되게 하고 중심X선은 손가락의 몸쪽 손가락뼈사이관절(근위 지절간관절)에 수직으로 입사한다.

환자의 생식샘을 방사선으로부터 보호하고 X선관 초점–영상면 사이의 거리(SID)는 약 100 cm로 한다.

둘째 손가락(검지, index finger) 검사를 위해 엄지를 아래방향으로 위치하도록 하고, 둘째 손가락은 상수용체(IR)에 밀착되도록 하여 검사한다.

그 이유는 피사체와 상수용체(IR) 사이 거리(OID)가 가까울수록 선예도가 향상되기 때문이다.

3) 영상평가

- 조사야 범위 안에 끝마디뼈(원위 지절골, distal phalanx), 중간마디뼈(중간 지절골, middle phalanx), 첫마디뼈(근위 지절골, proximal phalanx)가 포함된 손가락 전체가 포함되어야 하며, 조사야 중심에 몸쪽 손가락뼈사이관절이 위치해야 한다.
- 중심X선을 정확히 상수용체(IR)면에 수직으로 입사하여 손가락뼈사이관절 사이가 잘 나타나야 하고, 둘째와 셋째 손허리손가락관절은 최대한 잘 나타나도록 하여야 하나, 넷째와 다섯째 손허리손가락관절은 겹쳐지는 구조들 때문에 관찰하기가 어렵게 나타난다.
- 가장 적당한 노출조건은 선명한 연부조직의 경계면과 뼈의 미세구조(trabecular)가 나타나야 하며, 좌 · 우 표시(R 또는 L)는 선명하게 표시되도록 해야 한다.

참고 상수용체(IR) 크기는 20×25 cm 가로방향으로 3등분하여 사용한다.

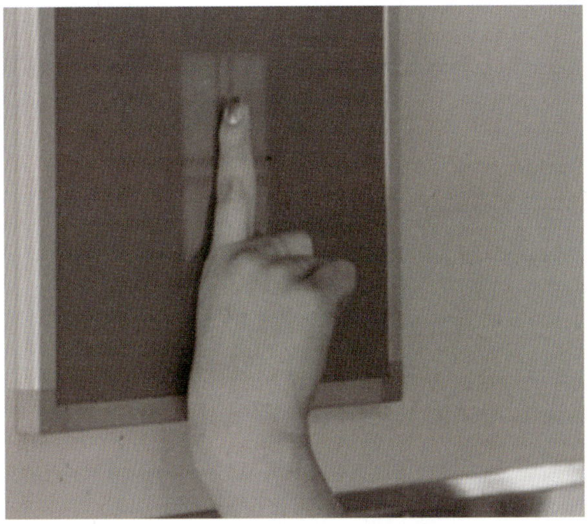

그림 2-18. 둘째 손가락 측방향 검사

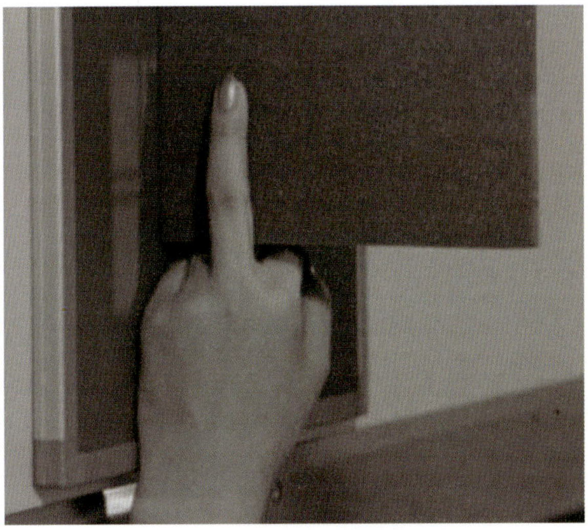

그림 2-19. 셋째 손가락 측방향 검사

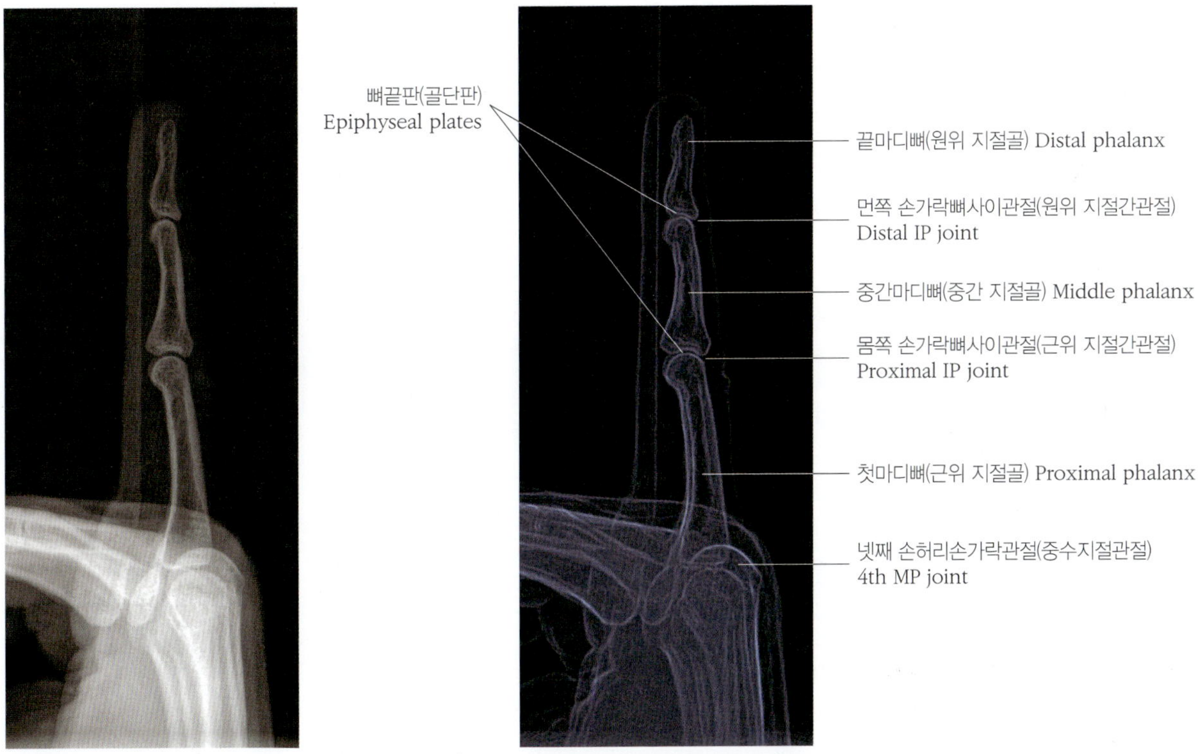

그림 2-20. 넷째 손가락 측방향 검사영상

❹ 엄지(Thumb)–전후방향 검사(AP Projection)

1) 검사목적

끝마디뼈, 첫마디뼈(원위, 근위 지절골, distal and proximal phalanx)와 첫째 손허리뼈(중수골, metacarpal)와 사이 관절(joint)들을 관찰할 수 있다.

2) 검사방법

환자는 선 자세로 팔을 돌려 손바닥이 보이도록 뒤침(회외, supination)하여, 검사 테이블에 놓거나 환자를 검사 테이블 앞에 앉게 하여 팔을 돌린 후 엄지를 뒤침(supination)시켜 바로 정면 자세를 하도록 한다.

엄지 뒷면이 상수용체(IR)면에 밀착되도록 하여 손가락 전체가 포함되도록 하고, 상수용체(IR) 중앙에 첫째 손허리손가락관절(제1중수지절관절, first metacarpophalangeal joint)이 오도록 한다.

만약 환자가 전후방향 검사가 어려운 경우에는 후전방향 검사를 하도록 한다.

이때에 환자의 손은 거의 수직위치로 하고 엄지를 스펀지로 받치고 엄지가 회전되지 않게 놓아야 하며, 엄지는 상수용체(IR)에 평행이 되도록 위치하여야 한다.

검사하는 엄지의 장축이 상수용체(IR)의 장축에 일치하도록 한다.

후전방향 검사는 상수용체(IR)와 피사체 사이 거리가 떨어져 있기 때문에 선예도가 저하되므로, 부득이한 경우에만 사용하도록 한다.

중심X선은 첫째 손허리손가락관절을 향하여 상수용체(IR)면에 수직으로 입사시킨다.

X선관 영상면 사이 거리(SID)는 100 cm를 유지해야 한다.

3) 영상평가

- 엄지 전체(엄지의 먼쪽끝에서 손허리손가락관절까지)가 포함되고 손허리뼈와 큰마름뼈(대능형골, trapezium)가 보이도록 상수용체(IR) 중심에 나타나야 한다.
- 엄지의 장축과 사용되는 상수용체(IR)의 장축에 일치하여 나타나야 하고, 조사야 중앙에 손허리손가락관절이 나타나야 한다.
- 관절 사이는 분리되어 잘 나타나야 한다.
- 적절한 노출조건으로 연부조직과 뼈 미세구조(trabecular)가 잘 나타나야 한다.
- 좌 · 우 표시(R 또는 L)는 검사부위에 겹치지 않도록 표시되어야 한다.

참고 상수용체(IR) 크기는 20×25 cm로 하고 3등분하여 검사한다.

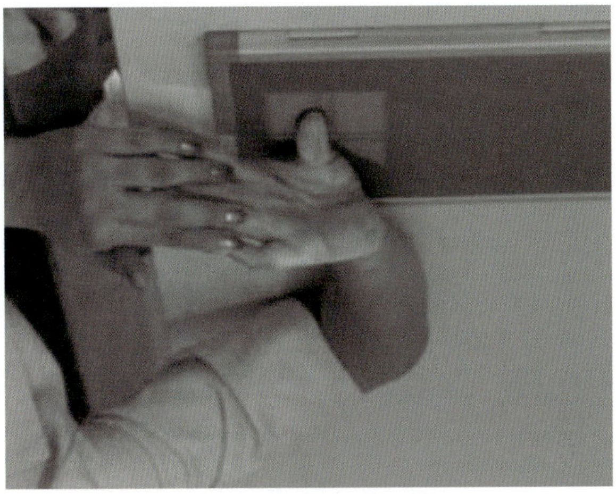

그림 2-21. 엄지 전후방향 검사

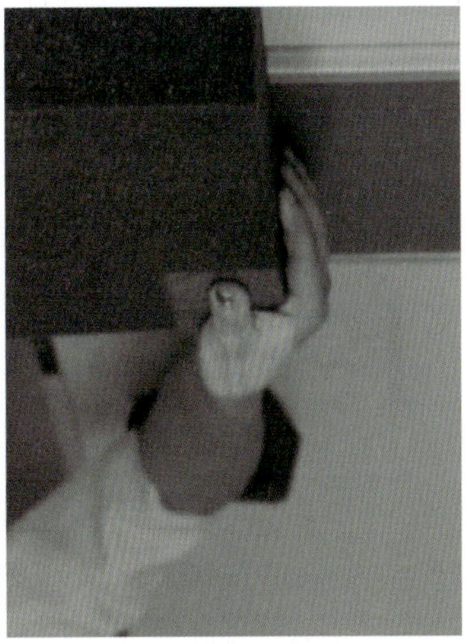

그림 2-22. 엄지 후전방향 검사

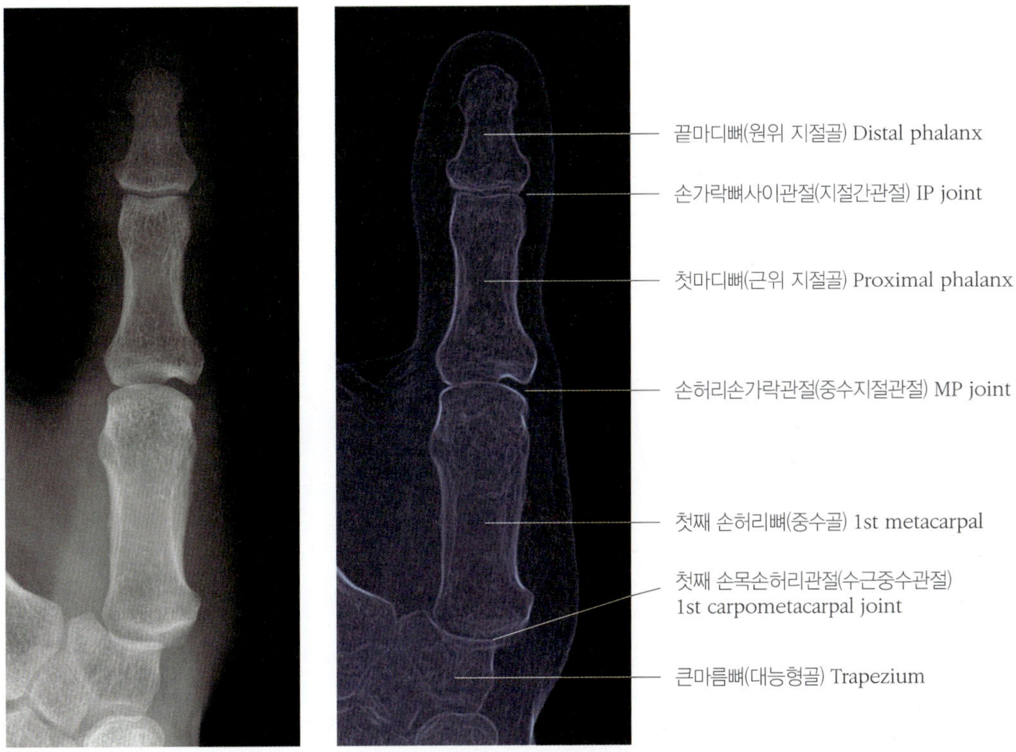

그림 2-23. 엄지 전후방향 검사영상

❺ 엄지(Thumb)-측방향 검사(Lateral Projection)

1) 검사목적

끝마디뼈(원위 지절골, distal phalanx), 첫마디뼈(proximal phalanx), 첫째 손허리뼈(중수골, metacarpal)의 측면상과 엄지에 관련된 관절들과 종자뼈(종자골, sesamoid bone)를 관찰할 수 있다.

2) 검사방법

환자는 검사 테이블 끝에 앉도록 하고 팔굽을 약 90° 구부려 편안한 상태로 손을 상수용체(IR) 위에 올려 놓는다.

손은 엎침(회내, pronation)하여 손등을 약간 구부려 엄지를 옆으로 하고 손가락과 손을 활(arch)형태로 하고 손을 중간 정도 돌려 엄지가 바른 측면 자세가 되도록 한다.

상수용체(IR) 장축과 엄지의 장축이 일치하도록 자세를 확인하고, 중앙에 첫째 손허리손가락관절(제1중수지절관절, first metacarpophalangeal joint)이 오도록 한다. 이때 엄지 전체가 포함되어 측면자세가 되도록 상수용체(IR)에 밀착시킨다.

중심X선은 첫째 손허리손가락관절에 수직으로 입사시킨다.

X선관 영상면 사이 거리(SID)는 100 cm가 되도록 한다.

3) 영상평가

- 엄지 전체(엄지의 먼쪽 끝에서 첫째 손허리손가락관절까지)와 손목뼈(수근골, carpal bone), 큰마름뼈(대능형골, trapezium)가 상수용체(IR) 중심에 위치하여 나타나야 하며, 조사야 중심에서 첫째 손허리손가락관절이 나타나야 한다.
- 관절 사이는 분리되어 잘 나타나야 한다.
- 움직임이 없는 상태에서 가장 적당한 X선조사로 연부조직과 첫째 손허리뼈와 손가락뼈(지절골, phalanges)의 뼈 미세구조(trabecular)가 잘 나타나야 한다.
- 좌 · 우 표시(R 또는 L)는 조사야 범위 안에서 겹치지 않게 나타나야 한다.

참고 상수용체(IR) 크기는 20×25 cm를 가로로 3등분하여 검사한다.

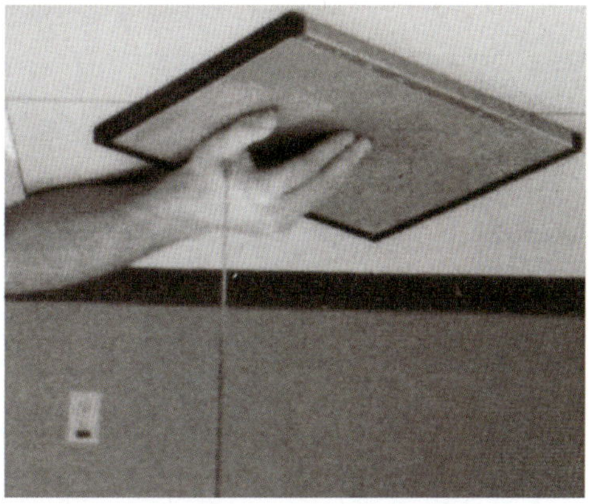

그림 2-24. 엄지 측방향 검사

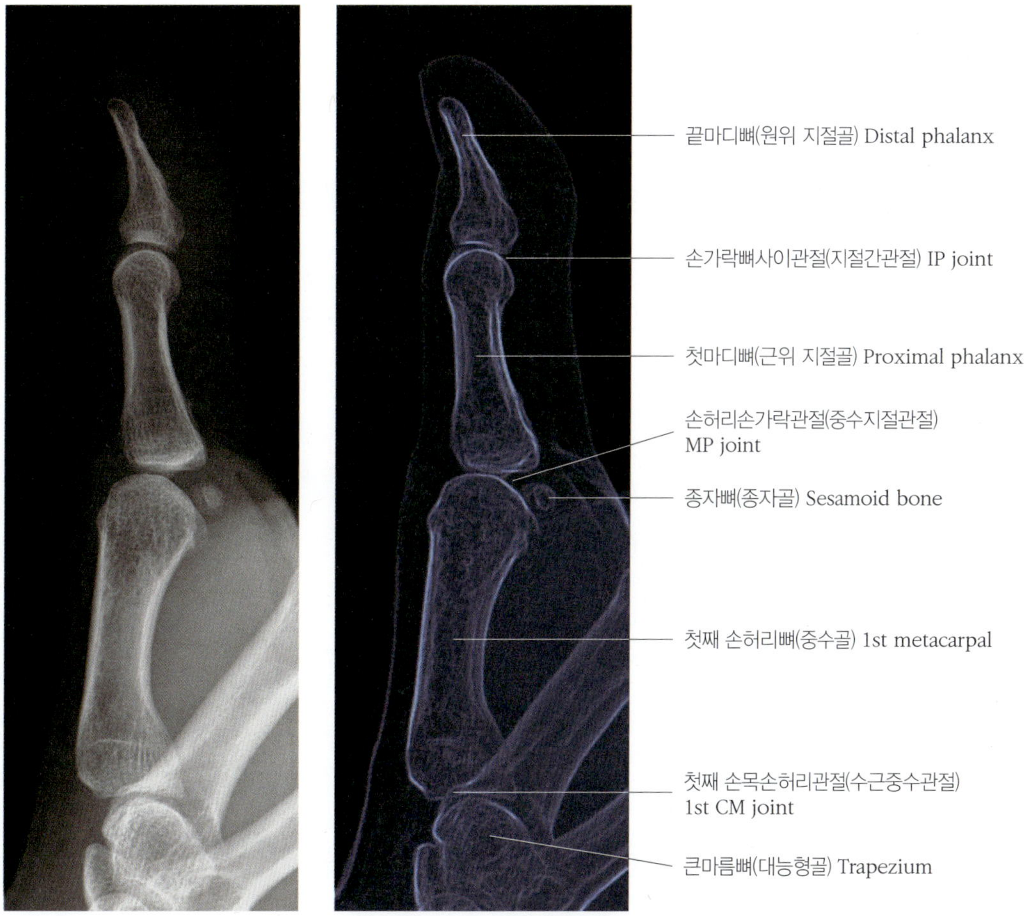

그림 2-25. 엄지 측방향 검사영상

6 엄지(Thumb)–사방향 검사(Obliqe Projection)

1) 검사목적

끝마디뼈(원위 지절골, distal phalanx), 첫마디뼈(근위 지절골, proximal phalanx)와 손허리뼈(중수골, metacarpal), 엄지에 연관된 관절들과 종자뼈(종자골, sesamoid bone)를 관찰할 수 있다.

2) 검사방법

환자는 검사 테이블 끝에 앉게 하여 팔굽을 약 90° 구부려 손을 편안한 상태로 검사 테이블 위에 올려놓는다.

엄지를 약간 벌리고(외전, abduction), 손바닥을 상수용체(IR)에 밀착되도록 하면, 자연적으로 엄지를 45° 사방향 위치로 하는 것이 된다.

상수용체(IR)의 장축에 엄지의 장축이 일치되도록 하고, 상수용체(IR)의 중앙에 첫째 손허리손가락관절(제1중수지절관절, MP joint)이 오도록 한다.

중심X선은 첫째 손허리손가락관절에 수직으로 입사한다.

X선관 영상면 사이 거리(SID)는 100 cm가 되어야 한다.

환자의 생식샘을 보호한다.

3) 영상평가

- 엄지 전체 즉, 엄지의 먼쪽 끝에서 첫째 손목손허리관절(수근중수관절, CM joint)과 손목뼈(수근골, carpals), 큰마름뼈(대능형골, trapezium)가 45° 사방향으로 보여야 하고, 조사야가 알맞게 조절된 상태로 상수용체(IR) 중앙에 위치하여야 한다.
- 조사야 중앙에 첫째 손허리손가락관절이 나타나야 하며, 상수용체(IR)의 장축에 엄지의 장축이 일치되도록 나타나야 한다.
- 손가락뼈사이관절(지절간관절, interphalangeal joint)과 손허리손가락관절 사이가 분리되어 나타나야 한다.
- 환자의 움직임이 없는 상태에서 적절한 노출조건으로 연부조직과 뼈 미세구조(trabecular)가 선명하게 나타나야 한다.

참고 상수용체(IR) 크기는 20×25 cm를 3등분하여 검사하고, 25×30 cm를 가로로 할 경우 반은 손 전체가 포함되도록 하고 다른 반쪽은 2등분하여 한쪽은 엄지의 전후방향검사, 다른 한쪽은 측방향으로 검사하여 외상이나 병리적 상태를 관찰할 수 있도록 한다.

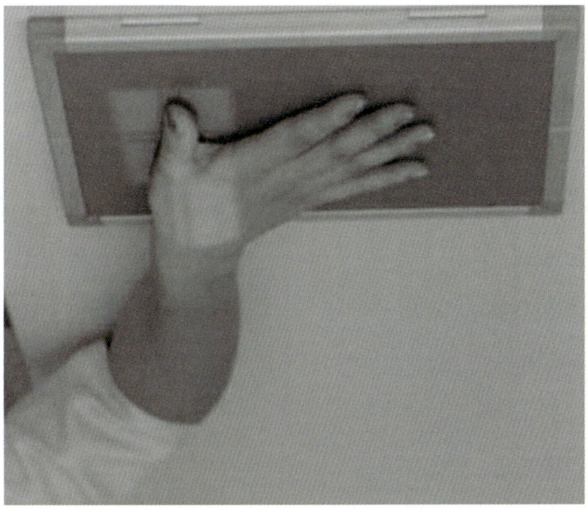

그림 2-26. 엄지 사방향 검사

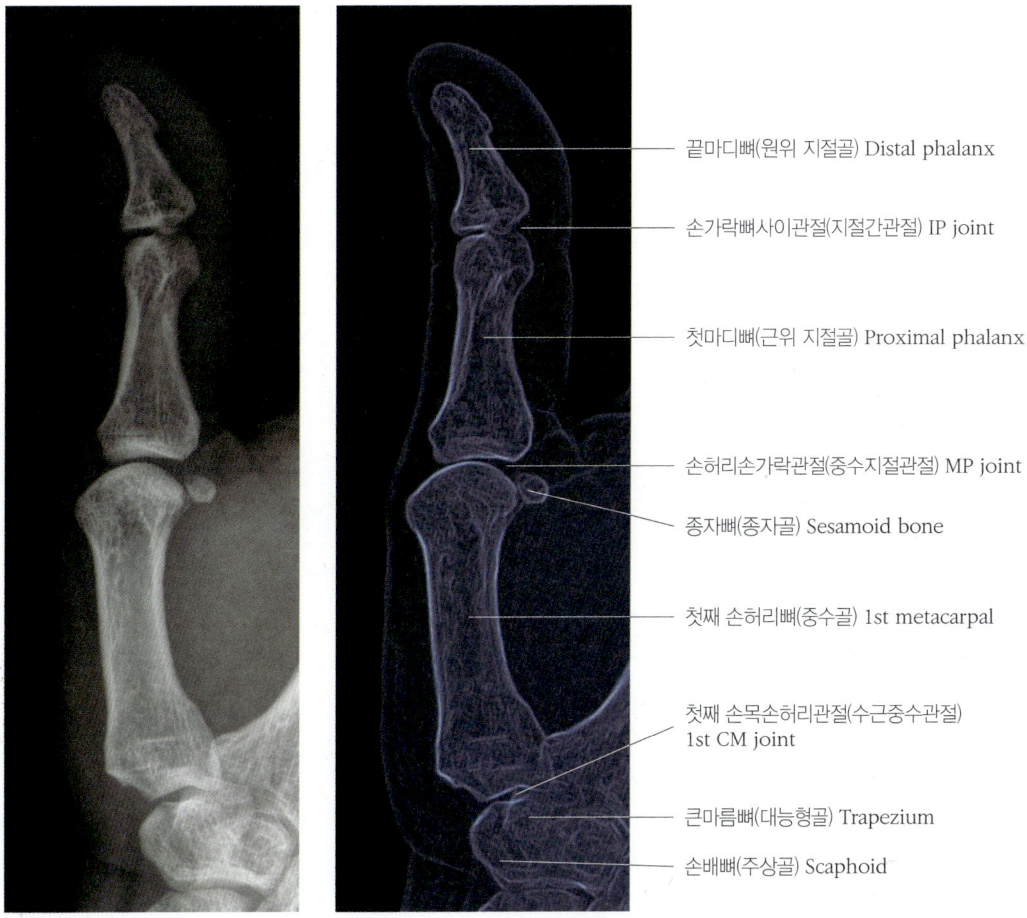

그림 2-27. 엄지 사방향 검사영상

⑦ 엄지(Thumb)–후전방향 검사(PA Projection); Folio Method

1) 검사목적

양쪽 엄지(thumb)의 손허리손가락관절(중수지절간관절, metacarpophalangeal joint, MCP joint)과 metacarpal phalangeal angles을 관찰할 수 있다.

이른바 "skier's thumb"이라고 부르는, 엄지의 손허리손가락관절에서 자쪽 곁인대(ulnar collateral ligament, UCL) 파열(rupture)을 진단하는데 유용한 검사이다.

2) 검사방법

환자는 검사 테이블 끝에 앉게 한다.

양쪽 손을 상수용체(IR) 위에 내측면이 닿도록 엎침(pronation)한다.

양쪽 엄지의 원위부(distal portion of both thumbs)에 고무 밴드(rubber band)를 단단히 두르고, 양쪽 첫째 손허리뼈 몸통(body of first metacarpal) 사이에 반창고 롤을 끼워 놓는다.

상수용체(IR)에 엄지손톱(thumbnail)이 평행으로 놓이도록 양쪽 손을 떼어 놓고, 엄지를 후전자세로 유지한다.

중심X선은 양손 사이에 수직으로, 손허리손가락관절에 입사시킨다.

3) 영상평가

- 엄지의 회전이 없어야 하며, 첫째 손허리뼈(중수골, metacarpal bone)와 손허리손가락관절이 뚜렷하게 나타나야 한다.
- 고무 밴드와 반창고 롤이 바른 위치에 놓여야 하며, 엄지가 영상의 중앙에 있어야 한다.

• Folio L:Patient-controlled stress radiography of the thumb, Radiol Technol 70:465, 1999.

참고 상수용체(IR)의 크기는 20×25 cm를 가로로 놓아 검사한다.

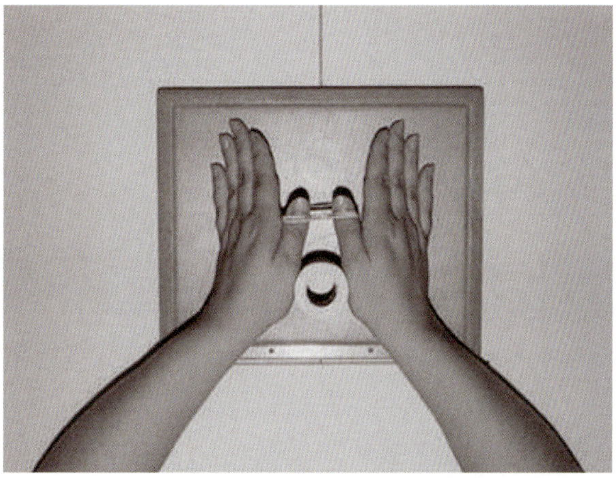

그림 2-28. 첫째 손허리손가락관절 후전방향 검사, Folio Method

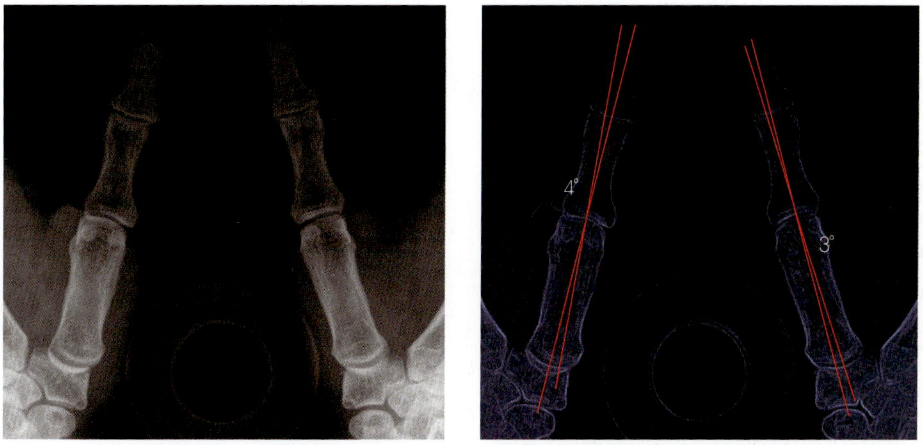

그림 2-29. 첫째 손허리손가락관절 후전방향 검사영상, Folio Method
양쪽이 정상인 손허리손가락관절. 양쪽 손허리뼈 사이에 반창고 롤이 놓여있고, 고무 밴드가 양쪽 엄지의 원위부에 단단히 둘러져 있다.

03

손목 Wrist

❶ 후전방향 검사(PA Projection)

1) 검사목적

손허리뼈(중수골, metacarpals), 손목뼈(수근골, carpals), 노뼈(요골, radius)와 자뼈(척골, ulna)의 먼쪽부(원위부, distal part)와 관련 관절들을 관찰할 수 있다.

2) 검사방법

검사 테이블 끝에 앉아 팔굽을 90° 굽히고 손바닥이 상수용체(IR)를 향하게 올려놓는다.

어깨관절(견관절, shoulder joint), 팔굽관절(elbow joint), 손목관절(수근관절, wrist joint)이 같은 평면에 오도록 어깨를 낮추거나 검사 테이블을 높인다.

손목을 상수용체(IR)의 중심에 위치하고, 손과 아래팔(전완부, forearm)의 장축이 상수용체(IR)의 장축과 일치하도록 배열한다.

엎침(회내, pronation)한 손을 손목관절과 손목부가 상수용체(IR)에 완전히 밀착되도록 살며시 오므리게 한다. 중심X선은 손목의 중앙을 향해 상수용체(IR)에 수직으로 입사한다. 조사야에 손허리뼈 중간과 먼쪽 자뼈, 노뼈가 포함되도록 한다.

대체 전후방향(AP) 검사

손목뼈 사이 공간과 노뼈와 자뼈의 먼쪽부를 더 잘 나타내려면 손목뼈사이관절과 손목을 상수용체(IR)에 밀착시킨 손목관절 전후방향 검사(wrist joint, AP projection)을 한다.

3) 영상평가

- 자뼈, 노뼈의 먼쪽부와 손목뼈 전체, 손허리뼈의 중간정도가 나타나야 하며, 손목의 중심과 상수용체(IR) 장축이 조사야 중심에 있어야 한다.
- 바른 후전방향 검사(true PA Projection)는 먼쪽 노자관절(원위 요척관절, distal radioulnar joint)의 최소한의 중복을 제외하고는 노뼈와 자뼈는 분리되어야 한다.
- 환자의 움직임이 없는 적당한 노출과 대조도는 지방층(fat pad)과 같은 연부조직과 뚜렷한 손목뼈의 윤곽을 나타낸다(손목뼈 사이 공간은 손목뼈의 불규칙한 형태와 중복 때문에 분리되어 나타나지 않는다).

참고 상수용체(IR) 크기는 20×25 cm를 가로로, 2등분하여 검사한다.

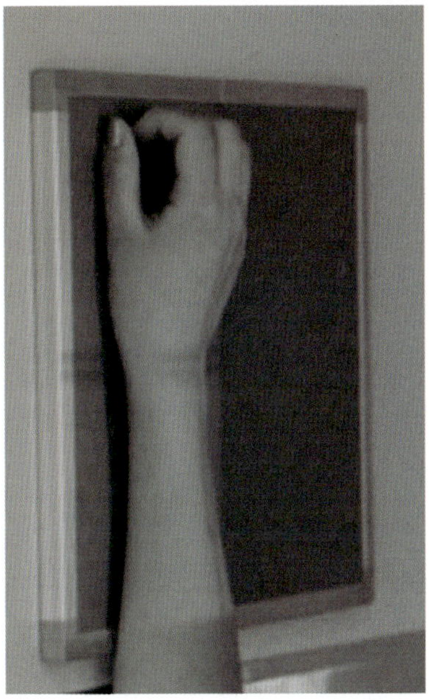

그림 2-30. 손목 후전방향 검사

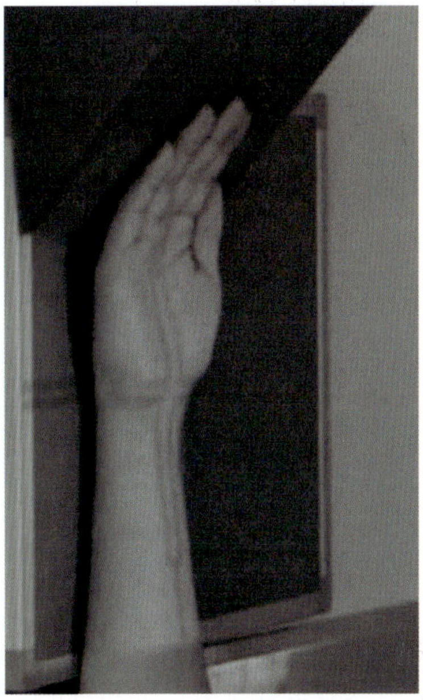

그림 2-31. 손목 전후방향 검사

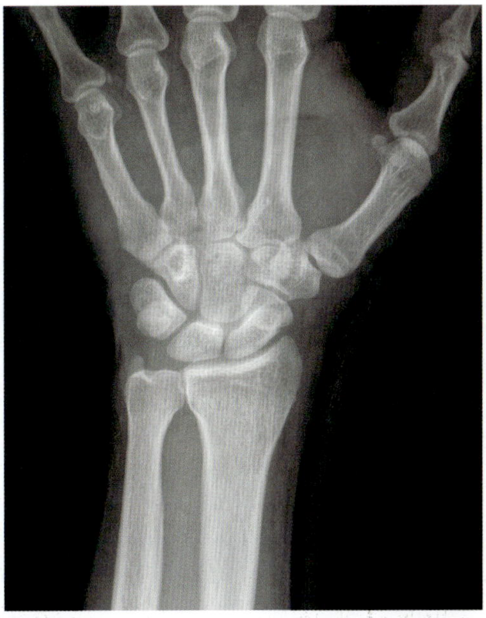

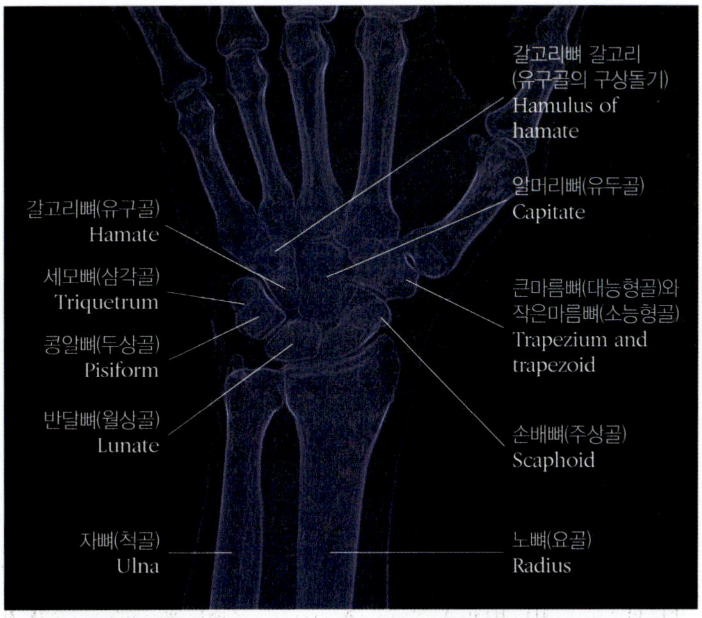

그림 2-32. 손목 후전방향 검사영상

❷ 손목 후전 사방향 검사(PA Oblique Projection)

1) 검사목적

손허리뼈(중수골, metacarpal)의 먼쪽부(원위부, distal part), 손목뼈(수근골, carpal) 특히 큰마름뼈(대능형골, trapezium)와 손배뼈(주상골, scaphoid), 노뼈(요골, radius)와 자뼈(척골, ulna)의 먼쪽부 관절들을 관찰할 수 있다.

2) 검사방법

환자는 검사 테이블의 끝에 앉아 팔굽을 약 90° 정도 굽히고, 손바닥을 아래로 하여 상수용체(IR) 위에 손과 손목관절(수근관절, wrist joint)부를 놓는다.

어깨관절(견관절, shoulder joint), 팔굽관절(elbow joint), 손목관절이 같은 평면이 되도록 어깨를 낮추거나, 검사 테이블을 높인다.

상수용체(IR) 장축의 중심에 손과 손목관절이 오도록 조절한다.

손과 손목은 측면자세로부터 엎침(회내, pronation)시켜 상수용체(IR)로부터 약 45°가 될 때까지 내측으로 회전시키고 자세를 유지하기 위해 45° 지지물을 손과 손목 밑에 놓거나, 손가락 끝이 상수용체(IR)에 가볍게 닿도록 손가락을 부분적으로 굽혀 손을 활(arch)형태로 한다.

중심X선은 손목부의 중앙에 손배뼈(scaphoid)를 향해 상수용체(IR)에 수직으로 입사한다.

X선관 영상면 사이 거리(SID)는 100 cm로 한다.

조사야는 노뼈와 자뼈의 먼쪽부, 손허리뼈의 중간부분을 포함하여 손목관절부가 조사야 범위에 있도록 조절한다.

3) 영상평가

- 노뼈와 자뼈의 먼쪽부, 손허리뼈의 중간정도가 나타나야 하고, 상수용체(IR)의 장축과 중앙부에서 나타나야 한다.
- 조사야 중심에 손목부 중앙에 손배뼈(scaphoid)가 나타나야 한다.
- 손배뼈(주상골, scaphoid)가 안쪽에서 다른 손목뼈와 약간 겹쳐서 나타나고, 큰마름뼈(대능형골, trapezium) 전체가 잘 나타나야 한다.
- 노뼈와 자뼈의 먼쪽부분만 아니라 셋째, 넷째, 다섯째 손허리뼈의 몸쪽부(근위부, proximal part)가 약간 겹쳐서 나타나야 한다.
- 정확한 관전압으로 노출을 하면 손목뼈와 손목뼈 가장자리가 중복되어 나타나며, 모든 뼈의 형태가 선예하고 명확하게 나타나고, 연부조직의 경계가 나타나야 한다.

참고 상수용체(IR) 크기는 20×25 cm를 가로로 2등분하여 검사한다.
환자의 넓적다리(대퇴부, thigh)에 차폐물을 놓아 생식샘을 보호한다.

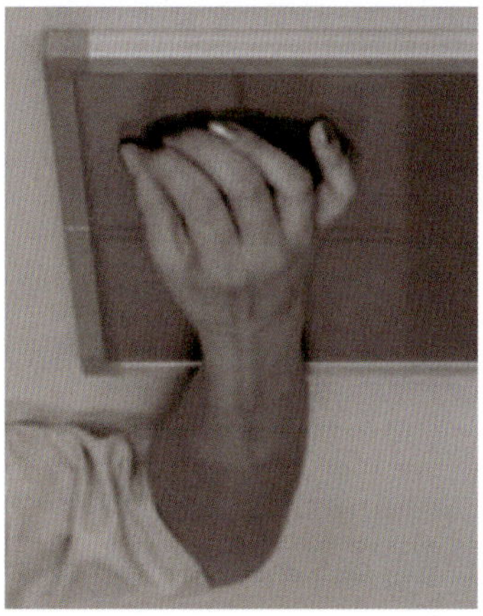

그림 2-33. 손목 후전 사방향 검사

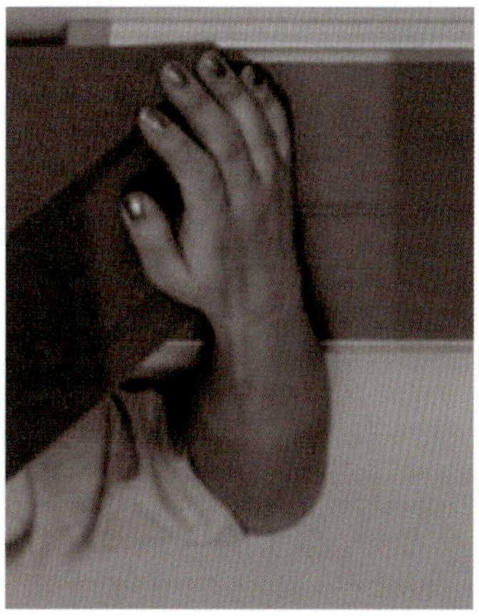

그림 2-34. 45° 지지체를 이용한 손목 후전 사방향 검사

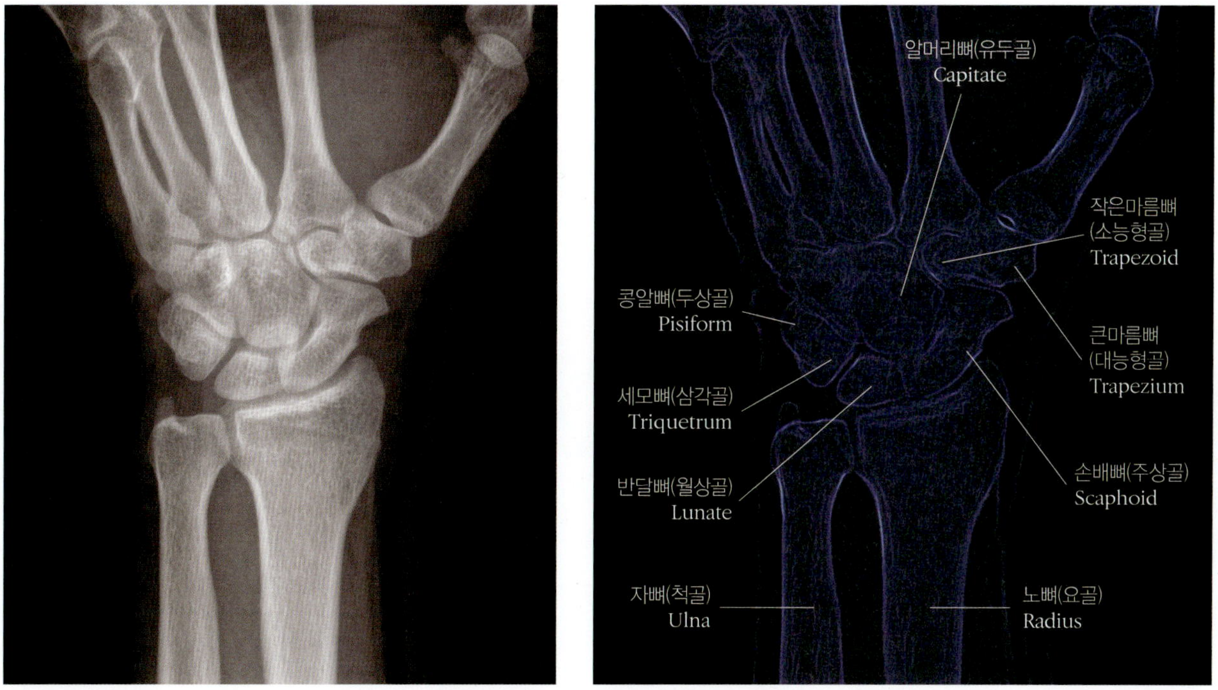

그림 2-35. 손목 후전 사방향 검사영상

❸ 손목(Wrist) 전후 사방향 검사(AP Oblique Projection)

1) 검사목적

콩알뼈(두상골, pisiform)를 인접한 손목뼈(수근골, carpal)로부터 분리시켜 관찰할 수 있으며, 또한 갈고리뼈(유구골, hamate)와 세모뼈(삼각골, triquetrum)를 관찰할 수 있다.

2) 검사방법

환자는 검사 테이블 끝에 앉도록 하여 손과 아래팔을 상수용체(IR)면 위에 놓는다.

상수용체(IR)면 중심에 손목관절(수근관절, wrist joint)을 위치한 다음 손을 뒤침(회외, supination) 자세로 한다.

손목관절(수근관절, wrist joint)과 상수용체(IR)면이 45°로 손을 안쪽 회전한다.

상수용체(IR)의 장축과 손과 아래팔(전완부, forearm)의 장축이 일치하도록 배열한다.

중심X선은 손목의 중앙을 향하여 상수용체(IR)에 수직으로 입사한다.

조사야에 손허리뼈 중간과 먼쪽 자뼈, 노뼈가 포함되도록 한다.

3) 영상평가

- 상수용체(IR)의 장축과 중앙부에서 노뼈와 자뼈의 먼쪽부, 손허리뼈의 중간정도가 관찰되어야 한다.
- 손목 안쪽의 손목뼈(수근골, carpal)가 잘 관찰되어야 한다.
- 콩알뼈(두상골, pisiform)를 손목뼈(수근골, carpal)와 분리시켜 잘 관찰되어야 한다.
- 갈고리뼈(유구골, hamate), 세모뼈(삼각골, triquetrum)가 잘 관찰되어야 한다.
- 연부조직과 뼈의 형태가 선명하게 나타나야 한다.

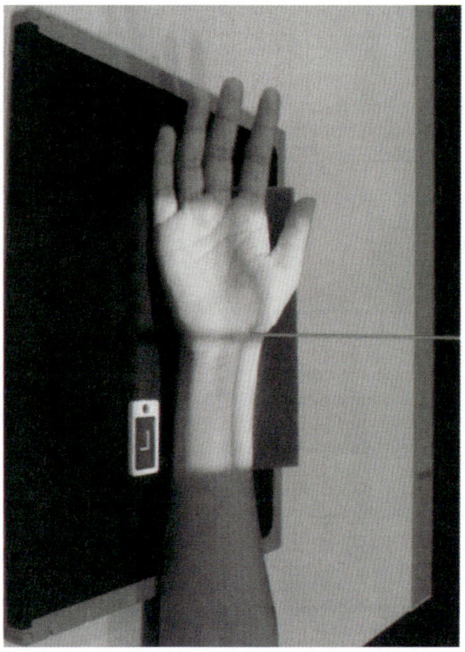

그림 2-36. 손목 전후 사방향 검사

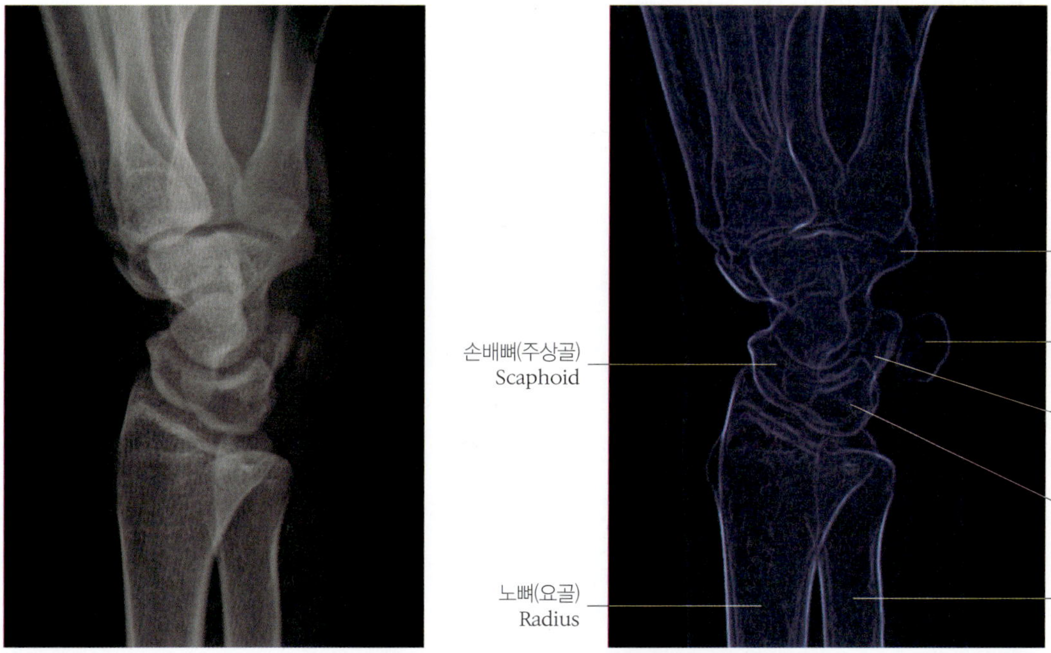

그림 2-37. 손목 전후 사방향 검사영상

③ 측방향 검사(Lateral Projection)

1) 검사목적

손허리뼈(중수골, metacarpal)의 몸쪽부(근위부, proximal part), 손목뼈(수근골, carpal), 노뼈(요골, radius)와 자뼈(척골, ulna)의 먼쪽부(원위부, distal part), 손목관절(수근관절, wrist joint)이 겹쳐서 나타난 영상을 관찰할 수 있다.

2) 검사방법

환자를 검사 테이블 끝에 앉히고, 아래팔(전완부, forearm)과 팔(arm)을 약 90°로 굽히고, 엄지를 위로 하여 손목관절과 손을 측면 자세로 상수용체(IR) 위에 놓은 다음, 어깨관절(견관절, shoulder joint), 팔굽관절, 손목관절을 같은 수평면에 놓는다. 이때, 아래팔과 손을 상수용체(IR)의 장축과 일치시킨다.

손가락은 편안하게 굽혀 손과 손목관절을 바른 측면 자세가 되도록 하고, 움직임을 방지하기 위해 지지물이 필요하다면 방사선 투과성 지지물이나 모래주머니를 사용하여 손과 손가락을 펴지는 것을 방지한다.

중심X선은 손목관절의 중심을 향해 상수용체(IR)에 수직으로 입사한다.

조사야 안에 손허리뼈의 중간과 노뼈와 자뼈의 먼쪽부를 포함시킨다.

3) 영상평가

- 노뼈와 자뼈의 먼쪽부, 손목뼈, 손허리뼈의 중간부가 나타나야 하며, 영상의 중심에 손목관절이 나타나야 한다.
- 바른 측면 자세는 자뼈 먼쪽부의 뼈머리(골두, head)가 중심에 있어야 하고 노뼈와 정확하게 중복되어야 하며, 손허리뼈의 몸쪽부가 일렬로 모두 겹쳐서 배열되어 나타나야 한다.
- 환자의 움직임이 없이 적당한 관전압으로 검사하면 중복된 노뼈 음영을 통해 자뼈의 먼쪽부 가장자리(border)가 지방층 경계와 같은 연부조직과 함께 나타난다.
- 모든 뼈의 선예한 형태가 명확하고 선명하게 나타나야 한다.

참고 상수용체(IR) 크기는 20×25 cm를 세로로 2등분하여 검사한다.
검사조건 중 관전압을 사방향이나 후전방향 검사보다 4 kVp 정도 증가시킨다.

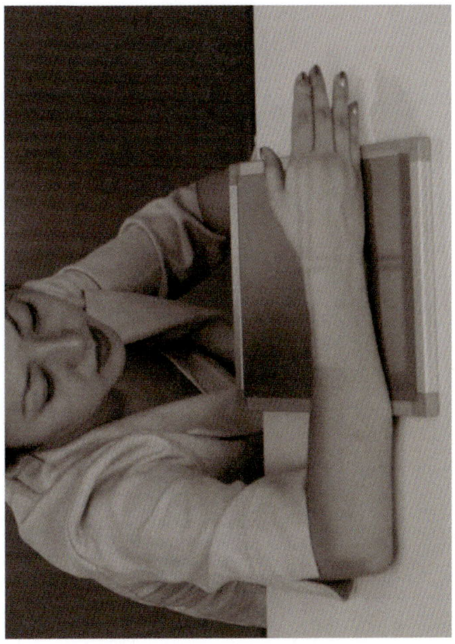

그림 2-38. 손목 측방향 검사

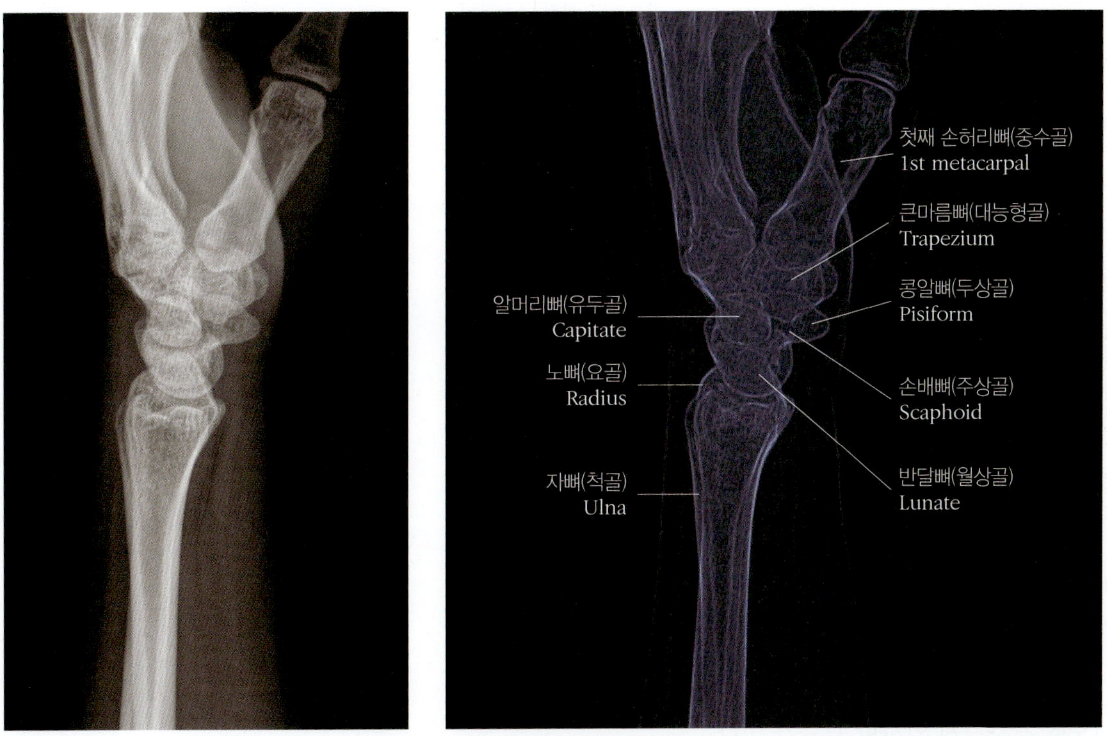

그림 2-39. 손목 측방향 검사영상

❹ 자뼈(척골) 굴곡위(Ulnar flexion), 후전방향 검사(PA Projection)

이 검사방법은 아래팔(전완부, forearm)의 먼쪽부(원위부, distal part)나 손목관절(수근관절, wrist joint)의 골절 가능성에 대한 정규적인 검사를 시행하기 전에 손목관절 외상(trauma)의 가능성이 있으면 이 자세로 검사는 금지한다.

1) 검사목적

손배뼈(주상골, scaphoid)가 인접 손목뼈(수근골, carpals)와 분리되어 나타나고 축소됨이 없이 나타난다.

큰마름뼈(대능형골, trapezium)와 작은마름뼈(소능형골, trapezoid)는 중복된 영상으로 관찰할 수 있다.

2) 검사방법

환자를 검사 테이블 끝에 앉히고, 손목관절과 손이 상수용체(IR) 위에 오도록 하여 팔굽관절을 90° 굽힌다.

손바닥을 아래로 하고 어깨관절(견관절, shoulder joint), 팔굽관절과 손목관절이 동일한 평면에 위치하도록 한다.

상수용체(IR)의 장축에 손과 손목을 일치하도록 배열하여 손바닥이 아래로 향하게 하고, 후전방향 검사가 되도록 손목관절을 놓는다. 이때 아래팔을 움직이지 않고, 환자가 아래팔의 먼쪽부를 기울이거나 들어 올리지 말고 부드럽게 자뼈(척골, ulna)쪽으로 이동시킨다.

중심X선은 손배뼈의 중앙을 향해 수직으로 준다. 골절선(fracture line)의 방향에 따라, 선명한 상을 얻기 위해서는 중심X선을 몸쪽 또는 먼쪽방향으로 10~15°로 경사지게 입사할 필요가 있다.

3) 영상평가

- 손배뼈는 왜곡(축소)없이 깨끗하게 나타나야 하고, 인접 손목뼈 사이 공간이 열려져 나타나며, 노뼈(요골, radius)와 자뼈의 먼쪽부, 손목뼈와 손허리뼈(중수골, metacarpal)의 몸쪽부가 나타나야 한다.
- 아래팔의 장축이 상수용체(IR)의 장축과 일치하게 배열되어야 하고, 조사야 중심에 손배뼈가 있어야 한다.
- 손목관절의 회전이 없음은 노자관절(요척관절, radioulnar joint)이 가능한 최소로 중복되어 나타남으로 확인된다.
- 최대한의 자뼈 굽힘 자세(굴곡위, ulnar flexion)는 노뼈와 자뼈의 장축에 대한 손허리뼈의 장축각도로 확인하며, 환자의 움직임이 없이 적당한 관전압과 노출조건에 의한 검사는 손배뼈 가장자리와 형태를 명확하고 선예하게 나타낸다.

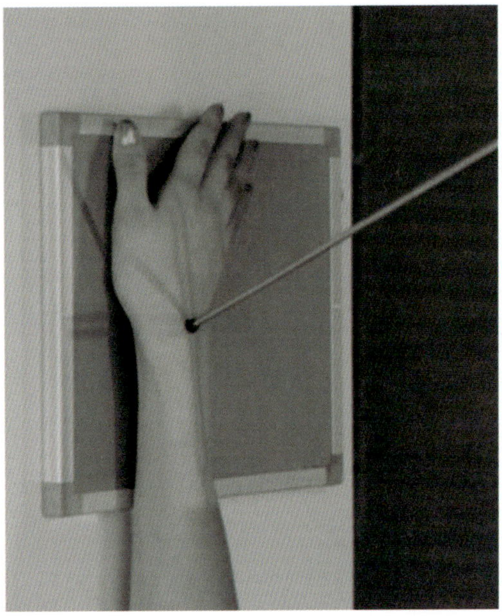

그림 2-40. 자뼈(척골) 굴곡위 후전방향 검사(중심X선 15°)

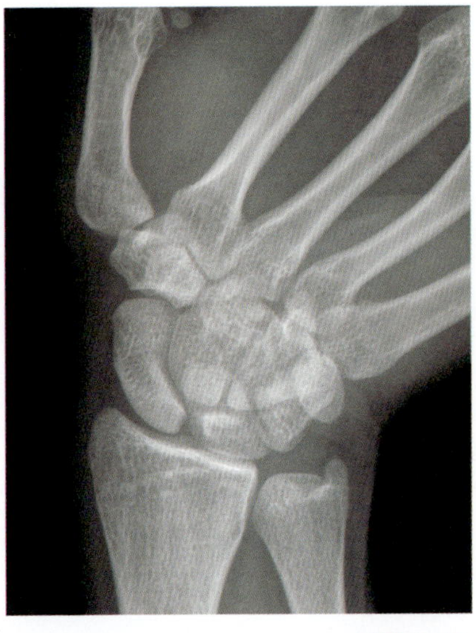

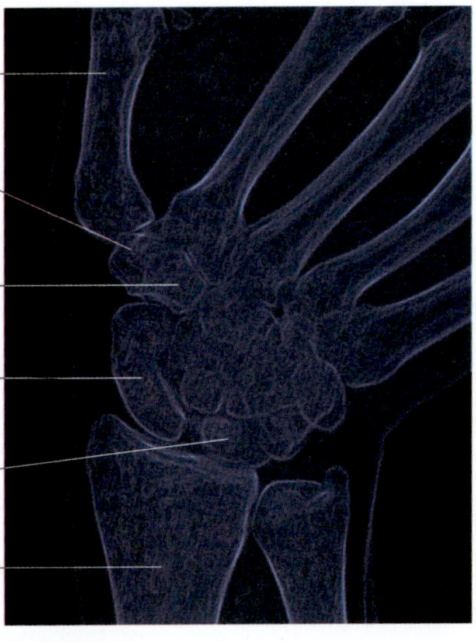

그림 2-41. 자뼈(척골) 굴곡위 후전방향 검사영상

❺ 노뼈(요골) 굴곡위(Radial flexion), 후전방향 검사(PA Projection)

아래팔(전완, forearm)의 먼쪽부(원위부, distal part)나 손목관절(수근관절, wrist joint)의 골절 가능성에 대한 정규적인 검사를 시행하기 전에 손목관절의 외상 가능성이 있으면 이 자세 검사는 적당하지 않다.

1) 검사목적

자뼈(척골, ulna)쪽 손목관절공간(wrist joint space)이 더 분리되어서 나타난 손목뼈(수근골, carpal bone)와, 특히 반달뼈(월상골, lunate), 세모뼈(삼각골, triquetrum), 콩알뼈(두상골, pisiform), 갈고리뼈(유구골, hamate)가 잘 관찰된다.

2) 검사방법

환자를 테이블 끝에 앉히고, 손목관절과 손이 상수용체(IR) 위에 오도록 하여 팔굽관절을 90° 굽힌다.

손바닥을 아래로 하고, 어깨관절(견관절, shoulder joint), 팔굽관절, 손목관절이 동일한 평면상에 위치하도록 한다.

상수용체(IR)의 장축에 팔과 손이 일치하도록 하고, 손바닥이 아래로 향하게 하여 손목관절을 놓는다.

아래팔을 움직이지 않고, 환자가 아래팔의 먼쪽부를 기울이거나 들어 올리지 말고 부드럽게 내전시킨다(엄지쪽을 향해 안쪽으로 구부리게 한다).

중심X선은 손목뼈의 중앙을 향해 상수용체(IR)에 수직으로 입사시킨다.

3) 영상평가

- 인접한 손목뼈 사이 공간이 좀 더 분리되어서 손목관절의 안쪽에 나타나야 하며, 노뼈(요골, radius)와 자뼈(척골, ulna)의 먼쪽부, 손목뼈와 몸쪽 손허리뼈(근위 중수골, proximal metacarpal)가 나타나야 한다.
- 아래팔의 장축은 상수용체(IR)의 장축에 일치되어 배열되어야 한다.
- 조사야 중심에 손목뼈의 중앙이 있어야 하며, 손목관절의 회전 유무는 노뼈와 자뼈의 먼쪽부에서 확인할 수 있다(손목관절 후전방향 검사와 비슷해야 한다).
- 최대한의 노뼈 굽힘 자세(굴곡위, radial flexion)는 손허리뼈의 장축과 노뼈와 자뼈의 장축각도로 확인된다.
- 환자의 움직임이 없는 적당한 관전압과 노출조건에 의한 검사로 콩알뼈 가장자리와 구조 형태가 명확하고 선예하게 나타난다.

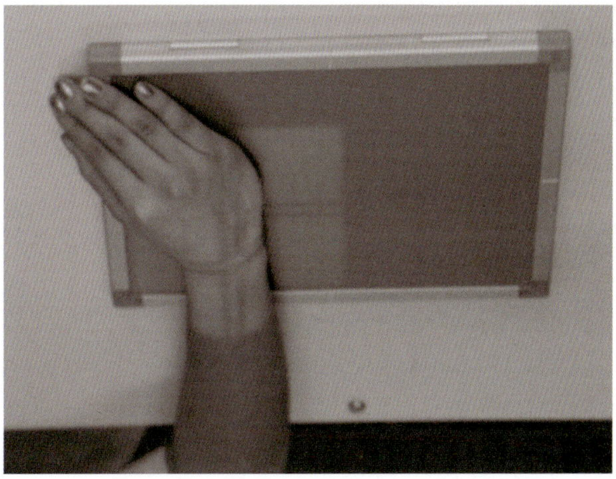

그림 2-42. 노뼈(요골) 굴곡위 후전방향 검사

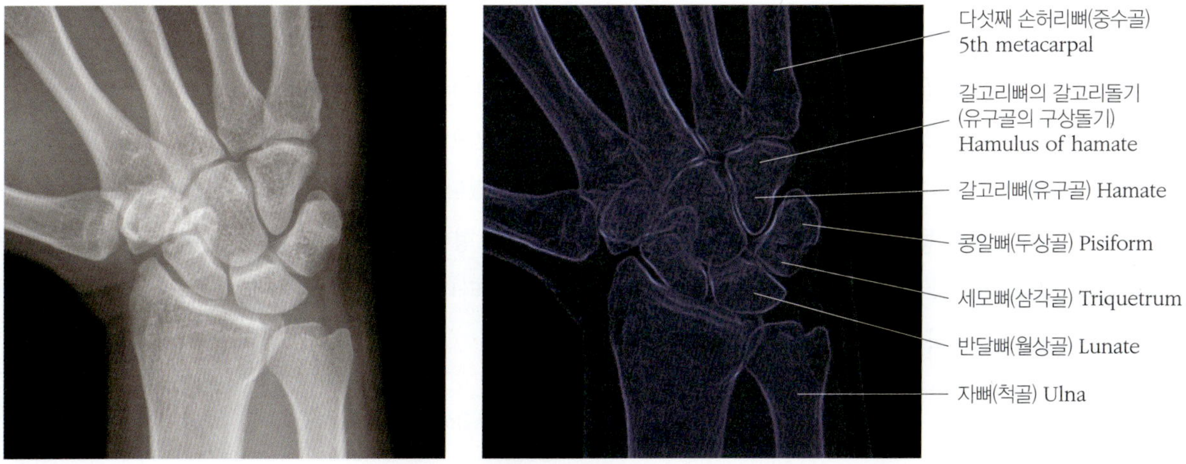

그림 2-43. 노뼈(요골) 굴곡위 후전방향 검사영상

6 손목관(수근관, Carpal canal)–접선방향(Tangential) 하상방향 검사(Inferosuperior Projection, Gaynor–Hart Method)

손목관절(수근관절, wrist joint)이나 아래팔(전완, forearm)의 먼쪽부(원위부, distal part) 골절 가능성에 대한 정규검사를 시행하기 전에 손목관절의 외상 가능성이 있으면 이 자세의 검사는 금지한다.

1) 검사목적

손바닥쪽의 큰마름뼈(대능형골, trapezium), 손배뼈(주상골, scaphoid)의 거친면, 작은마름뼈(소능형골, trapezoid)와 알머리뼈(유두골, capitate)의 손바닥쪽, 갈고리뼈(유구골, hamate)의 갈고리돌기(hamular process), 세모뼈(삼각골, triquetrum), 콩알뼈(두상골, pisiform)로 구성된 손목관(수근관, carpal canal)을 잘 관찰할 수 있다. 손목의 골변화(정중신경에 영향을 줄 수 있는)와 손목굴(carpal tunnel syndrome)을 관찰할 수 있다.

2) 검사방법

환자는 검사 테이블 끝에 앉아 손을 엎침(회내, pronation)하여 손바닥을 아래로 향하게 하고, 손목관절을 90° 굽혀 검사 테이블 위에 놓고 손과 손목관절을 상수용체(IR) 위에 놓는다.

상수용체(IR)의 검사할 부분의 장축에 손목관절과 아래팔을 놓은 다음, 검사 반대쪽 손으로 검사할 손가락을 잡아 당겨서 손목관절을 손등꺾기(배굴; dorsiflexion)하도록 환자에게 요구하고, 손가락과 손허리뼈(중수골, metacarpal)의 장축이 가능한 한 수직에 가깝게 되도록 한다.

손가락을 뒤로 잡아당기게 하기 위해서 붕대를 사용할 수 있다.

콩알뼈와 갈고리뼈의 겹침을 방지하기 위해 전체 손과 손목관절을 약 10° 안쪽으로(노뼈(요골, radius) 쪽으로)회전한다.

중심X선은 손의 장축에 대해 25~30°를 준다(상수용체에 대한 전체 중심X선 각도 관계는 환자가 위에 설명한 손등꺾기를 할 수 없으면 증가된다).

넷째 손허리뼈의 바닥(저부, base)에서 먼쪽 2~3 cm 떨어진 지점으로 입사한다.

3) 영상평가

- 손목뼈(수근골, carpal)는 하상방향 검사에서 터널과 같은 활(arch) 모양의 배열로 나타나야 하며, 조사야 중심에 손목관의 중심이 있어야 한다.
- 손목굴 주변의 석회화나 병변은 적당한 대조도로 노출되어야 한다.
- 콩알뼈와 갈고리돌기는 겹치지 않고 명확하게 윤곽이 나타나야 한다.
- 둥근형태의 손바닥쪽 작은마름뼈와 인접하고 중복되어 배열된 손배뼈 결절의 윤곽이 나타나야 하고, 첫째 손허리뼈와 관절되는 손바닥쪽 작은마름뼈도 같이 나타나야 한다.
- 움직임이 없이 적당한 관전압과 노출조건으로 검사하였다면 명확하고 선예한 뼈 미세구조(travecular) 형태를 가진 손목뼈(수근골, carpals)의 윤곽이 나타나야 한다.

- Hart VL, Gaynor V:Roentgenographic study of the carpal canal, J Bone Joint Surg 23:382, 1941.
- Bontrager KL:Textbook of radiographic positioning and related anatomy, 4ed, 1997, Mosby.

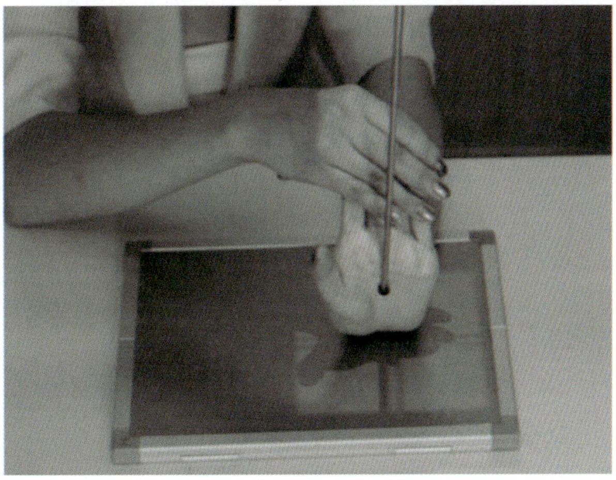

그림 2-44. 손목관(수근관) 접선방향, 하상방향 검사

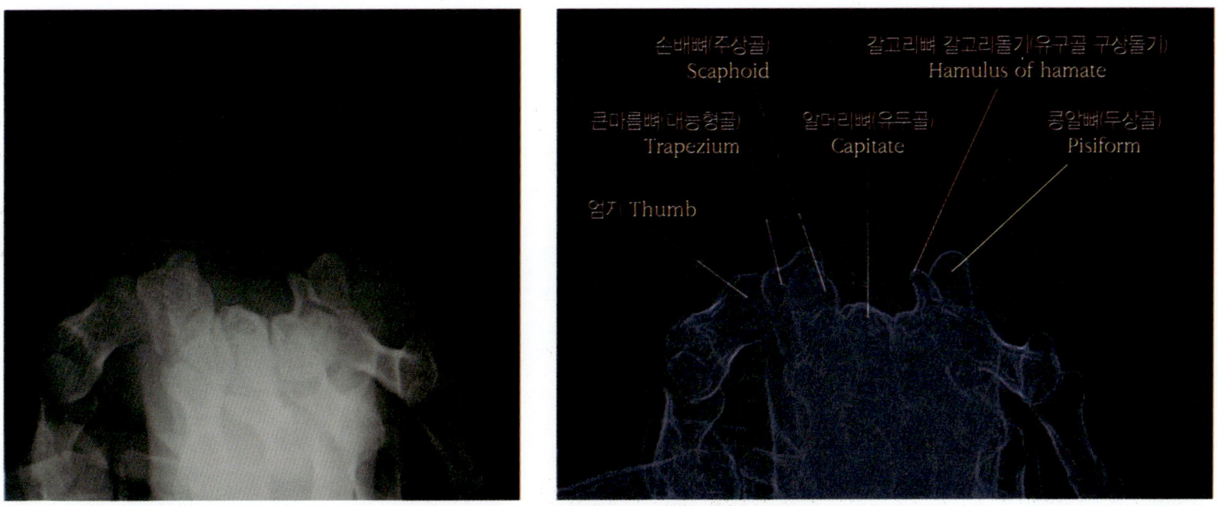

그림 2-45. 손목관(수근관) 접선방향 검사영상

⑦ 손목관(수근관, Carpal canal)– 대체 상하방향 검사(Alternate Superoinferior Projection)

손목관절(수근관절, wrist joint)이나 아래팔(전완부, forearm)의 먼쪽부(원위부, distal part) 골절 가능성에 대한 정규검사를 시행하기 전에 손목관절의 외상 가능성이 있으면 이 검사자세는 금지한다.

1) 검사목적

손바닥쪽의 큰마름뼈(대능형골, trapezium), 손배뼈(주상골, scaphoid)의 거친면, 손바닥쪽의 작은마름뼈(소능형골, trapezium)와 알머리뼈(유두골, capitate), 갈고리뼈(유구골, hamate)의 갈고리돌기와 콩알뼈(두상골, pisiform)로 구성된 손목관(수근관, carpal canal)을 관찰한다.

2) 검사방법

환자를 검사 테이블 끝에 세워 놓고 상수용체(IR) 위에 손바닥을 놓는다. 환자가 할 수 있는 한 천천히 앞쪽으로 기울이게 하며, 손바닥면이 상수용체(IR)에서 3~4 cm 들어가게 함으로써 손목관절을 손등꺾기 시킨다.

아래팔의 장축은 중심X선에 대해 약 25~35°를 이루어야 한다. 중심X선은 상수용체(IR)에 수직으로, 손목관의 중앙을 향해 접선방향으로 입사시킨다.

X선관 영상면 사이 거리(SID)는 100 cm로 한다.

대체검사는 환자가 손등꺾기(배굴, dorsiflexion)을 충분히 할 수 없을 경우에 대체하여 상하방향으로 검사한다.

이 검사는 손목뼈(수근골, carpals)의 활(arch)모양의 영상을 나타내지는 못하고, 윤곽이 잘 나타나지도 않는다. 그러므로 이 검사는 손목관절을 손등꺾기 시킬 수 없을 때에 대신하는 검사방법이다.

3) 영상평가

- 손목뼈는 하상방향으로 터널과 같은 배열로 나타나야 하며(상하방향 검사는 터널과 같은 영상을 나타내지는 못한다), 조사야 중심에 손목관의 중앙이 있어야 한다.
- 콩알뼈와 갈고리돌기(hamular process)가 겹침 없이 윤곽이 명확하게 나타나야 한다.
- 둥그런 형태의 손바닥쪽 작은마름뼈, 인접하고 중복된 배열의 손배뼈(주상골, scaphoid)결절의 윤곽이 나타나야 한다.
- 첫째 손허리뼈(중수골, metacarpals)와 관절을 이루는 작은마름뼈의 손바닥쪽 면이 잘 나타나야 한다.

참고 상수용체(IR) 크기는 20×25 cm를 가로로 하여 2등분한다.

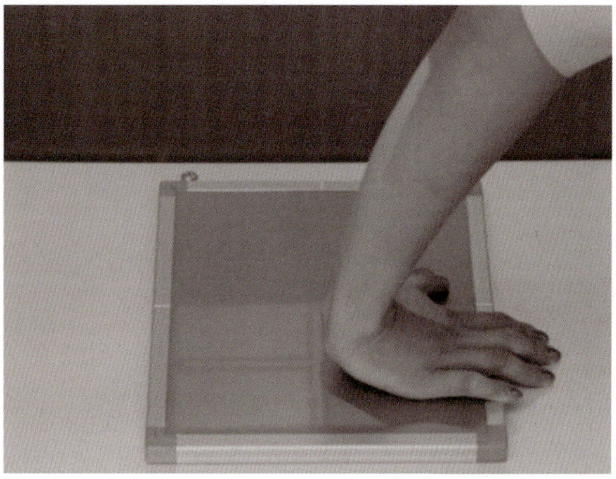

그림 2-46. 손목관(수근관) 대체 상하방향 검사

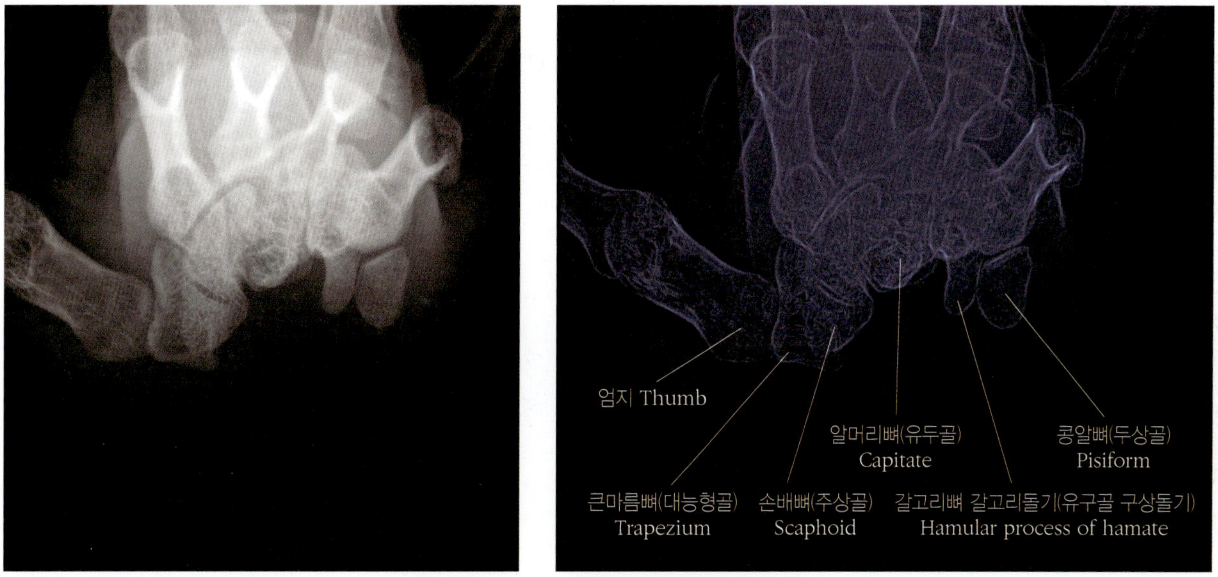

그림 2-47. 접선방향의 상하방향 검사영상

8 손목다리(수근교, Carpal bridge)–접선방향 검사(Tangential Projection)

손목관절(수근관절, wrist joint)이나 먼쪽 아래팔(원위 전완부, distal forearm)의 골절 가능성에 대한 정규검사를 시행하기 전에 손목관절 외상 가능성이 있으면 이 자세의 검사는 금지한다.

1) 검사목적

손목뼈(수근골, carpals)의 접선방향 검사영상, 특히 손등쪽 손목뼈의 조각골절(chip fracture)이나 석회화를 잘 관찰할 수 있다.

2) 검사방법

환자를 검사 테이블 끝에 앉히거나 세우고, 손바닥을 위로 향하게 하여 손등을 상수용체(IR) 위에 놓고 환자가 견딜 수 있을 때까지 또는 손과 아래팔이 직각이 되도록 손목관절을 부드럽게 구부린다.

중심X선은 아래팔의 장축에 45°로 입사시키며, 입사점은 손목관절 몸쪽 약 4 cm 위치인 먼쪽 아래팔의 중간 지점이 된다.

3) 영상평가

- 손등쪽 손배뼈(주상골, scaphoid), 반달뼈(월상골, lunate), 세모뼈(삼각골, triquetrum)의 접선방향 검사영상이 나타나며, 콩알뼈(두상골, pisiform)와 반달뼈(월상골, lunate)의 겹친 윤곽이 나타난다.
- 조사야 중심에 셋째 손허리뼈(중수골, metacarpal) 몸쪽부(근위부, proximal part)가 나타나야 한다.
- 환자의 움직임이 없이 적당한 관전압으로 검사를 하면 위에 설명한 손목뼈 뒤방향의 구조 가장자리가 선예하게 나타난다.
- 몸쪽 손허리뼈(근위 중수골, proximal metacarpal)의 윤곽이 중복된 다른 구조물을 통해 나타나야 한다.

참고 상수용체(IR) 크기는 20×25 cm를 가로로 하여 2등분한다.

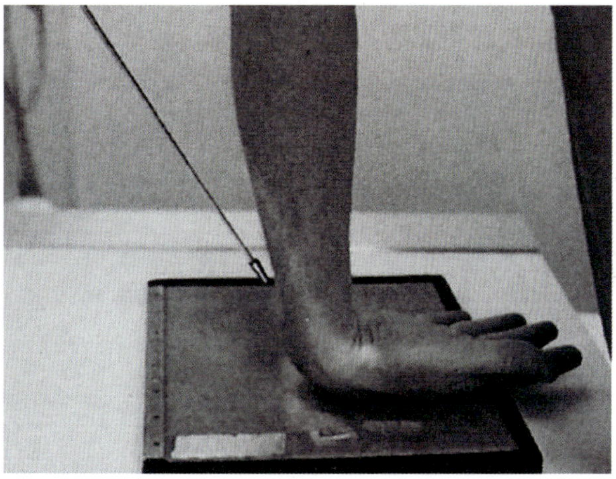

그림 2-48. 손목다리(수근교) 접선방향 검사

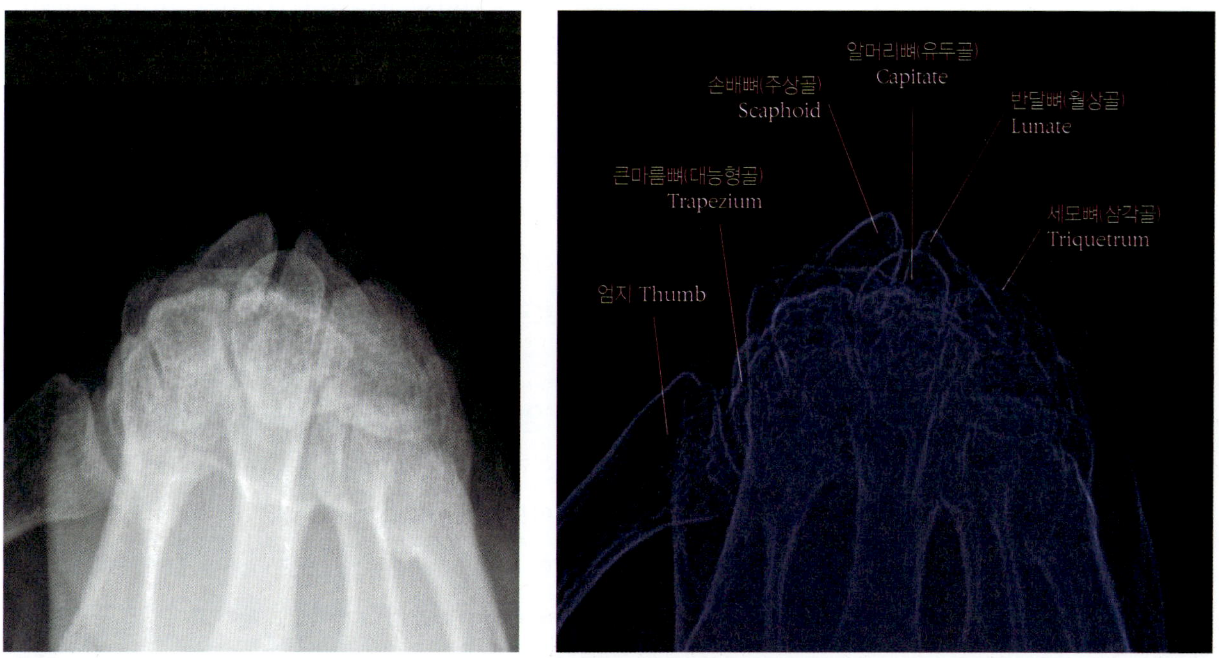

그림 2-49. 손목다리(수근교) 접선방향 검사영상

04 아래팔(전완부) Forearm

1 전후방향 검사(AP Projection)

1) 검사목적

노뼈(요골, radius)와 자뼈(척골, ulna) 전체, 손목뼈(수근골, carpals)의 몸쪽줄(근위열, proximal row), 위팔뼈(상완골, humerus)의 먼쪽 끝부분과 팔굽관절을 관찰할 수 있으며, 병리학적 진행과정을 관찰할 수 있다.

2) 검사방법

환자는 검사 테이블 끝에 앉아 손바닥을 위로 하고, 손과 팔을 완전히 펴서 놓는다.

팔(상지, upper limb) 전체가 같은 평면에 오도록 어깨를 낮추어 2등분하여 검사할 부분의 상수용체(IR) 장축에 아래팔을 일치시킨다.

손목관절(수근관절, wrist joint), 팔굽관절, 어깨관절(견관절, shoulder joint) 전체가 바른 정면 자세가 되도록 환자의 몸을 가쪽으로 기울인다.

가쪽 위관절융기(외측상과)와 안쪽 위관절융기(내측상과)가 상수용체(IR)에서 같은 거리에 있어야 한다.

중심X선은 아래팔(전완부, forearm) 중간을 향해 상수용체(IR)면에 수직으로 입사시킨다.

X선 조사야는 양쪽 가쪽경계가 포함되도록 하고, 양쪽 끝의 관절이 반드시 포함되도록 조사야를 조절한다.

X선속의 확산을 고려해서 손목관절에서 먼쪽으로 최소 2~3 cm, 팔굽관절에서 몸쪽으로 최소 2~3 cm 부위가 상수용체(IR)에 포함되는가를 확인한다.

대체 정규 검사

긴뼈(장골)에 대한 정규 검사는 부상부위에서 가까운 한 쪽의 관절을 포함하여 검사하는 것이다. 이때 아래팔의 3/4 정도를 포함시키고 이 관절을 보다 잘 나타내기 위해 상수용체(IR) 끝에서 약 5 cm 정도에 검사하려는 관절을 놓는다. 그 이유는 검사하려는 관절에서 X선속의 확산을 적게 하기 위함이다. 이 정규 검사의 경우에 보다 작은 25×30 cm 상수용체(IR)를 세로로 2등분하여 사용한다.

3) 영상평가

- 아래팔의 장축이 상수용체(IR) 장축에 일치되어 배열되어야 한다. 상수용체(IR) 안에 손목뼈와 위팔뼈 먼쪽부(원위부, distal part)가 포함되어야 한다.
- 위팔뼈 위관절융기가 노뼈머리(요골두, radial head), 노뼈목(요골경, radial neck), 자뼈(척골, ulna)에 의해 약간 겹쳐진 거친면(조면, tuberosity)과 함께 나타나야 하며, 먼쪽 노자관절(요척관절)에서 약간의 겹침이 있어야 한다.
- 손목관절과 팔굽관절의 관절공간이 선속의 확산

때문에 부분적으로 약간만 분리되어 보인다. 또 가쪽 X선속경계가 아래팔의 양쪽에서 보여야 하고, 양쪽끝에서 경계는 양쪽 관절의 필수적인 해부학적 구조를 포함해야 한다.

• 환자의 움직임이 없는 적당한 노출로 검사된 영상에서 선예한 뼈 경계와 명확한 구조를 나타나고, 아래팔의 먼쪽끝과 몸쪽끝에서의 농도는 비슷해야 한다.

참고 상수용체(IR) 크기는 28×35 cm 또는 35×43 cm를 세로로 2등분하여 검사한다.
X선관의 heel-effect를 최대로 이용하기 위하여 팔굽관절을 음극쪽에 놓는다.

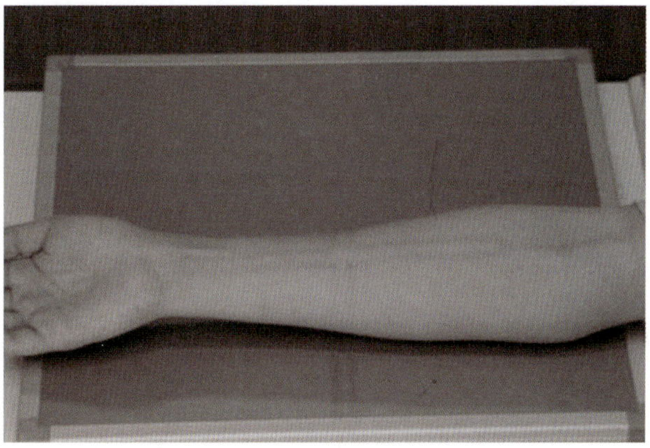

그림 2-50. 아래팔(전완부) 전후방향 검사

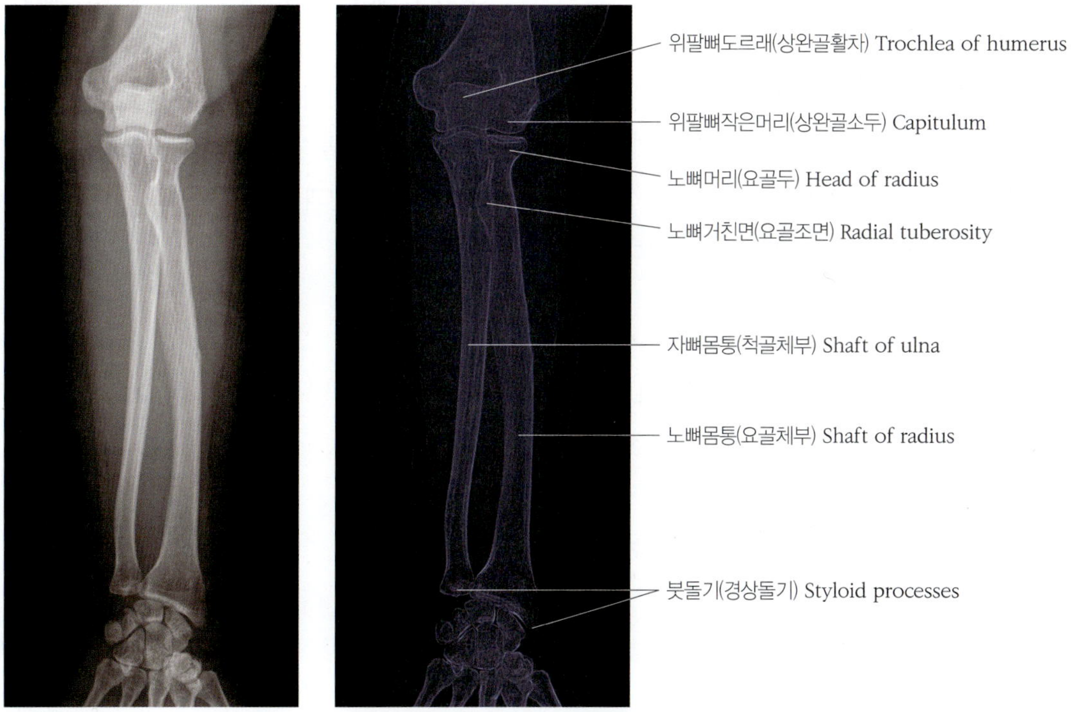

그림 2-51. 아래팔(전완부) 전후방향 검사영상

❷ 측방향 검사(Lateral Projection)

1) 검사목적

노뼈(요골, radius)와 자뼈(척골, ulna) 전체, 손목뼈(수근골, carpals)의 몸쪽줄(근위열, proximal row), 팔굽관절과 위팔뼈(상완골, humerus)의 먼쪽끝(원위단, distal end)을 관찰할 수 있으며, 병리학적 진행과정을 관찰할 수 있다.

2) 검사방법

검사 테이블 끝에 앉힌 다음, 팔굽관절을 90° 굽혀서 상지 전체가 같은 평면에 놓이도록 어깨를 낮춘다.

2등분하여 검사할 부분의 상수용체(IR) 장축에 아래팔의 중심을 일치시키고, 엄지를 위로 하여 바른 측면 자세가 되도록 손과 손목관절(수근관절, wrist joint)을 회전시킨 다음 손의 움직임을 방지하기 위해 손을 지지한다. 노뼈와 자뼈의 먼쪽부(원위부, distal part)가 완전히 겹치는가를 확인한다.

중심X선은 아래팔(전완부, forearm)의 중앙을 향해 상수용체(IR)에 수직으로 입사시킨다.

조사야 범위는 양쪽의 경계를 실제 아래팔로 하고, 양쪽 끝은 양쪽 관절의 해부학적 구조가 포함되도록 조절한다. X선속 확산을 고려할 때, 손목관절에서 먼쪽부로 최소 2~3 cm, 팔굽관절에서 몸쪽부(근위부, proximal part)로 최소 2~3 cm 부위가 상수용체(IR)에 포함되는가를 확인한다.

대체정규검사는 긴뼈에 대한 정규검사로 부상부위에 가까운쪽 관절을 포함하여 검사하는 것이다. 이때 아래팔의 3/4 정도를 포함시키고 이 관절을 보다 잘 나타내기 위해 상수용체(IR) 끝에서 약 5 cm 정도에 검사하려는 관절을 놓는다. 그 이유는 검사하려는 관절에서 X선속의 확산을 적게 하기 위함이다.

3) 영상평가

- 팔굽관절은 90°로 굽혀져 있고, 아래팔이 2등분한 상수용체(IR)의 장축에 일치되어 배열되어야 한다.
- 최소한 손목뼈의 먼쪽줄(원위열, distal row)이 상수용체의 아래쪽(먼쪽)부에 나타나야 하고, 위팔뼈 먼쪽부가 상수용체(IR)의 위쪽(먼쪽)부에 나타나야 한다. 자뼈 먼쪽부 골두가 노뼈와 완전히 겹쳐져야 검사부위가 회전하지 않은 것이며, 위팔뼈 위관절융기(상과, epicondyles)도 완전히 겹쳐져 나타나야 한다.
- 노뼈머리(요골두, radial head)가 갈고리돌기(구상돌기, coronoid process)와 겹쳐져야 하며 노뼈거친면(요골조면, radial tuberosity)의 윤곽은 나타나지 않아야 한다. 손목관절과 팔굽관절 공간이 X선속의 확산 때문에 부분적으로 약간만 분리되어 나타난다.
- 가쪽 선속경계가 아래팔의 양쪽에서 보여야 하고, 양쪽 끝에서 경계는 양쪽 관절의 모든 해부학적 구조가 잘 나타나야 한다.
- 환자의 움직임이 없는 적당한 노출로 검사된 영상에서 선예한 골경계와 명확한 구조를 나타내며, 아래팔의 먼쪽끝과 몸쪽끝에서의 사진농도가 비슷해야 한다.

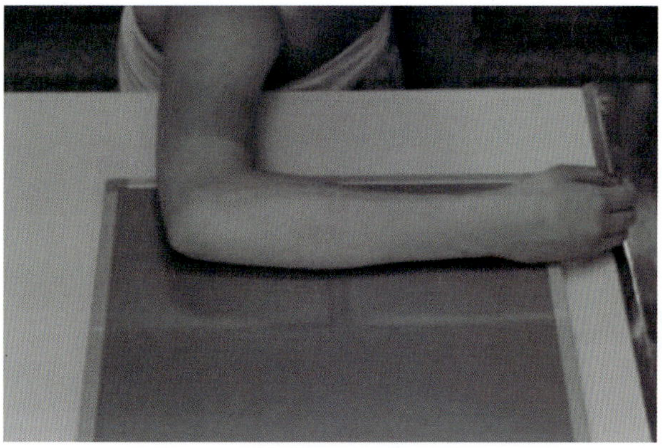

그림 2-52. 아래팔(전완부) 측방향 검사

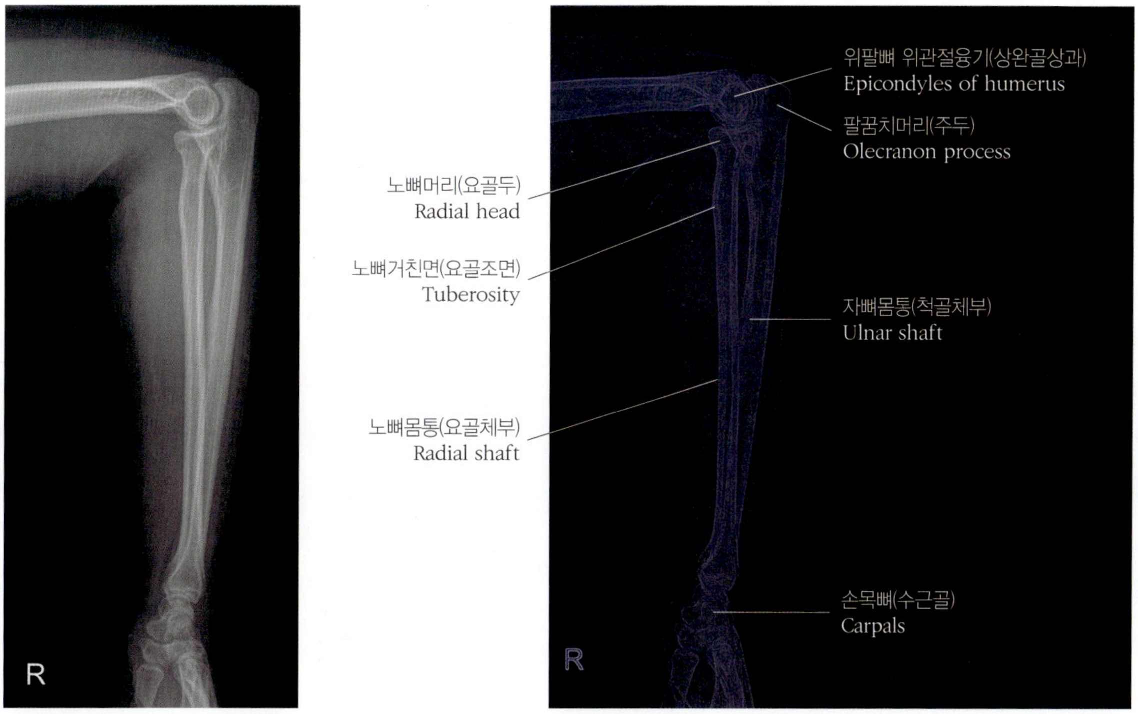

그림 2-53. 아래팔(전완부) 측방향 검사영상

05 팔굽관절 Elbow joint

1 전후방향 검사(AP Projection)

1) 검사목적

위팔뼈(상완골, humerus) 먼쪽부(원위부, distal part), 팔굽관절(elbow joint), 노뼈(요골, radius)와 자뼈(척골, ulna)의 몸쪽부(근위부, proximal part)를 관찰할 수 있다.

2) 검사방법

검사 테이블 끝에 앉힌 다음, 팔굽관절을 최대한 폄 자세로 손바닥이 위를 향하게 하며 상지 전체가 같은 평면에 놓이도록 어깨를 낮춘다.

상수용체(IR) 장축에 아래팔(전완부, forearm)과 위팔(상완부, arm)을 일직선으로 배열시키고, 상수용체(IR) 중심에 팔굽관절을 놓는다.

바른 전후방향 자세가 되도록 환자의 몸을 가쪽으로 기울이고, 상수용체(IR) 가장자리에서 양쪽 위관절융기(상과, epicodyle)가 같은 거리에 있는가를 확인하고, 필요하다면 움직임을 방지하기 위해 손을 지지한다.

환자가 팔굽관절을 완전하게 펼 수 없을 경우에는 약간 구부리게 한다. 이때에는 두 번의 전후방향 검사가 필요하며, 상수용체(IR)에 아래팔을 평행하게 밀착시키고, 다른 하나는 상수용체(IR)에 위팔뼈가 평행하게 밀착시킨다.

상수용체(IR)에 위팔뼈가 평행되게 하여 검사하기 위해서는 손목관절(수근관절, wrist joint)과 아래팔 밑에 지지물을 놓는다.

부분 굴곡으로 검사부위 두께가 증가되기 때문에 4~6 kVp를 증가시킨다.

중심X선은 양쪽 위관절융기 사이의 중간점에서 먼쪽으로 약 2 cm 떨어진 팔굽관절 중앙을 향해 상수용체(IR)에 수직으로 입사한다.

3) 영상평가

- 팔의 장축은 상수용체(IR) 장축과 일치되게 배열되어야 하고, 팔굽관절공간은 분리되어야 하며, 상수용체(IR) 중심에 팔굽관절의 중간이 나타나야 한다.
- 안쪽이 가장 돌출되어 양쪽 위관절융기가 나타나야 하며, 노뼈머리(요골두, radial head) 부분과 노뼈목(요골경, radial neck)의 1/2 정도가 자뼈에 의해 겹쳐져야 한다.
- 환자의 움직임이 없이 적당한 관전압과 노출은 선예한 뼈 가장자리를 나타낸다.

참고 상수용체(IR) 크기는 25×30 cm를 가로로 2등분하여 검사한다.
환자가 부분적으로 팔굽관절을 펴지 못할 경우에는, 즉 팔굽관절을 90° 정도 굴곡시킬 때 부분 굴곡자세에서 설명한 것과 같이 두 차례 전후방향 검사를 한다.
이때 중심X선은 팔굽관절을 향하여 10~15° 입사시킨다.

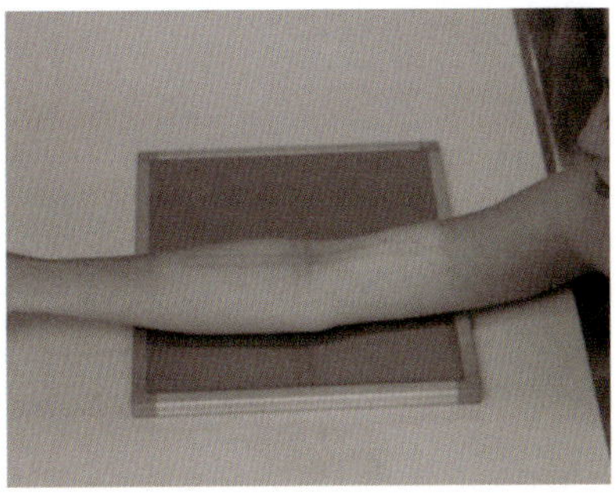

그림 2-54. 팔굽관절 전후방향 검사

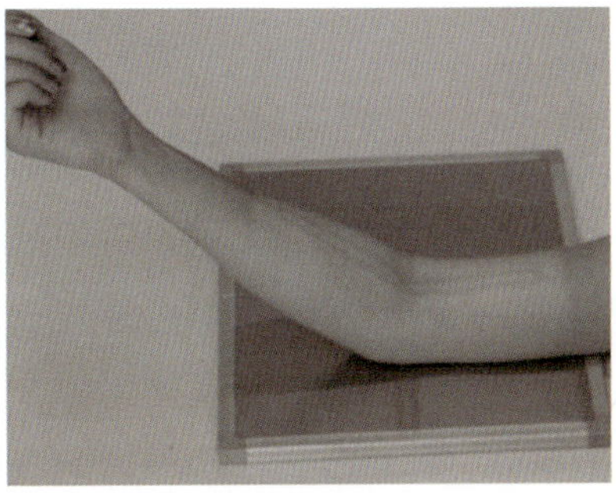

그림 2-55. 위팔(상완부)이 상수용체(IR)에 평행되게 밀착한 전후방향 검사

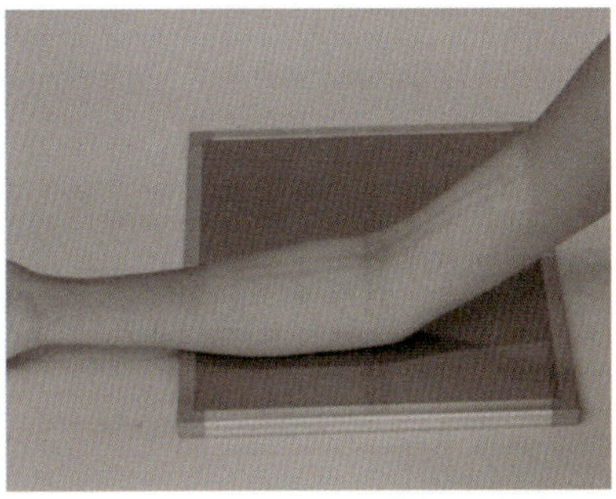

그림 2-56. 아래팔(전완부)이 상수용체(IR)에 평행되게 밀착한 전후방향 검사

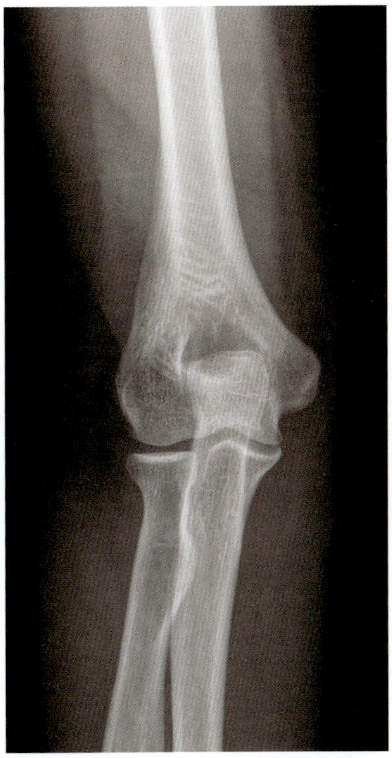

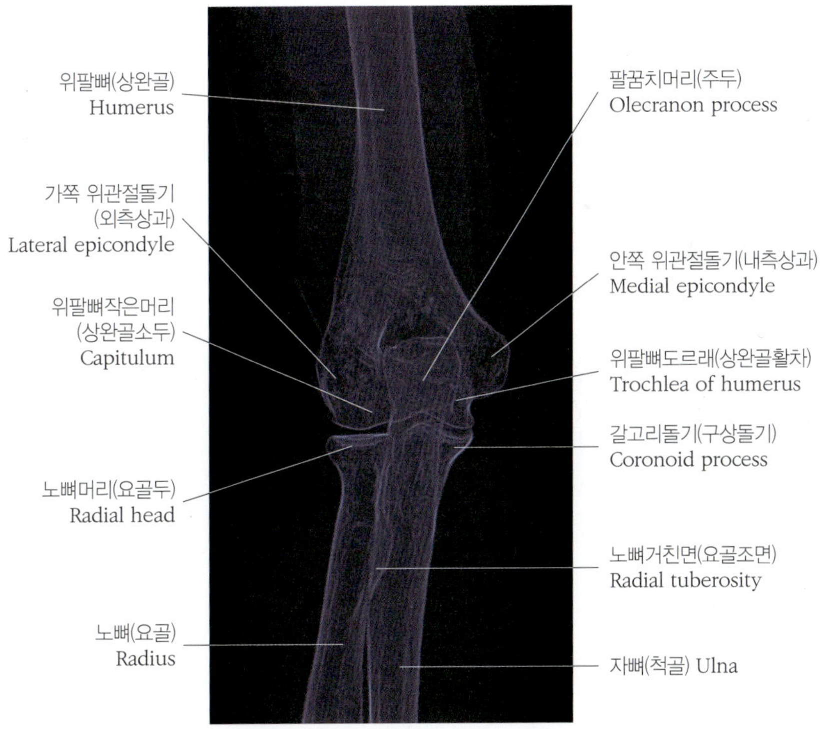

그림 2-57. 팔굽관절 전후방향 검사영상

❷ 사방향 검사(안쪽 사위)(Medial Oblique Projection)

1) 검사목적

위팔뼈(상완골, humerus) 먼쪽부(원위부, distal part)와 노뼈(요골, radius)와 자뼈(척골, ulna) 몸쪽부(근위부, proximal part)의 사위상을 관찰할 수 있다.

안쪽 사방향으로 검사하면 자뼈의 갈고리돌기(구상돌기, coronoid process)가 잘 관찰된다.

2) 검사방법

검사 테이블 끝에 앉힌 다음, 어깨관절(견관절, shoulder joint)과 팔굽관절을 동일한 평면에 놓이도록 하고, 팔을 완전히 펴서 상수용체(IR) 장축에 아래팔(전완, forearm)과 팔을 일치시켜 놓는다.

상수용체(IR)의 중심에 팔굽관절을 정렬시키고, 손바닥을 아래로 향하게 하고, 필요하다면 먼쪽 위팔뼈(상완골)와 팔굽관절의 앞면이 45° 회전될 때까지 팔을 회전한다(먼쪽 위팔뼈의 45° 회전을 측정하기 위해 양쪽의 위관절융기를 손으로 만져서 확인한다).

중심X선은 팔굽관절의 중앙(양쪽 위관절융기 사이 중심점에서 먼쪽으로 2 cm 떨어진 지점)을 향해 상수용체(IR)에 수직으로 입사한다.

3) 영상평가

- 갈고리돌기는 관련된 관절공간과 함께 잘 나타나야 하며, 노뼈머리와 노뼈목이 몸쪽 자뼈에 겹쳐서 나타나야 하고, 중심 부근에 있어야 한다.
- 조사야 중심에 팔굽관절이 오고, 팔의 장축이 2등분하여 검사한 상수용체(IR) 장축과 일치되어 나타나야 한다.
- 안쪽 위관절융기(내측상과, medial epicondyle)와 도르래(활차, trochlea)가 부분적으로 실제보다 길게 나타나야 하며, 자뼈의 팔꿈치머리(주두, olecranon process)가 팔꿈치오목(주두와, olecranon fossa)에 나타나야 한다. 사위 자세에서 도르래패임(활차절흔, trochlear notch)이 나타나야 한다.
- 환자의 움직임이 없는 적당한 노출과 관전압으로 겹쳐지지 않은 노뼈와 자뼈, 위팔뼈가 선예하게 나타나야 한다.

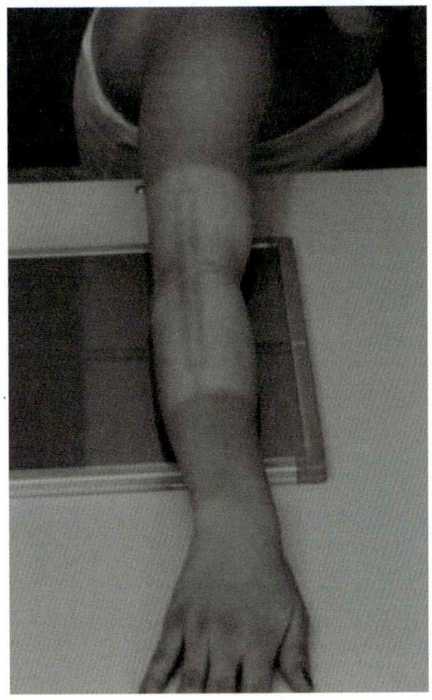

그림 2-58. 팔굽관절 안쪽 사방향 검사

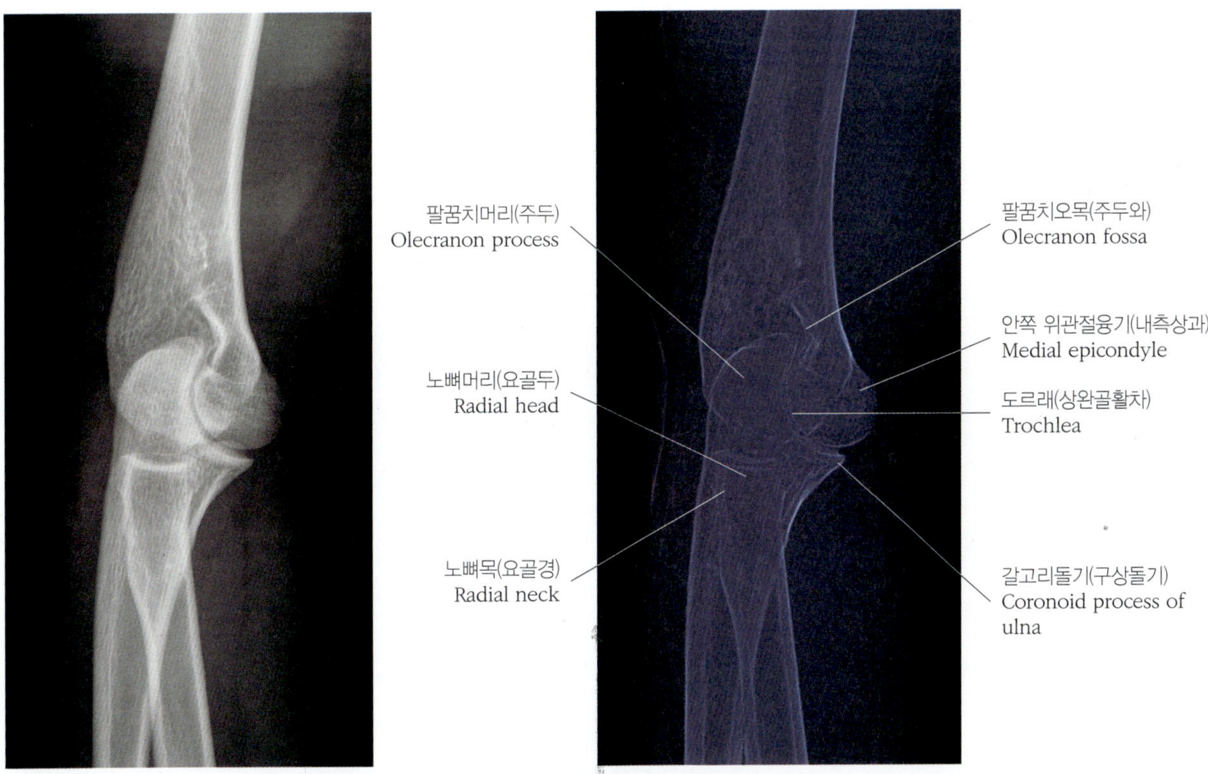

그림 2-59. 팔굽관절 안쪽 사방향 검사영상

❸ 사방향 검사(가쪽 사위)(Oblique Projection) (Lateral, External Rotation Oblique Position)

1) 검사목적

먼쪽 위팔뼈(상완골, humerus)와 몸쪽 자뼈(척골, ulna)와 노뼈(요골, radius)의 사위상이 관찰되며, 가쪽 사방향의 경우에는 노뼈머리(요골두, radial head)와 노뼈목(요골경, radial neck)이 잘 분리되어 나타난다.

2) 검사방법

검사 테이블 끝에 앉힌 다음, 어깨관절(견관절, shoulder joint)과 팔굽관절을 같은 평면에 놓이도록 하고, 팔을 완전히 펴서 정렬시킨다.

2등분하여 검사할 부분의 상수용체(IR) 장축에 아래팔(전완부, forearm)과 팔을 일치시켜 놓고, 상수용체(IR) 중앙에 팔굽관절을 오게 한다.

손을 위로 펴서 먼쪽 위팔뼈와 팔굽관절의 앞면이 상수용체(IR)에 45°가 되도록 팔 전체를 가쪽으로 회전시킨다.

중심X선은 팔굽관절의 중앙(양쪽 위관절융기 사이 중심점에서 먼쪽으로 2 cm 떨어진 지점)을 향해 상수용체(IR)에 수직으로 입사시킨다.

3) 영상평가

- 조사야 중심에 팔굽관절이 오고, 팔의 장축이 2등분하여 검사한 상수용체(IR) 장축과 일치되어야 하며, 가쪽 위관절융기(외측상과, lateral epicondyle)와 위팔뼈작은머리(상완골소두, capitulum)가 실제보다 길게 나타나야 한다.
- 노뼈머리, 노뼈목, 거친면이 겹침 없이 분리되어 나타나야 하고, 팔굽관절공간이 잘 나타나야 한다.

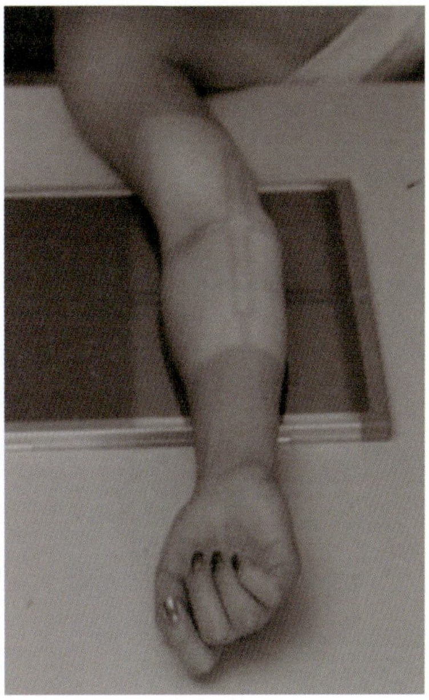

그림 2-60. 팔굽관절 가쪽 사방향 검사

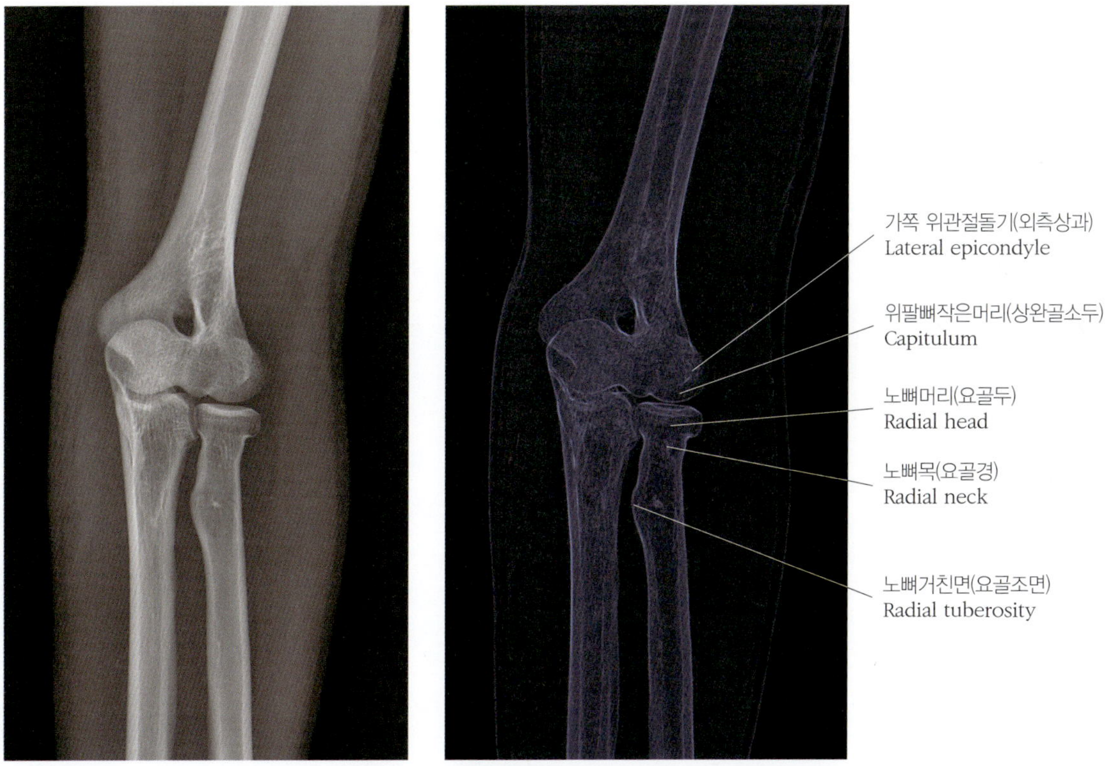

그림 2-61. 팔굽관절 가쪽 사방향 검사영상

4 측방향 검사(Lateral Projection)

1) 검사목적

위팔뼈(상완골, humerus) 먼쪽부(원위부, distal part)와 아래팔(전완, forearm) 몸쪽부(근위부, proximal part)의 측면상, 겹쳐진 위팔뼈 위관절돌기(상과, epicondyles)와 함께 팔꿈치머리(주두, olecranon process)를 관찰할 수 있다.

2) 검사방법

검사 테이블 끝에 앉힌 다음, 팔굽관절을 90°로 굽혀, 상수용체(IR)의 장축에 아래팔(전완부, forearm)의 장축을 일치시키고, 상수용체(IR) 중심에 팔굽관절을 오게 한다.

아래팔과 팔(arm)이 같은 평면에 놓이도록 어깨를 낮추어 조절하고 엄지손가락을 위방향으로 하여, 손목관절(수근관절, wrist joint)과 손을 바른 측면자세가 되도록 회전시킨다.

바른 측면 자세(양쪽 위관절융기가 겹침)를 위해 필요하다면 아래팔의 먼쪽부와 손을 약간 들어올리기 위해 손과 손목관절 아래에 지지물을 놓는다.

중심X선은 팔굽관절의 중앙(쉽게 만져지는 팔꿈치머리의 뒷면에서 안쪽으로 4 cm 떨어진 지점)을 향해 상수용체(IR)에 수직으로 입사시킨다.

3) 영상평가

- 팔굽관절을 90° 굴곡시킨 상태에서 상수용체(IR)의 장축에 팔의 장축이 일치되도록 해야 하고, 조사야 중심에 팔굽관절이 있어야 한다.
- 팔꿈치머리는 측면상으로 나타나야 하며, 노뼈머리의 일부는 갈고리돌기(구상돌기, coronoid process)에 의해 겹쳐져야 한다.
- 환자의 움직임이 없는 정확한 노출은 전체적으로 선예한 뼈 가장자리를 나타나게 하며, 아래팔의 먼쪽부끝과 몸쪽부끝에서 사진 농도가 비슷하게 나타나야 한다.

참고 중요한 관절질환의 진단은 팔굽관절의 90° 굴곡각도에 따른다. 그러므로 심한 외상이나 탈구가 아니면 아래팔은 90° 굴곡을 시키거나 위팔뼈에 대하여 직각으로 한다. 90° 보다 적은 각도에서는 팔꿈치머리가 완전히 나타나지 않는다. 단, 연부조직을 진단할 경우 30~35° 정도 구부린다.

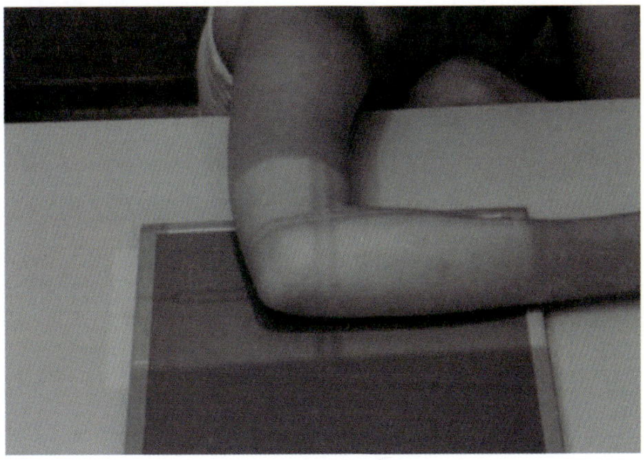

그림 2-62. 팔굽관절 측방향 검사

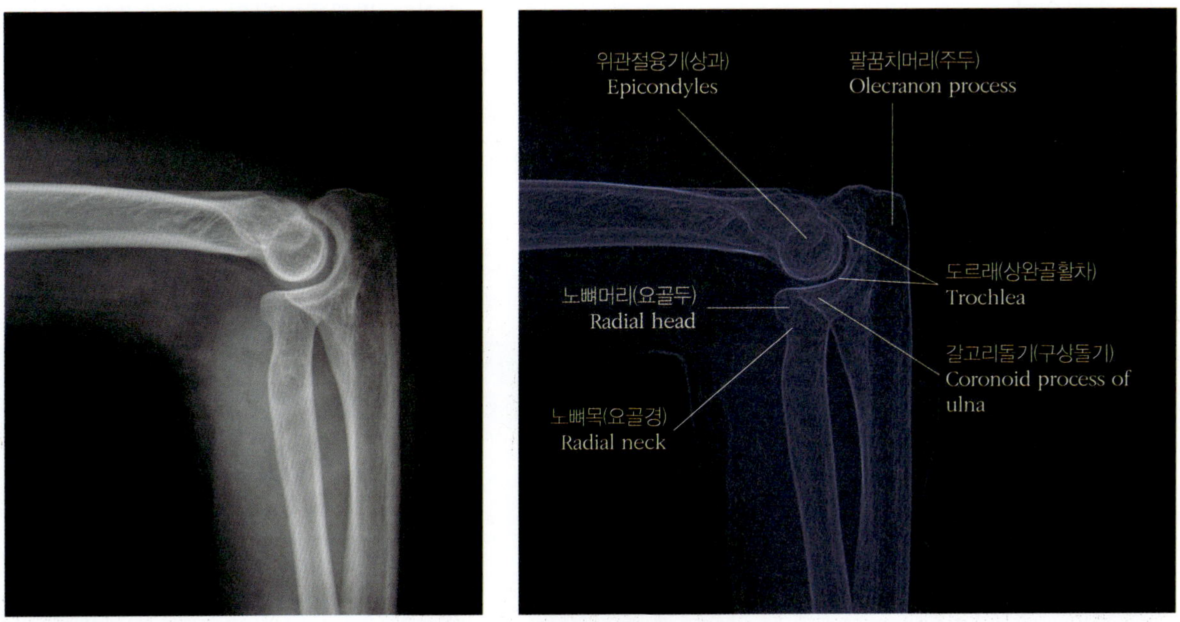

그림 2-63. 팔굽관절 측방향 검사영상

❺ 완전 굽힌자세(굴곡위) 검사(Jones법) (Acute Flexion Projection; Jones Method)

1) 검사목적

팔꿈치머리(주두, olecranon process)의 골절윤곽, 아래팔(전완, forearm)과 팔의 겹쳐진 뼈 윤곽을 잘 관찰할 수 있다.

먼쪽 위팔뼈와 몸쪽 노뼈 및 자뼈를 관찰하기 위해서는 두 번의 검사가 요구되며, 첫째는 중심X선을 위팔뼈(상완골, humerus)에 수직으로, 둘째는 아래팔에 수직으로 입사하는 것이다.

2) 검사방법

검사 테이블 끝에 앉힌 다음, 완전하게 굽힌 팔을 상수용체(IR) 위에 놓고 정렬시킨다.

아래팔을 완전히 굽혀 손가락을 어깨 위에 놓고, 상수용체(IR)의 장축에 위팔뼈가 일치하고, 중심에 팔굽관절 부위가 오도록 조절한다.

중심X선은 위팔뼈 먼쪽부(원위부, distal part)로 입사시키는 경우(팔꿈치머리의 접선방향 검사)에는 양쪽 위관절융기(상과, epicondyles)의 중간점을 향해 위팔뼈와 상수용체(IR)에 수직으로 입사시킨다.

중심X선이 아래팔 몸쪽부(근위부, proximal part)로 입사하는 경우에는 팔꿈치머리에서 몸쪽 또는 위쪽으로 5 cm 지점을 향해 아래팔에 수직으로 입사한다.

3) 영상평가

- 위팔뼈 먼쪽부로 중심X선을 입사한 경우에는 아래팔과 위팔뼈는 완전하게 겹쳐져 나타나고, 안쪽 · 가쪽 위관절융기, 도르래(활차, trochlea)와 작은머리(소두, capitulum)의 먼쪽 경계와 팔꿈치머리 모두 나타나야 한다. 그리고 팔꿈치머리의 관절면과 관절공간, 도르래가 나타나며, 적당한 노출로 연부조직과 팔꿈치머리, 위팔뼈 먼쪽부의 구조물이 나타나야 한다.
- 아래팔 몸쪽부로 입사한 경우에는 노뼈(요골, radius)와 자뼈(척골, ulna)의 몸쪽부가 위팔뼈 먼쪽부에 의해 겹쳐지며, 노뼈머리(요골두, radial head)와 노뼈목(요골경, radial neck)의 윤곽은 먼쪽 위팔뼈를 통해 명확하고 왜곡없이 나타나야 한다. 그리고 팔꿈치머리의 관절공간은 중심X선의 각도 때문에 분리되어 보이지 않아야 한다.
- 적당한 노출은 위팔뼈위에 겹쳐진 몸쪽 노뼈와 자뼈의 윤곽을 명확하게 나타나게 한다. 연부조직은 보이지 않으며 윤곽 안에 있는 구조물은 과다노출로 나타난다.

참고 몸쪽 아래팔로 X선을 입사할 경우에는 4~6 kVp만큼 증가시킨다.

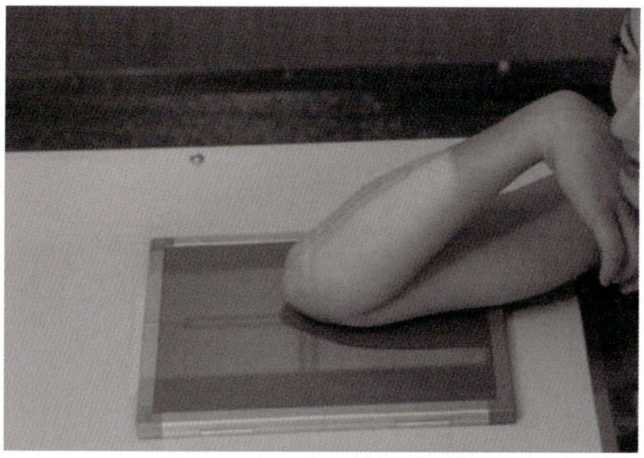

그림 2-64. 팔굽관절 완전 굽힌 자세(굴곡위) 검사

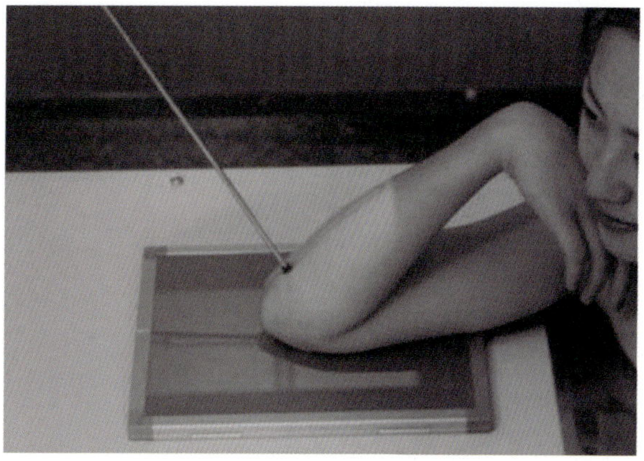

그림 2-65. 팔굽관절 아래팔 몸쪽 부위(전완 근위부) 검사

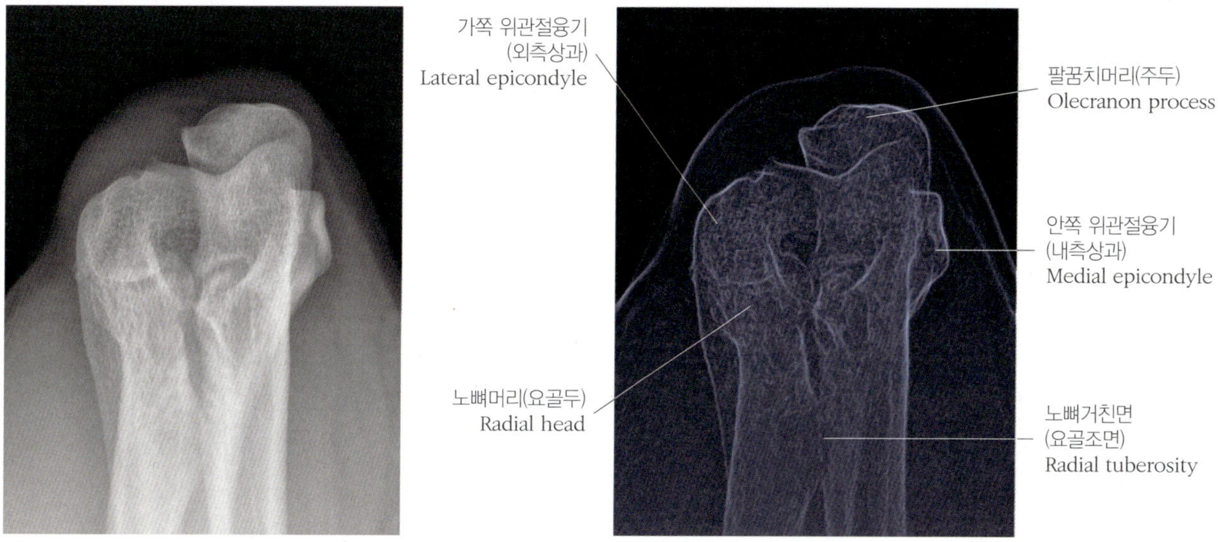

그림 2-66. 팔굽관절 완전 굽힌 자세(굴곡위) 검사영상

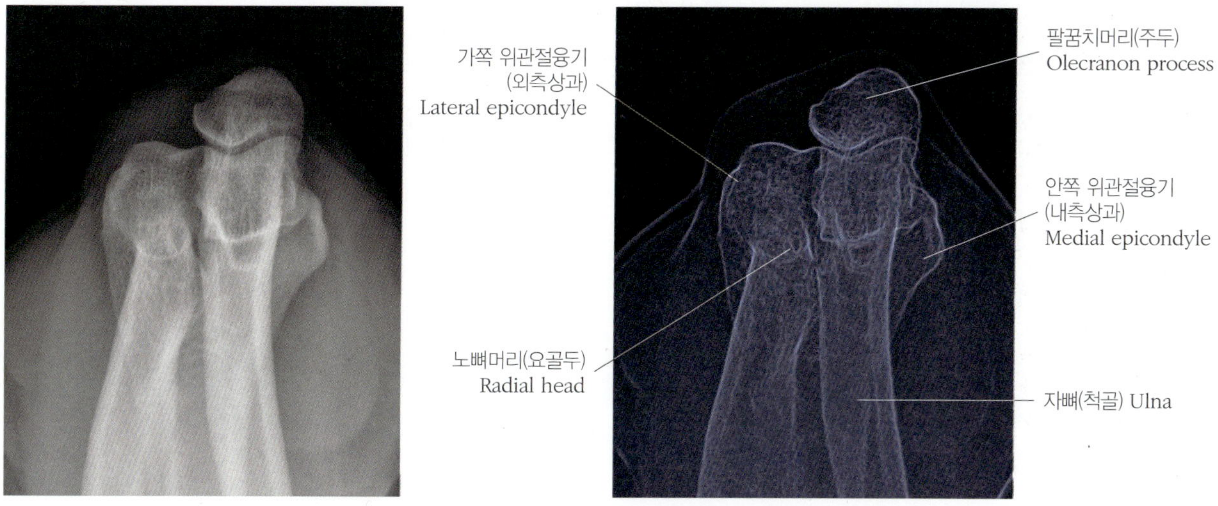

그림 2-67. 팔굽관절 아래팔 몸쪽 부위(전완 근위부) 검사영상

6 Coyle법(Coyle Method)

자뼈(척골, ulna)의 갈고리돌기(구상돌기, coronoid process)나 노뼈머리(요골두, radial head) 부위의 외상이나 병리적 질환에 대한 특수 검사이다.

1) 검사목적

노뼈머리, 목(경, neck), 거친면(조면, tuberosity)과 작은머리(소두, capitulum)의 관절경계가 관찰되며, 갈고리돌기와 도르래(활차, trochlea)의 관절경계를 잘 관찰할 수 있다.

2) 검사방법

검사 테이블 끝에 반듯이 눕히거나 또는 앉은 자세로 할 수 있다.

① 노뼈머리 부위를 검사할 경우에는 가능하면 팔굽관절을 90°로 굽히고, 손바닥을 아래로 한다. 중심X선은 어깨관절(견관절, shoulder joint)을 향해 45°로 노뼈머리를 향해 입사한다.

② 갈고리돌기를 검사할 경우에는 손을 덮고, 편상태에서 80°로 팔굽관절을 구부린다(80°보다 크면 갈고리돌기가 잘 나타나지 않을 수 있음). 중심X선은 어깨관절에서 팔굽관절쪽으로 45°로 입사시킨다.

X선관 영상면 사이 거리(SID)는 100 cm로 한다.

검사조건은 중심X선의 각도 때문에 팔굽관절 측방향 검사보다 4~6 kVp 증가시킨다.

3) 영상평가

- 노뼈머리의 경우에는 노뼈머리와 작은머리 사이 관절공간(joint space)은 명확하게 나타나야 한다. 노뼈머리, 목, 거친면은 갈고리돌기의 일부분을 제외하고는 겹침이 없이 나타나야 한다.
- 위팔뼈 먼쪽부(원위부, distal part)와 위관절융기는 45° 입사각도 때문에 왜곡되어 나타난다.
- 갈고리돌기의 경우에는 갈고리돌기의 먼쪽부가 실제보다 길게 나타나며, 갈고리돌기와 도르래 사이 관절공간은 명확하게 나타나며, 노뼈머리, 목은 자뼈와 겹쳐 나타난다.
- 적당한 검사조건은 갈고리돌기의 측면상을 명확하게 나타나게 하며, 노뼈머리와 노뼈목(요골경, radial neck)의 겹쳐진 뼈경계는 자뼈 몸쪽부(근위부, proximal part)를 통해 희미하게 나타난다.

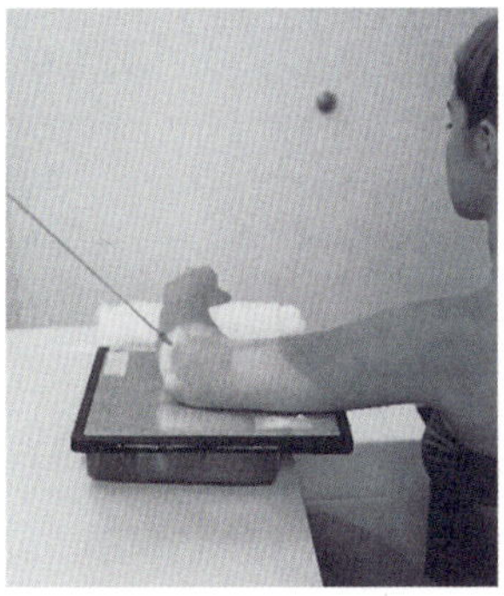

그림 2-68. 앉은 자세

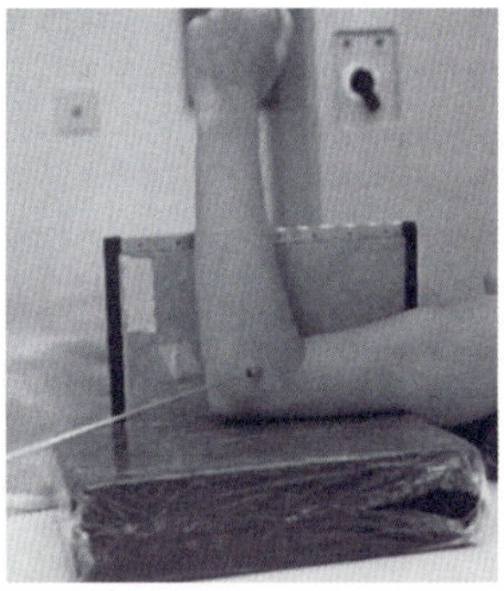

그림 2-69. 바로 누운 자세

노뼈머리(요골두)를 잘 나타내기 위해 90°로 고정한 자세

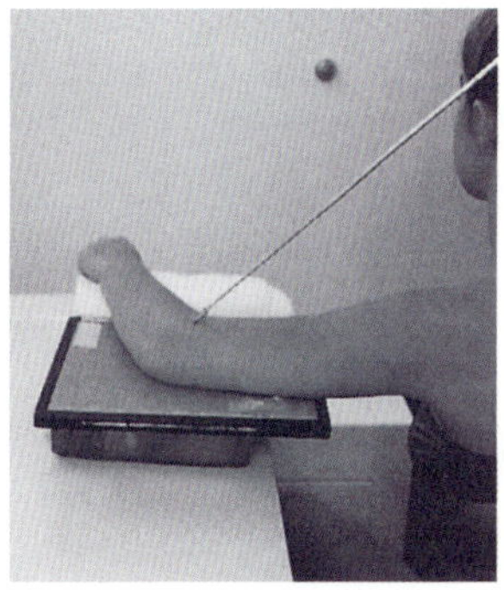

그림 2-70. 앉은 자세

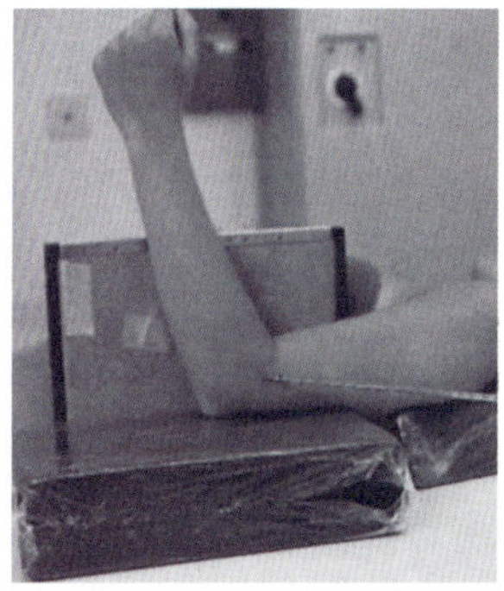

그림 2-71. 바로 누운 자세

갈고리돌기(구상돌기)를 잘 나타내기 위해 80°로 고정한 자세

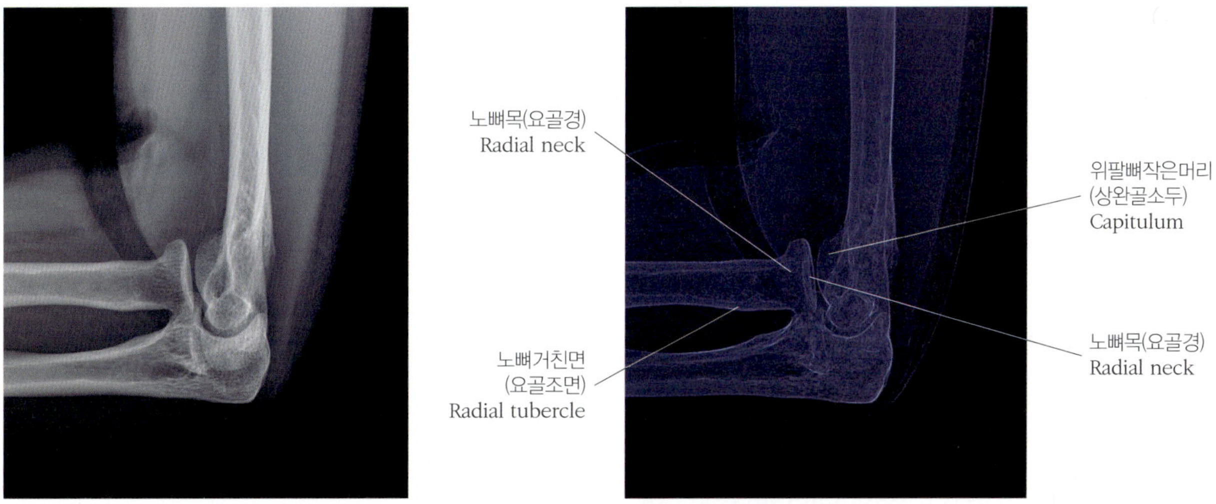

그림 2-72. 노뼈머리(요골두) 90° 검사영상

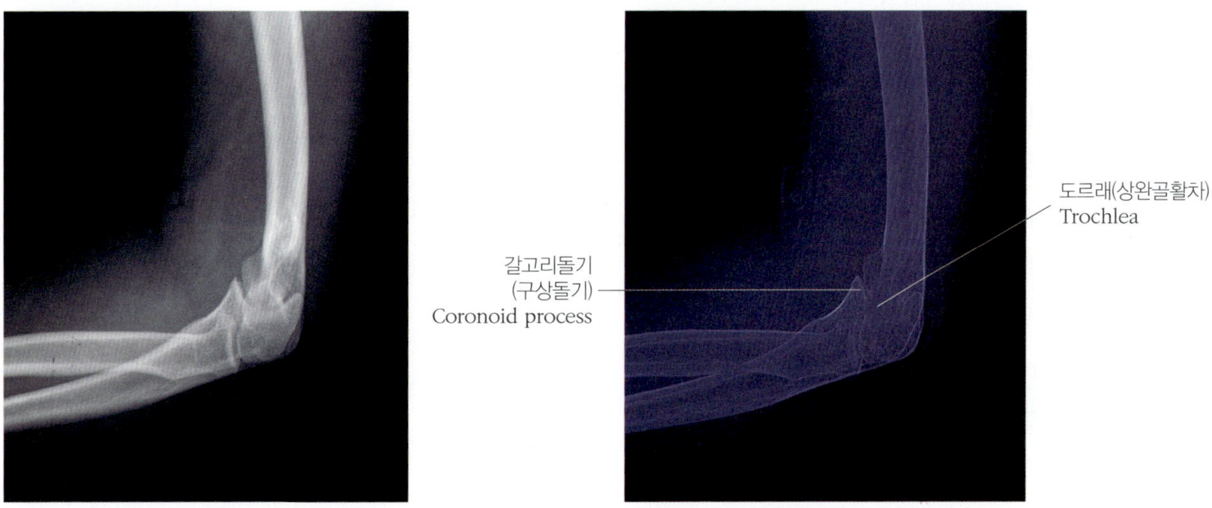

그림 2-73. 갈고리돌기(구상돌기) 80° 검사영상

❼ 노뼈머리(요골두, radial head) 검사

1) 검사목적

노뼈머리(요골두, radial head)와 노뼈목(요골경, radial neck)이 옆면으로 나타나고, 다양한 각도의 회전으로 노뼈머리와 노뼈목 전체가 겹침 없이 나타난다.

2) 검사방법

환자를 검사 테이블 끝에 앉게 한 다음, 팔을 90°로 굽혀 상수용체(IR) 위에 놓고, 위팔뼈(상완골, humerus), 아래팔(전완, forearm) 그리고 손을 같은 평면에 놓이게 한다.

노뼈머리 부위를 상수용체(IR)의 가장자리와 위팔뼈 먼쪽부(원위부, distal part)와 아래팔 몸쪽부(근위부, proximal part)가 직각이거나 정사각형이 되도록 상수용체(IR)의 중심에 맞춘다.

손과 손목관절(수근관절, wrist joint)의 최대 가쪽 회전에서 최대 안쪽 회전까지 회전정도의 차이를 두고 4번 검사를 한다. 노뼈머리가 여러 각도로 회전하면서 갈고리돌기(구상돌기, coronoid process)가 명확하게 투영된다.

4회 검사하는 순서는 다음과 같다.

① 손바닥을 위쪽으로 놓고, 환자가 참을 수 있을 때까지 가쪽으로 회전시킨다.

② 손을 바른 측면 자세(엄지손가락을 위쪽)로 한다.

③ 손바닥을 아래쪽으로 돌린다.

④ 환자가 견딜 수 있을 때까지 하여 손바닥을 가쪽으로 회전(엄지손가락을 테이블 쪽으로)시킨다.

중심X선은 노뼈머리(가쪽 위관절융기에서 먼쪽부로 약 2~3 cm 떨어진 지점)를 향해 상수용체(IR)에 수직으로 입사시킨다.

조사야에 위팔뼈 먼쪽부와 몸쪽 아래팔을 최소 10 cm 정도 검사부위가 포함되도록 한다.

3) 영상평가

- 양쪽 위관절융기(상과, epicondyle)가 정확하게 겹쳐진 바른 측면 자세로 팔굽관절이 90°로 굴곡되어야 하며, 노뼈머리와 노뼈목은 자뼈(척골, ulna)에 의해 부분적으로 겹쳐지지만 다양한 방향의 검사에 의해 완전하게 나타나야 한다.

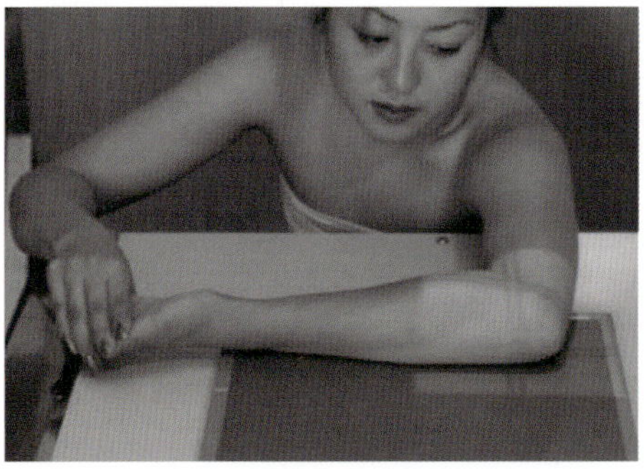

그림 2-74

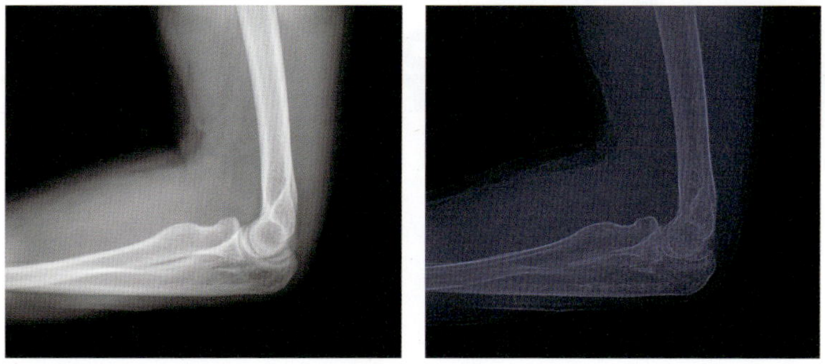

그림 2-75

손바닥을 위로 한 자세와 검사영상

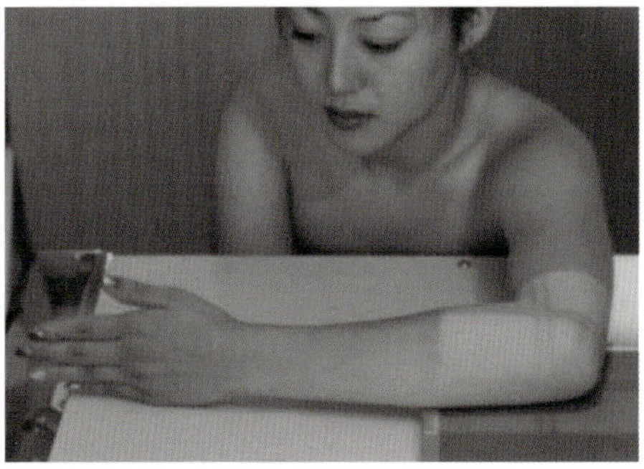

그림 2-76

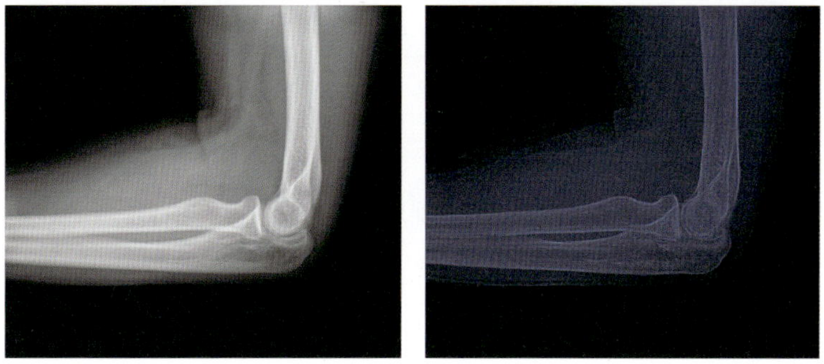

그림 2-77

손을 측면 자세로 한 자세와 검사영상

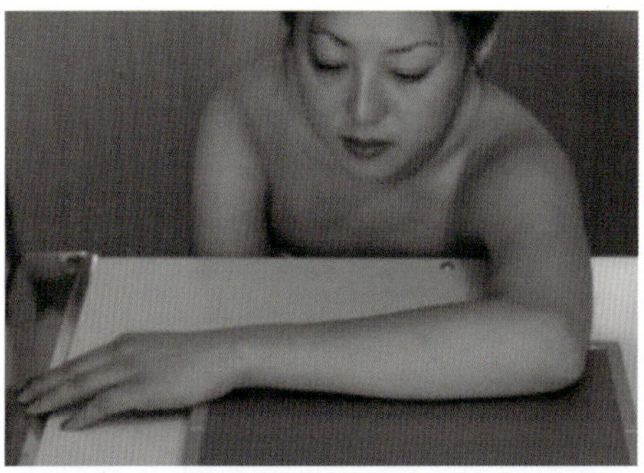

그림 2-78

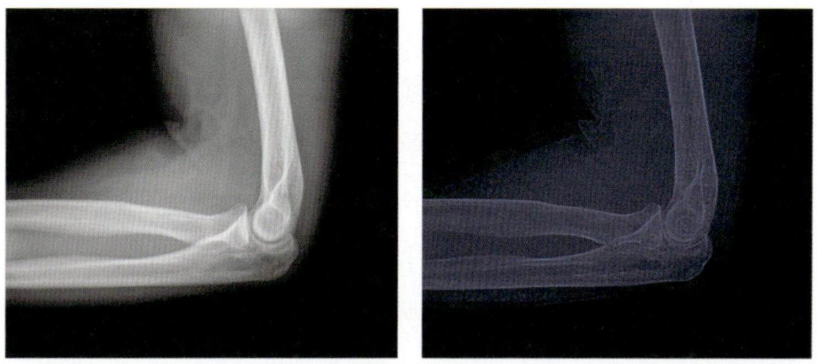

그림 2-79

손바닥을 아래로 한 자세와 검사영상

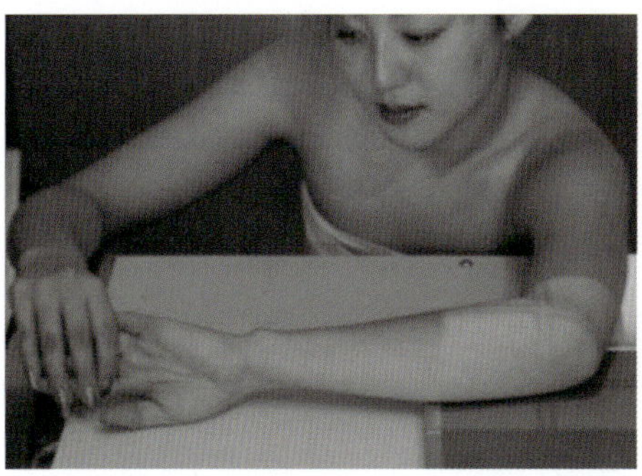

그림 2-80

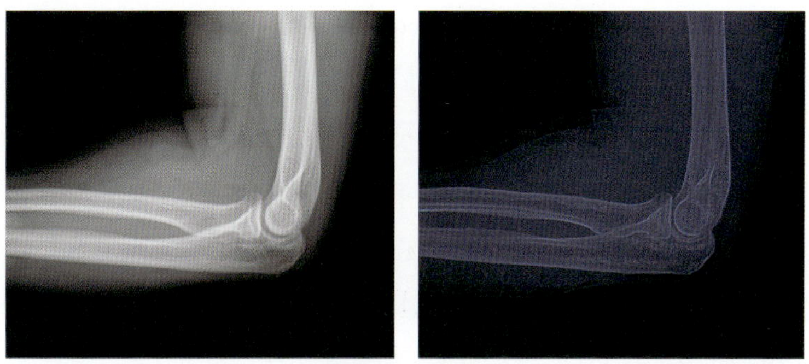

그림 2-81

손바닥을 가쪽으로 최대한 회전시킨 자세와 검사영상

06 위팔뼈(상완골) Humerus

❶ 전후방향 검사(AP Projection)

1) 검사목적

위팔뼈(상완골, humerus) 전체의 정면상을 잘 관찰할 수 있다.

2) 검사방법

환자는 바로 누운 자세나 선 자세로 한다.

상수용체(IR)에 위팔(상완부, humerus)을 놓고, 상수용체(IR) 양끝에서 어깨관절(견관절, shoulder joint)과 팔굽관절이 같은 거리에 있도록 상수용체(IR)의 위치를 조정한다.

어깨관절과 위팔뼈 몸쪽부(근위부, proximal part)를 상수용체(IR)에 밀착시키기 위해 몸을 검사 테이블쪽으로 돌린다. 팔굽관절과 어깨관절부를 모두 포함시키기 위해 위팔뼈를 상수용체(IR)에 대각선으로 놓을 필요가 없다면, 상수용체(IR)의 장축을 따라 위팔뼈가 일직선이 되도록 조절한다.

손과 아래팔(전완부, forearm)은 환자가 통증이 있을 경우에 참을 수 있는 한 최대한 펴게 한다.

팔굽관절의 양쪽 위관절돌기(상과, epicondyle)가 상수용체(IR)에 평행되도록 손을 부드럽게 손바닥을 위로 향하게(회외, supination) 하고 팔을 가볍게 벌리고(외전, abduction) 바른 전후 자세(AP position)가 되도록 한다. 중심X선은 위팔뼈의 중간지점을 향해 상수용체(IR)에 수직으로 입사시킨다.

X선 조사야 안에 위팔뼈의 연부조직 가장자리와 어깨관절이 나타나도록 조절한다. 조사야의 아래 가장자리는 팔굽관절과 아래팔 몸쪽부 2.5 cm까지 포함되도록 한다.

X선 조사하는 동안 환자는 호흡을 정지하여 검사부위의 움직임이 없도록 한다.

부상 부위에서 가까운 관절만을 포함시키기 위한 위팔뼈 검사를 위하여 25×30 cm나 28×35 cm 상수용체(IR)를 사용한다. 의심이 가는 관절은 상수용체(IR)의 끝에서 적어도 4~5 cm 정도에 오도록 상수용체(IR)의 중심을 조절한다.

3) 영상평가

- 어깨관절과 팔굽관절을 포함한 위팔뼈 전체와 아래팔 몸쪽부가 약 3 cm 정도 나타나야 한다.
- 바른 전후방향 검사(true AP projection)의 경우 큰결절(대결절, greater tubercle)이 가쪽으로 나타나야 한다.
- 어깨뼈(견갑골, scapula) 접시오목(관절와, glenoid fossa)과 최소한으로 겹쳐진 위팔뼈머리(상완골두, humeral head)가 안쪽면으로 나타나야 하며, 작은결절(소결절, lesser tubercle)의 윤곽이 큰결절 안쪽으로 나타나야 한다.
- 위팔뼈 먼쪽부(원위부, distal part)의 가쪽과 안쪽

위관절융기가 나타나야 하고, 환자의 움직임이 없이 적당한 노출을 하면 전체 위팔뼈의 선예한 구조가 나타나게 된다.

- 위팔뼈 먼쪽부와 몸쪽부(근위부, proximal part)의 농도는 비슷하게 나타난다(heel effect를 적용하여 검사한다).

참고 상수용체(IR)는 전체 위팔뼈가 충분히 포함 되어야 하며, 그 길이에 따라 17×43 cm 또는 35×43 cm나 28×35 cm를 세로방향으로 이용한다.
이동형 또는 고정형 격자를 이용하고 heel effect를 최소화하기 위해 어깨관절을 음극쪽으로 놓는다.

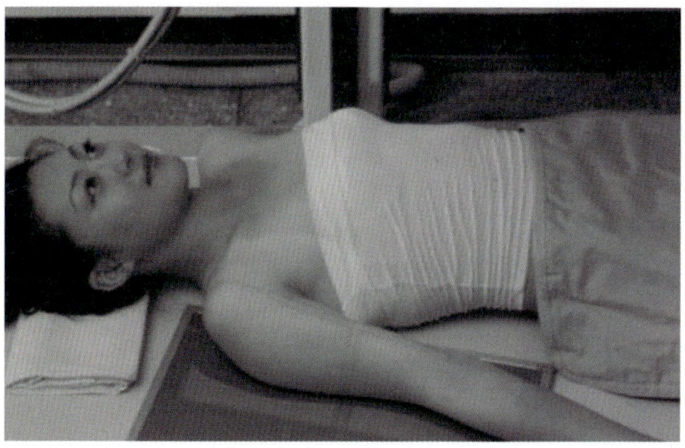

그림 2-82. 바로 누운 자세에서 위팔뼈(상완골) 전후방향 검사

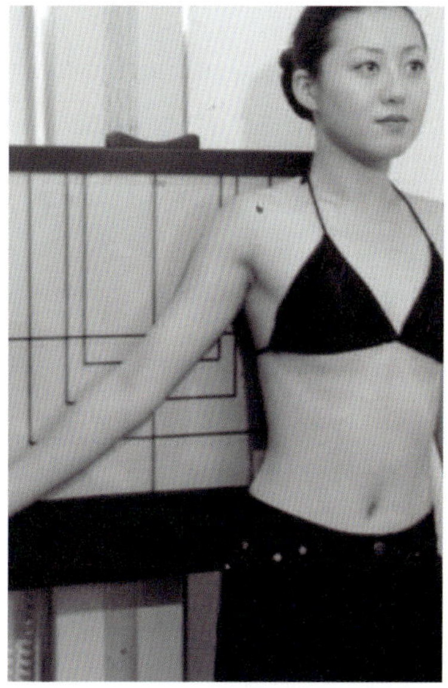

그림 2-83. 선 자세에서 위팔뼈(상완골) 전후방향 검사

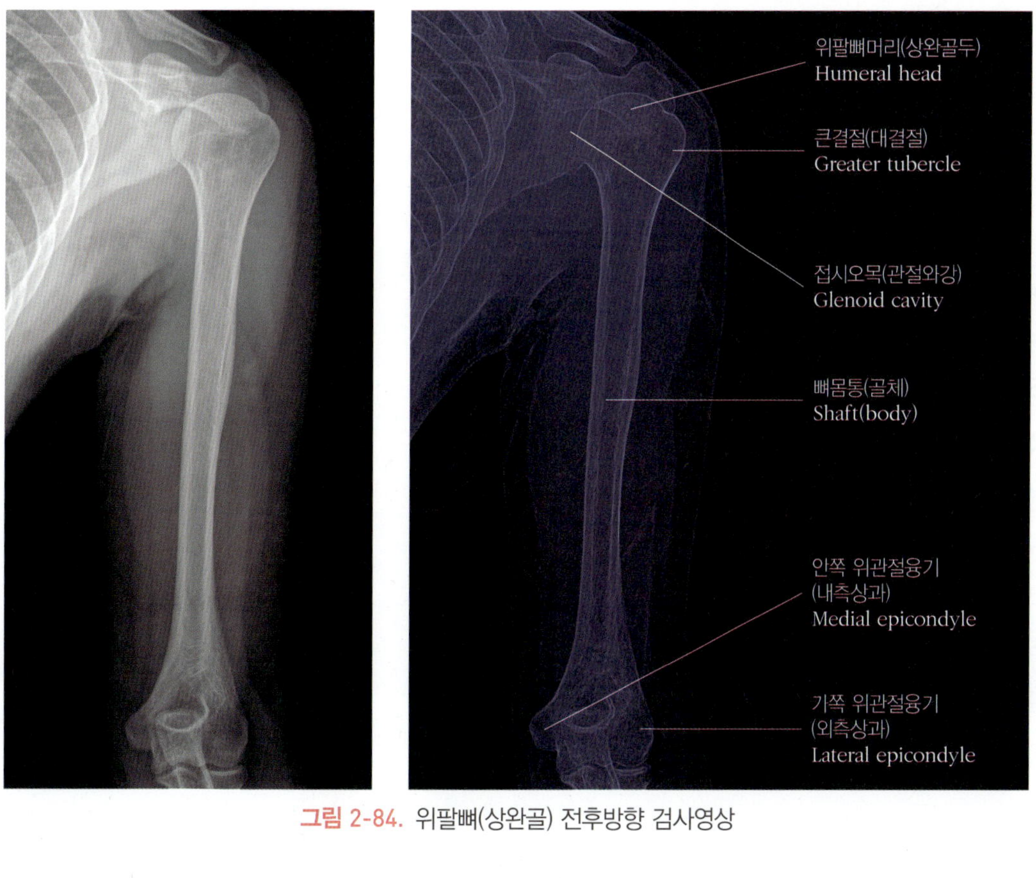

그림 2-84. 위팔뼈(상완골) 전후방향 검사영상

❷ 회전 측방향 검사(Rotational Lateral Projection)

골절과 탈구가 의심되면 팔의 회전을 절대로 금지한다.

1) 검사목적

전체 위팔뼈(상완골, humerus)의 측면상을 관찰할 수 있다.

2) 검사방법

환자는 바로 누운 자세나 선 자세를 한다.

선 자세는 상수용체(IR)에 위팔뼈의 완전한 밀착이 쉬운 자세이다. 이것은 팔굽관절을 90° 구부리게 할 수 있다.

팔굽관절을 부분적으로 굽히고, 등을 상수용체(IR)에 닿게 하는 선 자세도 할 수 있다. 검사쪽으로 몸을 20~30° 회전시키고 위팔뼈와 어깨관절(견관절, shoulder joint)을 상수용체(IR)에 밀착되도록 한다. 측면 자세를 위해 필요하다면 팔을 안쪽으로 회전한다.

바로 누운 자세를 한 경우에는 팔굽관절을 완전히 펴서, 바른 측면 자세가 되도록 팔을 안쪽으로 회전시킨다.

어깨관절과 팔굽관절이 상수용체(IR)양 끝에서 같은 거리에 있도록 상수용체(IR)를 조정한다.

이때 양쪽 위관절융기(상과, epicondyles)가 바른 측면 자세에서 나타난 것과 같이 완전히 겹쳐져야 한다.

중심X선은 위팔뼈의 중간지점을 향해 상수용체(IR)에 수직으로 입사시키고, X선 조사야 안에 위팔뼈의 연부조직이 포함되어야 하고, 어깨관절과 팔굽관절이 모두 포함되었는가를 확인한다.

X선조사하는 동안 호흡을 정지한다.

한 개의 관절만을 포함하여 검사하는 경우에는 전후방향 검사와 비슷하게 중심을 맞추고 자세를 조정한다.

3) 영상평가

- 팔굽관절과 어깨관절을 포함한 위팔뼈 전체가 조사야 안에 나타나야 한다.
- 바른 측면 자세 검사의 경우에 양쪽 위관절융기가 정확하게 겹쳐져야 하며, 작은결절(소결절, lesser tubercle)이 안쪽으로 나타나고, 어깨뼈(견갑골, scapula) 접시오목(관절와, glenoid fossa)의 아랫부분과 부분적으로 겹쳐서 나타나야 한다.
- 환자의 움직임이 없이 적당한 노출을 하면 전체 위팔뼈의 선예한 구조가 나타나게 된다.
- 위팔뼈 먼쪽부(원위부, distal part)와 몸쪽부(근위부, proximal part)의 사진 농도가 비슷하게 나타난다(heel effect를 적용하여 검사한다).

참고 위팔뼈 전후방향 검사와 같음.

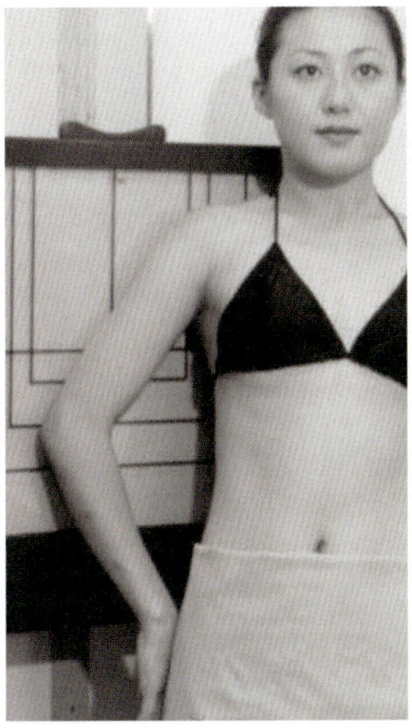

그림 2-85. 선 자세에서 측방향 검사(뒤쪽에 상수용체(IR))

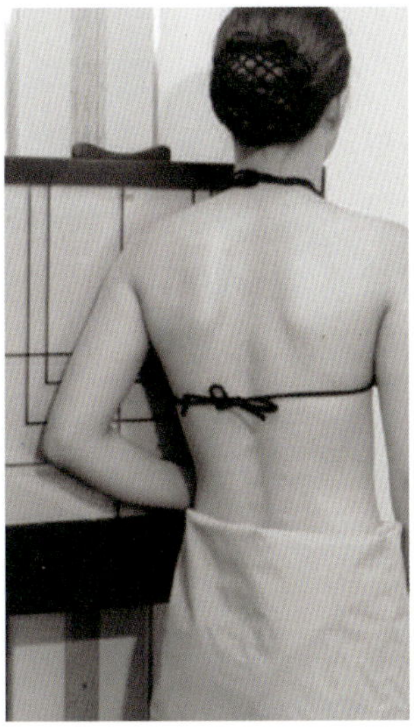

그림 2-86. 선 자세에서 측방향 검사(앞쪽에 상수용체(IR))

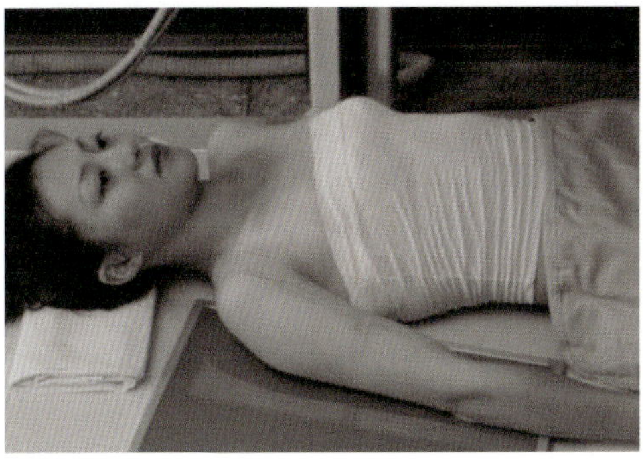

그림 2-87. 바로 누운 자세에서 회전 측방향 검사

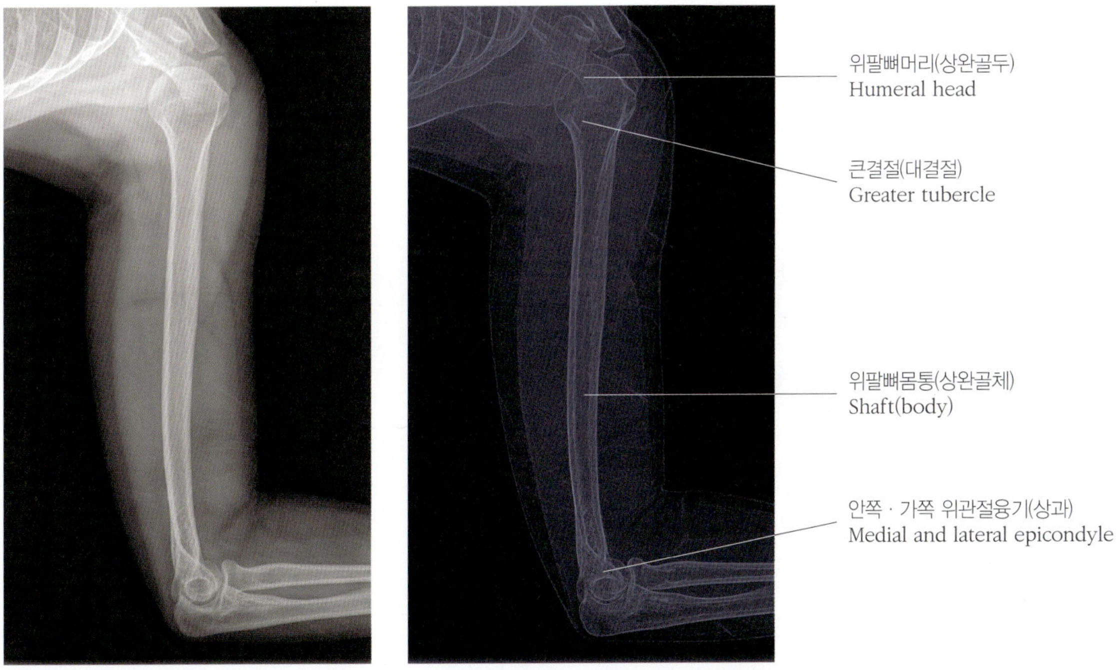

그림 2-88. 위팔뼈(상완골) 회전 측방향 검사영상

③ 결절사이고랑 Intertubercular Groove–접선방향 검사 (Tangetial Projection); Fisk Modification Method

1) 검사목적

어깨관절(견관절, shoulder joint)을 둘러싸고 있는 여러 구조들이 겹치지 않은 상태로 결절사이고랑(결절간구, intertubercular groove)을 반측면상으로 관찰할 수 있다.

2) 검사방법

환자는 바로 누운 자세(supine position), 앉은 자세(seated position) 또는 선 자세(standing position)로 한다.

바로 누운 자세에서 턱을 들고 머리는 검사 반대쪽으로 돌려, 환자 어깨의 앞면을 만져서 결절사이고랑의 위치를 확인한다. 환자의 손 자세가 손바닥이 위로 놓인 상태에서는, 상수용체(IR)를 어깨의 윗면에 기대어 놓고 고정한다.

중심X선은 바로 누운 자세 상태에서, 위팔뼈(상완골, humerus)의 장축에 대해 뒤쪽으로(수평에서 아래쪽으로) 10~15°로 경사지게 입사시킨다.

반면, Fisk는 먼저 환자를 검사 테이블 끝에 선 자세로 검사할 것을 제안하였다.

하지만, 이 경우에는 피사체-상수용체면 사이거리(OID)가 크다. 검사방법으로는 환자에게 팔굽(elbow)를 구부리고 검사 테이블 위에 아래팔(전완, forearm) 뒷면이 놓이도록 앞으로 기울인다. 손 아래에 모래주머니(sand bag)를 받쳐 상수용체(IR)를 평행하게 조정한다. 위팔뼈가 수직으로 놓이도록 환자의 기울기를 앞·뒤쪽으로 조정한 후, 중심X선은 환자의 기울기가 대략 10~15°일 때 상수용체(IR)에 수직으로 입사한다.

X선 조사를 할 때에는 호흡을 멈춘다.

3) 영상평가

- 결절사이고랑이 반측면상으로 나타나야 한다.
- 결절사이고랑에 인접한 연부조직(soft tissue)이 선명하게 보여야 한다.

- Fisk C:Adaptation of the technique for radiography of the bicipital groove, Radiol Technol 34:47, 1965.

참고 상수용체(IR)의 크기는 20×25 cm 사용.

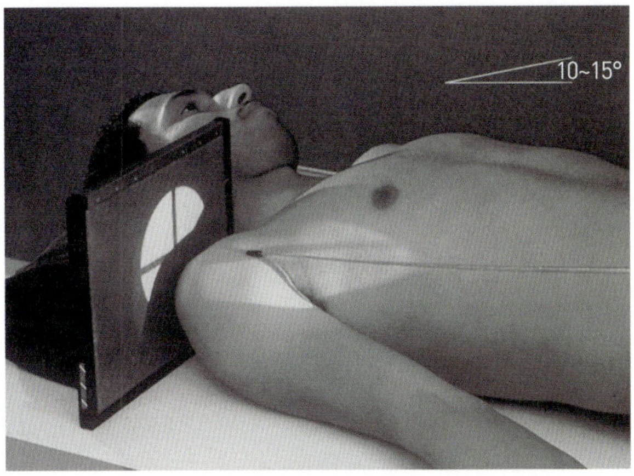

그림 2-89. 바로 누운 자세 결절사이고랑(결절간구) 접선방향 검사

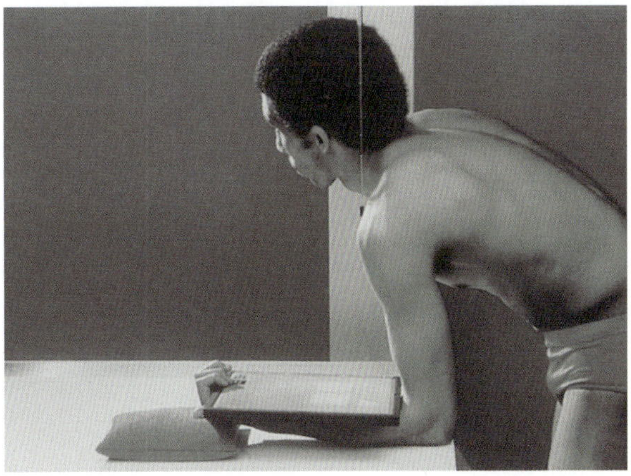

그림 2-90. 선 자세 결절사이고랑(결절간구) 접선방향 검사, Fisk Modification Method

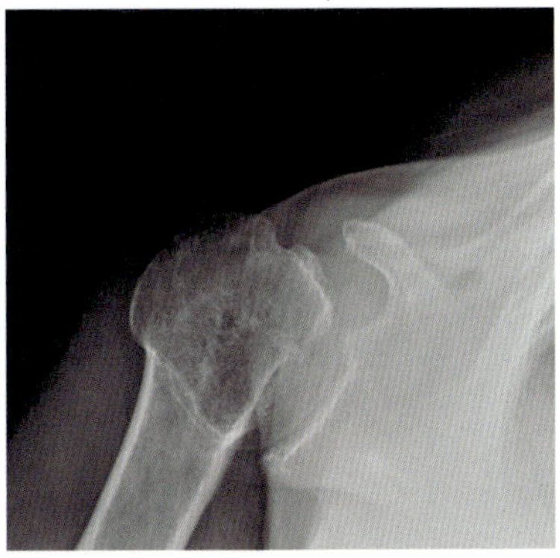

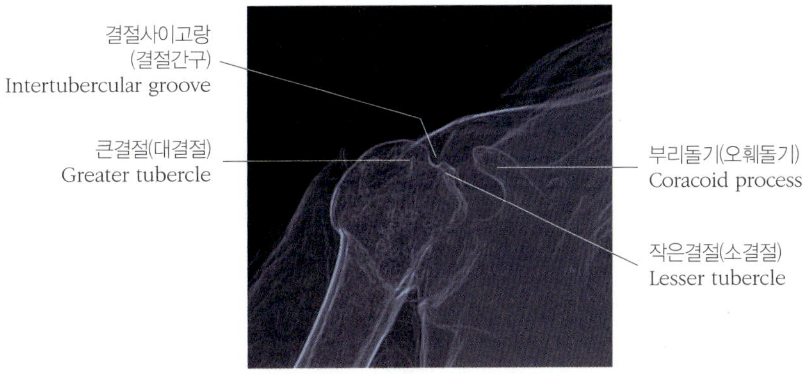

그림 2-91. 바로 누운 자세 결절사이고랑(결절간구) 접선방향 검사영상

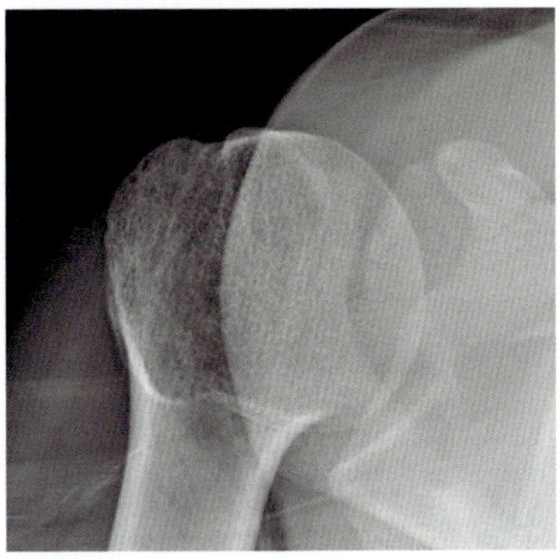

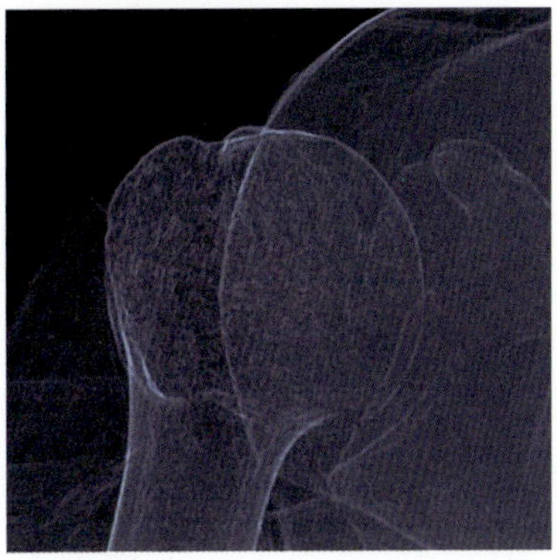

그림 2-92. 선 자세 결절사이고랑(결절간구) 접선방향 검사영상, Fisk Modification Method

④ 작은 원근 닿는곳 Teres Minor Insertion–후전방향 검사 (PA Projection); Blackkett–Healy Method

1) 검사목적

위팔뼈머리(상완골두, humeral head)의 관절면 바로아래 뼈의 바깥끝에 있는 작은원근(소원근, teres minor) 닿는곳(insertion)의 후전방향 검사영상을 얻을 수 있다.

2) 검사방법

환자는 엎드린 자세(prone position)로 한다.

양쪽 팔(arm)을 몸통부 가장자리에 놓고, 검사쪽 볼(cheek)을 검사 테이블에 밀착한다.

환자의 불편함을 감소하기 위하여 양쪽 발목(ankles)밑에 지지물을 받친다.

어깨 밑에 상수용체(IR)를 놓고, 부리돌기 아래 2.5 cm 지점이 중앙에 놓이도록 조정한다.

팔을 심한 내전(internal rotation)자세로 돌린다. 가능하다면, 팔굽(elbow)을 구부리고 손을 환자의 등(back) 위에 얹어 놓는다.

중심X선은 위팔뼈머리에 수직으로 입사한다.

X선 조사를 할 때에는 호흡을 멈춘다. 보다 더 균일한 사진농도(uniform density)를 얻기 위해 날숨(호기, exhalation)후 멈추게 한다.

3) 영상평가

- 위팔뼈머리에 겹쳐진 큰결절(대결절, greater tubercle)의 윤곽이 선명하게 나타나야 한다.
- 작은결절(소결절, lesser tubercle)이 안쪽에 놓여 반측면상으로 보여야 한다.
- 위팔뼈(상완골, humerus) 주위의 연부조직(soft tissue)이 선명하게 보여야 한다.

참고 상수용체(IR)의 크기는 20×25 cm를 가로방향으로 놓는다.

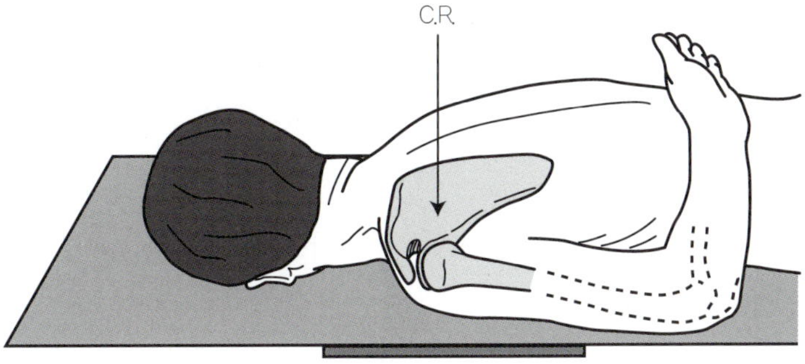

그림 2-93. 위팔뼈 작은원근(상완골 소원근) 후전방향 검사

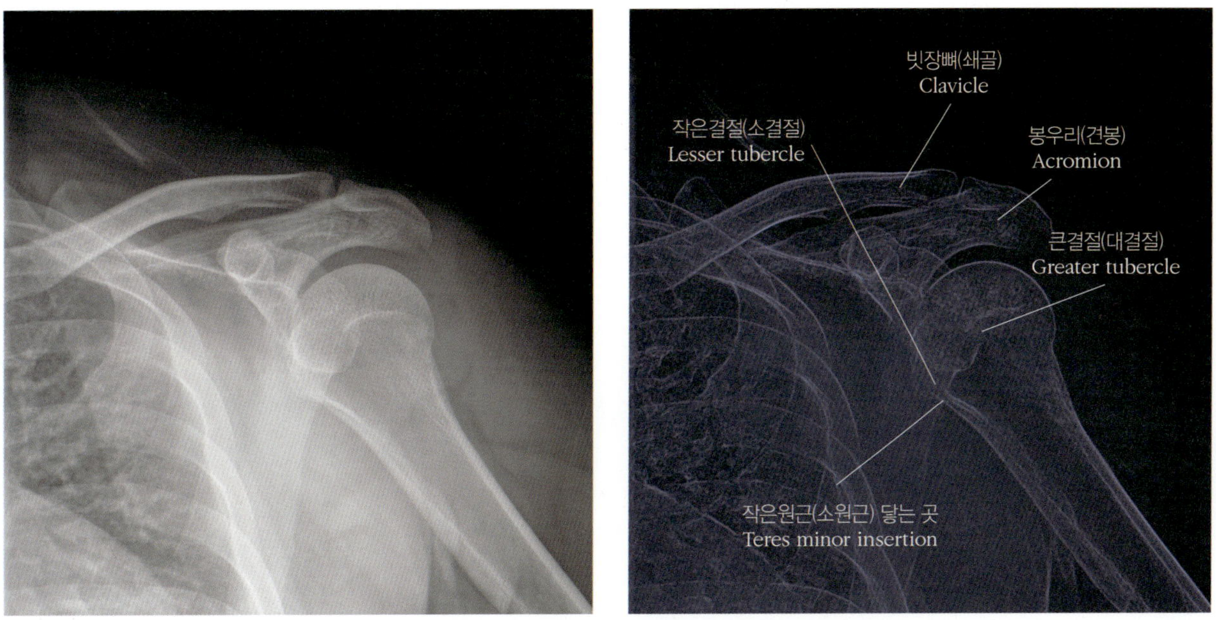

그림 2-94. 위팔뼈 작은원근(상완골 소원근) 후전방향 검사영상

5 어깨밑근 닿는곳 Subscapular Insertion–전후방향 검사 (AP Projection) Blackkett–Healy Method

1) 검사목적

위팔뼈(상완골, humerus), 작은결절(소결절, lesser tubercle)에 있는 어깨밑근(견갑하근, subscapularis) 닿는곳(insertion)의 영상을 관찰할 수 있다.

2) 검사방법

환자는 양쪽 팔(arm)을 몸통부 가장자리에 놓은 상태인 바로 누운 자세(supine position)로 한다.

환자의 자세를 검사쪽 어깨관절(견관절, shoulder joint)이 검사 테이블의 중앙선에 놓이게 조정한다.

검사 반대쪽 어깨를 15° 정도 올리고 모래주머니(sand bag)로 아래를 받친다.

검사쪽 팔(arm)을 몸통부의 장축을 따라 팔굽(elbow)을 구부리고, 손바닥이 아래로 놓이도록 팔을 내전(internal rotation)한다.

손 아래 · 위에 모래주머니를 놓아 손을 고정한다.

중심X선은 어깨관절에 수직으로 부리돌기(오훼돌기, coracoid process)에 입사시킨다.

X선 조사를 할 때에는 호흡을 멈춘다.

3) 영상평가

- 위팔뼈머리(상완골두, humeral head)에 겹쳐진 큰결절(대결절, greater tubercle)의 윤곽이 선명하게 나타나야 한다.
- 작은결절이 아래쪽에 놓여 반측면상으로 보여야 한다.
- 위팔뼈 주위의 연부조직(soft tissue)이 선명하게 보여야 한다.

참고 상수용체(IR)의 크기는 20×25 cm 사용.

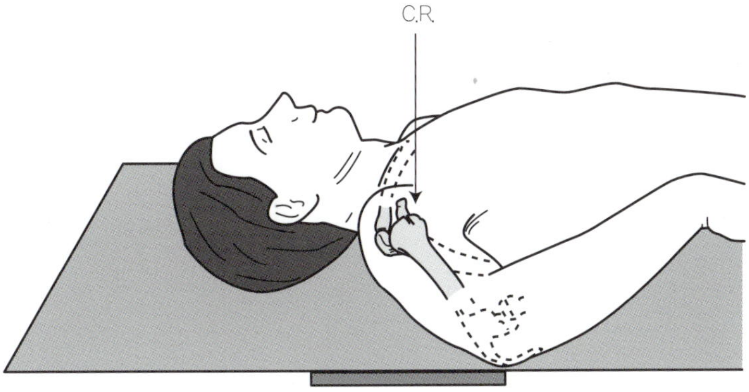

그림 2-95. 어깨밑근(견갑하근) 전후방향 검사

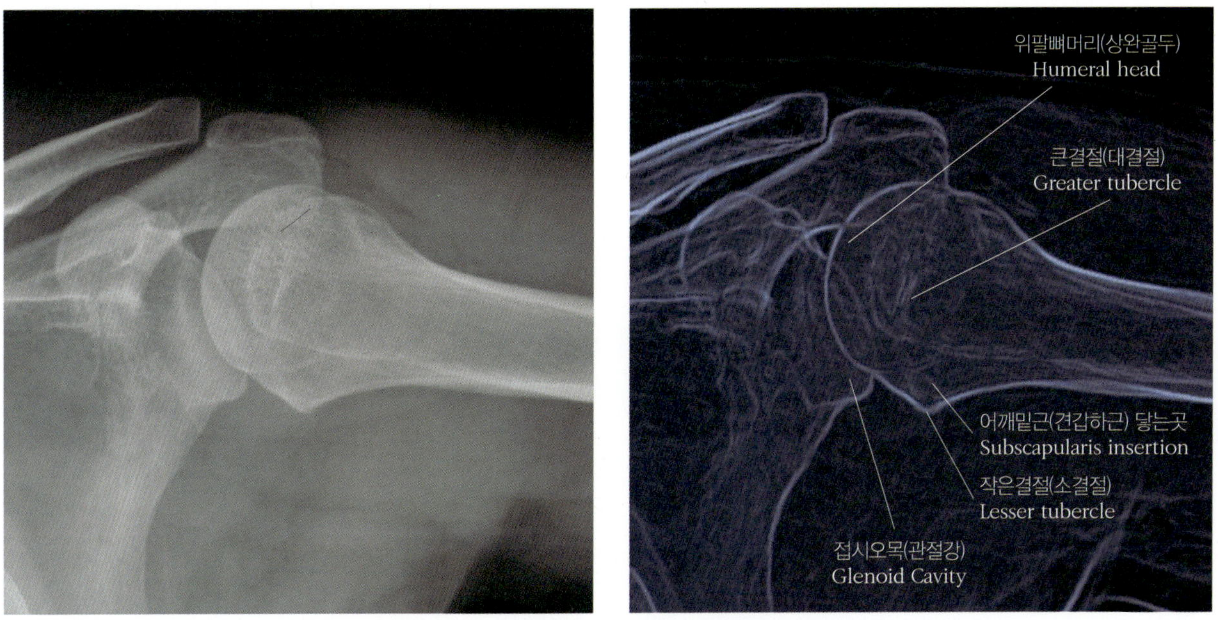

그림 2-96. 어깨밑근(견갑하근) 전후방향 검사영상

chapter

03

어깨(견부)

Shoulder Girdle

1. 어깨(견부, Shoulder)
2. 빗장뼈(쇄골, Clavicle)
3. 봉우리빗장관절(견쇄관절, Acromioclavicular[AC] Joints)
4. 어깨뼈(견갑골, Scapula)

Radiographic Imaging

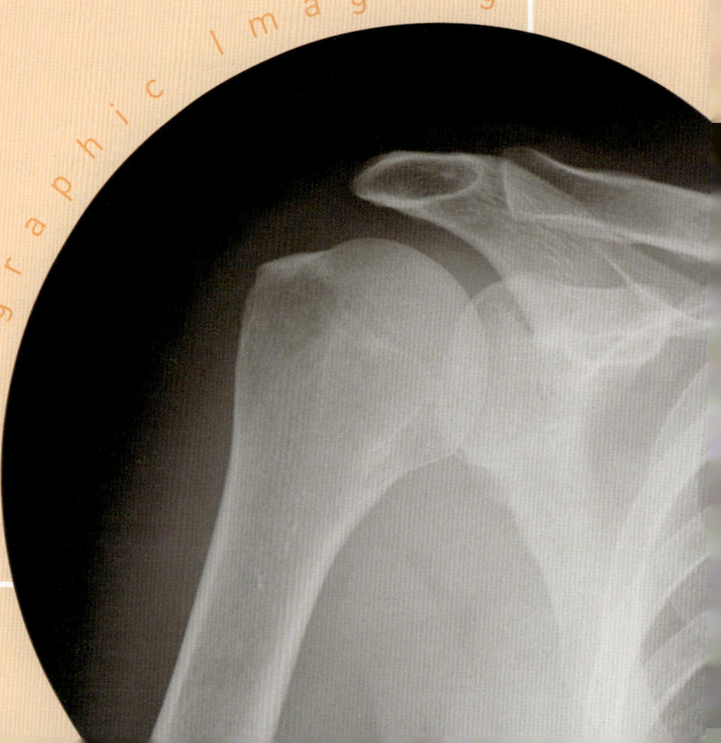

01 어깨(견부) Shoulder

❶ 전후방향 검사(AP Projection)–외전위(external rotation)

골절(fracture)이나 탈구(dislocation)가 의심되는 경우에는 팔을 회전시키지 말아야 한다.

1) 검사목적

위팔뼈머리(상완골두, humeral head)와 접시오목(관절강, glenoid cavity)의 관계가 포함된 몸쪽 위팔뼈(근위 상완골, proximal humerus)의 정면상, 빗장뼈(쇄골, clavicle)의 가쪽 2/3, 어깨뼈(견갑골, scapula) 윗부분, 근육의 칼슘(Ca) 침착 그리고 어깨의 힘줄(건, tendon) 또는 윤활주머니(활액낭, bursa)의 구조가 잘 관찰된다.

2) 검사방법

선 자세(erect position)나 바로 누운 자세(supine position)로 한다(조건이 허락된다면, 일반적으로 선 자세가 환자에게는 더 편안하다).

몸을 검사쪽으로 약간 회전시키고, 필요하다면 상수용체(IR) 또는 검사 테이블 위에 어깨를 밀착시킨다.

부리돌기(오훼돌기, coracoid process)가 상수용체(IR) 중앙에 위치하도록 환자를 조정한다(상수용체 끝이 어깨 위 5 cm 지점에 위치하게 한다).

환자의 팔을 조금 벌린(외전, abduction)후, 먼쪽 위팔뼈(원위 상완골)의 양쪽 위관절융기(상과, epicondyle)가 상수용체(IR)에 평행이 될 때까지 팔을 바깥쪽으로 돌린다(뒤침, 회외, supination).

중심X선은 부리돌기를 향하여 상수용체(IR)에 수직으로 입사시킨다.

조사야 안에 검사부위의 연부조직을 포함시킨다.

X선조사 중 환자의 호흡은 멈춘다.

3) 영상평가

- 해부학적 자세로 놓인 어깨와 위팔뼈(상완골, humerus)의 몸쪽부 1/3, 어깨뼈 윗부분 그리고 빗장뼈의 가쪽 2/3가 조사야 안에 포함되어야 하며, 부리돌기가 조사야 중심에 위치해야 한다.
- 큰결절(대결절, greater tubercle)이 가쪽 반측면상으로 나타나는 몸쪽 위팔뼈의 정면상이 보여야 한다. 작은결절(소결절, lesser tubercle)이 약간의 반측면상으로 몸쪽 위팔뼈머리와 큰결절의 가쪽 사이에 겹쳐보여야 한다. 위팔뼈머리는 안쪽 반측면상으로 접시오목과 부분적으로 겹쳐 보여야 한다.
- 환자의 움직임이 없이 최적조건으로 조사하면 어깨 가장자리와 뼈 미세구조(trabecular) 윤곽이 선명하게 나타난다. 올바른 검사에서는 위팔뼈머리의 안쪽 모양이 접시오목을 통하여 보여야 하며, 칼슘 침착이 관찰되도록 연부조직이 상세하게 나타나야 한다.
- 봉우리밑주머니(subacromial bursa)와 위팔어깨관절(glenohumeral joint)의 관계를 보여준다.

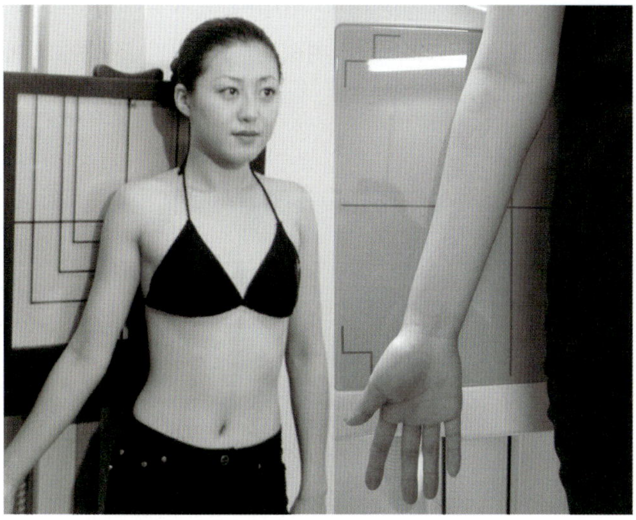

그림 3-1. 어깨(견부) 외전위 전후방향 검사

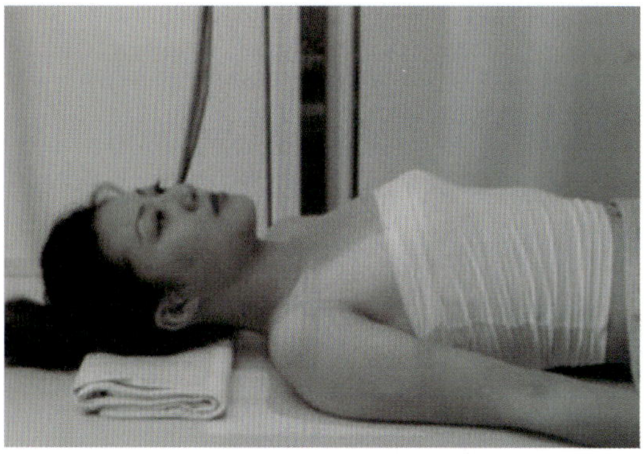

그림 3-2. 어깨(견부) 외전위 전후방향 검사

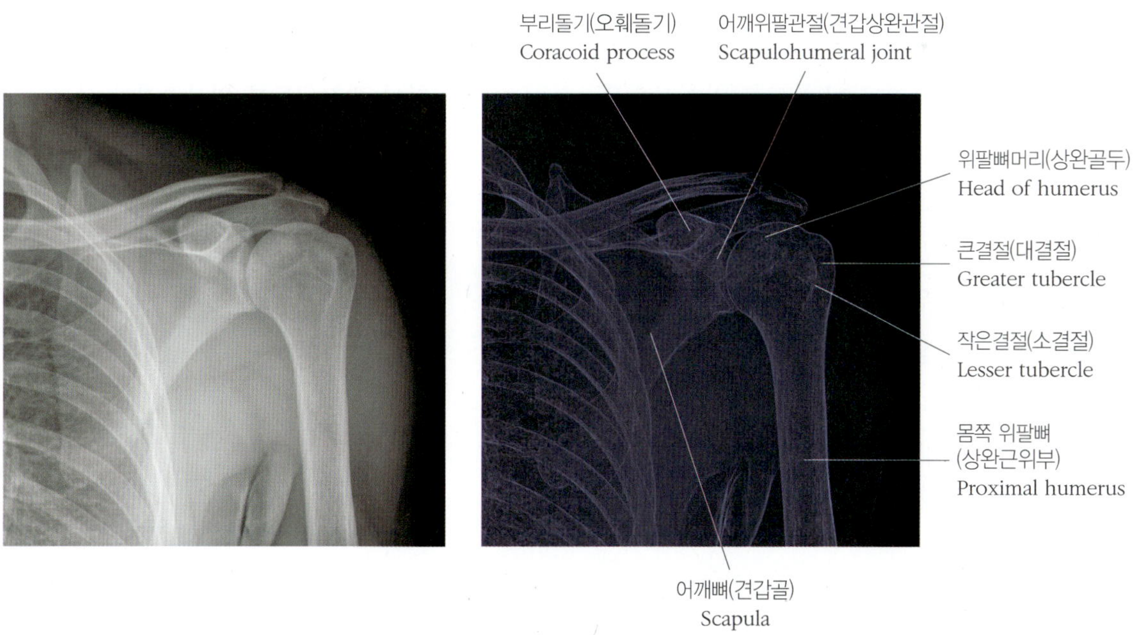

그림 3-3. 어깨(견부) 외전위 전후방향 검사영상

2 전후방향 검사(AP Projection)–내전위(internal rotation)

골절(fracture)이나 탈구(dislocation)가 의심되는 경우에는 팔을 회전시키지 말아야 한다.

1) 검사목적

위팔뼈머리(상완골두, humeral head)와 접시오목(관절강, glenoid cavity)의 관계가 포함된 몸쪽 위팔뼈(근위 상완골, proximal humerus)의 측면상, 빗장뼈(쇄골, clavicle)의 가쪽 2/3, 어깨뼈(견갑골, scapula) 위부분, 근육의 칼슘 침착여부, 그리고 어깨의 힘줄(건, tendons) 또는 윤활주머니(활액낭, bursa)의 구조를 잘 관찰할 수 있다.

2) 검사방법

환자는 선 자세(erect position)나 바로 누운 자세(supine position)가 되게 한다(조건이 허락된다면 일반적으로 선 자세가 환자에게는 더 편안하다).

몸을 검사쪽으로 약간 회전시키고, 필요하다면 상수용체(IR) 또는 검사 테이블 위에 어깨를 밀착시킨다.

부리돌기(오훼돌기, coracoid process)가 상수용체(IR) 중앙에 위치하도록 환자를 조정한다(상수용체 끝이 어깨 위 5 cm 지점에 위치하게 한다).

팔을 조금 벌린 후, 먼쪽 위팔뼈(원위 상완골, distal humerus)의 양쪽 위관절융기(상과, epicondyle)가 상수용체(IR)에 수직이 될 때까지 팔을 안쪽으로 회전(엎침, 회내; pronation)시킨다.

중심X선은 부리돌기를 향하여 상수용체(IR)에 수직으로 입사시키며, X선 조사 중에는 환자의 호흡을 멈추게 한다.

3) 영상평가

- 위팔뼈(상완골, humerus)의 몸쪽부 1/3, 어깨뼈 윗부분 그리고 빗장뼈의 가쪽 2/3가 조사야 안에 포함되어야 하며, 부리돌기가 조사야 중심에 위치해야 한다.
- 작은결절(lesser tubercle)이 반측면상으로 나타나고 안쪽을 향한다.
- 큰결절(greater tubercle)의 윤곽이 위팔뼈머리와 겹쳐서 관찰된다.
- 관절와(glenoid cavity)와 위팔뼈머리의 겹침정도가 외전위(external), 자연지위(neutral)보다 많다.
- 어깨세모근밑주머니(subdeltoid bursa)가 관찰된다.
- 팔을 외전시킬 때 어깨밑힘줄(subscapularis tendon)부착부위의 반측면상이 관찰된다.
- 환자의 움직임이 없이 최적조건으로 조사하면 어깨 가장자리와 뼈 미세구조(trabecular) 윤곽이 선명하게 나타난다. 올바른 검사에서는 위팔뼈머리의 안쪽 모양이 접시오목을 통하여 보여야 하며, 칼슘 침착이 관찰되도록 연부조직이 상세하게 나타나야 한다.

참고 상수용체(IR)는 25×30 cm 크기로 가로방향으로 놓고 검사하며, 이동형 또는 고정형 격자를 이용한다.

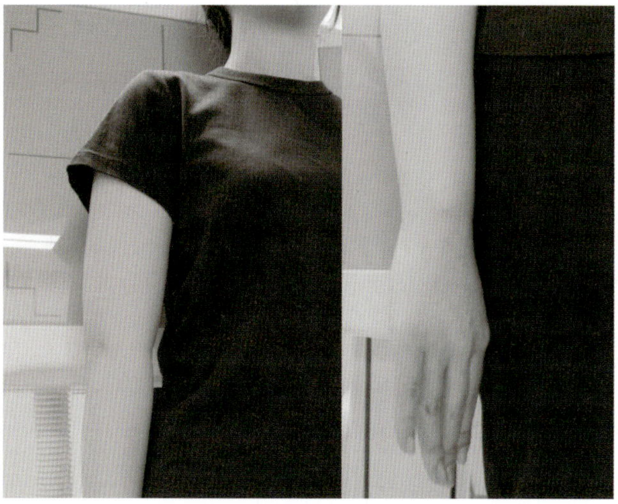

그림 3-4. 어깨(견부) 내전위 전후방향 검사

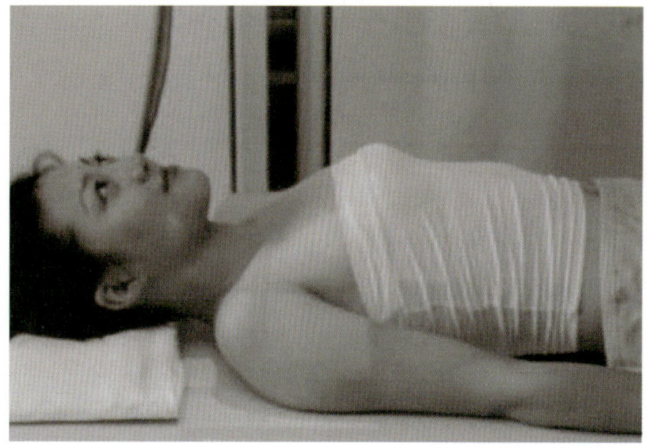

그림 3-5. 어깨(견부) 내전위 전후방향 검사

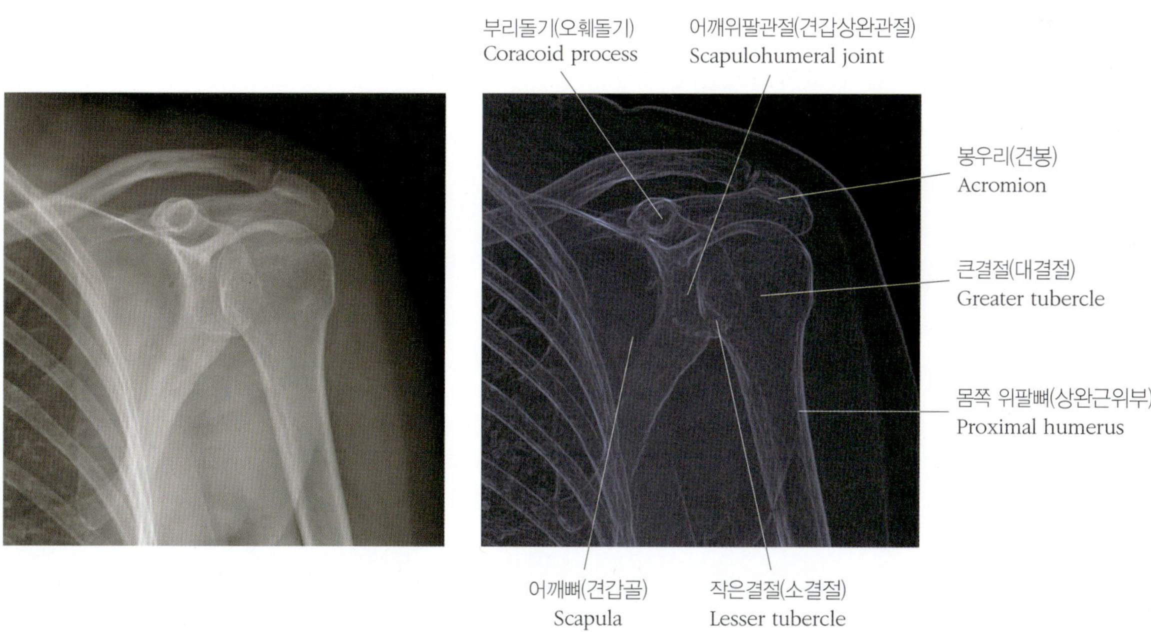

그림 3-6. 어깨(견부) 내전위 전후방향 검사영상

❸ 전후방향 검사–자연스런 자세(AP Projection–Neutral rotation)

골절(fracture)이나 탈구(dislocation)가 의심되는 경우에는 팔을 회전시키지 말아야 한다.

1) 검사목적

몸쪽 위팔뼈(근위 상완골, proximal humerus)의 정면상, 위팔뼈머리(상완골두, humeral head)와 접시오목(관절강, glenoid cavity)의 관계가 포함된 빗장뼈(쇄골, clavicle)의 옆면 2/3와 어깨뼈(견갑골, scapula) 윗부분 그리고 근육의 칼슘 침착과 어깨의 힘줄(건, tendon) 또는 윤활주머니(활액낭, bursa)의 구조를 잘 관찰할 수 있다.

2) 검사방법

선 자세(erect position) 또는 바로 누운 자세(supine position)로 하고, 검사쪽으로 조금 회전시킨다. 필요하다면 상수용체(IR) 지지대나 검사 테이블 위에 어깨를 밀착시킨다.

부리돌기(오훼돌기, coracoid process)가 상수용체(IR) 중앙에 오도록 환자의 자세를 조정하고(어깨 위 5 cm 지점에 상수용체 끝이 오게 조정), 환자의 팔은 자연스런 자세(neutral rotation position)가 되게 한다(양쪽 위관절융기(epicondyle)는 상수용체면에 약 45°이다).

중심X선은 상수용체(IR)에 수직으로 부리돌기를 향하여 입사시킨다.

X선 조사 중에 환자의 호흡은 멈추도록 한다.

3) 영상평가

- 위팔뼈(상완골, humerus)의 몸쪽 1/3, 어깨뼈 윗부분과 최소한 빗장뼈의 옆면 2/3가 조사야 안에 포함되어야 하며, 조사야 중심에 부리돌기가 위치해야 한다. 자연스런 자세에서 큰결절(대결절, greater tubercle)은 위팔뼈머리와 원칙적으로 겹치게 된다.
- 가시위근(supraspinatus muscle)의 부착점을 관찰할 수 있다.
- 위팔뼈머리(head of humerus)는 부분적인 반측면상으로 관찰된다.
- 환자의 움직임이 없이 적당한 조건으로 조사하면 경계면과 뼈 미세구조(trebecular) 윤곽이 선명하게 보이며, 접시오목을 통하여 위팔뼈머리의 안쪽 윤곽이 보이고, 칼슘 침착을 관찰할 수 있고, 연부조직이 상세하게 나타나도록 정확하게 검사해야 한다.
- 환자의 성명을 포함하여 좌 · 우 표시(R 또는 L)는 위팔뼈와 겹치지 않도록 바깥쪽 가장자리에 나타나야 한다.

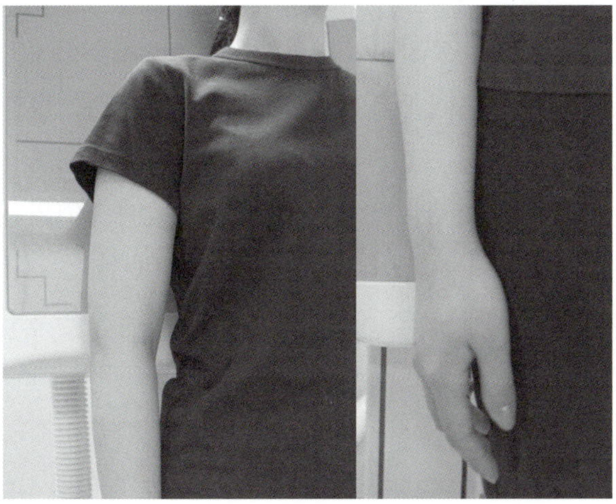

그림 3-7. 어깨(견부) 전후방향 검사(선 자세)

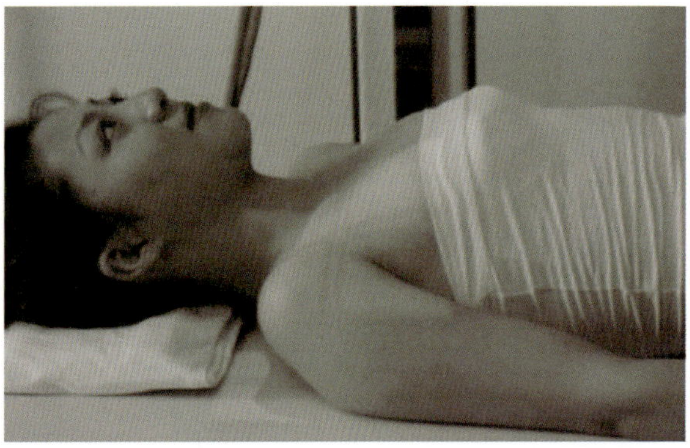

그림 3-8. 어깨(견부) 전후방향 검사(바로 누운 자세)

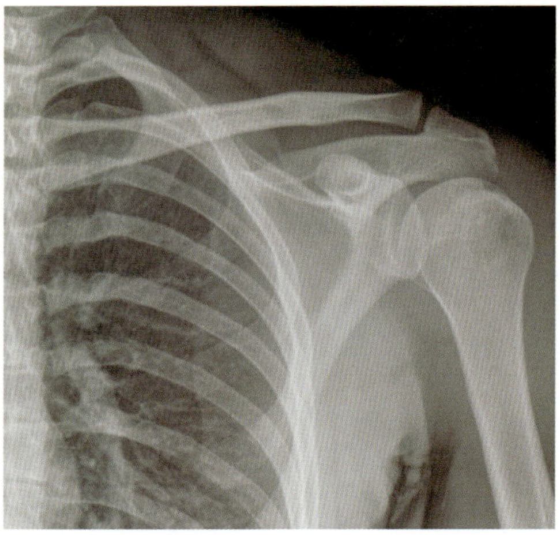

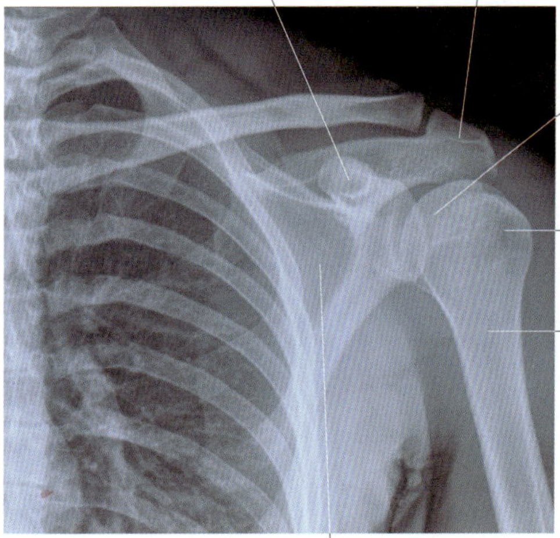

그림 3-9. 어깨(견부) 전후방향 검사영상

❹ 접시오목(관절강(와)) 검사: Glenoid Cavity(Fossa); Grashey Method

1) 검사목적

몸쪽 위팔뼈(상완골, humerus)의 골절과 탈구, 접시오목(관절강, glenoid cavity)의 반측면상과 어깨관절(견관절, glenohumeral joint)의 접시오목이 열려진 것을 관찰할 수 있다.

2) 검사방법

선 자세(erect position) 또는 바로 누운 자세(supine position)로 하고 환자를 검사쪽으로 몸을 35~45° 회전시킨다. 만약 환자가 바로 누운 자세라면 들려진 어깨 아래와 엉덩이 밑에 고정용구를 놓아 이 자세를 유지하게 한다.

상수용체(IR) 끝이 어깨 위로 약 5 cm, 상수용체(IR)의 옆면이 위팔뼈(상완골, humerus)의 측면으로부터 약 5 cm에 놓이도록 상수용체(IR)를 조정 한다.

중심X선은 상수용체(IR)에 수직으로 어깨관절(견관절, glenohumeral joint)의 중심(어깨의 위 · 바깥 가장자리에서 아래쪽 약 5 cm, 안쪽으로 약 5 cm)에 입사시킨다. X선 조사중에 환자의 호흡은 멈추도록 한다.

회전각도는 환자의 어깨가 평편하거나 둥근 정도에 따라 다르다. 둥근 또는 굽은 어깨는 어깨뼈(견갑골, scapula)가 상수용체(IR)면에 평행이 되도록 뒤로 더 회전시킨다.

3) 영상평가

- 접시오목은 위팔뼈머리(상완골두, humeral head)와 겹쳐지지 않는 반측면상으로 보여야 하며, 환자의 움직임이 없이 적당한 검사조건으로 조사하면 뼈의 경계면과 위팔뼈머리, 접시오목, 가쪽각(외측각, lateral angle)이 선명하게 보여야 한다.
- 접시오목과 겨드랑(액와부, axilla) 주위의 연부조직이 상세하게 나타나야 한다. 조사야 안 가장자리에 연부조직이 보여야 하며, 중앙에 어깨관절(견관절, glenohumeral joint)이 놓여 있어야 한다.

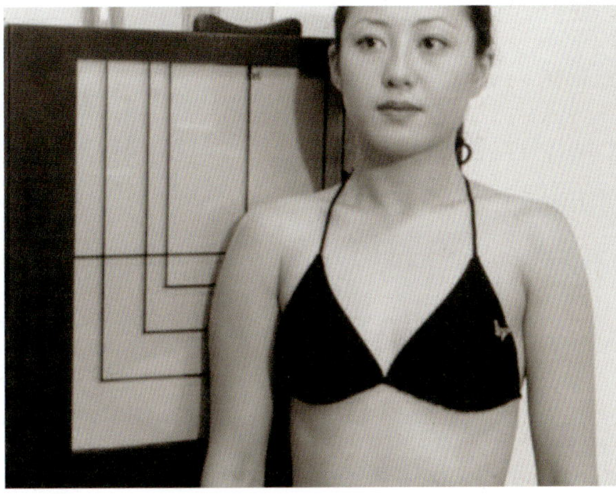

그림 3-10. 접시오목(관절강) 전후 사방향 검사(RPO 자세)

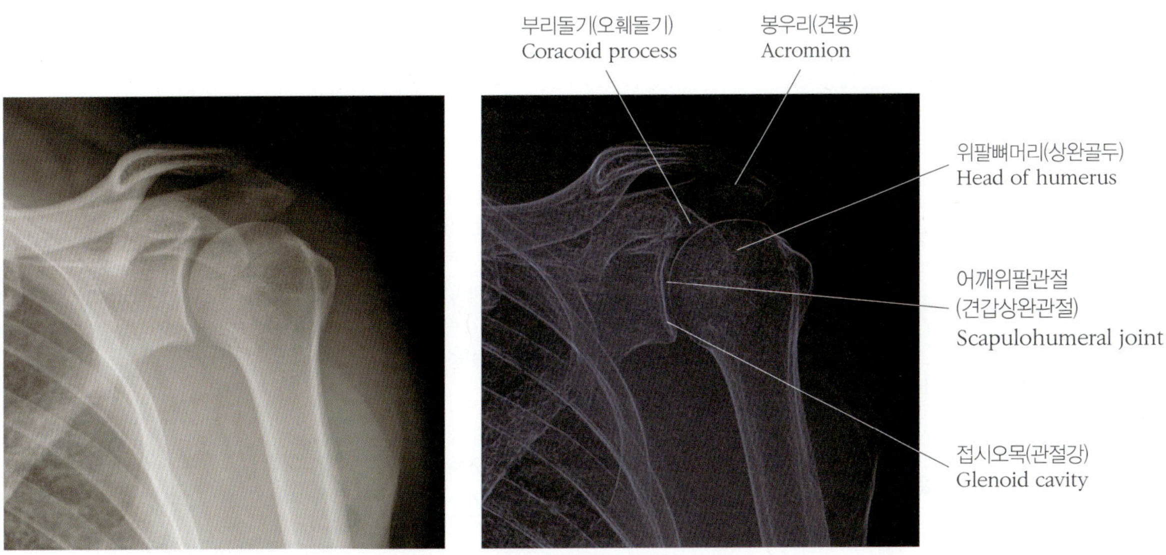

그림 3-11. 접시오목(관절강) 전후 사방향 검사영상

⑤ 하 · 상 축방향 검사(Inferosuperior Axial Projection); Lawrence Method

골절이나 탈구가 의심되는 경우에는 팔을 회전시키지 말아야 한다.

1) 검사목적

접시오목(관절강, glenoid cavity)과 관계된 몸쪽 위팔뼈(근위 상완골, proximal humerus)의 측면상을 관찰할 수 있으며, 과도한 회전은 Hill–Sachs 결손이 나타난다.

2) 검사방법

환자는 바로 누운 자세(supine position)에서 X선 흡수가 적은 지지체를 이용하여 어깨를 검사 테이블로부터 5 cm 정도 위로 올리며 머리 밑에는 베개를 놓는다.

팔을 몸통으로부터 90° 벌리(외전)게 한다. 이때 벌린 상태를 유지하면서 팔 밑을 지지하여 손바닥을 위로 하고, 손을 검사 테이블 모서리 위로 뻗게 하고 머리는 검사 반대쪽으로 회전시킨다.

상수용체(IR)를 수직으로 세우고 목(경부, neck)에 가능한 밀착시키고 상수용체(IR)면에 중심X선이 수직이 되게 조정하고 고정용구(sand bag 등)를 이용하여 지지한다.

X선관을 환자의 몸에 가능한 밀착시켜 중심X선이 겨드랑(액와부, axilla)과 위팔뼈머리(상완골두, humeral head)에 수평이 되도록 입사한다. X선관 영상면 사이 거리(SID)는 최소 100 cm로 한다.

X선 조사 중에 환자의 호흡은 멈추도록 한다.

위팔뼈머리의 탈구는 'Hill–Sachs 결손'이라 불리는 위팔뼈머리 관절표면의 압박성 골절 때문이며, 이것은 엄지손가락을 뒤쪽, 아래로 약 45° 향하게 하는 과도한 외선위를 함으로써 가장 잘 나타낼 수 있다.

3) 영상평가

- 위팔뼈머리와 외과목(외과경, surgical neck)이 측면상으로 보이며 작은결절(소결절, lesser tubercle)이 위쪽 반측면상으로 나타나야 한다.
- 위팔뼈머리와 접시오목의 관계가 분명히 보여야 하며, 어깨뼈가시(견갑극, spine of scapula)가 접시위팔뼈관절(견관절, glenohumeral joint) 밑으로 가장자리에 나타나야 한다.
- 봉우리(견봉, acromion), 먼쪽 빗장뼈(원위 쇄골, distal clavicle), 봉우리빗장관절(견쇄관절, acromiclavicular joint)의 윤곽이 위팔뼈머리와 희미하게 겹쳐 보여야 한다.
- 환자의 움직임이 없이 적당한 검사조건으로 조사하면 몸쪽 위팔뼈(근위 상완골, proximal humerus)의 뼈 미세구조(trabecular) 윤곽과 어깨뼈(견갑골, scapula) 측면의 경계면이 선명하게 나타나야 한다.

- Lawrence WS:New position in radiographing the shoulder joint, AJR(2)728, 1915.
- Rafert JA et al:Axillary shoulder with exaggerated rotation:the Hill-Sachs defect, Radiol Technol 62(1):18, 1990.
- Hill H, Sachs M:The grooved defect of the humeral head. A frequently underrecognized complication of dislocations of the shoulder joint, Radiology 35:690, 1940.

참고 25×30 cm 상수용체(IR)를 세로방향이 되게 하고, 격자는 cut–off를 방지하기 위하여 가로방향으로 한다.

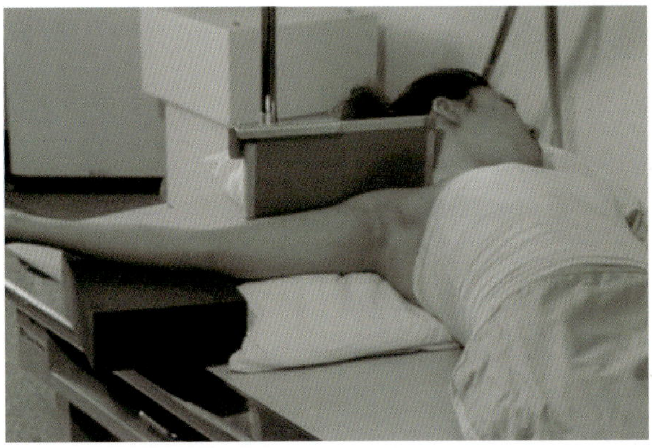

그림 3-12. 어깨(견부) 하상 축방향 검사

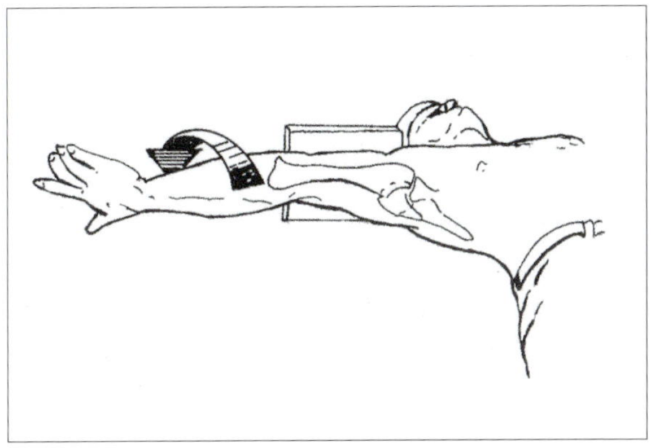

그림 3-13. 변형체위–과도하게 가쪽 번짐(외선)시킨 체위

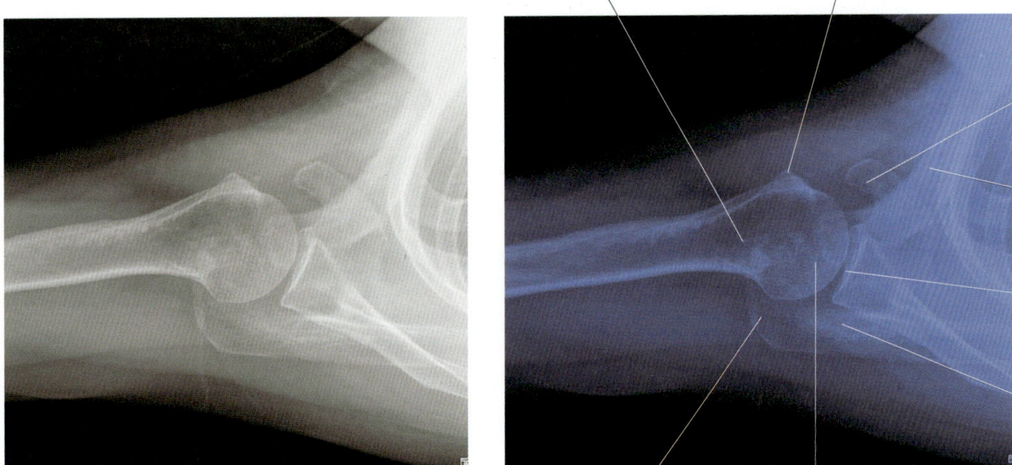

그림 3-14. 어깨(견부) 하상 축방향 검사영상

6 상 · 하 축방향 검사(Superoinferior Axial Projection)

1) 검사목적

위팔뼈(상완골, humerus)의 몸쪽끝(근위단, proximal end)과 접시오목(관절오목, 관절강, glenoid cavity) 사이 관절 관계를 보여준다. 봉우리빗장관절(견봉쇄골관절, acromioclavicular joint), 부리돌기(오훼돌기, coracoid process)의 바깥부위, 어깨밑근(견갑하근, subscapularis muscle)과 작은원근(소원근, teres minor muscle)의 닿는곳(insertion)이 나타난다.

2) 검사방법

환자를 검사 테이블 끝에 앉힌다. 상수용체(IR) 위에 팔을 잘 펼쳐 놓을 수 있도록 적절한 높이의 의자(stool or chair)에 앉힌다.

상수용체(IR)를 검사 테이블 끝 위에 놓고, 어깨관절이 상수용체(IR)의 중앙점 위에 놓일 때까지 환자를 가쪽으로 기울인다.

팔굽(elbow)을 검사 테이블 위에 놓고, 90°로 구부리고, 손바닥이 아래로 놓이게 손 자세(prone position)를 조정한다.

머리는 검사 반대쪽을 향하게 한다.

위팔뼈머리(상완골두, humeral head)의 직접 측방향 검사영상을 얻기 위해, 위팔뼈의 양쪽 위관절융기(상과, epicondyles)가 수직 자세(vertical position)로 놓이게 환자를 앞쪽 또는 뒤쪽으로 기울인다.

중심X선은 어깨관절(견관절, glenohumeral joint)을 통해서, 팔굽을 향해서 5~15°로 입사한다.

X선 조사를 할 때에는 호흡을 멈춘다.

3) 영상평가

- 어깨관절이 열려져 보여야 하며, 부리돌기가 빗장뼈(쇄골, clavicle) 위에 나타나야 한다.
- 작은결절(소결절, lesser tubercle)이 반측면상(profile)으로 보여야 한다.
- 위팔뼈머리를 통해 봉우리빗장관절이 선명하게 보여야 한다.

참고 상수용체(IR)의 크기는 20×25 cm를 어깨관절에 대한 정확한 중심 조정을 위해 세로로 놓는다.

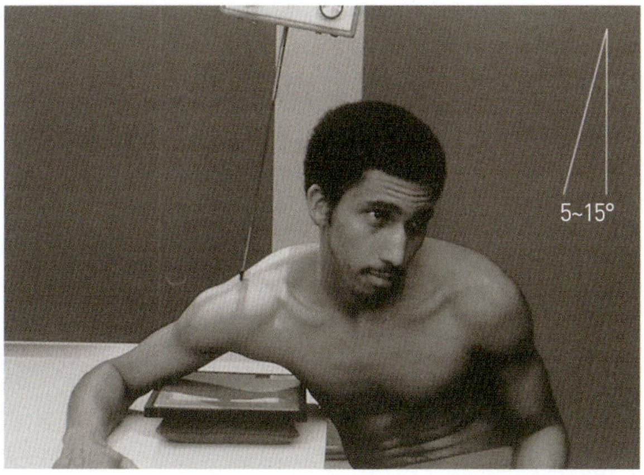

그림 3-15. 어깨관절(견관절) 상 · 하 축방향 검사

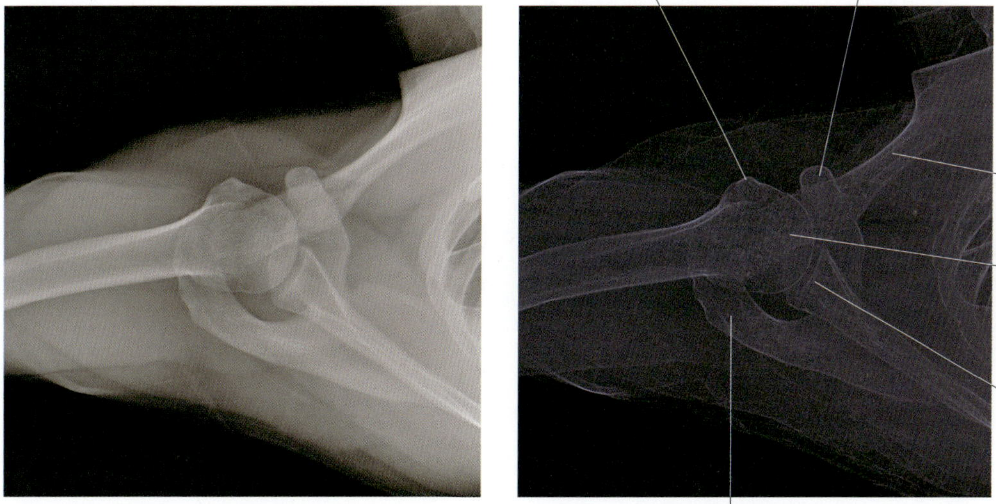

그림 3-16. 어깨관절(견관절) 상 · 하 축방향 검사영상

⑦ 하 · 상 축방향 검사(Inferosuperior Axial Projection); Clements Modification Method

1) 검사목적

어깨관절(견관절, glenohumeral joint)의 측방향 검사에 적용할 수 있다.

2) 검사방법

환자가 엎드린 자세나 바로 누운 자세를 할 수 없을 때에, 검사하지 않는 쪽을 아래로 옆으로 누운 자세(lateral recumbent position)로 검사한다.

환자의 엉덩부위(hip region)와 무릎을 구부린다. 검사쪽 팔(arm)을 90° 벌리고(외전하고) 천정을 향하게 한다.

상수용체(IR)를 어깨 윗면에 기대어 놓고 검사 반대쪽 팔로 잡게 하여 자세를 유지한다.

중심X선은 어깨의 겨드랑 중앙부(midaxillary region)를 지나게 하고, 정중관상면(midcoronal plane)에 수평으로 입사한다. 환자가 팔을 90°로 벌릴(외전할) 수 없을 때에는, 중심X선을 안쪽으로 5~15° 경사지게 입사한다.

X선 조사를 할 때에는 호흡을 정지시킨다.

- Clements RW:Adaptation of the technique for radiography of the glenohumeral joint in the lateral position, Radiol Technol 51:305, 1979.

참고 상수용체(IR)의 크기는 20×25 cm를 어깨의 윗면에 밀착하여 수직으로 세워 놓는다.

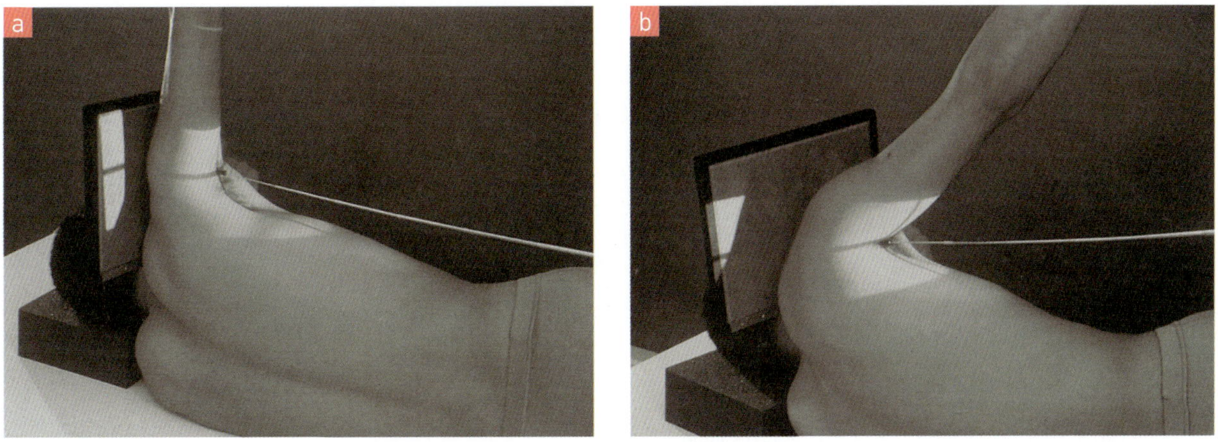

그림 3-17. 어깨관절(견관절) 하 · 상 축방향 검사, Clement Modification Method
a. 팔을 90° 외전한 경우, b. 팔을 부분적으로 외전한 경우

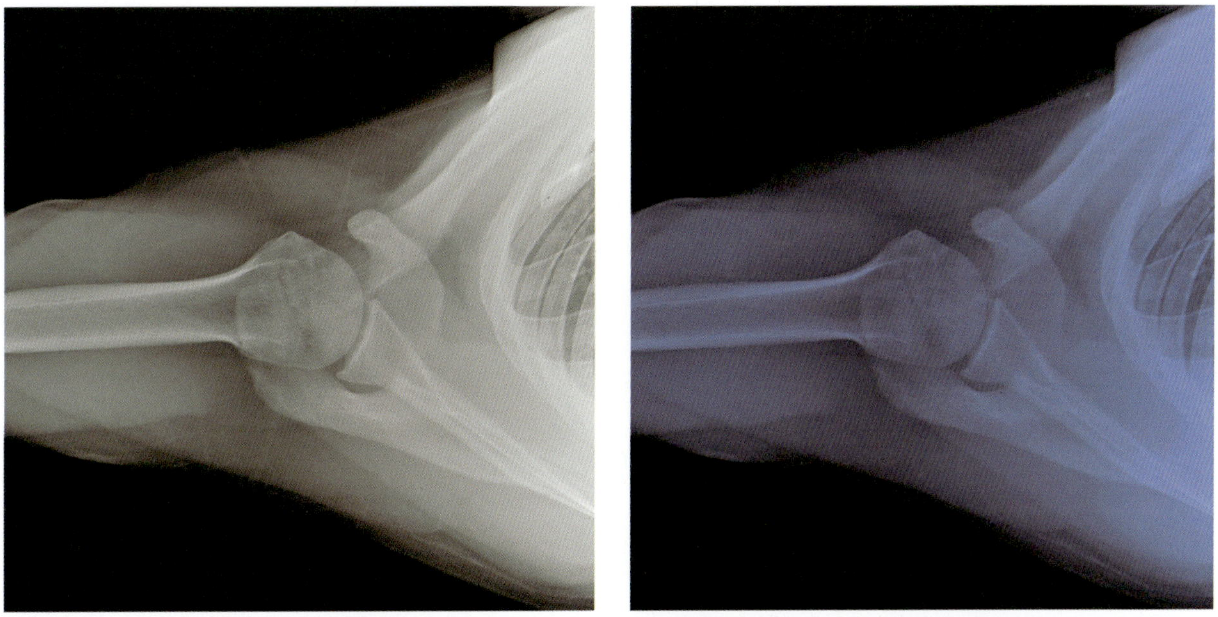

그림 3-18. 어깨관절(견관절) 하 · 상 축방향 검사영상, Clement Modification Method

8 하 · 상 축방향 검사(Inferosuperior Axial Projection); West Point Method

골절(fracture)이나 탈구(dislocation)가 의심되는 경우에는 팔을 회전시키지 말아야 한다.

1) 검사목적

어깨의 불안정성(instability)을 가진 환자에 있어서 접시오목(관절오목, 관절강, glenoid cavity) 앞아래 가장자리(anterior inferior rim)의 골성 이상(bony abnormalities)를 관찰할 수 있다. 위팔뼈머리(상완골두, humeral head)의 뒤외측을 포함하는 뒤쪽 결함(posterior defect)인 "Hill-Sachs defect"를 관찰할 수 있다.

2) 검사방법

환자를 엎드린 자세(prone position)로 조정하고, 검사쪽 어깨아래에 약 7.5 cm 받침대(pad)를 받친 후, 머리는 검사 반대쪽으로 돌려놓는다.

검사쪽 팔을 90° 외전하고, 아래팔(forearm)을 지지 목적으로 검사 테이블 모서리에 걸치게 한다.

상수용체(IR)의 모서리가 목(neck)에 밀착된 상태로, 상수용체(IR)를 어깨의 윗면에 기대어 수직으로 놓는다. 상수용체(IR)가 수직으로 세워져 있도록 받친다.

중심X선은 내측으로 25°, 수평으로부터 앞쪽으로 25°로 향하게 하고, 봉우리(견봉, acromion) 모서리에 대해서 밑으로 13 cm, 내측으로 3~4 cm 지점으로 입사하고 접시오목을 지나게 한다.

X선 조사를 할 때에는 호흡을 정지시킨다.

3) 영상평가

- 위팔뼈머리(상완골두, humeral head)는 부리돌기(오훼돌기, coracoid process)와 겹침 없이 나타나야 한다.
- 위팔뼈머리와 접시오목(관절오목) 사이의 관절이 선명하게 나타나야 하며, 봉우리는 위팔뼈머리의 뒷부분과 겹쳐져 보여야 한다.
- 어깨관절(견관절, shoulder joint)이 선명하게 나타나야 한다.

참고 상수용체(IR)의 크기는 20×25 cm를 가로로 놓고, IR을 어깨의 윗면에 밀착하여 수직으로 세워 놓는다.

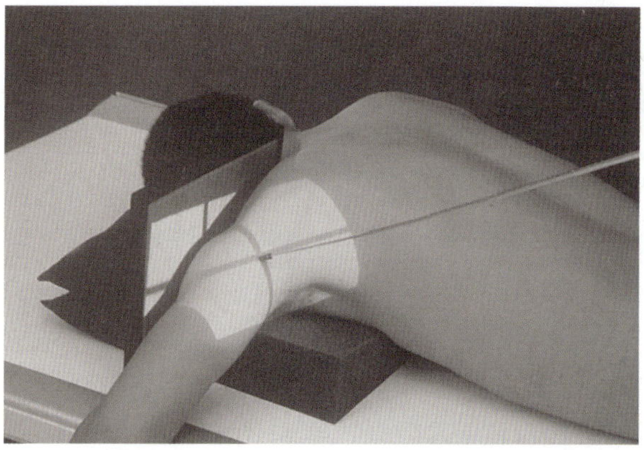

그림 3-19. 어깨관절(견관절) 하 · 상 축방향 검사, West Point Method

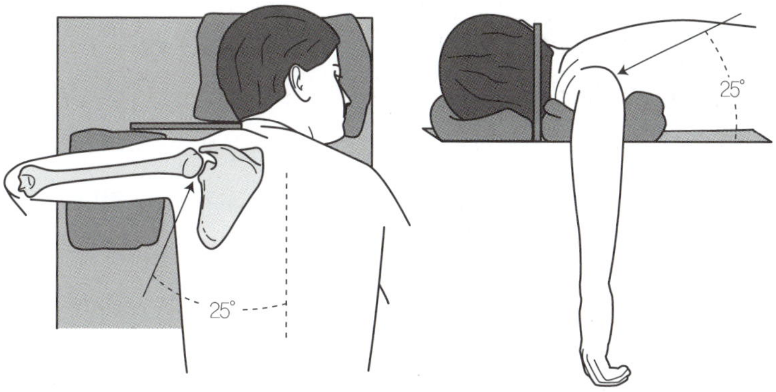

그림 3-20. West Point Method에서 중심X선의 방향

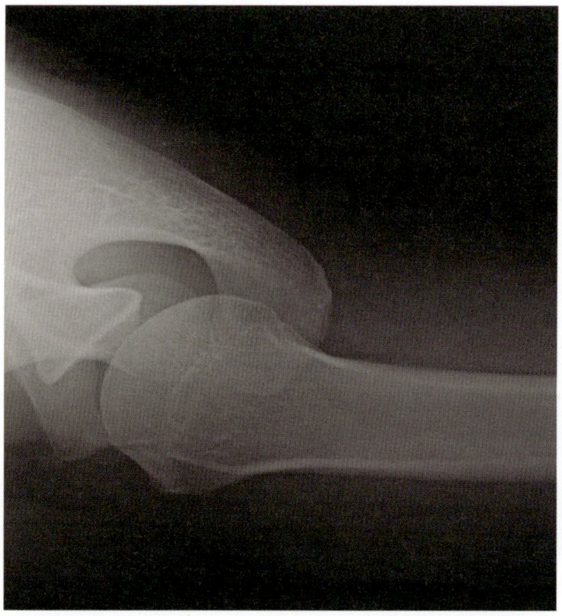

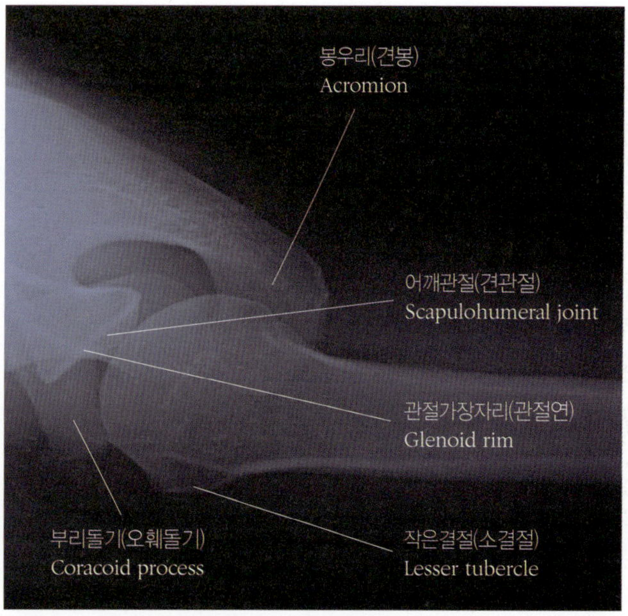

그림 3-21. 어깨관절(견관절) 하 · 상 축방향 검사영상, West Point Method

9 어깨뼈(견갑골) Y자세(후전 사방향 검사; PA Oblique Projection) (Scapular Y Projection)

골절(fracture)이나 탈구(dislocation)가 의심되는 경우에는 팔을 회전시키지 말아야 한다.

1) 검사목적

어깨의 사측방향 검사영상(oblique lateral view)으로 어깨뼈(견갑골, scapula)의 측면상에 몸쪽 위팔뼈(근위 상완골, proximal humerus)가 겹치는 검사영상과 위팔뼈머리(상완골두, humeral head)와 접시오목(관절강, glenoid cavity)의 관계를 관찰할 수 있다.

2) 검사방법

선 자세(erect position) 또는 옆으로 누운 자세(recumbent position)로 하고, 환자를 상수용체(IR) 쪽으로 회전시켜 어깨뼈의 측면검사과 같이 전사방향 자세(anterior oblique position)가 되도록 한다. 보통 환자는 60° 후전 사방향 자세가 된다(측면으로부터는 30°).

상수용체(IR)끝을 어깨 끝으로부터 5 cm 위에 위치하도록 조절하고, 몸쪽 위팔뼈의 중앙을 상수용체(IR)의 중앙선에 맞춘다. 몸쪽 위팔뼈가 갈비뼈(늑골, rib)와 겹치지 않도록 팔을 조금 외전시킨다. 팔은 자연스런 자세가 되도록 돌려서는 안 된다.

중심X선은 상수용체(IR)에 수직으로 어깨관절(어깨 끝으로부터 약 5 cm 아래)을 향하여 입사시킨다.

X선 조사 중에 호흡은 멈춘다.

환자의 상처가 심하여 선 자세나 검사 테이블 위에서 후전 사방향 자세로 할 수 없는 경우에는 상처가 있는 어깨를 들어 올리는 전후 사방향 자세(AP oblique position)로 한다. 그러나 이 검사는 확대로 인하여 영상의 선명도가 떨어지게 된다.

3) 영상평가

- 어깨뼈몸통(견갑골체, scapular body)이 갈비뼈와 겹침 없이 나타나야 하고, 봉우리(견봉, acromion)와 부리돌기(오훼돌기, coracoid process)가 "Y"자의 윗가지로 거의 대칭으로 나타나야 한다.
- 위팔뼈(상완골, humerus)가 탈구되지 않은 경우에는 어깨뼈몸통의 얇은 위끝부분의 상이 몸쪽 위팔뼈의 중앙부와 겹쳐야 한다.
- 전방탈구에서는 몸쪽 위팔뼈가 어깨뼈몸통 안에 보인다.
- 환자를 고정하고 적당한 조건으로 검사하면 위팔뼈를 통하여 어깨뼈몸통의 윤곽이 포함된 어깨뼈의 측면상이 "Y"자로 잘 보이게 된다. 갈비뼈, 어깨뼈와 위팔뼈의 가장자리가 분명하고 선명하게 나타난다.
- 환자의 성명을 포함하여 좌 · 우 표시(R 또는 L)가 위팔뼈와 겹치지 않도록 가쪽 가장자리에 보여야 한다.

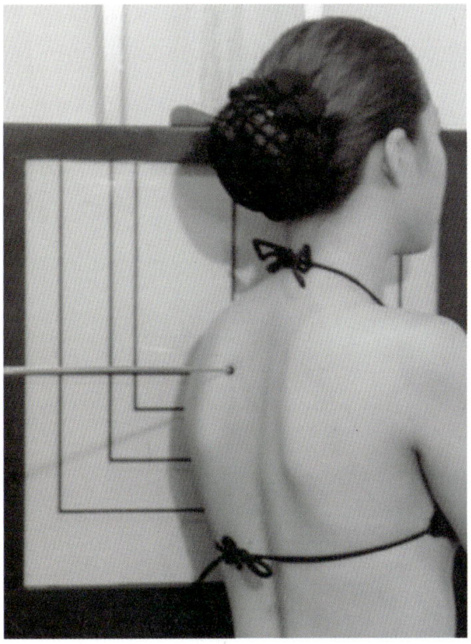

그림 3-22. 어깨뼈(견갑골) 후전 사방향 검사

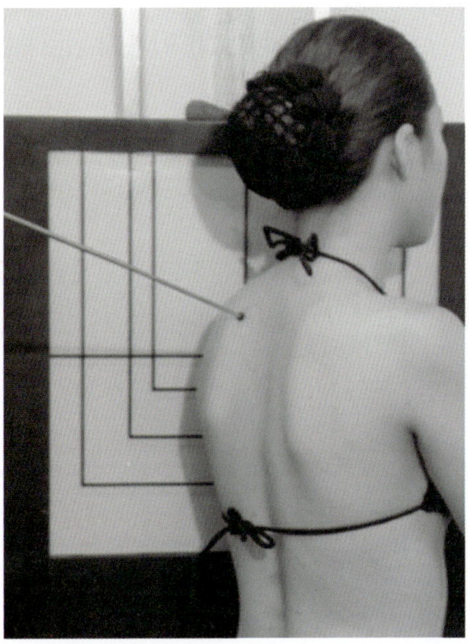

그림 3-23. 어깨뼈(견갑골) 윗부분 외부를 향한 검사
(중심X선은 다리쪽으로 10~15°)

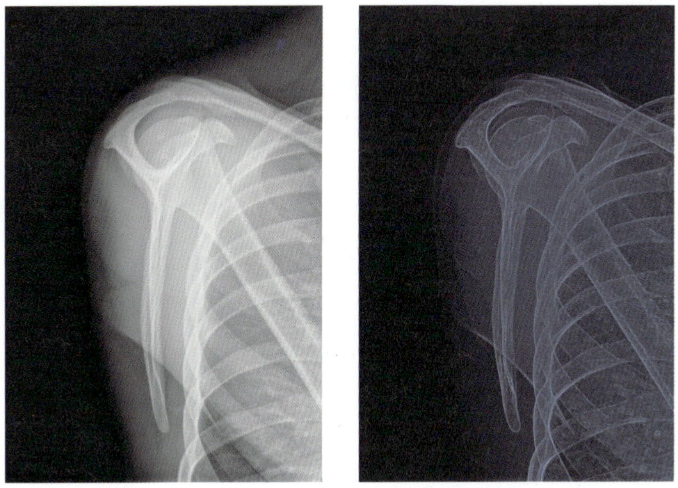

그림 3-24. 어깨뼈(견갑골) 후전 사방향 검사영상(정상)

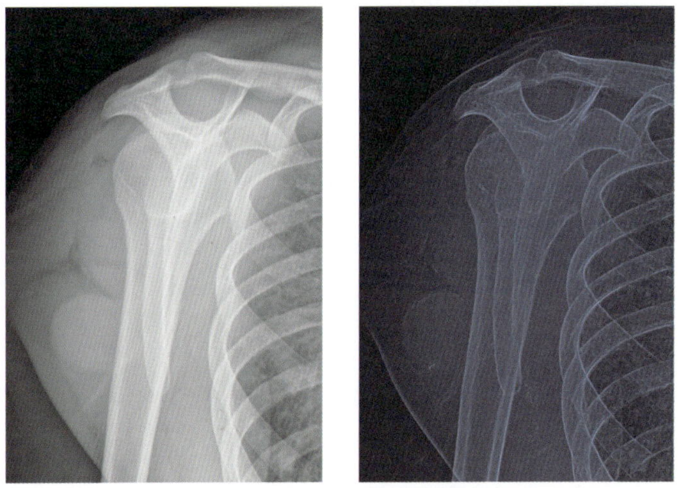

그림 3-25. 어깨뼈(견갑골) 윗부분 외부를 향한 검사영상

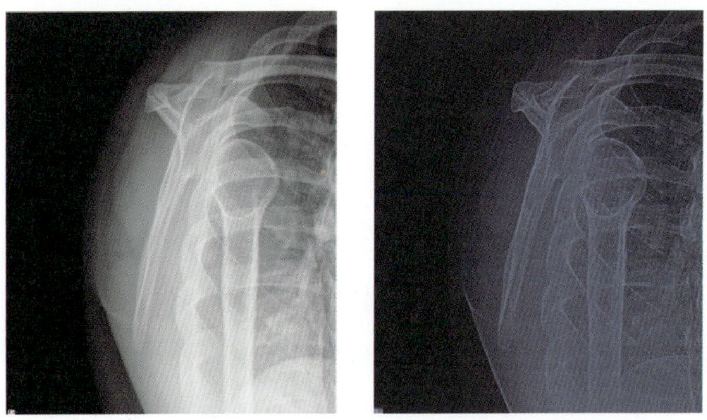

그림 3-26. 어깨뼈(견갑골) 후전 사방향 검사영상(앞쪽으로 탈구)

⑩ 흉곽을 통한 측방향 검사(Transthoracic Latral Projection); Lawrence Method

1) 검사목적

몸쪽 위팔뼈(근위 상완골, proximal humerus)의 골절과 탈구된 측면영상과 어깨관절(견관절, glenohumeral joint)의 관계가 잘 나타난다.

2) 검사방법

선 자세(erect position) 또는 바로 누운 자세(supine position)로 한다.

환자의 검사쪽을 상수용체(IR)면에 위치시키고 위팔뼈(상완골, humerus)를 상수용체(IR)의 중앙선과 일직선이 되게 한다.

위팔뼈가 등뼈(흉추, thoracic spine)또는, 복장뼈(흉골, sternum)와 겹치지 않도록 흉곽은 바른 측면 자세이어야 한다.

환자의 검사쪽 팔은 자연스런(neutral rotation)자세로 하고 가능한 어깨는 내리고 반대쪽 팔을 들어올려 손은 머리위에 얹어 놓는다. 어깨는 검사쪽 어깨와 겹치는 것을 방지하기 위해 가능한 한 많이 들어 올린다. 이때 상수용체(IR)끝은 어깨 끝으로부터 약 7 cm 위에 위치하도록 한다.

중심X선은 상수용체(IR)에 수직으로 흉곽을 통해 위팔뼈 외과목(외과경, surgical neck)을 향하여 입사시킨다.

만약 환자가 어깨 상처가 심하여 반대쪽 팔과 어깨를 충분히 들어올릴 수 없어 어깨의 겹침을 방지할 수 없는 경우에는 중심X선을 머리쪽으로 10~15° 향하게 한다.

호흡방법은 환자의 협력이 가능할 때 선택한다. 즉 환자는 검사쪽 손과 어깨의 움직임이 없이 조용히 짧고 얕은 호흡이 요구된다. 이 방법은 갈비뼈(늑골, rib)와 폐 구조 음영을 흐리게 함으로써 몸쪽 위팔뼈를 가장 잘 나타나게 할 수 있다.

골절과 탈구의 가능성이 있는 경우에는 팔은 회전해서는 안되며, 이것은 팔의 회전이 없는 전후방향 검사에 대하여 결국 90°(직각) 몸쪽 위팔뼈 검사가 된다. 골절된 팔을 무리하게 회전하면 골절된 위팔뼈머리(상완골두, humeral head)와 외과목이 이탈되게 된다.

3) 영상평가

- 위팔뼈의 몸쪽 1/2, 어깨관절이 반대쪽 어깨와 겹침 없이 나타나야 하고, 몸쪽 위팔뼈의 윤곽이 등뼈와 복장뼈 사이 중앙에 분명하게 보여야 한다. 올바른 호흡방법을 했을 경우에 갈비뼈와 폐 구조는 흐리게 나타나야 한다.
- 위팔뼈머리와 어깨뼈(견갑골, scapula)의 접시오목(관절강, glenoid cavity) 사이 관계가 잘 나타나야 하며, 위팔뼈머리의 전반적인 윤곽과 위팔뼈의 몸쪽 1/2이 보이도록 적당한 검사 조건으로 검사해야 한다.
- 위팔뼈의 골절이나 탈구의 가능성이 있는 경우, 팔이 원래의 자세를 유지하기 때문에 위팔뼈의 정측면상을 얻을 수 없다. 그러나 무리한 회전 없이 전후방향 검사에 대하여 90° 또는 직각인 영상을 나타낸다.

- Lawrence WS:A method of obtaining an accurate lateral roentgenogram of the shoulder joint, AJR 5:193, 1918.

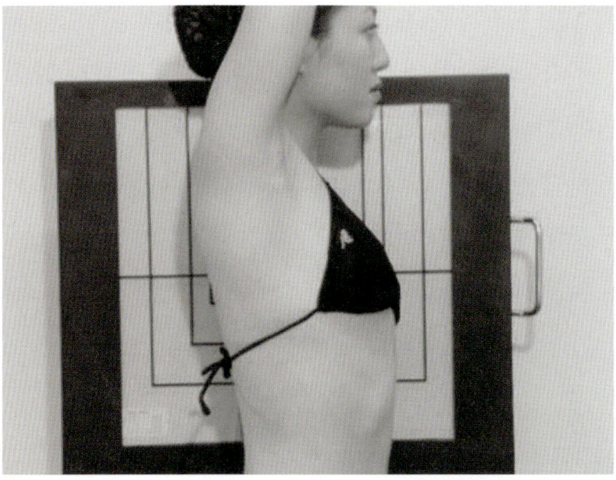

그림 3-27. 선 자세에서 흉곽을 통한 어깨(견부) 측방향 검사 (왼쪽 측방향 검사)

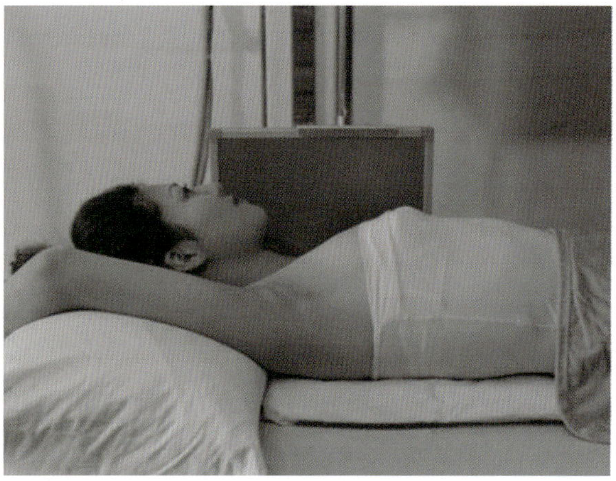

그림 3-28. 바로 누운 자세에서 흉곽을 통한 어깨(견부) 측방향 검사(왼쪽 측방향 검사)

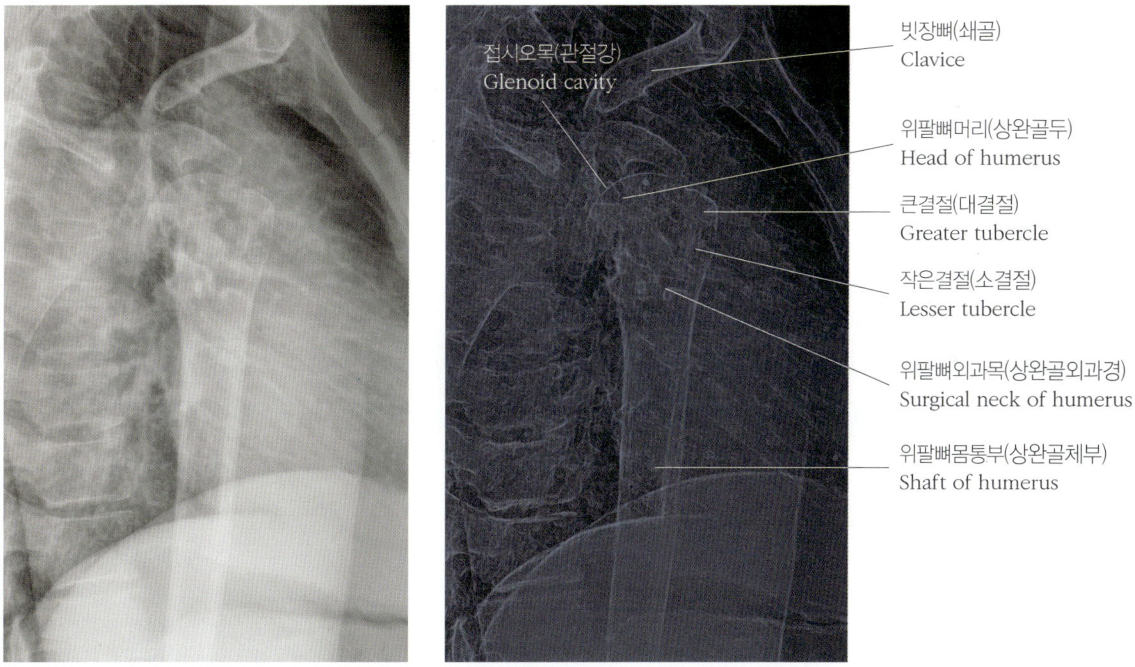

그림 3-29. 흉곽을 통한 어깨(견부) 측방향 검사영상

⑪ 몸쪽 위팔뼈(근위 상완골) 전후 축방향 검사 Proximal Humerus AP Axial Projection; Stryker Notch Method

1) 검사목적

어깨의 탈구(dislocation of shoulder)는 흔히 위팔뼈머리(상완골두, humeral head)의 뒤외측을 포함하는 뒤쪽 결함(posterior defect)에 의해서 생긴다. 이 결함을 이른바 "Hill-Sachs defect"라고 부르는데, 전통적인 X선검사법으로 나타나지 않는다.

이것을 개선하고자, 어깨 탈구의 원인을 규명하는데 유용한 검사법으로 Hall, Isaac, Booth 등은 Stryker의 제안에 따라 "Notch Projection"을 고안하였다.

2) 검사방법

검사 테이블 위에 바로 누운 자세(supine position)로 한다.

검사쪽 어깨의 부리돌기(오훼돌기, coracoid process)를 검사 테이블의 중앙에 놓고, 환자에게 팔을 대략 90°로 구부리고 머리위에 손가락이 놓이게 손을 머리에 얹게 한다(이 손 자세는 위팔뼈를 약간 모음 자세로 놓이게 한다).

위팔뼈몸통(상완골체, humeral body)은 정중면(midsagittal plane)과 평행을 이루도록 수직으로 놓이게 조정한다.

중심X선은 부리돌기를 향하여 머리쪽으로 10° 입사시킨다.

X선 조사를 할 때에는 호흡을 멈춘다.

3) 영상평가

- 부리돌기와 빗장뼈(쇄골, clavicle)는 겹쳐져 보여야 한다.
- 위팔뼈 장축(long axis)과 몸통부의 장축이 일렬 정렬이 되어야 한다.
- 위팔뼈머리의 뼈 미세구조(bony trabeculation)가 선명하게 나타나야 한다.

참고 상수용체(IR)의 크기는 25×30 cm

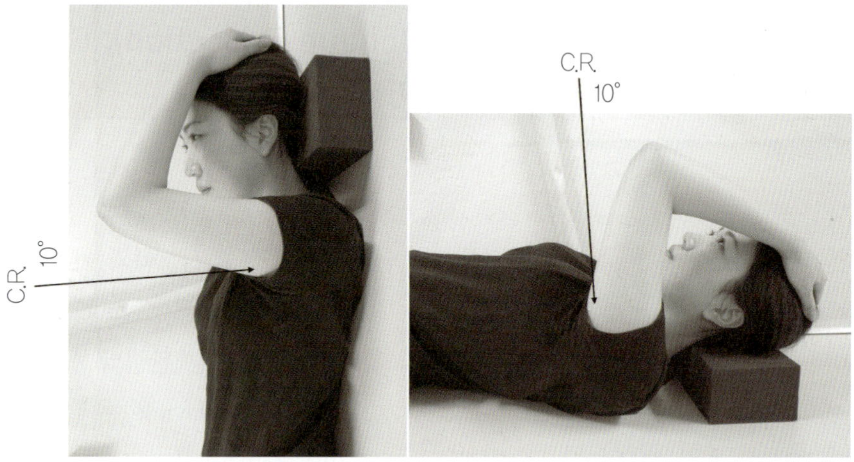

그림 3-30. 몸쪽 위팔뼈(근위 상완골) 전후 축방향 검사, Stryker Notch Method

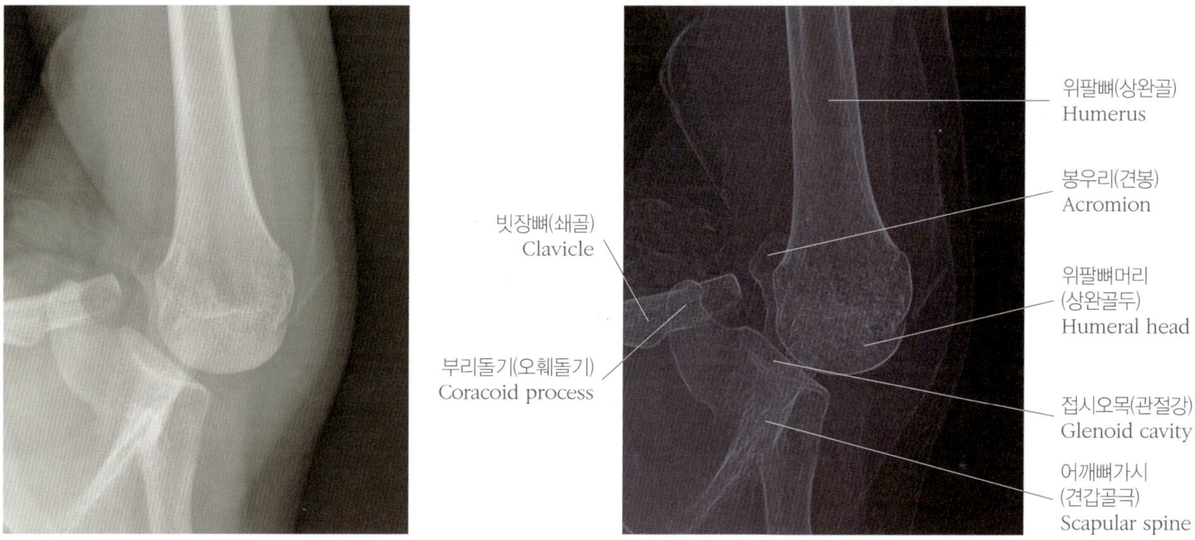

그림 3-31. 몸쪽 위팔뼈(근위 상완골) 전후 축방향 검사영상, Stryker Notch Method

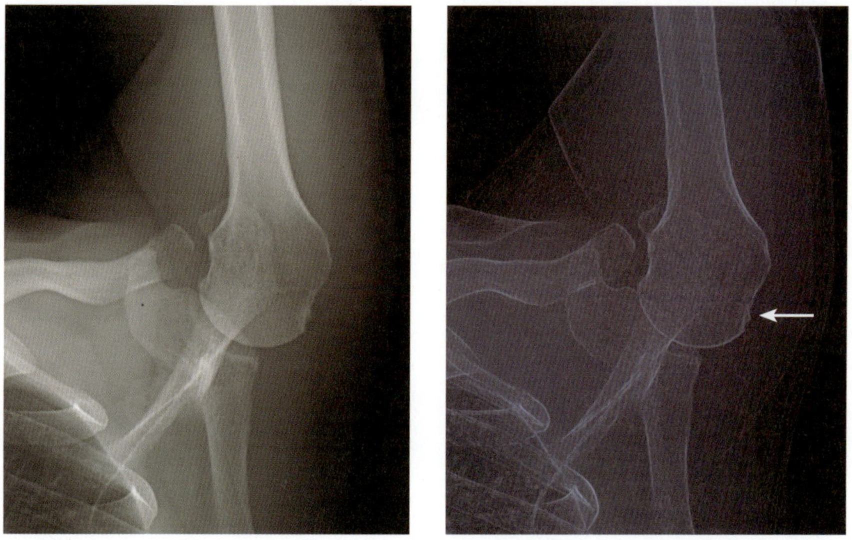

그림 3-32. 몸쪽 위팔뼈(근위 상완골) 전후 축방향 검사영상, Stryker Notch Method(화살표: 작은 Hill-Sachs defect)

⑫ 어깨 사방향 검사(Shoulder Apical Oblique Projection); Garth Method (전후 사방향 자세; AP Oblique Projection)

1) 검사목적

위팔뼈머리(상완골두, humeral head), 접시오목(관절강, glenoid cavity)과 어깨뼈머리(견갑골두, scapular head))와 어깨뼈목(견갑골경, scapular neck)이 잘 나타난다. 어깨관절(견관절, glenohumeral joint)의 탈구(특히, 후방 탈구), 접시골절(관절탈골, glenoid fracture), Hill-Sachs 결손 그리고 연부조직의 석회화가 의심되는 환자에게 적합한 검사이며, 또한 심각한 어깨의 외상환자에게 권장되는 X선 검사법이다.

2) 검사방법

선 자세(erect position) 또는 바로 누운 자세(supine position)로 한 후, 검사쪽으로 몸을 45° 회전시키고 검사쪽 어깨 뒷면을 상수용체(IR)에 댄다.

어깨관절을 향하는 45°로 중심X선이 상수용체(IR)의 중앙에 입사되도록 상수용체(IR)를 조정한다. 검사쪽 팔굽(elbow)을 굽혀 손바닥을 아래로 하여 반대쪽 어깨에 놓고, 중심X선은 어깨관절의 안쪽 약 2.5 cm 지점을 향하여 다리쪽으로 45°로 입사한다.

조사야 안에 옆면과 윗쪽의 연부조직이 포함되어야 하고, 환자의 호흡은 X선 조사중에 멈추도록 한다.

3) 영상평가

- 위팔뼈머리, 접시오목과 어깨뼈머리와 어깨뼈목이 부리돌기(오훼돌기, coracoid process)만 제외하고 겹침 없이 어깨관절의 중앙부에 나타나야 한다.
- 빗장뼈(쇄골, clavicle)는 굽은 모양으로 왜곡되게 보여야 하며, 봉우리(견봉, acromion)와 봉우리빗장관절(견쇄관절, acromioclavicular joint)은 위팔뼈머리 위에 나타나야 한다.
- 위팔뼈(상완골, humerus)의 후방탈구의 경우, 위팔뼈머리가 접시오목 위 또는 머리쪽에 나타나고, 전방탈구의 경우에는 아래 또는 다리쪽에 나타난다.
- X선 조사야의 중앙에 어깨뼈(견갑골, scapula)의 가쪽각(외측각, lateral angle or head)이 놓여야 한다.
- 환자의 움직임이 없는 적당한 검사조건으로 검사하면 어깨뼈 가장자리와 뼈 미세구조(trabecular) 흔적이 선명하게 나타난다. 정확하게 검사하면 어깨뼈가시(견갑극, scapular spine)와 부리돌기의 윤곽이 잘 나타나며, 연부조직의 석회화가 상세하게 보이게 된다.
- 환자의 성명을 포함한 정보기록은 명확하여야 하며, 좌 · 우 표시(R 또는 L)가 위팔뼈와 겹치지 않도록 바깥쪽 가장자리에 보여야 한다.

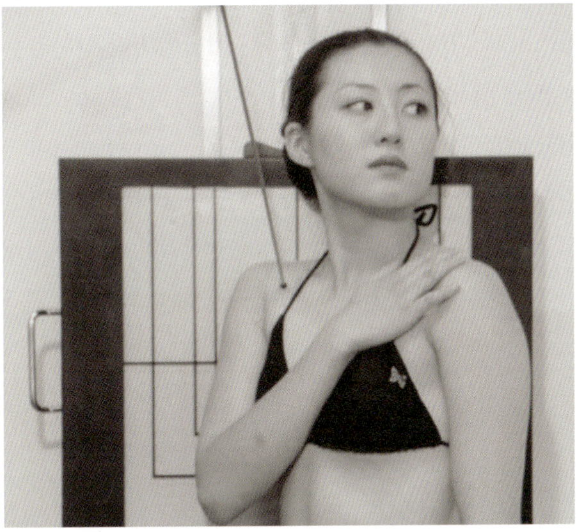

그림 3-33. 폐꼭대기(폐첨) 사방향 검사(선 자세)

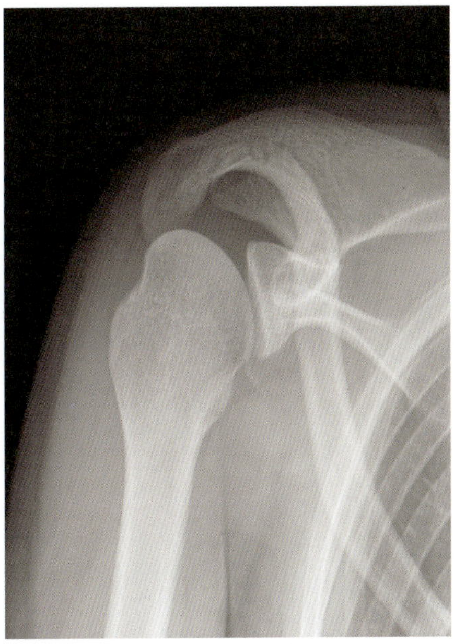

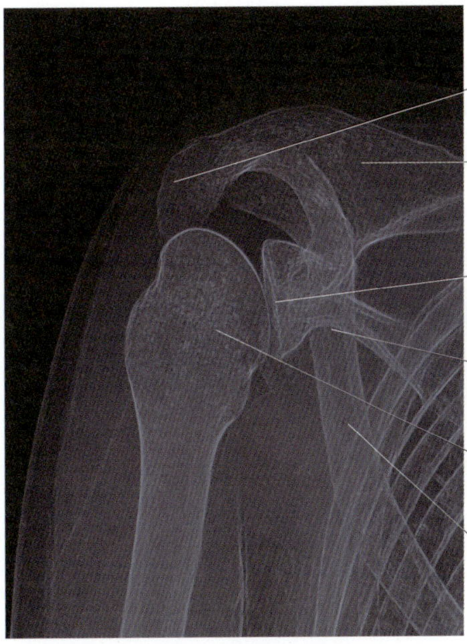

그림 3-34. 폐꼭대기(폐첨) 사방향 검사영상

⑬ 접시오목(관절오목) Glenoid Cavity–전후 사방향 검사 AP Oblique Projection; Apple Method, RPO or LPO Position

1) 검사목적

어깨관절(견관절, glenohumeral joint)를 관찰할 수 있다. 이 검사법은 Grashey method와 비슷하지만, 어깨관절에서 관절연골(articular cartilage)의 감소를 나타내기 위해서 무게를 든 벌림(외전; weighted abduction)을 이용한다.

2) 검사방법

환자는 앉은 자세(seated position) 또는 선 자세(upright position)로 한다.

상수용체(IR)의 중앙에 어깨관절을 놓고, 몸을 검사쪽을 향하여 35~45° 정도 회전한다.

검사쪽 어깨 뒷면을 상수용체(IR)에 밀착시킨다.

어깨뼈(견갑골, scapula)는 상수용체(IR)면과 평행으로 놓는다.

환자의 손에 0.5 kg 정도의 물건을 들게 하여, 검사쪽 어깨를 중간 자세(neutral position)로 조정한다.

무게를 든 팔이 정중선(midline)과 90°로 벌림 자세(외전; abduction)가 되게 한다.

중심X선은 부리돌기(오훼돌기, coracoid process)를 향하여 상수용체(IR)에 수직으로 입사시킨다.

환자의 움직임을 피하고자, 환자가 팔을 벌림 자세(외전; abduction)하기 전 미리 X선 조사조건을 설정하여 둔다.

X선 조사를 할 때에는 호흡을 멈춘다.

3) 영상평가

- 위팔뼈머리(상완골두, humeral head)와 접시돌기(관절돌기, glenoid process) 사이 관절공간(관절강, joint space)이 열려 보여야 한다.
- 접시돌기가 반측면상(profile)으로 보여야 한다.
- 팔이 90° 벌림(외전)된 상태로 되어야 한다.
- 어깨관절의 연부조직(soft tissue)이 선명하게 보여야 한다.

• Apple A, Pedowitz R, Speer K:The weighted abduction Grashey shoulder method, Radiol Techonol 69:151, 1997.

참고 상수용체(IR)의 크기는 25×30 cm

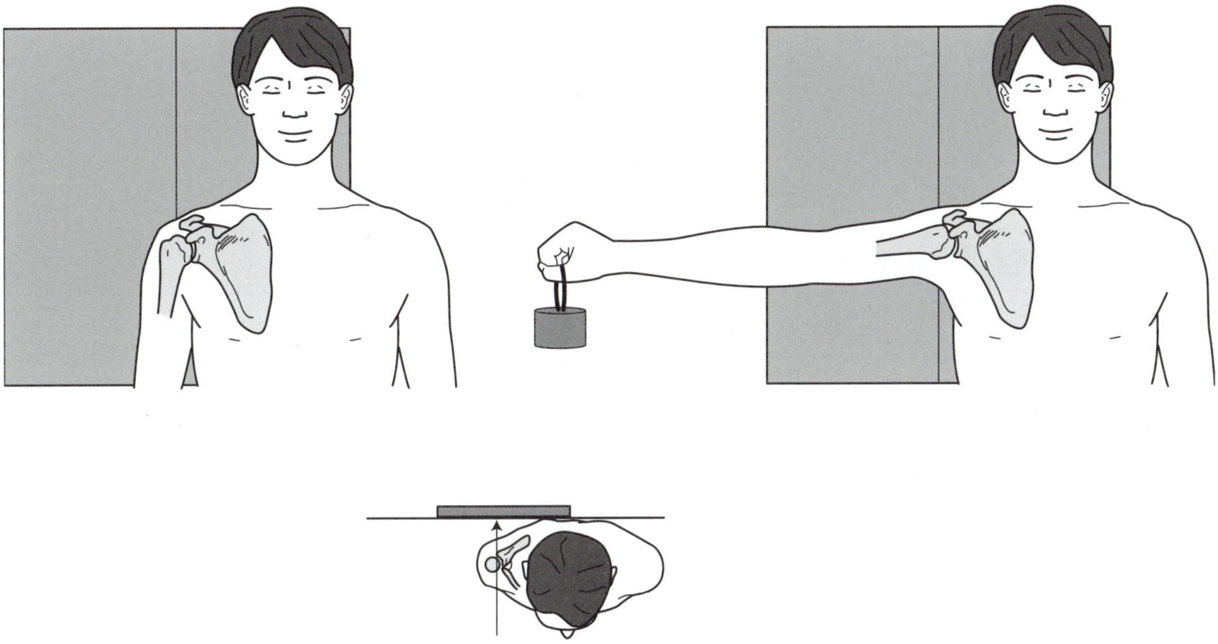

그림 3-35. 어깨관절(견관절) 전후 사방향 검사, Apple Method

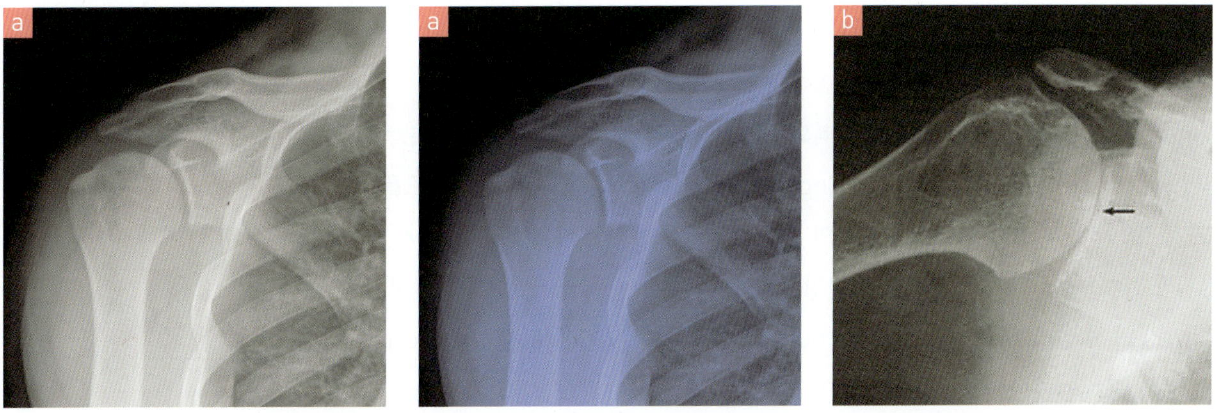

그림 3-36. a: 어깨관절(견관절) 전후 사방향 검사영상, Grashey Method(정상 어깨관절 관절강이 보인다)
b: 어깨관절(견관절) 전후 사방향 검사영상, Apple Method(어깨관절의 관절연골의 감소: 화살표가 보인다)

02 빗장뼈(쇄골) Clavicle

1 전후방향 검사(AP Projection)

1) 검사목적

봉우리빗장관절(견쇄관절, acromioclavicular joint)과 복장빗장관절(흉쇄관절, sternoclavicular joint)이 포함된 빗장뼈(쇄골, clavicle)의 골절과 탈구를 관찰할 수 있다.

2) 검사방법

환자는 선 자세(erect position) 또는 바로 누운 자세(supine position)로 하고, 턱을 들어 앞쪽을 똑바로 바라본다. 선 자세 또는 바로 누운 자세로 전후방향(AP)검사의 경우에는 몸의 회전이 없어야 하며, 어깨 뒷면이 상수용체(IR) 또는 검사 테이블 위에 밀착되도록 한다. 중심X선이 머리쪽으로 향하는 것을 고려하여 상수용체(IR) 중앙에 빗장뼈의 중심을 맞춘다. 빗장뼈는 목아래패임(경절흔, jugular notch)의 가쪽 및 어깨 위의 봉우리빗장관절의 가쪽 부분(외측부)과 함께 쉽게 촉지할 수 있다. 변형시킨 일어선 자세에서의 후전방향 검사(PA projection)의 경우에는 빗장뼈 부위에 심한 외상이나 고통이 있는 환자의 경우에는 골절편이 변위되거나 추가적인 손상의 가능성을 방지하기 위해 엎드린 자세를 해서는 안 되지만 그 외의 환자는 신체가 회전되지 않도록 하여 앞쪽 어깨를 상수용체(IR)에 기대도록 하고 턱을 들어 검사 반대쪽으로 돌린다. 빗장뼈 중앙부를 다리쪽으로 향하는 중심X선의 각도를 고려하여 상수용체(IR) 중심에 맞춘다. 중심X선은 빗장뼈 중앙에, 전후방향(AP)검사에서는 머리쪽으로 10~20°, 후전방향(PA) 검사에서는 다리쪽으로 5~15°로 입사한다.

마른 환자는 15°, 보통 환자는 10° 그리고 어깨가 두꺼운 환자는 5°가 되게 중심X선을 입사한다.

선 자세 또는 바로 누운 자세에서 전후방향 검사가 환자에게 쉽기 때문에 후전방향 검사보다 많이 사용된다. 후전방향 검사는 어깨가 굽거나 척추후만증(kyphosis) 환자에게 권고되며, 만약 피사체-영상면 사이 거리(OID)가 감소될 수 있는 조건이라면 상의 확대가 감소되고 선명도가 증가된다.

전후 또는 후전 축방향 검사(AP or PA Axial Projection)
중심X선의 각도를 머리쪽(전후방향 검사) 또는 다리쪽(후전방향 검사)으로 25~30°로 증가하면 빗장뼈의 왜곡은 더 증가하지만 추가적인 검사로 빗장뼈가 어깨뼈(견갑골, scapula)와 흉곽 위에 중복되는 정도가 감소되어 나타난다.

3) 영상평가

- 콜리메이터 경계면 안에 봉우리빗장관절과 복장빗장관절이 포함되는 빗장뼈 전체가 나타나야 한다.
- 중심X선의 각도가 정확하면 왜곡이 적은 어깨뼈

(견갑골, scapula)의 봉우리(견봉, acromion) 바로 위에 먼쪽 빗장뼈(원위 쇄골, distal clavicle)가 나타난다. 빗장뼈와 겹치는 어깨뼈 상각(superior angle)의 적은 부분만이 빗장뼈와 겹치게 된다. 빗장뼈 안쪽 부분은 첫째 갈비뼈(늑골, rib) 및 둘째 갈비뼈와 겹치게 나타난다.

- 적당한 검사조건으로 검사하면 원위 빗장뼈와 봉우리빗장관절은 과대농도로 나타나지 않는다. 안쪽 빗장뼈(내측 쇄골, medial clavicle) 가장자리와 복장빗장관절은 흉곽을 통하여 보인다.

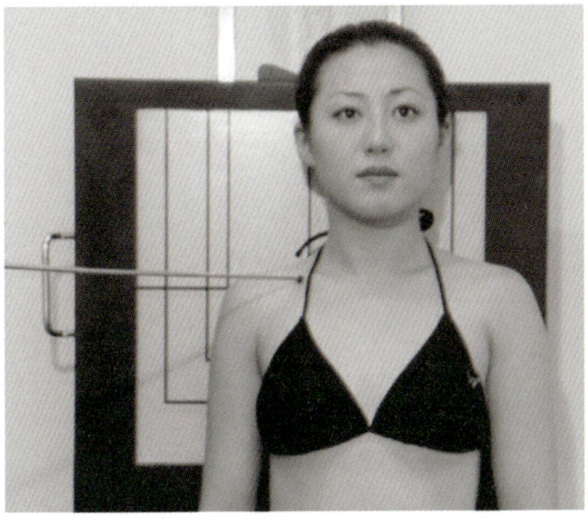

그림 3-37. 빗장뼈(쇄골) 전후방향 검사

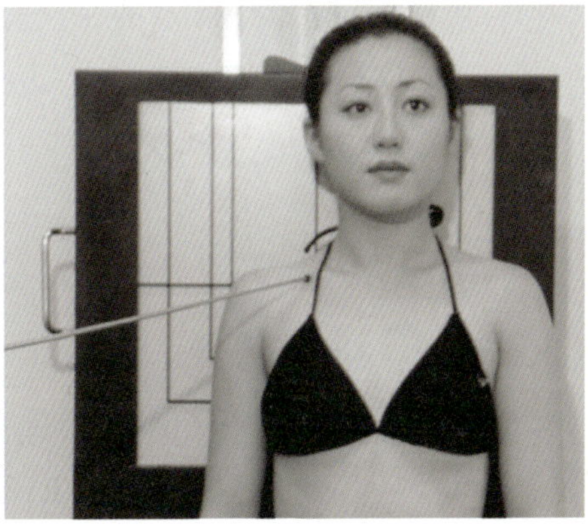

그림 3-38. 빗장뼈(쇄골) 전후축방향 검사

a 중심X선을 0°로 입사한 검사영상

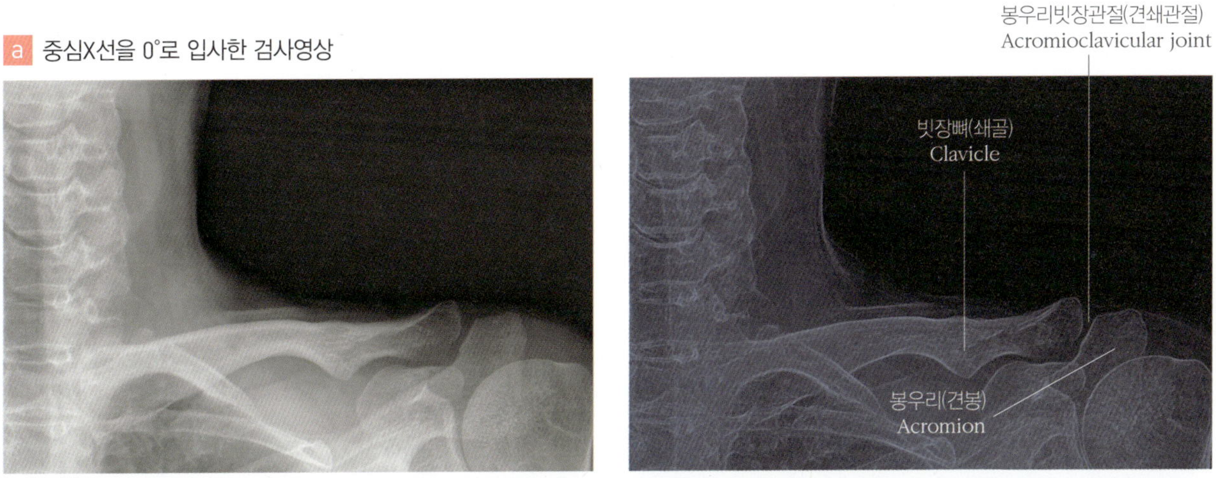

b 중심X선을 머리쪽 30°로 입사한 검사영상

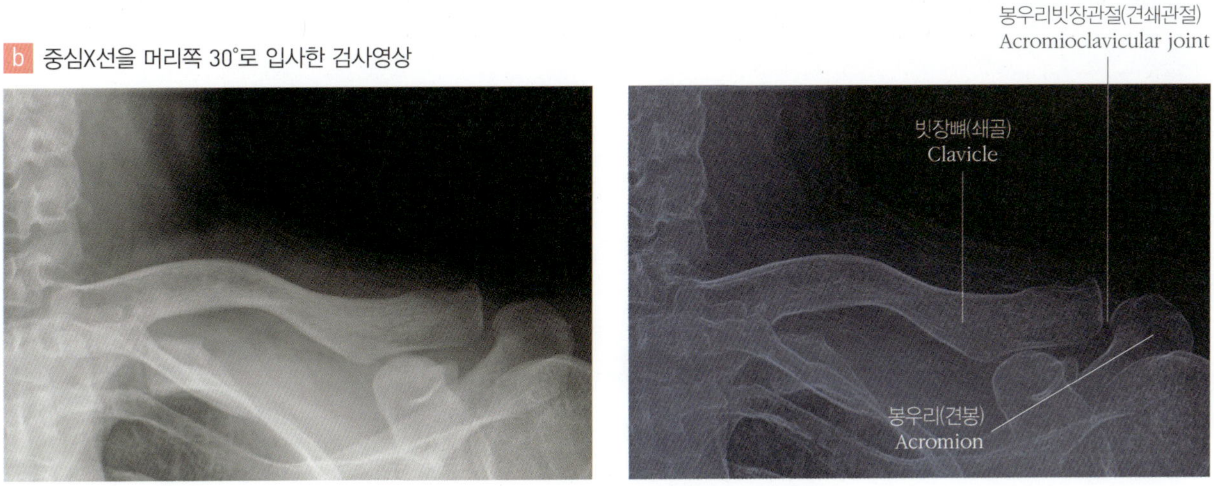

그림 3-39. 빗장뼈(쇄골) 전후방향 검사영상

2 후전방향 검사(PA Projection)

1) 검사목적

빗장뼈(쇄골, clavicle)가 상수용체(image receptor)에 밀착되어 전후방향 검사(AP Projection)보다 OID(피사체-영상면 사이 거리)가 감소되므로, 영상의 선예도(detail)가 향상된 영상을 얻을 수 있다.

2) 검사방법

환자는 일반적으로 X선관 방향과 반대로 돌아서는 선 자세(standing position)로 한다. 또는 검사 테이블 위에 엎드린 자세(prone position)로 한다.

중심X선은 빗장뼈 몸통부 중앙(midshaft)에 수직으로 입사시킨다.

환자에 대한 불필요한 X선 피폭을 줄이기 위하여 엄정하게 X선속 조절(collimation)을 해야 한다.

3) 영상평가

- 영상의 평가기준은 빗장뼈 전후방향 검사(Clavicle AP Projection)와 같다.

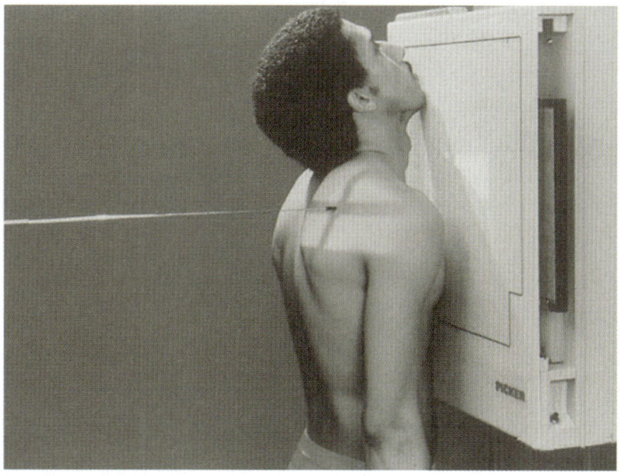

그림 3-40. 빗장뼈(쇄골) 후전방향 검사

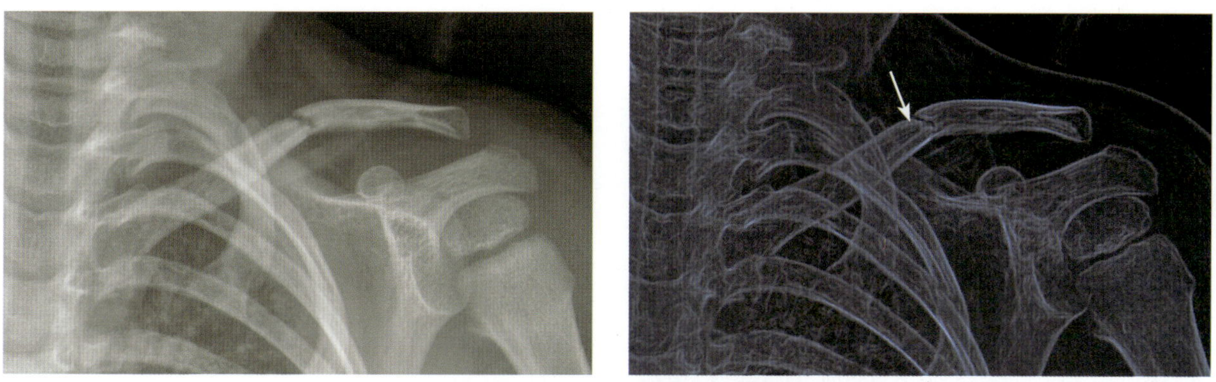

그림 3-41. 빗장뼈(쇄골) 후전방향 검사영상(화살표: 골절)

❸ 전후 축방향 검사(AP Axial Projection)–Lordotic Position

1) 검사목적

갈비뼈(늑골, ribs) 위에 투영된 빗장뼈(쇄골, Clavicle)의 축방향 검사영상을 얻을 수 있다.

2) 검사방법

환자는 X선관을 마주보고 수직 격자장치(vertical grid device)에서 한 발 앞에 서거나 앉은 자세(stand or seated position)로 한다.

대체적인 방법으로, 환자가 설 수 없거나 척추전만 자세(lordotic position)를 할 수 없을 경우에는 검사 테이블 위에 바로 누운 자세로 한다.

〈선 척추전만 자세(Standing lordotic position)〉

중심X선의 경사각도를 판단하기 위하여 환자를 일시적으로 척추전만 자세로 하고, 장비를 조정하면서 환자의 자세를 다시 보정한다.

심한 척추전만 자세가 되도록 환자를 뒤쪽으로 기울이고, 수직 격자장치(vertical grid device)에 어깨와 목을 기대어 목이 굽힘자세가 되도록 조정하여, 상수용체(IR)의 중앙에 빗장뼈를 놓는다. 중심X선의 경사각도는 선 척추전만 자세에서 0~15°로 조정한다.

〈바로 누운 자세(Supine position)〉

상수용체(IR)의 중앙에 빗장뼈를 놓는다.

중심X선은 빗장뼈의 몸통부 중앙(midshaft)으로 입사시킨다.

중심X선을 머리쪽을 향해 경사지게 입사할 수 있으며, 몸통(torso)의 장축으로부터 변화시킬 수 있다.

마른 체격의 환자는 어깨뼈(견갑골, scapula) 및 갈비뼈와 겹치지 않게 나타내기 위해서 보다 더 큰 각도가 필요하다.

중심X선의 경사 각도는 선 척추전만 자세에서 0~15°, 바로 누운 자세에서 15~30° 정도가 권장된다.

X선 조사를 할 때에는 빗장뼈가 보다 위쪽에 놓이게 깊은 들숨(full inspiration) 후에 멈춘다.

3) 영상평가

- 어깨뼈와 갈비뼈 위에 투영된 빗장뼈 대부분이 보여야 한다.
- 빗장뼈의 안쪽끝(medial end)은 첫째, 둘째 갈비뼈와 겹쳐서 보인다.
- 빗장뼈는 수평으로 보여야 한다.
- 빗장뼈와 함께 봉우리빗장관절(견봉쇄골관절, acromioclavicular joint)과 복장빗장관절(흉골쇄골관절, sternoclavicular joint)도 보여야 한다.

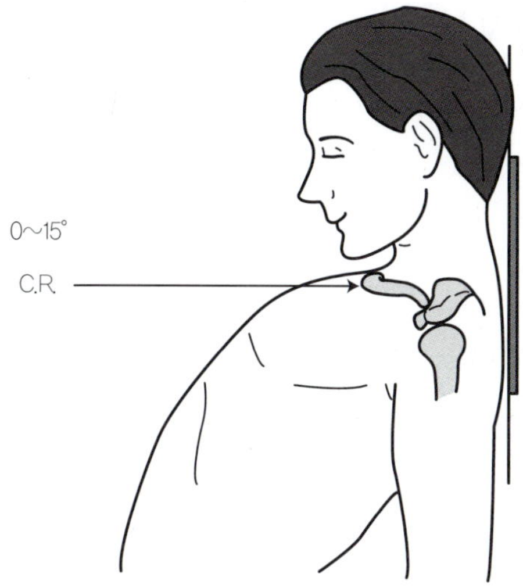

그림 3-42. 빗장뼈(쇄골) 전후 축방향 검사, 척추전만 자세

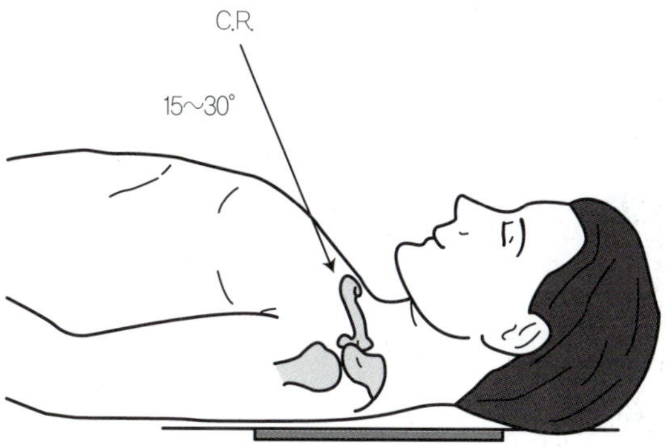

그림 3-43. 빗장뼈(쇄골) 전후 축방향 검사, 바로 누운 자세

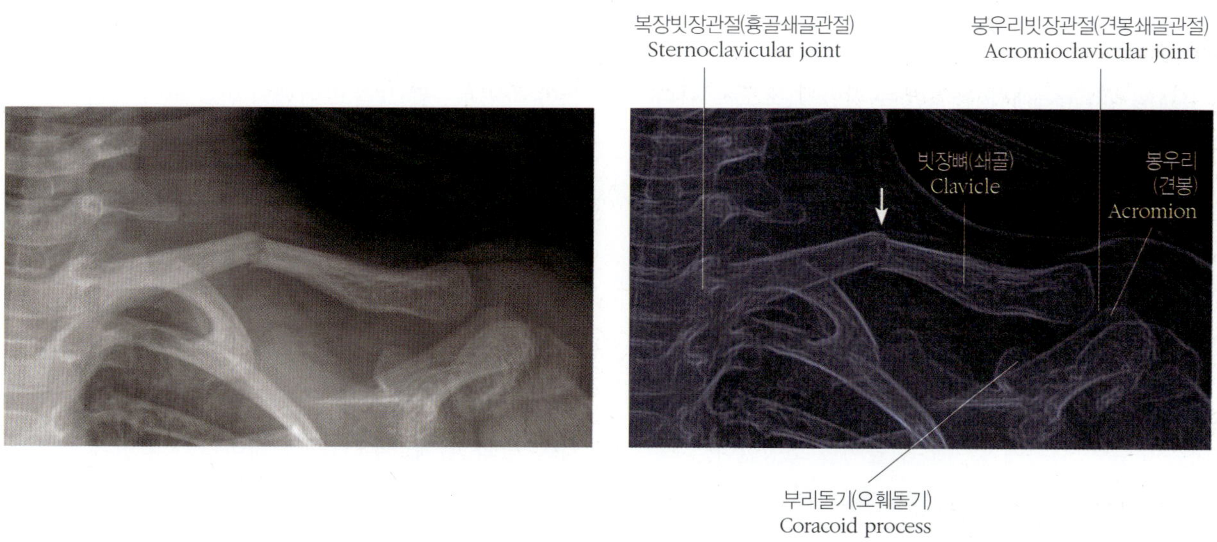

그림 3-44. 빗장뼈(쇄골) 전후 축방향 검사영상(세 살 어린이, 화살표: 골절)

03 봉우리빗장관절(견쇄관절)

Acromioclavicular(AC) Joints

1 전후방향 검사(AP Projection) (양쪽–중압, 비중압: Bilateral–with and without weights); Pearson Method

1) 검사목적

중압(with stress)과 비중압(without stress)의 비교를 위한 양쪽 봉우리빗장관절(견쇄관절, acromioclavicular joint) 공간(space)과 봉우리빗장관절 분리증(separation)이 잘 관찰된다.

2) 검사방법

환자는 상수용체(IR)에 어깨 뒷부분을 대고 선 자세(erect position)로 한 다음, 체중을 양 발에 똑같이 나눠 양쪽 어깨가 동일한 수평면에 오도록 한다. 양 팔은 좌 · 우에 자연스럽게 놓도록 조정하고 어깨나 골반의 회전 없이 똑바로 앞쪽을 쳐다보게 한다(환자의 상태에 따라 앉은 자세에서 검사할 수 있다).

양쪽 봉우리빗장관절이 중압(with weights) 검사와 비중압(without weights) 검사에서 조사야 안에 있어야 한다. 상수용체(IR) 중앙에 양쪽 봉우리빗장관절이 같은 위치에 놓이도록 높이를 조정한다.

중심X선은 양쪽 봉우리빗장관절 사이의 중앙(목아래패임 위 4 cm 지점)을 향하여 상수용체(IR)에 수직으로 입사한다. X선관 영상면 사이 거리(SID)는 180 cm로 한다. 조사야의 윗쪽 경계면을 어깨의 연부조직 가장자리 윗쪽으로 조절한다.

X선 조사 중에 환자의 호흡은 멈춘다.

중압(Weights)

무게를 들지 않은 조건에서 1차 X선검사 후에 상수용체(IR)를 교환한 다음, 최소한 4.5~6.5 kg 물체를 양쪽 손목에 묶는다. 그리고 양쪽 어깨의 힘을 빼고 손목에 매달린 물체를 양쪽 팔과 어깨에서 서서히 떨어뜨린다. 양쪽 손목에는 똑같은 무게의 물체를 사용해야 하고(근육질의 환자는 더 무거운 물체가 요구된다), 환자는 손으로 물체를 붙잡고 있어서는 안 된다. 봉우리빗장관절 분리증을 확정하기 위해서는 물체는 손목에 묶어야 하며 손, 팔 그리고 어깨의 힘을 빼야 한다.

변형 바로 누운 자세(Alternate Supine Position)

만약 환자가 바로 누운 자세로 하면 다음과 같은 조건이 요구된다. 환자의 양쪽 손목에 가늘고 긴 끈을 묶고 무릎을 약간 굴곡시킨 환자의 발주위에 놓은 후 천천히 양쪽 어깨로부터 발쪽으로 잡아 당긴다. 이때 양쪽 팔과 어깨로부터 끈을 잡아당기는 일은 보조자가 행한다(추가적인 손상을 방지하여야 한다).

3) 영상평가

- 조사야 안에 양쪽 봉우리빗장관절과 빗장뼈(쇄골, clavicle) 전체 그리고 복장빗장관절(흉쇄관절, sternoclavicular joint)들이 동시에 검사된 1장 또

는 분리된 2장의 사진이 나타난다.

- 구조물의 회전 없이 척추 양쪽에 봉우리빗장관절이 대칭으로 같은 수평면에 놓여야 한다. 사진농도가 과도하지 않고 봉우리빗장관절과 연부조직이 선명하게 보이도록 움직임이 없이 가장 적절한 조건으로 검사해야 한다.

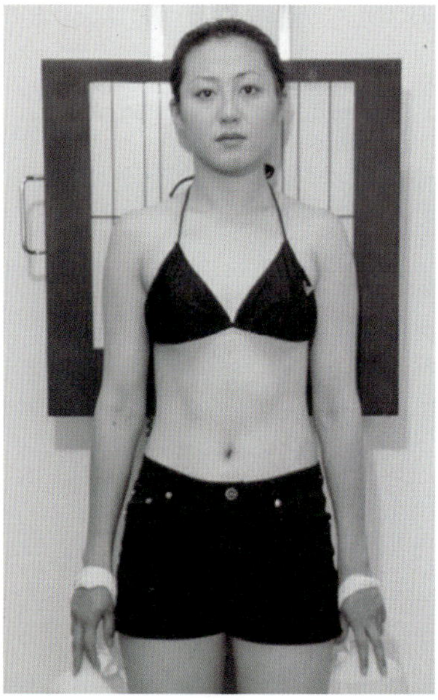

그림 3-45. 무거운 물건을 들고 있게 한 봉우리빗장관절(견쇄관절) 전후방향 검사(여성의 경우: 3.5~4.5 kg)

- 좌 · 우 표시(R 또는 L)와 중압(stress and non-stress)표시가 주요 해부학적 구조들과 겹치지 않도록 나타나야 하며, 환자의 성명 등의 표시가 뚜렷하고 분명하게 보여야 한다.

참고 상수용체(IR)크기는 17×43 cm 또는 35×43 cm를 가로방향으로 위치시킨다. 그러나 어깨가 더 넓은 경우에는 20×25 cm 상수용체(IR)를 2매 나란히 가로방향으로 놓고 양쪽 봉우리빗장관절이 포함되도록 하여 1회로 검사한다. 어깨의 두께가 두꺼운 환자의 경우에는 격자를 이용한다.

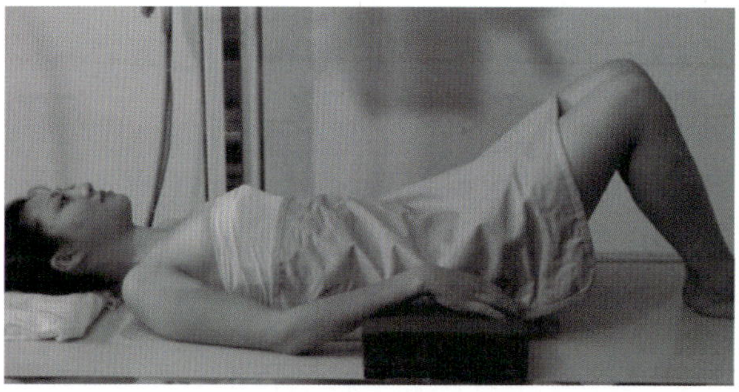

그림 3-46. 어깨(견부) 내전위 전후방향 검사

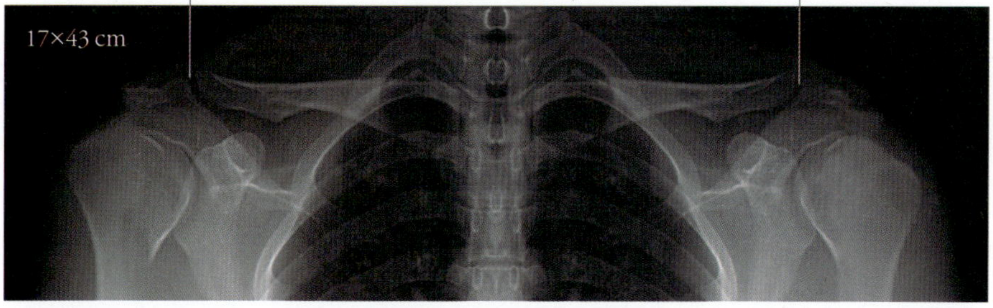

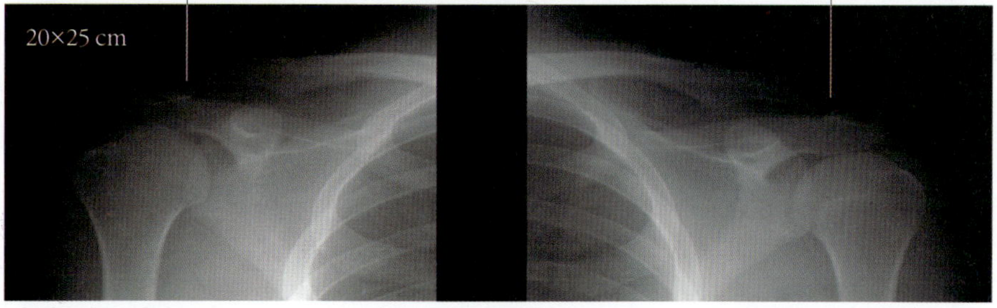

그림 3-47. 봉우리빗장관절(견쇄관절)의 전후방향 검사영상(1매의 상수용체를 사용한 경우와 2매의 상수용체를 사용하여 동시에 검사 한 경우)

❷ 후전 축사방향 검사(PA Axial Oblique Projection); Alexander Method, RAO or LAO Position

1) 검사목적

봉우리빗장관절(견봉쇄골관절, acromioclavicular joint)과 어깨뼈들(bones of shoulder)의 관계를 관찰할 수 있다.

2) 검사방법

환자는 상수용체(IR)를 마주보고 서거나 앉은 자세(stand or seated position)로 한다.

검사쪽 손을 검사 반대쪽 겨드랑(axilla)아래에 놓는다.

어깨뼈(견갑골, scapula)가 상수용체(IR)에 대해 수직으로 놓이게, 관상중앙면(midcoronal plane)을 IR에 대해 45~60°를 이루도록 환자를 회전한다.

상수용체의 중앙선에 봉우리빗장관절이 놓이도록 환자 자세를 조정한다.

X선 노출하기 직전에, 팔은 가슴을 건너 견고하게 끌어당겨진 상태로 검사쪽 어깨를 상수용체(IR)에 기대어 놓는다. 이때, 어깨뼈와 봉우리빗장관절은 측면자세(lateral position)로 놓이게 된다.

중심X선은 발쪽으로 15° 봉우리빗장관절을 통해서 입사시킨다.

X선 조사를 할 때에는 호흡을 멈춘다.

3) 영상평가

- 봉우리빗장관절이 반측면상으로 보여야 한다.
- 연부조직(soft tissue)과 함께 봉우리빗장관절이 과도한 사진농도가 아닌 상태로 보여야 한다.

- Alexander OM:Radiography of the acromioclavicular articulation, Med Radiogr Photogr 30:34, 1954.

참고 상수용체(IR)의 크기는 20×25 cm를 세로방향으로 놓는다.

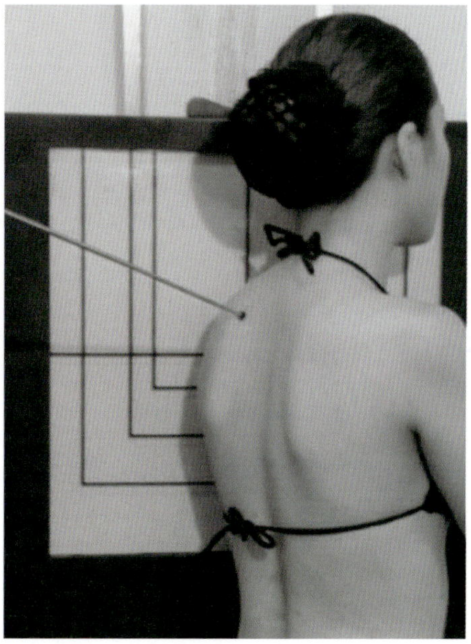

그림 3-48. 봉우리빗장관절(견봉쇄골관절) 후전 축사방향 검사, Alexander Method

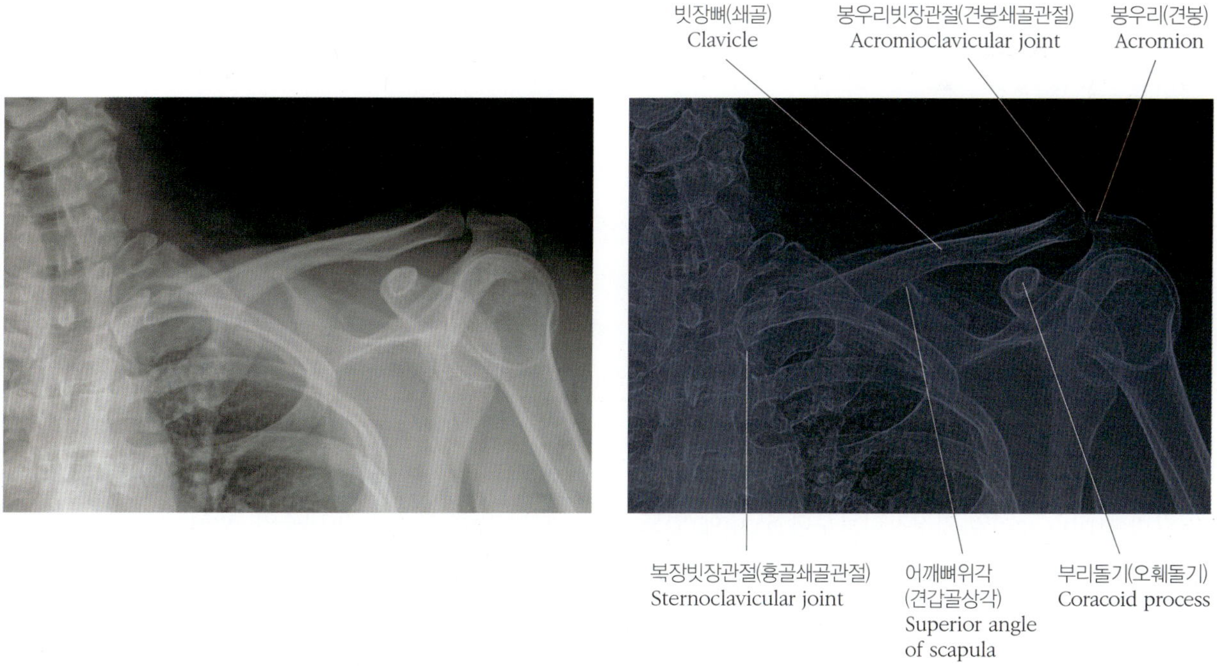

그림 3-49. 봉우리빗장관절(견봉쇄골관절) 후전 축사방향 검사영상, Alexander Method

04 어깨뼈(견갑골) Scapula

1 전후방향 검사(AP Projection)

1) 검사목적

어깨뼈(견갑골, scapula)의 정면상과 골절, 갈비뼈(늑골, rib)와 겹치지 않는 가쪽 가장자리(외측연, lateral border)를 잘 관찰할 수 있다.

2) 검사방법

선 자세(erect position) 또는 바로 누운 자세(supine position)로 한다. 선 자세가 환자에게는 더 편안하다.

환자는 흉곽의 회전 없이 어깨 뒷면이 검사 테이블이나 상수용체(IR)에 직접 밀착되도록 한다.

흉곽이 검사쪽으로 회전되면 어깨뼈는 바른 정면자세(true frontal position)가 되나 갈비뼈와 겹침이 크게 된다.

부리돌기(오훼돌기, coracoid process) 아래 5 cm 위치의 어깨뼈 가운데 부위가 상수용체(IR) 중앙에 위치한다(상수용체 윗면이 어깨 위쪽 약 5 cm, 옆면이 갈비뼈(rib cage)옆 가장자리로부터 5 cm에 있도록 한다).

팔을 서서히 90° 벌리고 손바닥이 뒤침(회외, supination)되게 한다(벌림(외전)을 하게 되면 어깨뼈가 가쪽으로 이동하게 되어 흉곽 구조들과 겹치지 않고 더 뚜렷해진다).

중심X선은 상수용체(IR)에 수직으로 어깨뼈의 가운데(부리돌기 아래쪽 5 cm 지점)를 향하여 입사시킨다.

호흡방법은 환자의 협력이 가능할 때에 선택하며, 환자에게 검사할 손과 어깨의 움직임이 없이 조용히 짧고 얕은 온화한 호흡(quiet breathing)을 해야 한다.

3) 영상평가

- 어깨뼈 전체가 보여야 한다(호흡방법을 사용하면 흐려진 흉곽 구조들을 통하여 어깨뼈의 약 1/2이 보인다).
- 부리돌기 아래쪽 5 cm 지점이 조사야의 중심에 보여야 하며, 어깨뼈의 가쪽부(외측부)전체가 갈비뼈와 폐에 겹쳐 보이지 않아야 한다.
- 어깨뼈 가쪽부의 뼈 미세구조(trabecular) 흔적과 뼈 가장자리가 보이는 조건으로 검사해야 한다.
- 어깨뼈 안쪽부는 과대농도가 되어서는 안 되며, 어깨뼈 안쪽 가장자리(내측연, vertebral border of scapula)의 뼈 가장자리가 폐야를 통하여 나타나야 한다.

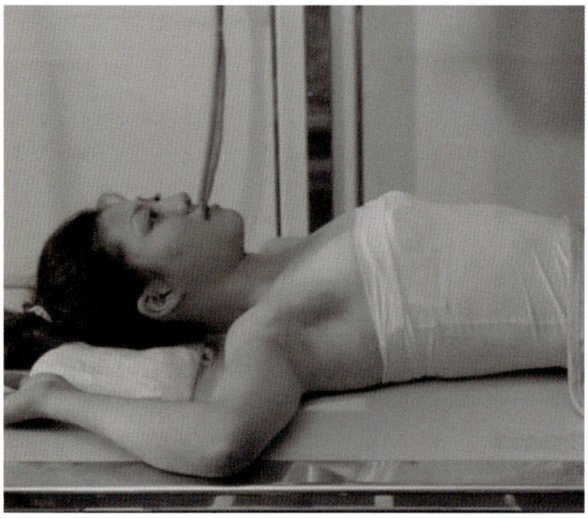

그림 3-50. 어깨뼈(견갑골) 전후방향 검사(바로 누운 자세)

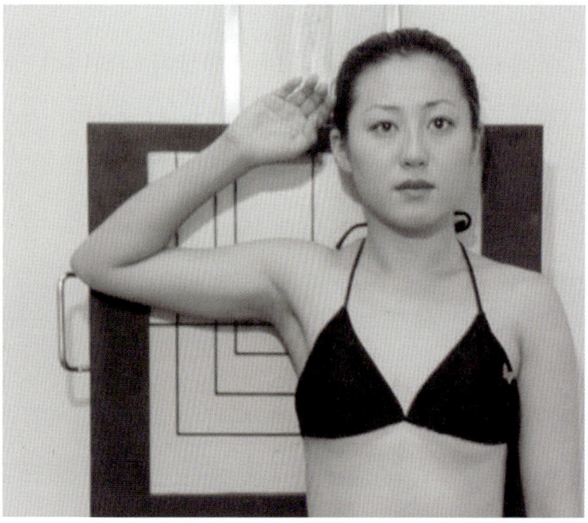

그림 3-51. 어깨뼈(견갑골) 전후방향 검사(선 자세)

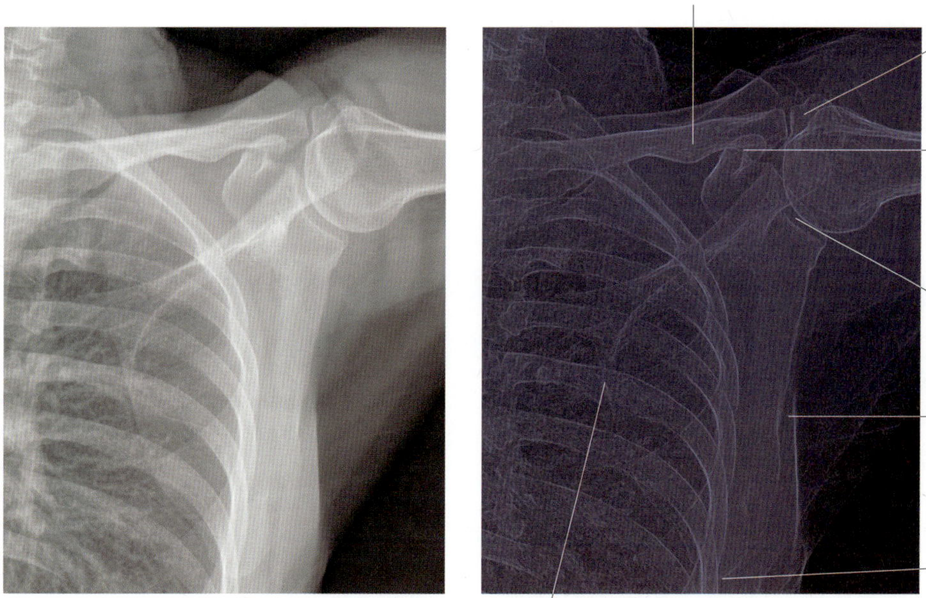

그림 3-52. 어깨뼈(견갑골) 전후방향 검사영상

❷ 측방향 검사(Lateral Projection)—RAO or LAO position

1) 검사목적

어깨뼈(견갑골, scapula)의 측면상이 나타나며, 어깨뼈몸통(견갑골체, scapular body)의 골절이 가장 잘 보인다.

2) 검사방법

환자를 선 자세(erect position) 또는 옆으로 누운 자세(lateral recumbent position)로 조정한다(환자의 자세가 허락된다면, 선 자세가 환자에게는 더 편안하다. 옆으로 누운 자세로도 똑같이 할 수 있으나 환자에게는 더 고통스럽고 불안정하다).

환자의 팔을 가슴 앞면을 가로질러 반대쪽 어깨를 잡게 한다(어깨뼈 전체가 잘 나타난다). 또는 환자의 검사쪽 팔을 떨어뜨려 팔굽(elbow)을 구부리고 팔을 약간 벌려(외전) 등허리에 놓게 한다. 봉우리(견봉, acromion)와 부리돌기(오훼돌기, coracoid process)가 가장 잘 나타난다.

어깨뼈 가장자리를 손으로 만져 어깨뼈가 바른 측면 자세(true lateral position)가 될 때까지 환자를 회전시킨다(어깨뼈의 뒤쪽 평편한 면이 상수용체(IR)에 수직이 되어야 한다). 보통 환자는 측면자세로부터 30~45° 회전하게 된다(후전 사방향 자세에서는 50~60°가 된다).

상수용체(IR) 중앙에 어깨뼈가 위치하도록 조정하고 상수용체(IR) 위 끝이 어깨 끝 위쪽 5 cm 지점에 놓여야 한다.

중심X선은 상수용체(IR)에 수직으로 어깨뼈 내측연 중앙을 향하여 입사시키고 X선조사중에 호흡은 멈춘다.

환자가 검사에 협조할 수 있는 상태라면 반대로 전후 사방향 자세(posterior oblique position)로 해도 무방하다. 검사쪽 어깨가 상수용체(IR)로부터 거리가 증가하게 되면 약간 상의 확대현상과 선명도가 저하된다.

3) 영상평가

- 조사야 안에 측면상의 어깨뼈 전체가 보여야 하며, 안쪽 가장자리와 가쪽 가장자리(내측연과 외측연, vertebral and lateral borders)가 겹쳐져야 한다.
- 어깨뼈몸통이 반측면상으로 보이며 갈비뼈(늑골, rib)와 겹쳐서는 안되고 위팔뼈(상완골, humerus)가 어깨뼈의 관심부위와 가능한 한 적게 겹쳐야 한다.
- 어깨뼈 아래각(하각, inferior angle) 부위가 적절한 사진농도로 어깨뼈 전체가 보일 수 있는 조건으로 검사해야 한다. 봉우리와 부리돌기의 뼈 가장자리가 위팔뼈머리(상완골두, humeral head)를 통하여 보여야 한다.

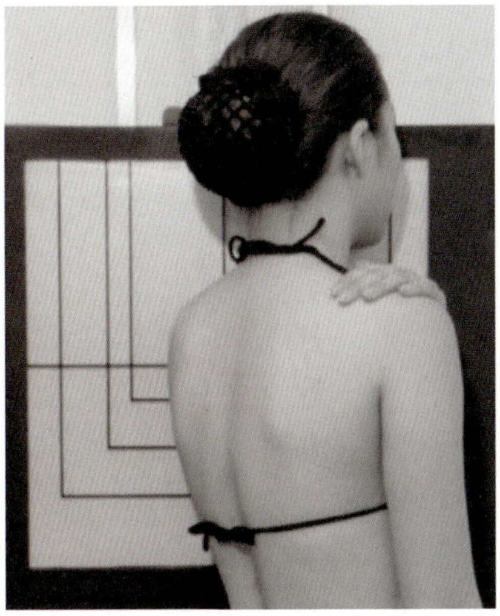

그림 3-53. 어깨뼈(견갑골) 측방향 검사(45° LAO 자세)

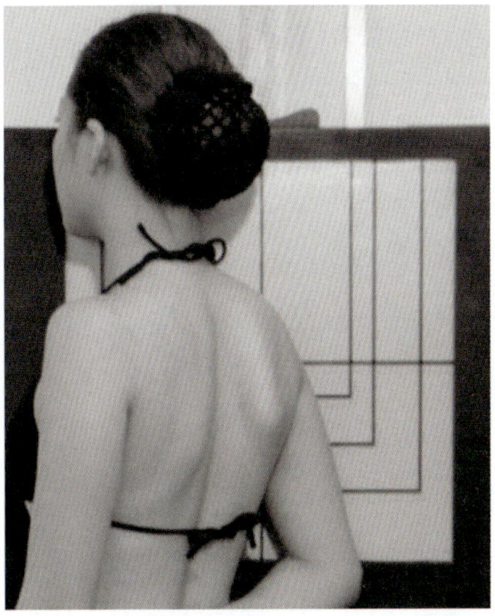

그림 3-54. 봉우리(견봉) 또는 부리돌기(오훼돌기)의 측방향 검사(60° RAO 자세)

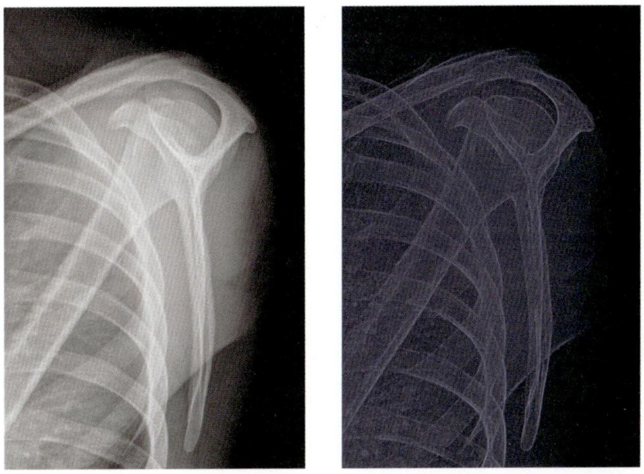

그림 3-55. 어깨뼈(견갑골) 측방향 검사영상(45° LAO 자세)

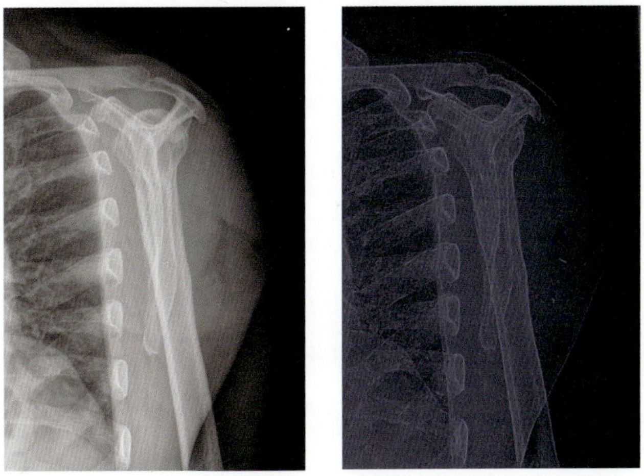

그림 3-56. 봉우리(견봉) 또는 부리돌기(오훼돌기)의 측방향 검사영상(60° RAO 자세)

❸ 측방향 검사(Lateral Projection)–RPO or LPO position

1) 검사목적

어깨뼈(견갑골, scapula)의 사방향 영상을 보기 위한 것으로, 갈비뼈(늑골, rib)와 분리시키거나 겹치지 않게 하여야 한다.

2) 검사방법

환자를 바로 눕게 하거나 선 자세로 검사하는데, 어깨가 통증이 있을 때는 금기사항이 없는 한 선 자세를 취하게 한다. 신체와 검사쪽 어깨뼈의 중앙점을 수직격자장치의 중심선에 일치시킨다. 보통 전후 사방향 검사를 하려면 팔을 위로 들고 팔굽을 구부려서, 손은 위로 향하게 하고 머리 밑에 베개하거나 또는 팔을 가슴 앞으로 겹치게 한다. 어깨를 15~25° 돌리면 검사쪽을 분리시킬 수 있다. 좀 더 분리시킨 사방향 검사를 하려면 들어 올린 팔과 구부린 팔굽 상태에서 이마 위에 올려놓은 다음 몸은 검사반대쪽으로 25~35° 돌리게 한다. 손으로 반대쪽 어깨를 잡고, 몸의 회전각도를 조정하면 갈비뼈 윤곽을 어깨뼈와 완전 분리시킬 수 있다. 이런 자세로 어깨뼈의 바른 측면 검사를 하려면 팔을 가슴 앞으로 당기게 하고, 신체의 회전 각도를 조정해서, 어깨뼈가 IR면에 수직되게 고정한다.

생식샘을 차폐하고, 호흡은 멈추게 한다.

중심X선은 어깨뼈 중간부위에서 갈비뼈 윤곽의 옆모서리(측연)에 수직으로 향하게 한다.

3) 영상평가

다음이 깨끗하게 나타나야 한다.

- 사방향 어깨뼈
- 갈비뼈에 인접한 옆모서리
- 봉우리(견봉, acromion) 돌기와 아래각(하각, inferior angle)

참고 상수용체(IR)는 25×30 cm를 사용하여 세로방향으로 검사한다.

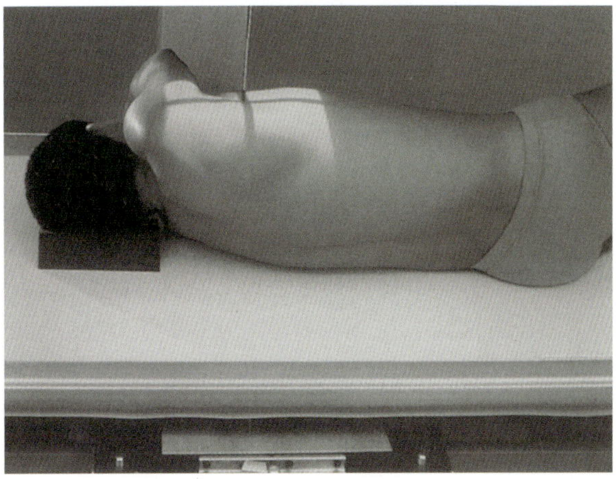

그림 3-57. 몸을 20° 회전한 어깨뼈(견갑골) 전후 사방향 검사

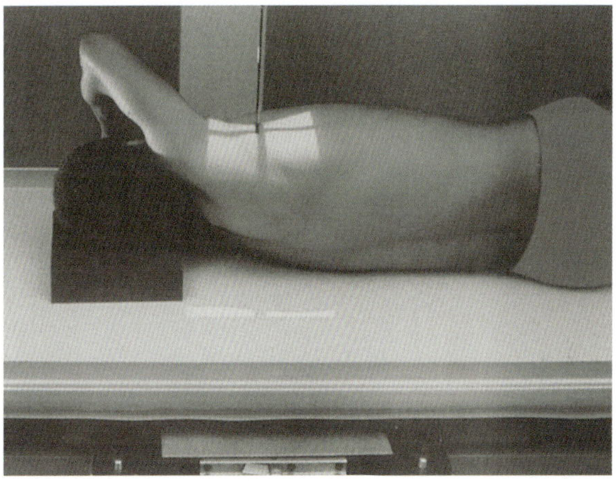

그림 3-58. 몸을 35° 회전한 어깨뼈(견갑골) 전후 사방향 검사

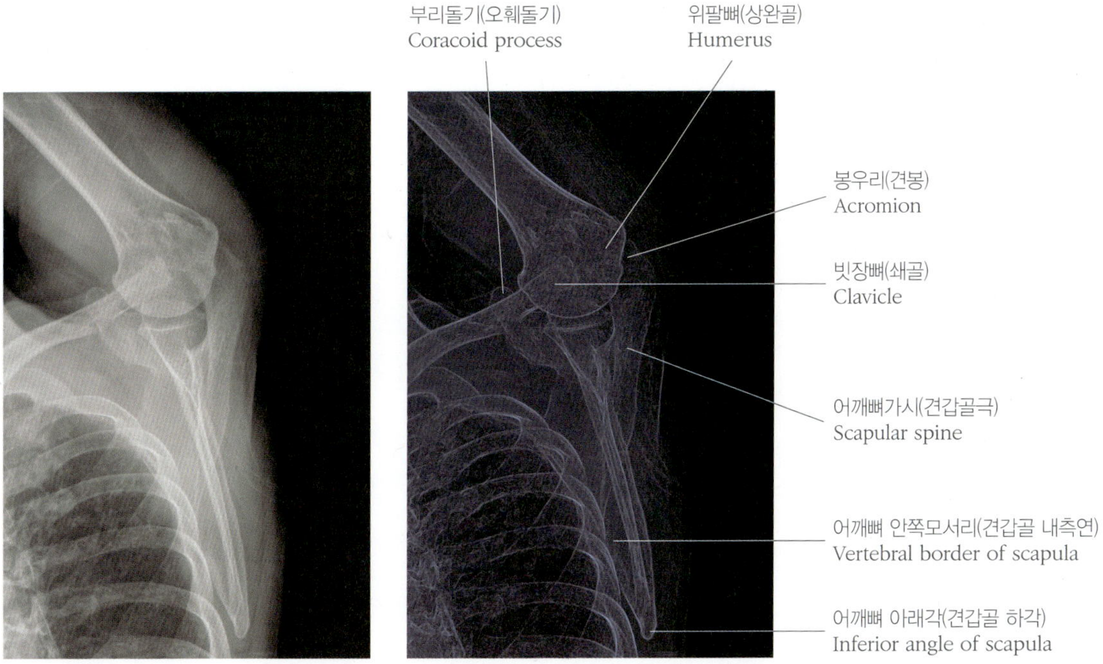

그림 3-59. 어깨뼈(견갑골) 전후 사방향 검사영상

chapter

04

다리(하지)

Lower Limb

1. 발(Foot)
2. 발가락(Toes)
3. 종자뼈(종자골, Sesamoid)
4. 발꿈치뼈(종골, Calcaneus)
5. 발목관절(족관절, Ankle joint)
6. 정강이(하퇴부, Leg)
7. 무릎(Knee)
8. 융기사이오목(과간와, Intercondyloid Fossa)
9. 무릎뼈(슬개골, Patella)
10. 무릎넙다리관절(슬개대퇴골관절, Patellofemoral joint)
11. 넙다리뼈(대퇴골, Femur)

Radiographic Imaging

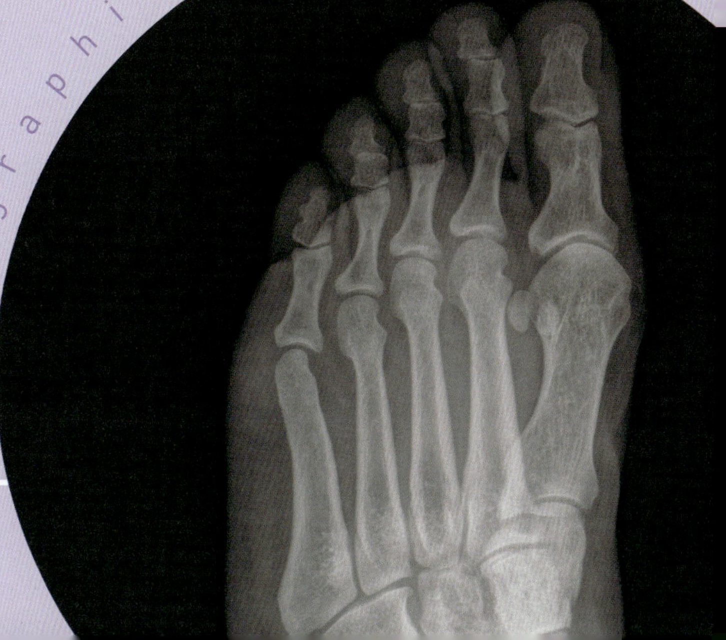

01 발 Foot

❶ 전후방향 검사 AP(Dorsoplantar) Projection

1) 검사목적

발가락뼈(지절골, phalanges), 발허리뼈(중족골, metatarsal), 쐐기뼈(설상골, cuneiform), 입방뼈(입방골, cuboid), 발배뼈(주상골, navicular) 등의 구조를 관찰할 수 있다.

2) 검사방법

환자는 바로 누운 자세(supine position)로 하여 머리에 베개를 받쳐주어 편안하게 한다.

발바닥이 상수용체(IR)에 밀착되도록 검사쪽 무릎을 구부린 후 생식샘 보호를 위해 차폐물을 골반 위에 놓는다.

상수용체(IR)의 차폐되지 않은 부분의 장축과 발의 장축이 중앙선에 일치하게 조정한다. 만약 검사 테이블 위 상수용체(IR)가 미끄러지는 것을 방지하기 위해 필요하면, 모래주머니(sand bag)를 사용한다. 고정을 위하여 반대쪽 무릎을 굽혀 검사쪽 무릎에 기대어 편안하게 한다.

중심X선은 발끝치를 향해 10~15°로 입사하며(발허리뼈에 대해서는 수직으로 입사), 셋째 발허리뼈 바닥(저부, base)에 수직으로 입사한다.

조사야는 발 전체의 연부조직 윤곽까지 포함되게 조정한다.

3) 영상평가

- 발가락뼈, 발허리뼈, 발배뼈, 쐐기뼈, 입방뼈를 모두 포함하며, 발 전체가 나타나야 한다.
- 셋째 발허리뼈 바닥에 중심X선이 입사되어 둘째~다섯째 발허리뼈의 서로 인접한 발허리뼈몸통 사이 간격이 회전 없이 일정하게 나타나야 한다.
- 첫째, 둘째 발허리뼈 바닥은 일반적으로 구별되어져야 하고, 둘째~다섯째 발허리뼈 바닥은 중복되어 나타나며, 종자뼈(종자골, sesamoid bone)는 첫째 발허리뼈머리(중족골두, heads of metatarsal)를 통해 나타나야 한다.
- 발허리발가락관절(중족지절관절, MP joint)이 잘 나타나야 하고, 발가락뼈사이관절(지절간관절, IP joint)은 산란선 때문에 부분적으로 흐리게 보일 수 있으나 적절한 노출조건은 목말뼈(거골, talus)에서 발목뼈(족근골, tarsal) 먼쪽부(원위부, distal part)와 끝마디뼈(원위지절골, distal phalanx)까지 윤곽과 구조가 움직임 없이 나타나야 한다.

참고 상수용체(IR) 크기는 25×30 cm를 세로방향으로 하고 전후, 사방향 검사일 때 반으로 나누어 사용하며, 상수용체를 검사 테이블 위에 올려놓고 검사하도록 하며, 관전압은 60±5 kVp 범위, 또는 70~80 kVp 정도를 사용하며, 발가락뼈과 발목뼈 사이의 농도 균일화를 이루고, X선관 영상면 사이 거리(SID)는 약 100 cm로 검사한다.

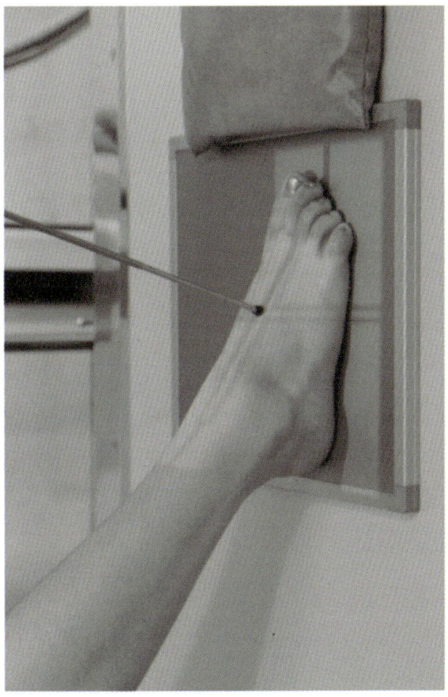

그림 4-1. 발 전후방향 검사

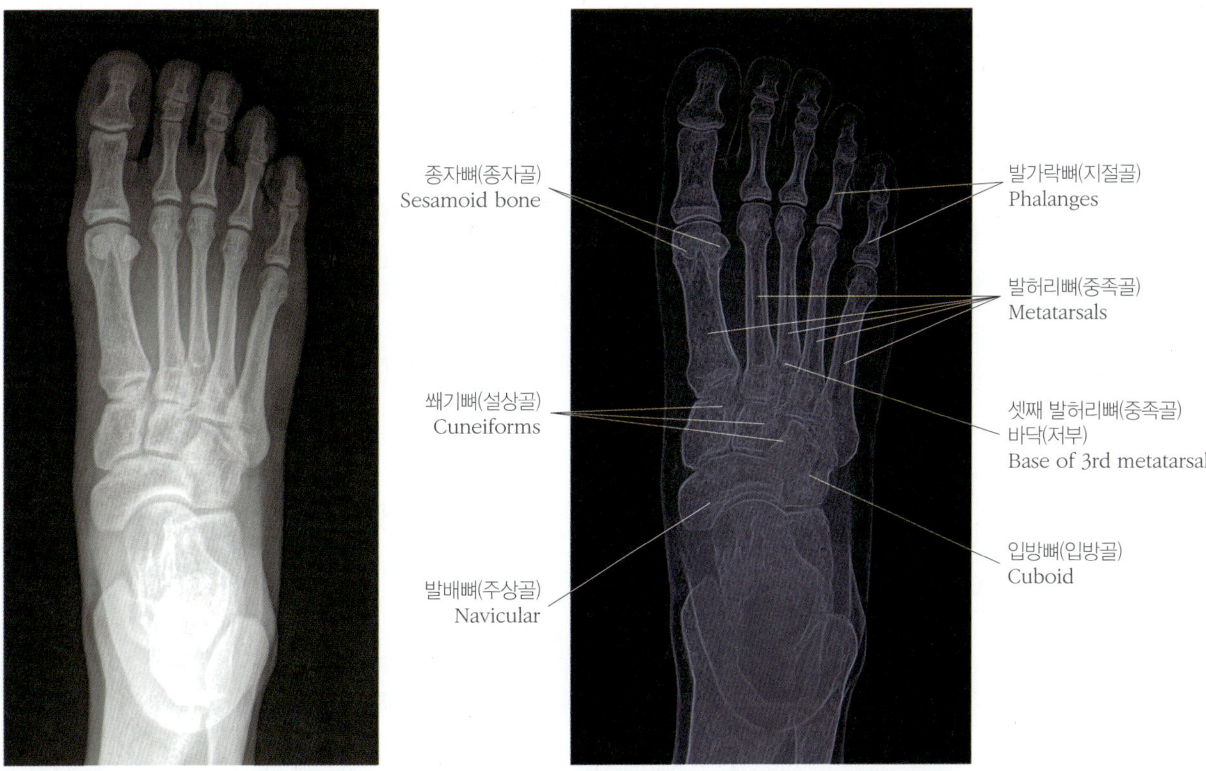

그림 4-2. 발 전후방향 검사영상

② 사방향 검사(Oblique Projection)

1) 검사목적

발가락뼈(지절골, phalanges), 발허리뼈(중족골, metatarsal), 입방뼈(입방골, cuboid), 가쪽 쐐기뼈(제3 설상골, 3rd cuneiform), 발배뼈(주상골, navicular)와 먼쪽 발꿈치뼈(종골원위부, distal calcaneus)를 관찰할 수 있다.

2) 검사방법

환자는 바로 누운 자세(supine position)로 한다.

머리에 베개를 받쳐주어 편안한 자세로 한 후, 발바닥이 검사 테이블에 닿도록 무릎을 굽혀 검사반대쪽 방향으로 환자의 몸을 회전시키고, 생식샘 보호를 위해 골반부 위에 차폐물을 놓는다.

발을 자연스럽게 펴 발바닥이 상수용체(IR) 위에 밀착되도록 하고, 상수용체(IR)의 차폐되지 않은 부분의 장축과 발의 장축이 중앙선에 일치하게 한다. 검사 테이블 위 상수용체(IR)가 미끄러지는 것을 방지하기 위해 모래 주머니(sand bag)를 사용한다.

발바닥이 상수용체(IR)면과 30°가 되도록 안쪽으로 회전시키고, 움직임을 막기 위해 방사선 투과성 지지대를 사용하여 30°를 유지시킨다.

자세교정을 위해 베개나 다른 지지대를 사용하여 무릎과 다리사이에 놓고, 중심X선은 셋째 발허리뼈 바닥(저부, base)을 향하여 상수용체(IR)에 수직으로 입사한다.

조사야를 발 전체의 연부조직까지 포함되도록 조절한다.

발을 가쪽 사방향(lateral oblique) 30° 검사하는 경우에도 중심X선은 안쪽 사방향과 같다. 가로활(횡족궁, transverse arch) 때문에 안쪽 사방향보다 적은 각도를 요구한다.

일반적으로 45° 안쪽 사방향 검사를 요구하지만 가쪽 사방향은 30° 사방향으로 검사하기도 하며, 둘째~다섯째 발허리뼈 바닥이 잘 분리되어 보이고 가로활 때문에 나타나는 발목뼈(족근골, tarsals) 사이 간격을 잘 보기 위해서 45° 안쪽 사방향 검사를 요구한다.

3) 영상평가

안쪽 사방향(Medial Oblique)(30°) 검사

- 끝마디뼈(원위지절골, distal phalanx)부터 발꿈치뼈 뒷부분(후방종골, posterior calcaneus)과 몸쪽목말뼈(근위거골, proximal talus)까지 발전체가 잘 나타나야 한다.
- 셋째 발허리뼈 바닥이 상수용체(IR) 중앙에 위치하고, 셋째~다섯째 발허리뼈가 중복없이 나타나야 한다.
- 첫째, 둘째 발허리뼈 바닥이 겹쳐야 하며, 안쪽, 중간 쐐기뼈(내측, 중간 설상골, medial and intermediate cuneiform) 사이 간격이 겹쳐 보이고, 다섯째 발허리뼈 바닥의 거친면(조면, tuberosity)이 잘 나타나야 한다.
- 발가락뼈, 발허리뼈, 발목뼈의 윤곽과 뼈 미세구조가 움직임 없이 나타나야 하며, 발배뼈의 윤곽이 전체적으로 잘 나타나야 한다.

가쪽 사방향(Lateral Oblique)(30°) 검사

- 첫째, 둘째 발허리뼈와 안쪽, 중간 쐐기뼈 사이 관절공간(관절강, joint space)이 잘 나타나며, 발배뼈는 가쪽 사방향 검사에서 가장 잘 보여진다.

참고 상수용체(IR) 크기는 25×30 cm를 가로방향(전후, 사방향 검사시 반으로 분할해서 사용한다)으로 하여 상수용체(IR)를 검사 테이블 위에 놓고 관전압을 60±5 kVp 범위(발가락뼈와 발목뼈 사이의 균일한 농도를 얻기 위해 관전압을 70~80 kVp로 증가시킨다)로 하고, X선관 영상면 사이 거리(SID)는 약 100 cm로 한다.

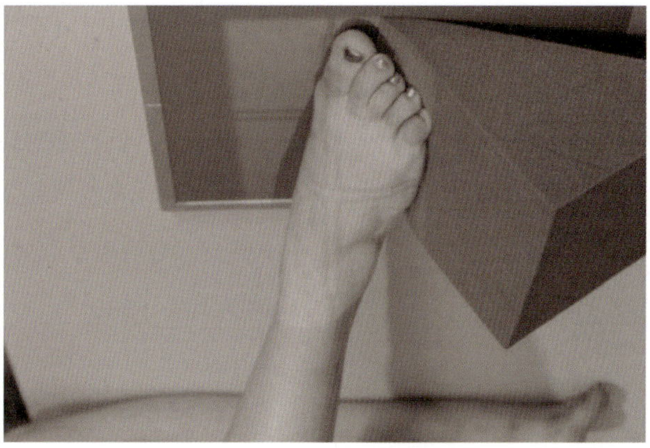

그림 4-3. 발 안쪽 사방향 검사

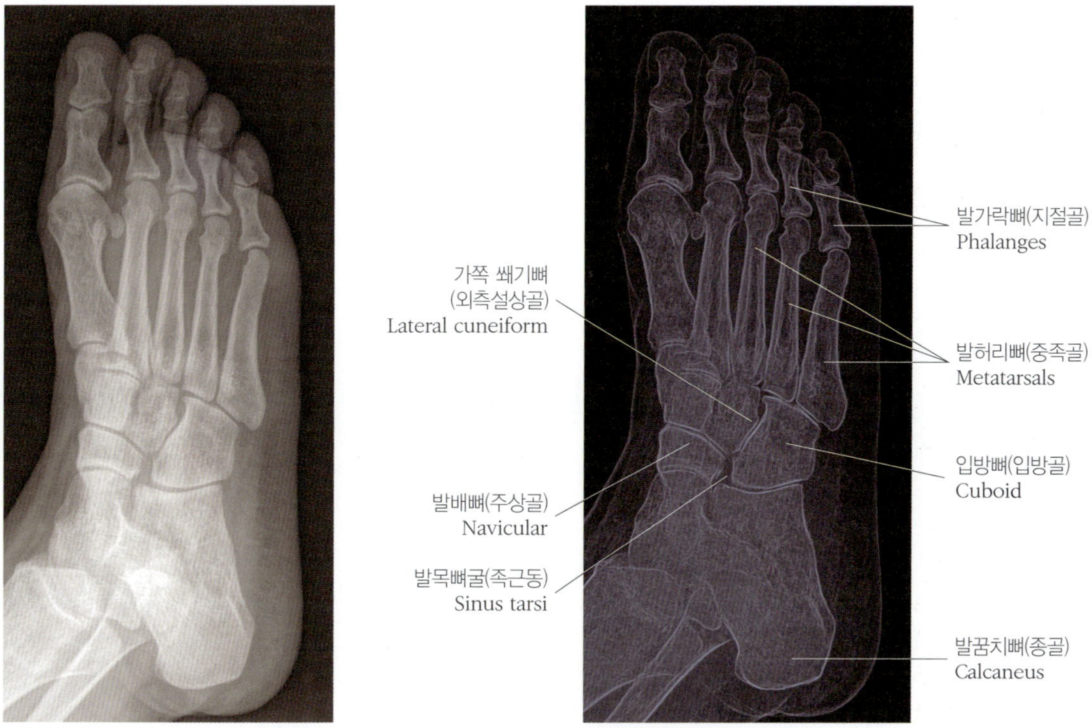

그림 4-4. 발 안쪽 사방향 검사영상

3 측방향 검사(Lateral Projection)

1) 검사목적

발목뼈(족근골, tarsals)는 부분적으로 겹쳐서 나타나며, 발목관절(ankle joint)과 목말뼈아래관절(거골하관절, subtalar joint)은 부분적으로 겹쳐져 보이고, 발허리뼈(중족골, metatarsals)와 발가락뼈(지절골, phalanges)를 중복되게 관찰할 수 있다.

2) 검사방법

내외(mediolateral) 측방향 검사는 환자에게 편안한 자세이므로 주로 검사하며, 환자는 옆으로 누운 자세(lateral recumbent position)로 하고 검사쪽 다리를 아래로 오게 하며 환자 머리에 베개를 받쳐주어 편안하도록 한다.

검사쪽 다리는 45°로 무릎을 구부리고, 반대쪽 다리는 검사쪽 다리 뒤에 위치하며 생식샘 보호를 위해 골반부위에 차폐물을 올려놓고 가능한 발과 발목이 바른 측면 자세로 하기 위해 발을 발등쪽으로 구부린다(배굴, dorsiflexion).

다리나 무릎 아래에 지지물을 놓고 발바닥이 상수용체(IR)에 수직이 되게 조정한 후, 상수용체(IR) 중앙에 발을 놓고 상수용체(IR)의 장축과 발의 장축을 일치하도록 한다.

중심X선은 상수용체(IR)에 수직으로 안쪽 쐐기뼈(내측설상골, medial cuneiform)에 입사한다.

조사야는 발 전체의 연부조직과 몸쪽 발목관절(근위족관절, proximal ankle joint)에서 약 2~3 cm까지 포함하여 조정한다.

외내(lateromedial) 측방향 검사는 내외방향 자세가 어렵거나 고통이 심한 환자에게 주로 이용하며 이 검사법이 바른 측면 자세를 쉽게 할 수 있어도 일반적으로 권장되지는 않는다.

3) 영상평가

- 발 전체와 정강 · 종아리뼈(경골 · 비골, tibia and fibula) 먼쪽부 약 2 cm 정도가 반드시 포함되어 나타나야 하며, 첫째 쐐기뼈(제1설상골, 1st cuneiform)가 조사야 중심에 나타나야 한다.
- 종아리뼈 먼쪽부(원위비골, distal fibula)가 정강뼈(경골, tibia)의 뒤쪽에 중복되어 나타나고, 정강목말관절(거퇴관절, tibiotalar joint)이 잘 나타나고, 발허리뼈는 다섯째 발허리뼈 바닥의 거친면과 중복되어 나타나야 한다.
- 중복된 발목뼈와 발허리뼈의 윤곽이 나타날 수 있도록 농도와 대조도가 적절하고, 발꿈치뼈(종골, calcaneus)의 윤곽과 뼈 미세구조가 다른 발목뼈와 중복되지 않는 부위가 선명하게 나타나야 한다.

참고 X선관 영상면 사이 거리(SID)는 100 cm로 하며, 사용 관전압은 60±5 kVp 범위로 한다.

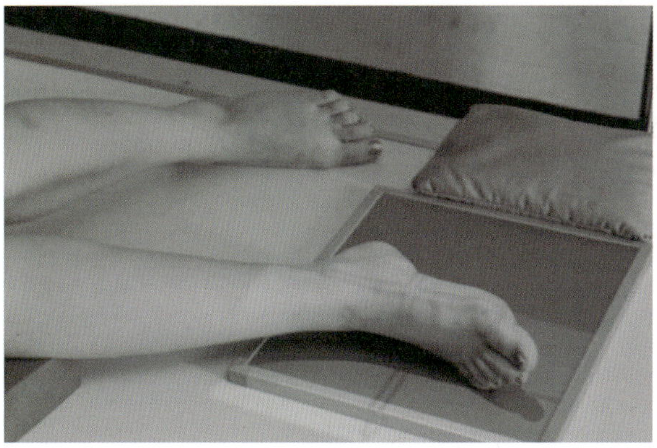

그림 4-5. 발 내외 측방향 검사

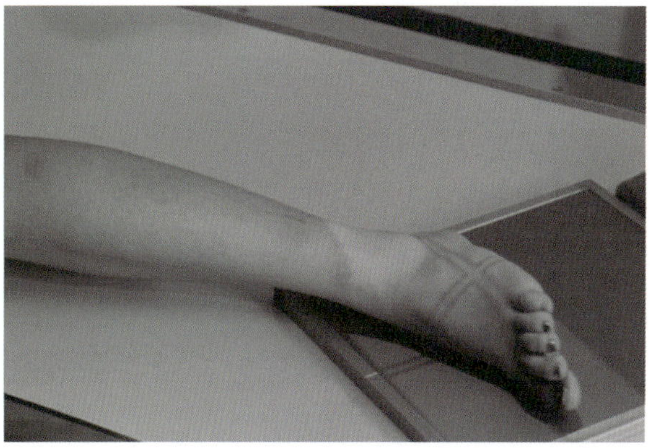

그림 4-6. 발 외내 측방향 검사

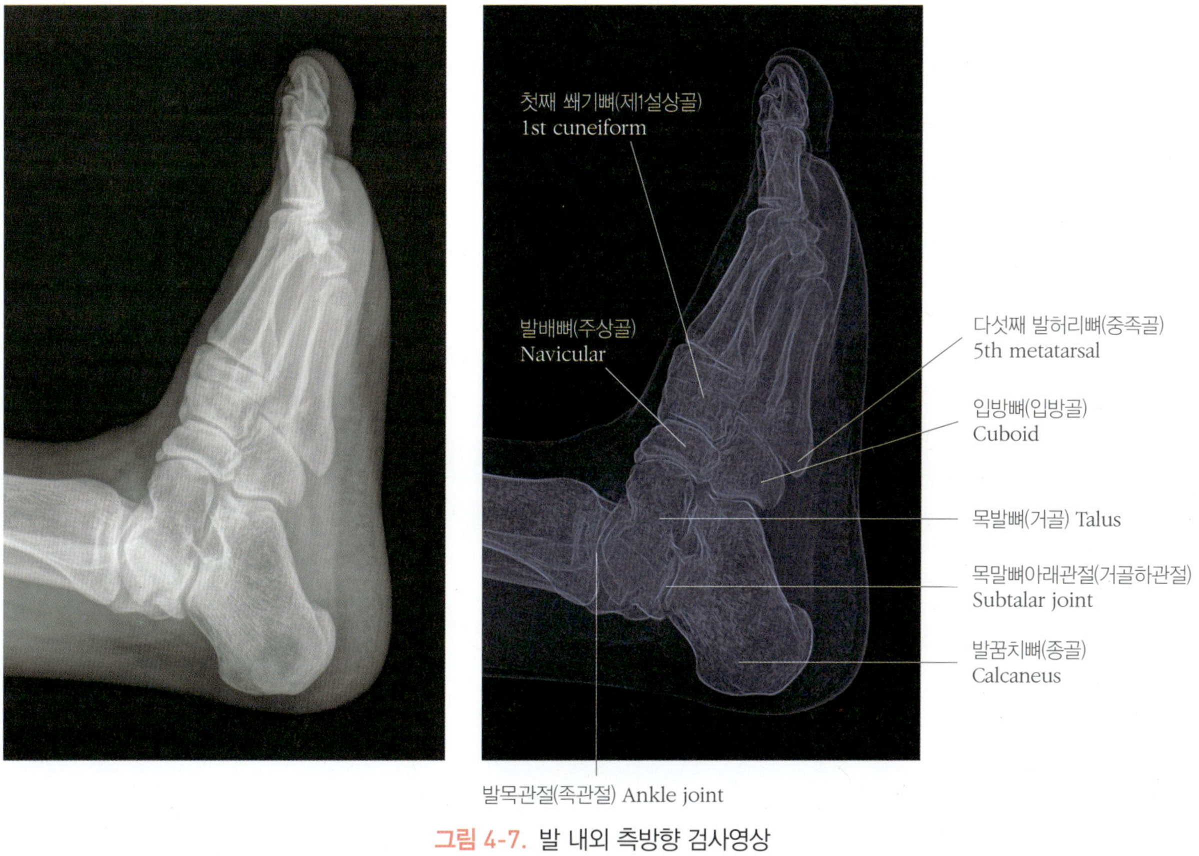

그림 4-7. 발 내외 측방향 검사영상

4 선 자세의 측방향 검사(Lateral Weight-bearing Position)

1) 검사목적

선 자세에서 발바닥 세로활(종족궁, longitudinal arch)의 구조적 상태를 보기 위해 발을 구성하고 있는 뼈의 측방향 검사영상을 관찰할 수 있다(비교하기 위해 양쪽 발을 검사한다).

2) 검사방법

환자는 바로 선 자세(standing, erect position)로 한다.

발판위에 나무상자를 놓고 서게하거나 상수용체(IR)를 세워서 넣을 수 있는 구멍이 뚫린 검사 테이블 위에 서게 한 후, 환자가 안전하게 자세를 유지하기 위해 지지물을 이용하며, 생식샘 부위를 차폐물로 보호한다.

발 사이 상수용체(IR)가 수직이 되도록 지지하고, 상수용체(IR)의 장축과 발의 장축이 평행이 되게 조정한다. 발바닥면 전체가 상수용체(IR) 안에 포함되도록 상수용체(IR)를 충분히 낮게 조정하거나 지지물을 높게 조정한다.

중심X선은 다섯째 발허리뼈(제5 중족골, 5th metatarsal) 바닥(저부, base)에 수평 입사하며, 조사야는 발의 옆면 전체를 포함하여 조정한다. 발 전체 연부조직과 먼쪽 정강뼈(경골, tibia)와 종아리뼈(비골, fibula)를 포함한다.

첫째 측방향 검사를 한 다음에, 반대쪽 발과 비교하기 위해 상수용체(IR)를 교환하여 반대쪽 발을 측방향 검사하여 비교한다.

3) 영상평가

- 발 전체와 먼쪽 정강뼈, 종아리뼈(원위 경골, 비골, distal tibia, fibula)의 약 2 cm가 포함되고, 다섯째 발허리뼈(제5 중족골, 5th metatarsal) 바닥이 조사야 중심면에 나타나고, 먼쪽 종아리뼈(원위 비골, distal fibula)이 정강뼈(경골, tibia)의 뒤쪽에 중복되어 나타나야 한다.
- 발바닥면(plantar surface)의 발허리뼈머리(중족골두, heads of metatarsal)가 중복되고 중복된 발목뼈(족근골, tarsals)와 발허리뼈(중족골, metatarsals)가 잘 나타나도록 농도와 대조도가 적절하여야 한다.

참고 사용 관전압은 60±5 kVp 범위로 하여, X선관 영상면 사이 거리(SID)는 약 100 cm로 하여 검사한다.

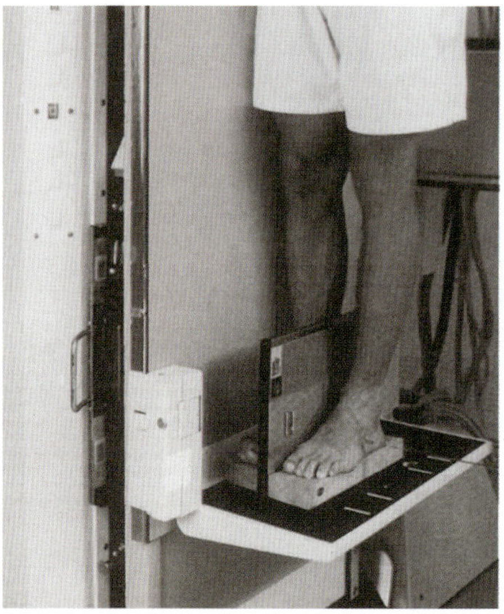

그림 4-8. 선 자세의 발 측방향 검사

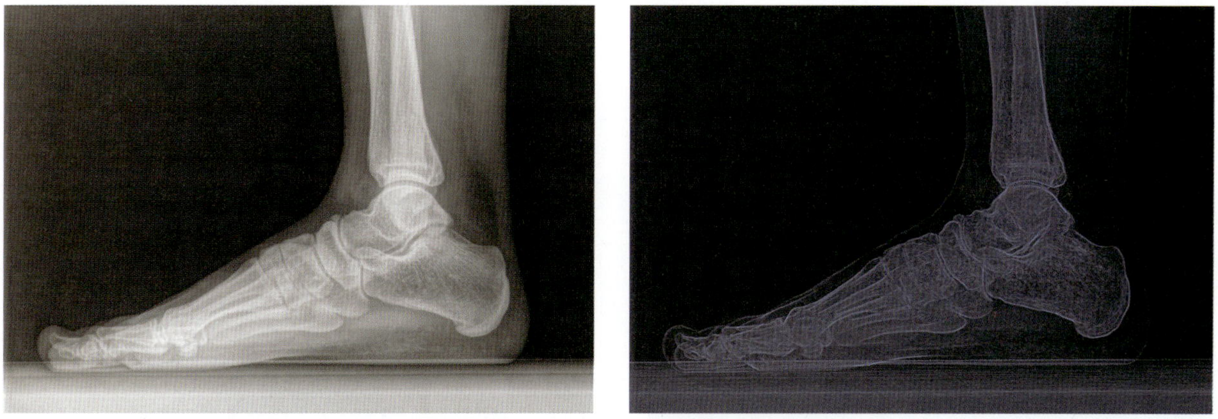

그림 4-9. 선 자세의 발 측방향 검사영상

❺ 후전 사방향 검사(PA Oblique Projection); Grashey Method 내, 외측 회전(Medial, Lateral Rotation)

1) 검사목적

이 검사는 후전 사방향 검사로 발가락뼈(지절골, phalanges), 발허리뼈(중족골, metatarsals), 발목뼈(족근골, tarsals) 사이 간격을 잘 볼 수 있다.

2) 검사방법

환자는 엎드린 자세에서 검사쪽 발을 모래주머니 같은 것으로 고여서 약간 들어주고, 필요시 무릎 아래는 타올을 접어서 넣어준다.

발을 약간 고여서 상수용체(IR)와 발등을 밀착시킨다.

상수용체(IR)의 장축에 발의 장축을 평행되게 하고 상수용체 중앙에 셋째 발허리뼈바닥을 위치시킨다.

1. 제1, 제2 중족골 사이의 간격을 잘 보기 위해서는 발 뒤꿈치를 내측으로 30° 회전시킨다(그림 4-10, 12).
2. 제2~제5 중족골 사이의 간격을 간격을 보기위해서는 발 뒤꿈치를 외측으로 20° 회전시킨다(그림 4-13).

중심X선은 셋째 발허리뼈바닥(종족골저, metatarsal base)에 수직으로 준다.

3) 영상평가

다음이 선명하게 나타나야 한다.

- 발 뒤꿈치를 내측으로 30° 회전
  - 중복되지 않은 첫째, 둘째 발허리뼈바닥
  - 겹치지 않은 안쪽 쐐기뼈(내측설상골, medial cuneiform)
  - 발배뼈(주상골, navicular bone)의 반측면상
- 발 뒤꿈치를 외측으로 20° 회전
  - 중복되지 않은 셋째~다섯째 발허리뼈바닥
  - 다섯째 발허리뼈의 거친부위와 입방뼈(입방골, cuboid bone)

참고 상수용체(IR)는 25×30 cm 세로로 놓아 검사한다.

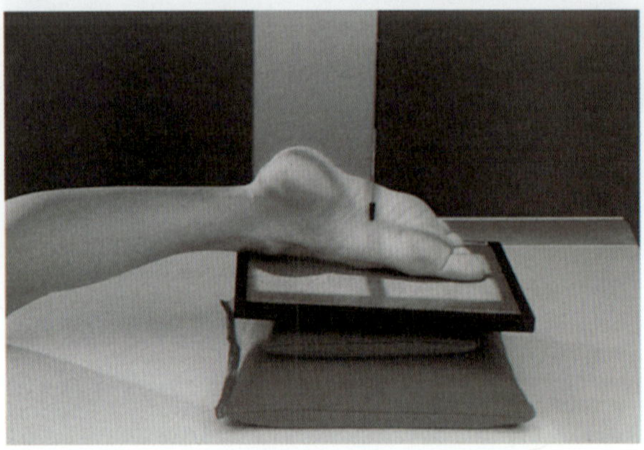

그림 4-10. 발의 후전 사방향(30° 내측 회전) 검사

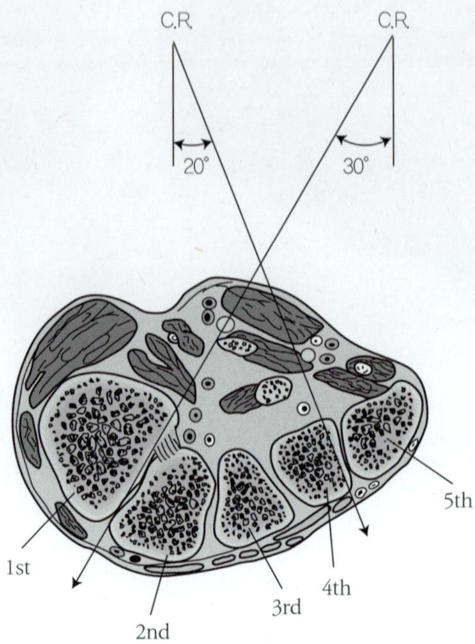

그림 4-11. 오른쪽 발의 발허리뼈바닥(중족골저) 근처의 관상단면

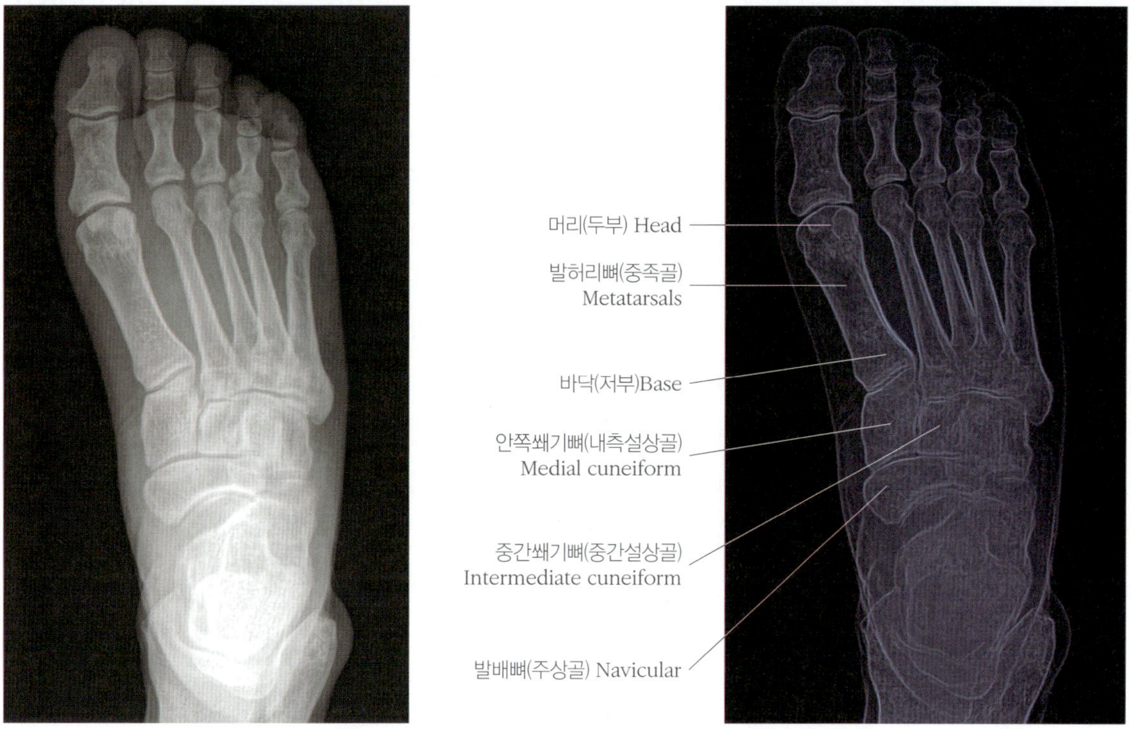

그림 4-12. 발의 후전 사방향 검사영상(30° 내측 회전)

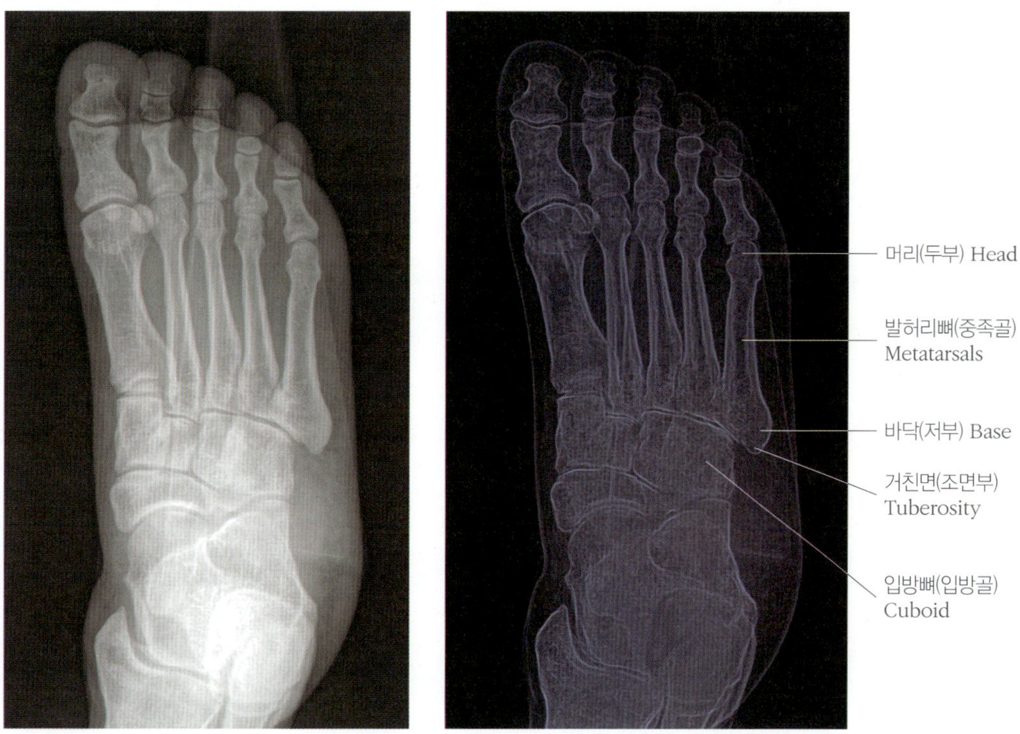

그림 4-13. 발의 후전 사방향 검사영상(20° 외측 회전)

6 후전 사방향 검사–내측 회전(PA Oblique Projection–Medial Rotation)

1) 검사목적

이 검사는 발의 후전 사방향으로 입방뼈(입방골, cuboid bone)와 인접한 발꿈치뼈(종골, calcaneus), 가쪽 쐐기뼈(외측설상골, lateral cuneiform), 넷째, 다섯째 발허리뼈(중족골, metatarsal)들의 관절을 잘 볼 수 있다. 즉, 목말뼈(거골, talus)와 발배뼈(주상골, navicular bone), 발배뼈와 쐐기뼈, 목발받침돌기(재거돌기, sustentaculum tali)와 목발뼈의 관절을 보통 잘 볼 수 있으나, 입방뼈는 옆면으로 나타난다.

2) 검사방법

환자는 검사쪽이 아래로 옆으로 눕게 하고, 무릎을 구부린다.

검사쪽 발목을 최대한 펴서 엎드린 자세처럼 돌려서 발바닥이 상수용체(IR)면에 45° 되게 한다. 다섯째 발허리뼈바닥(중족골저, metatarsal base)의 반대쪽이 상수용체(IR)의 중앙이 되게 해서 발의 장축과 중심X선이 평행하게 한다. 발등이 쐐기 모양이 되게 하면 일반적으로 검사할 때 사용하는데 이는 발의 45° 균등한 영상을 얻을 수 있다.

생식샘을 차폐한다.

중심X선은 발의 중앙에 수직으로 다섯째 발허리뼈바닥을 향하게 한다.

3) 영상평가

이 검사는 다음이 선명하게 나타나야 한다.

- 셋째~다섯째 발허리뼈바닥과 발목뼈
- 목말발허리뼈관절(족근중족골간관절, tarsometatarsal joint)과 발목뼈사이관절(족근골간관절, intertarsal joint)
- 다섯째 발허리뼈의 거친면
  - 첫째, 둘째 발허리뼈가 일부 겹친상
  - 발가락뼈, 발허리뼈와 발목뼈를 잘 나타낼 정도의 농도

참고 발의 전후 사방향 검사와 아주 비슷한 검사이다. 발의 측면을 상수용체(IR)에 가깝게 대면 댈 수록 안쪽 회전을 45°로 할 수 있어서 발 뼈들을 더 잘 볼 수 있다.

참고 상수용체(IR)는 25×30 cm 길이로 놓아 검사한다.

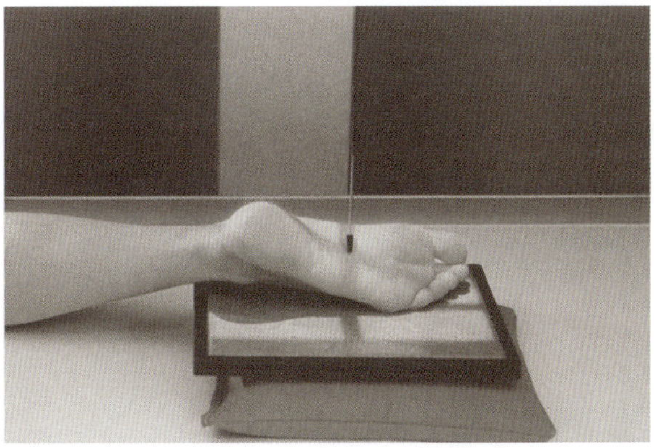

그림 4-14. 발의 후전 사방향 검사

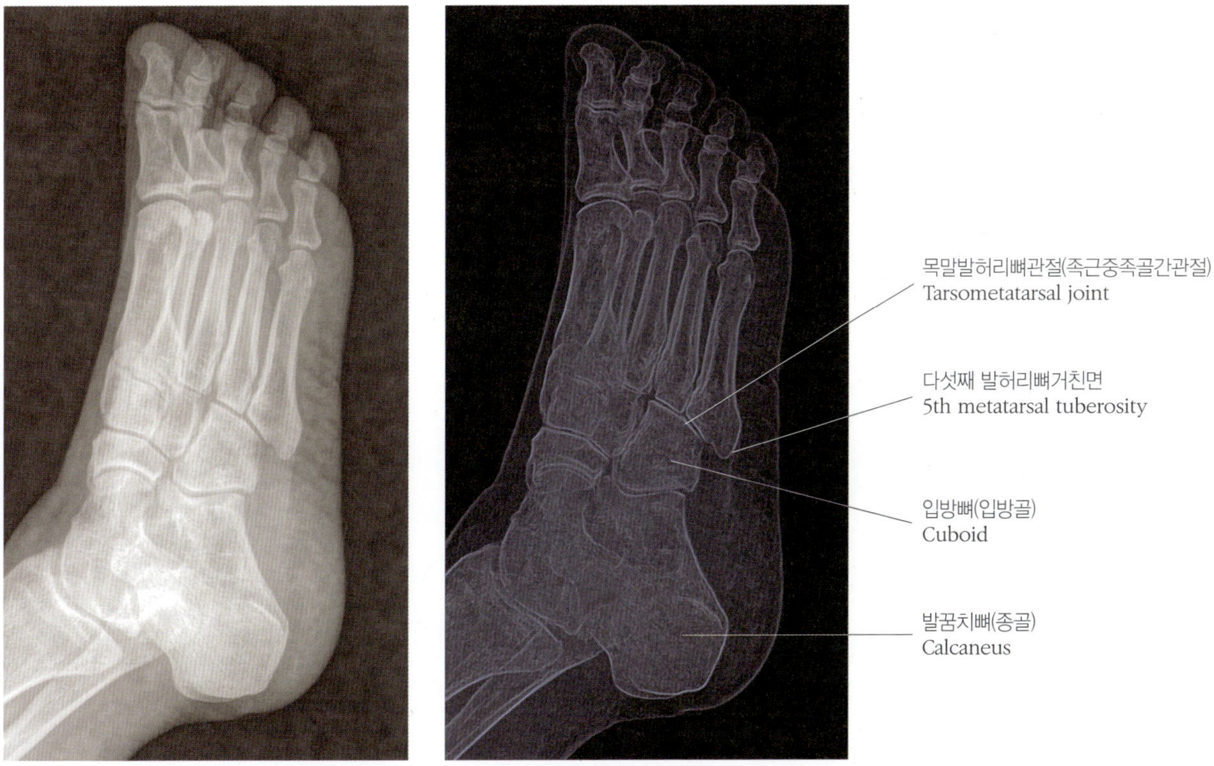

그림 4-15. 발의 후전 사방향 검사영상

❼ 전후 축방향 검사(AP Axial Projection)–무게를 실은 방법(Weight–Bearing Method)–선 자세

1) 검사목적

이 검사는 양 발에 체중을 균등하게 주고 전후 축방향으로 검사하는 것으로 발허리뼈(중족골, metatarsals)와 발목뼈(족근골, tarsals)의 정확한 평가와 비교를 하기 위함이다.

2) 검사방법

검사실 바닥에 상수용체(IR)를 놓고 그 위에 양발이 중앙에 오게 하여 똑바로 선 자세를 취하게 하고, 필요시 바지를 무릎까지 올리게 한다. 또 좌 · 우와 선 자세 표시를 넣은 다음 환자의 몸무게를 양발에 균등하게 주고, 환자를 고정시키려면 기계를 잡게 한다.

생식샘을 차폐한다.

중심X선은 발 뒤꿈치를 향하여 10~15°로 양쪽 셋째 발허리뼈 바닥(중족골저, metatarsal base)의 중앙을 향하여 입사한다.

3) 영상평가

다음 영상이 선명하게 나타나야 한다.

- 한 장의 영상 중앙에 양발
- 발가락뼈, 발허리뼈, 먼쪽 발목뼈(원위 족근골, distal tarsals)
- 적절한 좌 · 우 표시와 무게를 준 표시
- 각 구성요소가 잘 나타날 수 있는 정확한 검사조건

참고 상수용체(IR)는 25×30 cm 양쪽 발을 동시에 검사하려면 가로로 놓아 검사한다.

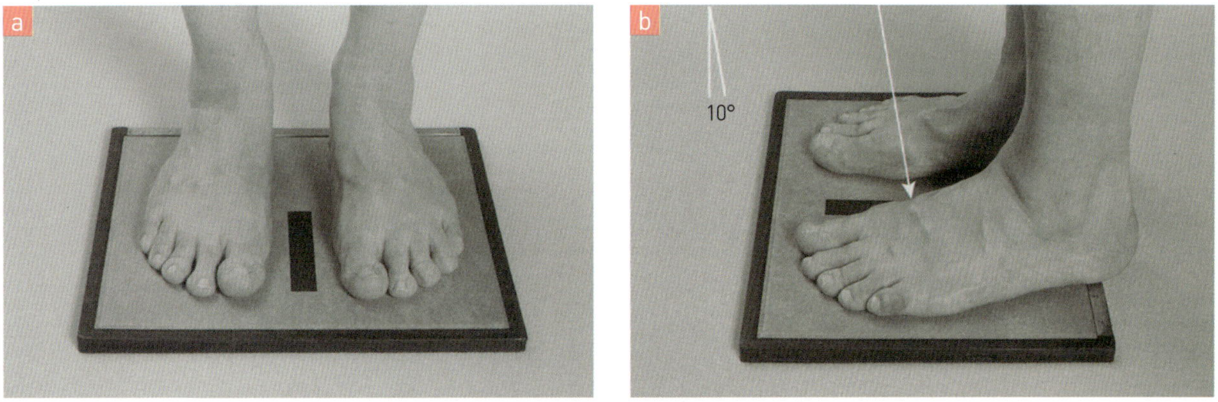

그림 4-16. 선 자세로 양발에 무게를 실은 양 발 전후방향 검사
a: 상수용체(IR) 위에 양 발의 정확한 자세, b: 상수용체(IR) 위에 발의 위치와 중심X선을 나타내는 측면 자세

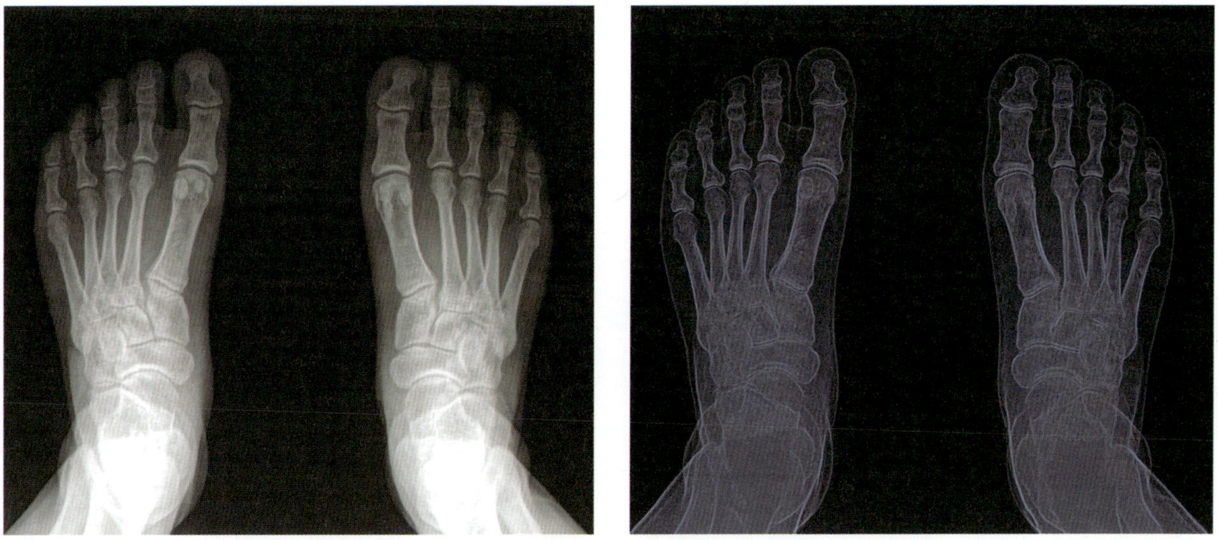

그림 4-17. 선 자세로 양발에 무게를 실은 양 발 전후방향 검사영상

02 발가락 Toes

1 전후방향 검사(AP Projection)

1) 검사목적

발허리뼈(중족골, metatarsal) 먼쪽부(원위부, distal part)와 그 관절(associated joint)을 포함해서 의심되는 발가락의 발가락뼈(지절골, phalanges)을 관찰할 수 있다.

2) 검사방법

환자는 바로 누운 자세(supine position)로 한다.

무릎을 굽히고, 머리에 베개를 받쳐주어 편안하게 눕히고, 생식샘 보호를 위해 골반부 위에 납 차폐물을 올려놓는다.

발바닥면을 상수용체(IR) 위에 올려놓고 발이 상수용체(IR)에 밀착되도록 무릎을 구부려 발가락의 중심과 장축은 차폐되지 않은 상수용체(IR) 부분과 일치하도록 놓고, 상수용체(IR) 장축과 발가락뼈 장축이 평행되게 발꿈치뼈(종골, calcaneus)를 향해 10~15° 로 입사시킨다.

발아래 15° wedge를 사용할 경우에는 중심X선을 상수용체(IR)에 수직 입사하고, 발허리발가락관절(중족지골관절, metatarsophalangeal joint)에 중심X선을 입사시키도록 한다.

조사야 안에 의심되어 검사하는 발가락의 각 옆면에 있는 다른 하나의 발가락을 포함시키거나 또는 일반적으로 발가락 전체를 검사할 경우에 모든 발가락을 포함시킨다.

3) 영상평가

- 의심되는 발가락과 발허리뼈 먼쪽부의 반이 포함되고, 각각의 발가락은 연부조직의 겹침 없이 서로 분리되어야 하며, 조사야 안에 발허리발가락관절을 중심으로 잘 나타나야 한다.
- 발가락뼈와 먼쪽 발허리뼈몸통의 오목부가 대칭으로 나타나도록 회전되지 않아야 한다.
- 의심되는 발가락뼈사이관절(지절간관절, inter-phalangeal joint)과 발허리발가락관절이 잘 나타나도록 중심X선의 중심과 각도를 정확히 입사시킨다.
- 환자의 움직임이 없어야 하고, 연부조직의 가장자리가 섬세하게 나타나야 한다.

참고 검사 관전압은 50~60 kVp 범위를 이용하고, X선관 영상면 사이 거리(SID)는 약 100 cm로 검사한다.
일반적으로 전후방향 검사를 하고, 다른 발가락의 손상 가능성이 의심되는 경우에는 사방향 검사를 하며, 의심되는 발가락이 조사야의 중앙에 놓여야 하지만 충분히 조사야를 넓게 하여 최소한 옆에 있는 1~2개의 발가락도 포함시키도록 한다.

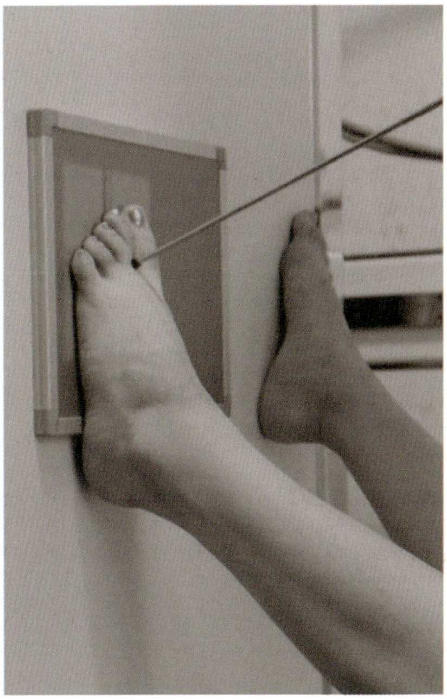

그림 4-18. 둘째 발가락 전후방향 검사

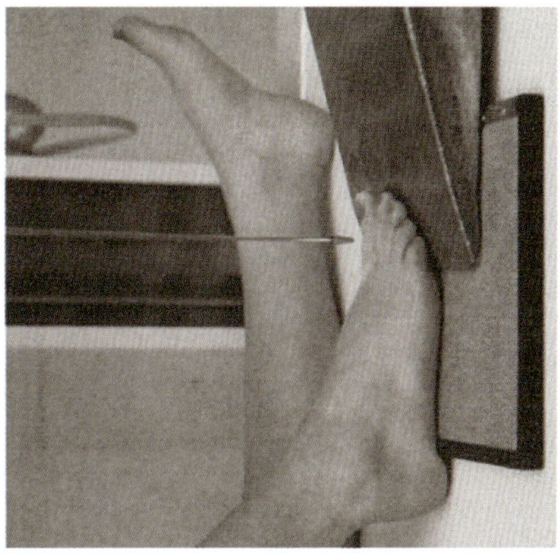

그림 4-19. 첫째 발가락 전후방향 검사

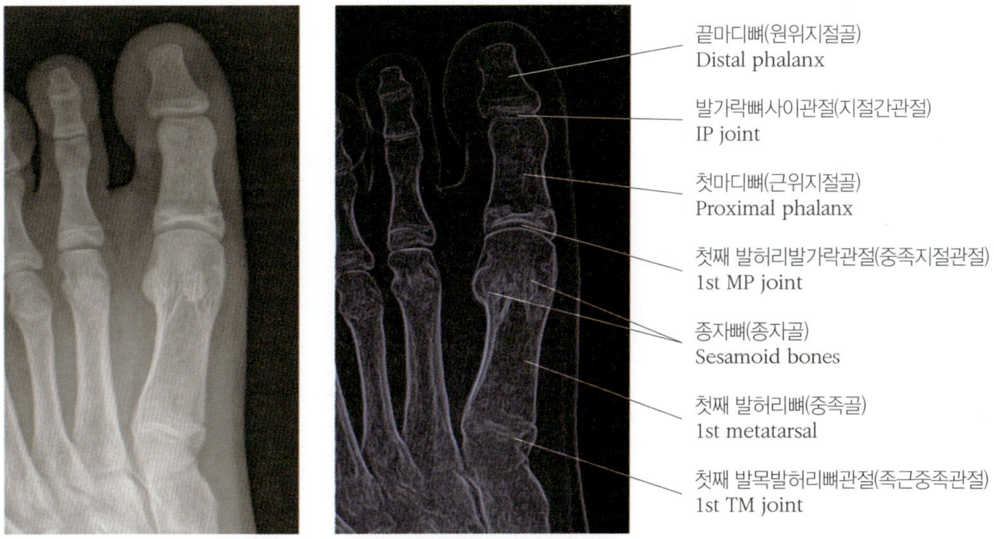

그림 4-20. 첫째 발가락 전후방향 검사영상

2 사방향 검사(Oblique Projection)

1) 검사목적

의심되는 발가락의 발가락뼈(지절골, phalanges)를 포함한 먼쪽 발허리뼈(원위중족골, distal metatarsal)와 그 관절(associated joint)을 관찰할 수 있다.

2) 검사방법

환자는 바로 누운 자세(supine position)로 한다.

무릎을 구부리고 머리에 베개를 받쳐주어 편안한 자세로 한 후, 생식샘 보호를 위해 골반부를 차폐하도록 한다.

상수용체(IR) 위에 발바닥이 밀착되도록 무릎을 구부린다.

발의 장축과 상수용체(IR)의 장축이 일치하도록 하여 첫째~셋째 발가락이 가운데로, 넷째, 다섯째 발가락을 옆에 놓기 위해 다리와 발을 30~45° 안쪽으로 회전시킨다.

발의 움직임을 방지하기 위해 위로 올려진 발 밑에 45° 방사선 투과성 물질을 위치한다.

중심X선은 보고자하는 발허리발가락관절(중족지절관절, metatarsophalangeal joint, MP joint)을 통하여 상수용체(IR)에 수직으로 입사한다.

발가락뼈와 먼쪽 발허리뼈의 2/3가 최소한 조사야 안에 포함되어야 하며, 병변이 의심되는 발가락의 옆에 있는 한 개 발가락을 포함시키거나 경우에 따라서는 모든 발가락을 포함시킨다.

3) 영상평가

- 병변이 의심되는 발가락과 먼쪽 발허리뼈의 반이 중복됨이 없이 나타나야 한다.
- 발허리발가락관절이 조사야의 중심에 나타나야 한다.
- 발가락뼈사이관절(지절간관절, interphalangeal joint)과 발허리발가락관절이 잘 나타나고, 발허리뼈머리(중족골두, heads of metatarsal)는 중복됨이 없이 잘 나타나야 한다.
- 뼈 미세구조가 뚜렷하게 나타날 수 있도록 움직임이 없어야 하며, 연부조직의 가장자리가 선예하게 나타나야 한다.

참고 관전압의 사용범위는 50~60 kVp를 사용하고 X선관 영상면 사이 거리(SID)는 약 100 cm로 한다.
경우에 따라, 전후방향(AP) 검사에서 모든 발가락뼈를 포함하고, 외상이 있는 발가락이 있을 경우에 사방향(oblique)검사를 한다.
병변이 있는 발가락을 조사야의 중앙에 놓아야 하며, 충분히 조사야를 넓게 하여 최소한 옆에 있는 1~2개의 발가락을 함께 포함시켜야 할 때가 있다.

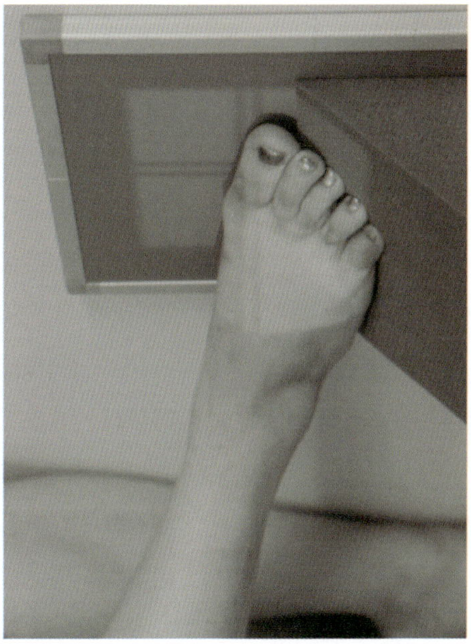

그림 4-21. 첫째 발가락 사방향 검사

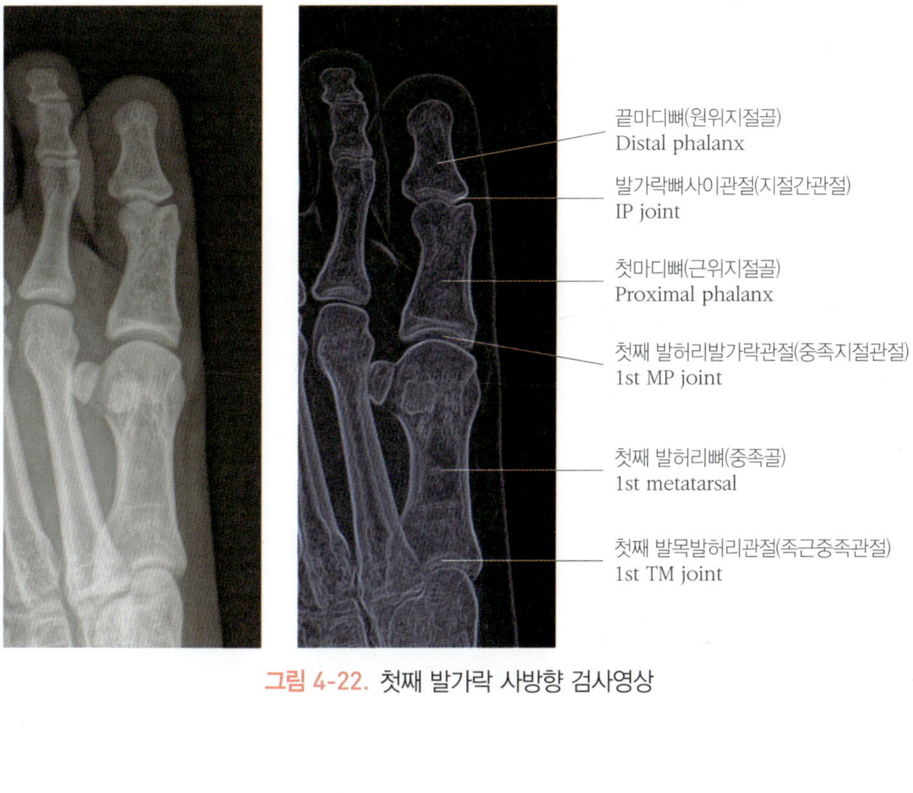

그림 4-22. 첫째 발가락 사방향 검사영상

❸ 측방향 검사(Lateral Projection)

1) 검사목적

병변이 의심되는 발가락뼈(지절골, phalanges)를 겹침이 없이 관찰할 수 있다.

2) 검사방법

다리와 발을 회전시켜 첫째, 둘째, 셋째 발가락은 중앙으로 하고 넷째,다섯째 발가락은 가쪽 방향으로 하여 검사할 발가락의 장축과 노출된 상수용체(IR) 장축이 중앙선에 일치하도록 한다.

반창고나 거즈를 이용하여 엄지발가락을 구부리게 하거나 다른 발가락을 분리시켜 중복을 방지한다.

생식샘 보호를 위해 골반부 위에 차폐물을 올려놓는다.

중심X선은 상수용체(IR)에 수직 입사한다. 첫째 발가락은 발가락뼈사이관절(지절간관절, IP joint)로, 둘째~다섯째 발가락은 몸쪽 발가락뼈사이관절(근위지절간관절, proximal interphalangeal joint, PIP joint)에 수직으로 입사한다.

조사야 안에 발가락이 포함되도록 조절한다.

3) 영상평가

- 병변이 의심되는 발가락은 다른 발가락들과 중복되지 않고 나타나야 한다.
- 발톱은 반측면상(profile)으로 나타나도록 하며 발가락을 모두 분리시키는 것은 불가능하고, 특히 셋째~다섯째 발가락의 첫마디뼈(근위지절골, proximal phalanx)는 포함되고 겹쳐진 구조로 나타난다.
- 발가락뼈사이 관절은 잘 열려 보이고, 발허리발가락관절(중족지절관절, metatarsophalangeal joint)은 중복되더라도 잘 나타나야 한다.
- 뼈 미세구조가 뚜렷하게 나타날 수 있도록 움직임이 없어야 하며 연부조직의 가장자리가 선예하게 나타나야 한다.

참고 관전압은 50~60 kVp 범위로 하여, X선관 영상면 사이 거리(SID)는 최소 100 cm로 하여 검사한다.

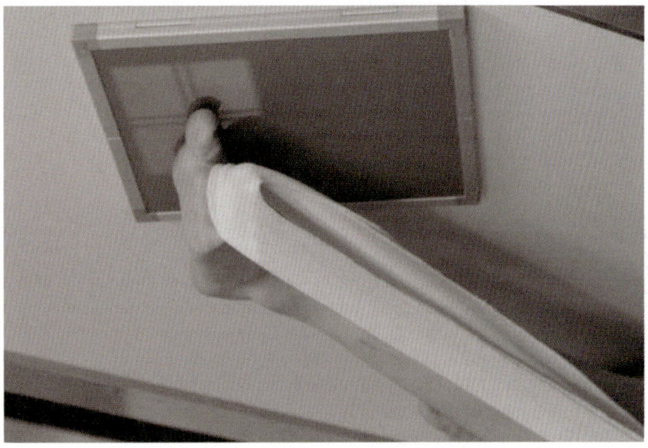

그림 4-23. 첫째 발가락 측방향 검사

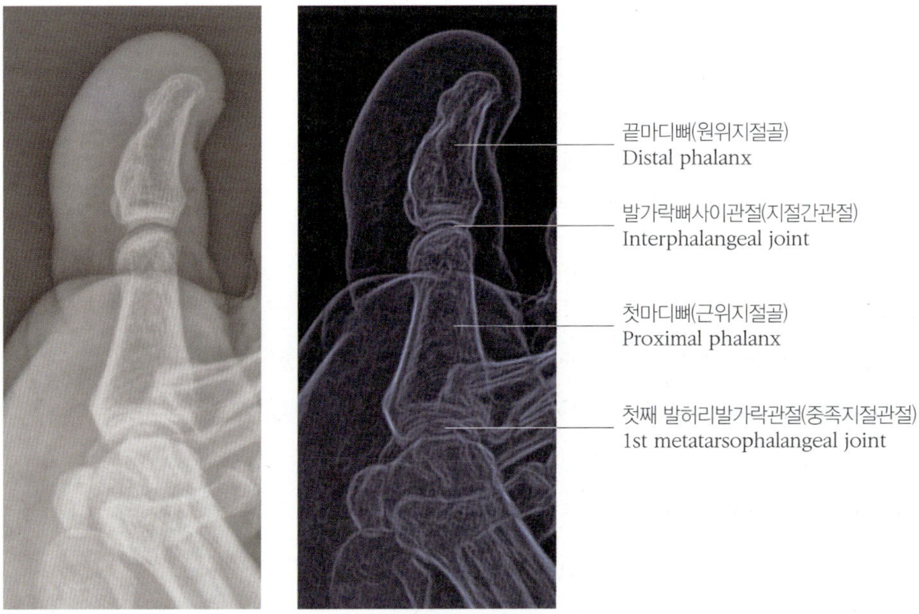

그림 4-24. 첫째 발가락 측방향 검사영상

❹ 후전방향 검사(PA Projection)

1) 검사목적

이 검사는 14개의 발가락뼈(지절골, phalanges), 발가락뼈사이관절(지절간관절, interphalangeal joint), 그리고 발허리뼈(중족골, metatarsals)의 아래끝 부분을 보기 위한 것이다.

2) 검사방법

환자는 검사 테이블에 엎드린 자세로 하게 하는데, 이는 발을 뒤집는데 자연스런 자세이기 때문에 발등이 상수용체(IR)와 밀착될 수 있다. 발가락은 수평면이 되게 적당한 위치에 놓고, 그 밑에 모래주머니 같은 적당한 것으로 고여 준다. 상수용체(IR)의 1/2 위에 발가락을 놓을 때는 발의 장축이 중심X선과 평행이 되게 하고, 중앙에는 셋째 발허리발가락관절(중족 지절간관절, metatarsophalangeal joint)이 오게 한다.

중심X선은 상수용체(IR)의 중심점을 향해서 셋째 발허리발가락관절로 입사하게 한다. X선의 자연스런 확산형태가 발가락의 위치와 거의 일치하기 때문에 발가락뼈사이관절의 공간들이 잘 나타난다.

3) 영상평가

다음이 선명하게 나타나야 한다.

- 회전되지 않은 발가락뼈
- 발가락뼈사이관절과 발허리발가락관절의 열린 공간
- 서로 분리된 발가락
- 발허리뼈의 먼쪽끝
- 연부조직과 골의 발가락 구조

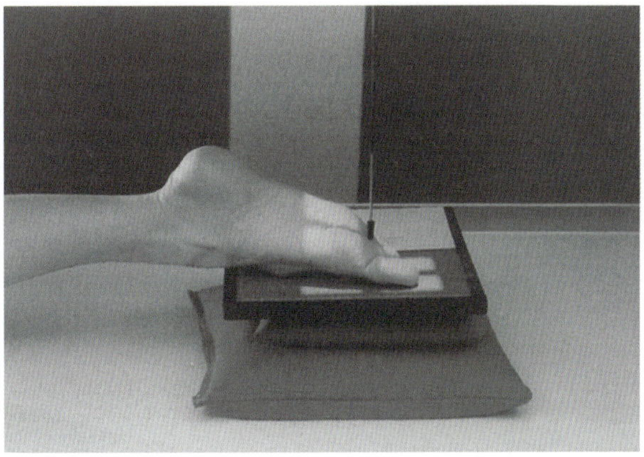

그림 4-25. 발가락 후전방향 검사

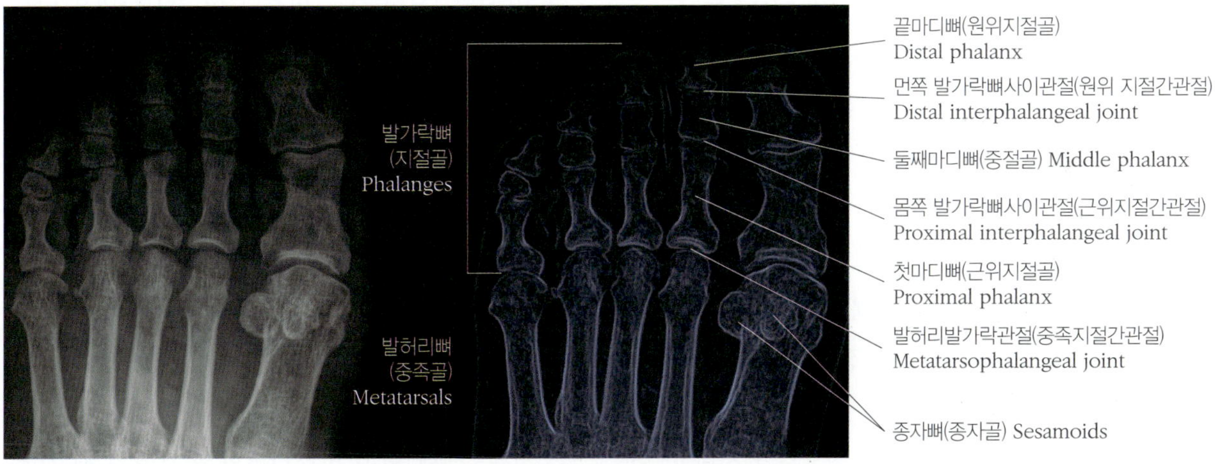

그림 4-26. 발가락 후전방향 검사영상

03 종자뼈(종자골) Sesamoid

1 접선방향 검사(Tangential Projection)

1) 검사목적

종자뼈(종자골, sesamoid)와 첫째 발허리뼈(제1중족골, 1st metatarsal)의 위쪽 반측면상을 관찰할 수 있다.

2) 검사방법

환자는 엎드린 자세(prone position)로 한다.

편안하게 하기 위해 스펀지 또는 타올을 다리 아래에 받쳐 주고, 생식샘 보호를 위해 골반부 위에 차폐물을 덮어 준다.

발가락을 발등쪽으로 구부리고(배굴, dorsiflexion), 발바닥이 상수용체(IR)에 수직인 상태에서 약 15~20°를 주도록 하며, 발이 움직이지 않도록 발 양쪽에 지지물을 사용하여 발의 장축이 회전하지 않도록 한다.

중심X선은 상수용체(IR)에 수직으로 입사하고, 첫째 발허리뼈머리(중족골두, head of metatarsal) 또는 첫째 발허리발가락관절의 뒷면에 접선으로 입사한다. 정확한 접선방향 검사를 위해서 발을 구부린 정도에 따라 중심X선에 약간의 각도가 필요하다.

병변이 의심되는 부분에 근접하여 조사야를 조절한 후 가능한 종자뼈가 나타나도록 첫째~셋째 먼쪽 발허리뼈(원위중족골, distal metatarsal)를 포함시키고, 중심X선은 첫째 발허리발가락관절(중족지절관절, metatarsophalangeal joint)로 입사시킨다.

만약 환자가 엎드린 자세에서 고통을 견디지 못한다면 반대로, 환자 발가락을 긴 끈이나 거즈로 잡아당겨 바로 누운 자세(supine position)로 검사하는 방법이 있다. 중심X선은 첫째 발허리뼈머리에 접선방향으로 입사하며, 환자의 움직임을 방지하기 위해 지지대를 사용할 수도 있으나 이 검사방법은 이상적인 방법은 아니다. 왜냐하면, 이것은 피사체-영상면 사이 거리(object-image receptor distance; OID)가 증가하므로 피사체의 확대가 되고 선예도가 저하된다. 따라서 이 방법은 환자가 엎드린 자세로 검사할 수 없는 경우에만 실시한다.

3) 영상평가

- 종자뼈가 겹치지 않게 나타나야 한다.
- 첫째~셋째 먼쪽 발허리뼈와 종자뼈는 최소한 조사야 안에 포함되어야 하고, 첫째 먼쪽 발허리뼈머리는 조사야의 중심이 되어야 한다.
- 최적의 검사조건으로 종자뼈와 먼쪽 발허리뼈머리의 윤곽과 뼈 미세구조가 뚜렷하게 나타날 수 있도록 움직임이 없어야 하며, 종자뼈는 과다노출되지 않게 나타나야 한다.

참고 환자가 고통과 불편함을 주는 자세이므로 불필요하게 장시간 동안 이 체위를 유지시켜서는 안 된다. 사용 관전압 범위는 50~60 kVp로 하고, X선관 영상면 사이 거리(SID)는 약 100 cm로 검사한다.

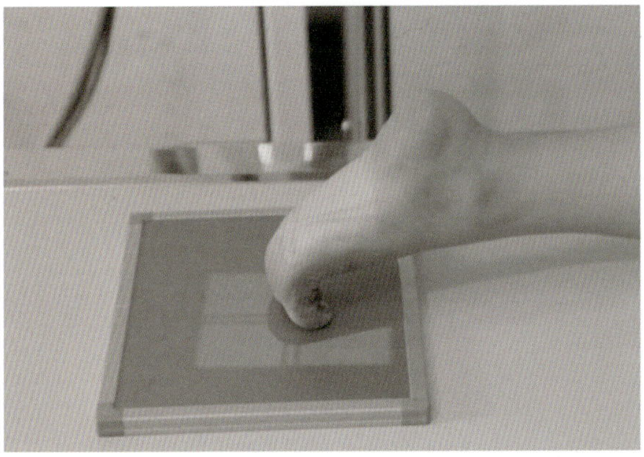

그림 4-27. 종자뼈(종자골) 접선방향 검사(엎드린 자세); Lewis Method

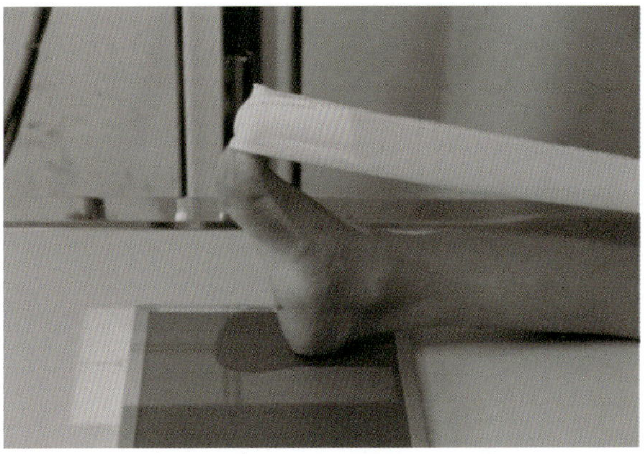

그림 4-28. 종자뼈(종자골) 접선방향 검사(바로 누운 자세); Holly Method

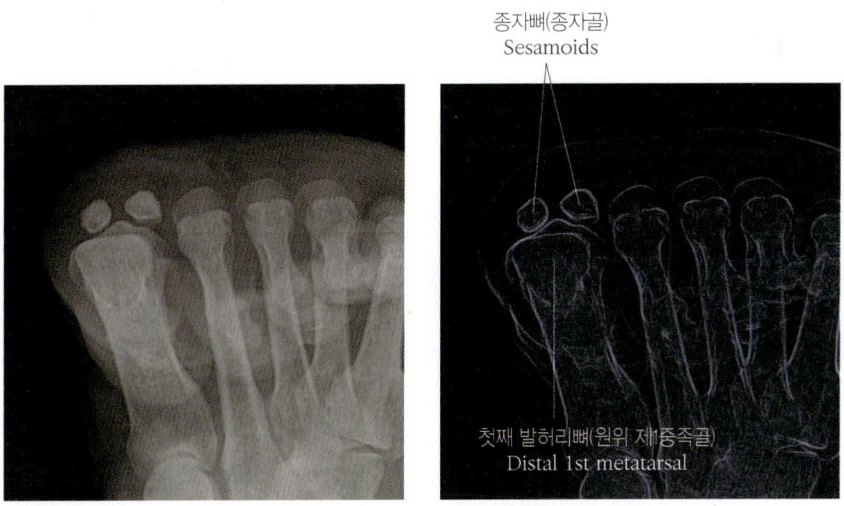

그림 4-29. 종자뼈(종자골) 접선방향 검사영상

2 접선검사(Tangential Projection); Causton Method

1) 검사목적

이 접선검사는 종자뼈(종자골, sesamoid bone)들이 축측방향으로 약간 겹쳐서 나타난다.

2) 검사방법

환자는 검사 반대측을 밑으로 옆으로 누워서 무릎을 구부린다.

검사쪽 하지는 약간 펴서 무릎과 발 아래 모래주머니 같은 것으로 고여 높이를 조정한다.

발이 측방향 검사자세가 되게 하여 첫째 발허리발가락관절(제1중족지절간관절, metatarsophalangeal joint)이 상수용체(IR)의 수평면에 수직이 되게 조정한다.

발허리뼈(중족골, metatarsal) 먼쪽 부위(distal part) 아래에 상수용체(IR)가 놓이게 해서 중앙점이 중심X선과 일치하게 조정한다.

생식샘을 차폐한다.

중심X선은 발 뒤꿈치쪽으로 40°로 첫째 발허리발가락관절 돌기를 향해 입사한다.

3) 영상평가

다음이 선명하게 나타나야 한다.

- 약간 겹친 상태의 첫째 발허리발가락관절
- 그림 4-31처럼 검사하면 증가된 선예도 영상

- Causton J:Projection of sesamoid bones in the region of the first metatarsophalangeal joint, Radiology 9:39, 1943.

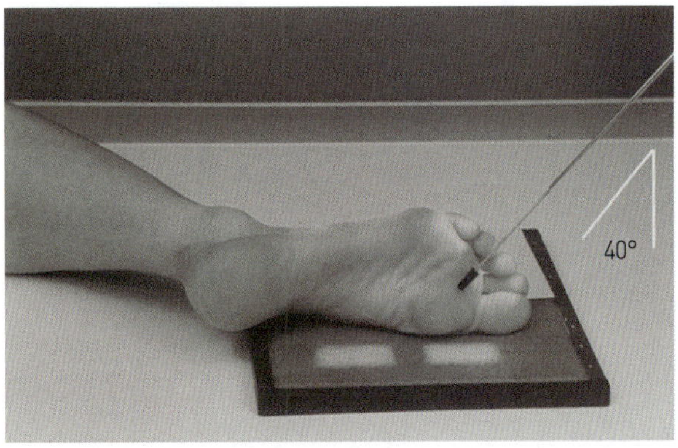

그림 4-30. 종자뼈 접선방향 검사: Causton Method

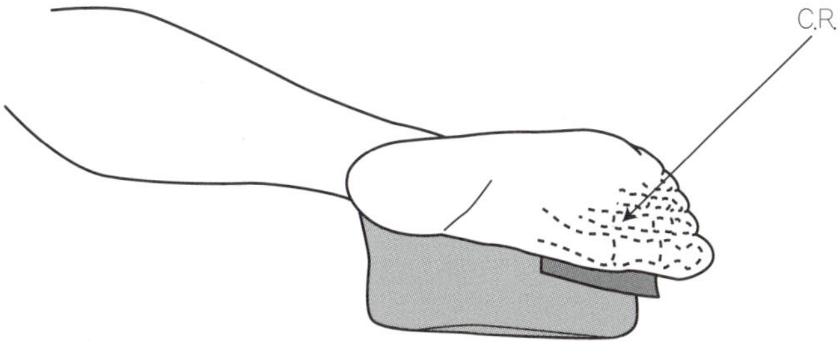

그림 4-31. 치과용 필름(dental film)을 사용한 종자뼈 접선방향 검사

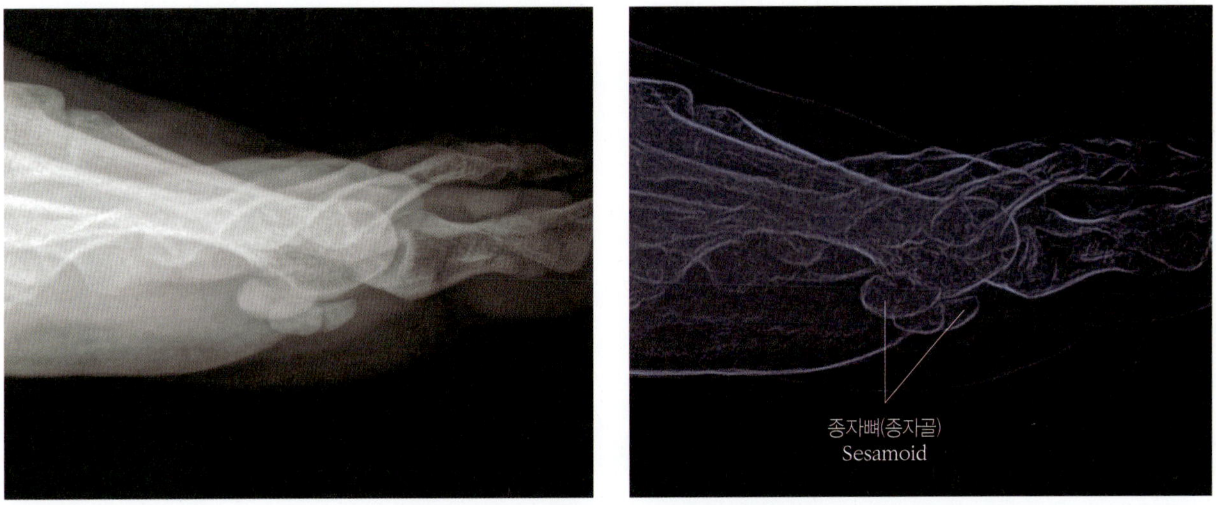

그림 4-32. 종자뼈(종자골) 접선방향 검사영상

04 발꿈치뼈(종골) Calcaneus

1 후전 축방향 검사(Plantodorsal Axial Projection)

1) 검사목적

발꿈치뼈(종골, calcaneus)를 관찰할 수 있다.

2) 검사방법

환자는 바로 누운 자세(supine position)로 하거나 앉은 자세(seated position)로 하여, 다리를 완전히 펴도록 한다.

생식샘 보호를 위해 골반위에 차폐물을 올려놓는다.

상수용체(IR)의 차폐되지 않은 부분의 중앙에 발목관절(족관절, ankle joint)을 놓고 상수용체(IR)의 장축과 다리의 장축을 일치시킨 후 발을 발등쪽으로 구부려(배굴, dorsiflexion), 발바닥 면이 상수용체(IR)에 수직되게 조정한다.

발바닥이 상수용체(IR)에 수직이 되도록 붕대로 발허리뼈머리(중족골두, heads of metatarsal)를 감아 부드럽게 잡아 당겨 발등쪽으로 구부려 환자의 자세를 유지한다(환자에게 이 자세가 부적합할 때는 이 검사법을 사용하지 않는다).

셋째 발허리뼈 바닥(저부, base)에 중심X선을 입사하며 발의 장축에 대해서는 머리쪽으로 40°로 입사한다.

조사야는 발꿈치뼈 전체가 포함되도록 조절한다.

3) 영상평가

- 발꿈치뼈 융기부터 목말발꿈치뼈관절(거종관절, talocalcaneal joint)까지 포함한 발꿈치뼈가 나타나고, 발꿈치뼈가 회전되지 않아야 한다.
- 첫째~다섯째 발허리뼈 바닥은 다른 부분에서 보이지 않아야 하며, 목말받침돌기(재거돌기, sustentaculum tali)의 한 부분은 반측면상으로 나타나야 한다.
- 목말발꿈치뼈관절이 먼쪽 발꿈치융기(원위종골융기, distal tuberosity)보다 농도가 초과되지 않는 범위에서 농도와 대조도가 적절해야 한다.

참고 관전압 사용범위는 65±5 kVp(몸쪽 발꿈치뼈와 목말뼈(거골, talus)의 관계를 잘 보기 위해서 다른 발 검사보다 4~6 kVp 증가시켜준다).
X선관 영상면 사이 거리(SID)는 약 100 cm로 검사한다.

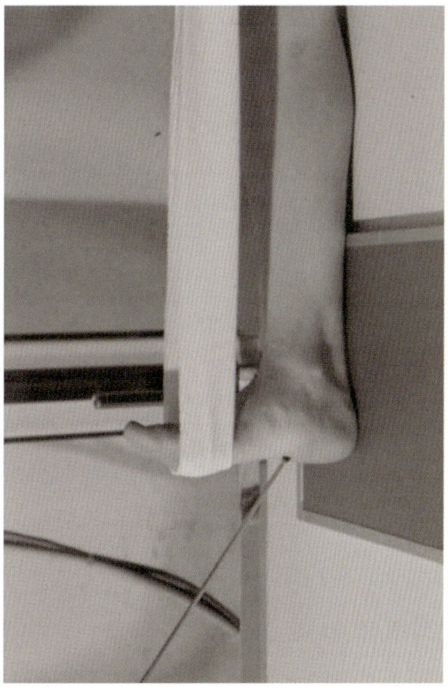

그림 4-33. 발꿈치뼈(종골) 후전 축방향 검사

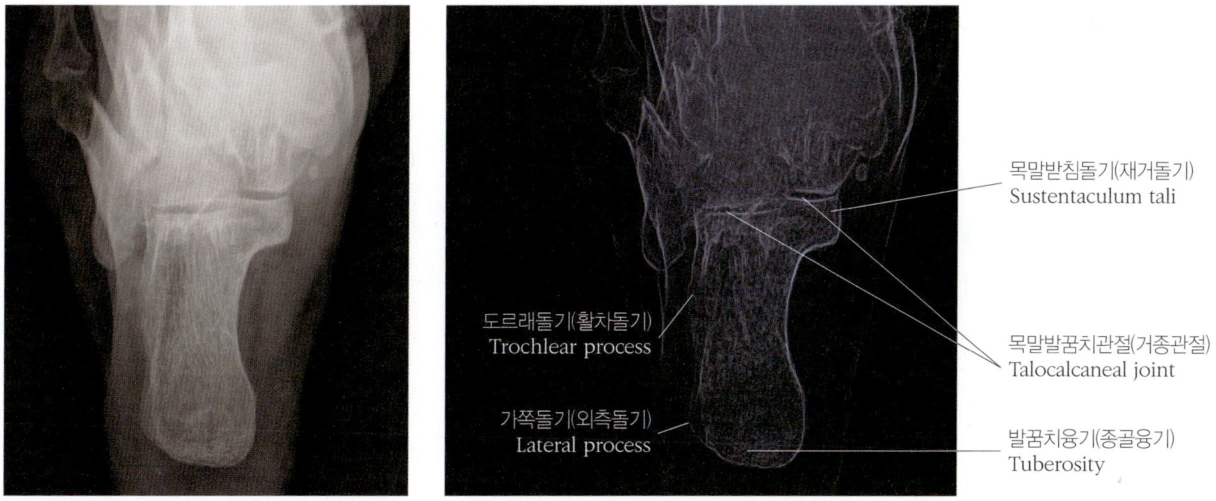

그림 4-34. 발꿈치뼈(종골) 후전 축방향 검사영상

❷ 측방향 검사(Lateral Projection)

1) 검사목적

발꿈치뼈(종골, calcaneus), 목말뼈(거골, talus), 목말발꿈치뼈관절(거종관절, talocalcaneal joint)을 관찰할 수 있다.

2) 검사방법

환자를 옆으로 누운 자세(lateral recumbent position)로 하여, 검사쪽 다리를 아래로 오게 한 후 머리에 베개를 받쳐 편안하게 한다.

생식샘 보호를 위해 골반 위에 차폐물을 올려놓는다.

검사쪽 다리의 무릎을 45°로 구부려 상수용체(IR)의 차폐되지 않는 부분의 중앙에 발꿈치뼈를 놓고 상수용체(IR)의 장축과 발의 장축이 평행이 되게 조정하여, 발바닥이 상수용체(IR)면과 수직이 되도록 무릎과 다리 아래에 지지물을 놓는다.

발과 발목이 바른 측면 자세가 되도록 안쪽 복사(내과, medial malleolus)의 뒤쪽 약 15~20° 위치에 가쪽 복사(외과, lateral malleolus)를 놓는다.

자세 교정을 위해 발을 배굴(dorsiflexion)시키고 다리와 발꿈치에 지지물을 놓은 후 안쪽 복사에서 아래로 2 cm에 수직으로 입사한다.

조사야는 발목관절에서 먼쪽 2 cm 지점까지 포함하도록 조정한다.

3) 영상평가

- 발꿈치뼈, 목말뼈는 회전되지 않고, 가쪽 복사는 종아리뼈(비골, fibula)와 목말뼈 뒤쪽에 중복되어 나타나야 하며, 발목굴(족근동, tarsal sinus)과 발꿈치입방관절(종입방관절, calcaneocuboid joint) 공간이 잘 보여야 한다.
- 조사야 안에 발목관절 몸쪽부(근위부, proximal part)와 목말발배관절(거주상관절, talonavicular joint)을 완전히 포함되어야 한다.
- 발꿈치뼈와 목말뼈의 농도가 명확하게 나타나고 연부조직도 잘 나타나도록 농도가 적절해야 한다.

참고 관전압은 60±5 kVp 범위로 한다.
X선관 영상면 사이 거리(SID)는 약 100 cm로 검사한다.

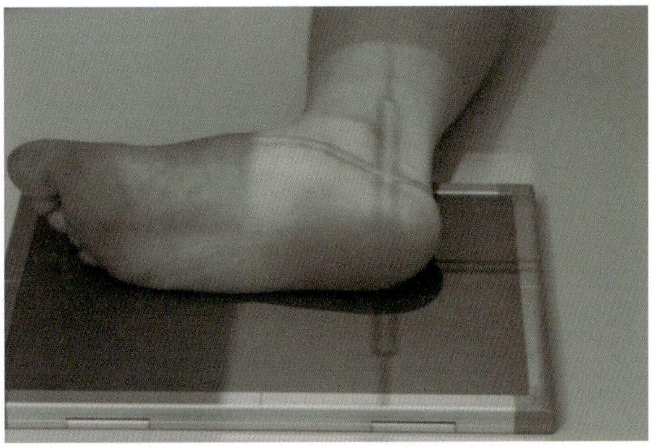

그림 4-35. 발꿈치뼈(종골) 측방향 검사

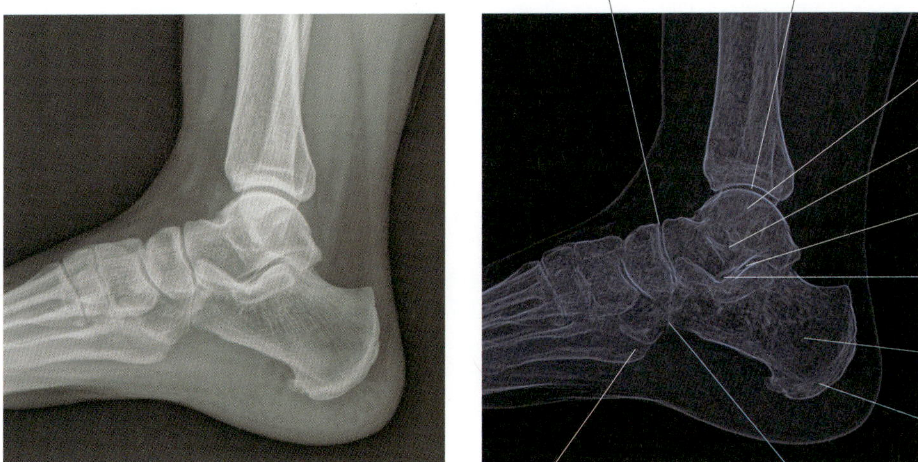

그림 4-36. 발꿈치뼈(종골) 측방향 검사영상

③ 축방향 검사(Axial, Dorsoplantar Projection)

1) 검사목적

발꿈치뼈(종골 calcaneus) 융기(tuberosity)에서 목말받침돌기(재거돌기, sustentaculum tali)와 도르레돌기(활차돌기, trochlear process)까지 발꿈치뼈 축방향 검사영상을 관찰할 수 있다.

2) 검사방법

환자는 엎드린 자세로 하고, 고정용구 위에 발목을 올려놓는다.

발의 장축이 검사 테이블에 수직이 될 수 있게 발목의 각도를 조정하고, 그 높이는 발목 아래에 고이는 고정용구로 조절한다.

상수용체(IR)는 발바닥에 밀착하여 세워놓고, 이를 고정시키려면 고정용구나 이동식 상수용체(IR) 지지대를 사용한다.

중심X선은 발의 장축에 대해 발쪽으로 40°로 상수용체(IR) 중앙에 입사한다.

중심X선은 발목관절 뒷면으로 들어가서 다섯째 발허리뼈바닥(종족골저, metatarsal base)으로 나온다.

생식샘은 차폐한다.

3) 영상평가

- 목말발꿈치관절(거종관절, talocalcaneal joint)을 포함해서 발꿈치뼈가 나타나야 한다.
- 발꿈치뼈가 회전되지 않아야 한다.
- 발꿈치뼈의 앞부분의 농도가 뒷부분보다 초과되지 않아야 한다.

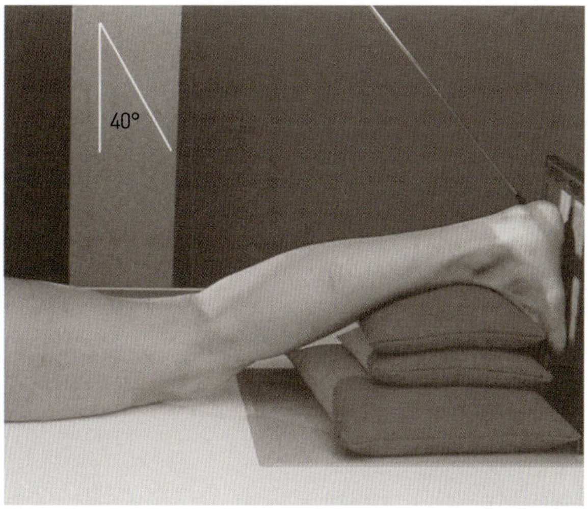

그림 4-37. 발꿈치뼈(종골)의 축 (후전) 방향 검사

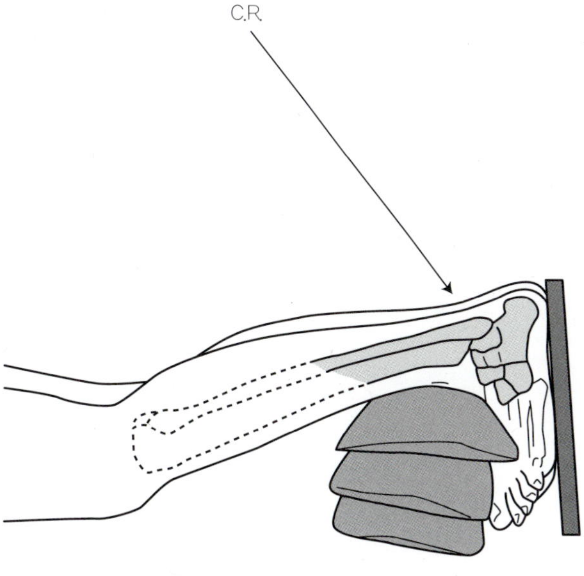

그림 4-38. 발꿈치뼈(종골)의 축 (후전) 방향 검사

4 목말밑관절 외 · 내 사방향 검사(Subtalar joint lateromedial Oblique Projection); Broden Method

1) 검사목적

발꿈치뼈(종골 calcaneus)의 분쇄골절(comminuted fracture) 시 목말밑관절(subtalar joint) 및 발꿈치뼈(종골 calcaneus)의 뒤쪽관절면(posterior facet)을 관찰할 수 있다.

2) 검사방법

환자는 바로 누운 자세(supine position), 또는 앉은 자세(seated position)로 하여, 다리를 완전히 펴도록 한다.

상수용체(IR)의 중앙에 발꿈치뼈(종골, calcaneus)을 위치한다.

상수용체(IR)의 장축과 다리의 장축을 일치하도록 한다.

발을 발등 쪽으로 구부려(배굴, dorsiflexion) 발바닥 면이 상수용체(IR)에 수직되게 조정한다.

발목관절(족관절, ankle joint)을 안쪽으로 45° 회전시킨다.

중심X선은 가쪽 복사의 가장 돌출된 부위와 다섯째 중족골 저부 사이에 가상의 선을 그어 그 중앙부위[목말밑관절(Subtalar joint)]를 향해 머리쪽 10°, 20°, 30°, 40°로 입사한다.

3) 영상평가

- 목말밑관절(subtalar joint)이 열려져 나타나야 한다.
- 10° 영상은 뒤쪽관절면(posterior facet)의 뒷부분이 잘 나타난다.
- 20~30° 영상은 목말받침돌기(sustentaculum tali)와 목말뼈(talus) 사이의 관절이 잘 나타난다.
- 40° 영상은 뒤쪽관절면(posterior facet)의 앞부분이 잘 나타난다.

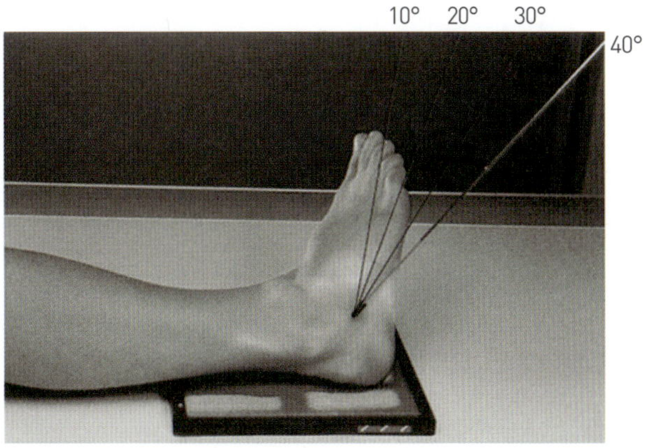

그림 4-39. 목말밑관절 외 · 내 사방향 검사

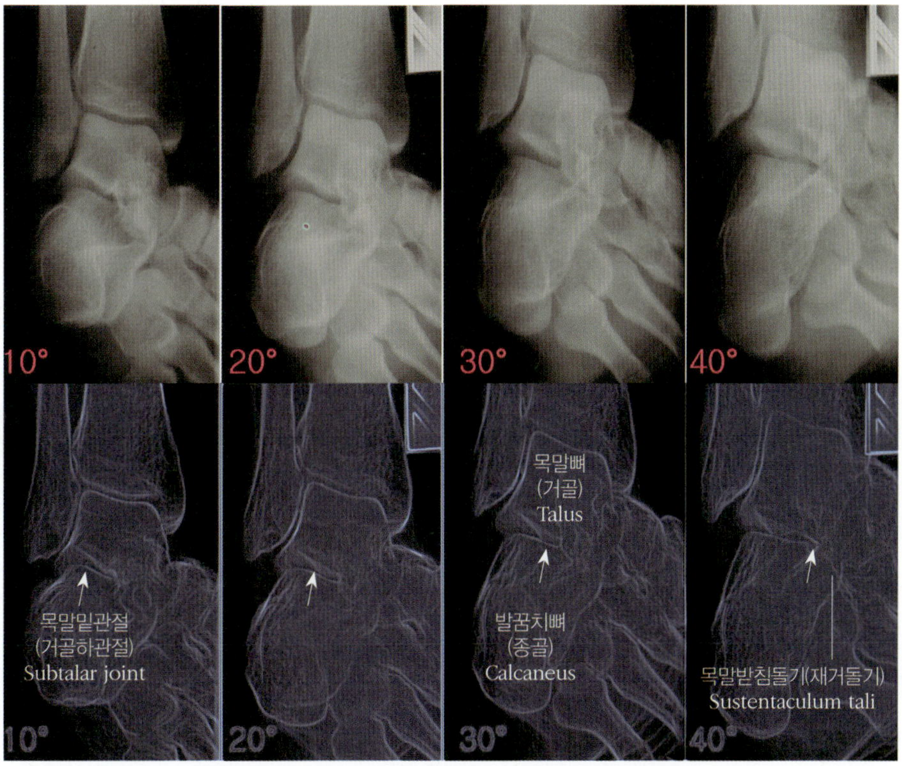

그림 4-40. 목말밑관절 외 · 내 사방향 검사영상

05 발목관절(족관절)

Ankle joint

1 전후방향 검사(AP Projection)

1) 검사목적

발목관절(족관절, ankle joint)의 앞면부와 정강뼈(경골, tibia), 종아리뼈 먼쪽부(비골 원위부, distal fibula), 목말뼈(거골, talus) 몸쪽부(근위부, proximal part)를 관찰할 수 있다.

발목관절 가쪽 가장자리관절(정강종아리관절, tibiofibular joint)은 이 검사에서는 분리되어 나타나지 않는다.

2) 검사방법

환자는 바로 누운 자세(supine position)로 한다.

머리 밑에 베개를 놓아 편안한 자세로 하며, 다리는 충분히 펴게(신전, extension)한다. 지지물을 무릎 밑에 놓아 환자의 다리를 편안하게 한다.

발목관절을 상수용체(IR)의 중앙에 위치하고, 상수용체(IR)의 장축과 다리의 장축을 일치하도록 한다.

발을 잡아 당겨 발바닥이 상수용체(IR)와 수직이 되도록 하고 발바닥쪽에 지지물로 받친다.

발과 발목이 정확한 전후자세(true AP position)가 되도록 발바닥은 수직이고 다리는 회전되지 않아야 한다.

양쪽 복사(안쪽, 가쪽 복사, medial and lateral malleolus))를 이은 선은 상수용체(IR)와 평행이 되지는 않는다.

중심X선은 양쪽 복사 사이 중앙점을 향해 상수용체(IR) 중심에 수직으로 입사한다.

X선관 영상면 사이 거리(SID)는 보통 100 cm로 한다.

조사야 범위는 정강 · 종아리뼈 먼쪽부와 발허리뼈 몸쪽부가 포함되고, 골반부 위를 차폐하여 생식샘을 보호한다.

3) 영상평가

- 발목관절 중심이 상수용체(IR) 중앙에 나타나고, 정강 · 종아리뼈 먼쪽부와 발허리뼈(중족골) 몸쪽부가 포함되어야 한다.
- 발목관절의 안쪽 위 부분은 반드시 분리되어 나타나며, 목말정강관절(거골하퇴관절, talotibial joint)이 나타나고, 가쪽 목말뼈 모서리와 비골 먼쪽부는 겹쳐서 나타나야 한다.
- 안쪽 · 가쪽 복사와 목말뼈, 정강 · 종아리뼈 먼쪽부, 연부조직을 볼 수 있는 최적 조건이 되어야 한다.
- 환자는 움직이지 않고, 알맞은 검사조건으로 뼈 미세구조가 선명하고 깨끗하게 나타나야 한다.

참고 관전압은 60±5 kVp 범위에서 사용한다.
전후 자세에서 양쪽 복사의 해부학적 위치는 상수용체(IR)로부터 같은 거리에 있지 않고 가쪽 복사는 뒤로 약 15° 정도에 위치한다. 가쪽 정강목말관절은 분리되어 나타나지 않는다.
만일 발목관절 전후방향 검사에서 이 부위가 분리되어 보이는 것은 인대 손상이 있을 경우에 정강목말관절이 나타나는 것으로 추측된다.

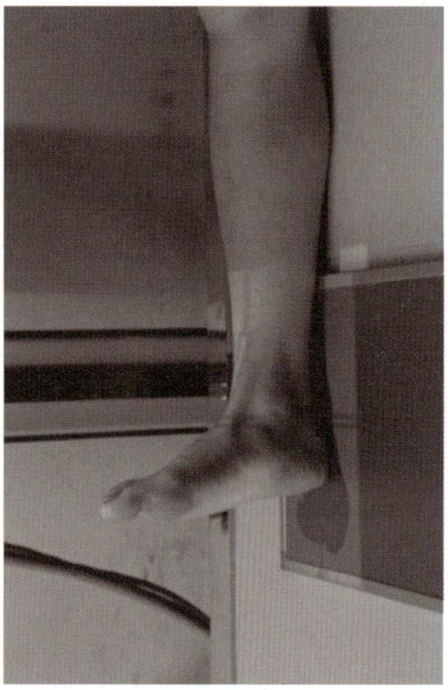

그림 4-41. 발목관절(족관절) 전후방향 검사

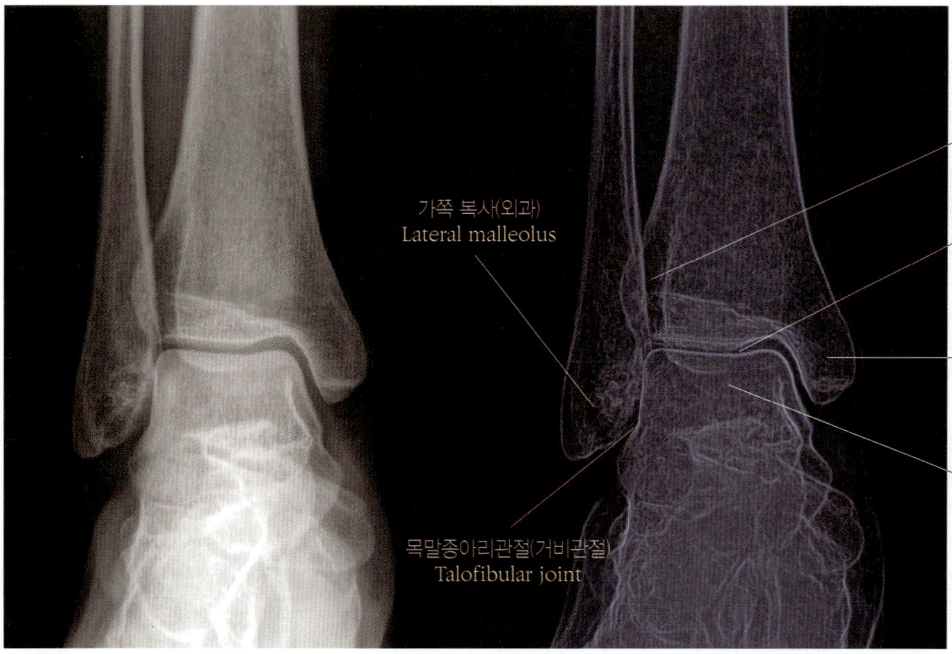

그림 4-42. 발목관절(족관절) 전후방향 검사영상

❷ 전후 사방향 검사(AP Medial Oblique Projection; Mortise Position)

1) 검사목적

발목관절 앞면상(frontal view of entire ankle)을 볼 수 있다.

2) 검사방법

환자는 머리에 베개를 받쳐 바로 누운 자세(supine position)로 한다.

검사 반대쪽 다리를 충분히 구부리고 검사쪽은 편안한 자세로 지지물을 무릎 밑에 받쳐 다리를 편안하게 한다.

골반부 위에 차폐물을 놓아 생식샘을 차폐한다.

발목관절을 상수용체(IR) 중앙에 맞추고, 상수용체(IR)의 장축과 다리의 장축이 일치되도록 발을 뒤로 잡아 당겨 발바닥이 상수용체(IR)에 수직되게 하고, 만약 움직임을 방지하여야 할 경우라면 고정물로 발을 고정한다.

안쪽 · 가쪽 복사(medial and lateral malleolus)를 이은 선이 상수용체(IR)와 평행되게 다리와 발은 약 15~20° 안쪽으로 기울인다.

중심X선은 안쪽 복사와 가쪽 복사 사이 중앙점을 향해 상수용체(IR) 중심을 향하여 수직으로 입사한다.

X선관 영상면 사이 거리(SID)는 보통 100 cm로 한다.

조사야 범위는 정강 · 종아리뼈 먼쪽부(경골 · 비골 원위부, distal part of tibia and fibula)와 발허리뼈 몸쪽부(중족골 근위부, proximal part of metatarslas)를 포함하고, 옆면은 연부조직이 포함되도록 조사야를 조절한다.

발목의 수술(reduction surgery) 때에도 이 검사를 많이 이용한다.

3) 영상평가

- 조사야 중앙에 발목관절이 나타나고 정강 · 종아리뼈의 먼쪽부와 발허리뼈 몸쪽부가 포함되어야 한다.
- 정강뼈와 목말뼈(거골, talus)사이, 종아리뼈와 목말뼈 사이, 먼쪽(원위, distal) 정강종아리관절(경비관절, tibiofibular joint) 전체가 겹치지 않고 분리되어 나타나야 하며, 먼쪽 정강종아리관절 공간은 조금 겹쳐질 수 있다.
- 목말뼈와 정강 · 종아리뼈 먼쪽부는 농도가 적당하고 연부조직을 잘 볼 수 있도록 적당한 검사조건이야 한다.
- 움직이지 않고, 알맞은 조건으로 뼈 미세구조가 선명하고 깨끗하게 나타나야 한다.

참고 관전압은 60±5 kVp 범위를 사용한다.
이 자세는 발목 정면 검사나 사방향 검사 어느 것도 대신할 수 없으나, 발목관절에 특이한 상처나 탈구가 의심될 때에 다른 검사보다 이 자세로 검사하는 것이 좋다.

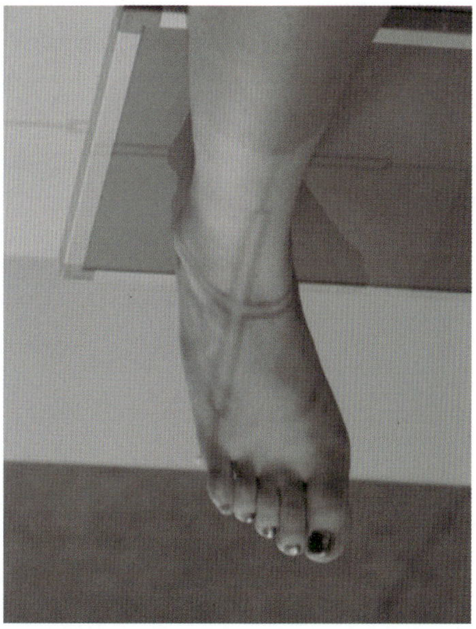

그림 4-43. 발목관절 전후 사방향 검사

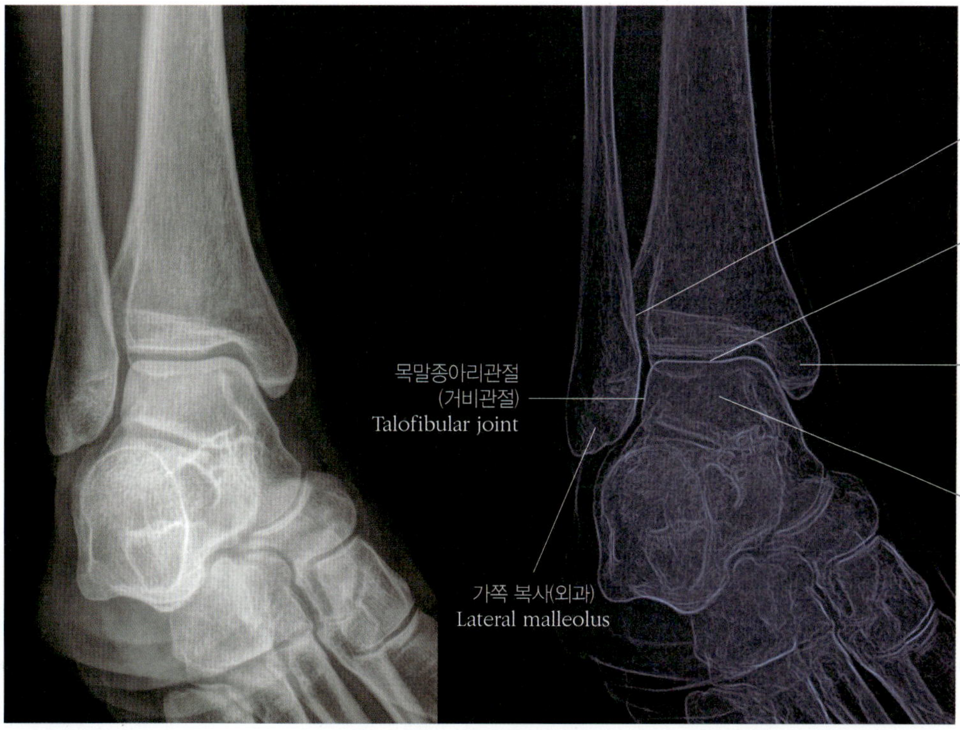

그림 4-44. 발목관절 전후 사방향 검사영상(Mortise)

3 사방향 검사(Oblique Projection)

1) 검사목적

먼쪽 정강종아리관절(원위 경비관절, distal tibiofibular joint)과 먼쪽 종아리뼈(원위비골, distal fibula), 가쪽 복사(외과, lateral malleolus)를 자세히 관찰할 수 있다.

2) 검사방법

환자는 바로 누운 자세(supine position)로 하고, 머리에 베개를 받쳐 편안한 자세로 한다.

검사 반대쪽 다리는 충분히 구부리고 검사쪽 다리는 무릎아래 지지물로 무릎 밑을 받쳐 환자의 다리를 편안하게 한다.

골반부를 차폐하여 생식샘을 보호하도록 한다.

발목관절(족관절, ankle joint)을 상수용체(IR) 중앙에 맞추고 상수용체(IR)의 장축과 다리의 장축을 일치하도록 한 후, 발을 잡아 당겨 상수용체(IR)에 발바닥을 수직에 가깝게 하고 발을 지지한다.

발과 다리를 안쪽으로 45° 기울인다. 상수용체(IR)와 발사이가 45°로 되고 무릎 양쪽 위관절융기(상과, epicondyles) 사이를 이은 선(interepicondylar line)이 상수용체(IR)에 대해 45° 되게 한다.

중심X선은 안쪽 · 가쪽 복사 사이 중앙점을 향해 상수용체(IR) 중앙을 향하여 수직으로 입사한다.

X선관 영상면 사이 거리(SID)는 약 100 cm로 한다.

조사야 범위는 정강 · 종아리뼈 먼쪽부와, 발허리뼈(중족골, metatarsals) 몸쪽부(근위부, proximal part)를 포함하고 옆면은 피부가 포함되게 한다.

대체 측사방향 검사(Alternate Lateral Oblique Projection)

목말뼈(거골, talus)과 발꿈치뼈(종골, calcaneus) 관절 부위와 미묘한 골절을 보고자 할 때 측면 가쪽 사방향 검사을 하여 다리의 장축과 발을 가쪽(외측)으로 45° 회전한다.

3) 영상평가

- 발목관절중심(midankle joint)이 상수용체(IR) 중앙에 나타나고 정강 · 종아리뼈 먼쪽부와 발허리뼈 몸쪽부(proximal metatarsals)가 포함되어야 한다.
- 보통 발목은 정강종아리관절 먼쪽부 사이가 주로 열려져 있지만 조금 겹칠 때도 있고 종아리뼈 · 정강뼈 먼쪽부가 목말뼈와 약간 겹칠 때도 있다.
- 적절한 노출로 연부조직, 안쪽 · 가쪽 복사(내과 · 외과, medial and lateral malleolus), 목말뼈 그리고 정강 · 종아리뼈 먼쪽부가 보여야 한다.
- 움직임 없이 알맞은 검사조건으로 뼈 미세구조가 선명하고 깨끗하게 나타나야 한다.

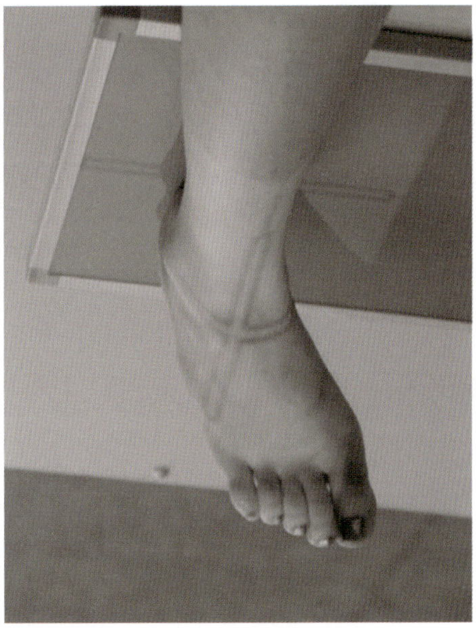

그림 4-45. 발목관절 전후 안쪽 사방향 검사

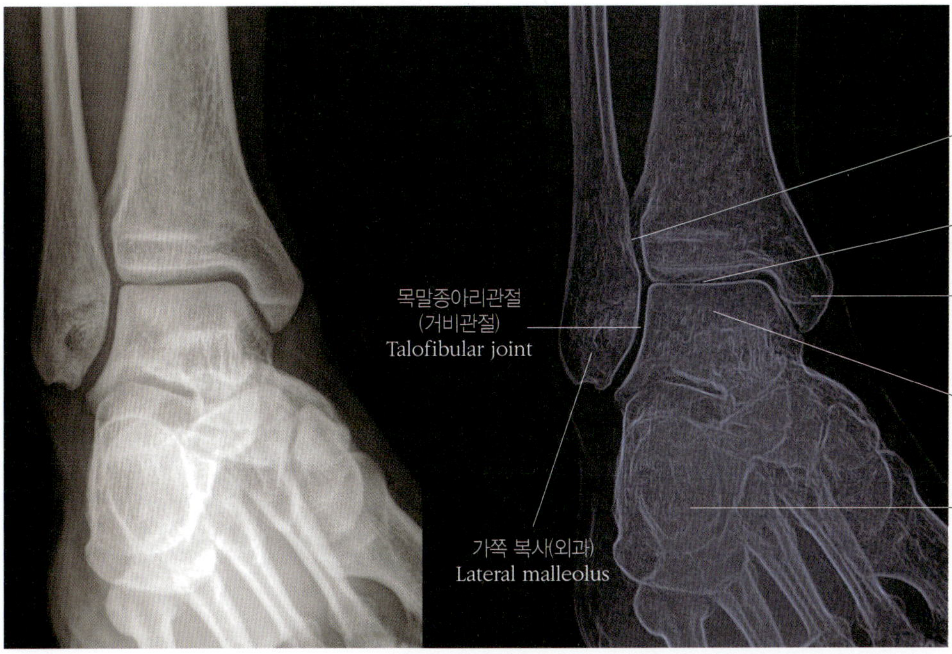

그림 4-46. 발목관절 전후 안쪽 사방향 검사영상

4 측방향 검사(Lateral Projection)

1) 검사목적

먼쪽 종아리뼈(원위 비골, distal fibula)와 정강뼈(경골, tibia), 발목관절(족관절, ankle joint), 목말뼈(거골, talus)와 발꿈치뼈(종골, calcaneus)를 관찰할 수 있다.

2) 검사방법

검사쪽을 밑으로 하여 옆으로 눕고(lateral recumbent position), 머리에 베개를 받쳐 편안한 자세로 한다. 검사쪽 무릎을 약 45° 기울이고, 반대쪽 다리는 검사쪽 다리 뒤에 놓는다. 골반부를 차폐하여 생식샘을 보호한다.

내 · 외 측방향 검사(Mediolateral Projection)

발목관절을 상수용체(IR) 중앙에 맞추고 상수용체(IR) 장축과 다리 장축을 일치시키고, 필요에 따라 무릎아래 지지물을 놓고 다리와 발은 바른 측면 자세로 한다.

종아리뼈 먼쪽부 가쪽 복사(외과, lateral malleolus)는, 정강뼈 먼쪽부 안쪽 복사(내과, medial malleolus)에 비해 약 15~20° 뒤에 위치하고 발을 뒤로 당겨서 발다닥이 다리와 직각 되게 하고, 환자는 가능한 참을 수 있도록 하여 바른 측면 자세를 유지해야 한다.

중심X선은 안쪽복사를 통해 상수용체(IR) 중앙에 수직으로 입사한다.

X선관 영상면 사이 거리(SID)는 약 100 cm로 검사한다.

조사야 범위는 정강뼈, 종아리뼈 먼쪽부와 발허리뼈(중족골, metatarsals) 중간부분과 연부조직이 포함되어야 한다.

외 · 내 측방향 검사(Lateromedial Projection)

외 · 내측검사는 역시 환자가 편하게 누울 수 없을 때 시행하며, 반대쪽으로 누워서 편안하게 위치 잡이를 한다.

3) 영상평가

- 발목관절 중앙(midankle joint)이 상수용체(IR) 중앙에 나타나야 하며, 목말정강관절(거퇴관절, talotibial joint) 윗부분 관절 사이가 균일하게 분리되어 나타나야 한다.
- 가쪽 복사와 종아리뼈 먼쪽부는 정강뼈 뒤쪽 1/2 또는 1/3, 목말뼈 뒤쪽 반과 겹쳐서 나타나며, 목말뼈와 발꿈치뼈 전체가 보이고 인접한 발목뼈(족근골, tarsals)가 보여야 한다.
- 적절한 노출로 종아리뼈 먼쪽부 윤곽과 연부조직이 선명하게 보이고, 모든 뼈의 미세구조와 면이 선명하게 나타나야 한다.

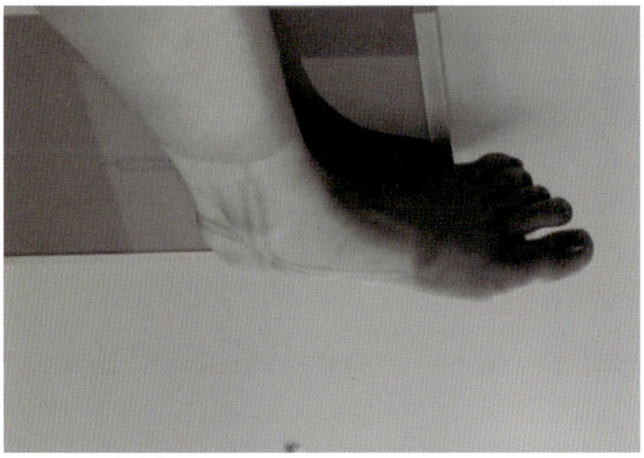

그림 4-47. 발목관절 내외 측방향 검사

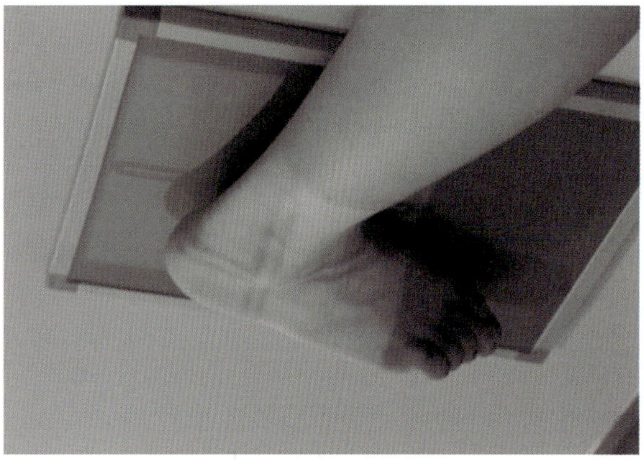

그림 4-48. 발목관절 외내 측방향 검사

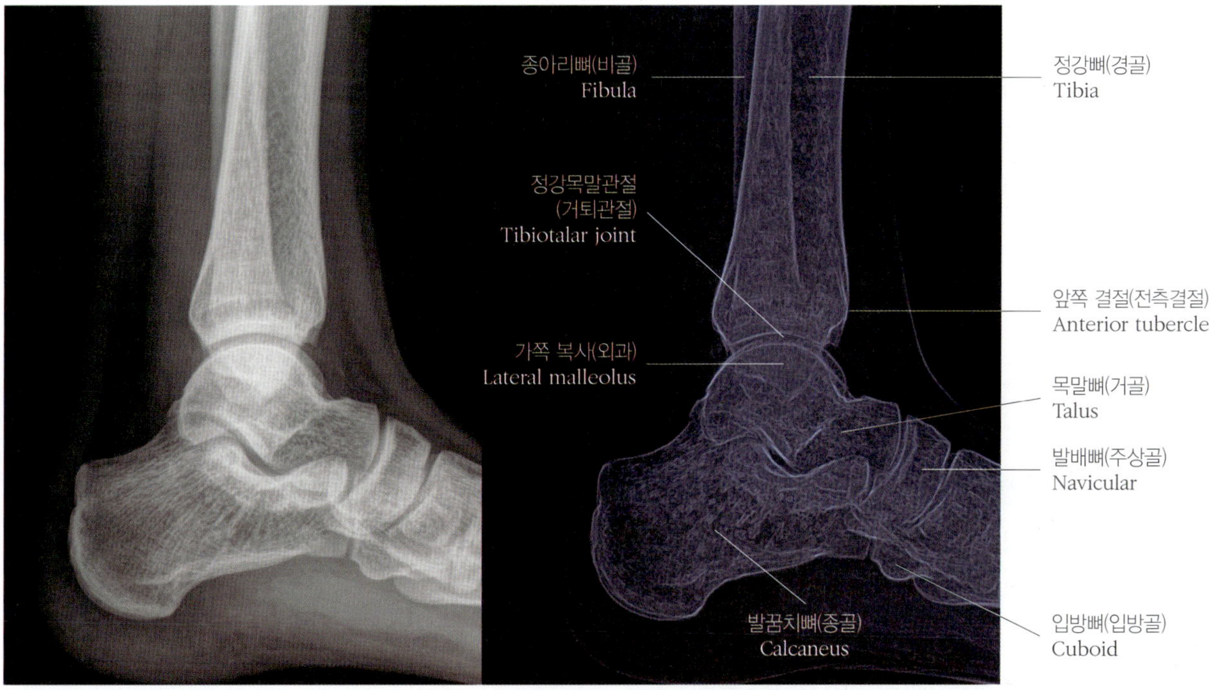

그림 4-49. 발목관절 내외 측방향 검사영상

⑤ 발목관절 전후방향 스트레스 검사(AP stress projection) 안쪽 번짐(내선) · 가쪽 번짐(외선) 검사(Inversion and Eversion Position)

1) 검사목적

상처가 있는 환자는 최대한 주의해서 검사하여야 한다. 발목관절의 관절분리(ankle joint for evaluation of joint separation)와 인대 파열이나 단절(ligament tear or rupture)을 관찰할 수 있다.

2) 검사방법

환자는 머리에 베개를 받쳐 바로 누운 자세(supine position)로 한다.

검사 반대쪽 다리를 구부리고 무릎 밑에 지지물을 놓은 다음, 환자의 생식샘을 차폐한다.

위치 잡이 하는 의사, 방사선사는 X선 노출하는 동안 납장갑(gloves)과 납앞치마(apron)를 착용한다.

발목관절을 상수용체(IR) 중앙에 위치하고, 다리의 장축과 상수용체(IR)의 장축을 일치시키고, 다리와 발등은 가능한 직각이 되게 한다.

다리와 발목은 움직이지 않고 바른 정면 자세로 하고 발바닥이 안쪽으로 또는 가쪽으로 기울게 힘을 준다.

중심X선은 양쪽 복사 사이 중앙점(midway between malleoli)을 향해 상수용체(IR) 중앙에 수직으로 입사한다.

X선관 초점-영상면 사이 거리는(SID) 약 100 cm로 하고, 조사야 범위에 발허리뼈(중족골, metatarsals) 몸쪽부(근위부, proximal part)와 정강 · 종아리뼈 먼쪽부(경골 · 비골 원위부, distal part of tibica and fibula)와 가쪽 연부조직이 포함되어야 한다.

3) 영상평가

- 발목관절 중심이 상수용체(IR) 중앙에 있어야 하며, 종아리뼈 · 정강뼈 먼쪽부, 발허리뼈 몸쪽부가 포함되어야 하며, 인대 상처가 심할 때에 크게 변형된 관절공간이 나타난다.
- 적절한 노출로 연부조직, 안쪽 · 가쪽 복사와 목말뼈(거골, talus), 종아리뼈 · 정강뼈 먼쪽부가 보여야 한다.
- 움직임이 없이 알맞은 검사조건으로 뼈 미세구조가 선명하고 깨끗하게 나타나야 한다.

참고 관전압의 사용범위는 60±5 kVp로 검사한다.
발목에 힘을 주고 또 무게를 주어 위치 잡기도 하고, 긴 끈으로 발을 잡아당기기도 하나, 만일 이때에 환자의 고통이 심하면 의사가 국소마취를 하기도 한다.

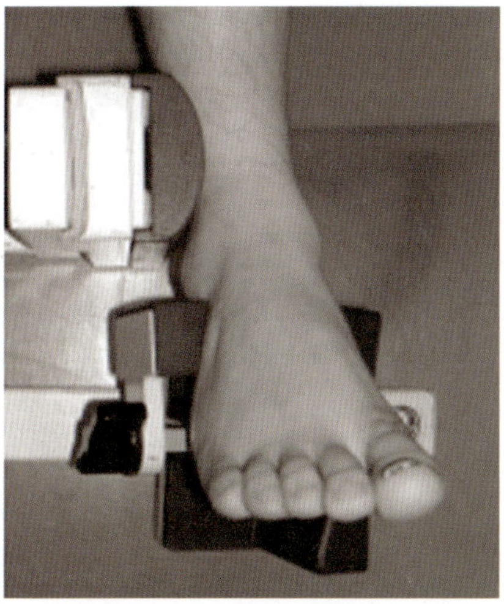

그림 4-50. 발목관절 전후방향 가쪽 번짐(외선) 스트레스 검사

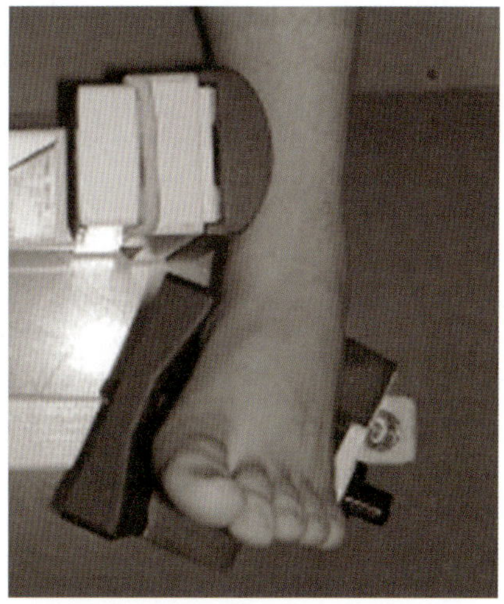

그림 4-51. 발목관절 전후방향 안쪽 번짐(내선) 스트레스 검사

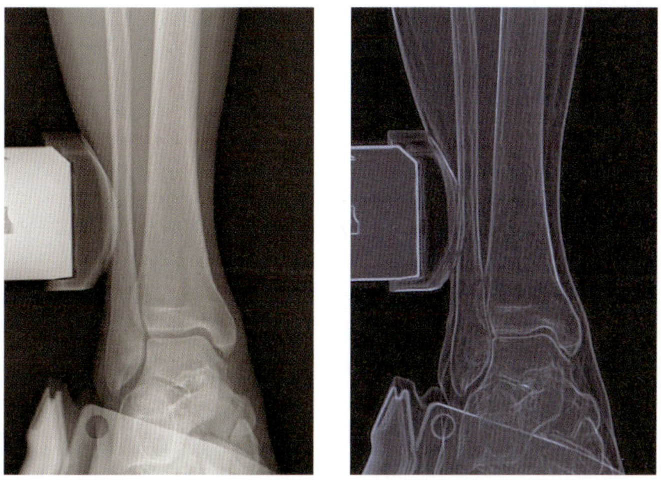

그림 4-52. 발목관절 전후방향 가쪽 번짐(외선) 스트레스 검사영상

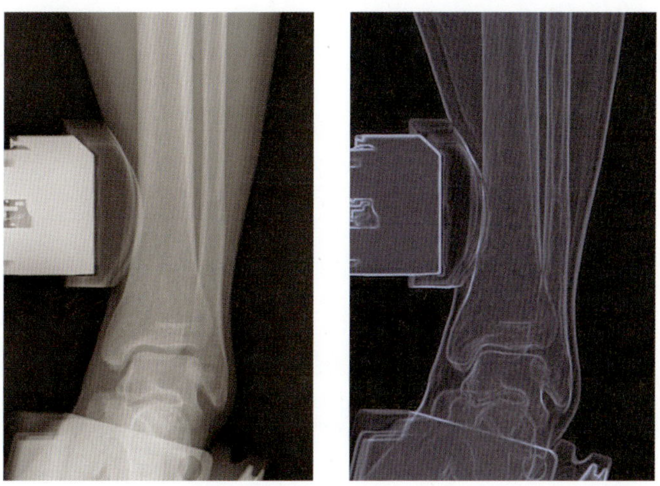

그림 4-53. 발목관절 전후방향 안쪽 번짐(내선) 스트레스 검사영상

6 발목관절 측방향 스트레스 검사(Ankle Lateral Stress Projection) –Anterior Draw Study

1) 검사목적

앞쪽 목말종아리인대, 발꿈치종아리인대의 파열을 관찰할 수 있다.

2) 검사방법

환자는 검사쪽을 아래로 옆으로 누운자세로 한다.

검사쪽 다리는 엉덩관절과 무릎관절을 가볍게 구부려 발목의 가쪽복사면을 아래로 하여 바른 측면자세가 되도록 한다.

발과 정강뼈(경골, tibia)가 직각이 되도록 하고, foot holding device를 이용하여 발뒤꿈치가 밀려나가지 않게 고정한다.

가까운 쪽 종아리 뒤쪽에 Counter-support를 위치시켜 발이 움직이지 않게 고정한다.

15 daN의 압력으로 스트레스를 가한다. 스트레스 위치는 먼쪽 종아리뼈 복사(원위 비골, distal fibula malleous) 위로 2 cm 지점이다.

중심X선은 발목관절의 중앙을 향해 상수용체(IR)에 수직으로 입사한다.

3) 영상평가

- Stress는 정측면자세에서 발목 앞쪽으로 잘 주어져야 한다.
- 앞쪽 목말종아리인대, 발꿈치종아리인대 손상 시 검사한다.
- 목말뼈의 전방전위(목말뼈에 대한 정강뼈의 후방전위)가 잘 나타난다.
- 정강뼈관절면 후연과 거골활차관절면 사이가 분리되어 잘 나타난다.

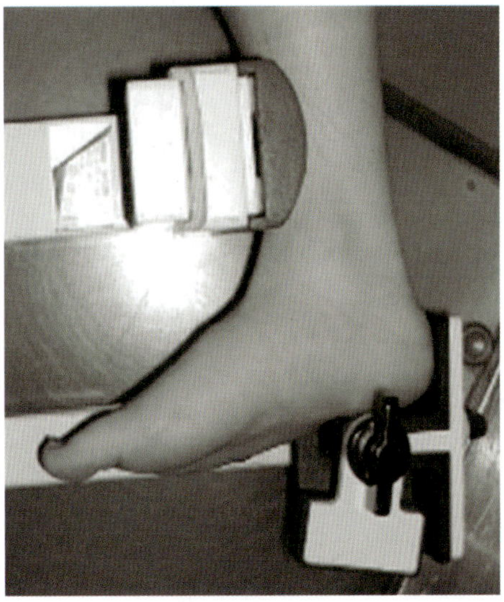

그림 4-54. 발목관절 측방향 스트레스 검사

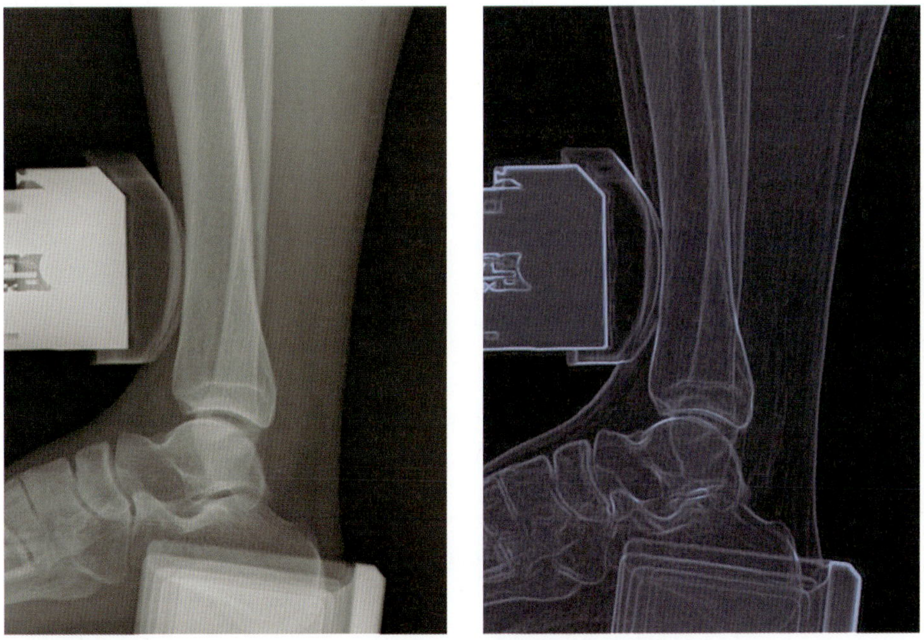

그림 4-55. 발목관절 측방향 스트레스 검사영상

⑦ 선 자세 전후방향 검사(AP Projection) –무게지탱법(Weight Bearing Method)

이 검사는 무게를 실어서 좁아진 발목관절 공간(족관절강, ankle joint space)을 검사하기 위해서 시행한다.

1) 검사목적

이 검사는 양쪽 발목의 관절을 전후방향 검사하는 것으로 양 발목에 무게를 실어서 종아리뼈(비골, fibula)와 정강뼈(경골, tibia)의 관계를 보는 것으로 양쪽 관절을 비교할 수 있다.

2) 검사방법

환자는 선 자세로 하고, 상수용체(IR)를 놓을 수 있는 낮은 지지대를 사용하면 좋으나 없으면 X선관의 높이까지 올릴 수 있는 블록을 사용해서 그 위에 올라서서 검사하면 된다. 이때 환자는 적당한 것을 잡아서 고정해야 하지만 환자를 검사 테이블 위에 세우면 안 된다.

상수용체(IR)를 지지대 혹은 블록 위 뒷면에 수직으로 세워 놓고, 발뒤꿈치가 세워진 상수용체(IR)면에 닿게 뒤로 물러서서 발가락들이 앞에 있는 X선관을 바라보게 선다.

생식샘을 차폐한다.

중심X선은 상수용체(IR)의 중앙점을 향해서 수직으로 입사한다.

3) 영상평가

- 영상 중앙에 양쪽 발목이 있어야 한다.
- 안쪽 구멍(medial mortise)이 열려야 한다.
- 정강뼈와 목말뼈(거골, talus)의 먼쪽부위(원위부, distal part)가 종아리뼈의 먼쪽부위와 일부 겹쳐야 한다.
- 가쪽 구멍(lateral mortise)이 닫혀야 한다.

*이 새로운 검사법은 Catherine E. Hearty, MS, RT(R)가 연구개발한 방법으로 처음 소개된 것이다.

참고 필요시 이동식을 사용해서 X선관이 바닥까지 내려서 검사하면 좋다.

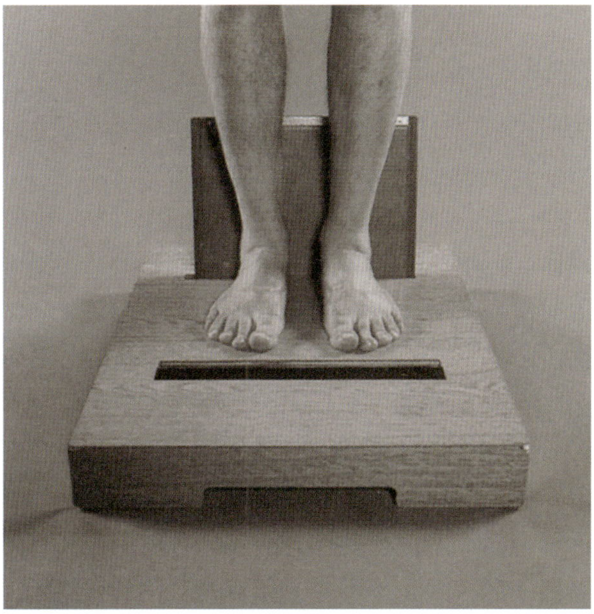

그림 4-56. 발목에 무게지탱법 전후방향 검사

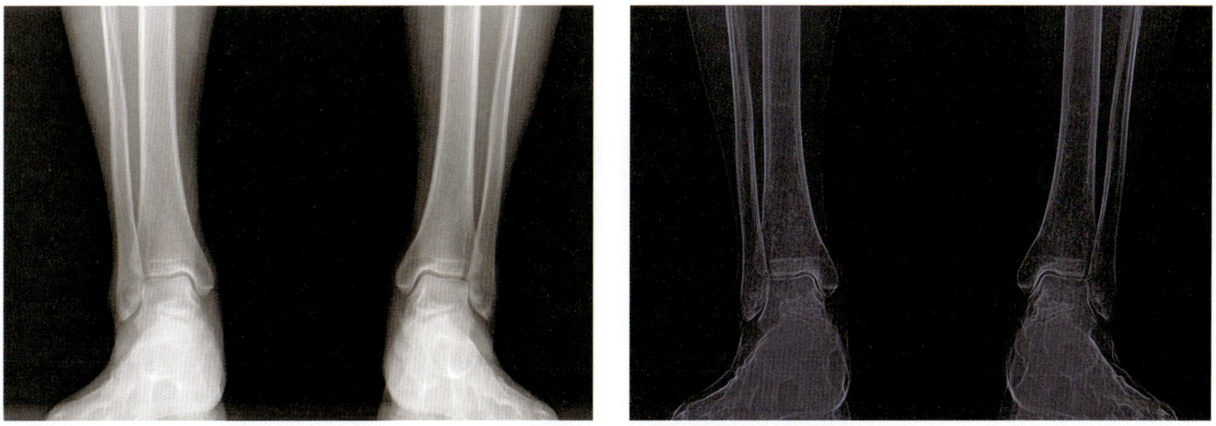

그림 4-57. 발목에 무게지탱법 전후방향 검사영상

06 정강이(하퇴부) Leg

1 전후방향 검사(AP Projection)

1) 검사목적

정강뼈(경골, tibia), 종아리뼈(비골, fibula)와 무릎(knee), 발목관절(ankle joint)을 관찰할 수 있다.

2) 검사방법

환자는 머리에 베개를 받쳐 바로 누운 자세(supine position)로 하고, 생식샘 부위를 차폐한다.

골반, 무릎과 다리는 움직이지 않고 바른 정면 자세로 하여 모래 주머니로 발을 고정시킨다.

다리의 장축을 상수용체(IR) 중심선에 일치시키고 발목관절과 무릎관절(슬관절, knee joint) 두 끝이 상수용체(IR) 안쪽 3~5 cm가 포함되게 한다.

검사부위의 길이에 따라 양쪽 관절이 함께 포함되지 않을 수도 있다. 만일 필요하다면, 35×43 cm 상수용체(IR)에 다리를 대각선으로 놓아 양쪽 관절이 포함되게 한다.

중심X선은 상수용체(IR) 중앙을 향해 수직으로 입사하고, 조사야 범위는 무릎관절과 발목관절의 양끝이 상수용체(IR)에 충분히 포함되고 양 옆은 연부조직 가장자리가 들어가게 한다.

3) 영상평가

- 정강뼈 · 종아리뼈 전체가 포함되어야 한다.
- 상수용체(IR)에 무릎관절과 발목관절이 포함되어야 한다. 단, 추적 검사에서는 검사쪽 관절만 포함할 수도 있다.
- 양쪽 관절이 보여야 하고 조사야 범위 가까운 쪽 경계면이 보이고 모든 경계면이 가능한 한 보여야 한다.
- 정강 · 종아리뼈 양쪽 끝부분이 겹쳐서 보이고, 적절한 검사조건을 선택하여 heel effect를 활용한 결과로 양 끝부분의 농도가 같아야 한다.

참고 관전압의 사용범위는 65±5 kVp로 하며, heel effect를 이용하여 X선관에서 음극을 무릎 쪽에 둔다.

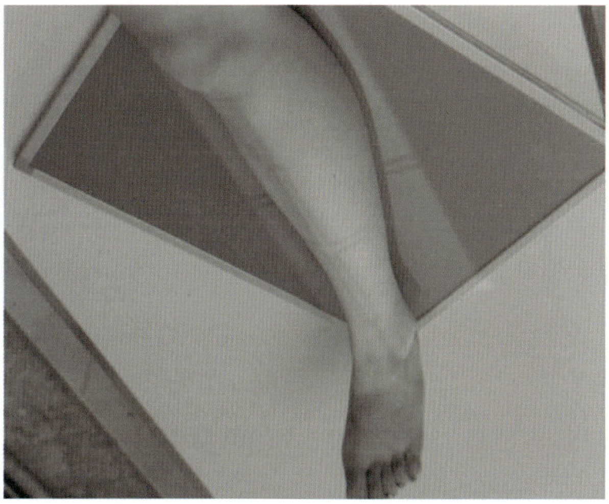

그림 4-58. 정강이(하퇴부) 전후방향 검사

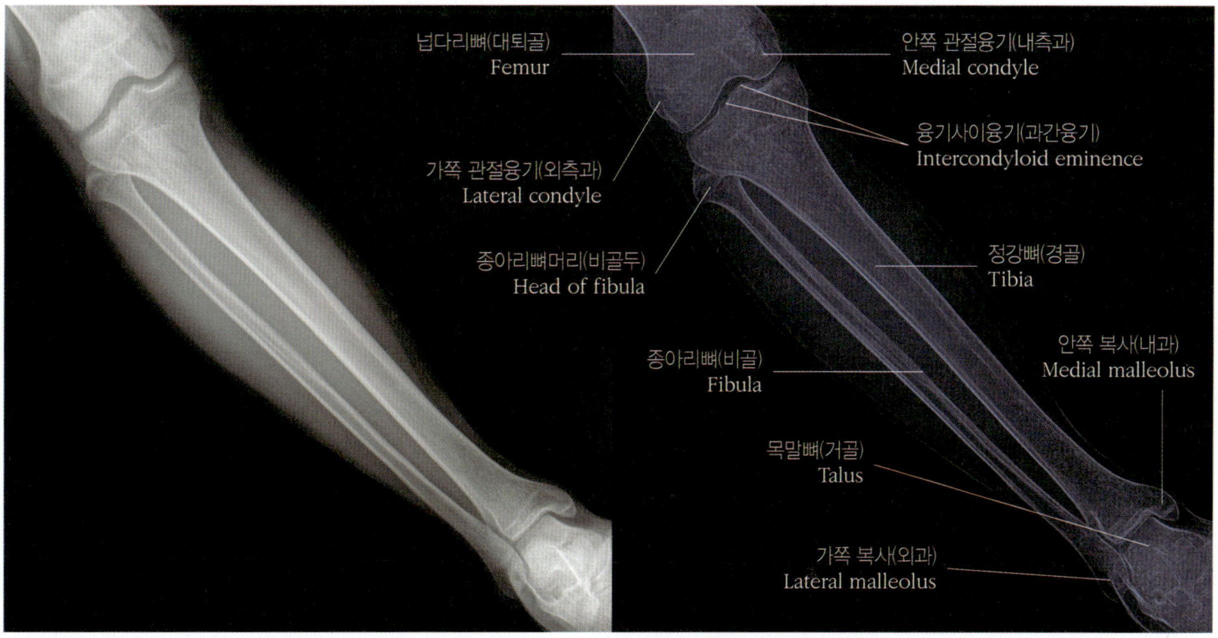

그림 4-59. 정강이(하퇴부) 전후방향 검사영상

2 측방향 검사(Lateral Projection)

1) 검사목적

정강뼈(경골, tibia), 종아리뼈(비골, fibula), 무릎(knee)과 발목관절(ankle joint)을 관찰할 수 있다.

2) 검사방법

환자는 검사쪽을 밑으로 해서 옆으로 눕고(lateral recumbent position), 머리에 베개를 받치고, 일반적으로 반대쪽 다리는 뒤쪽으로 하고 베개나 모래주머니로 고정한다.

골반부를 차폐하여 생식샘을 보호한다.

검사쪽 무릎을 45° 구부리고, 다리는 바른 측면 자세로 고정한 후 무릎뼈가 상수용체(IR)에 수직되게, 다리의 장축을 상수용체(IR) 중심선에 일치시킨다.

무릎관절(슬관절, knee joint) 발목관절의 두 끝부분이 상수용체(IR) 안쪽 3~5 cm에 들어가야 한다. 그러나 검사부위의 길이에 따라 두 관절이 함께 포함되지 않을 수도 있다.

만일 필요하다면, 35×43 cm 상수용체(IR)에 다리를 대각선으로 놓아 양쪽 관절이 포함되게 검사한다.

중심X선은 상수용체(IR) 중앙을 향해 수직으로 입사하며, X선관 영상면 사이 거리(SID)는 약 100 cm로 조절한다.

조사야의 범위는 무릎관절과 발목관절의 양 끝이 상수용체(IR)에 충분히 포함되고 양 옆은 연부조직 가장자리가 포함되게 한다.

만약 환자가 회전하지 못할 때에는 상수용체(IR)를 다리 사이에 세워놓고 검사쪽 다리가 상수용체(IR) 가운데 위치하게 지지물을 받치고, 환자 옆면에서 X선을 수평으로 입사하여 검사할 수도 있다.

3) 영상평가

- 정강뼈 · 종아리뼈 전체가 포함되고 발목관절, 무릎관절 양 끝이 상수용체(IR)에 포함되어야 한다.
- 종아리뼈머리(비골두, fibular head) 몸쪽 부분은 정강뼈와 겹치고 종아리뼈 먼쪽부 윤곽의 1/2~1/3 정도 뒤쪽은 겹친 것을 볼 수 있다. 종아리뼈 · 정강뼈 몸통부(shaft or body)는 서로 겹치지 않고 평행하게 나타나야 한다.
- 적절한 검사조건을 선택하고 heel effect 활용하여 양쪽 끝부분 농도가 같아야 한다.
- 움직이지 않고 정강뼈 · 종아리뼈 전체 구조와 경계면이 잘 보여야 한다.

참고 상수용체(IR)는 35×43 cm를 세로로 하여 대각선으로 비스듬히 사용하고, 관전압의 범위는 65±5 kVp 범위로 하며, heel effect을 이용하여 X선관의 음극을 무릎 쪽에 둔다.

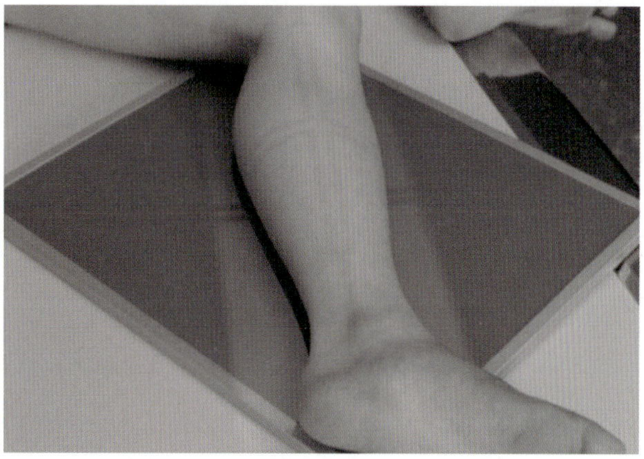

그림 4-60. 정강이(하퇴부) 내외 측방향 검사

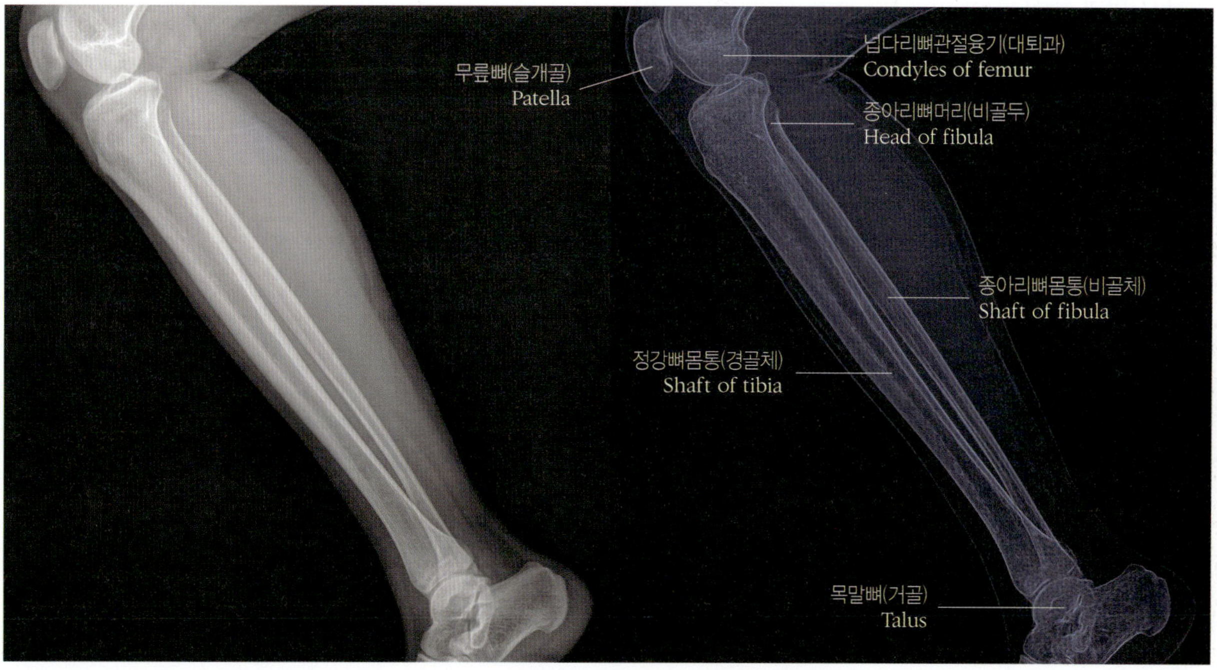

그림 4-61. 정강이(하퇴부) 측방향 검사영상

❸ 전후 사방향 검사–내측, 외측 회전 (AP Oblique Projection–Medial, Lateral Rotation)

1) 검사목적

이 검사는 종아리(하퇴부, leg) 뼈, 연부조직, 한쪽 또는 양쪽에 인접한 관절의 45° 사방향 검사영상을 보기 위한 것이다.

2) 검사방법

환자는 먼저 검사 테이블 위에 바로 눕게 한 다음 하지를 안쪽 또는 바깥쪽으로 45° 번갈아 회전시켜 사방향 검사를 할 수 있게 한다. 즉 안쪽 회전시 하퇴부를 안쪽으로 회전시키되 단순히 발만 돌리지 않게 한다. 다시 말해서 안쪽 사방향 검사시 검사쪽 엉덩이(둔부, hip region) 밑에 즉 넙다리뼈 큰돌기(대전자, greater trochanter) 아래에 적당한 지지물로 고여서 발과 발목의 안쪽이 45° 쐐기 모양으로 고정시킨다.

생식샘은 차폐한다.

중심X선은 IR의 중앙점을 향해서 수직으로 입사한다.

3) 영상평가

다음이 선명하게 나타나야 한다.

안쪽 회전

- 몸쪽, 먼쪽 정강종아리관절(경비관절, tibiofibular articulation)이 분리되어 관찰된다.
- 정강뼈(경골, tibia)와 종아리뼈(비골, fibula) 사이의 뼈사이공간(골간강, interosseous space)이 분리되어 관찰된다.
- 발목관절(족관절, ankle joint)과 무릎관절(슬관절, knee joint)이 포함되어야 한다.

가쪽 회전

- 정강뼈와 가쪽으로 겹쳐진 종아리뼈가 관찰된다.
- 발목관절과 무릎관절이 포함되어야 한다.

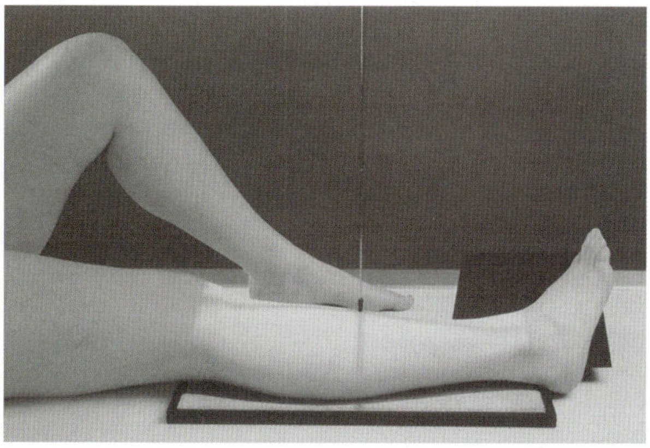

그림 4-62. 종아리(하퇴부)의 전후 사방향 검사(안쪽 회전)

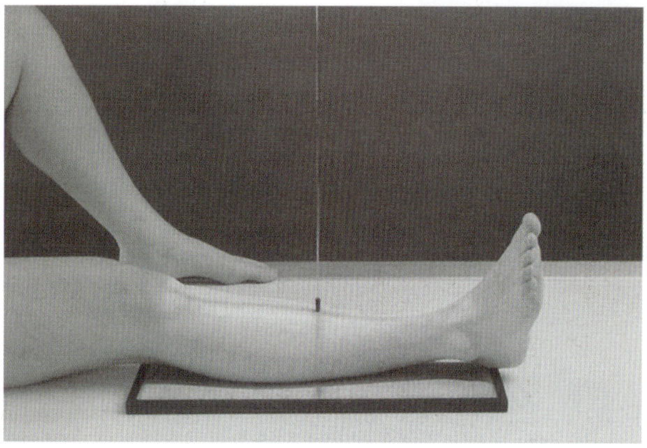

그림 4-63. 종아리(하퇴부)의 전후 사방향 검사(가쪽 회전)

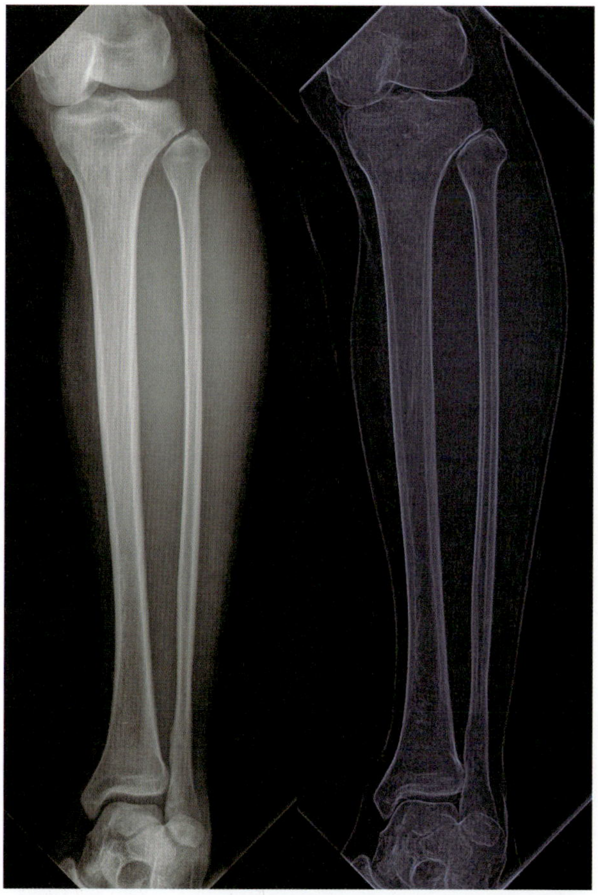

그림 4-64. 종아리(하퇴부)의 전후 사방향 검사영상(안쪽 회전)

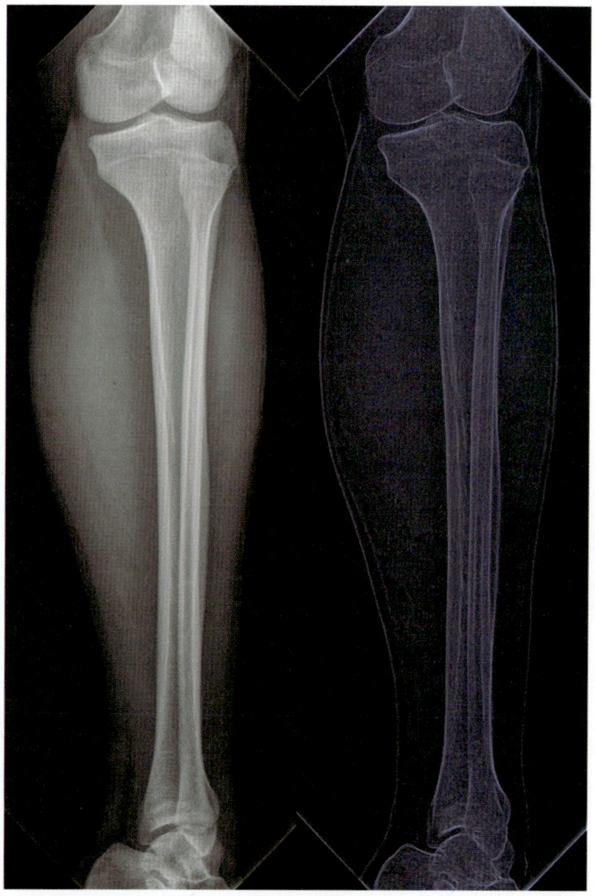

그림 4-65. 종아리(하퇴부)의 전후 사방향 검사영상(가쪽 회전)

07 무릎 Knee

① 전후방향 검사(AP Projection)

1) 검사목적

먼쪽 넙다리뼈(원위대퇴골, distal femur), 몸쪽 종아리뼈와 정강뼈(근위비골과 경골, proximal fibula and tibia), 무릎뼈(슬개골, patella)와 무릎관절(슬관절, knee joint)을 관찰할 수 있다.

2) 검사방법

환자는 바로 누운 자세(supine position)로 머리에 베개를 받쳐 골반을 움직이지 않게 하고, 다리는 평안한 자세로 펴게 한다.

생식샘 부위를 차폐한다.

다리와 무릎의 장축을 검사 테이블이나 상수용체(IR) 중앙선과 일치시키고, 정면 자세로 하기 위해서 다리를 안쪽으로 5° 회전한다(상수용체와 양쪽 관절융기를 이은선이 평행될 때까지 회전하며, 일반적으로 무릎뼈가 넙다리뼈 먼쪽부 중앙에서 약간 안쪽에 위치하게 한다). 이때 모래주머니로 발과 발목을 고정하도록 한다.

상수용체(IR) 중앙에는 무릎뼈끝(슬개첨, patellar apex) 아래 1 cm 점에 위치시킨다. X선관 영상면 사이 거리(SID)는 100 cm로 한다.

조사야 범위는 넙다리뼈, 정강뼈 · 종아리뼈 끝 부분이 상수용체(IR)에 충분히 포함되고, 양 옆에 연부조직 가장자리가 들어가게 한다.

일반적인 무릎 전후방향 검사시 중심X선은 상수용체(IR)에 수직으로 입사하고, 무릎관절 사이공간을 최대한 분리되어 관찰하기 위해서는 머리쪽으로 5~7°를 주어 상수용체(IR) 중앙에 입사한다.

3) 영상평가

- 조사야 중앙에 무릎관절 중심이 오게하여, 무릎관절이 분리되어 보이고 정강뼈 끝부분 관절면이 나타나야 한다.
- 움직임이 없이 넙다리뼈와 정강뼈 및 관절공간이 대칭이어야 하며, 종아리뼈머리 안쪽 반이 정강뼈 쪽으로 겹쳐져 나타나야 한다.
- 적절한 검사조건으로 먼쪽 넙다리뼈에 무릎뼈가 투과되어 윤곽이 보이고, 종아리뼈머리 · 목은 과다 노출되면 잘 볼 수 없다.
- 뼈 미세구조가 선명하게 나타나 보여야 하며, 연부조직도 선명하게 보여야 한다.

참고 이동형 또는 고정형 격자를 사용하며, 관전압의 사용 범위는 70±6 kVp 범위를 이용하나 체격이 작은 환자인 경우에 65±5 kVp 범위를 사용하기도 한다.

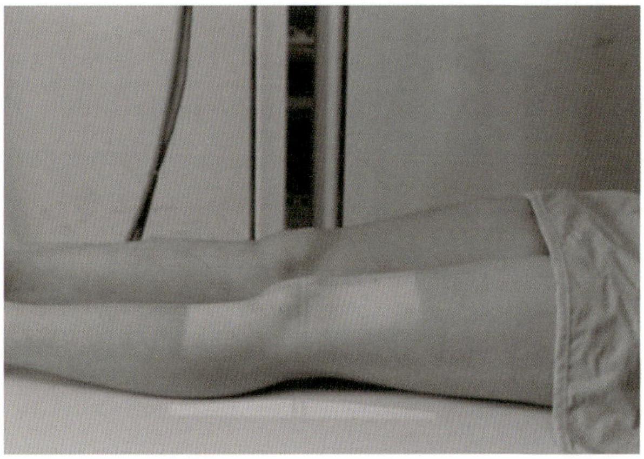

그림 4-66. 무릎 전후방향 검사

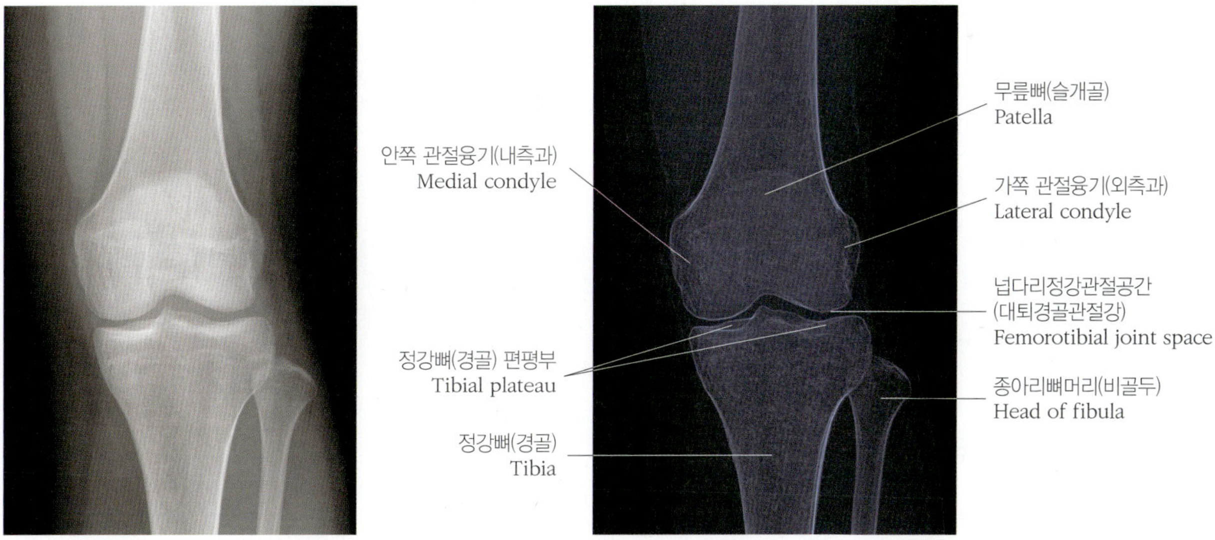

그림 4-67. 무릎 전후방향 검사영상

❷ 안쪽 사방향 검사: Medial Oblique Projection

1) 검사목적

먼쪽 넙다리뼈(대퇴골 원위부, distal femur), 몸쪽 정강뼈(근위 경골, proximal tibia), 종아리뼈머리(비골두, fibular head) 종아리뼈목(비골경, fibular neck), 정강뼈의 가쪽 관절융기(외측과, lateral condyles), 몸쪽 정강종아리관절(근위 경비관절, proximal tibiofibular joint), 무릎관절(슬관절, knee joint)을 관찰할 수 있다.

2) 검사방법

환자는 몸 전체를 반 바로 누운 자세(semi-supine position)로 검사쪽 방향으로 다리를 회전하고, 지지물을 엉덩이 밑에 고정하고 머리는 베개를 받친다.

생식샘을 차폐한다.

다리와 무릎의 가운데 장축을 검사 테이블이나 상수용체(IR) 중앙선에 일치시키고, 다리 전체를 안쪽으로 45° 회전시킨다(양쪽 위관절융기 선이 상수용체면과 45° 되게 한다).

만일 필요하다면 발과 발목을 모래주머니로 자세를 고정한 후 중심X선은 머리쪽으로 5°를 주어 무릎뼈끝(슬개골첨, patellar apex) 아래 1 cm에 입사하며, X선관 영상면 사이 거리(SID)는 약 100 cm로 한다.

조사야의 범위는 넙다리뼈 · 종아리뼈 · 정강뼈 끝부분이 상수용체(IR)에 충분히 포함되고 양쪽 연부조직 가장자리가 포함되도록 한다.

가쪽 사방향 검사(Lateral Oblique Projection)

가쪽 사방향 검사로 무릎부분을 관찰하고자 할 때에는 가쪽 45°로 회전시킨다(양쪽 위관절융기 선이 상수용체면과 45° 되게 한다).

3) 영상평가

안쪽 사방향 검사

- 몸쪽 정강종아리관절은 분리되어 보이고, 넙다리뼈의 가쪽 관절융기와 정강뼈가 겹침이 없이 나타난 종아리뼈 머리 · 목 옆모습이 함께 나타나고 무릎뼈 1/2은 넙다리뼈와 겹쳐서 보인다.
- 적절한 검사조건으로 무릎관절 연부조직이 보여야 하고, 뼈 미세구조는 깨끗하고 선명하게 나타나야 한다.
- 종아리뼈 머리 · 목은 과도 노출이면 볼 수 없다.

가쪽 사방향 검사

- 넙다리뼈와 정강뼈 안쪽 관절융기는 옆모습으로 윤곽이 보이고, 종아리뼈 몸쪽부는 정강뼈 몸쪽부와 겹쳐서 보인다.

> **참고** 관전압 사용범위는 70±6 kVp를 사용하며 체격이 작은 환자인 경우 65±5 kVp 정도를 사용하여 검사한다.
> 무릎의 앞면이나 무릎뼈 표면의 회전방향에 따라서 안쪽 사방향, 가쪽 사방향 자세가 이루어지며, 전후 · 후전 사방향 자세도 마찬가지이다.

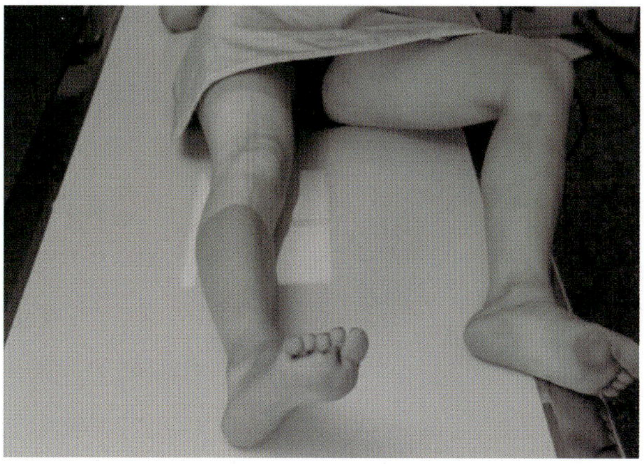

그림 4-68. 무릎 안쪽 사방향 검사

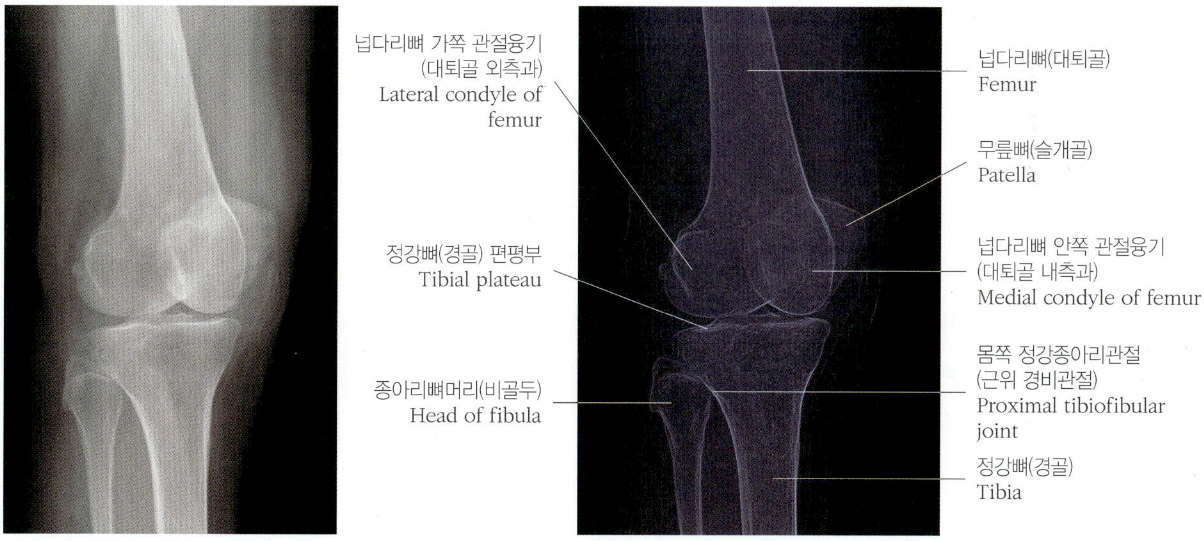

그림 4-69. 무릎 안쪽 사방향 검사영상

❸ 측방향 검사(Lateral Projection)

1) 검사목적

넙다리뼈 먼쪽부(대퇴골 원위부, distal femur), 몸쪽 종아리뼈(근위 비골, proximal fibula) 몸쪽 정강뼈(근위 경골, proximal tibia), 무릎뼈(슬개골, patella), 넙다리정강관절(대퇴경골관절, tibiofemoral joint)과 무릎넙다리관절(슬개대퇴관절, patellofemoral joint)을 관찰할 수 있다.

2) 검사방법

환자는 검사쪽을 밑으로 해서 옆으로 누운 자세(lateral recumbent position)로 머리에 베개를 받쳐 반대쪽 다리는 검사쪽 무릎 뒤에 두고 지지한다.

생식샘을 차폐한다.

몸통부와 다리를 무릎이 바른 측면 자세로 되도록 돌려 조정한다.

넙다리뼈 양쪽 관절융기(양과, condyle)가 겹치고 무릎뼈가 상수용체(IR)에 수직되게 한다. 무릎을 15~20° 구부리고 다리와 무릎의 중심축과 검사 테이블 또는 상수용체(IR) 중앙선과 일치시킨다.

중심X선은 머리쪽으로 5~10°를 주어 안쪽 위 관절융기 중앙 아래 2.5 cm에 입사한다.

X선관 영상면 사이 거리(SID)는 약 100 cm로 한다.

조사야 범위 넙다리뼈, 정강뼈 · 종아리뼈 끝부분을 상수용체(IR)에 충분히 포함시키고, 양옆 연부조직 가장자리가 포함되도록 한다.

수평 측방향 검사(Cross-table Lateral Projection)
만일 환자가 회전할 수 없다면, 다리사이에 상수용체(IR)를 세워서 검사하도록 무릎중심과 상수용체(IR) 중심을 맞춘 후 환자 가쪽에서 수평방향으로 X선을 입사한다.

3) 영상평가

- 양쪽 관절융기의 먼쪽 경계가 겹쳐지고 회전되지 않게 나타나야 한다. 양쪽 관절융기의 뒤쪽 경계면이 겹쳐져 나타나야 한다(바른 측면 자세).
- 무릎관절 사이 융기사이융기(과간융기, intercondylar eminence)점이 넙다리뼈관절융기에 의해서 겹쳐져있고, 넙다리정강관절은 열려져 있어야 하며, 무릎뼈는 측면으로 보이고, 무릎넙다리관절 사이는 분리되어 나타나야 한다.
- 보통은 종아리뼈머리(비골두, fibular head)의 반이 정강뼈과 겹쳐져 나타난다.
- 적절한 검사조건으로 연부조직, 뼈 미세구조 등 중요한 부분이 선명하게 보여야 한다.

참고 관전압 범위를 70±5 kVp로, 체격이 작은 환자인 경우 65±5 kVp로 검사한다.
심하게 구부린 경우는 근육과 힘줄(건)을 팽팽하게 하여 관절사이 중요한 진단적 정보를 흐리게 할 수 있으며, 무릎뼈와 융기사이오목(과간구, intercondylar sulcus)사이 연부조직 정보를 흐리게 할 수 있다. 만일 무릎뼈(슬개골) 골절이 있으면 결과적으로 골절조각 분리가 될 수도 있다.

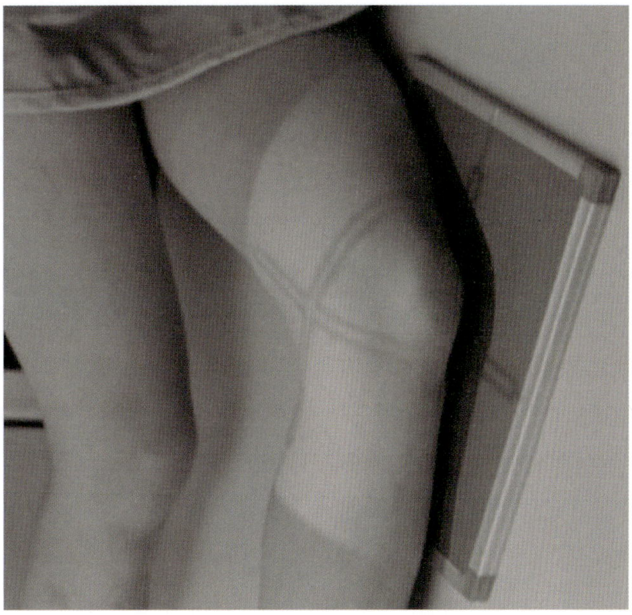

그림 4-70. 무릎 측방향 검사

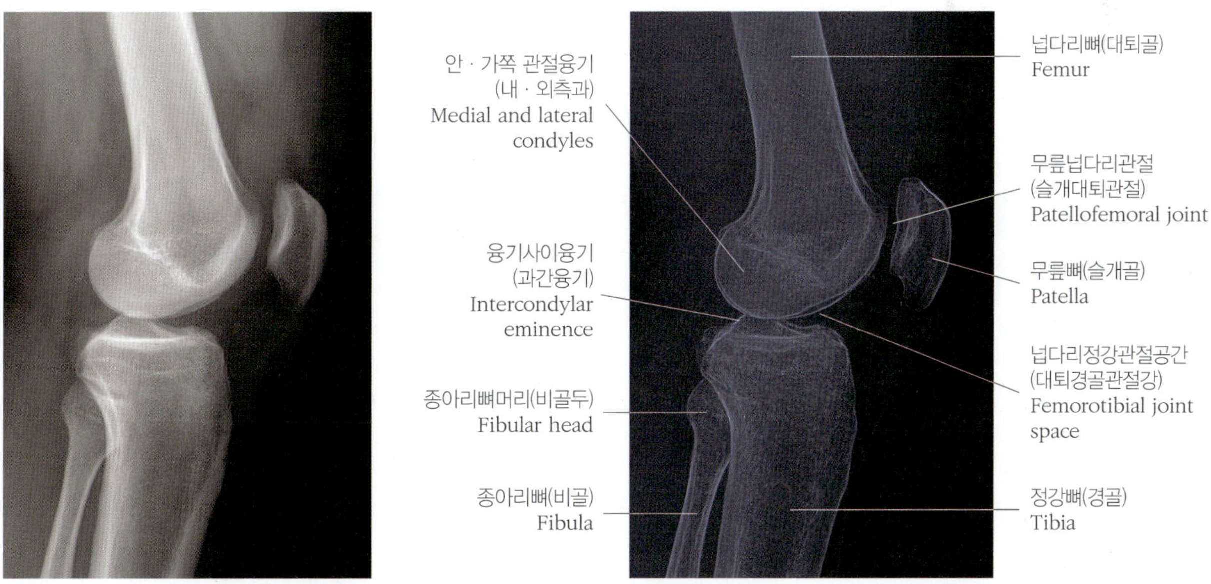

그림 4-71. 무릎 측방향 검사영상

❹ 후전방향 검사(PA Projection)

1) 검사목적

무릎(knee)의 후전방향 검사영상을 관찰할 수 있다.

2) 검사방법

환자는 검사 테이블에 발가락을 대거나 발목 아래에 모래주머니(sand bag)를 놓아 엎드린 자세로 한다. 무릎을 사방향에 위치한 무릎뼈의 안쪽면과 맞추기 위해서 무릎뼈끝(슬개골첨, apex of patella) 1 cm 아래 지점이 상수용체(IR)의 중심에 오게 하고, 넙다리뼈(대퇴골, femur) 양쪽관절융기(양과, condyles)가 검사 테이블과 평행하도록 환자의 다리를 조정한다.

중심X선은 정강뼈(경골, tibia)와 종아리뼈(비골, fibula)가 약간 경사지기 때문에, 무릎뼈끝 1 cm 아래 점에 머리쪽으로 5° 향하게 하면 정강뼈 위관절면(superior articular surface of tibia)과 평행이 될 수 있다.

생식샘을 차폐한다.

3) 영상평가

- 무릎의 후전방향 검사영상이 나타나야 한다.
- 넙다리정강관절공간(대퇴경골관절강, femoro-tibial joint space)이 열려져 보여야 한다.
- 환자의 상태가 허락된다면, 무릎이 충분히 펼쳐져야 한다.
- 무릎이 정상이면, 양쪽에서 같은 넓이의 관절공간을 가져야 한다.
- 정강뼈가 정상이면, 넙다리뼈가 회전되지 말아야 한다.
- 정강뼈와 종아리뼈머리(비골두, fibular head)가 약간 겹쳐져 보여야 한다.
- 무릎관절 주위 연부조직이 나타나야 한다.
- 무릎뼈 주위의 뼈 조직이 상세히 나타나야 한다.

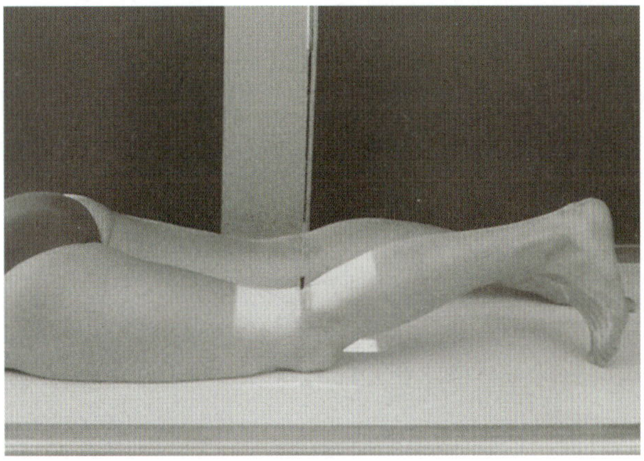

그림 4-72. 무릎 후전방향 검사

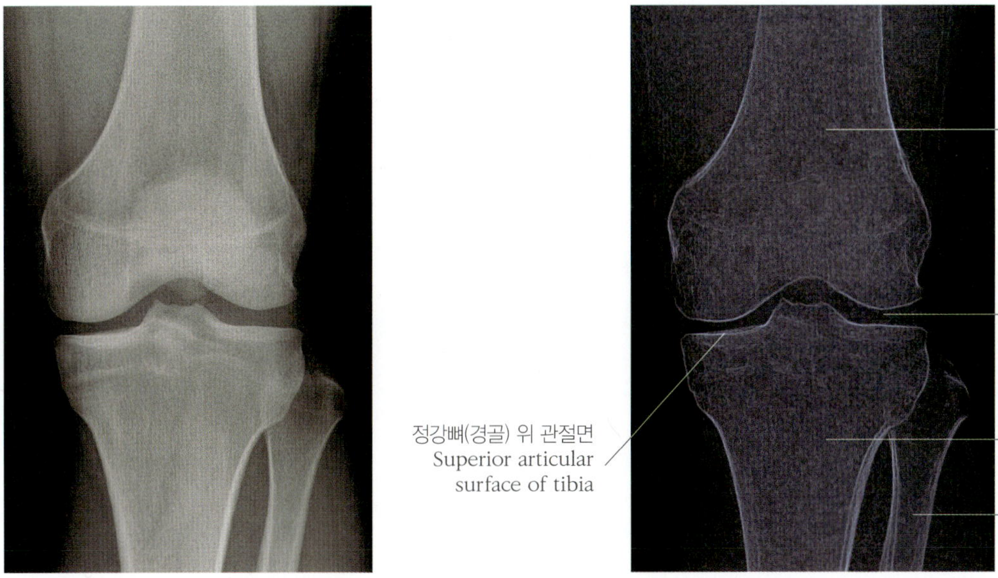

그림 4-73. 무릎 후전방향 검사영상

5 후전 사방향 검사(PA Oblique Projection)–안쪽 회전(Posteromedial)

1) 검사목적

가쪽으로 회전된 넙다리뼈관절융기(대퇴과, femoral condyles)와 무릎뼈(슬개골, patella), 정강뼈관절융기(경골과, tibial condyles)와 종아리뼈머리(비골두, fibular head)의 후전 사방향 검사영상을 관찰할 수 있다.

2) 검사방법

환자는 검사 테이블 위에 엎드린 자세(prone position)를 한다.

질환이 있는 쪽 엉덩이를 들게 하고, 발가락과 무릎을 45° 가쪽으로 회전시켜 45°를 이루게 하고, 엉덩이를 지지시킨다.

중심X선은 무릎뼈끝(슬개골첨, patellar apex) 아래 1 cm 높이에서 무릎관절(슬관절, knee joint)에 수직으로 입사한다.

생식샘을 차폐한다.

3) 영상평가

- 넙다리뼈와 정강뼈의 안쪽 관절융기(내측과, medial condyles)가 나타나야 한다.
- 정강뼈 편평부(tibial plateaus)가 나타나야 한다.
- 무릎관절이 열려져 보여야 한다.
- 종아리뼈가 정강뼈의 가쪽 부분(외측부, lateral portion)과 겹쳐져 보여야 한다.
- 무릎뼈 가장자리가 넙다리뼈 가쪽 관절융기(외측과, lateral condyle)에 약간 지나 나타나야 한다.
- 무릎관절 주위의 연부조직(soft tissue)이 나타나야 한다.
- 먼쪽 넙다리뼈(원위 대퇴골, distal femur)와 가까운쪽 정강뼈(근위 경골, proximal tibia)의 뼈 미세조직이 상세히 나타나야 한다.

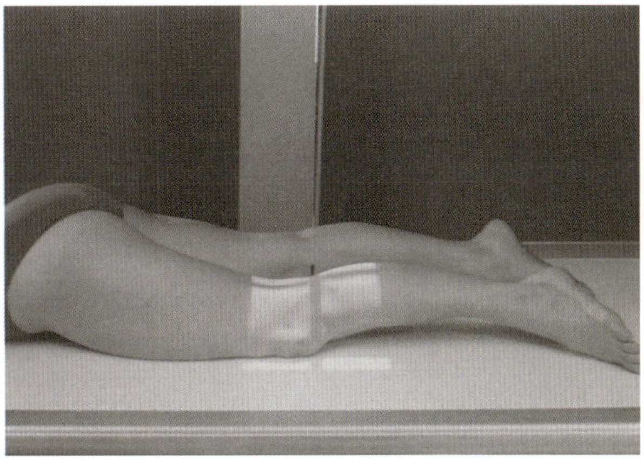

그림 4-74. 무릎 후전 사방향 검사(안쪽 회전)

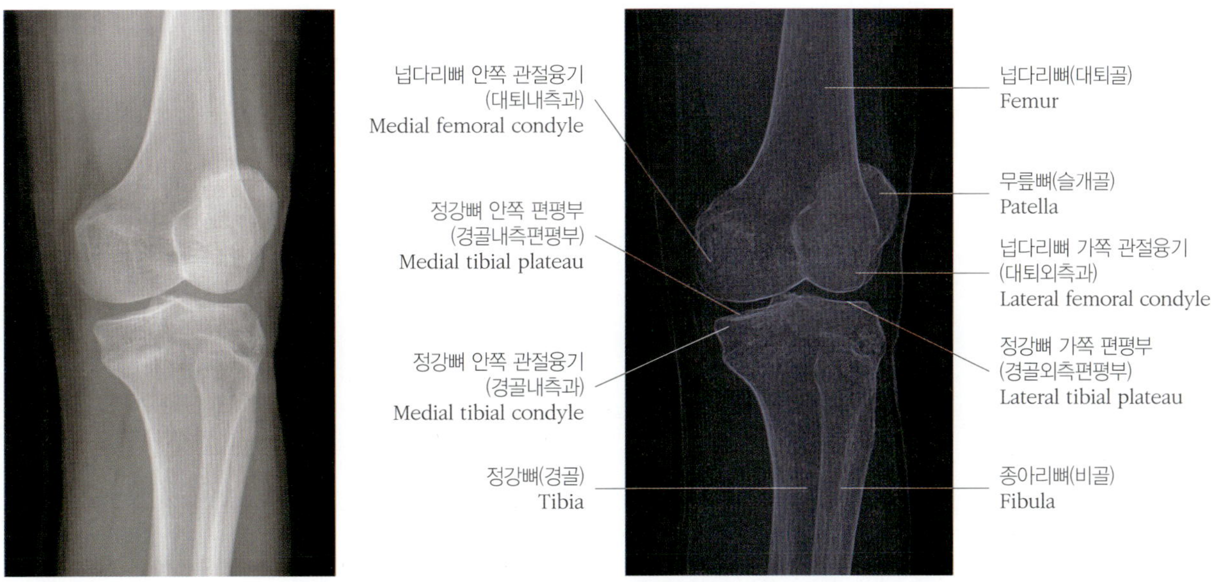

그림 4-75. 무릎 후전 사방향 검사영상(안쪽 회전)

6 후전 사방향 검사(PA Oblique Projection)–가쪽 회전(Posterolateral)

1) 검사목적

안쪽으로 회전된 넙다리뼈관절융기(대퇴과, femoral condyles), 무릎뼈(슬개골, patella), 정강뼈관절융기(경골과, tibial condyles), 가까운쪽 정강종아리관절(근위 경비관절, tibiofibular joint)와 종아리뼈머리(비골두, fibular head)의 후전 사방향 검사영상을 관찰할 수 있다.

2) 검사방법

환자는 엎드린 자세(prone position)로 한다.

다리와 발을 안쪽으로 회전시키고, 하지를 안쪽으로 45° 회전시키기 위해 질환이 없는 쪽 엉덩이를 들어 올린다. 필요하다면 엉덩이 아래에 지지물을 놓는다.

중심X선은 무릎뼈끝(슬개골첨, patellar apex) 아래 1 cm 높이에서 무릎관절(슬관절, knee joint)에 수직으로 입사한다.

생식샘을 차폐한다.

3) 영상평가

- 정강뼈(경골, tibia)와 종아리뼈(비골, fibula)가 근위부 관절(proximal articulation)에서 분리되어야 한다.
- 정강뼈 뒷면이 나타나야 한다.
- 넙다리뼈(대퇴골, femur)와 정강뼈 가쪽 관절융기(외측과, lateral condyles)가 나타나야 한다.
- 양쪽 정강뼈 편평부(tibial plateaus)가 나타나야 한다.
- 무릎관절이 열려져 보여야 한다.
- 무릎뼈 가장자리가 안쪽 넙다리뼈관절융기(내측 대퇴골과, medial femoral condyle)에서 조금 지나서 투영되어야 한다.
- 무릎관절 주위의 연부조직(soft tissue)이 나타나야 한다.
- 먼쪽 넙다리뼈(원위 대퇴골, distal femur)와 가까운쪽 정강뼈(근위 경골, proximal tibia)의 뼈 미세조직이 상세히 나타나야 한다.

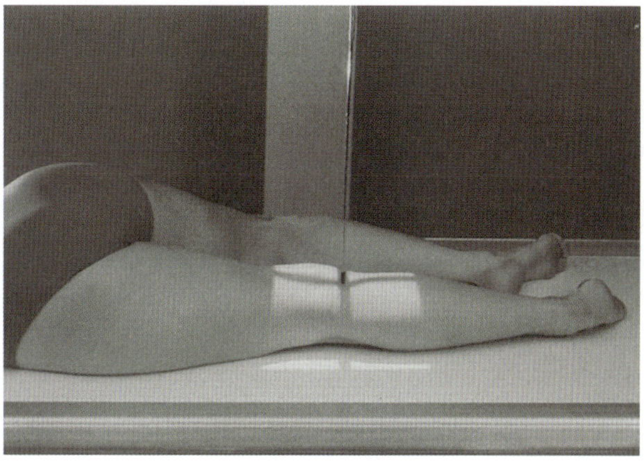

그림 4-76. 무릎 후전 사방향 검사(가쪽 회전)

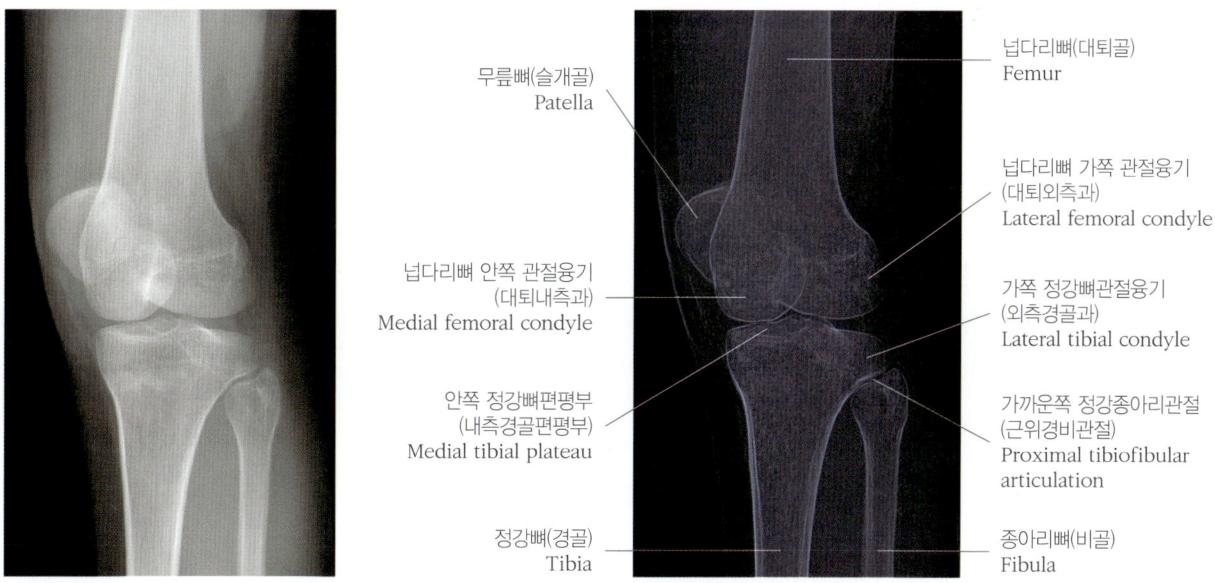

그림 4-77. 무릎 후전 사방향 검사영상(가쪽 회전)

❼ 전후방향 검사(AP Projection)–무게지탱법–선 자세

Leach, Gregg, Siber는 양쪽의 무게 지탱 전후방향 검사(bilateral weight–bearing AP projection)가 무릎 관절염(arthritic knees)의 방사선 검사에 일상적으로 포함되어야 한다고 제안했다. 또한 무게 지탱을 하지 않은 검사(non–weight–bearing study)에서 정상으로 나타나는 관절공간(관절강, joint space)이 무게 지탱법에서는 좁아져 보인다는 것을 관찰했다.

1) 검사목적

무릎의 관절공간이 나타나고 내반(varus)과 외반(valgus)의 기형(deformities)도 이 검사로 관찰할 수 있다.

2) 검사방법

환자는 수직격자 장치(vertical grid device) 앞에 등쪽으로 똑바로 선 자세를 하고, 상수용체(IR)에 무릎의 중심이 오도록 환자의 위치를 조정한다.

균형을 잘 맞추기 위해 발을 충분히 분리시켜 발가락을 앞으로 곧게 뻗게 한다.

환자에게 무릎이 충분히 펴진 상태로 똑바로 서게 한 다음, 체중을 양쪽 발에 고르게 분산시킨다.

상수용체(IR)의 중심에는 무릎뼈끝(슬개골첨, apices of patella)에서 아래로 1 cm 점이 오게 하고, 중심X선은 상수용체(IR) 중심에 수평으로 입사해서, 무릎뼈끝 1 cm 아래 점을 향하게 한다.

생식샘을 차폐한다.

3) 영상평가

- 무릎이 회전하지 않아야 하며, 양쪽 무릎이 모두 포함되어야 한다.
- 무릎관절공간이 검사부위의 중심에 있어야 한다.
- 넙다리뼈(대퇴골, femur)와 정강뼈(경골, tibia) 몸통부(체부, body or shaft)의 장축이 나타나도록 상수용체(IR) 크기가 적절해야 한다.

참고 상수용체(IR)는 35×43 cm 양쪽을 포함하기 위해 가로로 검사한다.

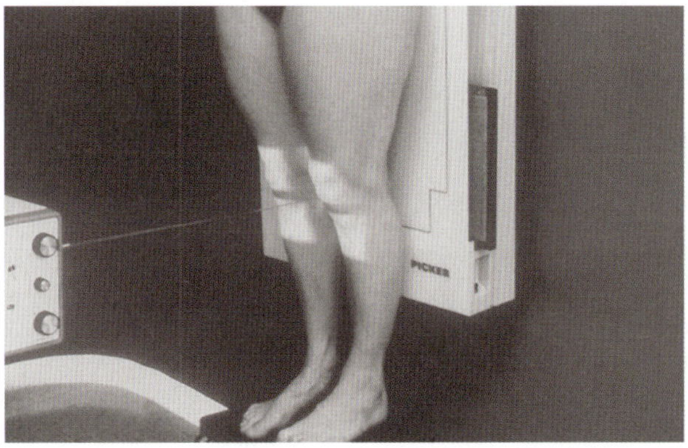

그림 4-78. 무릎 전후방향 양쪽 무게지탱법 검사

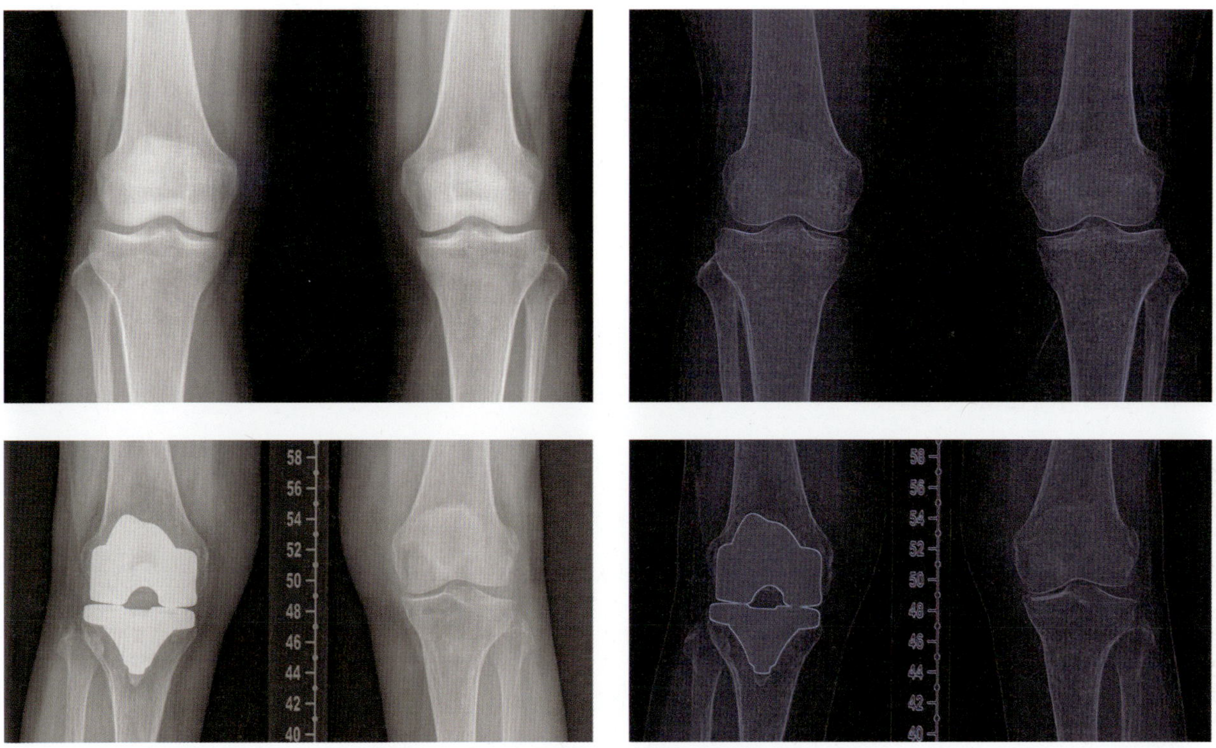

그림 4-79. 무릎 전후방향 양쪽 무게지탱법 검사영상

8 후전방향 검사(PA Projection); Rosenberg Method, 무게지탱법(Weight Bearing)

1) 검사목적

후전방향 무게지탱법(PA weight-bearing method)은 좁아진 관절공간(관절강, joint space)을 평가하고, 관절연골 질환(articular cartilage disease)을 나타내는데 유용하다.

영상은 넙다리뼈(대퇴골, femur) 융기사이오목(과간와, intercondyloid fossa) 검사영상과 비슷하다.

2) 검사방법

환자는 수직격자 장치에 무릎 앞면이 중심에 오게 하여 선 자세를 한다.

바른 후전방향 검사를 위해, 환자를 수직격자 장치와 무릎이 닿게 하여 바로 서게 한다.

무릎뼈끝(슬개골첨, patellar apex) 아래 1 cm 높이에 상수용체(IR)의 중심이 오게 한다.

중심X선은 정강뼈(경골, tibia)와 종아리뼈(비골, fibula)에 수직으로 입사한다.

때로는 발쪽으로 10°를 사용하기도 한다.

환자는 격자장치의 양쪽을 붙잡고, 넙다리뼈(대퇴골, femur)가 45°가 되도록 무릎을 구부린다.

생식샘을 차폐한다.

3) 영상평가

- 무릎이 회전되지 않아야 하며, 양쪽 무릎이 나타나야 한다.
- 무릎관절(슬관절, knee joint)이 검사부위 중심에 있어야 한다.

• Rosenberg TD, et al:The forty-five degree posteroanterior flexion weight-bearing radiograph of the knee, J Bone Joint Surg 70A:1479, 1988.

참고 상수용체(IR)는 35×43 cm 양쪽 무릎이 나타나도록 가로로 검사한다.
한쪽 무릎 무게 지탱법을 시행하기 위해서는, 환자를 질환이 있는 쪽에 모든 무게를 주도록 한다. 이때 환자는 질환이 없는 쪽 발가락에 힘을 약간 주어 균형을 잡을 수 있다.

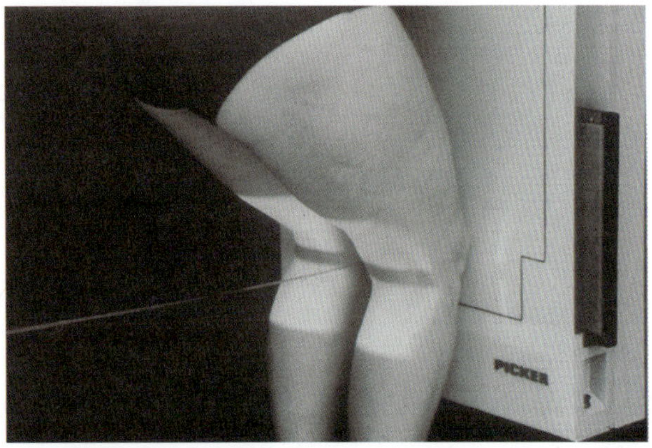

그림 4-80. 무릎을 45° 구부린 후 중심X선을 수평으로 입사한 후전방향 검사

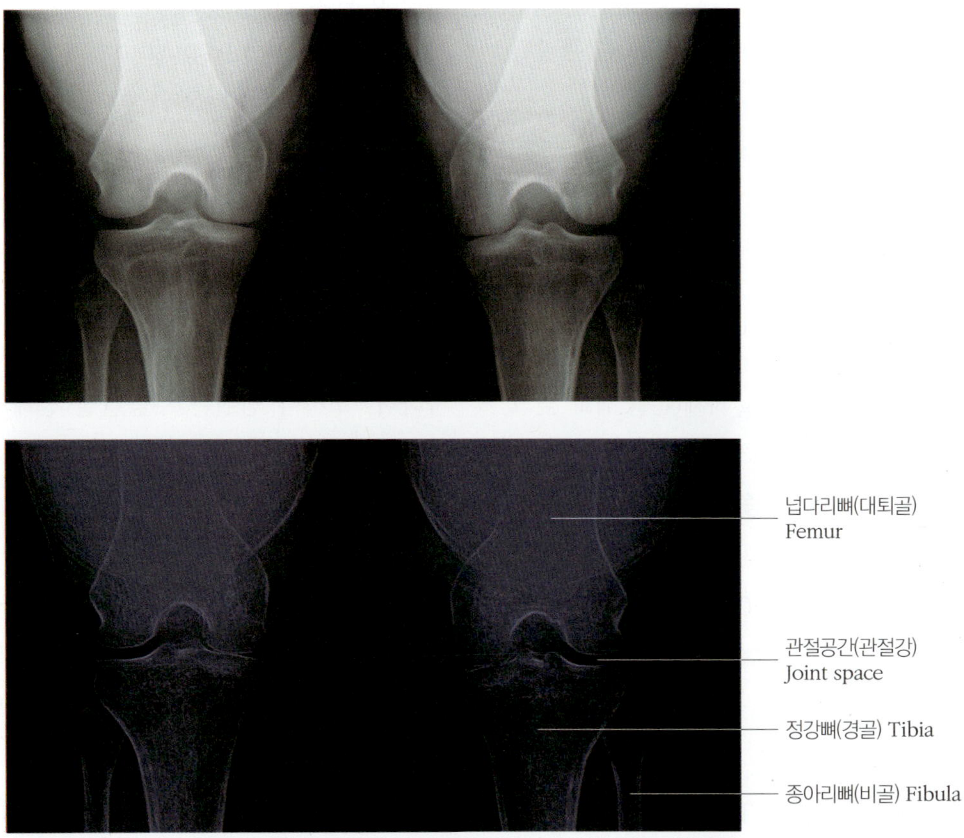

그림 4-81. 무릎을 45° 구부린 후 중심X선을 발쪽으로 10°로 입사한 후전방향 검사영상

08 융기사이오목(과간와)

Intercondyloid Fossa

❶ 후전 축방향 검사(PA Axial Projection; Tunnel View)

1) 검사목적

융기사이오목(과간와, intercondyloid fossa) 윤곽이 보이고, 넙다리뼈(대퇴골, femoral)와 정강뼈 관절융기(경골과, tibial condyle), 융기사이융기(과간융기, intercondyloid eminence), 정강뼈 관절면(경골 관절면, articular facets of tibia)을 관찰할 수 있다.

2) 검사방법

환자는 다리에 베개를 놓아 엎드린 자세(prone position)나 검사 테이블에 무릎을 대고 엎드린 자세(kneeling position)로 한다.

생식샘을 차폐하며, kneeling 자세(손을 잡고 엎드린 자세, 무릎 구부린 자세)에서는 허리 주위에서부터 넙적다리(대퇴부, thigh) 중간부위까지 차폐물로 안전하게 차폐한다.

엎드린 자세에서는 무릎을 40~50° 구부리고, 발목 밑에 지지물로 고정한 후, 상수용체(IR) 중앙에 무릎관절(슬관절, knee joint)을 놓고 중심X선은 각도를 생각하여 검사한다.

무릎 구부린 자세(kneeling position)에서는 무릎 밑에 높은 상수용체(IR)가 눌리지 않게 양쪽 손과 무릎으로 지탱하도록 하며, 반대쪽 무릎에 몸무게를 지탱하도록 권한다.

검사쪽 무릎에 힘이 주어지지 않도록 발목 · 정강이 밑에 지지물로 고정하고, 환자에게 천천히 앞으로 20~30° 기울이게 권하고, 그대로 자세를 유지하게 한다. 결과적으로, 넙다리뼈와 상수용체(IR)는 60~70° 각도를 이루게 된다.

엎드린 자세(prone position)에서 중심X선은 정강뼈 장축을 따라 40~50° 발쪽으로 상수용체 중심을 향하여 입사한다.

무릎을 구부린 자세(kneeling position)에서 중심X선은 상수용체(IR)에 수직으로 오금 주름 중심부를 통하여 입사한다.

X선관 영상면 사이 거리(SID)는 약 100 cm로 검사하며, 조사야 범위는 무릎관절 전체가 포함되게 한다.

3) 영상평가

- 무릎 중심이 상수용체(IR) 가운데 있어야 하며 이 검사의 가장 중요한 것은 융기사이오목의 윤곽이 나타나야 하고, 무릎뼈는 융기사이오목에 겹치지 않아야 한다.
- 움직이지 않고 종아리뼈머리(비골두, fibular head) 반은 정강뼈 옆에 겹치고, 넙다리뼈의 관절융기 뒷부분은 대칭으로 나타나야 한다.
- 관절면과 관절융기는 정강뼈과 겹치지 않게 보여

야 하며, 적절한 검사조건으로 무릎관절 사이와 연부조직과 무릎뼈는 넙다리뼈와 겹쳐 보여야 하며, 넙다리뼈 관절융기, 정강뼈 몸쪽부와 뼈 미세 구조 등이 선명하게 나타나야 한다.

참고 상수용체(IR)는 20×25 cm를 세로로(lengthwise)하여 이동형, 고정형 격자를 사용하여, 관전압 범위를 75±5 kVp로 하여 검사한다. 융기사이오목을 관찰하기 위한 방법으로 원래 엎드린 자세로 한다. 이것은 환자가 엎드리는 것이 쉽기 때문이다. 그렇지만 Holmblad Kneeling 방법은 무릎 굴곡증가에 따라 구조상 조금 어려운 검사이므로 임의로 다른 방법을 선택하기도 한다.

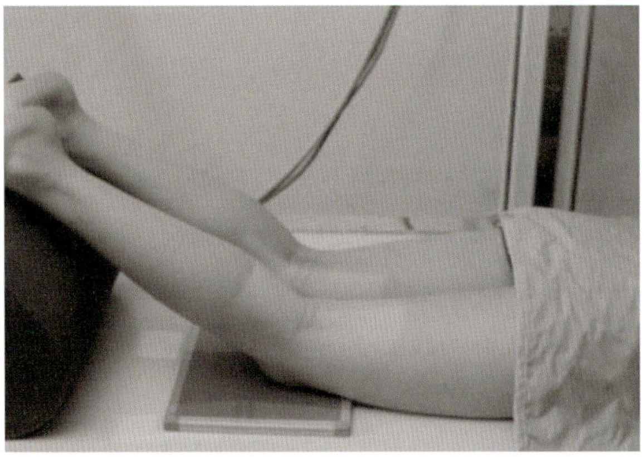

그림 4-82. 융기사이오목(과간와) 후전 축방향 검사 (엎드린 자세)

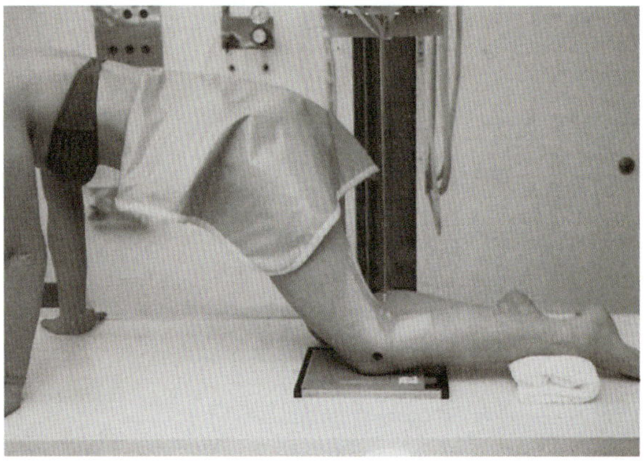

그림 4-83. 융기사이오목(과간와) 후전 축방향 검사 (무릎 구부린 자세)

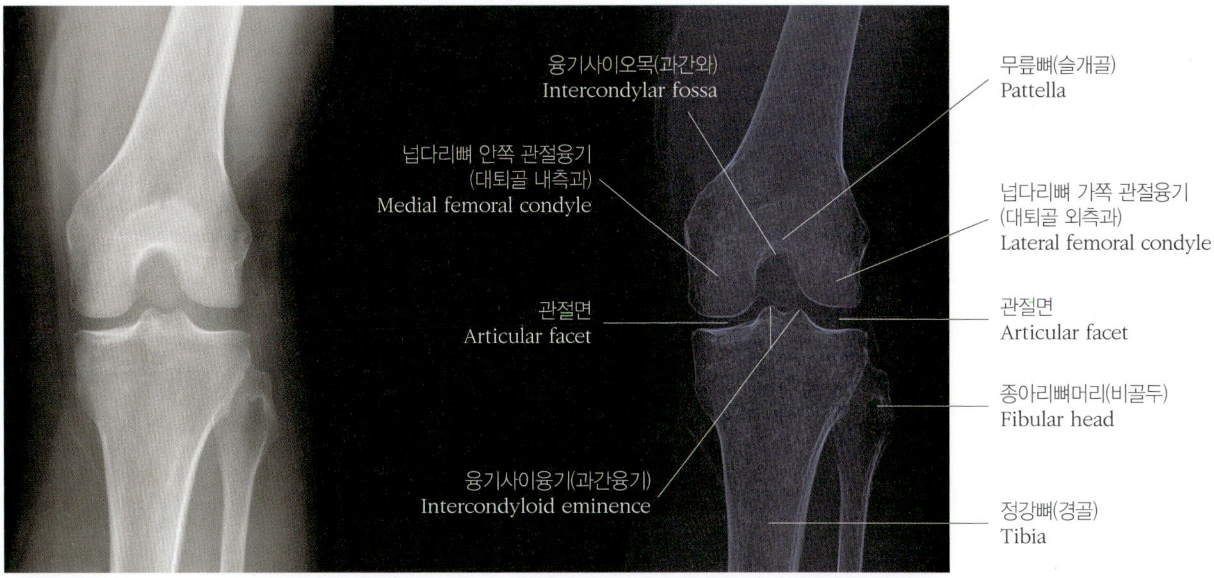

그림 4-84. 융기사이오목(과간와) 후전 축방향 검사영상

❷ 전후 축방향 검사(AP Axial Projection); Béclere Method

1) 검사목적

융기사이오목(과간와, intercondyloid fossa), 넙다리뼈와 정강뼈 관절융기(대퇴골과 경골의 과, femoral and tibial condyles), 융기사이융기(과간융기, intercondyloid eminence), 정강뼈가시(경골극, tibia spines), 정강뼈관절면(경골관절면, articular facets of tibial)을 관찰할 수 있다.

2) 검사방법

환자는 바로 누운 자세(supine position)로 하고 무릎과 다리 밑부분에 지지물로 고정하고 움직이지 않게 한다.

골반 위에서 넙적다리(대퇴부, thigh) 중간까지 납판으로 차폐하여 생식샘을 보호한다.

무릎을 40~45° 구부리고 곡면 카세트(curved cassette) 밑에 지지물을 두거나, 넙적다리와 정강이 뒤쪽에 상수용체(IR)를 받쳐, 무릎관절 중앙 부분과 상수용체(IR) 중심이 일치하도록 조정한다.

중심X선은 정강뼈 장축에 대하여 수직으로 입사하거나, 머리쪽 방향으로 40~45° 무릎뼈끝(슬개골첨, patellar apex) 아래 1 cm 되는 점에 입사한다.

X선관 영상면 사이 거리(SID)는 약 100 cm로 한다.

조사야 범위는 무릎관절(슬관절, knee joint) 부분이 포함되도록 한다.

3) 영상평가

- 무릎관절 중심부분이 조사야 범위 중앙에 있어야 하며, 융기사이오목은 윤곽이 나타나고, 무릎뼈는 관절에 겹치지 않아야 한다.
- 융기사이융기, 정강뼈면, 먼쪽 넙다리뼈관절융기는 깨끗하게 보여야 한다.
- 회전이 없으면 넙다리뼈관절융기(대퇴 과상돌기, femoral condyloid process) 뒷부분은 대칭으로 뚜렷이 나타나고, 종아리뼈머리(비골두, fibular head) 반쯤은 대략 정강뼈와 겹쳐서 나타난다.
- 적절한 검사조건으로 무릎관절 사이 연부조직과 무릎뼈가 넙다리뼈를 지나 윤곽이 보여야 한다.
- 넙다리뼈관절융기와 정강뼈 먼쪽 뼈 미세구조가 깨끗하고 선명하게 나타나야 한다.

참고 상수용체(IR)는 20×25 cm를 가로로(crosswise)하여 상수용체(IR)과 거리를 가까이하기 위해서 곡면 카세트가 이상적이며, 검사조건은 65±5 kVp나 환자가 크면 고정형 격자와 75±5 kVp 범위로 하여 검사한다.
후전 축방향 엎드린 자세로 하지 못할 때에는 반대인 이 방법을 활용한다. 그렇지만 중심X선 각도가 커지면 왜곡이 되기 때문에 이상적 방법이 못되며 상수용체(IR) 사이 거리를 가까이 하기 위해서 곡면 카세트를 사용한다.

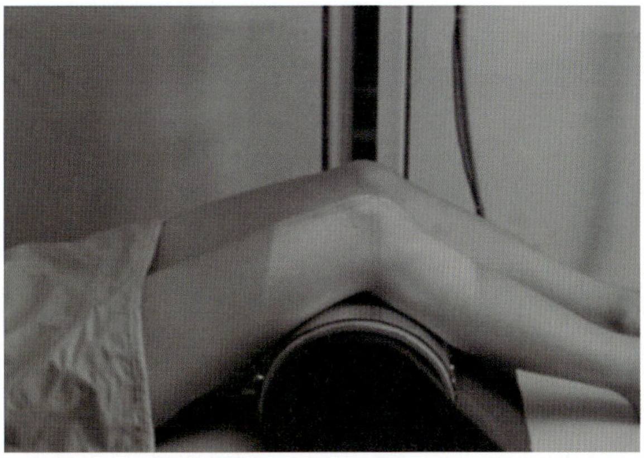

그림 4-85. 융기사이오목(과간와) 전후 축방향 검사(곡면 카세트를 사용)

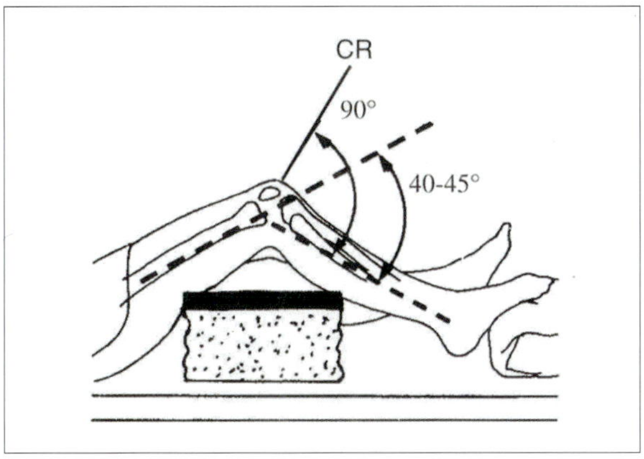

그림 4-86. 20×25 cm 평면 상수용체(IR)를 사용

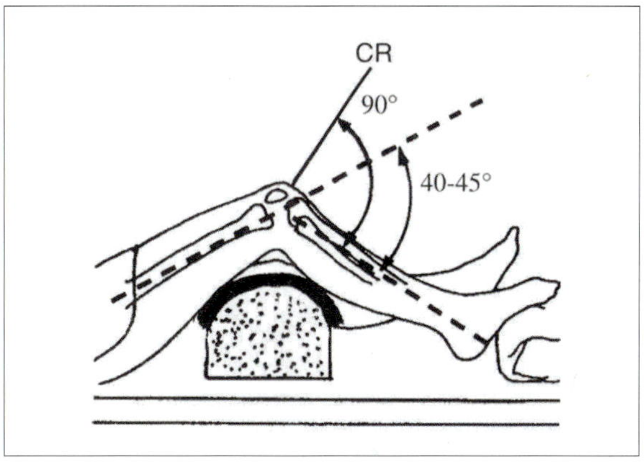

그림 4-87. 곡면 카세트를 사용(Béclere법)

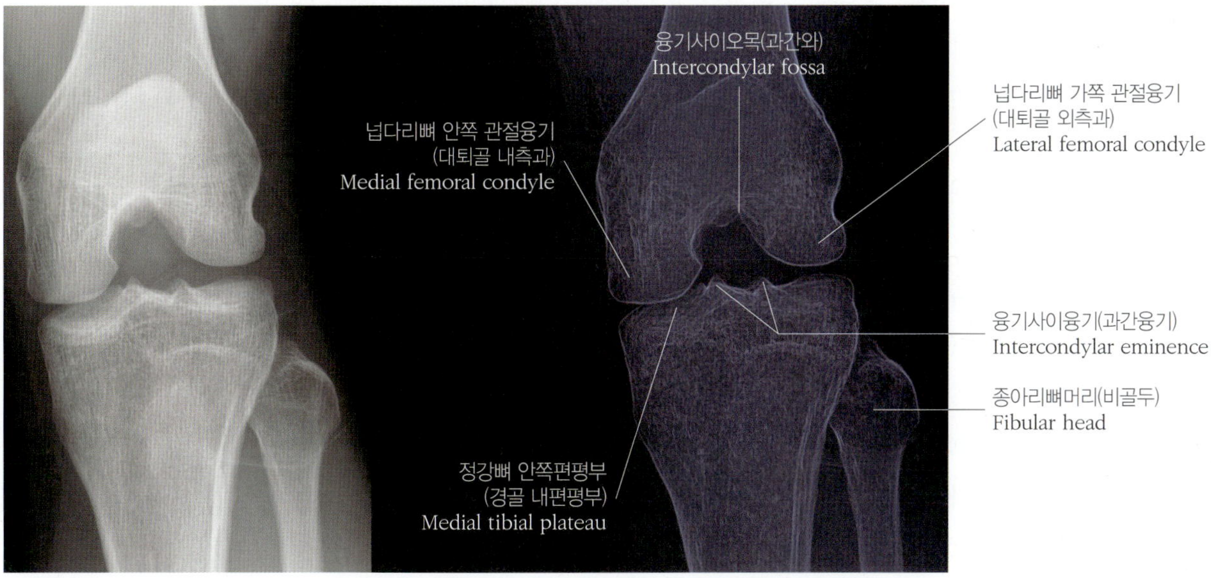

그림 4-88. 융기사이오목(과간와) 전후 축방향 검사영상

③ 후전 축방향 검사(PA Axial Projection); Holmblad Method

후전 축방향 또는 “터널” 검사(tunnel projection)는 1937년 Holmblad에 의해 최초로 제안되었다.

환자가 검사 테이블 위에서 무릎을 꿇은 자세(kneeing position)로 해야 하는 Holmblad법은 1983년 환자 상태에 따라 선 자세(standing position)에서 적용할 수 있다고 수정되었다.

1) 검사목적

넙다리뼈(대퇴골, femur) 융기사이오목(과간와, interconyloid fossa), 정강뼈(경골, tibia) 융기사이융기(과간융기, intercondyloid eminence), 넙다리뼈와 정강뼈사이 관절면을 관찰할 수 있다.

2) 검사방법

환자의 안전을 고려한 후, 세 가지 자세 중 한 가지로 한다.

(1) 무릎을 구부려서 검사 테이블 옆면에 있는 의자(stool) 위에 올려놓고 서 있는다.

(2) 질환이 있는 쪽 무릎을 구부려 검사 테이블 가까이 서서 상수용체(IR) 앞면에 닿게 한다.

(3) Holmblad에 의해 최초 제안된 방법대로, 상수용체(IR) 위에 질환이 있는 쪽 무릎을 올려놓고 무릎 꿇는 자세(kneeing position)로 한다.

환자의 자세를 고정시키기 위해서 세 가지 방법 모두 검사 테이블에 기대게 한다.

모든 자세에서 환자 무릎의 앞면이 상수용체(IR)를 향하게 하고, 무릎뼈끝(슬개골첨, patellar apex)이 상수용체(IR)의 중심에 놓여야 한다. 무릎이 충분히 펴지도록 70°로 구부린다(그림 4-92에서와 같이 중심X선과는 20°를 이룬다.)

세 자세에서 모두 중심X선은 종아리(하퇴부, lower leg)에 수직으로 입사하여, 상수용체(IR) 중심을 향한다.

생식샘을 차폐한다.

3) 영상평가

- 융기사이오목이 열려 보여야 한다.
- 넙다리뼈 관절융기(대퇴과, femoral condyles)의 뒤쪽 아래면이 열려 보여야 한다. 융기사이융기와 무릎관절공간(슬관절강, knee joint space)이 열려 보여야 한다.
- 무릎뼈끝은 융기사이오목과 겹쳐지지 않아야 한다.
- 넙다리뼈와 정강뼈 관절융기사이의 공간(강)에서 연부조직이 나타나야 한다.
- 융기사이융기, 먼쪽 넙다리뼈(원위 대퇴골, distal femur), 그리고 가까운쪽 정강뼈(근위 경골부, proximal tibia)의 뼈 미세조직이 상세히 나타나야 한다.

- Holmblad EC:Postero-anterior x-ray view of the knee in flexion, JAMA 109:1196, 1937.
- Turner GW, Burns CB, Previtte RG:Erect positions for "tunnel" views of the knee, Radiol Technol 55:640, 1983.

참고 상수용체(IR)는 20×25 cm를 사용하여 검사한다.

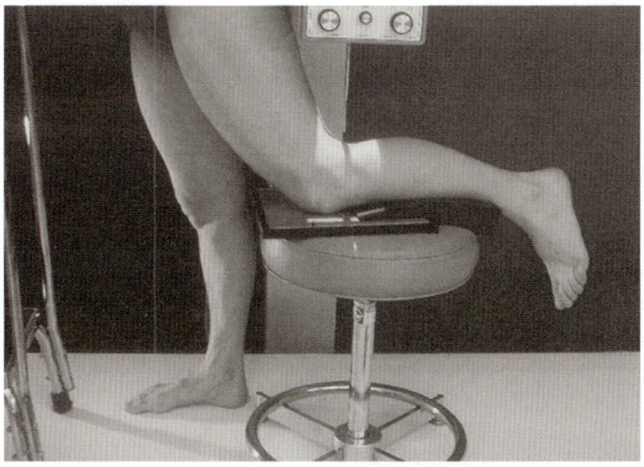

그림 4-89. 융기사이오목(과간와) 후전 축방향 검사
(의자 위에 무릎을 올려놓고 똑바로 선 자세)

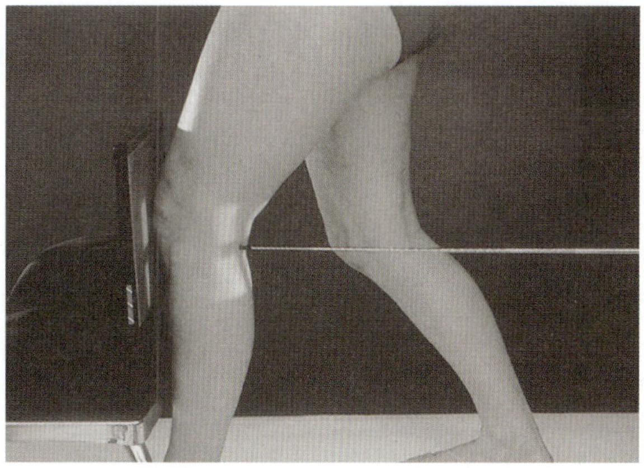

그림 4-90. 융기사이오목(과간와) 후전 축방향 검사
(중심X선을 수평으로 하여 선 자세)

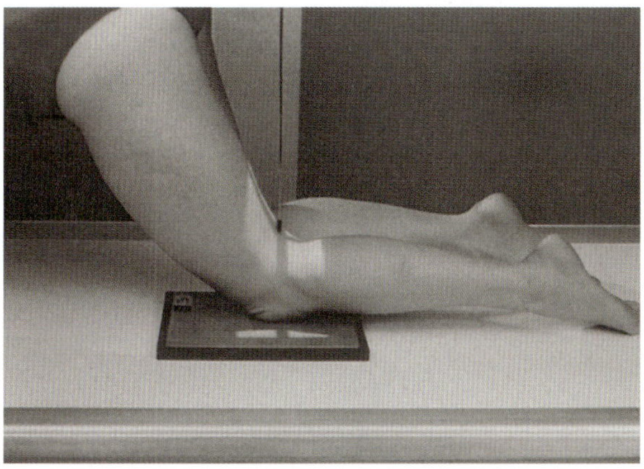

그림 4-91. 융기사이오목(과간와) 후전 축방향 검사
(검사대 위에 무릎을 꿇은 자세: 고유 Holmblad법)

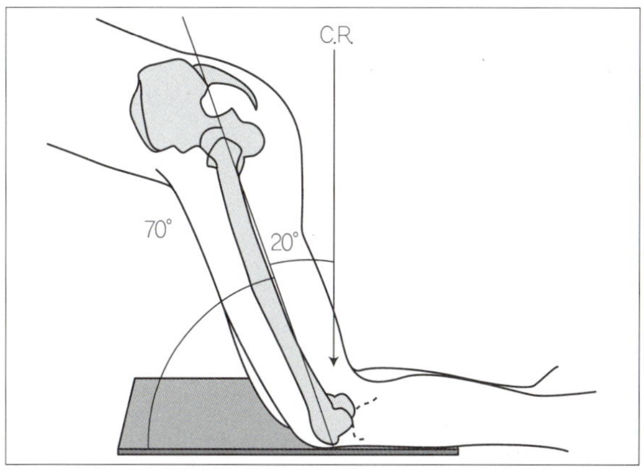

그림 4-92. 세 가지 융기사이오목(과간와) 검사법을 위한
정렬관계: Holmblad법

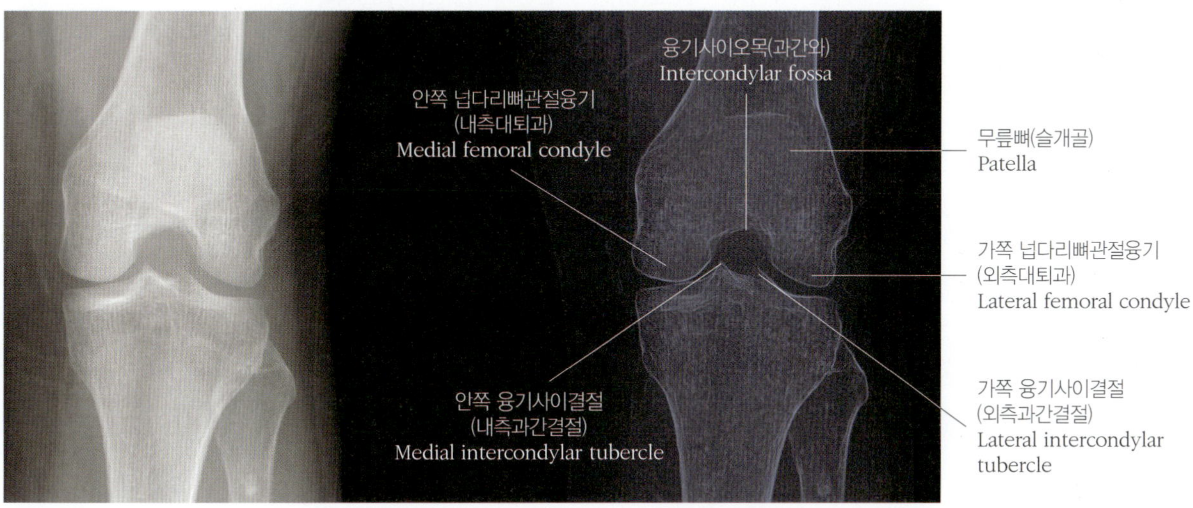

그림 4-93. 융기사이오목(과간와) 후전 축방향 검사영상: Holmblad법

❹ 후전 축방향 검사(PA Axial Projection); Camp–Coventry Method

1) 검사목적

넙다리뼈(대퇴골, femur), 융기사이오목(과간와, interconyloid fossa), 정강뼈(경골, tibia), 융기사이융기(과간융기, intercondyloid eminence), 넙다리뼈와 정강뼈사이 관절면을 관찰할 수 있다.

2) 검사방법

환자는 엎드린 자세(prone position)로 하고, 몸이 회전되지 않도록 조정한다.

환자의 무릎을 40~50°로 구부리고, 발을 적당하게 지지시켜 올려놓는다.

무릎관절(슬관절, knee joint)을 상수용체(IR) 윗부분 절반의 중심에 두고, 중심X선의 각도는 상수용체(IR) 중심으로, 다리의 장축에 수직으로, 무릎관절을 향해 입사한다(즉, 무릎이 40°를 이루면 다리쪽으로 40°로 입사하고, 50°를 이루면 다리쪽으로 50°로 입사한다).

정확한 다리 각도를 측정하기 위해 각도기(protractor)를 다리 옆에 놓고 사용한다.

무릎의 내 · 외측 회전이 없도록 다리를 조정한다.

생식샘을 차폐한다.

3) 영상평가

- 융기사이오목이 열려 보여야 한다.
- 넙다리뼈 관절융기(대퇴과, femoral condyles)의 뒤쪽 아래면이 열려 보여야 한다. 융기사이융기와 무릎관절공간(슬관절강, knee joint space)이 열려 보여야 한다.
- 무릎뼈끝은 융기기사이오목과 겹쳐지지 않아야 한다.
- 넙다리뼈와 정강뼈 관절융기사이의 공간(강)에서 연부조직이 나타나야 한다.
- 융기사이융기, 먼쪽 넙다리뼈(원위 대퇴골, distal femur), 그리고 가까운쪽 정강뼈(근위 경골부, proximal tibia)의 뼈 미세구조가 상세히 나타나야 한다.

• Camp JD, Coventry MB:Use of special views in roentgenography of the knee joint, USNaval Med Bull 42:56, 1944.

참고 상수용체(IR)는 20×25 cm 세로로 하여 검사한다.
무릎관절의 일반검사에서 융기사이오목 검사는 보통 단단하지 못한 골체를 검출하는데 사용된다.
그 검사법은 또한 연골이 찢어지거나 골연골염 질환에 의해 제자리에서 이탈된 상태, 그리고 선천적으로 무릎뼈가 빠진 경우 넙다리뼈 가쪽 관절융기의 편평함이나 발육부전 등을 평가하는데 사용된다.

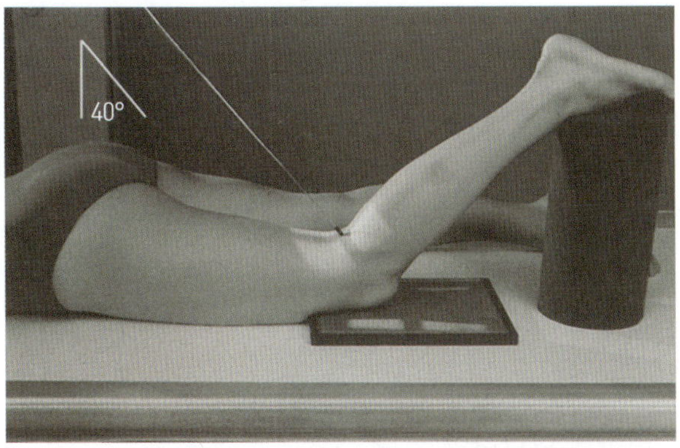

그림 4-94. 융기사이오목(과간와) 후전 축방향 검사
: Camp-Coventry법

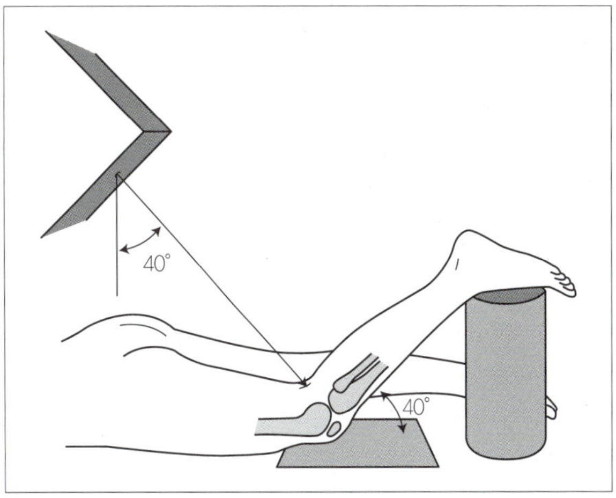

그림 4-95. 융기사이오목(과간와) 후전 축방향 검사
: Camp-Coventry법

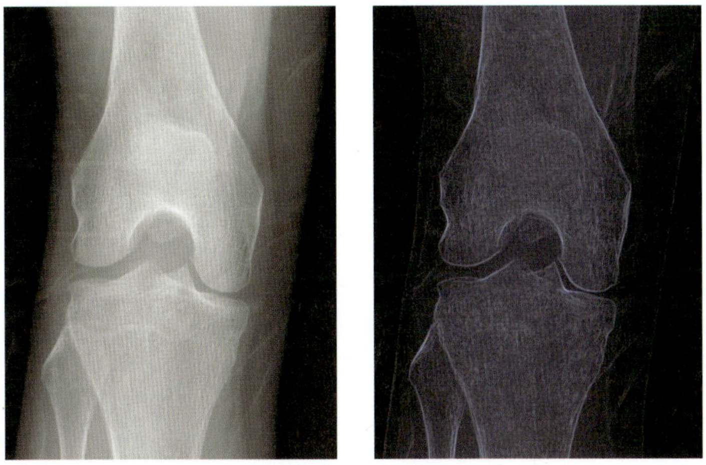

그림 4-96. 융기사이오목(과간와) 후전 축방향 검사영상; Camp-Coventry법
40° 무릎 굴곡(그림 4-97과 같은 환자)

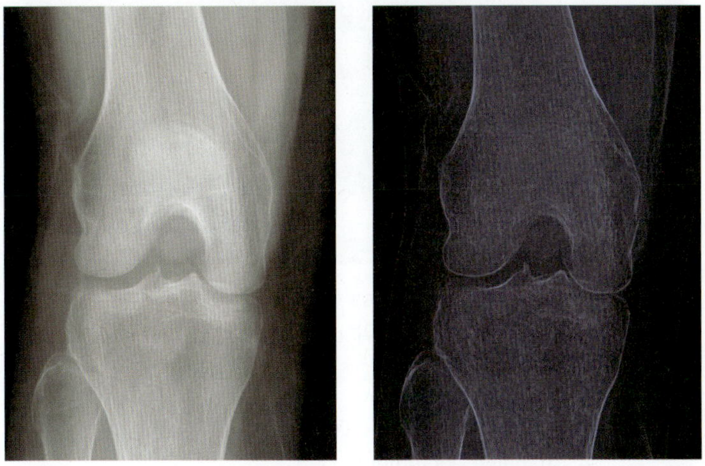

그림 4-97. 융기사이오목(과간와) 후전 축방향 검사영상; Camp-Coventry법
50° 무릎 굴곡(그림 4-96과 같은 환자)

⑤ 무릎관절 전후방향 스트레스 검사(Knee joint AP Stress Projection) –Valgus Study

1) 검사목적

무릎관절의 안쪽곁인대(Medial Collateral Ligament: MCL)의 파열을 관찰할 수 있다.

2) 검사방법

무릎을 15~20° 정도 굴곡한 상태에서 바로누운자세(supine position)를 한다.

무릎관절 중앙을 압력장치 프레임 중간에 위치시킨다.

무릎관절 중앙에 쿠션패드를 위치시킨다.

무릎관절 가측에서 안측을 향하여 15 daN의 압력으로 스트레스를 가한다.

중심X선은 무릎관절 사이 중앙을 향해 상수용체(IR)에 수직으로 입사한다.

비교하기 위해 양쪽 무릎을 검사해야 한다.

3) 영상평가

- Stress 검사 시 무릎관절은 바른 전후방향 자세가 되어야 한다.
- 무릎관절공간 열려져 나타나야 한다.
- 먼쪽 넙다리뼈, 몸쪽 정강뼈, 무릎관절공간이 선명하게 나타나야 한다.
- 장비 사용 시 정확히 무릎관절 중앙에 압력이 가해져야 한다.

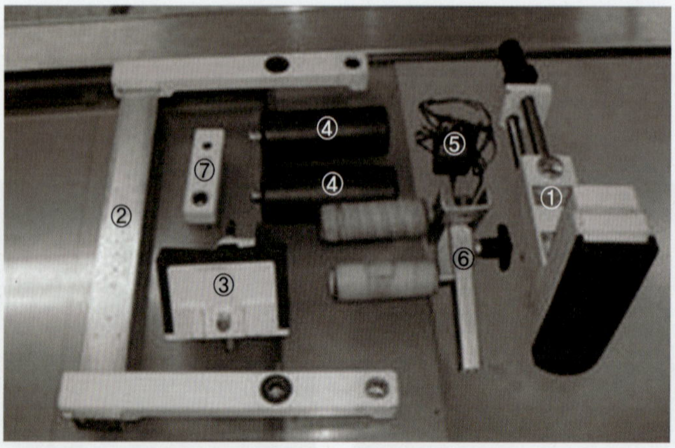

그림 4-98. Stress Device(압박장치)

① Pressure device(단위: daN 1daN = 1.01972 kgf)
② Frame
③ Foot holding device
④ Counter–support
⑤ Changing equipment
⑥ Special accessory for PCL–examination
⑦ Additional bar

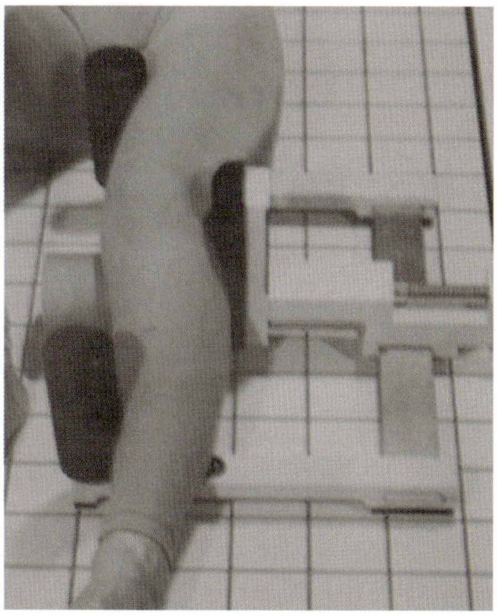

그림 4-99. 무릎관절 전후방향 스트레스 검사
Valgus Study

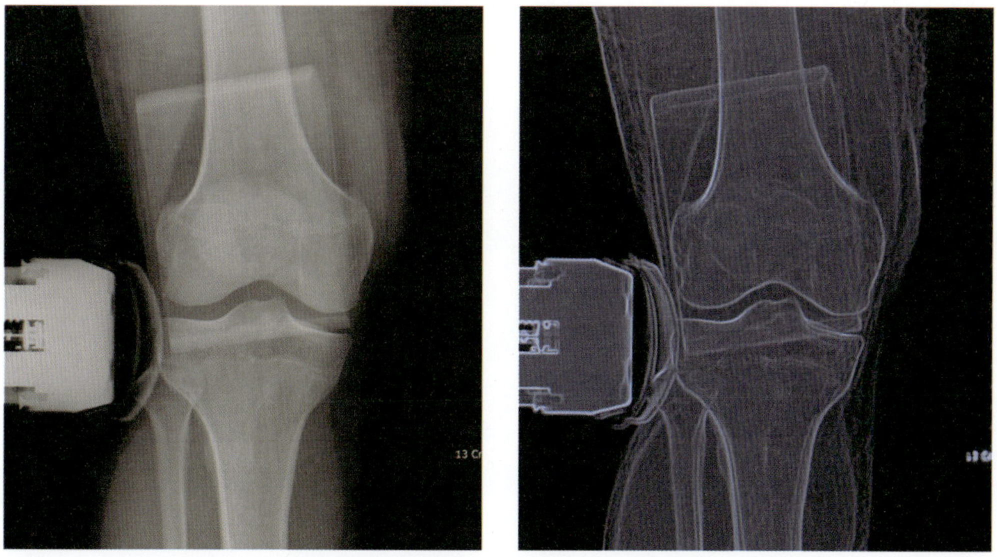

그림 4-100. 무릎관절 전후방향 스트레스 검사영상–Valgus Study

6 무릎관절 전후방향 스트레스 검사(Knee joint AP Stress Projection) –Varus Study

1) 검사목적

무릎관절의 가쪽곁인대(Lateral Collateral Ligament: LCL)의 파열을 관찰할 수 있다.

2) 검사방법

무릎을 15~20° 정도 굴곡한 상태에서 바로 누운 자세(supine position)를 한다.

무릎관절 중앙을 압력장치 프레임 중간에 위치시킨다.

무릎관절 중앙에 쿠션패드를 위치시킨다.

무릎관절 안측에서 가측을 향하여 15 daN의 압력으로 스트레스를 가한다.

중심X선은 무릎관절 사이 중앙을 향해 상수용체(IR)에 수직으로 입사한다.

비교하기 위해 양쪽 무릎을 검사해야 한다.

3) 영상평가

- Stress는 검사 시 무릎관절은 바른 전후방향자세가 되어야 한다.
- 무릎관절공간 열려져 나타나야 한다.
- 먼쪽 넙다리뼈, 몸쪽 정강뼈, 무릎관절공간이 선명하게 나타나야 한다.
- 장비 사용 시 정확히 무릎관절 중앙에 압력이 가해져야 한다.

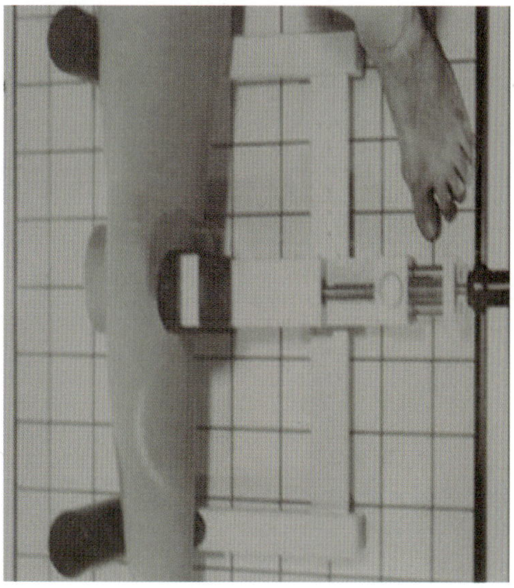

그림 4-101. 무릎관절 전후방향 스트레스 검사
Varus Study

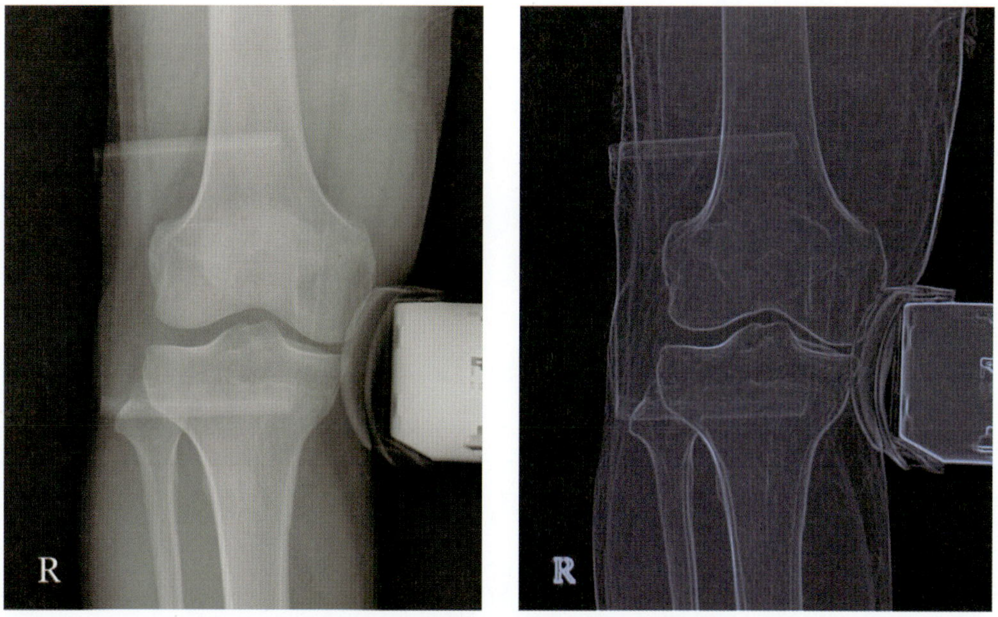

그림 4-102. 무릎관절 전후방향 스트레스 검사영상–Varus Study

❻ 무릎관절 측방향 스트레스 검사(Knee joint Lateral Stress Projection) −20° Anterior Draw Study

1) 검사목적

무릎관절의 앞십자인대(Anterior Cruciate Ligament: ACL)의 파열을 관찰할 수 있다.

2) 검사방법

무릎관절을 상수용체(IR)면 중심에 맞추고 바른 측면 자세가 되도록 한다.

측면자세(lateral position)에서 무릎관절을 20° 정도 굴곡시킨다.

Counter-support를 무릎뼈 바로 위쪽과 발목 앞쪽에 장착한다.

Press Device의 쿠션패드를 오금 5 cm(tibial tuberosity level 후방)에 위치시킨다.

후방에서 전방을 향하여 15 daN의 압력으로 스트레스를 가한다.

비교하기 위해 양쪽 무릎을 검사해야 한다.

3) 영상평가

- Stress는 검사 시 무릎관절은 정측면 영상이 나타나야 한다.
- 앞십자인대의 안정성과 파열 여부를 관찰할 수 있다.
- 정확한 스트레스를 가한 영상이 나타나야 한다.

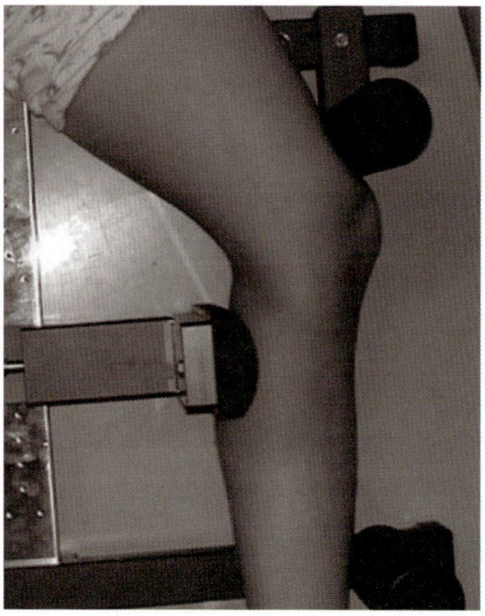

그림 4-103. 무릎관절 측방향 스트레스 검사
20° Anterior Draw Study

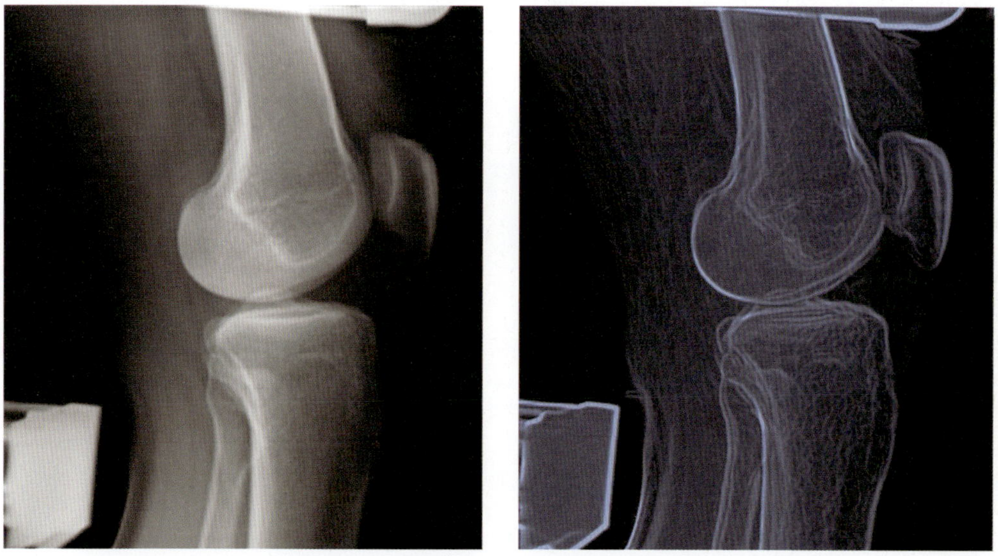

그림 4-104. 무릎관절 측방향 스트레스 검사영상–20° Anterior Draw Study

❼ 무릎관절 측방향 스트레스 검사 (Knee joint Lateral Stress Projection)–90° Posterior Draw Study

1) 검사목적

무릎관절의 뒤십자인대(Posterior Cruciate Ligament: PCL)의 파열을 관찰할 수 있다.

2) 검사방법

무릎관절을 상수용체(IR)면 중심에 맞추고 바른 측면 자세가 되도록 한다.

측면자세(lateral position)에서 무릎관절을 90° 정도 굴곡 시킨다.

넙다리뼈 관절융기 위에 뒤십자인대 검사를 위한 부속기구를 놓는다.

Press Device의 쿠션패드를 정강뼈 머리 2 cm 아래(tibial tuberosity)에 위치시킨다.

전방에서 후방을 향하여 15 daN의 압력으로 스트레스를 가한다.

비교하기 위해 양쪽 무릎을 검사해야 한다.

3) 영상평가

- Stress는 검사 시 무릎관절은 정측면 영상이 나타나야 한다.
- 뒤십자인대의 안정성과 파열 여부를 관찰할 수 있다.
- 정확한 스트레스를 가한 영상이 나타나야 한다.

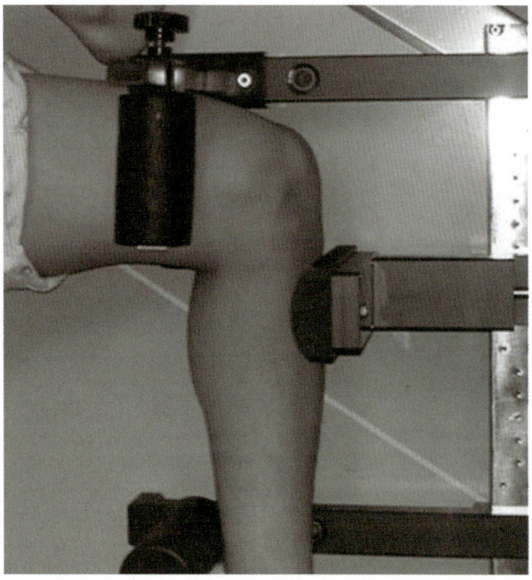

그림 4-105. 무릎관절 측방향 스트레스 검사
90° Posterior Draw Study

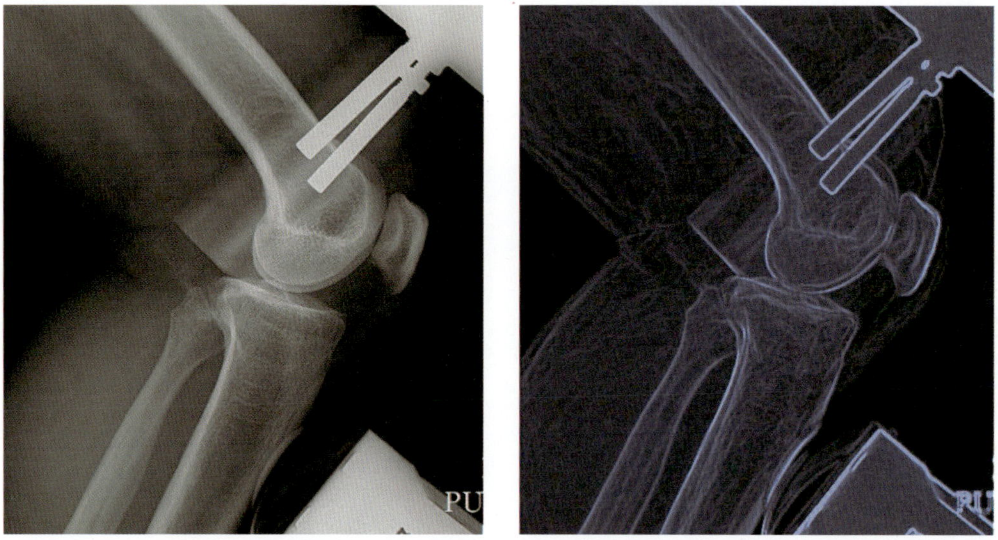

그림 4-106. 무릎관절 측방향 스트레스 검사–90° Posterior Draw Study

09

무릎뼈(슬개골) Patella

1 후전방향 검사(PA Projection)

1) 검사목적

무릎관절(슬관절, knee joint)과 무릎뼈(슬개골, patella)의 후전방향 검사는 상수용체(IR)와 무릎뼈(슬개골, patella)의 거리관계로 전후방향 검사보다 무릎뼈를 더 잘 관찰할 수 있다.

2) 검사방법

환자는 엎드린 자세(prone position)로 하고, 머리에 베개를 놓고 다리는 편안한 자세로 편다.

정강이와 발목 밑을 지지하고, 무릎뼈에 눌리는 힘이 주어지는 것을 막기 위해 무릎 · 넙다리뼈 밑에 작은 지지물로 받친 후 생식샘을 차폐한다.

다리와 무릎의 장축과 검사 테이블 혹은 상수용체(IR)에 중심선을 일치시키고, 양쪽 관절융기를 연결한 선이 상수용체(IR)면과 평행이 되도록 하여 무릎을 안쪽으로 약 5° 회전시킨다.

중심X선은 상수용체(IR)에 수직으로 무릎뼈 중심부위(대략 오금 주름진 부위 중간부분)에 입사하도록 하며, X선관 영상면 사이 거리(SID)는 약 100 cm로 하며, 조사야는 무릎뼈와 무릎관절 부분이 포함되게 범위를 줄여 준다.

3) 영상평가

- 조사야 범위 안에 무릎뼈 중심에서 무릎관절과 무릎뼈 주위가 포함되고, 충분한 노출로 넙다리뼈를 투과한 무릎뼈 윤곽이 보여야 하고, 관절부 연부조직이 깨끗하게 보여야 한다.
- 움직임이 없이 관절융기는 뚜렷이 겹쳐서 나타나야 하며 정상적인 무릎뼈는 넙다리뼈 앞쪽 · 안쪽에 나타나야 한다.

참고 관전압은 75±5 kVp 범위를 이용한다. 무릎뼈 골절이 의심되면 무릎뼈에 직접 압력이 주어지지 않게 넙다리뼈 밑에 지지물을 놓고 무릎을 구부리지 않도록 특별히 주의해야 한다.
또한 이런 환자는 엎드리지 않고 무릎을 전후자세로 하여 전후방향 검사하는 것이 좋다.

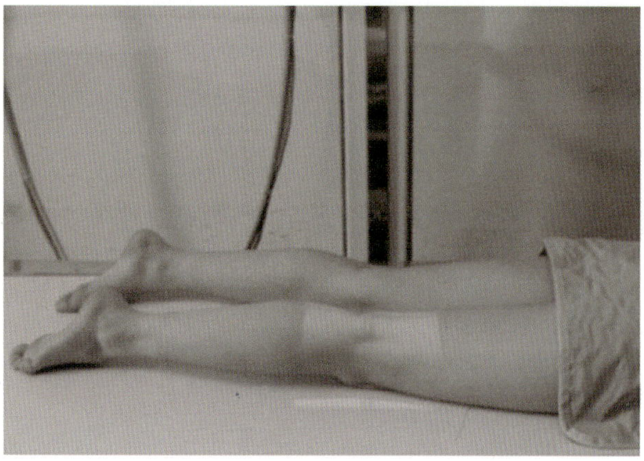

그림 4-107. 무릎뼈(슬개골) 후전방향 검사

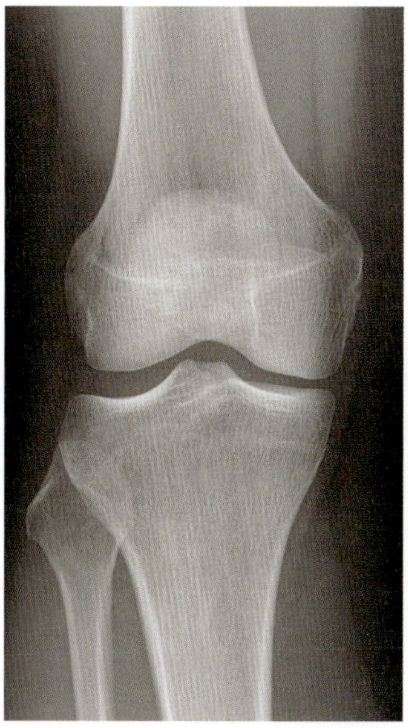

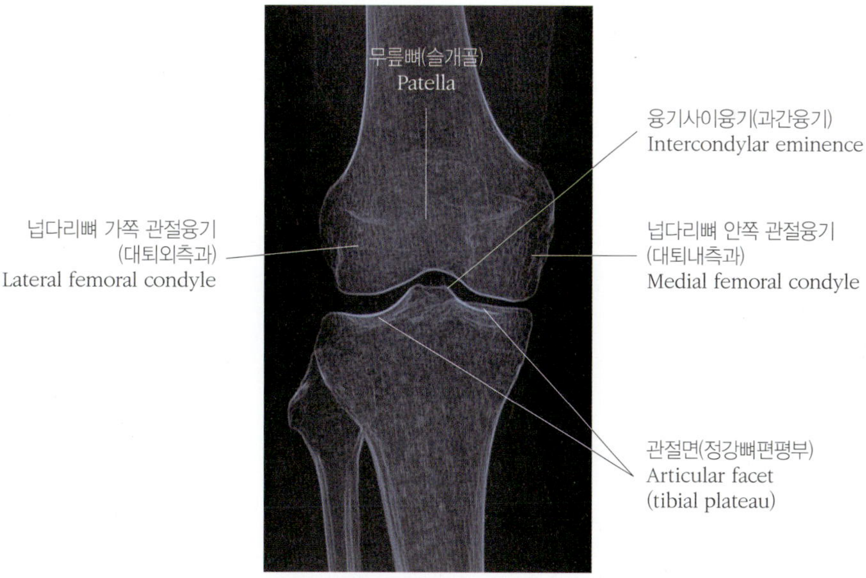

그림 4-108. 무릎뼈(슬개골) 후전방향 검사영상

② 측방향 검사(Lateral Projection)

1) 검사목적

무릎뼈(슬개골, patella), 무릎넙다리관절(슬개대퇴관절, patellofemoral joint), 넙다리정강관절(경골대퇴관절, tibiofemoral joint)을 관찰할 수 있다.

2) 검사방법

환자는 검사쪽을 아래로 옆으로 누운 자세(lateral recumbent position)를 한다. 넙다리뼈관절융기(대퇴골과, femoral condyles)는 겹치고, 무릎뼈 면은 상수용체(IR)면과 수직을 이루도록 하고, 생식샘을 차폐한다.

무릎을 5~10° 정도 구부리며, 만일 골절조각 분리를 보기 위해서는 추가로 굴곡을 시키고 무릎뼈 중심축과 검사 테이블과 상수용체(IR)의 중심선과 일치시킨다.

중심X선은 상수용체(IR)에 수직으로 무릎넙다리뼈관절 먼쪽부 사이에 입사하도록 하고, X선관 영상면 사이 거리(SID)는 약 100 cm로 하며, 조사야는 무릎넙다리관절 부위가 포함되게 조절한다.

3) 영상평가

- 무릎넙다리관절 공간이 중심이 되어 조사야 안에 있어야 한다.
- 바른 측면 검사인 경우에 넙다리뼈관절융기가 겹쳐져 나타나고 무릎넙다리관절 공간은 열려져 나타나야 한다.
- 적절한 조건으로 무릎뼈가 보여야 하며, 과다 노출이 되어서는 안되고, 연부조직도 선명하고 무릎관절도 잘 보여야 한다.
- 무릎뼈와 다른 뼈의 미세구조가 깨끗하고 선명하게 나타나야 한다.

참고 70± 6 kVp 범위를 사용하며, 체격이 작은 환자인 경우 60±5 kVp 이용한다. 무릎 측방향 검사보다 4~6 kVp 감소시켜 무릎뼈에 대한 과다 노출을 피하도록 한다.
사고로 인한 중환자인 경우에 무릎을 구부리지 않고 수평으로 X선을 입사하여 검사하도록 한다.

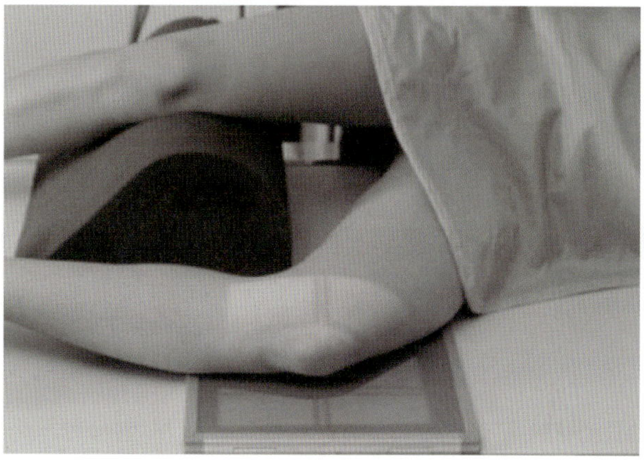

그림 4-109. 무릎뼈(슬개골) 측방향 검사

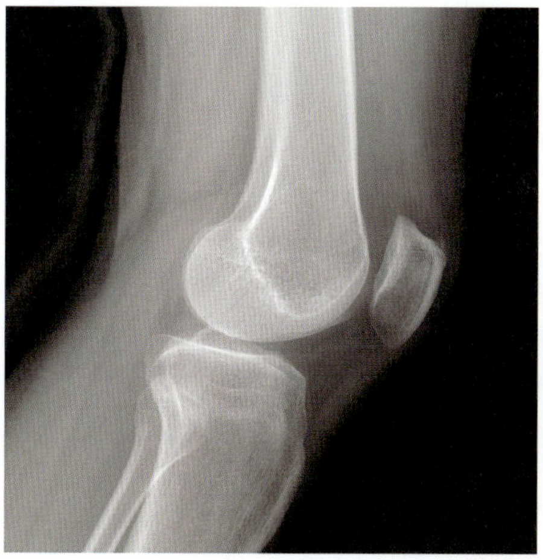

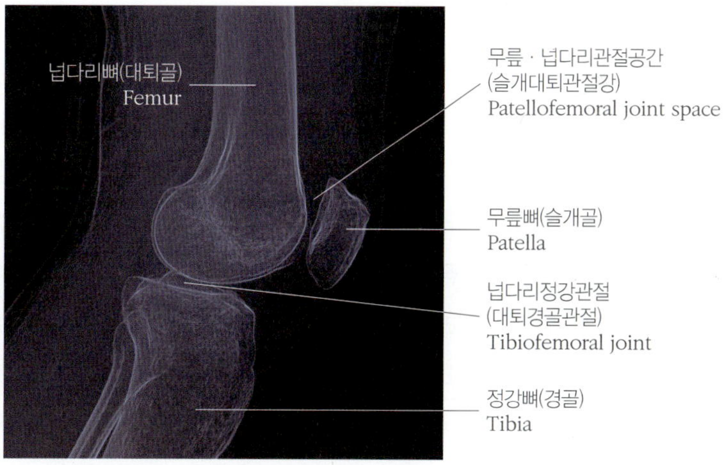

그림 4-110. 무릎뼈(슬개골) 측방향 검사영상

10 무릎넙다리관절(슬개대퇴골관절)

Patellofemoral joint

① 접선 축방향 검사(Tangential Axial Projection)

Merchant 양쪽 검사법 (Merchant Bilateral Method)

1) 검사목적

무릎뼈(슬개골, patella), 융기사이고랑(과간구, intercondylar sulcus), 무릎넙다리관절(슬개대퇴관절, patellofemoral joint), 넙다리네갈래근(대퇴골사두근, quadriceps femoris muscle)의 긴장상태를 관찰할 수 있다.

2) 검사방법

환자는 누운 자세(supine position)로 다리를 45° 구부리고, 검사 테이블 끝에 다리를 편안히 지지한 후, 머리 밑에 베개를 놓고 환자를 편안하게 하고, 넙다리네갈래근 긴장을 풀고 구부리도록 한다.

생식샘 보호를 위하여 골반 부위 전체를 차폐한다.

넓적다리(대퇴부, thigh) 먼쪽부를 검사 테이블 평행하게 들어올려 무릎 밑을 받쳐 고정하고, 양쪽 무릎과 발을 함께 해서, 환자는 무릎 아래 정강이를 함께 안정되게 구부릴 수 있도록 한다.

상수용체(IR)를 무릎아래 약 30 cm에 놓고 중심X선을 상수용체에 수직으로 입사한다.

중심X선은 발쪽 수평선으로부터 30°로, 무릎넙다리관절 공간 접선 검사에서 필요하면 중심X선의 각도를 조절해서 입사하도록 한다. 무릎뼈 사이 중앙점에 수직으로 입사하도록 한다.

X선관 영상면 사이 거리(SID)는 약 100 cm에서 180 cm로 하나, 상 확대를 줄이기 위해서 증가시키도록 한다.

조사야 범위는 무릎뼈 부위 양쪽면 등이 포함되도록 한다.

3) 영상평가

- 조사야 범위는 사각형인데 무릎뼈 부분과 넙다리뼈관절융기(대퇴과, femoral condyle) 앞면이 한정된 범위 안에 있어야 하며, 융기사이오목의 윤곽이 보이고, 무릎넙다리관절 공간이 깨끗하고 명확하게 보여야 한다.
- 적절한 노출조건으로 연부조직, 관절공간, 무릎뼈 구조가 깨끗하게 보여야 하며, 넙다리뼈관절융기는 적은 X선노출로 깨끗하고 명확하게 나타나야 한다.

- Merchant AC et al:Roentgenographyic analysis of patellofemoral cogruence, J Bone Joint Surg 56A:1391, 1974.
- Merchant AC:"The Axial Viewer," Orthopedic Products, 2500 Hospital Dr., Bldg. 7, Mountain View, CA 94040.

참고 관전압은 60±5 kVp 범위로 하여, 다리를 지지하도록 상수용체(IR) 걸이를 이용한다.
상수용체-피사체 거리 증가로 air gap현상을 이용하여 격자가 필요없이 검사할 수 있다.
환자는 최대한 편안하게 하여 넙다리네갈근은 탈구를 막고 정확한 진단을 위해서 긴장을 풀어야 하고 잘못한 결과로 융기사이고랑에 무릎뼈가 있을 수 있다.

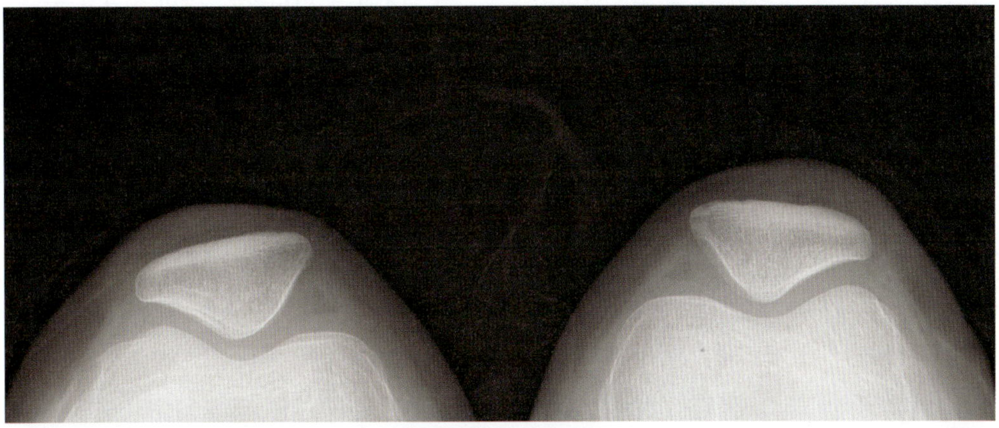

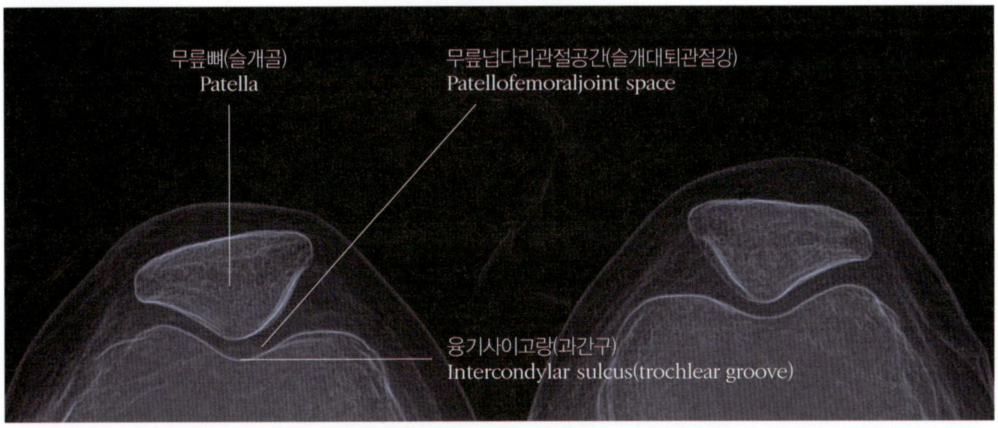

그림 4-115. 양쪽 무릎넙다리관절(슬개대퇴관절) 접선 축방향 검사영상

❷ 접선 축방향 검사(Tangential Axial Projection)

① Hughston method(환자는 엎드려 무릎을 45~55° 굴곡)

② Settegast method(환자는 엎드려 무릎을 90° 굴곡)

1) 검사목적

Merchant법에서 설명한 불편한 것을 최소화하여 이 방법을 추천한다.

2) 검사방법

(1) Settegast Method

무릎의 심한 굴곡이 필요하므로 무릎뼈 골절이 더 심해지지 않게 다른 방법으로 검사하는 것이 좋으며, 환자는 엎드리고 상수용체(IR)를 무릎 밑에 놓고 천천히 무릎을 최소한 90° 구부려 붕대로 자세를 고정한다.

중심X선은 무릎넙다리관절 공간에 수직으로 입사하며, 각도는 다리 장축에 대하여 15~20°, 무릎의 굴곡에 따라서 시행하도록 한다.

X선관 영상면 사이 거리(SID)는 약 100 cm한다.

이 방법에서 크게 불리한 것은 상처로 무릎을 크게 구부릴 수 없을 때에는 불가능하다.

(2) Hughston Method: (가능한 한 상수용체에 비교하기 위해서 양쪽검사)

환자는 엎드리고 무릎 밑에 상수용체(IR)를 두고 천천히 무릎을 45~55° 구부려 발은 X선속에 겹치지 않게 고정한다.

중심X선은 머리쪽을 향하여 45° 무릎넙다리관절 중앙점에 입사하며, X선관 영상면 사이 거리(SID)는 약 100 cm로 하며, 이 검사법의 단점은 영상의 왜곡이 있다.

- Hughston JC:Subluxation of the patella, J Bone Joint Surg 50A:1003, 1968.
- Kimberlin GE:Radiological assessment of the patello-femoral articulation and subluxation of the patella, Radiol Technol 45:129, 1973.
- Laurin CA:The abnormal lateral patellofemoral angle, Joint Surg 60A:55, 1968.
- Fodor J, Malott JC, Weinberg S:Accurate radiography of the patellofemoral joint, Radiol Technol 53:570, 1982.
- Merchant AC et al:Roentgenographic analysis of patello-femoral congruence, J Bone Joint Surg 56A:1391, 1974.
- Hughston JC:Subluxation of the patella, J Bone Joint Surg 50A:1003, 1968.

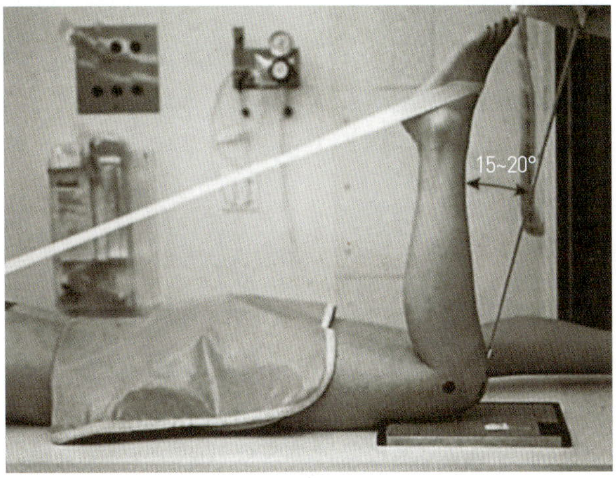

그림 4-116. Settegast법–무릎 90° 굽힘

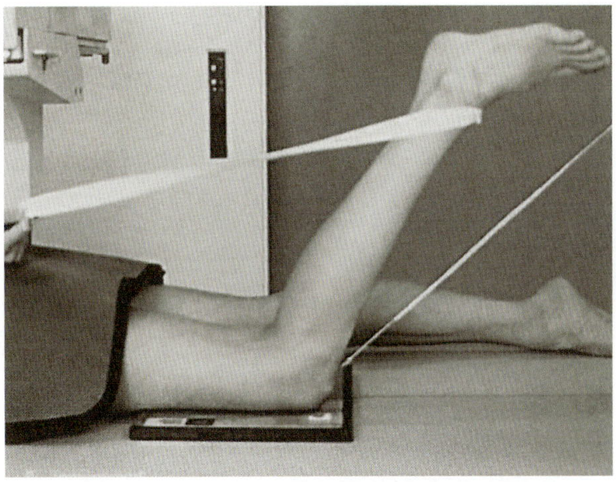

그림 4-117. Hughston법–무릎 45~55° 굽힘

❸ 접선방향 검사(Tangential Projection); Merchant Method

1) 검사목적

양쪽 무릎뼈(슬개골, patella)와 무릎넙다리관절(슬개대퇴관절, patellofemoral joint)을 관찰할 수 있다.

2) 검사방법

환자는 바로 누운 상태로 양쪽 무릎을 검사 테이블 끝에 위치하도록 하며, 적절한 상수용체(IR) 지지장치를 사용하여 무릎과 종아리(하퇴부, lower leg)를 지지한다. 넙다리 네갈래근(대퇴사두근, quadriceps femoris musele)의 안정과 이완을 증진시키기 위해, 베개(pillow)나 foam wedge를 환자의 머리와 등 아래에 놓는다.

"축방향 뷰어(axial viewer)" 장치를 사용하여, 넙다리뼈(대퇴골, femur)가 검사 테이블면과 평행하도록 환자의 무릎을 대략 5 cm 정도 올린다.

무릎 굴곡 각도를 40°로 맞춘다. (Merchant는 다양한 무릎–넙다리 질환을 나타내기 위해 30~90° 사이 각도가 필요하다고 보고했다.)

다리 회전을 방지하기 위해 종아리 높이에서 양 다리를 함께 가죽 끈으로 묶고, 환자의 긴장을 풀어준다.

상수용체(IR)는 중심X선에 수직이 되도록 하고, 무릎뼈(슬개골)에서 대략 30 cm 떨어진 정강이 위에 올려놓는다.

넙다리네갈래근의 이완이 정확한 진단에 결정적이므로 환자가 긴장을 풀 수 있게 해야 한다. 이 근육들이 이완되지 않으면, 부분적으로 탈구된 무릎뼈가 융기사이오목(과간와, intercondylar sulcus) 뒤로 물러나 정상적인 모습(normal appearance)처럼 관찰된다.

계속 검사하는 동안 같은 자세로 검사할 수 있도록 무릎 굴곡각도를 기록한다. 이는 무릎뼈 아탈구(부분탈구)가 보통 무릎 굴곡각도에 의해 잘못 인식할 수 있기 때문이다.

X선관 초점–영상면 사이 거리는 약 2 m로 상 확대를 줄이기 위해 권고된다.

중심X선은 무릎넙다리관절 높이에서 무릎뼈 사이 중앙을 향하여 상수용체(IR)에 수직으로 입사한다. 무릎 굴곡이 40°인 상태에서, 중심X선과 넙다리뼈가 30° 각도를 이루도록 중심X선을 수평면에서 발쪽으로 30° 준다(수직면에서 60°).

생식샘을 차폐한다.

3) 영상평가

- 무릎뼈의 반측면상이 보여야 한다.
- 넙다리뼈 관절융기(대퇴골과, femoral condyles)와 융기사이오목이 나타나야 한다.
- 무릎넙다리관절이 열려져 보여야 한다.

- Merchant AC et al:Roentgenographic analysis of patellofemoral congruence, J Bone Joint Surg 56A:1391, 1974.
- Merchant AC:"The Axial Viewer," Orthopedic Products, 2500 Hospital Dr., Bldg. 7, Mountain View, CA 94040

참고 상수용체(IR)는 25×30 cm를 사용하며, 양쪽 검사를 위해 가로로 검사한다.

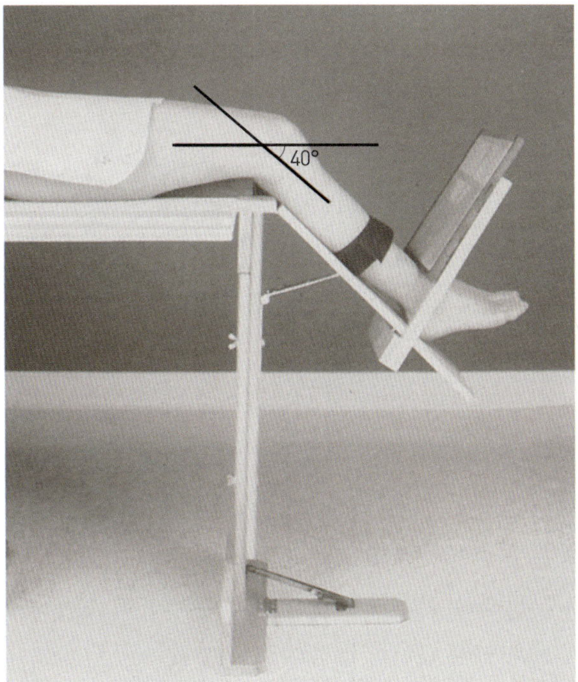

그림 4-118. 무릎뼈(슬개골)와 무릎넙다리관절(슬개대퇴관절) 접선방향 검사: Merchant Method

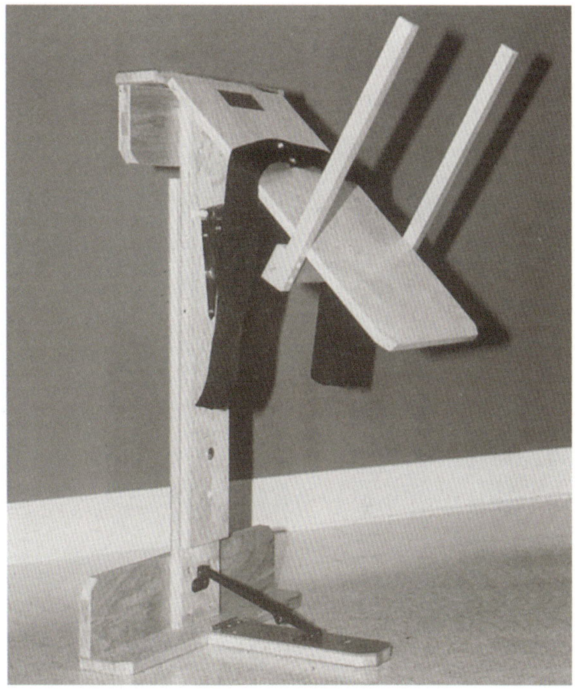

그림 4-119. "축방향 뷰어(Axial viewer)" 장치

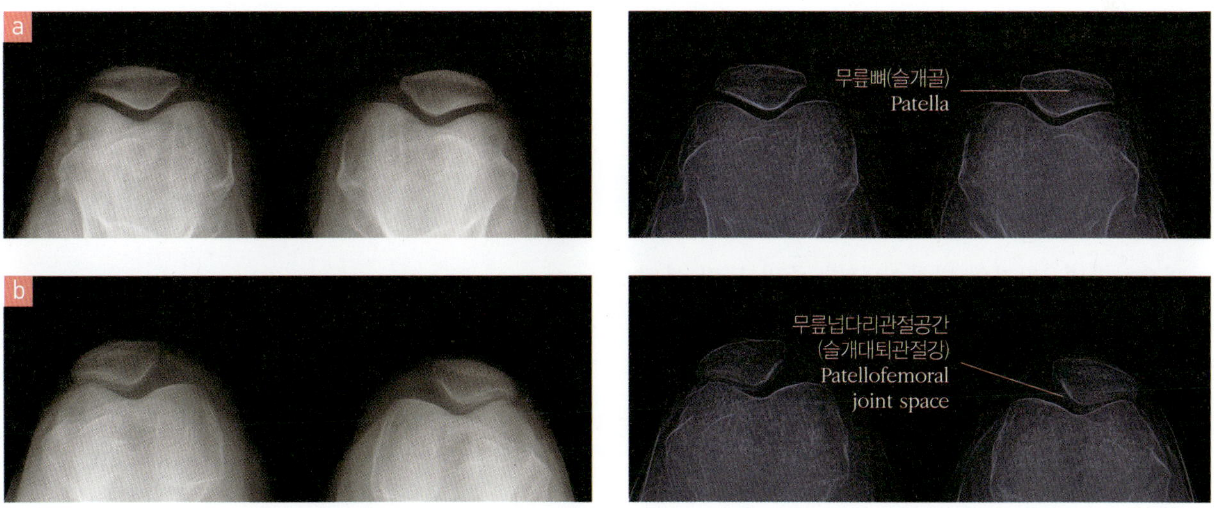

그림 4-120.

a. 정상적인 기둥 형태로 중심이 잘 맞은 무릎뼈를 보여주는 무릎넙다리관절과 일치하는 정상적인 접선방향 검사영상
b. 비정상적으로 얇은 융기사이오목(과간구), 일그러지고 측면으로 부분 탈구된 무릎뼈, 그리고 무릎넙다리관절과 일치하지 않는 것을 보여주는 비정상적인 접선방향 검사(오른쪽이 왼쪽보다 더 심함)

❹ 접선방향 검사(Tangential Projection); Settegast Method

이 과정에서 요구하는 정확한 무릎 굴곡에 의한 뼈 조각(골절편) 변위(fragment displacement)의 위험 때문에, 이 검사법은 환자가 통증(pain)을 호소하거나 무릎뼈(슬개골, patella)의 횡골절(transverse fracture)이 판명되기 전까지 시도해서는 안 된다.

1) 검사목적

무릎뼈의 수직골절(vertical fracture)과 무릎넙다리관절(슬개대퇴관절, patellofemoral articulation)의 관절면을 관찰할 수 있다.

2) 검사방법

환자는 바로 누운 자세나 엎드린 자세를 한다.

엎드린 자세가 무릎을 더 큰 각도로 굽힐 수 있고, 고정이 쉽기 때문에 더 많이 이용한다.

환자가 검사 테이블에 앉을 수 있다면, 상수용체(IR)를 제자리에 정확하게 놓는다.

대체할 수 있는 자세는 그림 4-123과 같다.

환자의 조건이 허락된다면, 무릎뼈가 상수용체(IR)에 수직이 될 때까지 환자의 무릎을 가능한 많이 천천히 구부린다. 천천히 구부리면 환자가 자세를 참을 수 있고, 급하게 구부리면 심한 통증을 느낄 수 있다.

필요하다면, 환자의 발목이나 발 주위를 긴 붕대(bandage)로 동여매고, 다리가 제자리에 있도록 어깨 위로 붕대 끝을 잡게 한다. 다리의 장축이 수직이 되도록 천천히 조정한다.

무릎 밑에 상수용체(IR)를 가로로 놓고, 무릎넙다리관절 공간이 중심에 오게 한다.

중심X선은 관절이 수직일 때 무릎뼈와 넙다리뼈 관절융기(대퇴골과, femoral condyles) 사이 관절공간에 수직 입사한다. 관절이 수직이 아닐 때 중심X선의 각도는 무릎 굴곡각에 따르므로 전형적인 각도는 15~20°이다.

생식샘을 차폐하고, 조사야를 제한한다.

피사체-영상면 사이 거리와 X선관 영상면 사이 거리 관계를 유지하면서, 환자가 옆으로 누운 자세 또는 앉은 자세를 한 그림을 볼 수 있다.

3) 영상평가

- 무릎뼈의 반측면상이 나타나야 한다.
- 무릎넙다리관절이 열려 보여야 한다.
- 넙다리뼈 관절융기의 표면이 나타나야 한다.
- 무릎넙다리관절의 연부조직이 나타나야 한다.
- 무릎뼈와 넙다리뼈 관절융기 주위의 뼈 미세구조가 상세히 나타나야 한다.

참고 중심X선이 환자의 위로 향할 때는 흉곽과 갑상선을 차폐해야 한다(그림 4-123과 그림 4-124). 생식샘 차폐는 모든 환자에게 적용한다.

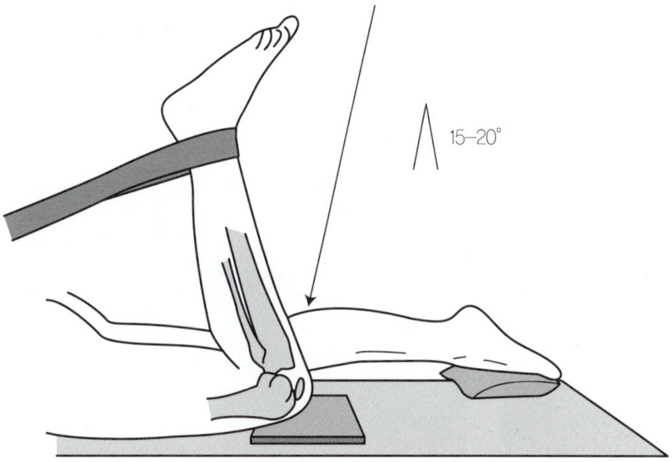

그림 4-121. 무릎뼈(슬개골)와 무릎넙다리관절(슬개대퇴관절)의 접선방향 검사: Settegast Method

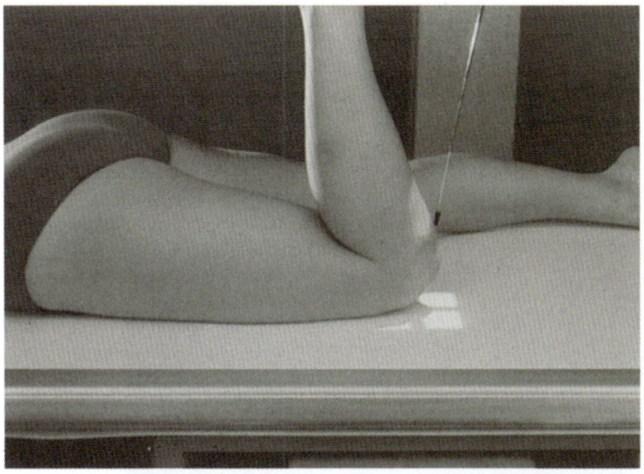

그림 4-122. 무릎뼈(슬개골)와 무릎넙다리관절(슬개대퇴관절)의 접선방향 검사: Settegast Method

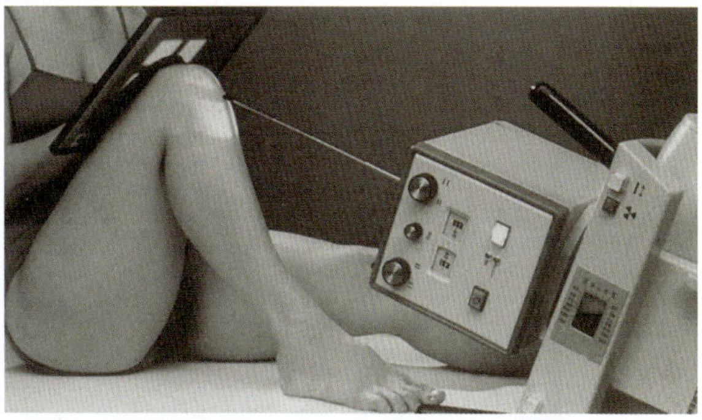

그림 4-123. 무릎뼈(슬개골)와 무릎넙다리관절(슬개대퇴관절)의 접선방향 검사: Settegast Method

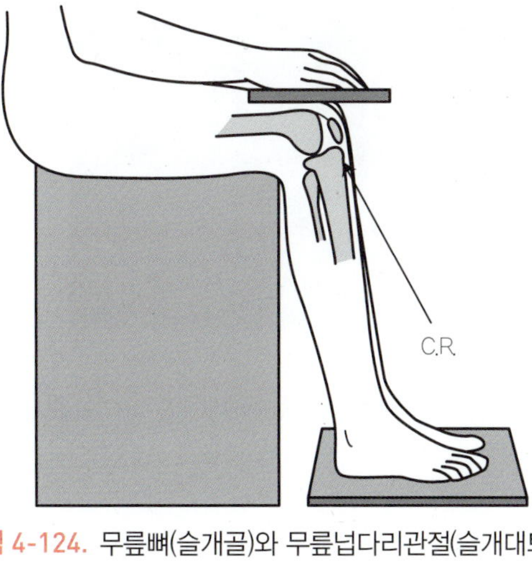

그림 4-124. 무릎뼈(슬개골)와 무릎넙다리관절(슬개대퇴관절)의 접선방향 검사: 환자가 앉은 자세

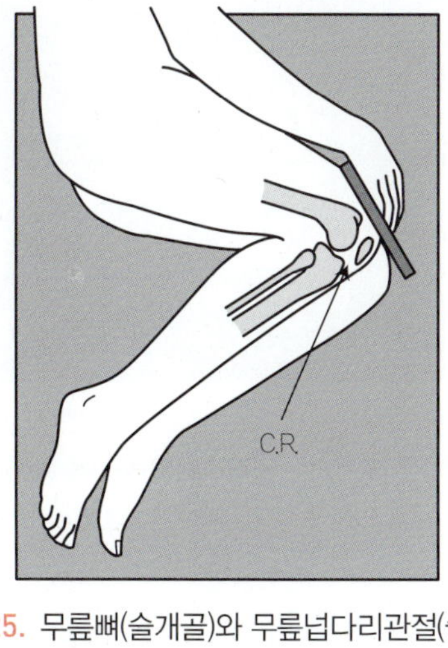

그림 4-125. 무릎뼈(슬개골)와 무릎넙다리관절(슬개대퇴관절)의 접선방향 검사: 환자가 옆으로 누운 자세

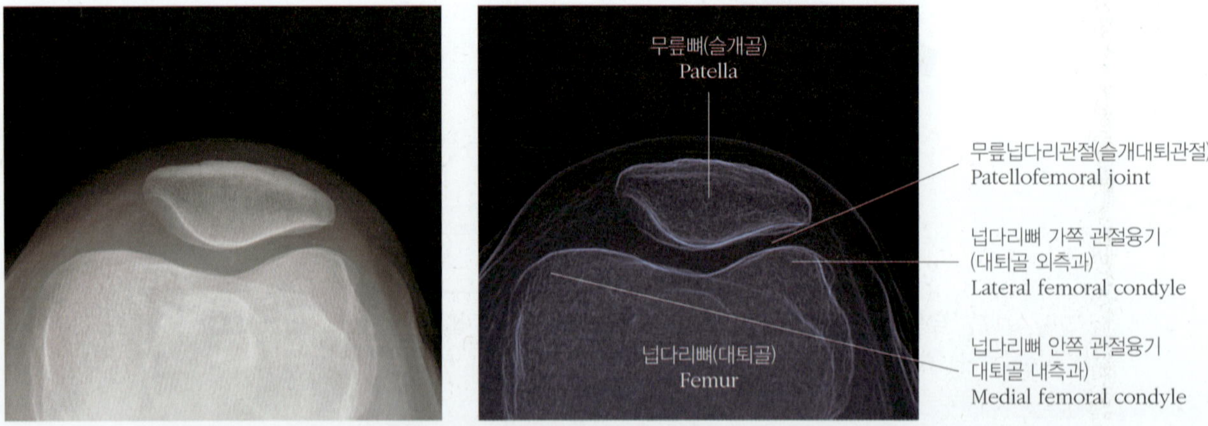

그림 4-126. 무릎뼈(슬개골)와 무릎넙다리관절(슬개대퇴관절)의 접선방향 검사: Settegast Method

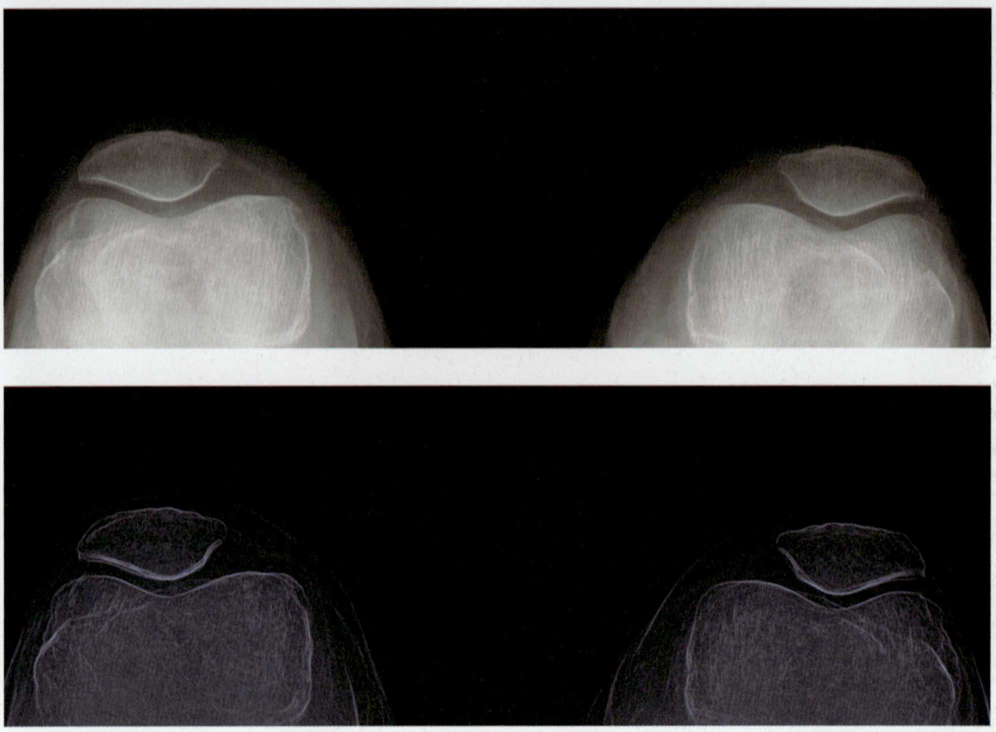

그림 4-127. 양쪽 무릎뼈(슬개골) 검사영상

이 검사를 위해서는 넙다리뼈의 회전을 방지하기 위해 적절한 밴드를 사용하여 다리를 종아리 높이에서 같이 묶어야 한다.

11

넙다리뼈(대퇴골) Femur

❶ 전후방향 검사(AP Projection)

1) 검사목적

무릎관절(슬관절, knee joint)을 포함한 넙다리뼈(대퇴골, femur)의 중앙과 먼쪽부(mid and distal femur)를 관찰할 수 있다.

2) 검사방법

환자는 바로 누운 자세(supine position)로 넙다리뼈 중심을 검사 테이블 중앙선에 놓고, 머리에 베개를 놓고 편안한 자세로 한다. 검사 테이블로 이동할 수 없는 환자는 넙다리뼈 밑에 상수용체(IR)를 놓고 검사할 수 있다.

골반부를 차폐하여 생식샘을 보호한다.

상수용체(IR) 중앙선과 넙다리뼈를 일치시키고 무릎과 넓적다리(대퇴부, thigh)를 바른 정면 자세로 취하기 위하여 다리를 안쪽으로 약 10~15° 기울여 무릎관절이 중심X선 밖으로 벗어나지 않게 상수용체(IR)에 포함되도록 한다.

상수용체(IR) 밑부분이 무릎관절 아래쪽 5 cm 정도에 일치하도록 조정한다.

중심X선은 넙다리뼈와 상수용체(IR)에 수직으로 중앙을 향해 입사한다.

X선관 영상면 사이 거리(SID)는 약 100 cm로 한다.

조사야 범위는 넙다리뼈 끝과 양쪽이 상수용체(IR) 안에 포함되도록 조절한다.

양쪽 관절을 포함하기 위한 검사

넙다리뼈 모든 검사시 한 번 검사로 양쪽 관절이(엉덩관절, 무릎관절) 기본으로 포함되나, 성인에게서 엉덩관절 · 무릎관절을 포함하기 위해서 작은 상수용체(IR) 25×30 cm 두 장을 사용하여 각각 정면 검사를 할 수 있다. 만일 엉덩관절 쪽을 포함시켜 넙다리뼈목(대퇴경, femoral neck)을 볼 수 있게 하려면 다리를 안쪽으로 10~15° 회전하도록 한다.

3) 영상평가

- 넙다리뼈의 조사야 범위는 무릎 관절강이 최소한 상수용체(IR) 끝으로부터 2.5 cm 내에 있어야 하며, 몸통쪽 · 먼쪽부위가 조사야 내에 포함되어야 한다.
- 무릎관절강은 X선속에 의해 완전히 분리되어 나타나지 않는다.
- 움직이지 않게 고정시켜 넙다리뼈관절융기와 정강뼈관절융기 크기나 모양이 대칭으로 나타나고, 넙다리뼈 먼쪽부, 중심근처, 무릎뼈 윤곽이 나타나야 한다.
- 무릎뼈는 보통 넙다리뼈 조금 앞 안쪽에 위치한다.
- 종아리뼈머리(비골두, fibular head) 안쪽 반은 정강뼈와 겹쳐져 나타난다.
- 적절한 검사조건으로 넙다리뼈 전체가 균일한 농도를 얻기 위해서 heel effect를 이용하며 뼈 미세

구조와 깨끗하고 선명한 넙다리뼈 길이가 나타나야 한다.

참고 상수용체(IR)는 35×43 cm를 세로로 하고, 고정형 및 이동형 격자를 이용하며, 관전압 사용범위는 75±5 kVp로 하여 heel effect를 이용하기 위하여 X선관의 음극쪽을 엉덩관절쪽으로 둔다.

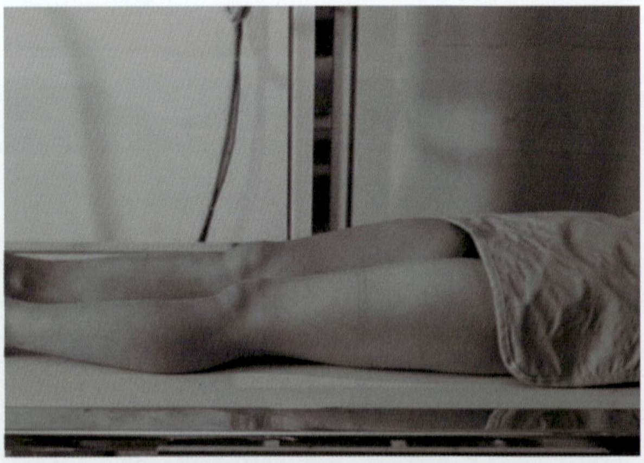

그림 4-128. 넙다리뼈(대퇴골) 전후방향 검사(X선관 음극을 머리쪽에 위치)

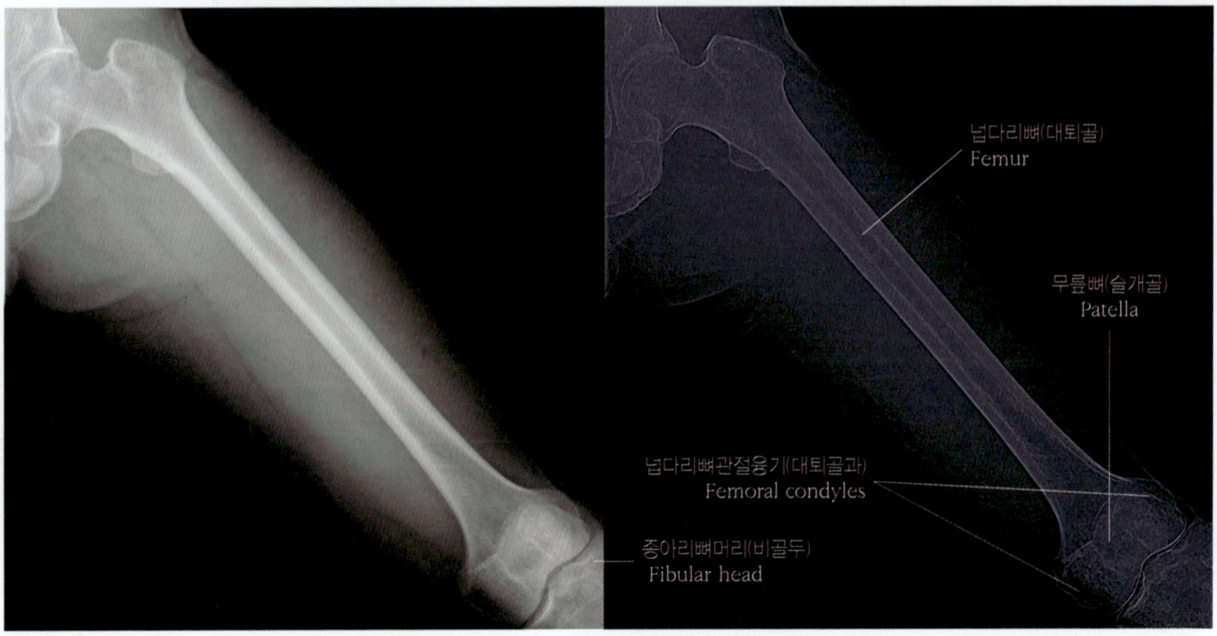

그림 4-129. 넙다리뼈(대퇴골) 전후방향 검사영상

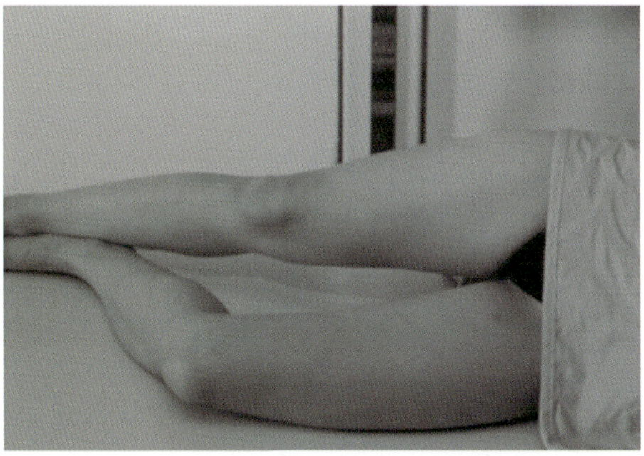

그림 4-130. 넙다리뼈(대퇴골) 내외 측방향 검사

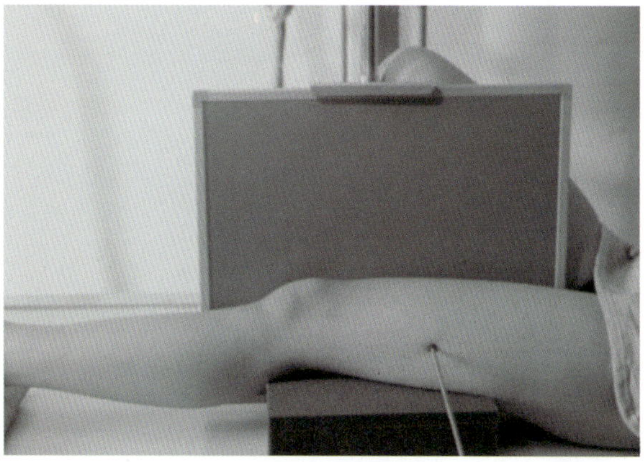

그림 4-131. 외상환자의 외내 측방향 검사(수평 X선조사)

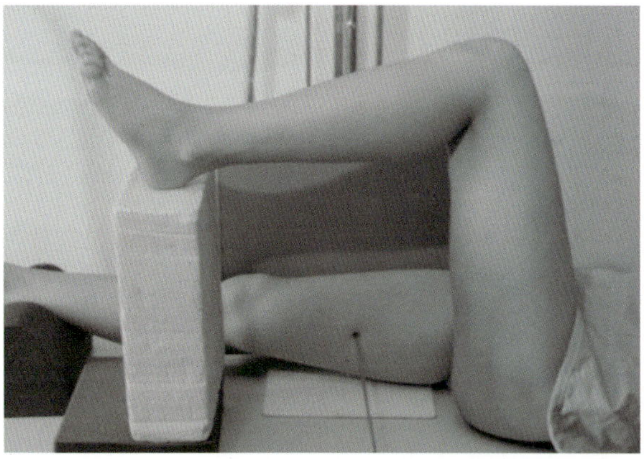

그림 4-132. 넙다리뼈(대퇴골) 내외 측방향 검사(수평 X선조사)

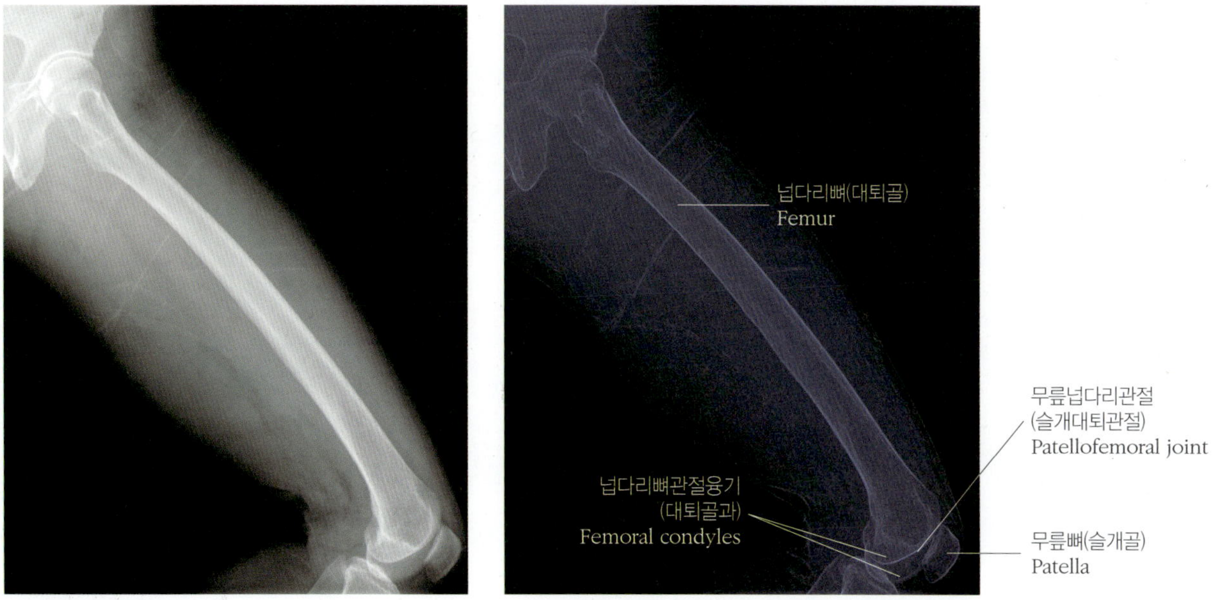

그림 4-133. 넙다리뼈(대퇴골) 측방향 검사영상

chapter

05

골반부

Pelvic Girdle

1. 엉덩관절(고관절, Hip joint)
2. 골반(Pelvis)
3. 엉치엉덩관절(천장관절, Sacroiliac joint)

Radiographic Imaging

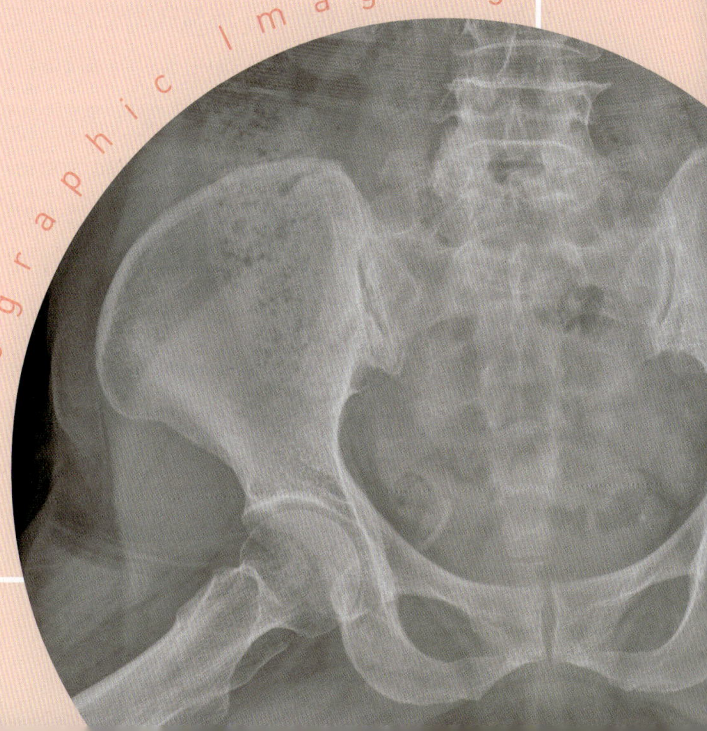

01

엉덩관절(고관절)

Hip joint

❶ 양쪽 엉덩관절(고관절) 전후방향 검사(Bilateral Hip AP Projection)

1) 검사목적

볼기뼈절구(관골구, acetabulum), 넙다리뼈머리(대퇴골두, femoral head), 넙다리뼈목(대퇴골경, femoral neck), 큰돌기(대전자, greater trochanter), 엉덩뼈(장골, ilium), 궁둥뼈(좌골, ischium), 두덩뼈(치골, pubis)를 관찰할 수 있다.

2) 검사방법

환자는 바로 누운 자세(supine position)로 한다.

팔은 양 옆에 놓거나 가슴위에 올려놓고, 머리 아래에 베개를 놓고 편안하게 한다.

검사부위가 가리지 않도록 주의해서 생식샘을 차폐한다.

큰돌기 위 연부조직 함몰부위 즉 넙다리뼈머리의 높이가 상수용체(IR) 중앙에 오게 하며 골반이 회전되지 않도록 한 후에, 검사 테이블 옆에서 양쪽 위앞엉덩뼈가시(상전장골극, anterior superior iliac spine; ASIS) 사이 거리가 같게 하고, 양 발을 약간 벌려 발의 장축을 안쪽 방향으로 회전시켜 다리가 15~20° 되게 한다. 중심X선은 상수용체(IR) 중앙을 향해 수직으로 준다(이것은 큰돌기 위가장자리 높이가 된다).

발꿈치 사이에 모래주머니 등(보형물)을 놓고 발끝을 테이프로 붙이거나 모래주머니로 고정시킨다.

만약 엉덩관절(고관절, hip joint)에 골절(fracture)이 있거나 탈구(dislocation)가 된 환자에게는 안쪽 방향 회전를 시키지 말아야 하며 검사부위를 자연상태로 한다.

X선관 영상면 사이 거리(SID)는 최소한 100 cm로 하며, 검사부위에 조사야를 조절한 후, X선을 조사하는 동안 호흡은 정지시킨다.

중심X선은 일반적인 검사에서는 양쪽 위앞엉덩뼈가시 사이 중간점과 두덩결합(치골결합, pubic symphysis) 사이 중앙점에 수직으로 입사한다. 그리고 엉덩관절의 외상을 비교할 목적으로 초기 검사에서 양쪽 엉덩관절을 검사할 때 권고하고 있다.

환자의 피폭선량을 줄이기 위하여 90±5 kVp 범위의 높은 전압 검사가 이상적이다.

3) 영상평가

- 몸쪽 넙다리뼈(근위대퇴골, proximal femur)가 포함되어야 한다.
- 양쪽 두덩뼈, 궁둥뼈 그리고 적어도 엉덩뼈 먼쪽부(원위부, distal part)의 절반이 포함되어야 한다.
- 회전이 없어야 한다. 즉 두 개의 폐쇄구멍(폐쇄공, obturator foramen)과 양쪽 궁둥뼈가시(좌골극, ischial spine)가 같은 모양과 크기로 나타나고, 양쪽을 안쪽 방향으로 회전하였을 때 넙다리뼈목과 큰돌기가 같은 모양과 크기로 나타나야 한다.

- 작은돌기(소전자, lesser trochanter)는 전혀 나타나지 않거나 작은 돌기 형태로 나타나고, 몸쪽 넙다리뼈, 두덩뼈, 궁둥뼈 부분이 과다노출 없이 잘 나타나야 한다.
- 넙다리뼈머리와 볼기뼈절구 면이 나타날 수 있는 적정한 노출조건이 되어야 하며, 몸쪽 넙다리뼈와 골반의 구조가 깨끗하고 선명하게 나타나야 한다.

참고 상수용체(IR)는 35×43 cm를 세로방향으로 하여 이동형 또는 고정형 격자를 사용하고 관전압은 95±5 kVp 범위를 사용하며, 이 검사는 한쪽 엉덩관절에 외상이 있을 때 비교할 목적으로 초기검사로 이용되고 있다.

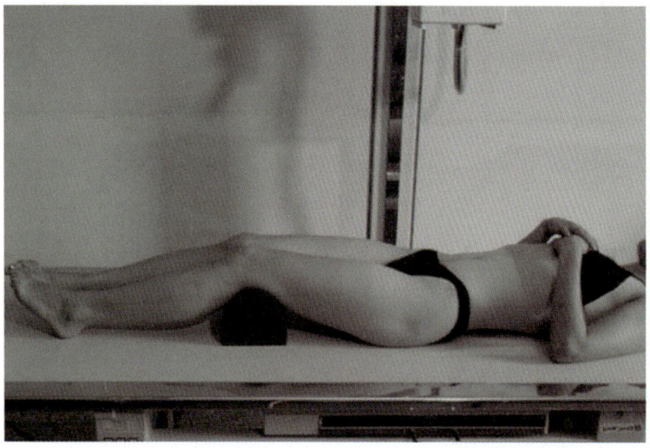

그림 5-1. 양쪽 엉덩관절(고관절) 전후방향 검사

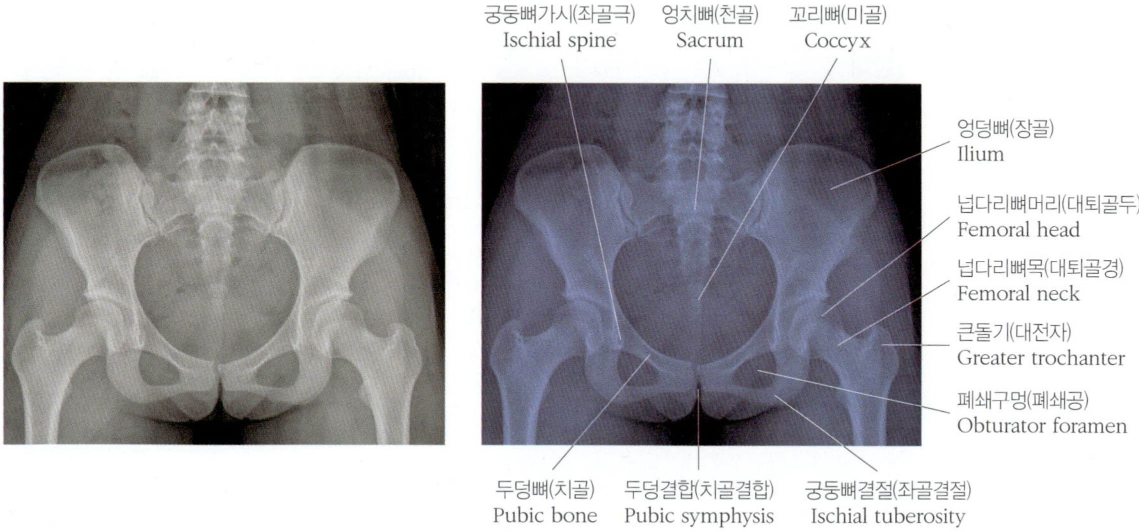

그림 5-2. 양쪽 엉덩관절(고관절) 전후방향 검사영상

❷ 한쪽 엉덩관절(고관절) 전후방향 검사(Unilateral Hip, AP Projection)

1) 검사목적

볼기뼈절구(관골구, acetabulum), 넙다리뼈머리(대퇴골두, femoral head), 넙다리뼈목(대퇴골경, femoral neck), 큰돌기(대전자, greater trochanter)를 관찰할 수 있다.

2) 검사방법

환자는 바로 누운 자세(supine position)로 한다.

양 팔은 골반부 옆에 두거나 가슴 위에 올려놓는다.

머리 아래에 베개를 놓고, 무릎 아래에 지지물을 놓아 지지한다.

검사부위가 가리지 않도록 주의해서 생식샘 부위에 차폐물을 놓는다.

넙다리뼈목 즉 위앞엉덩뼈가시(상전장골극, ASIS)와 두덩결합(치골결합, pubic symphysis)의 중앙점에서 수직선으로 6~7 cm 먼쪽부(원위부) 위치에 검사 테이블과 상수용체(IR)의 중앙선을 맞춘다.

골반이 회전되지 않도록 위앞엉덩뼈가시(ASIS)가 검사 테이블에서 같은 거리에 놓이도록 몸을 조정하고, 검사쪽 다리를 안쪽방향으로 15~20° 회전시킨다(단, 외상 환자는 금기).

중심X선은 넙다리뼈목의 중앙을 향해 상수용체(IR) 중앙에 수직으로 입사한다.

X선관 영상면 사이 거리(SID)는 100 cm로 한다.

조사야 범위는 검사부위나 상수용체(IR) 크기에 맞게 조절하고, X선조사하는 동안 호흡을 정지시킨다.

3) 영상평가

- 몸쪽 넙다리뼈(근위대퇴골, proximal femur)가 1/3 정도 포함되어야 하고 볼기뼈절구와 인접한 두덩뼈(치골, pubis), 궁둥뼈(좌골, ischium), 엉덩뼈(장골, ilium) 부분이 나타나야 하며, 넙다리뼈머리를 포함하는 엉덩관절공간(고관절강, hip joint space)이 명확히 보여야 한다.
- 작은돌기(소전자, lesser trochanter)가 넙다리뼈의 안쪽면에 전혀 나타나지 않거나 다리를 안쪽 방향으로 회전할 때 끝이 조금만 보여야 하며, 큰돌기, 넙다리뼈머리, 넙다리뼈목은 축소되지 않으며 윤곽이 충분히 나타나야 한다.
- 몸쪽 넙다리뼈나 골반 구조가 과다노출되지 않은 상태에서 넙다리뼈머리와 볼기뼈절구 면이 잘 보일 수 있도록 노출조건이 적절하여 큰돌기와 넙다리뼈목 부위가 선명하게 잘 나타나야 한다.

참고 관전압의 사용범위는 90±5 kVp를 사용한다.
한쪽 엉덩관절 정면검사는 일반적으로 추가검사(follow-up study)에서 시행하고 외상이나 병리적 검사를 위한 초기검사와 골반(양쪽 엉덩관절) 정면검사에서는 비교하기 위한 초기검사로 시행한다.

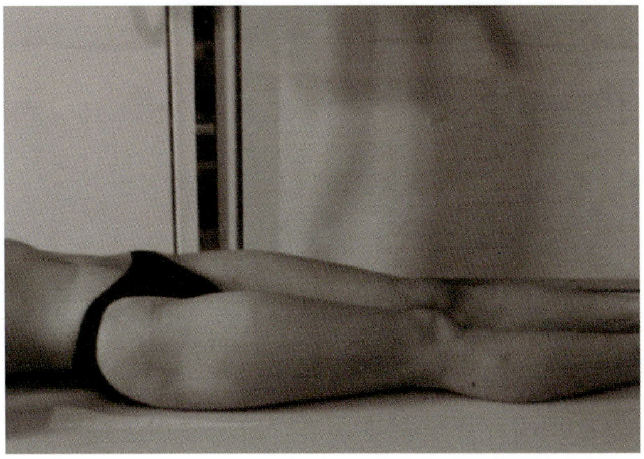

그림 5-3. 한쪽 엉덩관절(고관절) 전후방향 검사

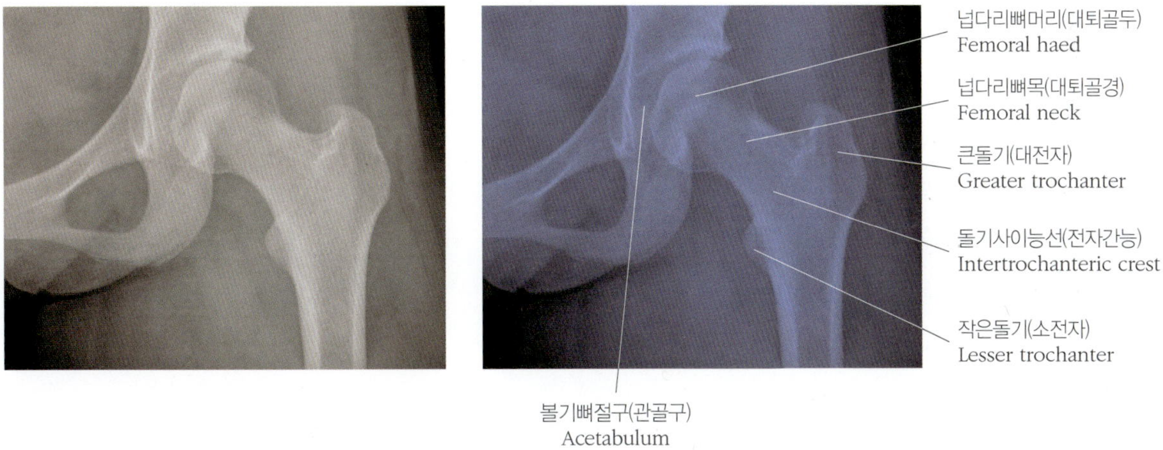

그림 5-4. 한쪽 엉덩관절(고관절) 전후방향 검사영상

③ 한쪽 엉덩관절(고관절), 측방향 개구리-다리 자세(Frog-Leg Lateral Position) (Unilateral Hip, Lauenstein & Hickey Modified Method)

1) 검사목적

볼기뼈절구(관골구, acetabulum), 넙다리뼈머리(대퇴골두, femoral head), 넙다리뼈목(대퇴골경, femoral neck)의 측면상과 돌기부(전자부위, trochanteric area)를 관찰할 수 있다.

2) 검사방법

환자는 바로 누운 자세(supine position)로 한다.

머리 아래에 베개를 놓고 검사 반대쪽 무릎아래에 지지체를 놓아 환자를 부분적으로 사위자세를 한 후 생식샘과 검사쪽 골반부를 차폐하여 준다.

무릎을 구부려서 넓적다리부(대퇴부, thigh)가 적어도 45° 각도가 되도록 다리를 끌어올려 검사쪽 넓적다리부를 벌리고(외전, abduction), 검사쪽으로 회전시켜 검사 테이블에 밀착시킨다(이 자세는 환자에게 매우 불편하므로 너무 오래 이 자세를 유지하지 않도록 신속히 시행한다).

검사 테이블 중앙선과 상수용체(IR) 중심에 검사부위의 넙다리뼈목이 오도록 조절한다. 넙다리뼈목은 위앞엉덩뼈가시(상전장골극, ASIS)와 치골결합을 연결한 선의 중앙점에서 수직방향으로 먼쪽부(원위부) 6~7 cm에 위치한다.

중심X선은 상수용체(IR) 중앙을 향해 넙다리뼈목을 향하여 수직 입사한다.

X선관 영상면 사이 거리(SID)는 약 100 cm로 하고, 검사부위에만 X선이 조사되도록 조사야를 조절하고, X선조사하는 동안 호흡을 정지시킨다.

3) 영상평가

- 몸쪽 넙다리뼈(근위대퇴골, proximal femur) 1/3 정도가 엉덩관절(고관절, hip joint), 볼기뼈(관골, pelvic bone)와 함께 보이고, 큰돌기(대전자, greater trochanter)는 넙다리뼈목과 중복되어 나타나며 작은돌기(소전자, lesser trochanter)는 큰돌기보다 아래쪽에서 부분적으로 보여야 한다.
- 몸쪽 넙다리뼈와 골반 구조가 과다 노출되지 않은 상태에서 넙다리뼈머리와 볼기뼈면이 잘 보일 수 있도록 노출조건이 적당하여 큰돌기와 넙다리뼈목 부위가 선명하게 잘 나타나야 한다.

참고 이 자세는 엉덩관절부의 병리적인 질환이나 골절 및 탈구가 의심되는 환자에게는 시행해서는 안되며, 무리하게 자세를 조정할 경우 골절조각(골절편, fracture segment)의 변위를 일으킬 수 있다.
상수용체(IR) 크기는 25×30 cm를 가로로 하여 이동형 또는 고정형 격자를 사용하며, 관전압은 90±5 kVp 범위를 사용하여 검사한다.

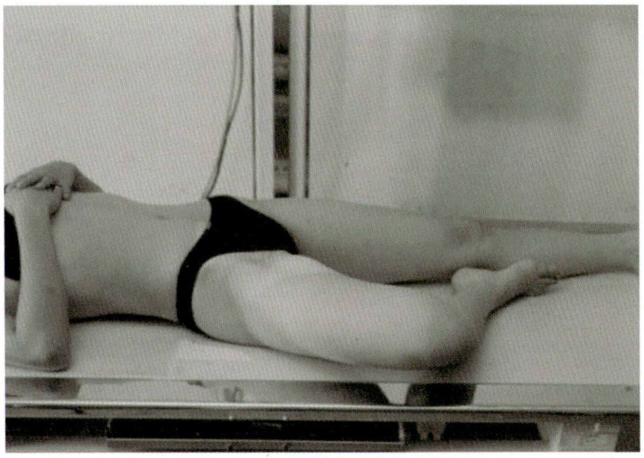

그림 5-5. 한쪽 엉덩관절(고관절) "Frog-Leg Lateral" 자세 검사

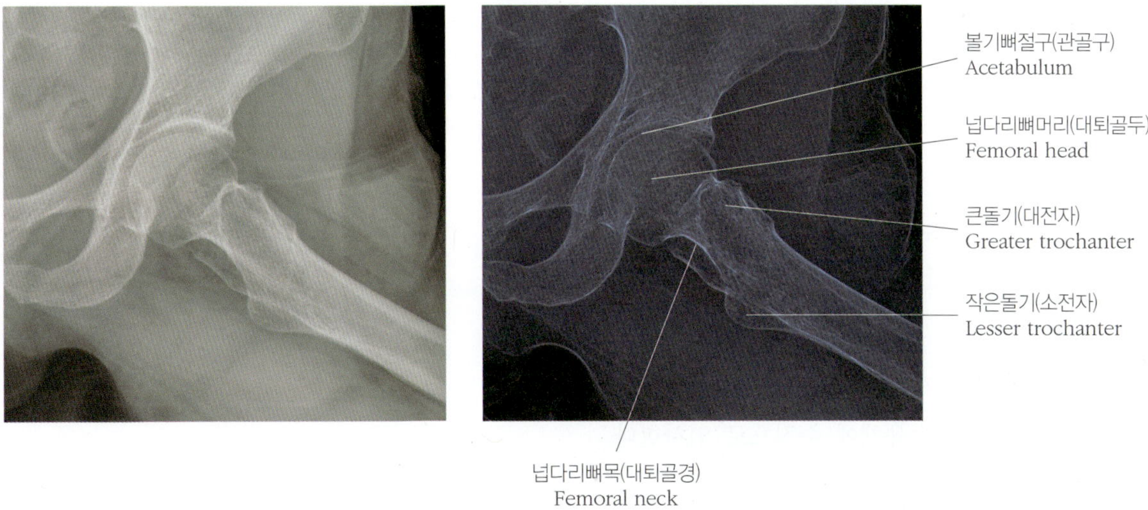

그림 5-6. 한쪽 엉덩관절(고관절) "Frog-Leg Lateral" 자세 검사영상

④ 한쪽 엉덩관절(고관절), 축 · 측방향 자세 (Unilateral Hip, Axiolateral Position)

외상성 검사법(Possible trauma projection; 하상방향 검사)
(inferosuperior projection) Danelius-Miller Method(Lorenz Method)

1) 검사목적

볼기뼈절구(관골구, acetabulum), 넙다리뼈머리(대퇴골두, femoral head), 넙다리뼈목(대퇴골경, femoral neck)의 측면상과 돌기부(전자부위, trochanteric area)를 관찰할 수 있다.

2) 검사방법

환자가 움직이기 힘들 경우 침대나 들것에서 시행하며, 바로 누운 자세(supine position)로 한다.

머리 아래에 베개를 놓고 환자의 엉덩이 아래에 침대포(sheet) 등을 접어 5 cm 정도 받쳐 올린다.

검사부위가 가리지 않도록 주의하여 생식샘을 차폐 한 다음, 검사 반대쪽 다리를 굽힌 후 들어올려서 넓적다리부(대퇴부, thigh)가 수직에 가깝도록 자세를 조정한다.

양쪽 위앞엉덩뼈가시(상전장골극, ASIS)가 검사 테이블과 같은 거리가 되도록 골반에 회전이 없도록 한다. 엉덩뼈능선(장골능, iliac crests) 바로 위에 상수용체(IR) 위가장자리가 위치하도록 상수용체를 수직으로 세운다. 상수용체가 넙다리뼈목과 평행이 되도록 하여 중심X선을 상수용체에 수직으로 입사한다(상수용체(IR) holder를 사용하는 것이 좋다).

X선관 영상면 사이 거리(SID)는 약 100 cm로 하고, 조사야는 검사부위에 맞게 조사야를 조절하여, X선조사하는 동안 호흡은 정지시킨다.

별도의 요구 없으면 검사쪽 다리를 안쪽으로 15~20° 정도 회전시키도록 하며, 골절이나 병리학적 질환이 있는 환자는 전문의에게 자세를 조정하도록 한다.

3) 영상평가

- 상수용체(IR) 중앙부에 넙다리뼈머리, 넙다리뼈목, 돌기(전자, trochanters)가 보여야 하고, 넙다리뼈목이 큰돌기(대전자, greater trochanter)와 겹치지 않고 가능한 많은 부분이 나타나고 작은돌기(소전자, lesser trochanter)는 일부분만 보여야 한다.
- 몸쪽 넙다리뼈(근위대퇴골, proximal femur)가 과다노출되지 않은 상태에서 넙다리뼈머리와 넙다리뼈목이 잘 보일 수 있는 노출조건이 되어야 한다.

참고 상수용체(IR)는 20×25 cm를 가로로 하여 고정형 격자 카세트(cut-off 현상을 막기 위해 평행 격자 사용)를 이용하며, 관전압의 사용범위는 90±5 kVp로 검사한다.
이 검사법은 외상, 수술전 후 환자나 다리를 회전하지 못하거나 움직이지 못하는 환자에게 시행한다.

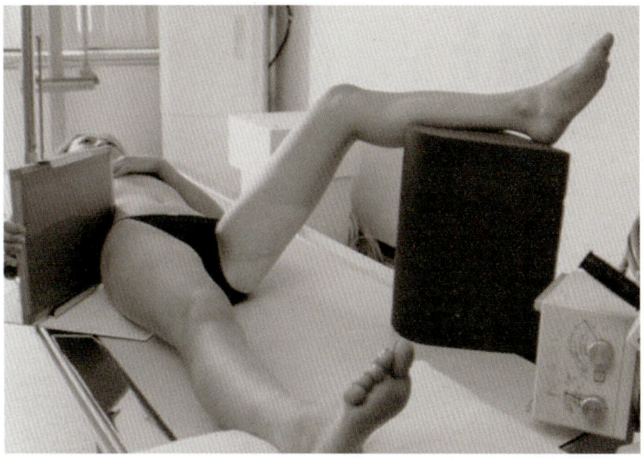

그림 5-7. 한쪽 엉덩관절(고관절) 축측방향 검사

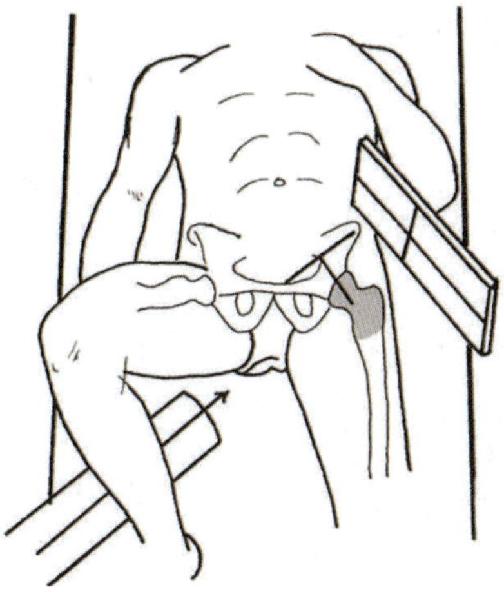

그림 5-8. 한쪽 엉덩관절(고관절) 축측방향 검사

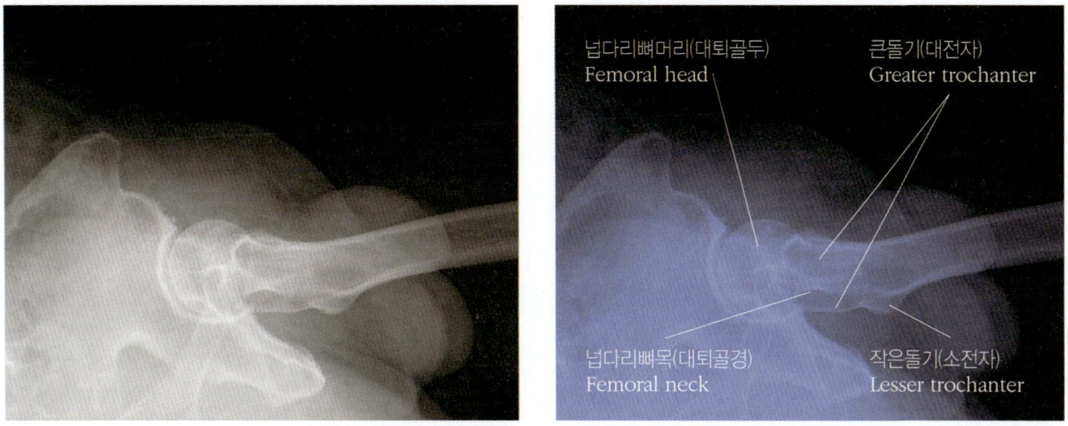

그림 5-9. 한쪽 엉덩관절(고관절) 축측방향 검사영상

02 골반 Pelvis

1 전후방향 검사(AP Projection)

1) 검사목적

다리이음부(골반대, pelvic girdle), 다섯째 허리뼈(요추골, L5), 엉치뼈(천골, sacrum), 꼬리뼈(미골, coccyx), 넙다리뼈머리(대퇴골두, femoral heads), 넙다리뼈목(대퇴골경, femoral necks), 큰돌기(대전자, greater trochanter)를 관찰할 수 있다.

2) 검사방법

환자는 바로 누운 자세(supine position)로 한다.

양팔을 가슴에 올려놓고 환자의 정중면과 검사 테이블 또는 상수용체(IR) 중앙선을 일치시킨다.

골반이 회전되지 않도록 하기 위하여 양쪽 위앞엉덩뼈가시(상전장골극, ASIS)가 검사 테이블 면에서 같은 거리에 있는지 확인한 후 양쪽 다리를 약간 벌리고 발을 안쪽으로 15~20° 회전시켜 넙다리뼈목의 외반(anteversion)을 막는다.

양 발꿈치 사이에 모래 주머니를 놓고 양 발끝을 테이프로 붙혀서 자세를 유지하고 골반부위가 다 보일 수 있도록 양쪽 위앞엉덩뼈가시와 두덩결합(치골결합, pubic symphysis) 위가장자리를 연결한 선 사이 중간점이 상수용체(IR) 중앙에 오도록 조절한다.

중심X선은 상수용체(IR) 중앙(골반의 중간점)에 수직으로 입사한다.

X선관 영상면 사이 거리(SID)는 약 100 cm로 하고, 피부측면(lateral skin margin)까지 포함하여 조사야를 조절한 후, X선조사를 하는 동안 호흡은 정지시킨다.

3) 영상평가

- 몸쪽 넙다리뼈(근위대퇴골, proximal femur)와 함께 골반 전체가 포함되어야 하며, 골격이 큰 환자는 조사야 조절이 최소화 되도록 하여야 하고, 작은 환자는 양쪽 큰돌기 옆면까지 조사야 안에 포함되어야 한다.
- 양쪽 엉덩뼈날개(장골익, iliac ala, wings)가 대칭되어야 하고 좌우 궁둥뼈가시(좌골극, ischial spine)는 두 개의 폐쇄구멍(폐쇄공, obturator foramen)과 마찬가지로 같은 크기로 나타나야 한다.
- 작은돌기(소전자, lesser trochanter)는 끝부분만 조금 보이거나 나타나지 않아야 하며, 양쪽 큰돌기는 모양과 크기가 같게 나타나야 하고, 다섯째 허리뼈, 엉치뼈, 넙다리뼈머리, 볼기뼈절구(관골구, acetabulum) 부위와 궁둥뼈(좌골, ischium)와 두덩뼈(치골, pubis)와 과다노출됨이 없이 잘 보일 수 있는 노출조건이어야 한다.
- 몸쪽 넙다리뼈와 골반 구조가 선명하게 나타나야 한다.

참고 상수용체(IR)는 35×43 cm를 가로로 하여 고정형 또는 이동형 격자를 사용하고, 관전압은 90±5 kVp 범위에서 사용하며, 엉덩관절과 몸쪽 넙다리뼈가 관찰부위일 경우에는 상수용체(IR) 중앙선을 큰돌기 높이로 맞춘다.
환자의 피폭선량 줄이기 위하여 관전압은 90±5 kVp 범위로 높게 사용하며, 엉덩관절에 골절이나 탈구가 의심되는 환자에게는 다리를 안쪽으로 회전시켜서는 안 된다.

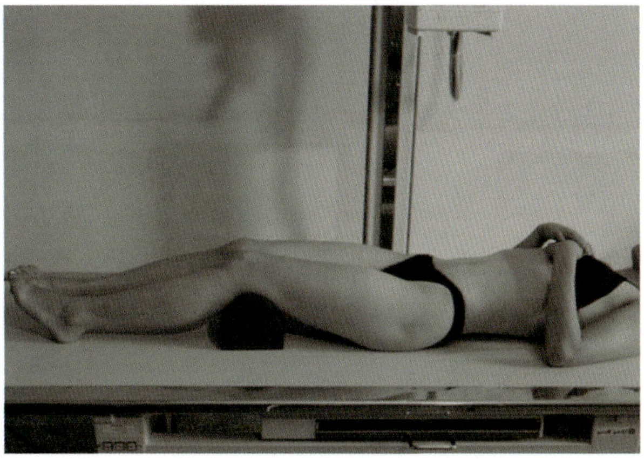

그림 5-10. 골반 전후방향 검사

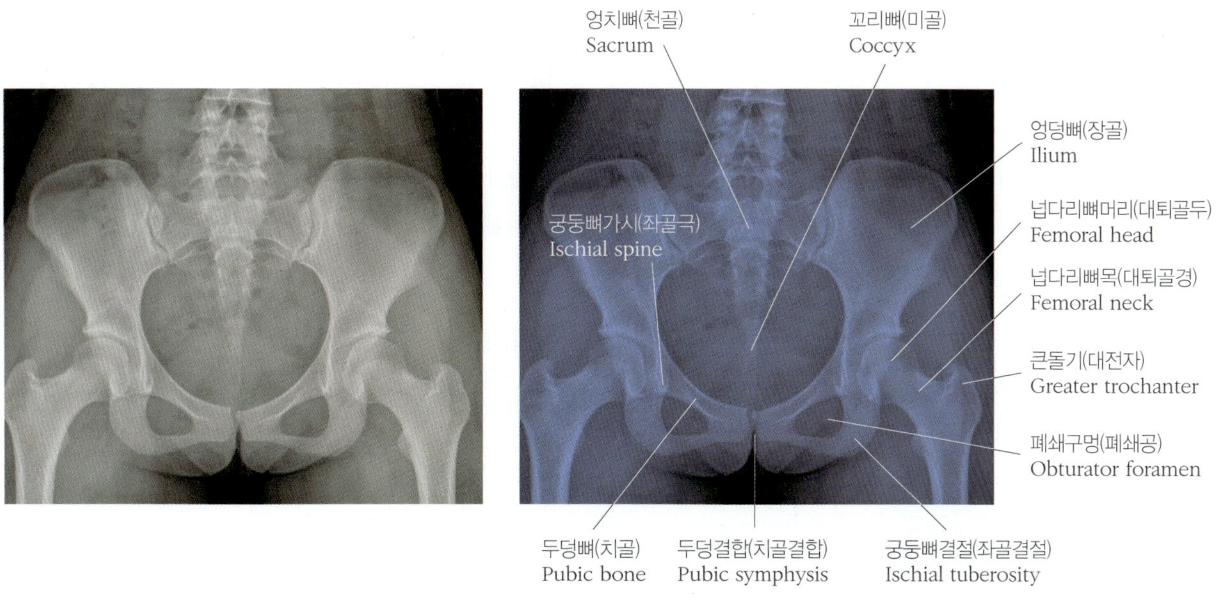

그림 5-11. 골반 전후방향 검사영상

② 개구리 다리 자세(Bilateral Hip: "Frog-Leg Lateral" Position)

Modified Cleaver's Method

1) 검사목적

넙다리뼈머리(대퇴골두, femoral heads), 넙다리뼈목(대퇴골경, femoral necks), 돌기부(전자부, trochanteric areas)를 한 장의 사진으로 양쪽을 비교할 목적으로 검사하여 골반(pelvis) 전체를 관찰할 수 있다.

2) 검사방법

환자는 바로 누운 자세(supine position)로 한다.

머리 아래에 베개를 놓고 팔은 가슴에 올린 후 검사부위가 가리지 않게 생식샘을 차폐한다.

검사 테이블과 상수용체(IR) 중앙선에 환자의 정중선를 맞추고 골반이 회전되지 않게 조정하고, 양쪽 위앞엉덩뼈가시(상전장골극, ASIS)가 검사 테이블 면에서 같은 거리에 오도록, 두덩결합(치골결합, pubic symphysis)에서 위로 2.5 cm 되는 지점이나 양쪽 넙다리뼈머리 사이 중앙점 상수용체(IR) 중앙선에 맞춘다.

양쪽 무릎과 엉덩관절(고관절, hip joint)을 구부려서 가능한 편안하게 자세를 잡게한 후 차폐나 X선관의 위치, 검사자세 등을 조정한다. 자세가 불안정하기 때문에 가능한 신속한 검사를 하여야 한다.

가능한 양쪽 넓적다리(대퇴부, thigh)를 벌려(외전)서 양쪽 발바닥이 닿게 한다. 넓적다리가 수직면에서 40° 정도 되게 벌리(외전)고, 이때 무엇보다 중요한 것은 양쪽 넓적다리를 똑같은 정도로 벌려(외전)야 한다.

중심X선은 두덩결합에서 위로 2.5 cm 되는 점을 향해서 상수용체(IR)에 수직으로 입사하며, X선관 영상면 사이 거리(SID)는 100 cm로 하고, 조사야를 상수용체(IR) 크기로 조절하고, X선조사하는 동안 호흡을 정지한다.

3) 영상평가

- 상수용체(IR) 중앙에 다리이음부(골반대, pelvic girdle)가 오도록 하며, 두덩결합에서 위로 2.5 cm 되는 점이 상수용체(IR) 중앙에 보여야 하며, 골반이 회전 되어서는 안 된다.
- 양쪽 엉덩뼈(장골, ilium)이 대칭되어야 하며, 특히 양쪽 엉덩뼈날개(장골익, iliac ala, wings)와 두 개의 폐쇄구멍(패쇄공, obturator foramen)이 대칭으로 나타나고, 양쪽 작은돌기(소전자, lesser trochanter)는 넓적다리 안쪽 아래 같은 거리에 놓여야 한다.
- 양쪽 넙다리뼈머리, 넙다리뼈목, 큰돌기(대전자, greater trochanter)는 각각 대칭으로 보여야 한다(양쪽 넙적다리를 똑같이 벌리면 된다).
- X선 노출조건은 몸쪽 넙다리뼈(대퇴근위부, proximal femur)와 골반 구조가 과다노출되지 않은 상태에서 넙다리뼈머리와 볼기뼈절구(관골구, acetabulum)가 잘 보여야 하며, 또한 큰돌기와 넙다리뼈목이 선명하게 나타나야 한다.

참고 상수용체(IR)를 35×43 cm를 가로로 하고, 이동 또는 고정 격자 사용하여, 관전압은 75~80 kVp 범위로 사용한다. 이 자세는 외상이나 골절이 없는 어린이 환자에게 가끔 이용된다. 이때에 남녀어린이 모두에게 엉덩관절을 가리지 않도록 유의해서 생식샘 차폐를 해야 한다.

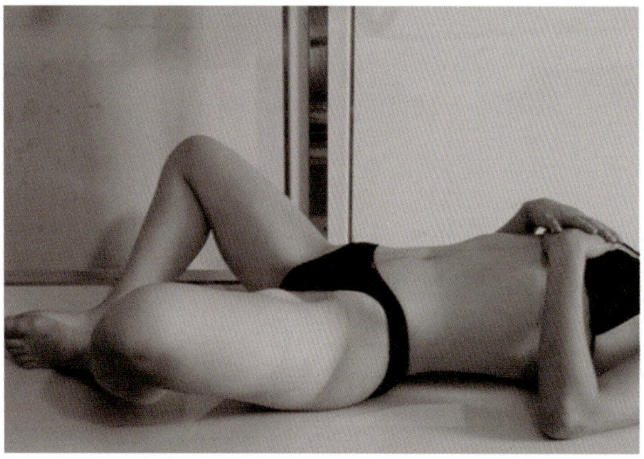

그림 5-12. 골반, 양쪽 "개구리 다리 자세" 검사(외전 40~45°)

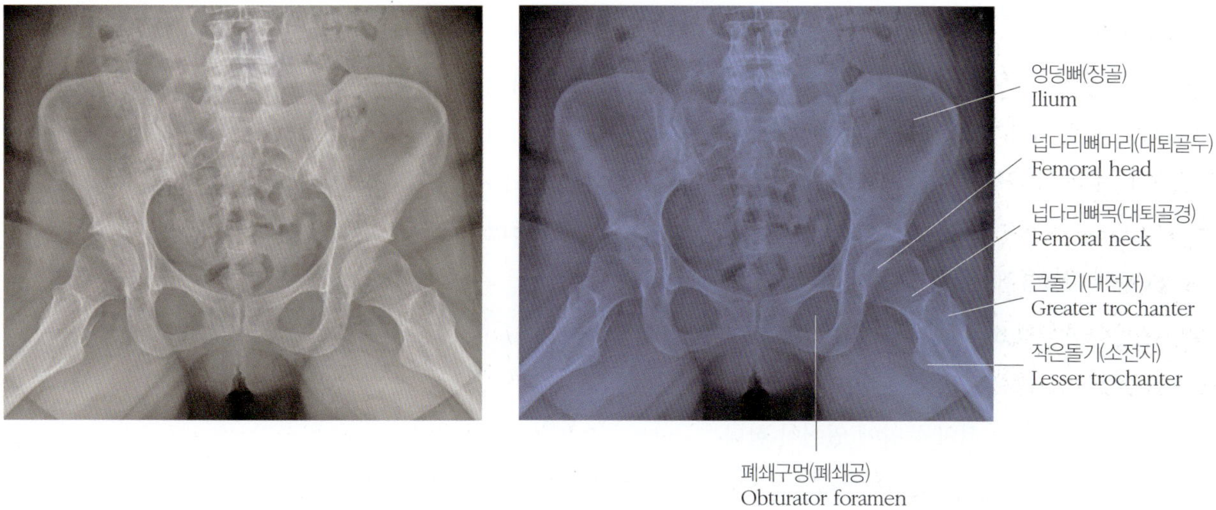

그림 5-13. 골반, 양쪽 "개구리 다리 자세" 검사영상(외전 40~45°)

❸ 측방향 검사(Lateral Projection)–좌 · 우측 자세(Right or Left Lateral Position)

1) 검사목적

허리엉치관절(요천골관절, lumbosacral joint), 골반(pelvis), 엉치뼈(천골, sacrum), 꼬리뼈(미골, coccyx)와 몸쪽 넙다리뼈(근위 대퇴골, proximal femur) 전체를 관찰할 수 있다.

2) 검사방법

환자는 옆으로 누운 자세, 바로 누운 자세(dorsal decubitus position), 선 자세를 한다.

환자가 옆으로 누운 자세일 때, 몸의 정중관상면(midcoronal plane)이 격자 중앙선에 오도록 한다.

두덩뼈활(치골궁, pubic arch)에 넙다리뼈가 가려지지 않도록 넓적다리부위(대퇴부, thigh)를 충분히 편다.

허리뼈(요추, lumbar spine) 아래 지지물을 놓고 척추가 검사 테이블 면과 평행하도록 조정한다. 골반은 위앞엉덩뼈가시(상전장골극, ASIS)을 같은 수직면에 오게 하여 바른 측면 자세로 조정한다.

한쪽 무릎을 다른 쪽 무릎위에 똑바로 올려놓으며, 무릎사이에 베개나 다른 지지물을 놓아 안정감과 편안함을 준다.

중심X선은 넙다리뼈 큰돌기(대전자, greater trochanter) 위 연부조직 오목부(soft tissue depression)에 수직으로 입사하고, 상수용체(IR) 중심을 향한다. 상수용체(IR)가 중심X선의 중앙에 있어야 한다.

Berkebile, Fischer, Albrecht는 볼기뼈절구모서리(관골구연, acetabulum rim)의 골절탈구(fracture dislocation)와 넙다리뼈머리(대퇴골두, femoral head)의 후방탈구(posterior dislocation)인 경우에 나타나는 "갈매기 날개 형상(gull-wing sign)"을 증명하기 위해 골반의 측방향 검사인 바로 누운 수평방향 검사(dorsal decubitus lateral projection)를 제안했다.

똑바로 선 자세

수직격자 장치(vertical grid device) 앞에 환자를 측면자세로 하고, 격자의 중심선에 환자의 정중관상면이 오게 한다.

환자의 정중면이 상수용체(IR)면과 평행하게 하기 위해, 체중을 양 발에 균등하게 나눠 똑바로 서게 한다.

만약 다리(하지, lower limb)의 길이가 똑같지 않으면, 짧은 쪽 다리 아래 적당한 높이의 지지물을 놓아 길이를 일치시킨다.

환자는 지지를 위해 스탠드 옆을 붙잡는다.

생식샘을 차폐하고 호흡은 정지시킨다.

3) 영상평가

- 골반과 몸쪽 넙다리뼈 전체가 나타나야 한다.
- 엉치뼈와 꼬리뼈가 나타나야 한다.
- 엉덩뼈(장골, ilium)와 궁둥뼈(좌골, ischium) 뒤 가장자리(posterior margin)가 겹쳐져 보여야 한다.
- 넙다리뼈가 겹쳐야 한다.
- 볼기뼈절구(관골구, acetabulum) 음영(acetabular shadow)이 중복되어야 한다.
- 두덩뼈활이 넙다리뼈에 가려져서는 안 된다.

참고 상수용체(IR)는 35×43 cm 세로로 하여 검사한다.

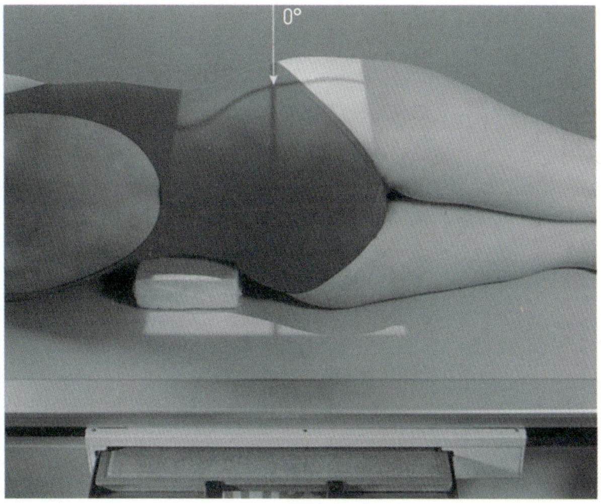

그림 5-14. 골반 측방향 검사

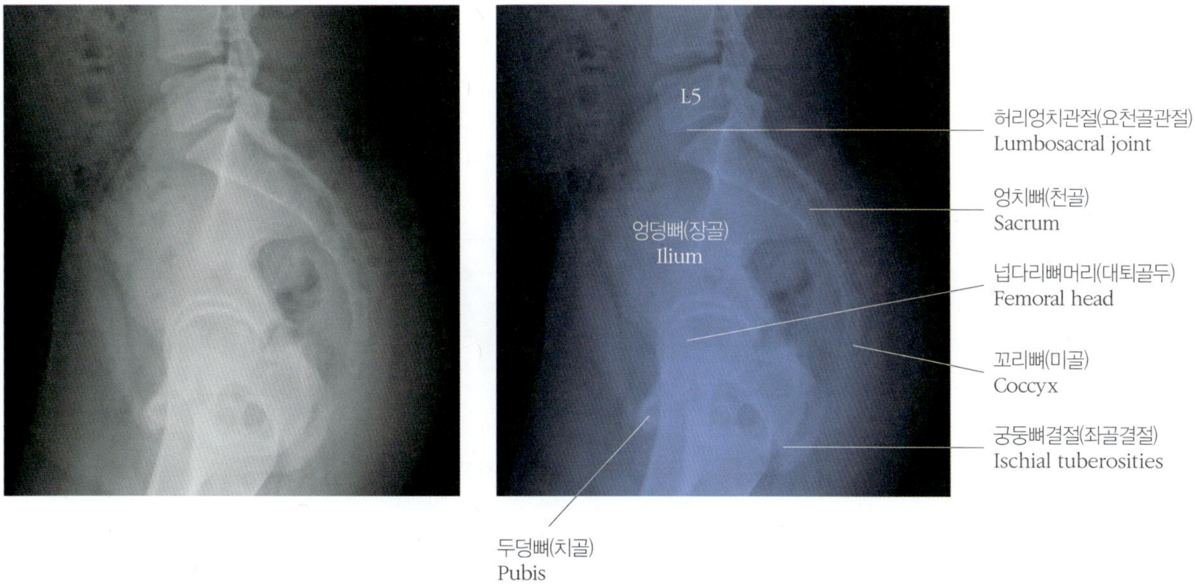

그림 5-15. 골반 측방향 검사영상

❹ 골반 전후축방향 검사(AP Axial Projection)–Inlet View

1) 검사목적

외상성 질환에 의한 볼기뼈(관골, hip bone)–엉덩뼈(장골, ilium), 두덩뼈(치골, pubic bone), 궁둥뼈(좌골, ischium) 등의 병변의 유무를 관찰할 수 있다.

2) 검사방법

환자는 바로 누운 자세로 한다. 양쪽 무릎을 쭉 펴고 양쪽 발끝은 서로 밀착하도록 안쪽으로 돌린다. 골반은 장골극(iliac crest)을 검사대에 평행으로 한다.

중심X선은 양쪽 위앞엉덩뼈가시(ASIS) 중앙부를 향하고 다리방향으로 30~40° 입사한다.

3) 영상평가

엉덩뼈, 두덩뼈, 궁둥뼈 등이 좌우대칭으로 나타나야 한다. 엉덩관절(고관절, hip joint), 궁둥뼈의 고X선 흡수부와 장골부의 저흡수부 두 곳의 대조도 차가 적어야 한다.

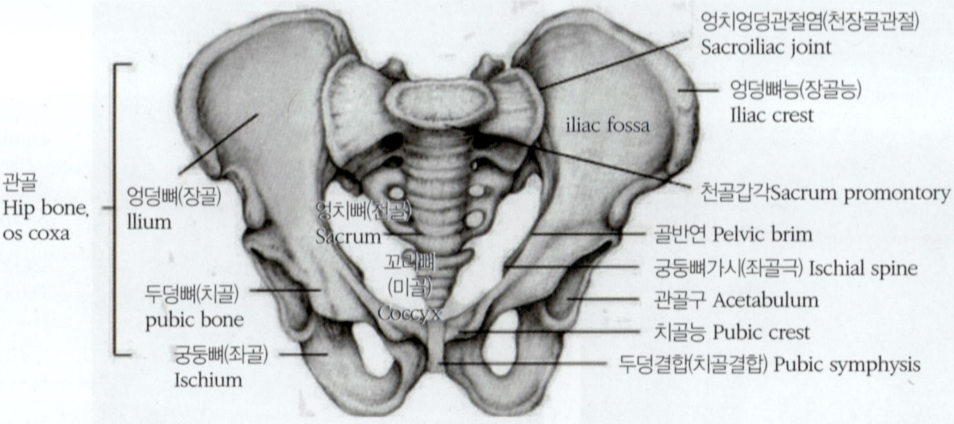

그림 5-16. 두 개의 관골과 천골

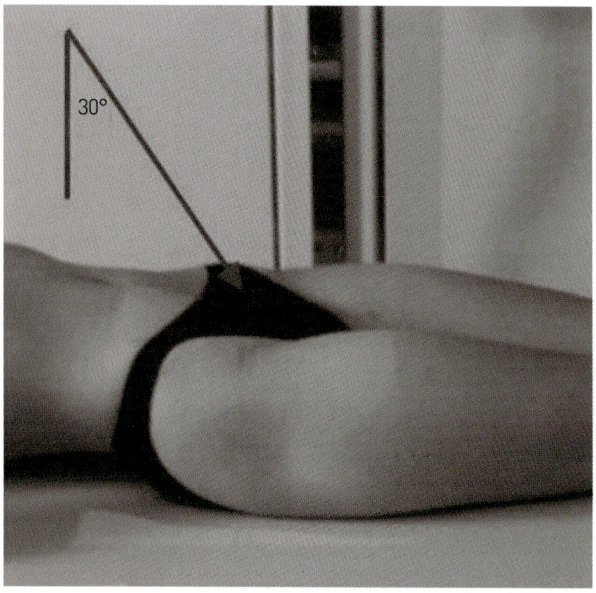

그림 5-17. 골반 전후 축방향 검사–Inlet view

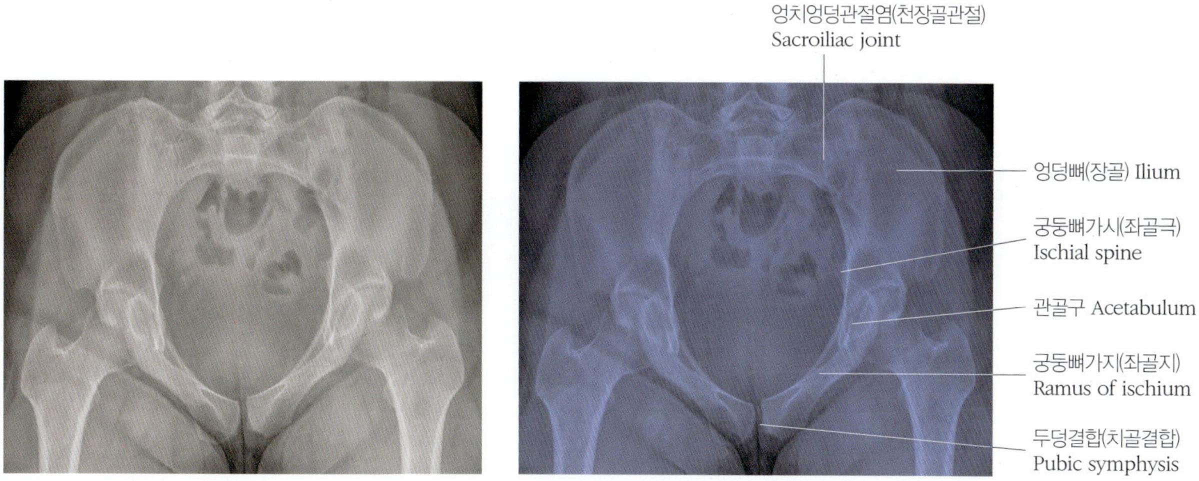

그림 5-18. 골반 전후 축방향 검사영상–Inlet view

5 골반 전후축방향 검사(AP Axial Projection)–Outlet View

1) 검사목적

외상성 질환에 의한 볼기뼈(관골, hip bone)–엉덩뼈(장골, ilium), 두덩뼈(치골, pubic bone), 궁둥뼈(좌골, ischium) 등의 병변의 유무를 관찰할 수 있고 궁둥뼈, 두덩뼈로 형성되어 있는 폐쇄구멍에 관계된 질환을 관찰할 수 있다.

2) 검사방법

환자는 바로 누운자세로 한다. 양쪽 무릎을 쭉 펴고 양쪽 발끝은 서로 밀착하도록 안쪽으로 돌린다. 골반은 장골극(iliac crest)을 검사대에 평행으로 한다.

중심X선은 두덩결합(pubic symphysis, PS) 또는 큰돌기(greater trochanter) 위 모서리에서 먼쪽으로 2.5~5 cm 되는 중심점을 향하고 머리방향으로 남자 20~35°, 여자 30~45° 입사한다.

3) 영상평가

엉덩뼈, 두덩뼈, 궁둥뼈 등이 좌우대칭으로 나타나야 한다. 엉치엉덩관절(천장골관절, sacroiliac joint), 엉치뼈(천골, sacrum)의 관찰에 뛰어나며 넙다리뼈(대퇴골) 목부위도 관찰할 수 있다.

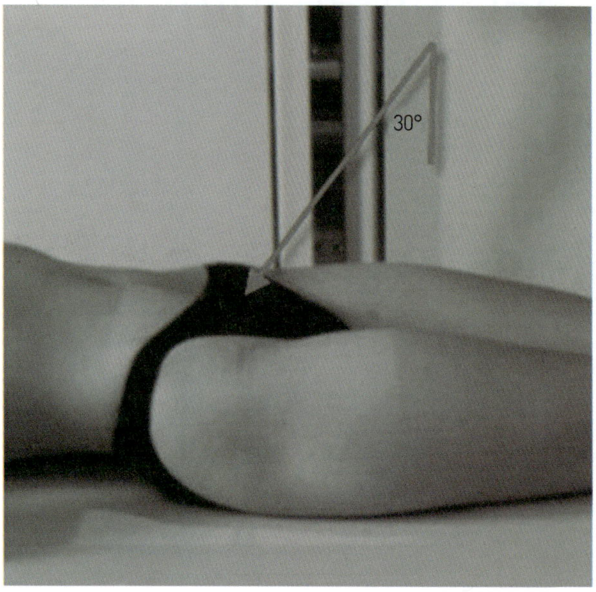

그림 5-19. 골반 전후 축방향 검사–Outlet view

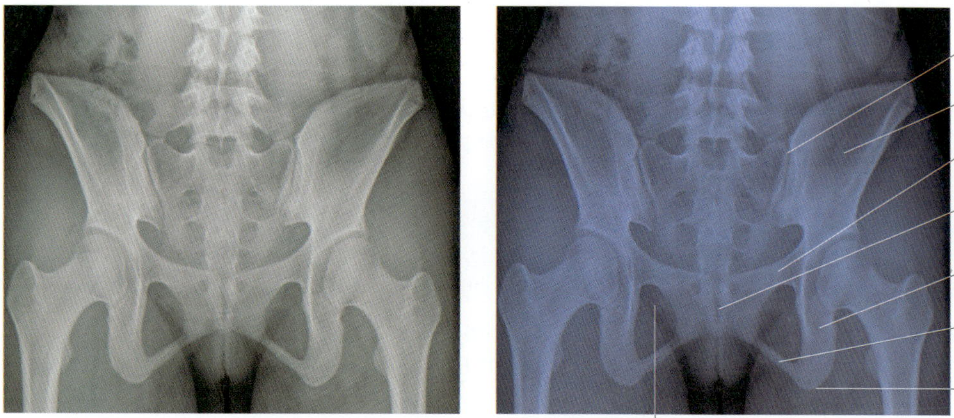

그림 5-20. 골반 전후 축방향 검사영상–Outlet view

03 엉치엉덩관절(천장관절)

Sacroiliac joint

1 전후 축방향 검사(AP Axial Projection)

1) 검사목적

엉치엉덩관절(천장관절, sacroiliac joints), 허리엉치관절(요천관절, lumbosacral junction), 엉치뼈(천골, sacrum), 꼬리뼈(미골, coccyx)를 관찰할 수 있다.

2) 검사방법

환자는 바로 누운 자세(supine position)로 한다.

머리 아래에 베개를 놓고 다리를 쭉 펴 무릎아래를 지지한 후, 생식샘 위에 차폐물을 조심스럽게 올려놓는다. 남자의 경우에는 검사부위를 가리지 않고 생식샘 차폐가 가능하나, 여성의 경우에는 어렵다.

검사 테이블이나 상수용체(IR) 중앙선에 환자의 정중선을 맞추고 골반이 회전되지 않도록 주의한다(양쪽 위앞엉덩뼈가시(상전장골극, ASIS)이 검사 테이블과 같은 높이에 오도록).

중심X선은 머리쪽으로 30~35° 각을 주어(일반적으로 남자는 30°, 여성환자나 척추만곡이 큰 환자는 35°로) 위앞엉덩뼈가시 높이와 두덩결합(치골결합, symphysis pubis)사이 중앙점에 입사한다. 입사점은 양쪽 앞위엉덩뼈가시의 중간점에서 원위부아래 4~5 cm 되는 곳이다.

중심X선에 맞게 상수용체(IR) 중앙을 조절하고, X선관 영상면 사이 거리(SID)는 100 cm로 하여, 엉치엉덩관절 주위가 나타날 수 있도록 조사야를 조절한다.

X선을 조사하는 동안 호흡은 정지한다.

3) 영상평가

- 엉치엉덩관절과 첫째, 둘째 엉치뼈가 상수용체(IR) 중앙에 나타나고, 엉치엉덩관절공간과 허리엉치관절공간이 분리되어 나타나야 하며, 적정한 노출은 엉치엉덩관절이 잘 나타날 정도가 되어야 한다.

참고 관전압은 90±5 kVp 범위(축방향 검사에서는 6~10 kVp 증가)를 사용하며, 이 검사를 시행하기 전에 방광을 반드시 비워야 한다. 또한 아래복부의 장내 가스나 대변물질을 제거하기 위하여 대장세척(enema)을 하는 것이 좋다.

- 〈전후방향 검사〉
  골반 전체를 나타내기 위하여 중심X선을 수직으로 입사하는 방법도 있다.
- 〈후전방향 검사〉
  환자가 바로 누운 자세를 못할 경우에는 엎드린 자세로 하여 중심X선을 발쪽으로 30~35° 준다. 이때에는 엉덩뼈능선(장골능, iliac crest) 높이에 상수용체(IR) 중심을 맞춘다.

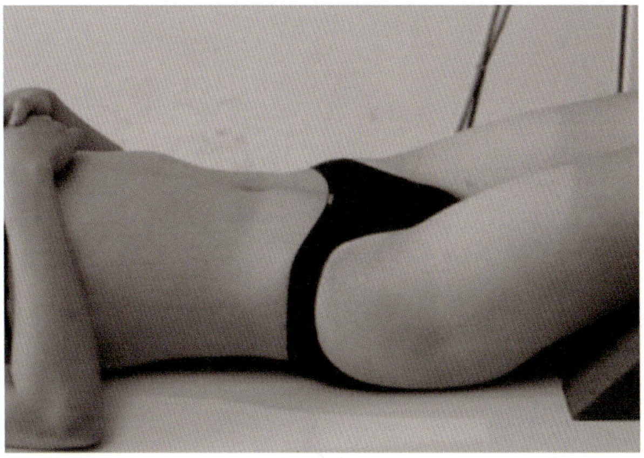

그림 5-21. 엉치엉덩관절(천장관절) 전후 축방향 검사

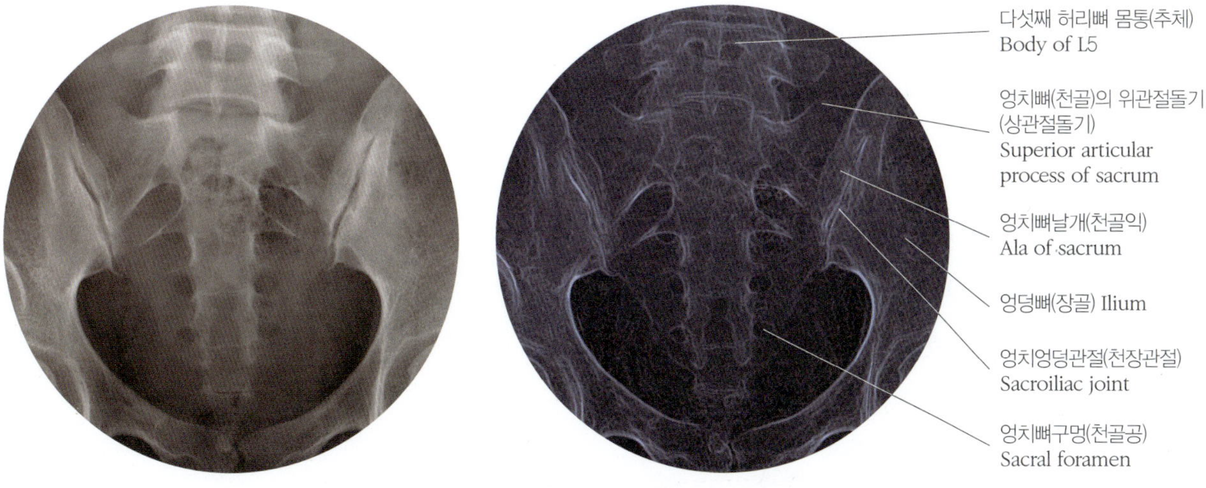

그림 5-22. 엉치엉덩관절(천장관절) 전후 축방향 검사영상

❷ 전후 사방향 검사(AP Oblique Projection–LPO, RPO Position): 양쪽 검사

1) 검사목적

상수용체(IR)에서 먼쪽에 위치한 엉치엉덩관절(천장관절, sacroiliac joints)을 관찰할 수 있다(비교하기 위하여 양쪽 검사).

2) 검사방법

환자는 바로 누운 자세(supine position)로 하고, 머리아래에 베개를 놓아 편안한 자세로 하여 생식샘부위에 차폐물을 조심스럽게 올려놓는다(여성의 경우에는 더욱 유의해야 한다).

바로 누운 자세에서 검사쪽을 25~30° 정도 들어올리고 오른쪽 관절을 보고자 할 때는 LPO 자세로 하고, 왼쪽 관절을 잘 보고자 할 경우는 RPO 자세로 하여 엉덩이를 들어올리고 무릎을 구부려 지지하며, 이때 환자에게 이 자세를 유지하기 위해서 반대쪽 검사 테이블 끝을 잡게 한다.

검사 테이블과 상수용체(IR) 중앙선에 엉치엉덩관절이 오도록 하고 위앞엉덩뼈가시(상전장골극, ASIS) 높이가 상수용체(IR) 중앙에 오도록 한 후, 중심X선은 위앞엉덩뼈가시에서 안쪽으로 2.5 cm 되는 점에 수직으로 입사한다.

X선관 영상면 사이 거리(SID)는 100 cm로 하고, 관심부위가 가려지지 않도록 조사야를 조절하고, X선을 조사하는 동안 호흡은 정지하도록 한다.

3) 영상평가

- 관심부위의 관절면이 분리되어 나타나야 한다.
- 엉덩뼈날개(장골익, ala of ilium)와 엉치뼈(천골, sacrum)와 중복되어서는 안된다(환자를 너무 많이 회전시킨 경우 중복되어 나타난다)
- 적정한 노출로 엉치엉덩관절면이 선명하게 보여야 한다.

참고 관전압은 95±5 kVp 범위로 검사한다.
엉치엉덩관절의 먼쪽부(원위부, distal part)를 보다 더 잘 나타내기 위해서는 중심X선을 머리쪽으로 15~20° 준다.

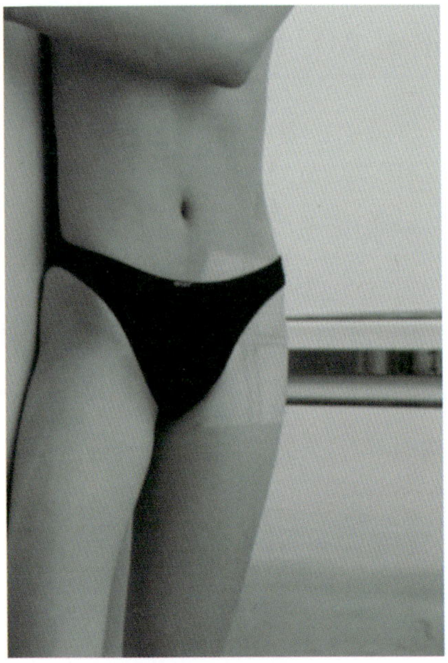

그림 5-23. 엉치엉덩관절(천장관절) 전후 사방향 검사 (RPO 자세)

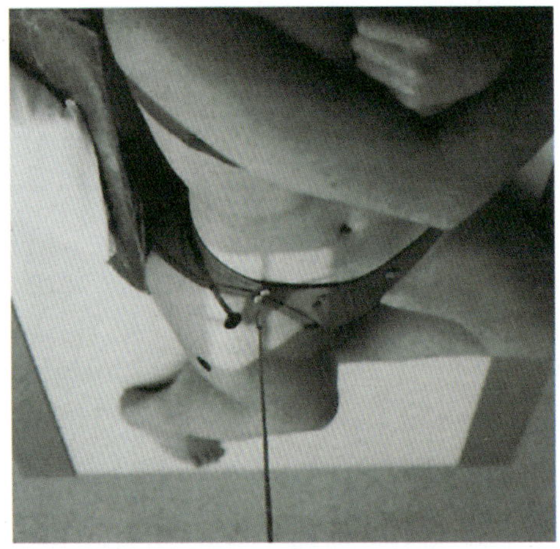

그림 5-24. 엉치엉덩관절(천장관절) 전후 사방향 검사 (LPO 자세)

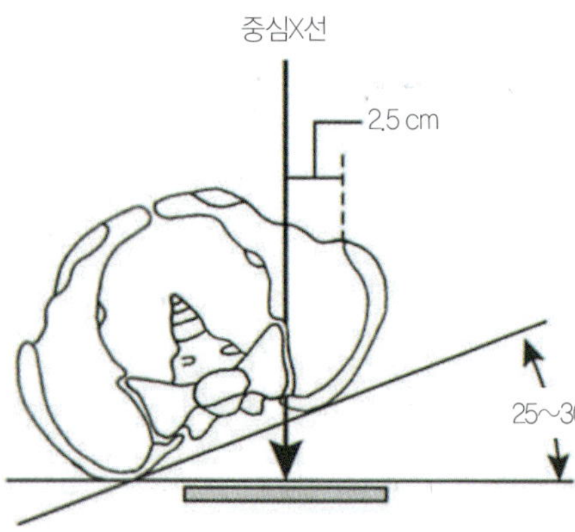

그림 5-25. 엉치엉덩관절(천장관절) 전후 사방향 검사

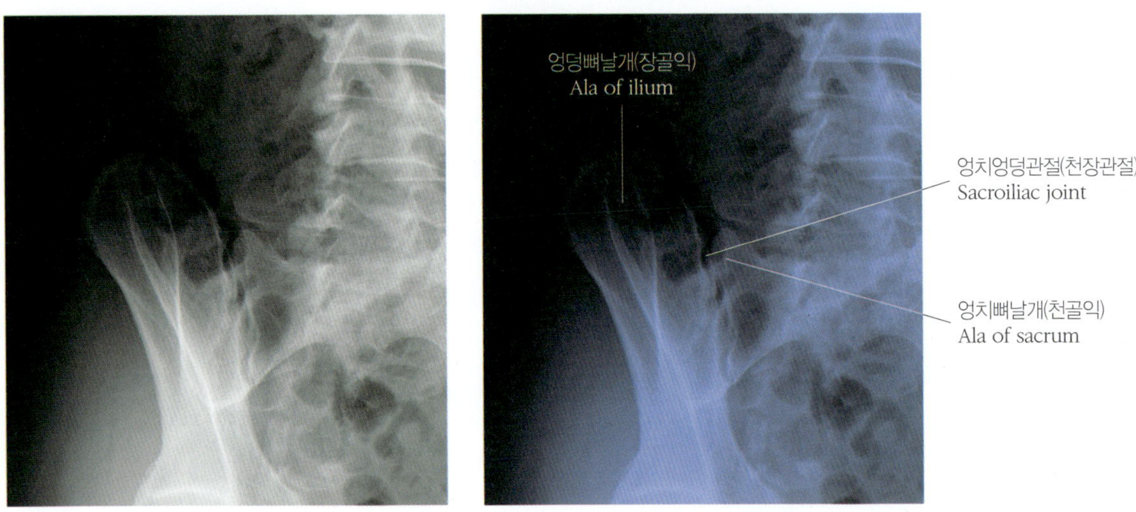

그림 5-26. 오른쪽 엉치엉덩관절(천장관절) 전후 사방향 검사영상

❸ 후전 사방향 검사(PA Oblique Projection–LAO, RAO Position)

1) 검사목적

상수용체(IR)에서 가까운쪽 엉치엉덩관절(천장관절, sacroiliac joint)을 잘 관찰할 수 있다(비교하기 위하여 양쪽을 검사).

2) 검사방법

환자는 반엎드린 자세(semi-prone position)로 한다.

검사쪽을 검사 테이블에 밀착시킨 후, 머리밑에 베개를 놓아 편안한 자세로 한다. 올린 쪽의 무릎을 구부리고 검사 반대쪽 팔을 머리 앞쪽으로 오게 하고 검사쪽 팔은 등 뒤로 몸통부를 따라 내려 놓는다.

생식샘 부위에 차폐물을 조심럽게 올려놓고(여성의 경우에는 쉽지 않다), 검사쪽을 밑으로 하여 후전 사방향 자세로 몸을 25~30° 돌린다.

왼쪽 엉치엉덩관절을 관찰하기 위해서는 LAO 자세로 하고, 오른쪽 엉치엉덩관절을 잘 보기 위해서는 RAO 자세로 한다.

위앞엉덩뼈가시(상전장골극, ASIS)을 연결한 면이 검사 테이블에 25~30°로 조정되었는가를 확인하고, 검사 테이블과 상수용체(IR) 중앙에 엉치엉덩관절이 오도록 조절하여 위앞엉덩뼈가시 높이에 상수용체(IR) 중앙선을 맞춘다.

위앞엉덩뼈가시 높이에서 가시돌기(극돌기, spinous process) 아래로 2.5 cm 되는 점에 수직으로 입사하며, 이것은 위앞엉덩뼈가시 바로 아래에서 안쪽으로 2.5 cm 되는 점으로 지나게 된다.

X선관 영상면 사이 거리(SID)는 100 cm되게 하고, 엉치엉덩관절이 가려지지 않도록 조사야를 줄이고, X선을 조사하는 동안 호흡을 정지하도록 한다.

3) 영상평가

- 상수용체(IR)에 가까운쪽 엉치엉덩관절이 분리되어 나타나야 한다.
- 엉덩뼈날개(장골익, ala of ilium)와 엉치뼈(천골, sacrum)가 중복되어서는 안된다(너무 많이 환자를 회전시킨 경우 중복되어 나타남).
- 전체 엉치엉덩관절이 선명하게 잘 보일 수 있는 적정한 노출로 검사가 되어야 한다.

참고 관전압은 95±5 kVp 범위로 검사한다.
엉치엉덩관절 먼쪽부(원위부, distal part)를 보다 더 잘 나타내기 위해서는 중심X선을 발쪽으로 15~20° 각도를 주어 검사하도록 한다.

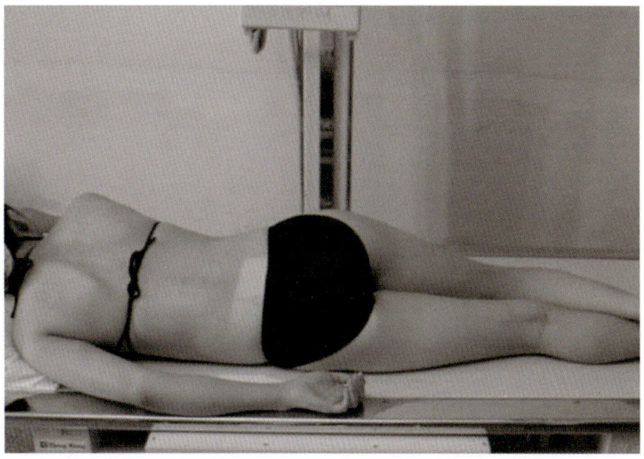

그림 5-27. 엉치엉덩관절(천장관절) 후전 사방향 검사(LAO 자세)

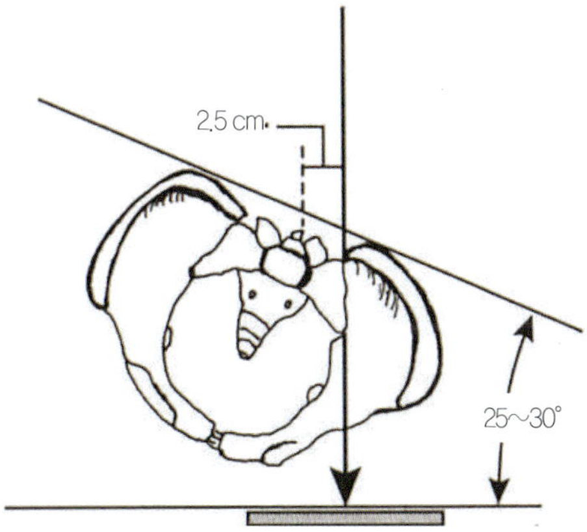

그림 5-28. 엉치엉덩관절(천장관절) 후전 사방향 검사

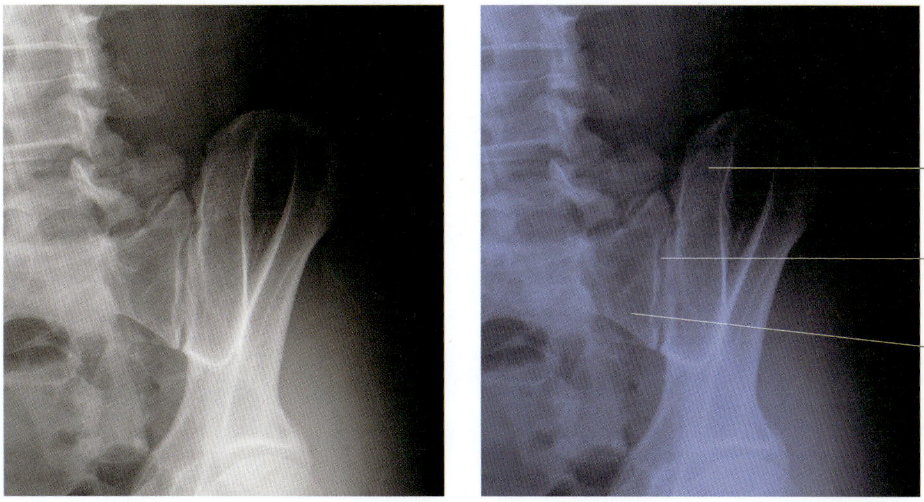

그림 5-29. 왼쪽 엉치엉덩관절(천장관절) 후전 사방향 검사영상

chapter

06

배(복부)

Abdomen

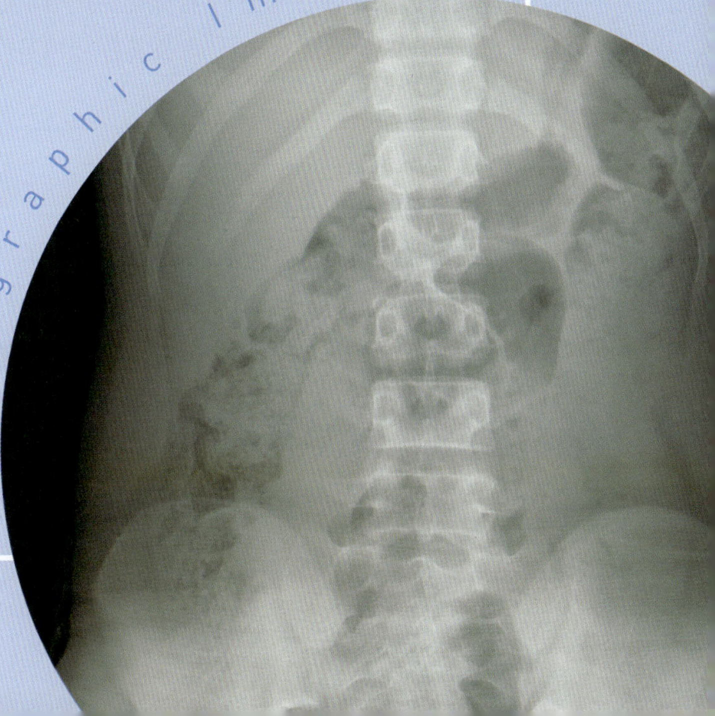

❶ 배(복부) 단순검사(Plain Radiography of Abdomen)

1) 환자의 준비사항

배(복부) 검사를 위해 환자는 검사에 장애가 되는 모든 옷을 탈의하고 검사에 장애가 되지 않는 옷으로 갈아입는다. 특히, 조영제 투여가 필요한 배(복부) 검사는 검사 전 환자에 대한 특별한 교육이 필요하며, 금식 또는 배변 등을 포함할 수도 있다.

2) 환자의 자세 및 호흡방법

환자는 검사 테이블 위에 편안한 자세로 조정하고 머리 밑에 베개와 무릎아래 지지물을 놓아 긴장을 완화시킨다. 상수용체(IR)의 중앙선과 검사 테이블의 중앙선이 일치하도록 하고, 상수용체(IR)의 중앙선에 정중면을 맞춘다. 양쪽 골반부가 균형이 되게 놓이도록 하며 양 팔은 배옆(측복부)에 닿지 않도록 양 옆에 놓는다. 만약 환자가 바로 선 자세이면 몸무게를 양 발에 균등히 분배시킨다. 또한 호흡은 방사선 검사의 중요한 인자로써, 검사에 있어서 피사체의 움직임은 호흡과 같은 수의적인 움직임 또는 장운동과 같은 불수의적인 움직임을 들 수 있다. 배(복부) 검사의 움직임 예방에 있어서 중요하게 기억해야 할 것은, 가능한 X선 조사시간을 짧게 선정하는 것이 불수의적인 움직임을 최소화 하거나 방지하는데 좋다. 또한 수의적인 움직임을 예방하는 방법은 환자에게 조심스러운 호흡훈련을 통하여 X선 조사 중 호흡을 정지시키는 것이다.

3) 조사야 조절 및 필름표지

조사야 조절의 일반적인 규칙은 해부학적 구조가 충분히 보이도록 하며, 배 크기가 작은 환자에 대한 검사는 필름크기 보다 조사야가 작게 조절하며, 조사야의 옆면이 환자 배 가장자리에 너무 많이 보이면 수동으로 맞춘다.

그리고 환자의 정보표시(identification) 등은 읽기 쉽도록 명확해야 하며, 좌우 및 위 아래 표지를 하고, 수평방향 검사에서는 배 구조들과 겹치지 않도록 한다.

4) 방사선 방어

생식샘에 대한 방어를 할 것인지에 대한 고려사항으로는 다음과 같은 내용이 포함된다. 첫째 생식샘 방어는 생식샘이 적절한 조사야 제한에도 불구하고 주 X선속에 아주 근접하여 있을 때 행해진다. 둘째 생식샘 방어는 임상적인 검사목적이 불투명하다면 사용해야 한다. 생식샘 방어를 함으로써 검사부위가 겹쳐지는지 여부가 중요하다. 셋째 생식샘 방어는 환자가 정상적인 생식능력이 있다면 사용해야 한다.

일반적으로 남성에 대한 생식샘 보호기구의 이용은 보호기구의 위 끝이 두덩결합(치골결합)에 위치하도록 하며, 여성에 대한 생식샘 보호기구는 아랫배(하복부) 골반 위에 위치시키는 것이 바람직하다.

5) 검사조건

일반적인 환자에 대해 적절히 노출된 배(복부)검사 영상에서는 허리근(요근, psoas muscle), 간 아랫부(liver lower margin), 콩팥(신장, kidneys), 허리뼈(요추, lumbar spine)의 가로돌기(횡돌기, transverse process)가 나타나야 하며, 다양한 배 구조, 콩팥(신장) 또는 쓸개(담낭)내 작은 담석들을 나타내기 위하여 중간 전압을 이용하며 보편적으로 배(복부)검사에 대한 검사조건은 다음과 같다.

(1) 중간 전압(70~80 kVp)

(2) 짧은 조사시간

(3) 적정한 관전류(mA)-조사시간(s)

❷ 표준 검사과 임의 검사방법(Standard and Optional Operating Procedures)

배에 대한 기본 또는 추가 검사방법과 자세는 다음과 같다.

기본 검사법은 보통 시행하는 검사방법으로 협력을 할 수 있는 일반 환자에게 실시할 수 있다.

추가 검사법은 특정한 신체부위 또는 병리적 상태를 좀더 정확히 나타내기 위한 부가적인 검사를 말한다.

배(복부) 방사선 검사는 다양한 증상과 목적을 위하여 시행한다. 가장 일반적인 방사선 검사는 종종 KUB검사로 일컬어지는 배(복부) 단순검사이다. 추가적으로, 수평 X선속을 이용한 선 자세와 옆으로 누운 자세(lateral decubitus position)와 같은 다양한 환자 자세를 이용하는 급성 복부질환 계통의 검사법이 요구되기도 한다.

❸ 배(복부) 바로 누운 자세 전후방향 검사 (Abdomen AP Projection, Supine Position)

1) 검사목적

간, 지라(비장), 콩팥(신장), 배(복부) 종양, 배안(복부내)의 석회화나 가스의 축적상태, 골반, 허리뼈(요추) 그리고 아래부 갈비뼈(늑골)를 관찰할 수 있다.

2) 검사방법

환자는 검사 테이블 위에 바로 누운 자세(supine position)로 한다.

머리를 베개 위에 놓고, 양 어깨는 같은 횡단면에 놓고, 양 팔은 영상에 나타나지 않도록 몸으로부터 멀리 놓는다. 검사 테이블의 중앙선에 신체의 정중면이 일치되도록 하며, 양 다리는 곧게 뻗고, 양 무릎 밑을 받친다.

엉덩뼈능선(장골능, iliac crest) 높이를 상수용체(IR) 중앙에 맞추고 골반과 어깨는 회전되어서는 안 된다.

남성은 생식샘 보호기구를 이용하여 생식샘에 대한 차폐를 실시하고 여성은 생식샘이 골반강 안에 위치하고 있기 때문에 반드시 필요한 경우가 아니면 생식샘에 대한 보호는 하지 않으며, 조사야를 조절한다.

X선관 영상면 사이 거리(SID)는 100 cm로 하여 중심 X선을 상수용체 중앙에 수직으로 입사한다.

호흡은 날숨(호기) 후에 멈추도록 한다.

3) 영상평가

영상에는 두덩결합(치골결합, pubic symphysis)에서 상복부까지 포함되어야 하며, 상복부는 콩팥(신장)의 위끝(상극, superior pole of kidney)이 포함되어야 하고, 간과 지라(비장)의 아래가장자리가 포함되어야 한다.

척추는 영상의 중앙에 위치해야 하고, 골반과 허리뼈는 대칭으로 나타나야 하며 회전되지 말아야 한다.

허리근(요근)의 윤곽이 나타나야 하며, 조사야는 중요한 배 구조들이 충분히 포함되도록 조절되어야 하고, 환자 정보표시(identification)와 좌우 표지는 정확하게 놓여야 한다.

참고 배(복부) 전후방향 검사는 반드시 가로막(횡격막)이 포함되고 KUB검사는 두덩결합(치골결합)이 포함되도록 검사한다.
상수용체는 35×43 cm를 세로방향으로 놓고, 이동 또는 고정격자를 사용하며, 관전압 70~80 kVp 범위로 검사한다.

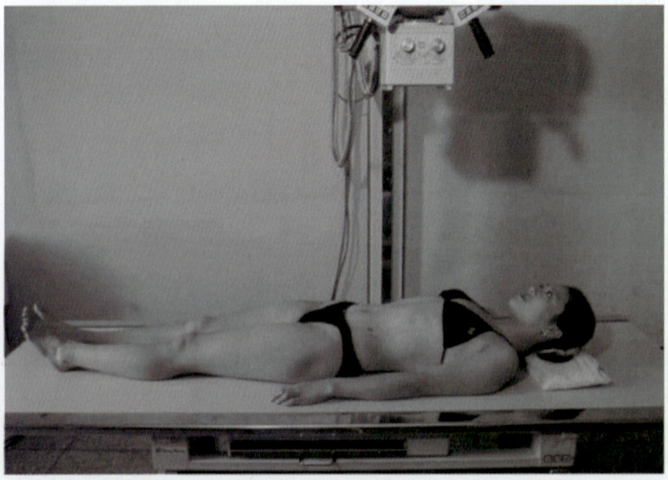

그림 6-1. 바로 누운 자세의 배(복부) 전후방향 검사

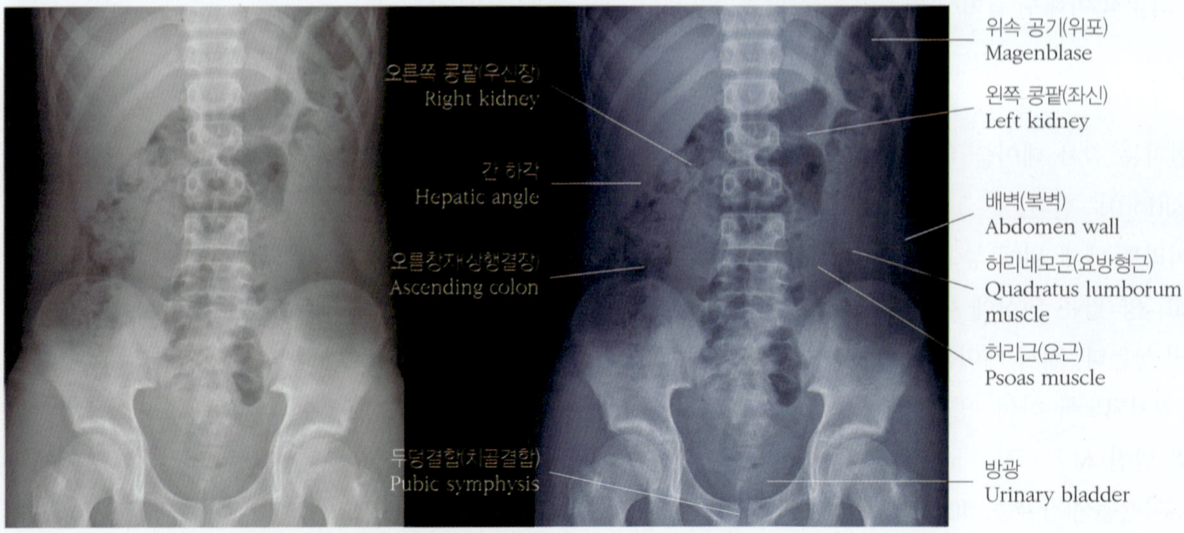

그림 6-2. 바로 누운 자세의 배(복부) 전후방향 검사영상

④ 배(복부) 바로 누운 자세 후전방향 검사 (Abdomen PA Projection, Prone Position)

1) 검사목적

간, 지라(비장), 콩팥(신장), 배(복부) 종양, 배안의 석회화나 가스의 축적상태, 골반, 허리뼈(요추) 그리고 아래부 갈비뼈(늑골)를 관찰할 수 있다.

2) 검사방법

엎드린 자세(prone position)로 몸의 정중면이 상수용체(IR)의 중앙에 오도록 하고, 양 다리는 곧게 뻗고 양 발목아래를 받치며, 양 팔은 머리 위로 올린다. 골반과 어깨 그리고 가슴이 회전되어서는 안 되며, 엉덩뼈능선(장골능, iliac crest)을 상수용체 중앙에 맞춘다.

남성은 생식샘 보호기구를 이용하여 생식샘에 대한 차폐를 실시하고 여성은 생식샘이 골반강 안에 위치하고 있기 때문에 반드시 필요한 경우가 아니면 생식샘에 대한 보호는 하지 않으며 조사야를 조절한다.

X선관 영상면 사이 거리(SID)는 약 100 cm로 하여 중심X선을 상수용체의 중앙에 수직으로 입사한다. 호흡은 날숨(호기) 후에 멈추도록 한다.

3) 영상평가

영상에는 두덩결합(치골결합)에서 상복부까지 포함되어야 하며, 상복부는 콩팥(신장)의 위끝(상극)이 포함되어야 하고, 간과 지라(비장)의 아래가장자리가 포함되어야 한다. 척주는 상수용체의 중앙에 위치해야 하며 골반과 허리뼈는 대칭되게 나타나야 하고, 허리근(요근)의 윤곽이 나타나야 한다. 조사야는 중요한 배 구조들이 충분히 포함되도록 조절되어야 하고, 환자 정보표시(identification)와 좌우(R 혹은 L) 표지는 정확하게 놓여야 한다.

> **참고** 콩팥(신장)이 주요 관찰대상이 아닌 경우는 후전방향 검사법을 이용하며, 후전방향 검사법은 주로 배(복부) 전후방향 검사법과 비교할 때에 시행하며 환자의 생식샘 선량을 줄일 수 있다.
> 상수용체는 35×43 cm를 세로방향으로 놓고, 이동 또는 고정격자를 사용하며, 관전압 70~80 kVp로 검사한다.

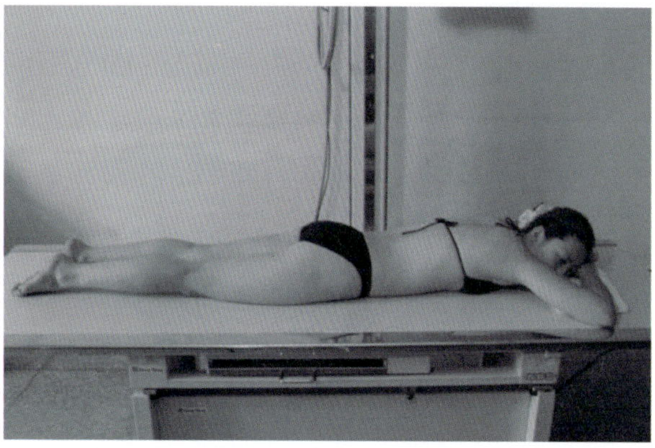

그림 6-3. 엎드린 자세의 배(복부) 후전방향 검사

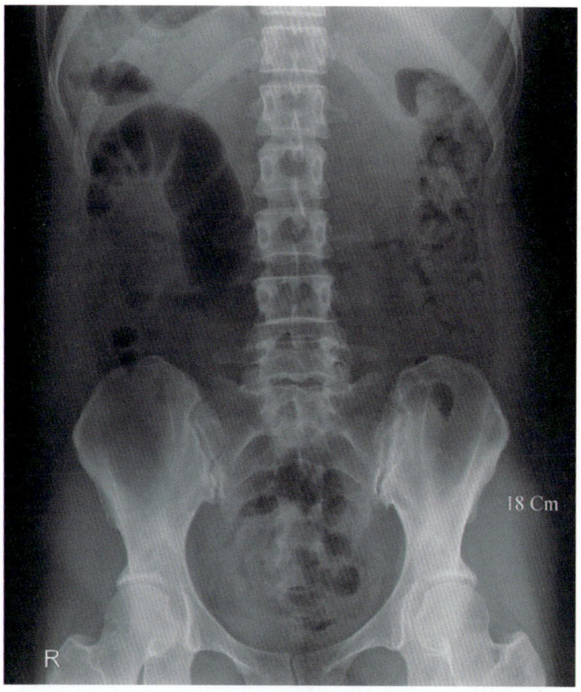

그림 6-4. 엎드린 자세의 배(복부) 후전방향 검사영상

5 배(복부) 옆으로 누운 자세 전후방향 검사 (Abdomen AP Projection, Lateral Decubitus Position)

1) 검사목적

간, 지라(비장), 콩팥(신장), 배(복부) 종양, 수면상 높이(gas fluid level)의 가스 축적 등을 관찰할 수 있다.

2) 검사방법

검사 테이블 위에 옆으로 누운 자세(lateral decubitus position)로 하고, 환자의 고정을 쉽게 하기 위하여 양 무릎을 약간 굽히고 양팔은 머리 위로 올린다. 상수용체(IR)의 위면이 겨드랑에 오도록 조절하며, 중심X선은 엉덩뼈능선(장골능, iliac crest) 높이에서 위로 5 cm 되는 지점의 상수용체 중앙에 수직되게 수평으로 입사한다. 골반과 어깨는 회전되면 안 되고, 환자의 정중면이 상수용체 중앙선과 일치하도록 한다. 생식샘 보호기구를 이용하고, 조사야를 조절하며, X선관 초점-영상면 사이 거리는 100 cm로 한다. 중심X선을 상수용체의 중앙에 수직되게 수평 입사한다. 호흡은 날숨(호기) 후에 멈추도록 한다.

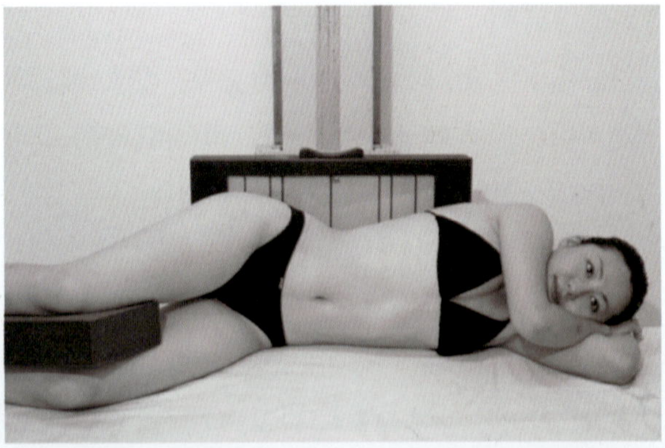

그림 6-5. 옆으로 누운 자세의 배(복부) 전후방향 검사

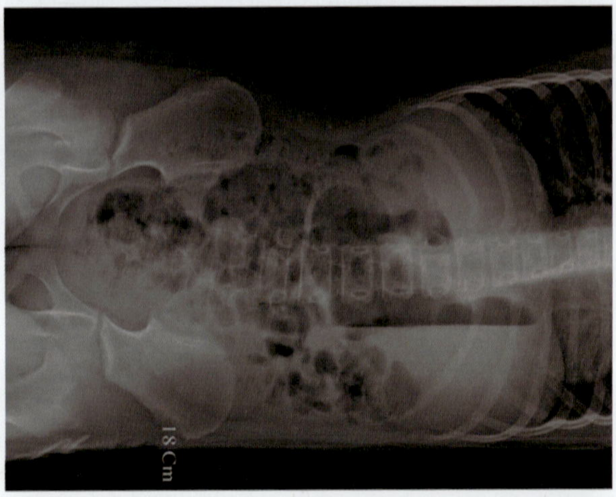

그림 6-6. 옆으로 누운 자세의 배(복부) 전후방향 검사영상

3) 영상평가

상수용체의 위가장자리에 가로막(횡격막)을 포함해야 하며, 골반과 어깨가 대칭되어야 하고, 양쪽 엉덩뼈날개(장골익, ala of ilium)는 크기와 모양이 같아야 하며, 갈비뼈(늑골)는 등뼈(흉추골)로부터 같은 거리에 있어야 한다.

참고 환자는 검사하기 전 약 5분 동안 옆으로 누운 자세 상태에 있어야 한다(하복부 내 공기가 올라가도록). 왼쪽 옆으로 누운 자세(left lateral decubitus position)에서는 배 안(복강)내 공기가 잘 나타난다. 상수용체는 35×43 cm를 가로방향으로 놓고, 이동 또는 고정 격자를 사용하며, 관전압 70~80 kVp로 검사한다.

6 배(복부) 선 자세 전후방향 검사 (Abdomen AP Projection, Erect Position)

1) 검사목적

간, 지라(비장), 배(복부) 종양, 수면상 높이에서 가스 축적 등을 관찰할 수 있다.

2) 검사방법

환자는 선 자세(erect position)로 검사 테이블에 등을 밀착시키며, 양 팔은 몸으로부터 멀리 놓고, 몸의 정중면은 검사 테이블 중앙선에 일치시킨다. 상수용체(IR) 중앙에 엉덩뼈능선(장골능, iliac crest) 높이에서 위로 5 cm 되는 점을 맞추고, 가로막(횡격막)을 포함시킨다.

생식샘 보호기구를 이용하고, 조사야를 조절하며, X선관 영상면 사이 거리(SID)는 100 cm로 하여 중심X선을 상수용체의 중앙에 수평 입사한다.

호흡은 날숨(호기) 후에 멈추도록 한다.

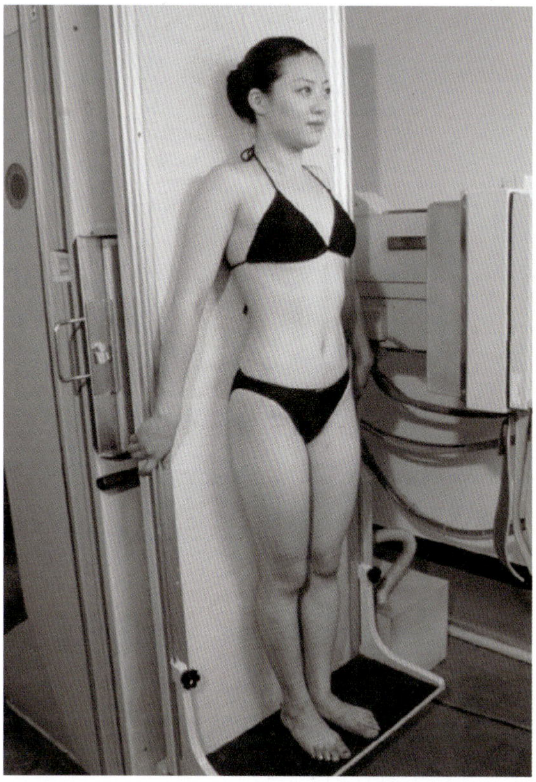

그림 6-7. 선 자세의 배(복부) 전후방향 검사

3) 영상평가

척주는 상수용체의 중심에 놓여져야 하고 회전되지 말아야 한다. 골반과 허리뼈(요추골)는 대칭되게 나타나야 하며, 조사야는 중요한 배 구조들이 충분히 포함되게 조절되어야 하고, 움직임이 없어야 한다. 간, 콩팥(신장), 요로의 윤곽과 허리뼈(요추골)의 가로돌기(횡돌기)가 나타나야 하며, 하복부 공기는 가로막 아래에 나타나야 한다.

참고 가로막이 충분히 포함되도록 하고 하복부가 포함되도록 엉덩뼈능선(장골능) 높이를 중앙에 맞춘다. 환자는 검사 전 5분 동안 선 자세를 유지해야 한다.
상수용체는 35×43 cm를 세로방향으로 놓고, 이동 또는 고정격자를 사용하며, 관전압 70~80 kVp로 검사한다.

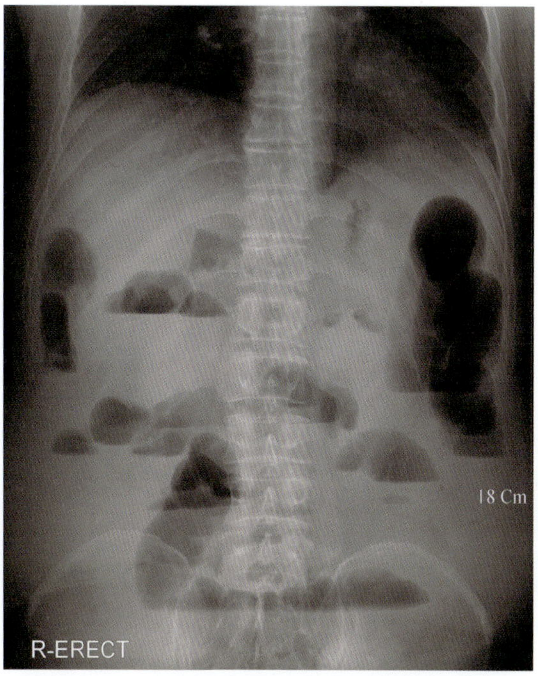

그림 6-8. 선 자세의 배(복부) 전후방향 검사영상

7 배(복부) 바로 누운 자세 수평방향 검사 (Abdomen Dorsal Decubitus Projection)

1) 검사목적

배(복부) 종양, 수면상에서 가스 축적, 동맥류, 대동맥 또는 혈관의 석회화, 탈장 등을 관찰할 수 있다.

2) 검사방법

검사 테이블에 바로 누운 자세(supine position)로 하고, 머리 아래에 베개를 놓고 양 팔은 머리 위에 놓고, 무릎 아래를 받친다. 가로막(횡격막)이 포함되도록 상수용체(IR) 중앙에 엉덩뼈능선(장골능) 높이에서 위로 5 cm 되는 점이 놓이도록 하며, 상수용체의 중앙선에 격드랑 중앙선이 일치하도록 조절한다.

생식샘 보호기구를 이용하고, 조사야는 배 연부조직에 근접되게 조절하며, X선관 영상면 사이 거리(SID)는 100 cm로 하여 중심X선을 상수용체의 중앙에 수평 입사한다.

호흡은 날숨(호기) 후에 멈추도록 한다.

3) 영상평가

가로막이 잘 나타나야 하며, 조사야 조절은 배의 앞면과 뒷면이 포함되게 조절 되어야 하고, 회전이 되지 말아야 한다.

움직임이 없어야 하며, 가로막과 가스 기포가 나타나야 한다. 배안 연부조직 특히 대동맥과 혈관의 석회화상이 잘 관찰되어야 하며, 척추의 윤곽은 가로막 아래에 뚜렷하게 보여야 한다. 환자 정보표시(identification)는 뚜렷하게 나타나야 하며, 좌 · 우 표지가 잘 나타나야 한다.

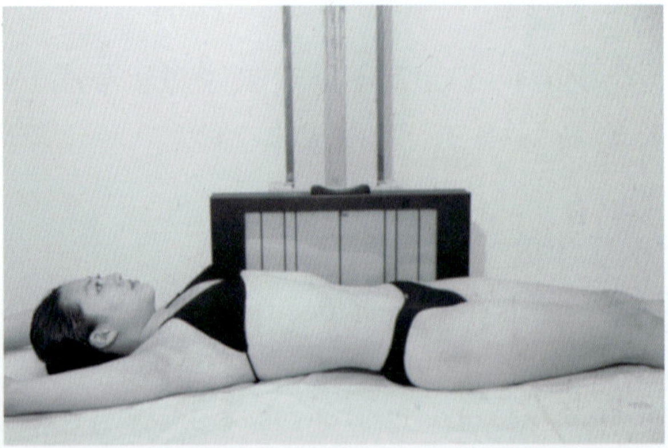

그림 6-9. 바로 누운 자세의 배(복부) 수평방향 검사

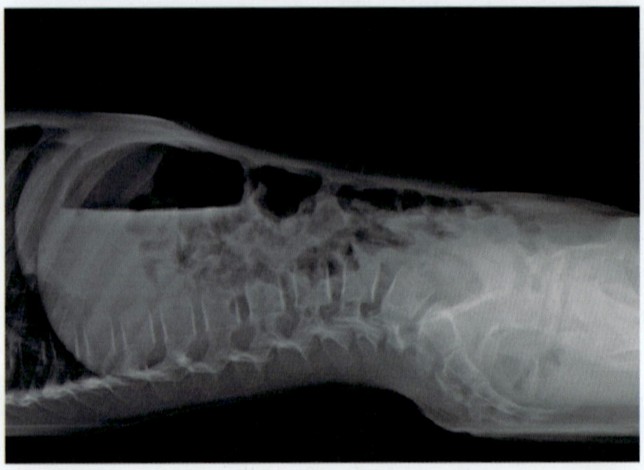

그림 6-10. 바로 누운 자세의 배(복부) 수평방향 검사영상

참고 배(복부)의 오른쪽 또는 왼쪽 옆면을 기대고, 오른쪽 또는 왼쪽 인식표지를 상수용체면에 표시해야 하며, 화살표나 표지는 위쪽에 나타내야 한다. 상수용체는 35×43 cm를 가로방향으로 놓고, 이동 또는 고정격자를 사용하며, 관전압 70~80 kVp로 검사한다.

8 응급 배(복부) 검사 (Acute Abdominal Series) Three-way Abdomen

1) 검사목적

장 천공 · 폐쇄, 감염, 하복부 종양과 배안(복부 내)의 일반적인 상태를 관찰할 수 있다.

2) 검사방법

배(복부) 바로 누운 자세 및 선 자세 전후방향 검사는 하복부를 포함시켜야 하고, 엉덩뼈능선(장골능)이 상수용체(IR) 중심에 놓이게 하고, 가슴(흉부) 선 자세 후전방향 검사는 가로막(횡격막) 아래에 하복부 가스가 나타나도록 해야 한다.

가슴(흉부) 후전방향 검사에서 급성 배(복부)계통이 포함된다면 선 자세 배(복부) 검사영상에서는 가로막이 포함되도록 한다.

두 장의 선 자세(erect position) 배(복부) 검사영상을 요구할 경우에는 첫 번째 영상은 가로막이 포함되도록 하고 두 번째 영상은 두덩결합(치골결합)이 포함되도록 한다.

중심X선은 상수용체 중앙에 수평조사 한다.

호흡은 가슴(흉부) 검사에서는 깊은 들숨(심흡기) 후, 배(복부) 검사에서는 날숨(호기) 후에 멈춘 상태로 검사한다.

참고 선 자세 가슴(흉부)검사에서는 가로막 아래 가스가 잘 관찰되어야 한다.
환자를 선 자세로 조정하여 검사하기 전에 5분 동안 자세를 유지해야 한다.

9 응급 배(복부) 검사 (Acute Abdominal Series) Two-way Abdomen

1) 검사목적

장 천공 · 폐쇄, 감염, 하복부 종양과 배안(복부 내) 일반적인 상태를 관찰할 수 있다.

2) 검사방법

배(복부) 바로 누운 자세 전후방향 검사에서는 상수용체의 중앙에 엉덩뼈능선(장골능, iliac crest)을 맞추고, 선 자세(erect position) 전후방향 검사에서는 상수용체에 가로막이 포함되도록 상수용체의 중앙에 엉덩뼈능선 위로 5 cm 되는 점을 맞추고, 중심X선은 상수용체의 중앙을 향하여 입사한다. 호흡은 날숨(호기) 후 멈추도록 한다.

참고 Two-way 배(복부) 검사는 급성 배(복부) 계통에 대한 Three-way 배(복부) 검사보다 오히려 일반적인 방법이며, Two-way 배(복부) 검사에서 가로막은 선 자세 배(복부) 검사에 포함되게 하며, 때로는 두 번째 선 자세 배(복부) 검사에 두덩결합(치골결합)이 포함되도록 검사하기도 한다.

Abdomen

chapter

07 척추

Spine

1. 목뼈(경추, Cervical spine)
2. 목 · 등뼈부(경 · 흉추부, Cervicothoracic region)
3. 등뼈(흉추, Thoracic spine)
4. 허리뼈(요추, Lumber spine)
5. 허리엉치관절(요천관절, Lumbosacral joint)
6. 척추측만검사(Scoliosis Series)
7. 척추융합검사(Spinal Fusion Series)
8. 엉치뼈(천골, Sacrum)
9. 꼬리뼈(미골, Coccyx)

Radiographic Imaging

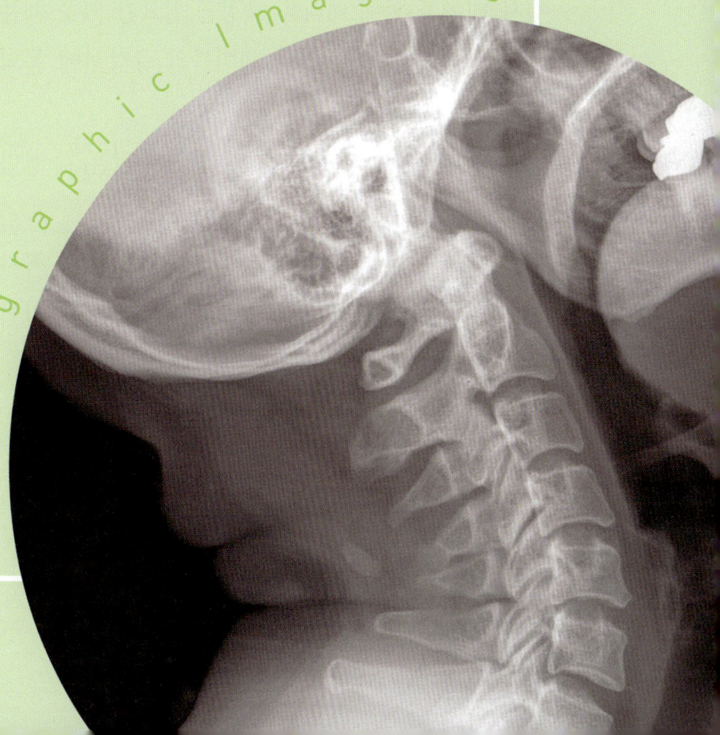

01

목뼈(경추) Cervical spine

1 전후방향 검사(AP Projection)

1) 검사목적

셋째~일곱째 목뼈(경추, cervical spine) 척추뼈몸통(추체, vertebral body)과 첫째~셋째 등뼈(흉추, thoracic spine) 척추뼈몸통, 척추뼈고리뿌리 사이 공간(추궁근간강, interpediculate space), 척추원반 공간(추간원판강, intervertebral disk space) 그리고 가시돌기(극돌기, spinous process)를 관찰할 수 있다.

2) 검사방법

환자는 바로 누운 자세(supine position) 또는 선 자세(erect position)로 하고 팔은 몸의 양쪽을 따라서 길게 놓는다.

검사 테이블 위에 머리를 고정할 필요가 있을 때는 고정용구를 사용하며, 검사 테이블의 중앙선에 몸의 정중선(median line)을 일치시킨다.

양 어깨를 검사 테이블에 밀착시켜 같은 수평면(transverse plane)에 놓이게 조정한다.

턱을 들어 씹는면(교합면, occlusal plane)과 꼭지돌기끝(유양돌기첨, mastoid tip)부를 연결한 선이 상수용체(IR)면에 수직되게 머리를 조정한다.

고정용구를 사용하여 머리를 고정한다.

머리나 몸의 회전이 없어야 한다.

중심X선은 머리쪽 15~20°로 방패연골(갑상연골, thyroid cartilage)(넷째 목뼈)의 아래가장자리(하연, lower margin)를 통하여 입사한다.

바깥귀길(외이도, EAM) 위쪽으로 약 2.5 cm 위치에 상수용체(IR) 위끝을 맞추고, 중심X선은 상수용체(IR) 중앙으로 입사한다.

X선관 영상면 사이 거리(SID)는 약 100 cm로 한다.

X선을 조사하는 동안 호흡을 멈춘다.

3) 영상평가

- 셋째 목뼈에서 첫째 등뼈까지 뚜렷하게 나타나야 한다.
- 가시돌기는 양쪽 척추뼈고리뿌리(추궁근, pedicle)에서 같은 거리에 놓여져야 한다.
- 척추원반공간은 중심X선을 경사지게 조사했을 때 열려져 관찰할 수 있어야 한다.
- 아래턱뼈(하악골, mandible)과 머리뼈바닥(두개저, cranial base)부의 음영은 고리뼈(환추, atlas) · 중쇠뼈(축추, axis)와 겹쳐져 나타난다.
- 검사조건은 뼈와 연부조직(soft tissue)을 잘 볼 수 있을 정도로 적정해야 한다.

참고 생식샘 차폐를 위하여 골반부위에 납 고무판을 놓고, 젊은 여성인 경우에는 유방차폐를 실시한다.
환자는 X선을 조사하는 동안 침을 삼키지 않는다.
중심X선을 머리쪽으로 경사지게 조사하면 척추원반공간을 잘 관찰할 수 있고, 아래턱뼈가 목뼈와 겹쳐지는 것을 방지할 수 있다.

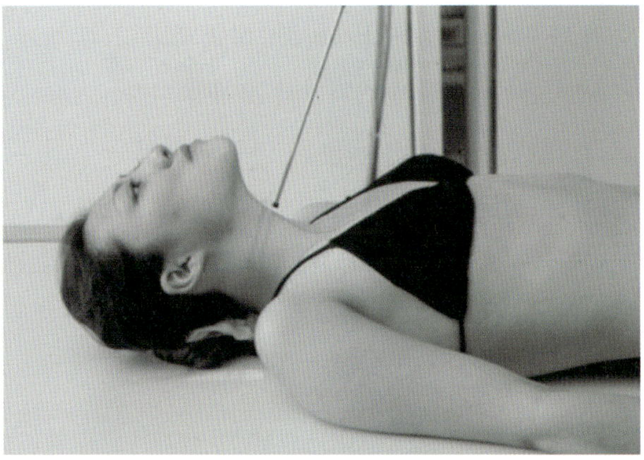

그림 7-1. 목뼈(경추) 전후방향 검사(바로 누운 자세)

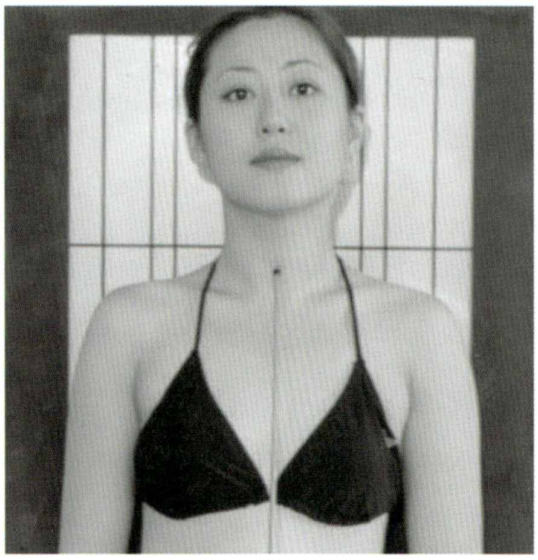

그림 7-2. 목뼈(경추) 전후방향 검사(선 자세)

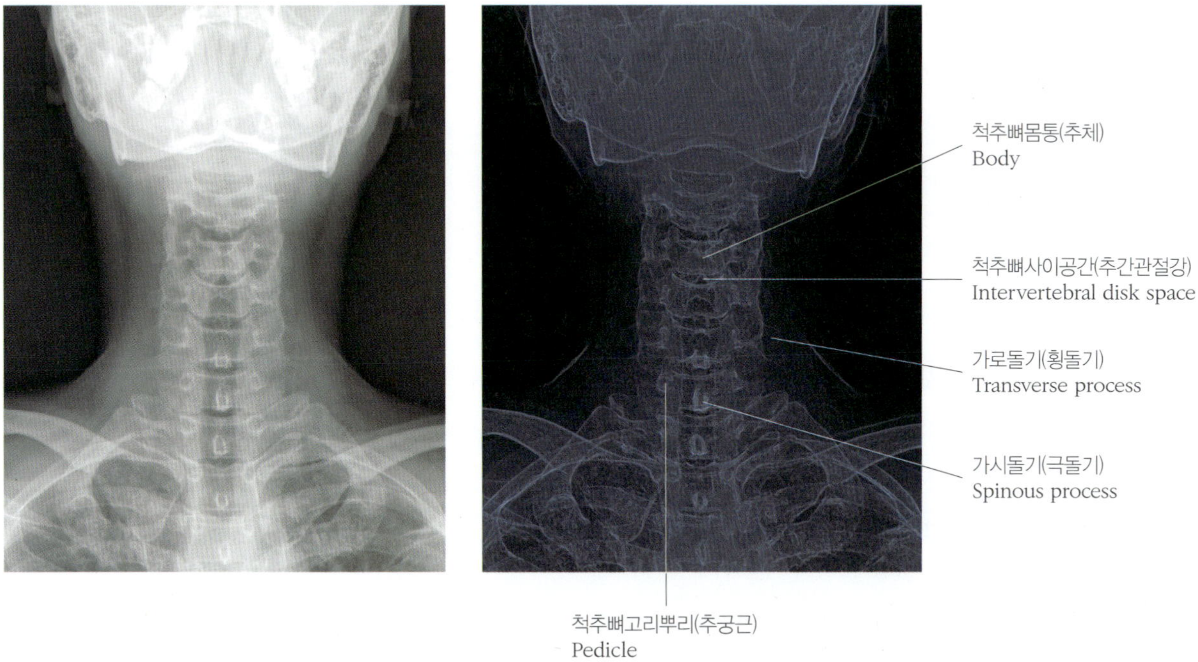

그림 7-3. 목뼈(경추) 전후방향 검사영상

② 전후방향 검사(AP Open Mouth Projection) –고리뼈(환추)와 중쇠뼈(축추)(Atlas and Axis)

1) 검사목적

치아돌기(치돌기, odontoid process)와 중쇠뼈(축추, 둘째 경추, axis)의 척추뼈몸통(추체, vertebral body), 고리뼈(환추, 첫째 경추, atlas)의 가쪽덩이(외측괴, lateral masses), 그리고 고리뼈와 중쇠뼈 사이의 돌기관절(apophyseal joint)을 관찰할 수 있다.

2) 검사방법

환자는 바로 누운 자세 또는 선 자세로 하고 팔은 몸의 양쪽을 따라서 길게 놓는다.

검사 테이블 위에 머리를 고정할 필요가 있을 때는 고정용구를 사용한다.

검사 테이블의 중앙선에 몸의 정중면을 일치시킨다.

양 어깨는 같은 수평면에 오도록 조정한다.

위치열(상치열, upper dentition)의 앞니(절치, incisors) 아래가장자리와 꼭지돌기끝(유양돌기첨, mastoid process)부를 연결한 선이 상수용체(IR)에 수직되도록 머리의 자세를 조정한다.

머리의 회전을 방지하기 위하여 고정용구를 사용한다.

머리나 몸이 검사 테이블 중앙선에 일치하여 회전이 없어야 한다.

환자는 X선을 조사하는 동안 가능한 입을 크게 벌린다.

이 자세는 오랫동안 유지하기 어렵기 때문에 검사를 신속히 하며, 중심X선은 벌려진 입(open mouth)의 중앙을 향하여 상수용체(IR)에 수직으로 입사한다.

X선을 조사하는 동안 가볍게 아~ 하고 소리를 내도록 한다.

중심X선은 상수용체(IR) 중심에 일치시킨다.

X선관 영상면 사이 거리(SID)는 약 100 cm로 한다.

X선을 조사하는 동안 호흡을 멈춘다.

3) 영상평가

- 고리뼈와 중쇠뼈가 열려진 입을 통하여 뚜렷하게 나타나야 한다.
- 위치열의 아래가장자리와 머리뼈바닥(두개저, cranial base)부가 겹쳐져서 보여야 한다.
- 적절한 검사조건으로 뼈와 연부조직 모두가 잘 나타나야 한다.
- 치아돌기, 중쇠뼈, 고리뼈 그리고 이들 사이의 관절면이 잘 나타나야 한다.

참고 생식샘 차폐를 위하여 골반부위에 납 고무판을 놓고 젊은 여성인 경우에는 유방차폐를 실시한다.
환자가 입을 크게 벌린 자세에서 아래턱뼈(하악골, mandible)의 움직임이 없어야 한다.
환자는 아래턱쪽으로 혀(tongue)를 붙게 하여 혀 음영이 고리뼈와 중쇠뼈를 가리지 않아야 한다.

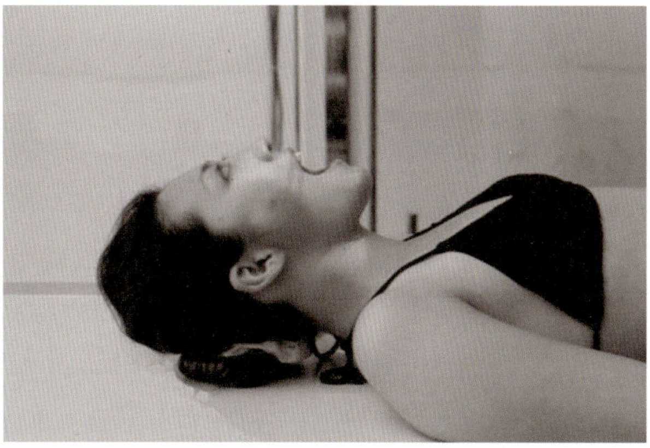

그림 7-4. 고리뼈(환추), 중쇠뼈(축추) 전후방향 검사

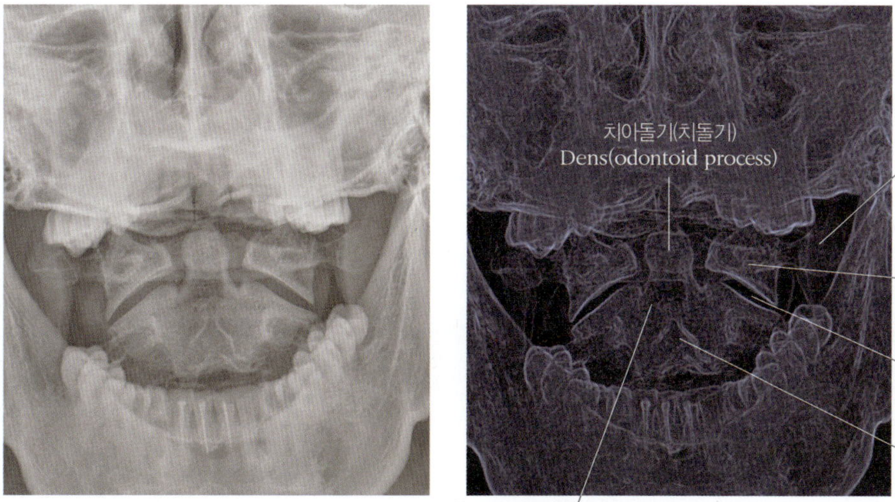

그림 7-5. 고리뼈(환추), 중쇠뼈(축추) 전후방향 검사영상

3 측방향 검사(Lateral Projection)

1) 검사목적

목뼈(경추, cervical spine) 척추뼈몸통(추체, vertebral body), 척추뼈사이공간(추간관절강, intervertebral space), 관절기둥(articular pillars), 가시돌기(극돌기, spinous process) 그리고 목뼈의 돌기사이관절(돌기관절, apophyseal joint)을 관찰할 수 있다.

2) 검사방법

환자는 수직격자장치 앞에 측면자세(lateral position)로 앉거나 선 자세로 하고 검사쪽 어깨를 상수용체(IR)에 밀착시킨다.

수직격자장치나 검사 테이블의 중앙선에 관상면(coronal plane)의 중심을 일치시킨다.

바깥귀길(외이도, EAM)의 위쪽 약 5 cm의 위치에 상수용체(IR) 끝을 맞춘다.

양 어깨는 같은 수평면에 놓이게 조정하고 어깨를 축 늘어뜨리라고 환자에게 말한다. 또는 환자의 양 손에 같은 무게의 모래주머니(sand bags)를 쥐게 하여 고정한다.

가능한 한 양 어깨를 많이 늘어뜨리고 이완시키기 위해서 환자의 협조를 구한다.

아래턱뼈(하악골, mandible)와 목뼈 윗부분이 겹쳐지는 것을 방지하기 위하여 턱을 약간 앞쪽으로 내민다.

검사하는 동안 이 자세를 계속 유지하기 위하여 벽의 한 곳을 계속 바라보게 한다.

환자가 일정한 자세를 계속 유지하기 어렵기 때문에 검사시간을 가능한 짧게 한다.

중심X선은 넷째 목뼈(방패연골의 위가장자리 위치)부위를 향하여 수평으로 상수용체(IR)의 중앙점에 입사한다.

중심X선을 상수용체(IR) 중심에 일치한다.

X선관 영상면 사이 거리(SID)는 약 180 cm로 한다.

어깨를 최대한 늘어뜨리기 위하여 호흡은 깊은 날숨(심호기) 상태에서 멈추고, X선을 입사한다.

3) 영상평가

- 첫째~일곱째 목뼈 전체를 관찰할 수 있어야 한다. 만약 일곱째 목뼈가 보이지 않을 때는 목-등뼈(경 · 흉추)부위(cervicothoracic region)를 보기 위한 Swimmers법을 이용한다.
- 턱을 들어 턱뼈가지(하악지, ramus of mandible)가 목뼈 윗부분(첫째~둘째 목뼈)과 겹쳐지지 않도록 한다.
- 영상에 양쪽 턱뼈가지가 똑같이 겹쳐져야 한다.
- 검사조건은 뼈와 연부조직을 잘 볼 수 있을 정도로 적정해야 한다.

> **참고** 생식샘 차폐를 위하여 허리부위에 납 고무판을 놓는다. 목뼈 측방향 검사에서는 피사체-영상면 사이 거리(OID)가 멀기 때문에 영상의 확대 방지 및 선명한 사진상을 얻기 위해서 X선관 영상면 사이 거리(SID)를 약 180 cm로 한다.

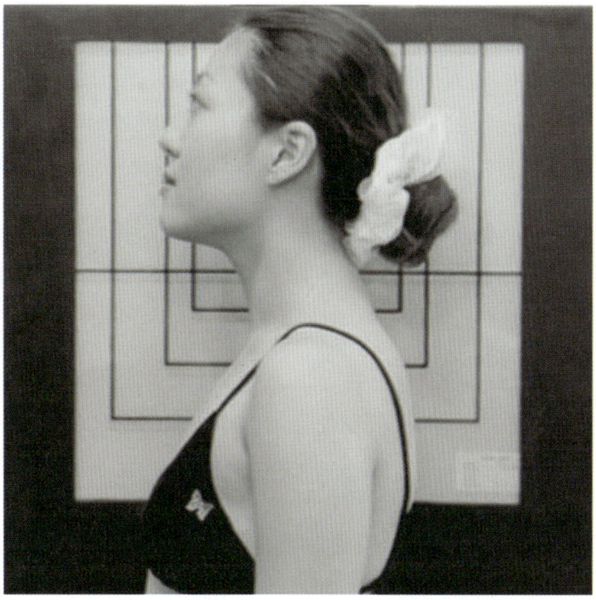

그림 7-6. 선 자세, 목뼈(경추) 측방향 검사

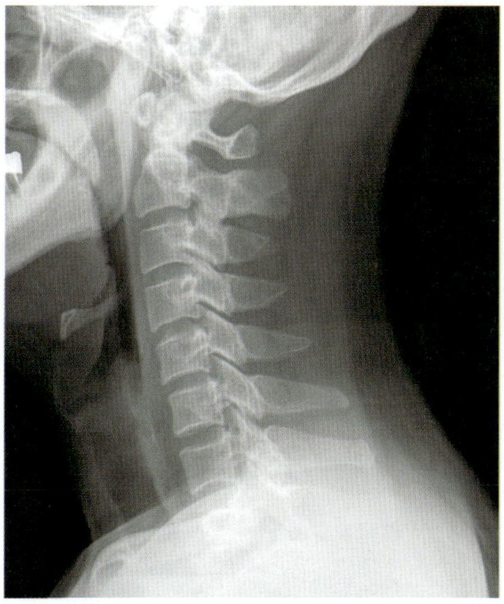

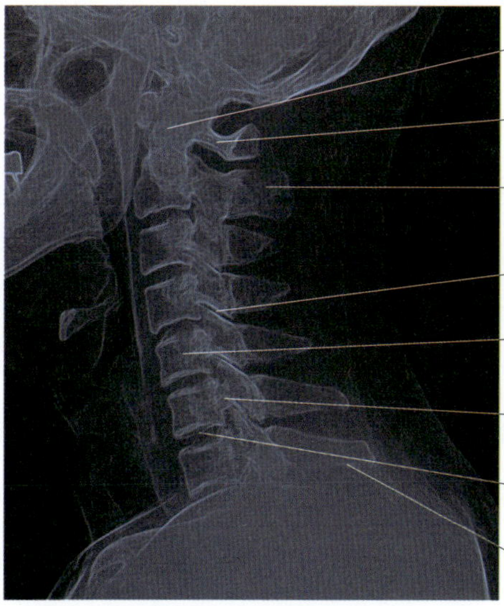

그림 7-7. 선 자세, 목뼈(경추) 측방향 검사영상

4 사방향 검사(Oblique Projection)

1) 검사목적

후 · 전 사방향 검사: 상수용체(IR)면에 가까운 쪽의 척추뼈고리뿌리(추궁근, pedicle)와 척추사이구멍(추간공, intervertebral foramen)을 볼 수 있다.

전 · 후 사방향 검사: 상수용체(IR)에서 먼쪽의 척추뼈고리뿌리와 척추사이구멍을 볼 수 있다.

2) 검사방법

환자가 자세를 쉽고 편안하게 조정하기 위하여 선 자세(standing position)나 앉은 자세(sitting position)로 한다. 또한 환자의 상태에 따라서 누운 자세로 할 수 있다.

검사 테이블 중앙에 목뼈가 오도록 조정한 후 바깥귀길(외이도, EAM)의 위쪽 약 5 cm인 곳에 상수용체(IR) 끝을 맞춘다.

양 팔은 몸의 옆면에 자연스럽게 붙인다. 만약 누운 자세일 때 팔은 이 자세를 유지하는데 필요한 자세로 한다.

환자의 몸과 머리를 45° 회전시킨다(45° 각도기를 사용하여 몸의 회전을 확인한다).

환자의 턱을 약간 내밀어 턱뼈가지(하악지, mandibular amus)와 척추사이구멍이 겹쳐지지 않도록 한다.

후 · 전 사방향 검사: 넷째 목뼈(방패연골의 위가장자리 위치)를 향하여 발쪽으로 15~20°로 중심X선을 입사한다.

전 · 후 사방향 검사: 넷째 목뼈를 향하여 머리쪽으로 15~20°로 중심X선을 입사한다.

중심X선은 상수용체(IR) 중심과 일치시킨 후 X선관 영상면 사이 거리(SID)는 약 100 cm로 하여 X선을 조사하는 동안 호흡을 멈춘다.

3) 영상평가

- 첫째~일곱째 목뼈를 통해서 척추사이구멍과 척추원반공간(추간원판강, intervertebral disk space)이 분리된 상태로 관찰되어야 한다.
- 턱뼈가지와 목뼈 윗부분(첫째~둘째 목뼈)이 겹쳐지지 않도록 하고, 머리뼈바닥(두개저, cranial base)부와 첫째 목뼈가 겹쳐지지 않아야 한다.
- 목뼈의 척추뼈고리 뿌리도 볼 수 있어야 한다.
- 검사조건은 뼈와 연부조직을 잘 볼 수 있을 정도로 적정해야 한다.

참고 생식샘 차폐를 위하여 허리부위에 납 고무판을 놓는다. 목뼈가 곧게 펴지도록 환자의 머리를 바른 측면 자세에서 돌리고, 턱뼈가지와 척추사이구멍이 겹쳐지지 않도록 한다.

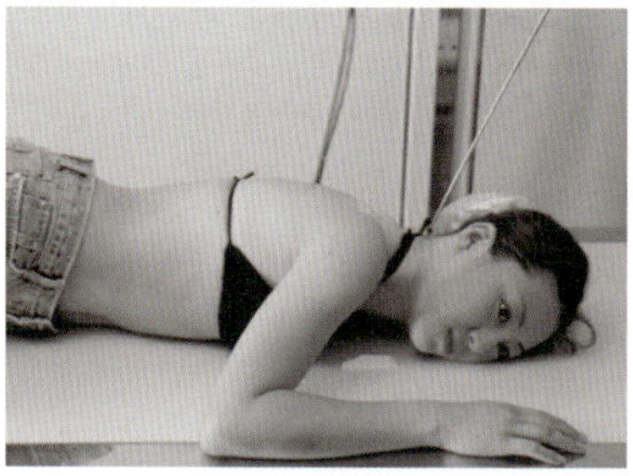

그림 7-8. 목뼈(경추) 후전 사방향 검사(LAO 자세)

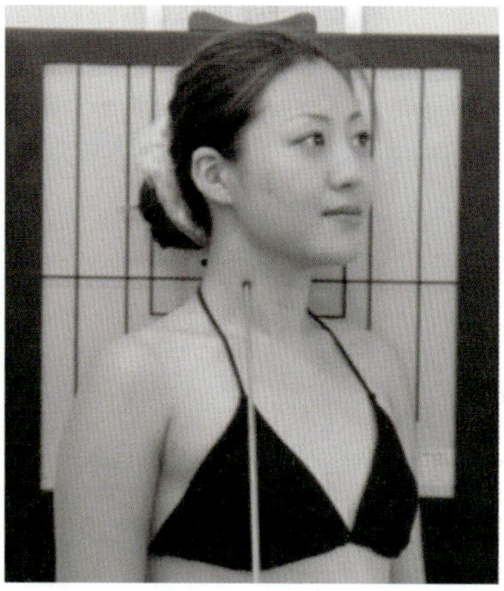

그림 7-9. 선 자세, 목뼈(경추) 전후 사방향 검사(LPO 자세)

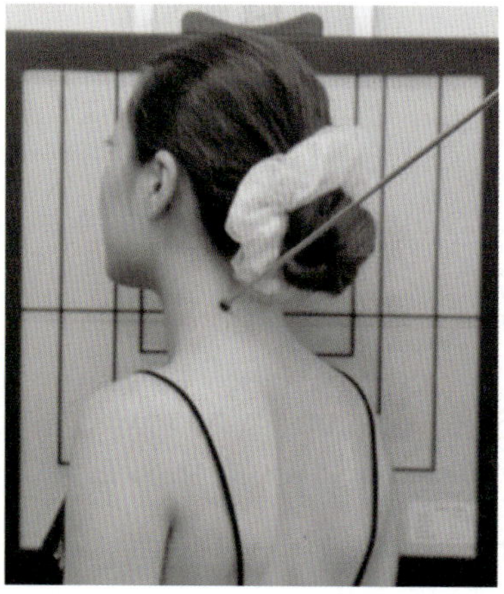

그림 7-10. 선 자세, 목뼈(경추) 후전 사방향 검사(RAO 자세)

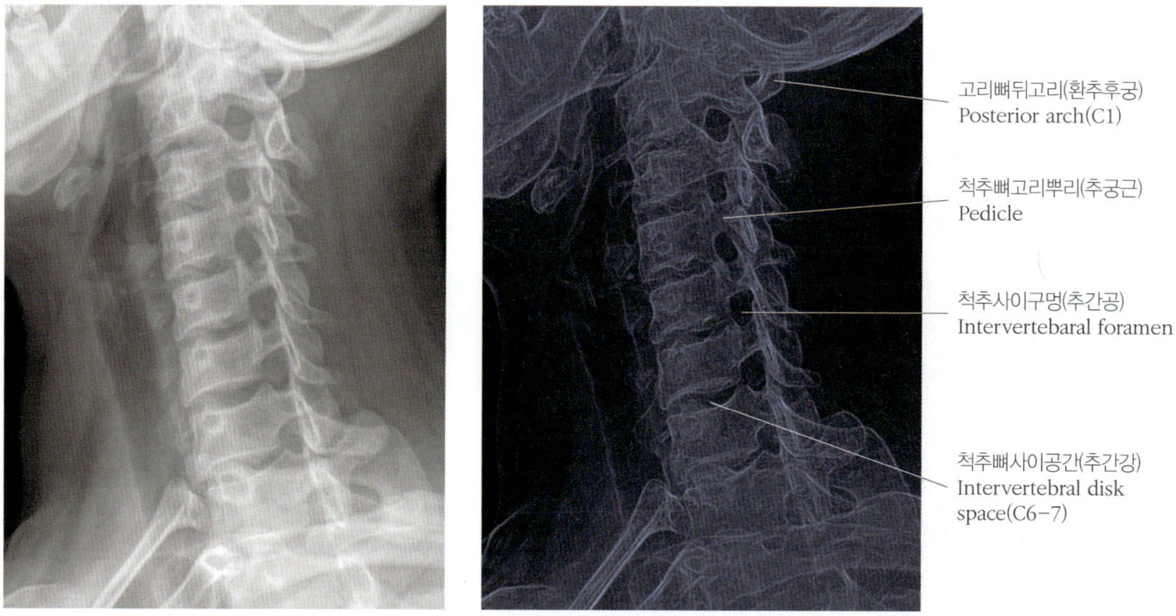

그림 7-11. 목뼈(경추) 사방향 검사영상

⑤ 측면 앞 굴곡(전굴) · 뒤 굴곡(후굴)위 (Lateral Hyperflexion, Hyperextension)

1) 검사목적

목뼈(경추, cervical spine)의 신체적 기능을 알아보기 위한 측방향 검사로 목뼈의 정상적인 앞 · 뒤 운동이나 운동의 이상유무를 파악하기 위한 검사법이다.

[주의사항]
목뼈의 골절이나 외상이 있는 환자는 이 검사법을 실시해서는 안 된다.

2) 검사방법

목뼈의 측방향 검사와 마찬가지로 환자는 측면자세(lateral position)로 앉거나 서게하고 양 팔은 몸의 양쪽을 따라서 길게 놓는다.

검사 테이블의 중앙선에 목뼈의 관상면 중심이 일치하도록 하고, 골반, 어깨 및 머리가 회전 없이 바른 측면자세로 되어야 한다.

상수용체(IR) 위끝이 바깥귀길(외이도, EAM) 위쪽으로 약 5 cm가 되도록 높이를 조절한다.

가능한 한 양 어깨를 많이 늘어뜨린다(양손에 같은 무게의 모래주머니를 쥐게 한다).

앞 굴곡(전굴)위 검사: 환자가 견딜 수 있는 한 턱이 가슴에 밀착될 때까지 머리를 앞으로 숙인다(전체 목뼈가 상수용체(IR)에 포함되도록 양쪽 어깨가 너무 앞쪽으로 나와서는 안 된다).

뒤 굴곡(후굴)위 검사: 환자의 턱을 높이 내밀고, 머리는 가능한 한 뒤쪽으로 젖힌다(전체 목뼈가 상수용체(IR)에 포함되도록 양쪽 어깨가 너무 뒤쪽으로 가서는 안 된다).

중심X선은 넷째~다섯째 목뼈 부위를 통하여 수평으로 상수용체(IR)의 중앙점에 입사한다.

X선관 영상면 사이 거리(SID)는 약 180 cm로 하며, 호흡은 깊은 날숨(심호기) 상태에서 멈추고 X선을 입사한다.

3) 영상평가

- 첫째~일곱째 목뼈까지 영상에 모두 나타나야 한다.
- 영상에 양쪽 턱뼈가지(하악지, mandibular ramus)가 겹쳐져야 한다.
- 검사조건은 뼈와 연부조직을 잘 볼 수 있을 정도로 적정해야 한다.
- **앞 굴곡(전굴)위 검사영상**: 가시돌기(극돌기, spinous process)가 분리되어 잘 보인다.
- **뒤 굴곡(후굴)위 검사영상**: 가시돌기가 서로 밀착되어 보인다.

참고 생식샘 차폐를 위하여 허리부위에 납 고무판을 놓는다. 검사하는 동안 환자가 불안하므로 필요 이상 오랫동안 이 자세를 유지하게 해서는 안 된다.

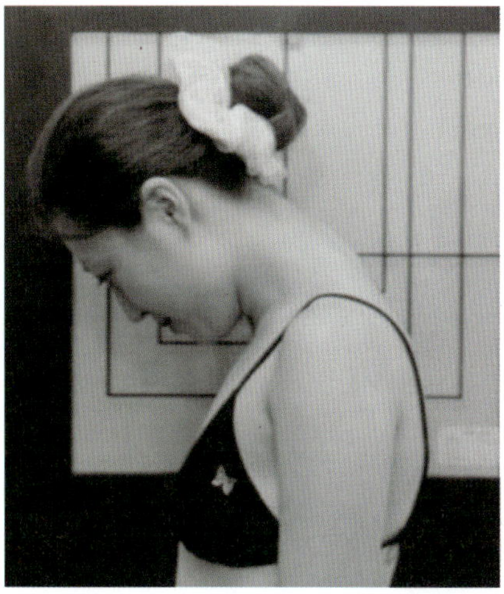

그림 7-12. 목뼈(경추) 앞 굴곡(전굴) 측방향 검사

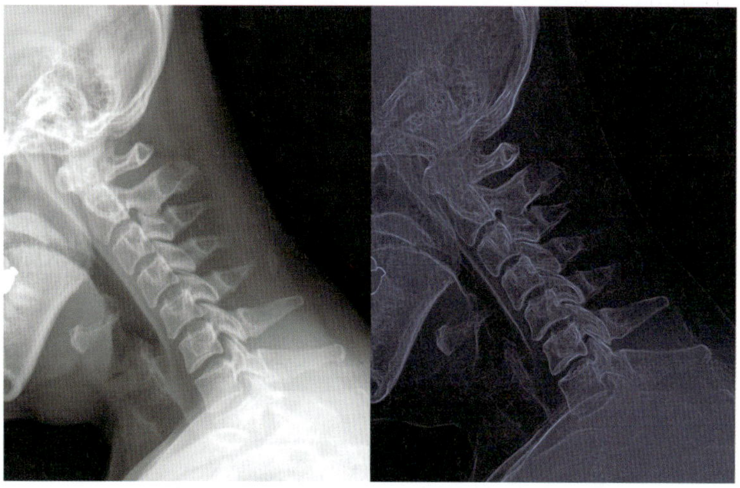

그림 7-13. 목뼈(경추) 앞 굴곡(전굴) 측방향 검사영상

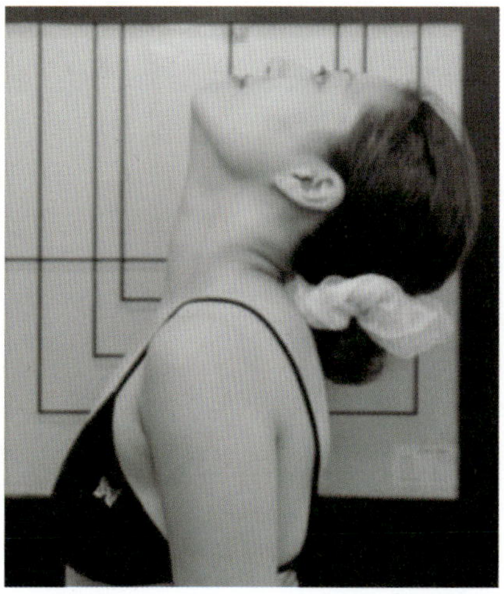

그림 7-14. 목뼈(경추) 뒤 굴곡(후굴) 측방향 검사

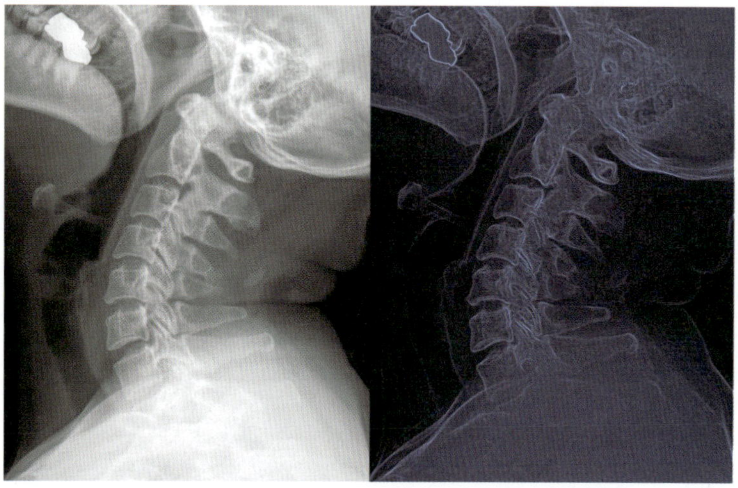

그림 7-15. 목뼈(경추) 뒤 굴곡(후굴) 측방향 검사영상

6 경추 외상환자검사(Cervical spine, Trauma series)

A. 측방향, 수평 검사(Lateral, Horizontal beam Projection)

[주의사항]
머리나 목부위에 부상이 심할 때 환자는 누운상태에서 머리와 목을 움직이지 않고, X선관을 움직여 목뼈를 수평 측방향으로 검사한다. 또한 목뼈에 보호대가 있을 때는 이것을 함부로 제거해서는 안 된다.
이 검사법은 목뼈나 머리뼈에 심한 부상이 있을 때 환자의 머리나 목을 움직이기 전에 담당의사의 협조를 구해야 한다.

1) 검사목적

목뼈(경추, cervical spine) 척추뼈몸통(추체, vertebral body), 척추뼈사이공간(추간관절강, intervertebral space), 관절기둥(articular pillars), 가시돌기(극돌기, spinous process) 및 목뼈의 관절 등을 관찰할 수 있다.

2) 검사방법

침대에 바로 누운 자세(supinc position)로 하며, 머리나 목을 움직이지 않도록 한다.

수직격자장치 앞에 들것을 놓거나 또는 상수용체(IR)를 어깨에 근접시켜 수직으로 세워서 받친다.

상수용체(IR) 위끝을 바깥속길(외이도, EAM)에서 위쪽으로 약 5 cm인 곳에 맞춘 후, 양 어깨는 밑으로 충분히 처지게 한다.

중심X선은 넷째 목뼈(방패연골의 위가장자리 위치)를 향하여 수평으로 상수용체(IR)의 중심에 입사한다.

X선관 영상면 사이 거리(SID)는 약 180 cm로 한다.

호흡은 깊은 날숨(심호기) 상태에서 멈춘 다음 X선을 입사한다.

3) 영상평가

- 첫째~일곱째 목뼈 모두가 관찰되어야 한다.
- 검사조건은 뼈와 연부조직을 잘 볼 수 있도록 적정해야 된다.

참고 이동형 또는 고정형 격자를 사용하고, 경우에 따라서는 격자를 사용하지 않을 수도 있다.
생식샘 차폐를 위하여 골반부위에 납 고무판을 놓는다.
일곱째 목뼈를 잘 보려면 어깨를 충분히 낮게 해야 한다.
환자의 양손에 긴 끈을 묶어 잡아당기면 어깨를 처지게 할 수 있다. 이때 담당 의사의 협조를 구한다.
X선 조사중 호흡을 깊은 날숨 상태로 어깨를 낮출 수 있다.
X선관 영상면 사이 거리(SID)를 180 cm로 하는 것은 피사체의 확대방지와 선명한 영상을 얻기 위한 것이다.
목뼈의 보호대는 담당의사의 협조없이 함부로 제거해서는 안 된다.
이 검사에서는 피사체-영상면 사이 거리(OID)가 증가하기 때문에 격자를 사용할 필요가 없다. 이것은 거리의 증가로 인해 Air gap이 생기므로 필름에 도달하는 산란선량이 감소하기 때문이다.

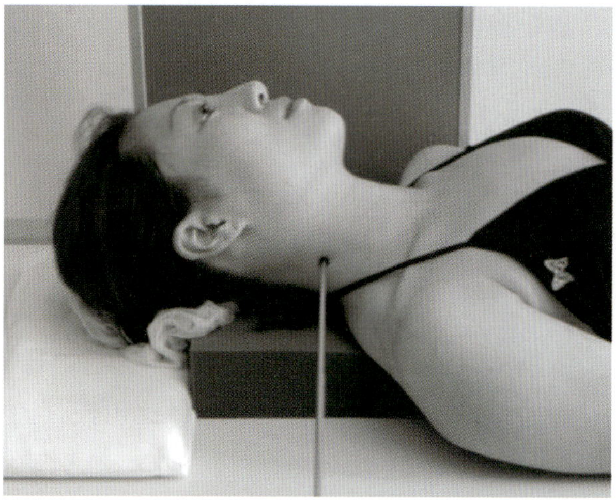

그림 7-16. 목뼈(경추) 수평방향 검사

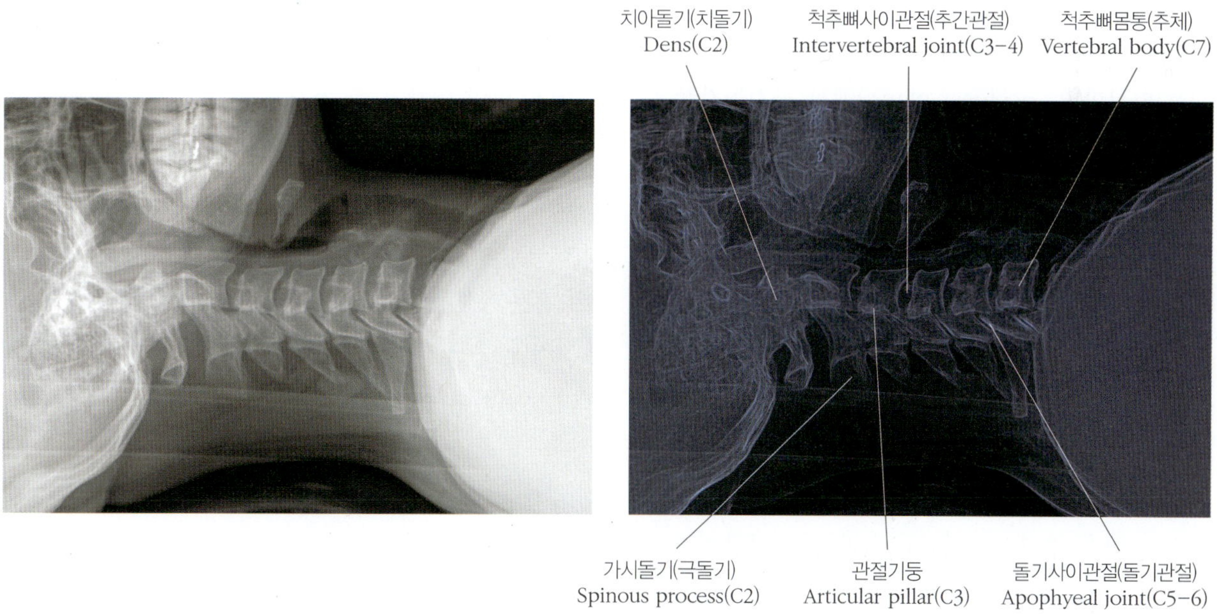

그림 7-17. 목뼈(경추) 수평방향 검사영상

B. 전후방향, 사방향, Swimmer's 측방향 검사

[주의사항]
목뼈의 심한 부상 환자 검사는 환자의 머리나 목을 움직이거나 목뼈의 보호대를 제거하기 전에 실시한다.
이때 X선관을 움직여 목뼈를 수평 측방향으로 검사한다.

1) 검사목적

목뼈의 골절이 있거나 병리학적 손상이 있는 환자에 대하여 전후방향, 사방향 그리고 측방향 검사영상에서 목뼈를 관찰할 수 있다.

2) 검사방법

검사 테이블이나 침대에 바로 누운 자세(supine position)로 하고 팔은 몸의 양쪽을 따라서 길게 놓는다.

• 전후방향 검사(AP Projection)

몸의 정중면이 상수용체(IR)의 중심X선에 일치하도록 조정한 후, 바깥귀길(외이도, EAM) 위쪽으로 약 2~3 cm 되는 곳에 상수용체(IR) 끝을 맞춘다.
씹는면(교합면, occlusal plane)에서 꼭지돌기끝(유양돌기첨, mastoid tip)부를 연결하는 선이 상수용체(IR)면에 수직이 되도록 머리를 조정하고 머리와 몸이 회전되지 않도록 한다.
다섯째 목뼈(방패연골의 아래가장자리 위치)를 향하여 중심X선을 머리쪽으로 15~20° 경사지게 입사한다.
X선관 영상면 사이 거리(SID)는 약 100 cm로 한다.

• 사방향 검사(Oblique Projection)

좌 · 우 양쪽 후사위(posterior oblique)방향으로 검사하며, 격자의 cut-off현상을 방지하기 위하여 상수용체(IR)를 가로로 놓는다. 중심X선은 45°로 상수용체(IR) 중심을 향하여 입사한다.
목뼈와 아래턱뼈가 겹치는 것을 방지하기 위하여 턱을 들고, 중심X선은 넷째 목뼈(방패연골의 위가장자리 위치)를 향하게 안쪽으로 45°, 머리쪽으로 15~20° 경사지게 입사한다.
X선관 영상면 사이 거리(SID)는 약 100 cm로 한다.

• Swimmer's 측방향 검사(Swimmer's Lateral Projection)

상수용체(IR)는 세로로 하고, 수직격자장치 앞에 들것을 놓거나 또는 상수용체(IR)를 어깨에 붙이고 수직으로 세워서 지지한다.
중심X선은 일곱째 목뼈~첫째 등뼈(목아래패임 위쪽으로 3~4 cm)를 향하여 상수용체(IR) 중심으로 입사한다.
양쪽 어깨 밑을 받쳐 척추의 뒷부분을 상수용체(IR)에 포함시킨다.
환자가 할 수 있다면 상수용체(IR)에 가까운 팔은 머리위로 올리고, 양쪽 위팔뼈머리(상완골두, humeral head)를 분리하기 위해서 검사 반대쪽 어깨는 아래로 축 늘어뜨린다.
중심X선은 수평으로 상수용체(IR)의 중앙점에 입사한다. 만약 어깨가 축 처지지 않으면 양측 어깨를 분리시키기 위하여 중심X선을 발쪽으로 5° 경사지게 입사한다.
X선관 영상면 사이 거리(SID)는 약 180 cm로 하고, 호흡은 X선을 조사하는 동안 멈춘다.
그러나 수평 측방향 검사에서는 양쪽 어깨를 늘어뜨리기 위하여 깊은 날숨(심호기) 후 멈춘다.

3) 영상평가

- 첫째 목뼈에서 일곱째 목뼈까지 모두 영상에 포함되어야 한다.
- 검사조건은 뼈와 연부조직을 잘 볼 수 있도록 적정해야 한다.

참고 측방향 검사인 경우 세로로 하고, 사방향 검사인 경우 가로로 하고, 이동형 또는 고정형 격자를 사용한다.
생식샘 차폐를 위하여 골반부위에 납 고무판을 놓는다.
환자의 머리나 목이 고정된 상태에서 상수용체(IR)를 가볍게 밀어 넣는다.
수평 측방향 검사법은 환자의 목 또는 머리부위에 외상이나 척추에 손상이 있을 경우에만 이용한다.
목뼈 외상환자 검사법은 중심X선의 각도를 정확히 맞추어야 하고, 격자의 cut-off 현상을 방지하기 위하여 격자비 등을 고려하여야 한다.

02 목·등뼈부(경·흉추부)

Cervicothoracic region

① Swimmer's 측방향 검사(Lateral Projection); Twining Method

1) 검사목적

양 어깨의 음영 사이를 통하여 목뼈(경추, cervical spine) 아랫부분과 등뼈(흉추, thoracic spine) 윗부분의 척추뼈몸통(추체, vertebral body)(C3~T3), 척추뼈사이공간(추간강, intervertebral space) 그리고 척추의 돌기사이관절(돌기관절, apophyseal joint)을 관찰할 수 있다.

2) 검사방법

환자는 측면 자세로 수직격자장치 앞에 선 자세(standing position) 또는 앉은 자세(sitting position)로 한다. 또한 환자의 상태에 따라서 누운 자세(supine position)를 할 수 있다.

수직격자장치나 검사 테이블의 중앙선에 관상면(coronal plane)의 중심을 일치시킨다.

상수용체(IR)에 근접된 팔과 어깨는 약간 앞쪽 또는 뒤쪽으로 하여 위로 들어올리고, 팔꿉(elbow)을 구부려서 머리위에 손이나 아래팔(전완부, forearm)을 놓는다.

상수용체(IR)에서 멀리 있는 팔과 어깨는 검사쪽과 반대방향으로 약간 앞쪽 또는 뒤쪽으로 하여 밑으로 내리게 한다(이것은 척추로부터 위팔뼈머리를 분리시키기 위한 것이다).

흉곽(thorax)과 머리는 가능한 한 바른 측면자세가 되도록 한다.

상수용체(IR)의 중심에는 첫째 등뼈를 놓는다. 이것은 몸의 앞면에서 목아래패임(흉골상절흔, jugular notch) 위쪽으로 약 4 cm, 뒤쪽에서는 융추돌기의 높이에 있다.

X선관 영상면 사이 거리(SID)는 약 100 cm로 한다.

조사야를 줄이면 사진상의 대조도가 개선되며, 검사부위의 해부학적 구조를 보다 더 잘 볼 수 있다.

호흡은 깊은 날숨(심호기) 상태에서 멈추고 X선을 입사한다.

3) 영상평가

- 척추 자체가 회전되어서는 안되며, 넷째 목뼈에서 셋째 등뼈까지 부위가 영상에 나타나야 한다.
- 위팔뼈머리(상완골두, humeral head)는 양 어깨에서 분리되어야 하고, 양 어깨가 서로 겹쳐지지 말아야 한다.
- 검사조건은 어깨를 투과할 정도로 적정해야 하다.

참고 생식샘 차폐를 위하여 허리부위에 납 고무판을 놓는다. 환자의 어깨가 잘 쳐지지 않는 경우에는 양쪽 어깨를 분리시키기 위하여 중심X선은 발쪽을 향해 5° 입사한다.

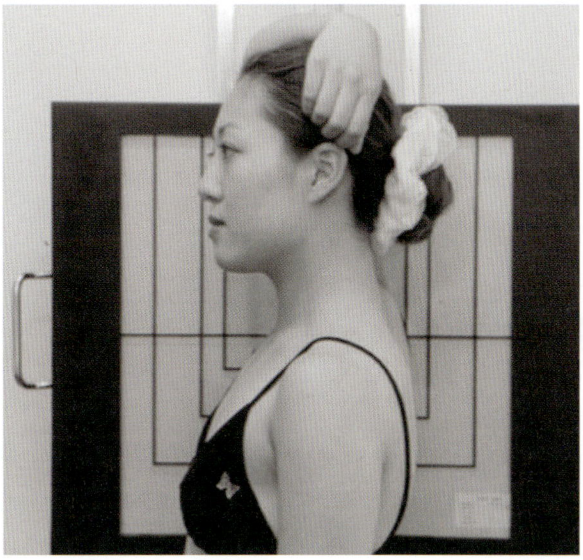

그림 7-18. 목 · 등뼈부(경 · 흉추부) 측방향 검사: Swimmer's position

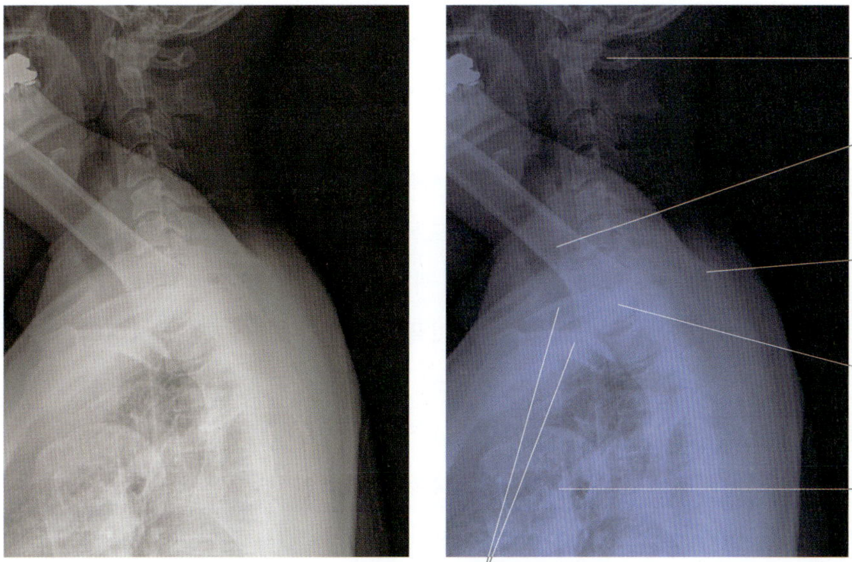

그림 7-19. 목 · 등뼈부(경 · 흉추부) 측방향 검사영상: Swimmer's position

03 등뼈(흉추) Thoracic spine

1 전후방향 검사(AP Projection)

1) 검사목적

등뼈(흉추, thoracic spine) 척추뼈몸통(추체, vertebral body), 척추뼈사이공간(추간강, intervertebral space), 척추뼈고리뿌리(추궁근, pedicles) 사이의 거리, 가시돌기(극돌기, spinous process)와 가로돌기(횡돌기, transverse process), 갈비뼈(늑골, rib)의 뒤쪽과 갈비척추뼈관절(늑골 · 척추관절, costovertebral joint)을 관찰할 수 있다.

2) 검사방법

환자는 검사 테이블 위에 바로 누운 자세(supine position)로 하고, X선관의 양극(anode) 쪽에 머리가 놓이도록 환자의 자세를 조정한다. 이것은 등뼈 전체(첫째~열둘째 등뼈)의 영상을 균일한 농도로 얻기 위하여 X선관 강도분포(heel effect)를 이용하기 위한 것이며, 쐐기형 여과판(wedge filter)을 사용할 수도 있다. 환자의 팔은 몸의 양쪽을 따라 길게 놓고, 검사 테이블 위에 머리는 직접 놓거나 등뼈의 뒤 굴곡(후굴)(extension)을 감소시키기 위하여 얇은 베개를 받쳐 놓는다. 검사 테이블의 중앙선에 몸의 정중면(midsagittal plane)을 일치시킨다.

양 어깨는 같은 수평면에 놓는다.

흉추의 만곡(curvature)을 감소시키기 위하여 엉덩이와 무릎을 구부려서 검사 테이블 면에 등을 충분히 밀착시킨 후, 골반과 흉곽(thorax)이 회전되지 않도록 한다.

중심X선은 상수용체(IR) 중앙점에 수직으로 입사하며, 상수용체(IR) 중앙에 일곱째 등뼈를 놓는다. 이것은 목아래패임(흉골상절흔, jugular notch) 아래 8~10 cm, 또는 복장뼈각(흉골각, sternal angle) 아래 5 cm 위치이다.

어깨의 높이는 상수용체(IR) 위끝에서 약 2.5 cm 정도 아래에 놓고 중심X선은 상수용체(IR) 중앙으로 입사한다.

X선관 영상면 사이 거리(SID)는 약 100 cm로 한다. 조사야는 상수용체(IR)에 약 10~12 cm 정도 폭이 되도록 양 옆면으로 조절하고, 상수용체(IR)의 위 · 아래도 적절하게 조사야를 줄인다. 이것은 환자의 피폭선량을 감소시킬 뿐만 아니라 사진 대조도(contrast)를 개선하고, 검사부위의 해부학적 구조를 보다 더 잘 볼 수 있다.

호흡은 깊은 날숨(심호기) 후에 멈춘 상태에서 X선을 입사한다.

3) 영상평가

- 일곱째 목뼈에서 첫째 허리뼈(요추, lumbar spine)까지의 척주(spinal column)가 상수용체(IR)의 중앙에 모두 나타나야 한다.

- 조사야는 여성의 유방음영 안쪽으로 제한되어야 한다.
- 복장빗장관절(흉쇄관절, S-C joint)은 회전 없이 척추와 같은 위치에 대칭으로 나타나야 한다.
- 척추뼈몸통을 첫째 등뼈에서 열둘째 등뼈까지 직선으로 놓여야 한다.
- 가시돌기는 환자의 정중선에 나타나야 한다.
- 등뼈의 윗부분과 아랫부분의 사진농도가 균일하도록 쐐기형 여과판을 사용하거나 검사조건을 알맞게 조정해야 한다.

참고 균일한 사진농도를 얻기 위하여 쐐기형 보상여과판(wedge compensation filter)을 사용하고, 머리쪽에 여과판의 두꺼운 부분을 놓는다. 생식샘(gonads) 차폐를 위하여 골반부에 납 고무판을 놓고, 유방은 검사부위에 지장이 없다면 젊은 여성인 경우 차폐를 한다.

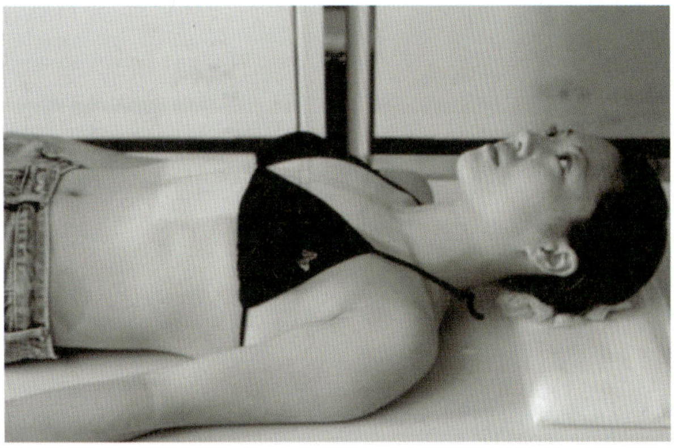

그림 7-20. 등뼈(흉추) 전후방향 검사

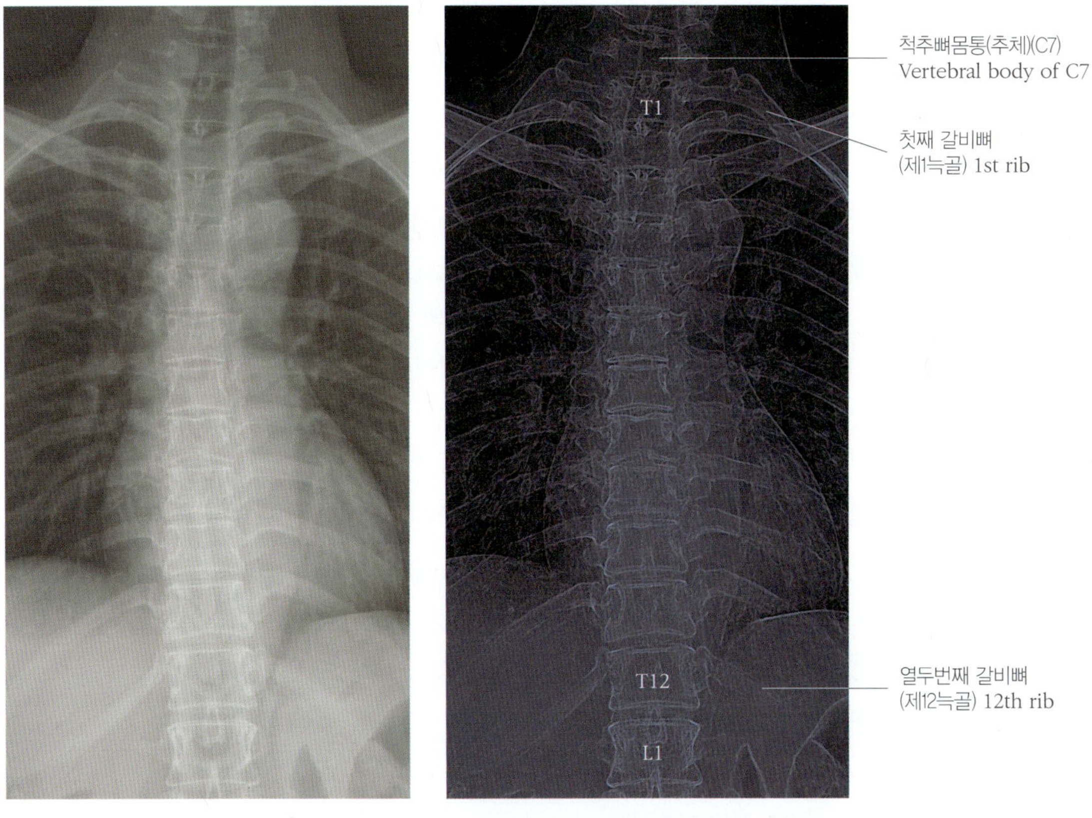

그림 7-21. 등뼈(흉추) 전후방향 검사영상

2 측방향 검사(Lateral Projection)

1) 검사목적

등뼈(흉추, thoracic spine) 척추뼈몸통(추체, vertebral body), 척추뼈사이공간(추간강, intervertebral space)과 척추뼈사이구멍(추간공, intervertebral foramen) 및 가시돌기(극돌기, spinous process) 아래끝을 볼 수 있다. 등뼈의 윗부분 2~3개의 척추뼈는 양 어깨 음영과 겹쳐지므로 이 검사영상에서는 보이지 않는다.

만약 등뼈의 윗부분 척추뼈를 잘 보기 위해서는 Swimmer's 측방향 검사를 실시한다.

2) 검사방법

환자는 왼쪽을 아래로 옆으로 누운 자세(left lateral recumbent position)로 하고 머리밑에 베개를 받친다. 만약 환자의 상태에 따라서 선 자세(erect position)로 할 수 있다.

검사 테이블의 중앙선에 몸의 관상면(coronal plane) 중앙을 일치시킨다.

머리밑에 베개를 받쳐, 척추(spine)의 장축과 머리의 정중면이 일치하도록 한다.

전체 척추의 장축이 검사면과 평행하도록 허리(waist) 밑에 방사선 투과성인 고정용구를 놓아 자세를 지지한다.

양쪽 엉덩관절(대퇴관절, hip joint)과 무릎을 구부려서 편안한 자세로 하고 무릎사이를 고정용구로 지지 한다.

중심X선은 상수용체(IR)의 중앙점에 수직으로 입사한다.

상수용체(IR)의 중앙에 일곱째 등뼈를 놓는다. 이것은 목아래패임(흉골상절흔, jugular notch) 아래 8~10 cm, 또는 융추돌기 아래 18~21 cm 위치이다.

어깨의 높이는 상수용체(IR) 위끝에서 약 2.5 cm 정도 아래에 놓고 중심X선은 상수용체(IR) 중심으로 입사한다.

X선관 영상면 사이 거리(SID)는 약 100 cm로 한다.

조사야는 IR에 약 13~15 cm 정도의 폭이 되도록 조절하고, 상수용체(IR)의 위 · 아래도 적절하게 조사야를 줄인다.

이것은 환자의 피폭선량을 감소시킬 뿐만 아니라 영상 대조도를 개선하고, 검사부위의 해부학적 구조를 보다 더 잘 볼 수 있게 한다.

호흡은 깊은 날숨(심호기) 상태에서 멈추고 X선을 입사한다.

3) 영상평가

- 일곱째 목뼈(경추, cervical spine)에서 첫째 허리뼈(요추, lumbar spine)까지 척추가 상수용체(IR)의 중앙선에 모두 나타나야 한다.
- 등뼈의 윗부분은 양 어깨와 중복되므로 사진농도가 낮게 나타난다.
- 척추뼈몸통사이의 추간원판(intervertebral disk)이 분리되어 나타나야 한다.
- 척추뼈몸통은 회전하지 않은 옆면 모양으로 나타내기 위하여 갈비뼈(늑골, rib)는 뒤쪽에서 겹쳐져야 한다.
- 등뼈의 윗부분을 잘 보기 의하여 적절한 검사조건을 선택한다.
- 척추는 폐와 갈비뼈 음영을 통하여 선명하게 보여야 한다.
- 등뼈에 중복되는 허파혈관(폐혈관, pulmonary vessels)과 갈비뼈 음영을 불선명하게 하거나 분산시키기 위하여 호흡을 하는 동안 X선을 입사한다.

참고 호흡을 하면서 검사하는 경우는 낮은 관전류를 사용하고 조사시간을 3~4초 정도로 장기간 입사한다.
상수용체(IR)에 도달하는 산란선을 감소시키기 위하여 환자의 등 뒤 검사 테이블에 납판을 놓는다.
생식샘 차폐를 위하여 골반부위에 납 고무판을 놓고, 유방차폐는 검사부위에 지장이 없다면 젊은 여성에 실시할 수 있다.
전체 척추의 장축이 검사면과 평행하지 않을 경우에는 중심X선을 머리쪽으로 5~10° 정도 경사지게 한다.

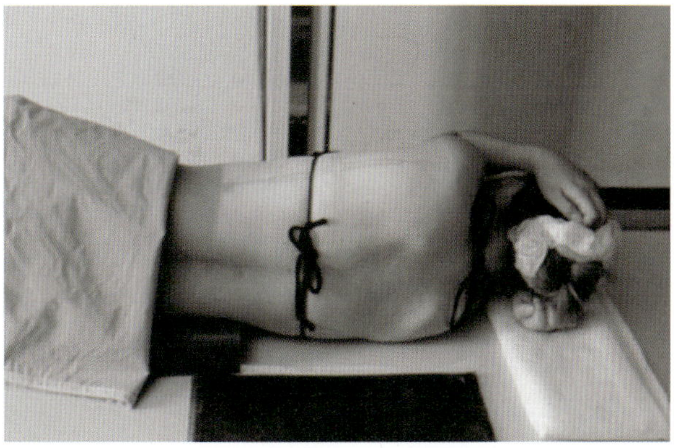

그림 7-22. 등뼈(흉추) 측방향 검사

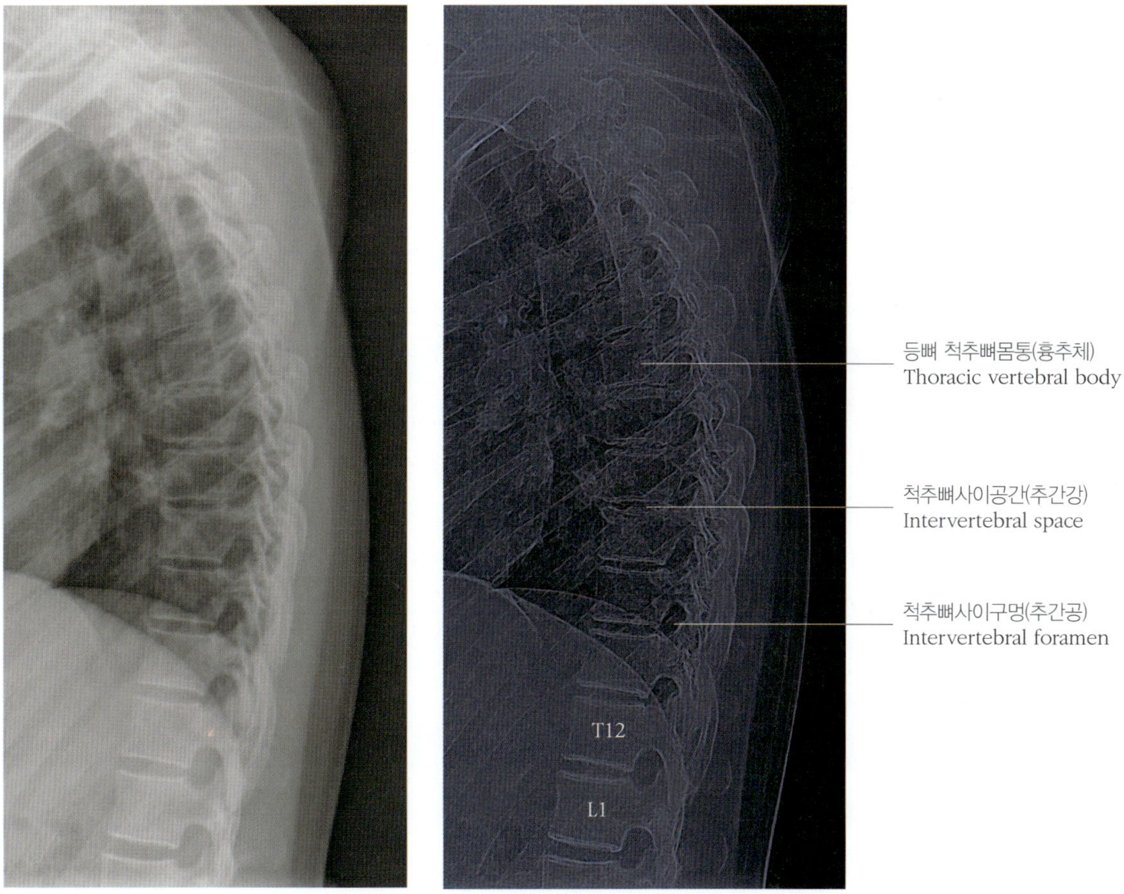

그림 7-23. 등뼈(흉추) 측방향 검사영상

③ 사방향 검사(Oblique Projection)

1) 검사목적

등뼈(흉추, thoracic spine)의 사방향 검사영상에서는 돌기사이관절(돌기관절, apophyseal joint)을 잘 볼 수 있다.

RPO, LPO 자세에서는 상수용체(IR)에서 먼 위쪽 관절이 잘 나타나고, RAO, LAO 자세에서는 상수용체(IR)에 가까운 아래쪽 관절을 관찰할 수 있다.

2) 검사방법

측면 누운 자세(lateral recumbent)로 하고, 머리 밑에 베개를 받친다.

검사 테이블 중앙선에 중간겨드랑면(midaxillary plane)을 일치시킨다.

바른 측면 자세(true lateral position)으로부터 몸을 20° 회전시켜 관상면이 검사 테이블면에 대하여 70°가 되게 한다.

척추를 검사 테이블 면과 평행되게 하고 척추의 중심을 검사 테이블의 중앙선에 맞춘다.

양쪽 엉덩이와 무릎을 구부리고, 양 팔은 편안한 자세로 한다.

- LPO, RPO 자세에서는 검사 테이블면에 가까운 팔은 몸의 장축과 직각으로 하여 위쪽으로 올린다. 그리고 반대쪽 팔은 뒤쪽으로 뻗어 아래로 내린다.
- LAO, RAO 자세에서는 검사 테이블면에 가까운 팔은 뒤쪽으로 뻗어 아래로 내린다. 그리고 반대쪽 팔은 몸의 장축과 직각으로 하여 위쪽으로 올린다.

중심X선은 상수용체(IR)의 중앙점에 수직으로 입사한다. 상수용체(IR) 중앙점에 일곱째 등뼈를 놓고, 이것은 목아래패임(흉골상절흔, jugular notch) 아래 8~10 cm, 또는 복장뼈각(흉골각, sternal angle) 아래 5 cm 위치이다.

어깨의 높이는 상수용체(IR) 위끝에서 약 2.5 cm 정도 아래에 놓고 중심X선은 상수용체(IR) 중심으로 입사한다.

X선관 영상면 사이 거리(SID)는 약 100 cm로 한다.

호흡은 충분히 날숨(호기)한 다음 멈추고 X선을 입사한다.

3) 영상평가

- 열두 개의 모든 등뼈가 상수용체(IR)의 중앙선에 나타나야 한다.
- 돌기사이관절이 잘 보여야 한다. 즉 후전 사방향 검사에서는 상수용체(IR)에 가까운 쪽의 돌기사이 관절이 잘 나타나야 한다.
- 적절한 검사조건으로 열두 개의 모든 등뼈가 잘 보이도록 노출 관용도를 넓혀야 한다.

> **참고** 생식샘 차폐를 위하여 골반부위에 납 고무판을 놓는다. 환자의 흉곽은 사방향 자세를 위하여 거의 측면이 되어야 한다. 환자의 몸을 정확하게 회전하기 위하여 angle block을 사용한다.
> 환자는 뒤쪽 또는 앞쪽으로 회전하여 사방향 자세로 한다.

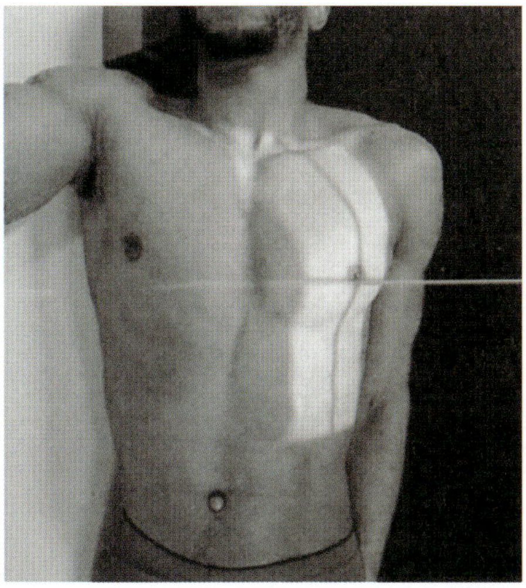

그림 7-24. 등뼈(흉추) 사방향 검사(RPO 자세)

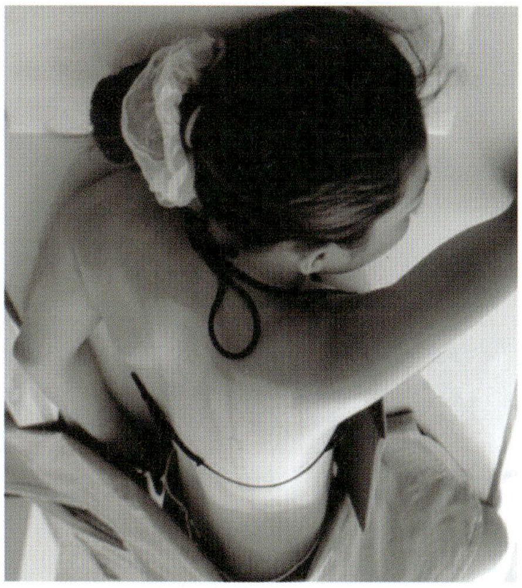

그림 7-25. 등뼈(흉추) 사방향 검사(LAO 자세)

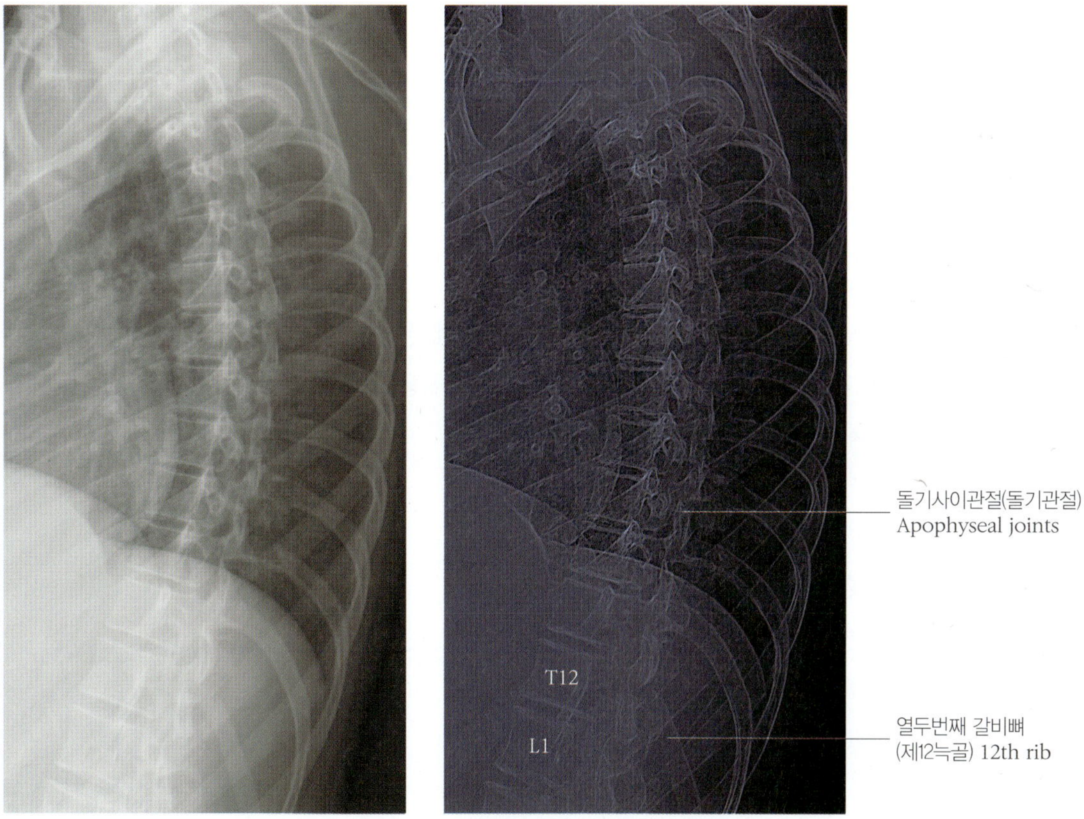

그림 7-26. 등뼈(흉추) 사방향 검사영상

04 허리뼈(요추) Lumber spine

1 전후 · 후전방향 검사(AP or PA Projection)

1) 검사목적

허리뼈(요추, lumbar spine) 척추뼈몸통(추체, vertebral body), 척추뼈사이관절(추간관절, intervertebral joints), 가시돌기(극돌기, spinous process)와 가로돌기(횡돌기, transverse process), 척추뼈고리판(추궁판, lamina), 엉치엉덩관절(천장관절, sacroiliac joint)과 엉치뼈(천골, sacrum)을 보기 위해 검사한다.

2) 검사방법

바로 누운 자세(supine position)에서 무릎과 엉덩관절(대퇴관절, hip joint)을 구부리고 머리에 베개를 받친다.

관심부위를 가리지 않도록 생식샘을 차폐한다.

여성의 생식샘을 차폐할 경우에는 엉치뼈와 꼬리뼈(미골, coccyx)가 가려지게 된다.

검사 테이블의 중심선과 환자의 정중선이 일치되게 한 후, 양 팔은 몸통 옆에 놓거나 가슴 위로 올린다.

골반과 몸통부(torso)가 회전하지 않았는가를 확인하고 중심X선을 상수용체(IR)면에 수직으로 준다.

엉덩뼈능선(장골능, iliac crest) 위치 또는 넷째~다섯째 허리뼈 사이공간으로 입사한다. 이 경우 허리뼈 전체와 엉치뼈, 꼬리뼈를 포함할 수 있다.

3) 영상평가

- 열한번째 등뼈(흉추, thoracic spine)부터 엉치뼈까지 상수용체(IR) 중앙에 조사야가 잘 조정된 상태로 나타나야 한다.
- 엉치엉덩관절(S-I joint)이 척추뼈로부터 같은 거리에 나타나며 골반이 회전되지 않아야 한다.
- 가시돌기는 척추뼈 중앙에 나타나며 오른쪽과 왼쪽 가로돌기는 같은 길이로 나타나야 한다.
- 상수용체(IR) 옆면 조사야 조절은 허리근(요근, psoas muscle)을 포함하는 정도로 한다.
- 검사조건은 허리뼈 척추뼈몸통과 척추뼈사이관절이 깨끗이 보이고 허리근의 외곽선과 가로돌기가 과노출되지 않게 조정하여야 한다.

참고 관전압은 85~92 kVp 범위로 하고 X선관 영상면 사이 거리(SID)는 최소 100 cm로 한다.
척추측만증(scoliosis) 환자는 척추의 회전을 피할 수 없으므로 무릎과 엉덩이를 굽혀 척추를 곧바로 펴게 하고 척추뼈사이공간(intervertebral space)이 넓게 나오도록 한다.
엎드린 자세에서 후전자세로 검사할 경우 척추뼈사이공간이 보다 넓게 나타난다.
이때에는 환자가 보다 편한 상태에서 검사받을 수 있으며 환자와 영상면 사이 거리가 증가하기 때문에 작은 초점을 사용하는 것이 좋다. 또한 여성의 난소선량이 크게 감소된다.
필요하다면 선 자세에서 전후자세(AP position) 또는 후전자세(PA position)로 검사할 수 있다.

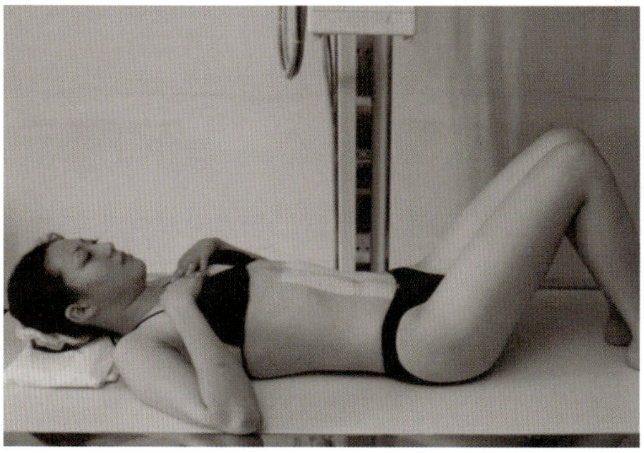

그림 7-27. 허리뼈(요추) 전후방향 검사

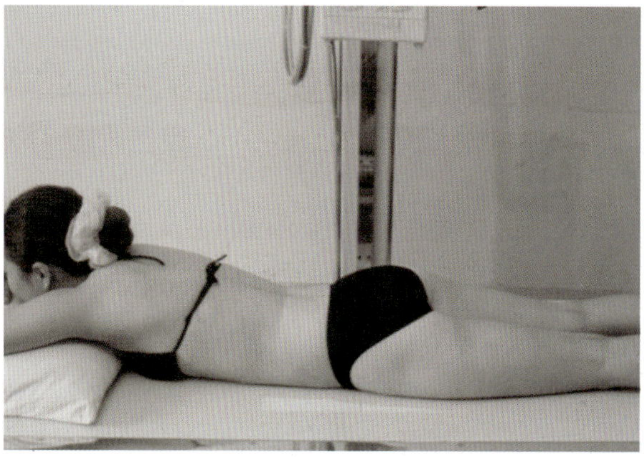

그림 7-28. 허리뼈(요추) 후전방향 검사

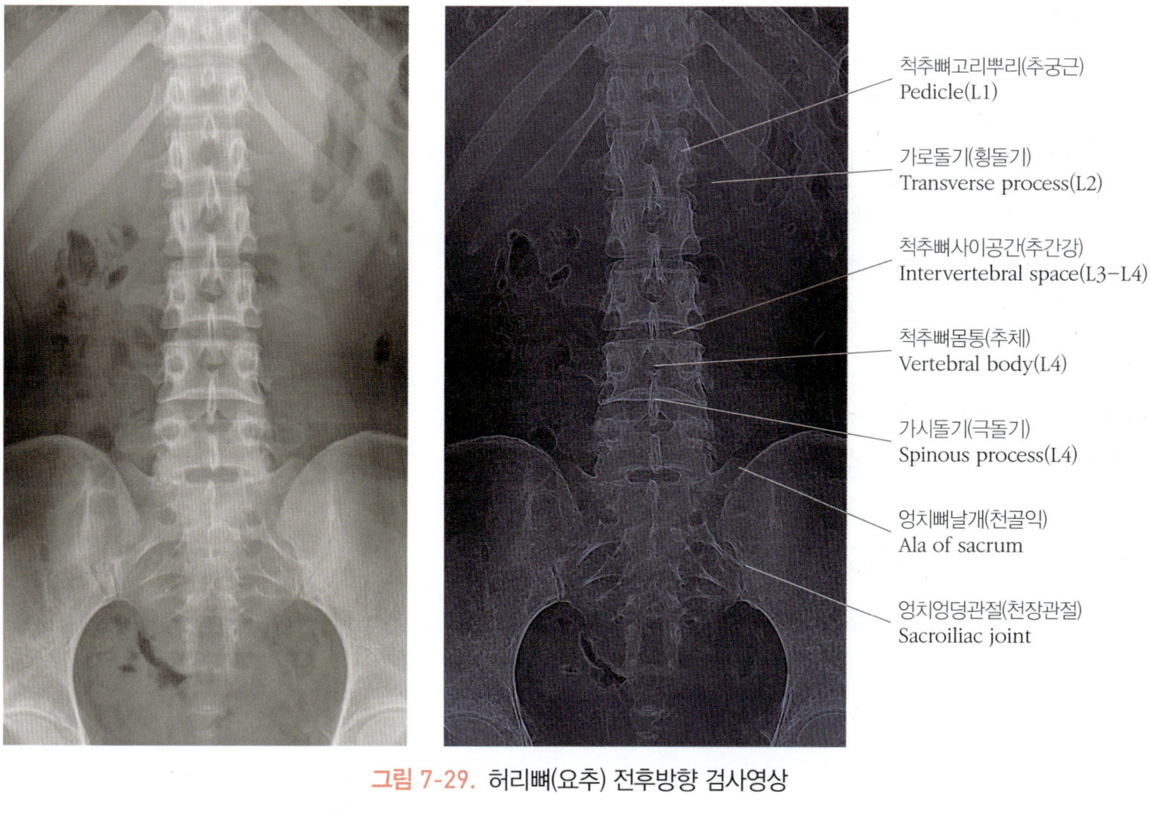

그림 7-29. 허리뼈(요추) 전후방향 검사영상

❷ 사방향 검사(Oblique Projection)

1) 검사목적

돌기사이관절(돌기관절, apophyseal joint)은 RPO나 LPO검사에서 아래쪽에, RAO, LAO검사에서는 위쪽에 나타난다.

스코트랜드 개 표시(Scotty dogs's sign)가 잘 보이도록 사위(oblique position)검사를 한다.

양쪽 사위 검사를 원칙으로 한다.

2) 검사방법

반쯤 바로 누운 자세(semisupine position)에서 RPO, LPO 또는 반쯤 엎드린 자세(semiprone position)에서 RAO, LAO 관심부위가 가려지지 않도록 하며 생식샘을 차폐한다.

척주(spinal column)가 검사 테이블의 중심에 놓여지도록 한 상태에서 45° 회전시킨다.

무릎을 굽히고 편안하고 안정된 자세가 되게 한다.

한쪽 팔은 검사 테이블의 한쪽 모서리를 잡게 한다.

등쪽에 방사선 투과성 스펀지 등을 받쳐 환자의 자세를 고정하고 중심X선은 상수용체(IR)에 수직을 준다.

상수용체(IR) 중심에 엉덩뼈능선(장골능, iliac crest)과 갈비뼈 아래가장자리(늑골하연, lower costal margin)(L3)의 중앙부가 위치하도록 한다.

환자의 정중면으로부터 5 cm 바깥쪽에 중심X선을 준다(가시돌기 5 cm 옆 방향).

조사야를 줄이고 큰 상수용체(IR)를 쓸 경우 특히 바깥쪽의 X선속을 더욱 좁혀주고, 호흡은 날숨(호기) 후 멈추고 X선 입사한다.

3) 영상평가

- T11–S1까지 척추가 모두 나타나야 한다.
- 스코트랜드 개(Scotty dogs) 즉 전후사위에서 상수용체(IR)에 가까운 돌기사이관절이 다섯개의 척추뼈에서 모두 나타나야 한다.
- 척추는 조사야가 조정된 상수용체(IR)의 중심에 나타나야 한다.
- 45° 사위에서 척추뼈고리뿌리(추궁근, pedicle: Scotty dog's sign의 눈과 코부위)이 척추뼈몸통(추체, vertebral body)의 중앙에 놓여져야 하며 척추뼈몸통으로부터 같은 거리에 나타나야 한다(척추뼈고리뿌리가 뒤쪽에 나타나면 각도를 너무 많이 준 것이고, 앞쪽에 나타나면 각도를 작게 준 것이다).
- 척추뼈의 주변이 과노출(overexposing)되지 않고 L1–L5의 돌기사이관절이 깨끗이 보일 수 있는 검사조건을 사용해야 한다.

참고 X선관 영상면 사이 거리(SID)는 최소 100 cm로 하며, 35~40° 사위 검사에서는 L1–L2의 돌기사이관절이 잘 나타나며, 55~60° 사위 검사에서는 L5–S1의 돌기사이관절이 잘 나타난다.

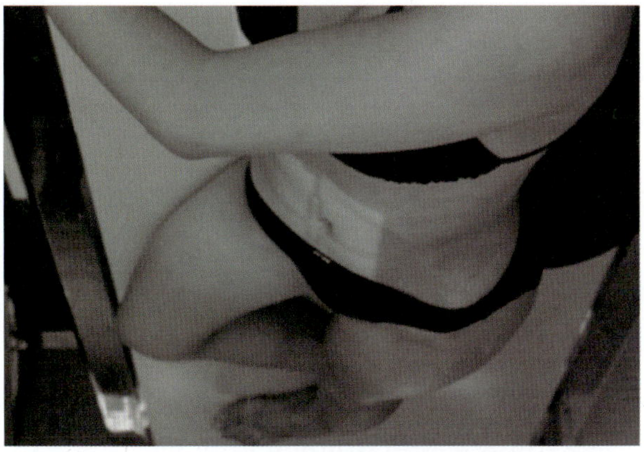

그림 7-30. 허리뼈(요추) 전후사방향 검사

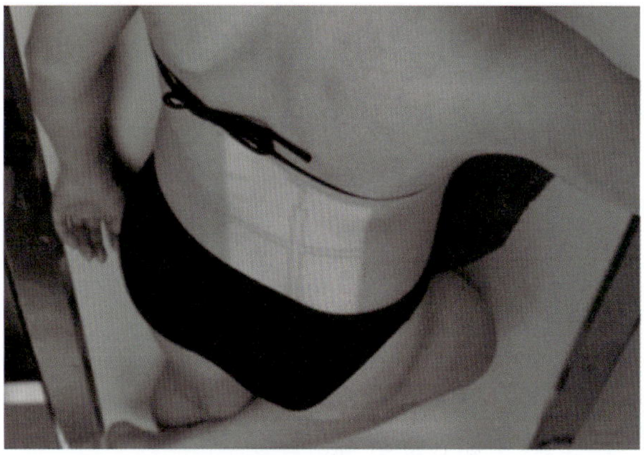

그림 7-31. 허리뼈(요추) 후전사방향 검사

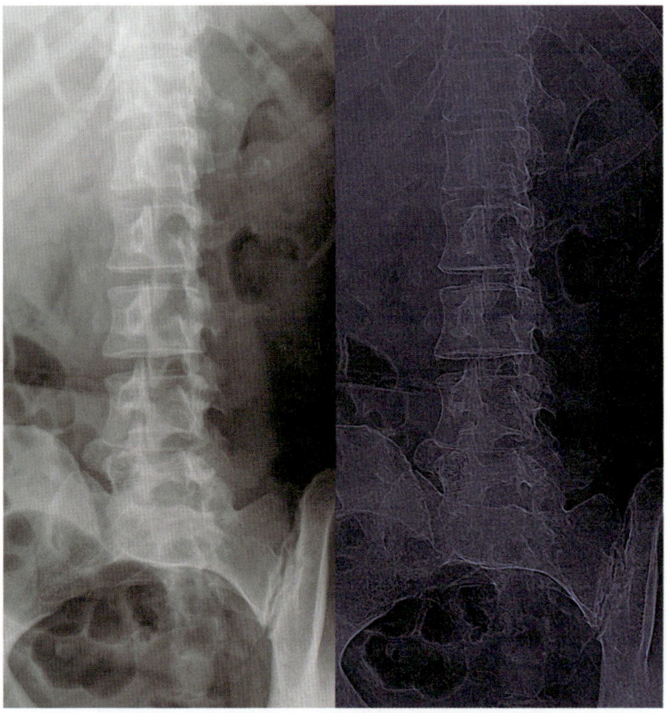

그림 7-32. 허리뼈(요추) 전후 사방향 검사영상

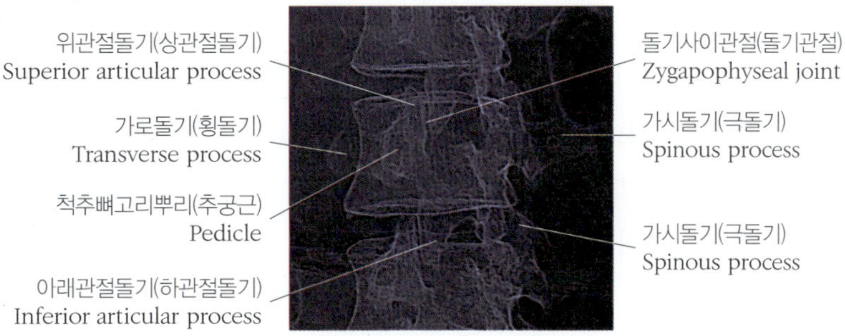

3 측방향 검사(Lateral Projection)

1) 검사목적

허리뼈(요추, lumbar vertebra), 척추뼈사이관절(추간관절, intervertebral joints), 가시돌기(극돌기, spinous process), 허리엉치관절(요천관절, lumbosacral joint), 척추뼈사이구멍(추간공, intervertebral foramina)을 잘 관찰할 수 있다.

2) 검사방법

옆으로 누운 자세(lateral recumbent position)에서 머리에 베개를 받치고 무릎과 엉덩이를 구부리고 무릎사이에 지지체를 고여 바른 측면 자세로 한다.

관심부위가 가려지지 않도록 생식샘을 차폐한다.

여성의 생식샘 차폐는 엉치뼈(천골, sacrum)의 일부를 가리게 되므로 주의한다.

관상면(coronal plane)을 검사 테이블 중심선에 맞춘다.

허리의 잘룩한 부분에 방사선 투과성(radiolucent) 지지체를 고여 척추의 장축과 검사 테이블 면이 평행이 되게 한다(가시돌기를 손으로 만져서 알 수 있다).

골반과 몸통부가 바른 측면자세가 되도록 한다.

중심X선을 척추 장축에 수직에 입사하되,

엉덩뼈능선(장골능, iliac crest)(L4) 높이에 중심을 맞춘다.

이 경우에는 허리뼈와 엉치뼈, 꼬리뼈(미골, coccyx)를 포함시킬 수 있다.

호흡은 날숨(호기) 후 멈추고 X선조사 한다.

X선이 퍼져나가는 가상의 선과 수직을 이룰 정도로 한다. 즉 허리뼈가 약간 아래로 처지는 것은 척추뼈사이공간이 넓게 나타나므로 오히려 도움이 될 수 있다. 어떤 환자는 중심X선의 각도를 별도로 줄 필요가 없으나 여성의 경우 골반이 넓고 어깨가 좁아 발쪽으로 5~7°를 주는 것이 좋다. 척추측만증(scoliosis)이 있는 환자는 척추 밑에 지지체를 받쳐 척추뼈사이공간이 넓게 나타나도록 한다.

3) 영상평가

- 큰 상수용체(IR)(35×43 cm)를 사용할 경우에는 T12부터 엉치뼈 가쪽(원위천골, distal-sacrum)의 측면상이 상수용체(IR) 중앙부에 나타나야 한다.
- 네 개의 척추뼈사이구멍은 반드시 나타나야 하며, 다섯째 척추뼈사이구멍은 사위상으로 나타난다.
- 척추뼈사이관절공간이 T12부터 S1에 걸쳐 열려져 나타나야 한다.
- 척추뼈몸통과 관절공간이 깨끗이 나타나고 다른 척추뼈몸통 구조물이 과노출되지 않는 검사조건을 사용해야 한다.

참고 관전압은 90~100 kVp 범위로 하며, anode-heel effect를 최대로 이용하기 위해 골반이 cathode 방향이 되게 위치하거나 쐐기형 필터(wedge filter)를 사용한다.
환자 등쪽에 납판을 놓아 산란선이 IR에 영향을 주는 것을 줄인다.
장치가 허용하는 한 작은 초점을 사용한다.

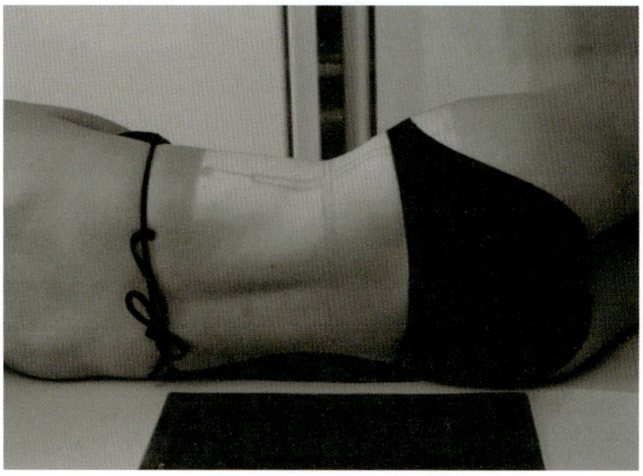

그림 7-33. 허리뼈(요추) 측방향 검사

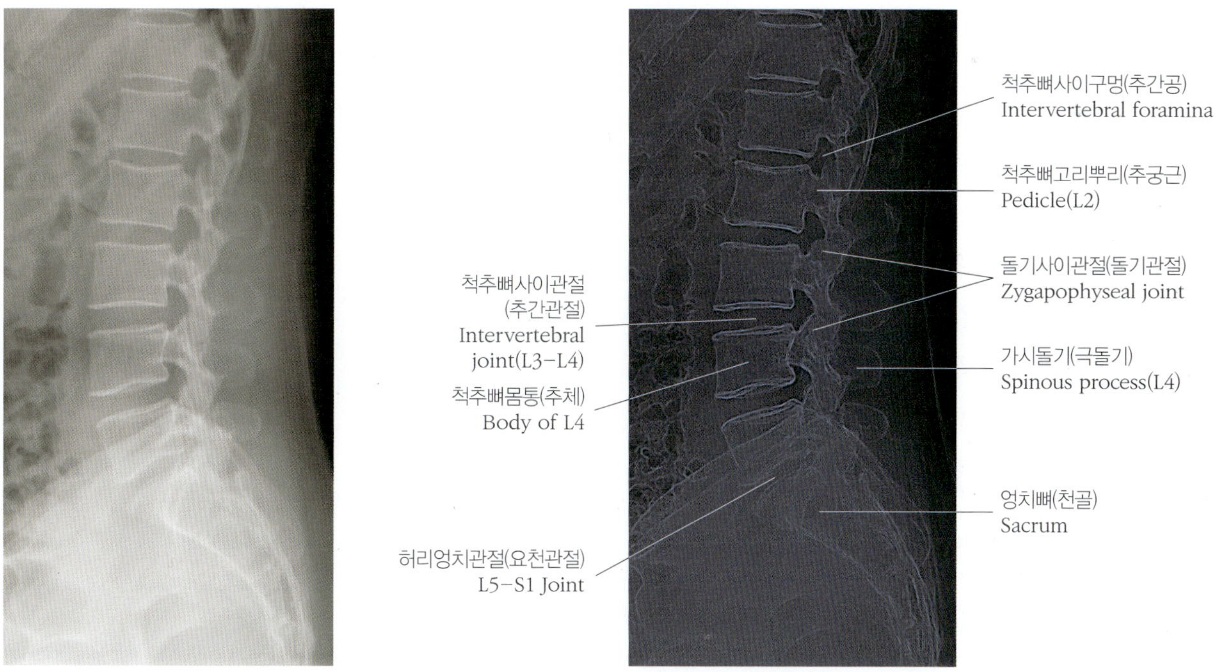

그림 7-34. 허리뼈(요추) 측방향 검사영상

05 허리엉치관절(요천관절)

Lumbosacral joint

1 전후 축방향 검사(AP Axial Projection)

1) 검사목적

허리엉치관절공간(요천관절강, L–S joint space)과 엉치엉덩관절(천장관절, sacroilliac joints, S–I joints)의 전후방향 검사영상을 잘 관찰할 수 있다.

2) 검사방법

바로 누운 자세(supine position)에서 머리 아래를 베개로 받치고 다리는 쭉 펴고 무릎 밑에 지지체를 고여 편안한 상태로 한다.

관심부위가 가려지지 않도록 하면서 생식샘을 차폐한다.

팔은 양쪽으로 놓거나 가슴위에 얹게 하고, 환자의 정중면을 검사 테이블의 중심선에 맞춘다.

골반과 몸통부의 회전이 없도록 하며, 중심X선은 남자의 경우 머리쪽으로 30°, 여자의 경우 머리쪽으로 35° 몸의 중심에서 양쪽 위앞엉덩뼈가시(상전장골극, anterior superior iliac spine: ASIS) 면에 입사한다.

중심X선은 상수용체(IR)의 중심과 일치시키고 X선 조사중 호흡을 중지한다.

3) 영상평가

- 영상 중앙에 허리엉치관절(L–S joint)이 나타나야 한다.
- 골반이 회전하지 않아 엉치엉덩관절(S–I joint)이 척추로부터 같은 거리에 나타나야 한다.
- 허리엉치관절과 엉치엉덩관절 모두가 잘 나타날 수 있는 검사조건을 선정하여야 한다.

참고 X선관 영상면 사이 거리(SID)는 최소 100 cm로 한다.
전후자세 검사에서 각도를 주면 허리엉치관절이 잘 나타나게 된다.
측방향 검사에서 전후방향 검사보다 유용한 정보를 얻을 수 있다.
엎드린 자세(prone position)에서 발쪽으로 각도를 주어 바로 누운 자세에서 머리쪽으로 각도를 주는 방법과 거의 같은 X선 영상을 얻을 수 있으며, 이때에는 환자와 영상면 사이 거리(OID)는 증가되나 난소 선량(ovary dose)은 줄일 수 있다.

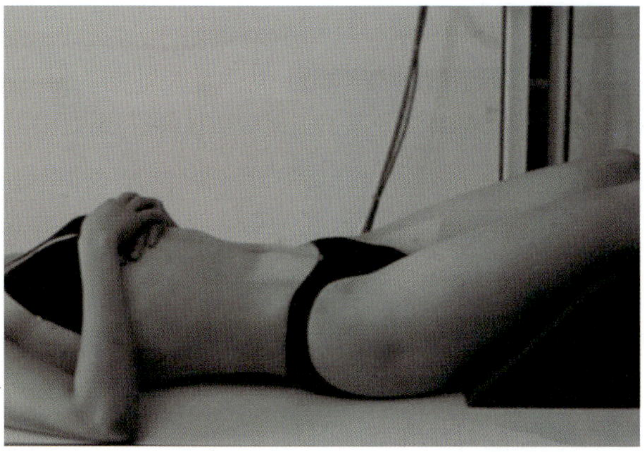

그림 7-35. 허리엉치관절(요천관절) 전후 축방향 검사

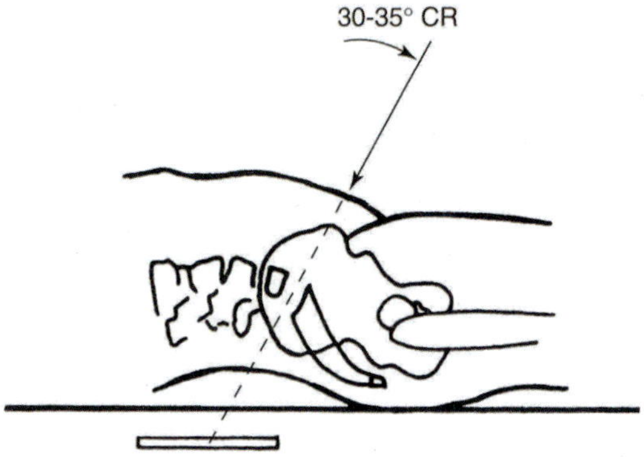

그림 7-36. 허리엉치관절(요천관절) 전후 축방향 검사

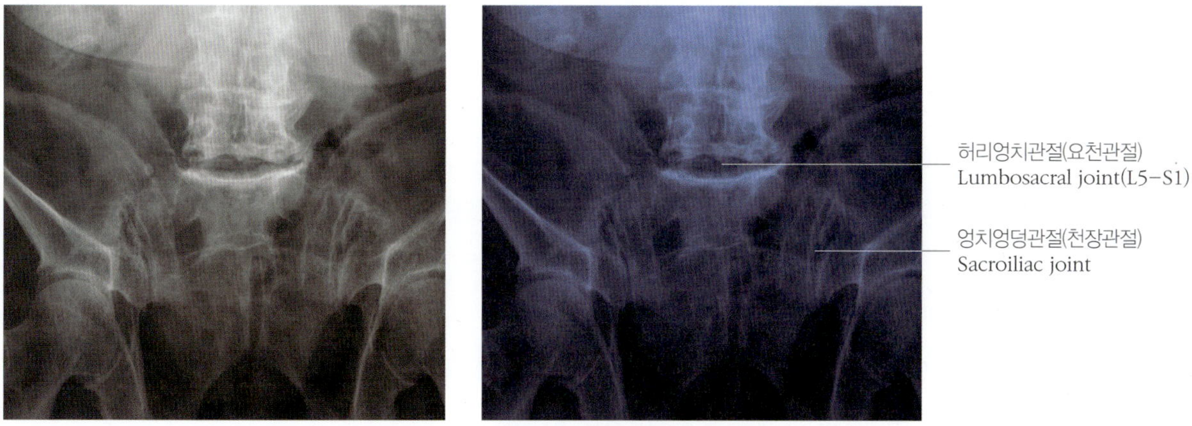

그림 7-37. 허리엉치관절(요천관절) 전후 축방향 검사영상
(중심X선 머리쪽 30°)

❷ 측방향 검사(Lateral Projection)

1) 검사목적

허리엉치관절(요천관절, lumbosacral joint, L-S joint)의 측면상을 잘 관찰할 수 있다.

2) 검사방법

옆으로 누운 자세(lateral recumbent position)에서 엉덩관절(대퇴관절, hip joint)과 무릎을 구부리고 무릎과 발목에 지지체를 고여 바른 측면 자세가 되게 한다.

관심부위가 가려지지 않도록 하면서 생식샘을 차폐한다. 난소를 완전히 차폐하고자 하면 엉치뼈(천골, sacrum) 일부를 가리게 될 수 있다.

관상면을 검사 테이블 중심선과 일치시키고 엉덩관절과 무릎을 구부린다.

허리 밑에 방사선 투과성의 작은 지지체를 두고, 골반과 몸통부가 바른 측면자세가 되도록 한다.

중심X선은 허리 밑에 지지체가 확실히 고여져 있다면 상수용체(IR)면에 수직으로 입사하고, 허리밑의 지지가 충분치 않을 경우에는 5~7° 발쪽으로 입사한다.

중심X선은 엉덩뼈능선(장골능, iliac crest) 아랫부분 4 cm 위치에서 등쪽 표면으로부터 4 cm 지점을 통과하도록 입사한다.

실린더 콘(cylinder cone)을 사용할 수 있으면 실린더 콘을 사용하며, 호흡은 날숨(호기) 후 멈추고 X선을 입사한다

3) 영상평가

- 상수용체(IR)의 중앙에 허리엉치관절공간(L-S joint space)이 분리되어 나타나야 한다.
- 골반과 몸통부가 회전되어 나타나서는 안 된다.
- 최소한 허리엉치관절공간은 충분히 나타나야 한다.
- 골반의 엉덩뼈(장골, ilium)와 겹쳐진 허리엉치관절이 잘 나타나고 다른 허리뼈(요추, lumbar spine)도 과노출이 되지 않는 검사조건을 사용해야 한다.

참고 환자 등쪽에 납판을 놓아 산란선이 필름에 영향을 미치지 않게 한다.
X선관 영상면 사이 거리(SID)는 최소 100 cm로 한다.
만약 허리 밑에 지지체를 고이지 않아 척추가 아래로 처진 경우에는 중심X선을 남자는 평균 5°, 여자는 8° 정도 발쪽으로 준다.
산란선이 많이 발생하므로 아주 좁게 조사야를 조절하고 높은 격자비의 격자를 사용하며 납가리개(lead mask)로 불필요한 부위노출을 적극적으로 막아야 한다.

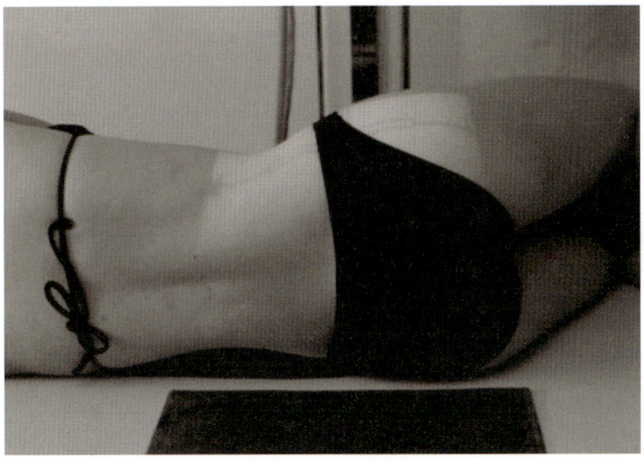

그림 7-38. 허리엉치관절(요천관절) 측방향 검사

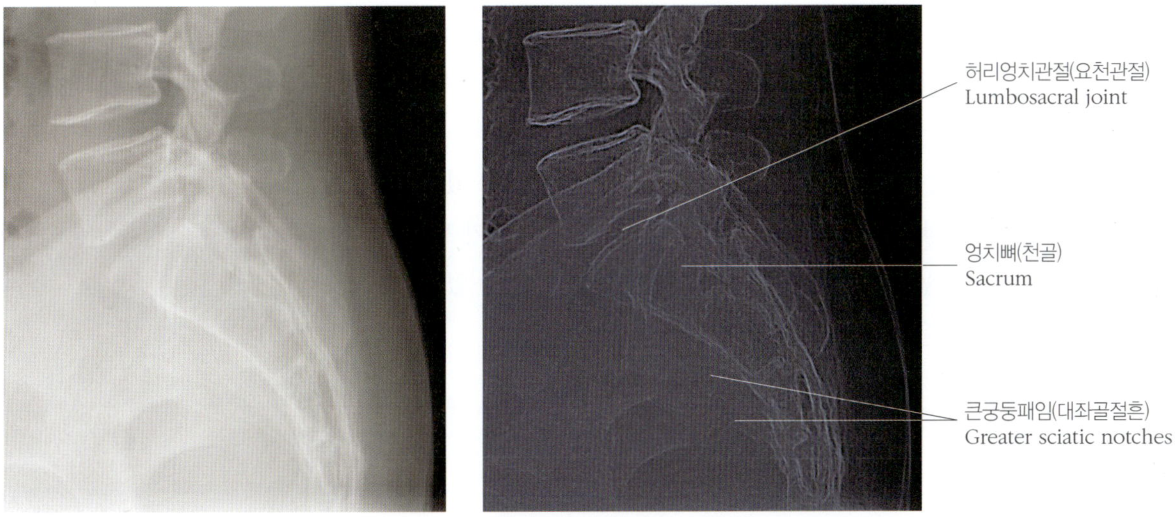

그림 7-39. 허리엉치관절(요천관절) 측방향 검사영상

06 척추측만검사

Scoliosis Series

1 후전방향 검사(PA Projection)

1) 검사목적

비정상적으로 측면 만곡(scoliosis)이 있는 환자의 등뼈(흉추, thoracic spine)와 허리뼈(요추, lumbar spine)의 후전방향 검사영상을 얻기 위한 검사이다. 비교를 위해 선 자세(erect position) 검사와 바로 누운 자세(supine position) 검사 영상을 검사한다.

2) 검사방법

바로 선 자세에서 후전자세로 하고 양 발에 균등하게 몸무게를 배분하며, 후전방향으로 검사할 수 있다.

관심부위를 가리지 않는 범위에서 생식샘을 차폐하며, 위앞엉덩뼈가시(상전장골극, anterior superior iliac spine: ASIS) 높이까지 차폐하도록 한다.

젊은 여성환자는 유방을 차폐하도록 한다.

팔을 양쪽에 자연스럽게 놓고 환자의 정중선을 검사 테이블 중앙선에 맞춘다.

척추측만증 환자는 대개 척추의 회전이나 비틀림을 동반하고 있으나 가능하면 골반과 몸통부가 회전되지 않도록 한다.

상수용체(IR) 아래가장자리가 엉덩뼈능선(장골능, iliac crest) 2.5 cm 아래에 오도록 한 후, 중심X선은 상수용체(IR)의 중앙점에 수직으로 준다.

골반이나 갈비뼈(늑골, ribs)의 X선 영상도 진단에 도움을 줄 수 있으므로 너무 좁게 조사야를 줄이지 않는 것이 좋다.

호흡은 날숨(호기) 후 멈추고 검사한다.

3) 영상평가

- 척추 전체가 영상의 중앙에 잘 나타나야 한다.
- 상수용체(IR) 아래가장자리가 엉덩뼈능선 2.5 cm 아래에 오도록 해야 하며, 먼쪽허리뼈(원위요추, distal lumbar vertebra)와 전체 등뼈가 한 장의 영상에 모두 나타나야 한다(어리거나 작은 환자는 허리뼈와 등뼈 전체가 35×43 cm 영상에 모두 나타날 수 있다).
- 나이가 많거나 키가 큰 환자는 검사를 추가적으로 할 수 있다.

참고 관전압은 비교적 높은 관전압(80~100 kVp)을 사용하여 long scale contrast를 형성하도록 한다.
보다 균일한 농도를 얻기 위하여 보상필터(compensating filter)를 사용하는 것이 좋다.
전체 등뼈와 허리뼈의 균일한 농도를 내기 위하여 관용도 위주의 높은 관전압 검사로 long scale contrast를 얻는다. 높은 관전압 검사에는 환자피폭 선량 감소효과도 얻을 수 있다.
방사선 감수성이 높은 장기, 예를 들어 난소, 갑상선, 유방의 피폭선량을 대폭적으로 줄일 수 있게 후전자세 검사를 권장한다. 후전자세 검사에는 전후자세 검사보다 90% 정도의 피폭선량을 감소시킬 수 있는 것으로 알려져 있다.
척추측만증 환자는 정기적으로 검사를 하게되는 경우가 많으므로, 특히 젊은 환자들에게는 차폐에 유의해야 한다.

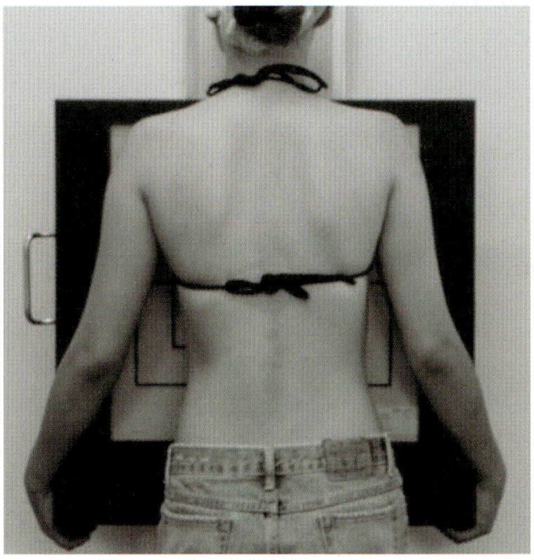

그림 7-40. 선 자세 척추 후전방향 검사

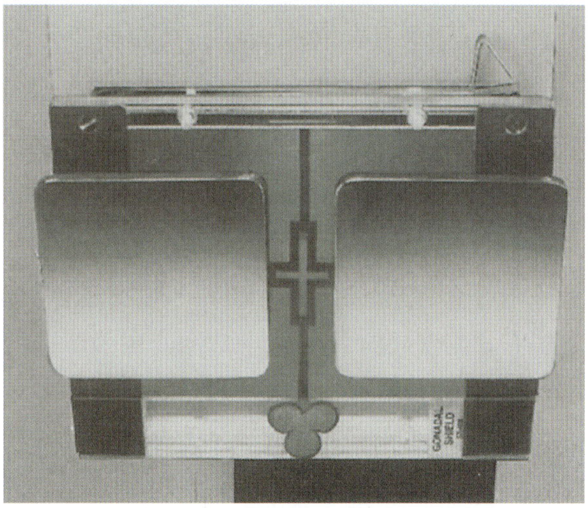

그림 7-41. 유방 및 생식샘 차폐를 위한 납 필터

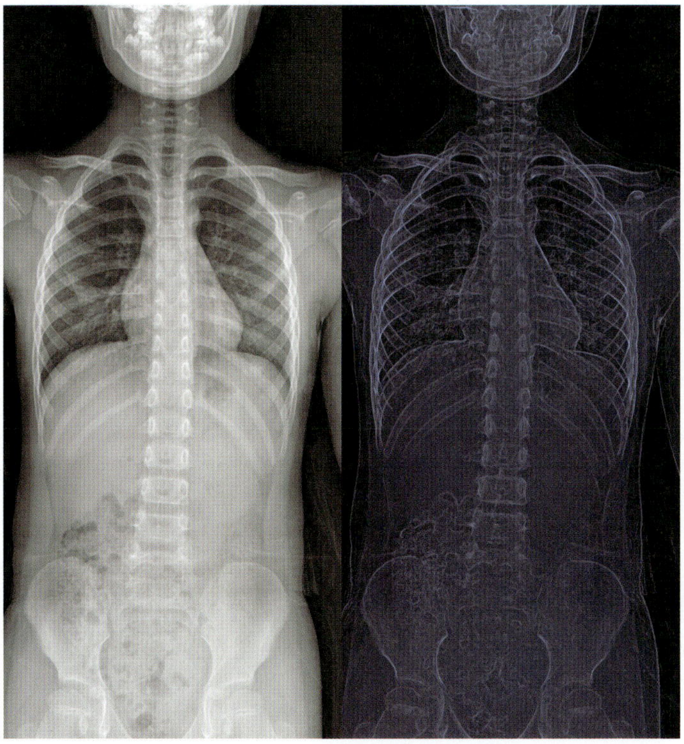

그림 7-42. 선 자세 후전방향 검사영상

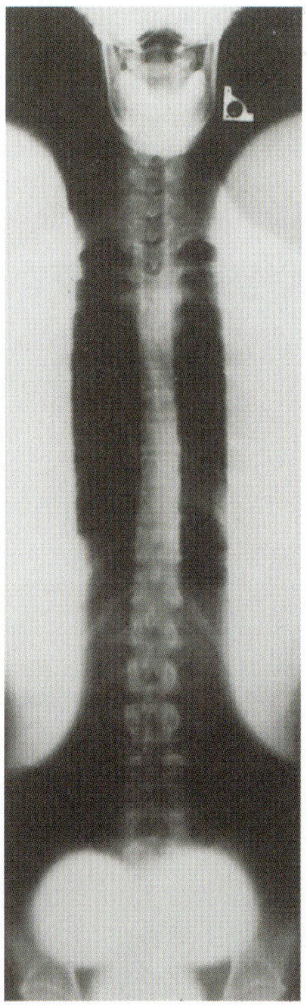

그림 7-43. 선 자세 후전방향 검사영상(차폐후)

② 선 자세 측방향 검사(Erect Lateral Projection)

1) 검사목적

등뼈(흉추, thoracic spine)와 허리뼈(요추, lumbar spine)의 척추뼈 전전위(spondylolisthesis: 척추가 분리되었을 때 그 앞쪽부분이 뒤쪽부분에 대해 앞으로 이동한 상태)의 측방향 검사영상 또는 척추후만(kyphosis)과 척추전만(lordosis) 정도를 알기 위해 검사한다.

2) 검사방법

환자는 선 자세(erect position)에서 양 팔을 위로 올려 머리를 껴안는 자세로 하거나 자세가 불안정할 경우에는 환자 앞쪽에 지지체를 붙잡도록 한다.

일차적으로 돌출된 만곡면이 상수용체(IR)에 닿도록 한다.

관심부위가 가려지지 않도록 생식샘을 차폐하며, 젊은 여성환자는 유방 차폐를 해준다.

몸통부와 골반을 가능한 한 바른 측면자세로 하며, 환자의 관상면을 상수용체(IR) 중심선에 일치시킨다.

상수용체(IR) 아래가장자리가 엉덩뼈능선(장골능, iliac crest) 2.5 cm 아래에 오도록 조절한 후, 중심 X선은 상수용체(IR)의 중앙점을 향하여 수직으로 준다.

이때 조사야의 양쪽을 너무 많이 좁혀 척추만곡이 가려지지 않도록 하고, 호흡은 날숨(호기) 후 멈추고 입사한다.

3) 영상평가

- 등뼈와 허리뼈 전체가 가능한 한 바른 측면자세로서 영상에 나타나야 한다.
  (척추의 비틀림이나 회전이 있기 때문에 골반이나 흉곽이 회전되게 나타날 수도 있다.)
- 상수용체(IR) 아래가장자리가 엉덩뼈능선 2.5 cm 아래에 오도록 한다.
- 척추가 상수용체(IR) 중앙에 나타나야 한다.
- 등뼈가 과노출되지 않고 먼쪽 허리뼈(원위요추, distal lumbar vertebre)의 음영이 잘 나타나도록 long scale contrast를 낼 수 있는 적절한 검사조건을 설정한다.
- 필수적인 해부적 음영이 가려지지 않도록 하며, 좌 · 우 표시나 "Erect" 표시를 반드시 넣도록 한다.

참고 이동형 또는 고정형 격자를 사용하며, 선 자세 검사에는 반드시 "Erect" 표시를 한다.
균일한 농도를 얻기 위하여는 보상필터를 사용한다.
관전압은 90~100 kVp 범위로 하며, X선관 영상면 사이 거리(SID)는 최소 100 cm로 하며, 전체 등뼈와 허리뼈의 균일한 농도를 내기 위하여 관용도 위주의 높은 관전압 검사로 long scale contrast를 얻는다.

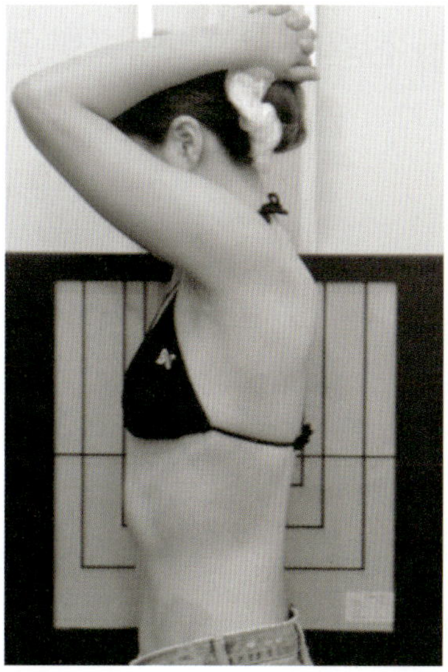

그림 7-44. 선 자세 척추 측방향 검사

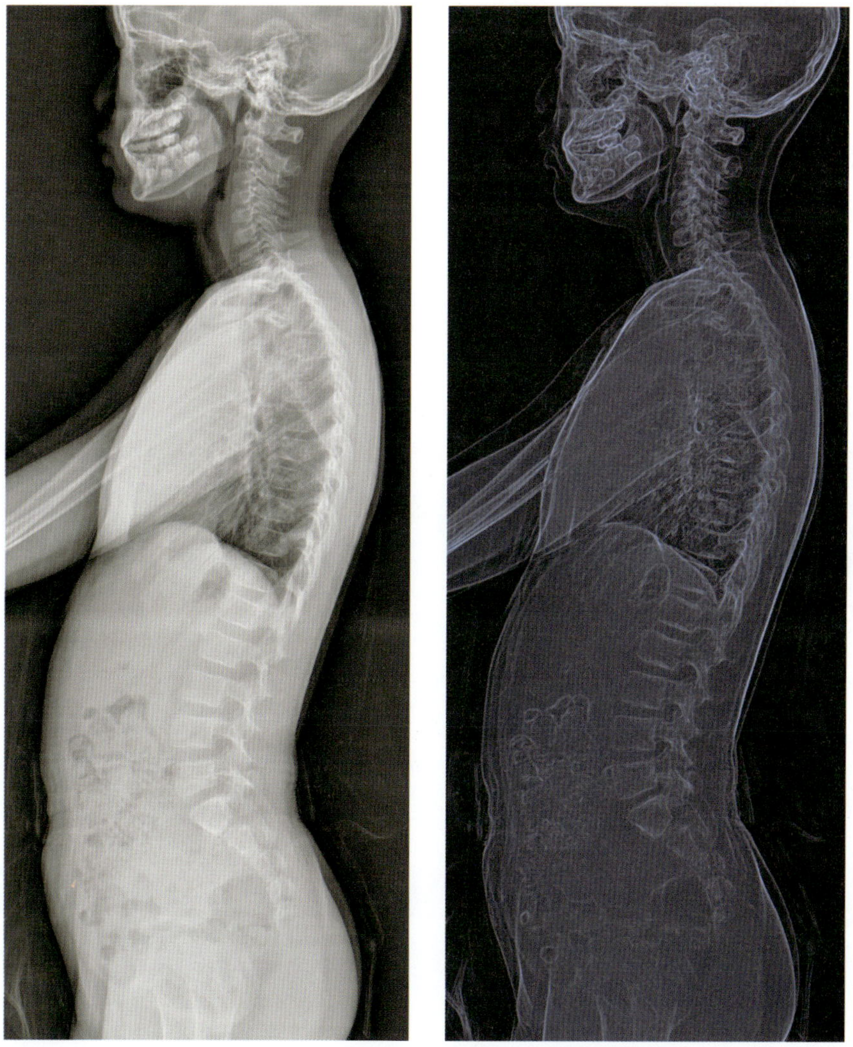

그림 7-45. 선 자세 측방향 검사영상

③ 좌 · 우 굴곡위(Bending) 전후(또는 후전)방향 검사

1) 검사목적

등뼈(흉추, thoracic spine)와 허리뼈(요추, lumbar spine)의 전후(또는 후전)자세 검사영상을 얻기 위하여 검사하며, 오른쪽 굴곡위(bending position)와 왼쪽 굴곡위로 두번 검사한다.

2) 검사방법

바로 선 자세(erect position) 또는 바로 누운 자세(supine position)로 하며, 환자는 가능한 한 편안한 자세로 한다.

관심부위가 가려지지 않게 생식샘을 차폐하고, 젊은 여성환자에게는 유방차폐를 한다.

검사를 시작하기 전에 먼저 환자의 정중선을 검사테이블의 중심선에 일치시킨다.

가능한 한 몸통부와 골반이 회전되지 않게 하여 상 수용체(IR) 아래가장자리가 엉덩뼈능선(장골능, iliac crest) 2.5 cm 아래에 오도록 한다.

골반을 지레점으로 하여 가능한 양쪽 바깥쪽으로 척추를 구부린다.

몸 윗부분과 다리를 적절히 놓아 척추를 최대한 가쪽으로 구부리도록 한다.

반대쪽도 같은 방법의 자세로 한 후, 중심X선은 상 수용체(IR) 중앙점을 향하여 수직으로 준다.

호흡은 날숨(호기) 후에 멈추고 검사한다.

3) 영상평가

- 등뼈와 허리뼈의 최대한 좌우 바깥쪽으로 구부린 검사영상이 두장의 영상에 나타나야 한다.
- 영상 아래가장자리가 엉덩뼈능선 2.5 cm 아래에 오도록 한다.
- 일반적으로 척추측만증 환자는 척추의 회전을 동반하기 때문에 골반과 흉곽의 회전이 영상에 나타날 수도 있다.
- 검사조건은 몸쪽 등뼈(근위흉추, proximal thoracic vertebra)가 과노출되지 않으면서 먼쪽 허리뼈(원위요추, distal lumbar vertebra)가 깨끗이 나타날 수 있게 조절한다.
- 관심부위를 가리지 않게 좌 · 우 표시를 꼭 넣는다.

참고 관전압은 비교적 높은 관전압(80∼100 kVp)범위로 하여 넓은 관용도와 long scale contrast를 얻도록 한다.
X선관 영상면 사이 거리(SID)는 최소 100 cm로 한다.
골반은 위치 잡이를 하는 동안 움직이지 않고 그대로 위치하여야 한다.
환자 자세를 바꿀 때 골반을 지레점으로 하여 움직임이 없어야 한다.
방사선 감수성이 높은 장기의 피폭선량을 감소시키기 위하여 바로 선 자세에서 후전자세(PA position) 검사를 권장한다.

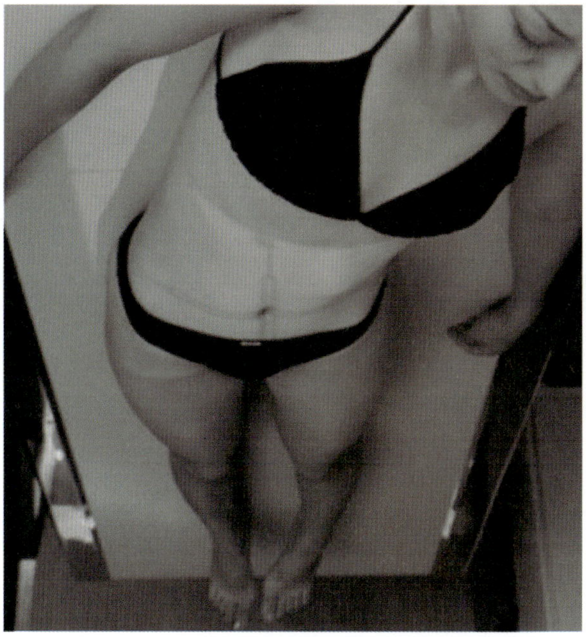

그림 7-46. 누운 자세 왼쪽 굴곡위 전후방향 검사

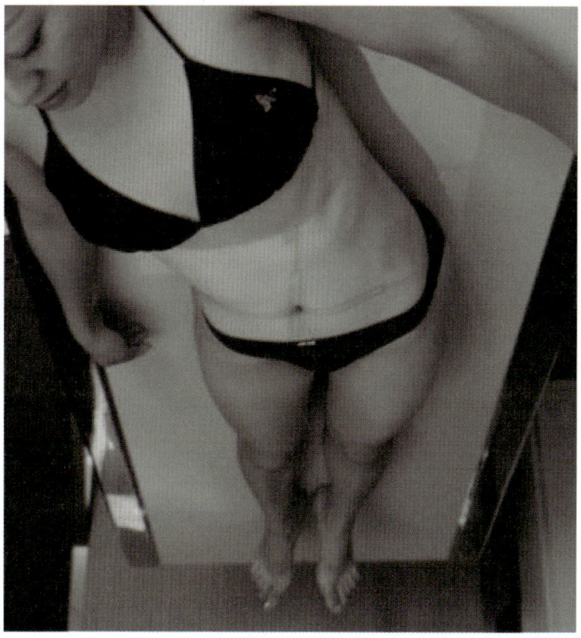

그림 7-47. 누운 자세 오른쪽 굴곡위 전후방향 검사

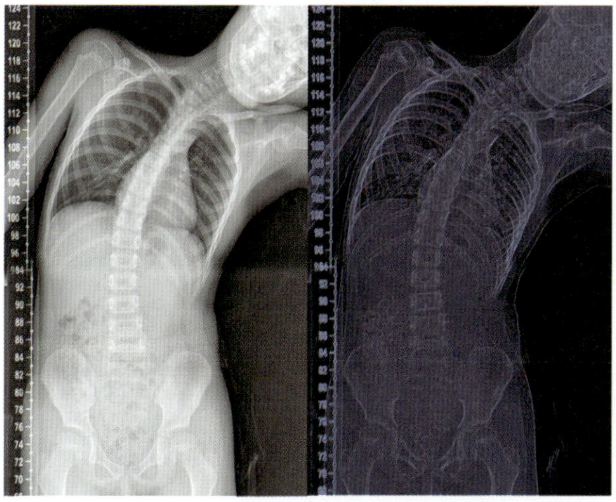

그림 7-48. 왼쪽 굴곡위 전후방향 검사영상

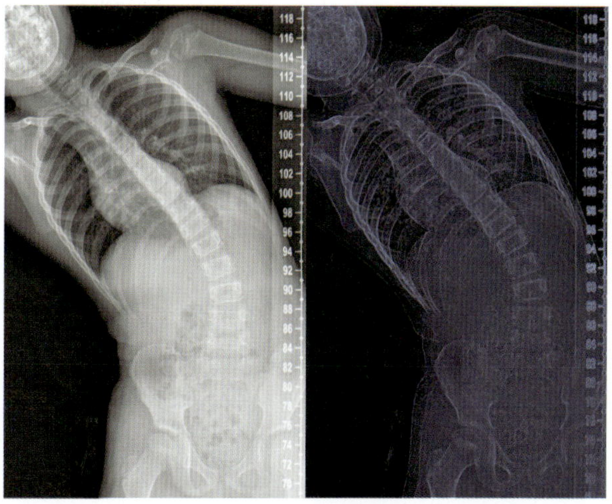

그림 7-49. 오른쪽 굴곡위 전후방향 검사영상

07 척추융합검사

Spinal Fusion Series

❶ 앞 굴곡(전굴) · 뒤 굴곡(후굴) 측방향 검사 (Lateral Projection: Hyperflexion and Hyperextension)

1) 검사목적

융합된 부분의 운동성을 보기 위하여 앞 굴곡(전굴)위(hyperflexion) 검사와 뒤 굴곡(후굴)위(hyperextension) 검사 두번 검사한다.

2) 검사방법

환자는 옆으로 누운 자세(lateral recumbent position)에서 머리와 무릎에 지지체를 지지하거나, 선 자세(erect position) 검사도 가능하다.

관심부위가 가려지지 않게 생식샘을 차폐한다.

검사 시작전에 관상면을 검사 테이블 중심선에 일치시킨다.

앞 굴곡(전굴)자세(hyperflexion): 골반을 지레점으로 하여 다리를 끌어 잡아당겨 가능한 앞으로 굽혀 태아 자세로 한다.

뒤 굴곡(후굴)자세(hyperextension): 골반을 지레점으로 하여 몸통부와 다리를 가능한 뒤쪽으로 펴서 뒤 굴곡(후굴)자세가 되도록 한다.

흉곽과 골반이 회전되지 않아야 하며, 중심X선은 상수용체(IR)면에 수직으로 준다.

척추의 융합부를 알고 있으면 중심X선을 그곳에 맞추고, 그렇지 않으면 하부 갈비뼈 아래가장자리(늑골하연, lower costal margin)(L3) 또는 엉덩뼈능선(장골능, iliac crest) 3~4 cm 높이에 준다.

큰 필름을 사용할 경우에는 보다 작게 조사야를 좁히고, 특히 옆면 조사야를 좁힌다.

호흡은 날숨(호기) 후 멈추고 검사한다.

3) 영상평가

- 융합부위가 영상 중앙에 나타나야 하며, 허리뼈 아랫부분이 앞 굴곡(전굴)자세와 뒤 굴곡(후굴)자세 검사에 반드시 포함되어야 한다.
- L5가 영상 중앙에 나타나야 하며, 흉곽과 골반이 회전되어서는 안 된다.
- 척추뼈와 척추뼈사이공간(추간강, intervertebral space)이 깨끗이 나타날 수 있는 검사조건을 사용해야 한다.
- 관심부위를 가리지 않게 하고, 좌 · 우 표시, "hyperextension", "hyperflexion" 표시를 꼭 넣는다.

참고 뒤 굴곡(후굴)자세(hyperextension)와 앞 굴곡(전굴)자세(hyperflexion) 표시를 넣는다.
X선관 영상면 사이 거리(SID)는 100 cm로 한다.
바로 선 자세나 앉은 자세로 검사할 수도 있다.
먼저 등받이가 없는 의자에 앉게 하고 몸을 앞쪽으로 기울여 의자의 다리를 잡게 하여 가능한 몸이 앞으로 굽게 한다. 다음으로 의자의 뒤쪽 다리를 잡게하여 몸을 가능한 한 뒤쪽으로 젖힌다.
환자의 위치 잡이 중에 골반은 움직이지 않고 그대로 있어야 한다.
골반은 환자의 위치 잡이를 바꾸는 과정에서 지레점(fulcrum)으로 작용하여야 한다.

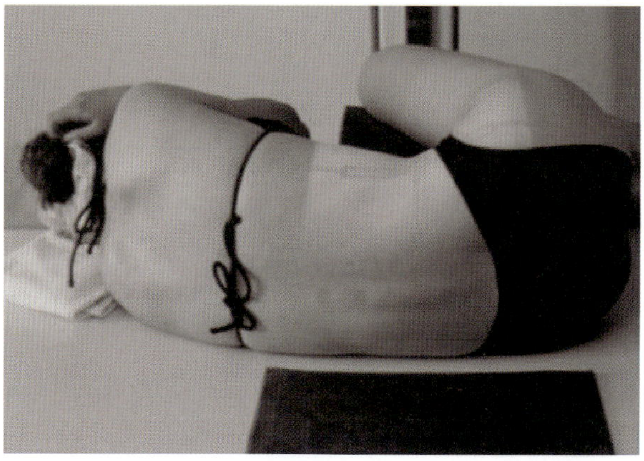

그림 7-50. 앞 굴곡(전굴)(hyperflexion) 측방향 검사

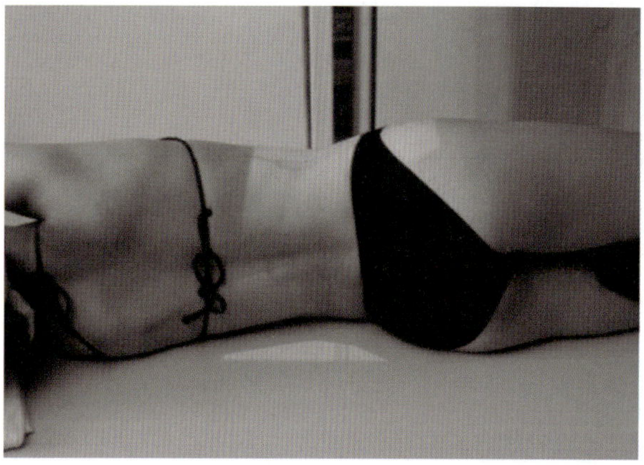

그림 7-51. 뒤 굴곡(후굴)(hyperextension) 측방향 검사

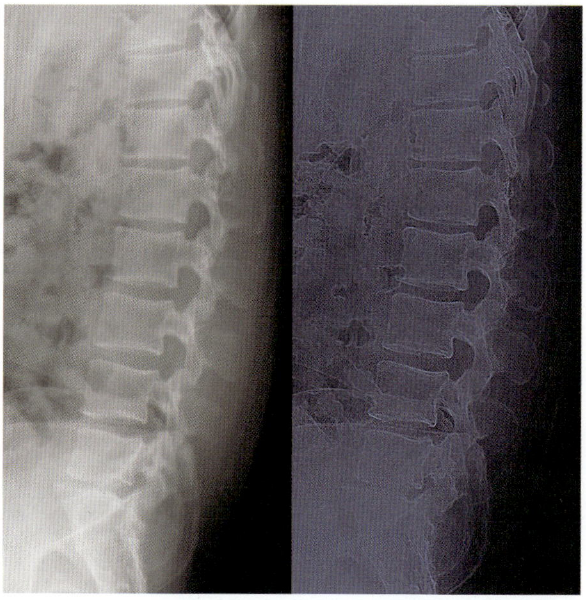

그림 7-52. 앞 굴곡(전굴)(hyperflexion) 측방향 검사영상

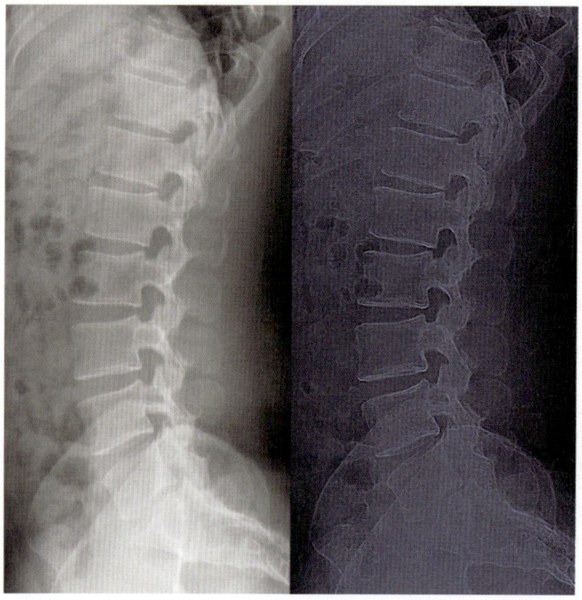

그림 7-53. 뒤 굴곡(후굴)(hyperextension) 측방향 검사영상

08 엉치뼈(천골) Sacrum

① 전후방향 검사(AP Projection)

1) 검사목적

엉치뼈(천골, sacrum)의 앞면상, 엉치엉덩관절(천장관절, sacroiliac joint, S–I joint), 허리엉치관절(요천관절, lumbosacral joint, L–S joint)을 잘 관찰할 수 있다.

2) 검사방법

바로 누운 자세(supine position)에서 머리밑에 베개를 받치고, 무릎아래 지지체를 고여 다리를 펴고 환자 자세가 편안하게 한다.

남성은 생식샘 차폐(gonadal shielding)를 하며, 여성의 생식샘 차폐는 관심부위와 겹치기 때문에 불가능하다.

환자의 정중면을 검사 테이블의 중심선에 맞춘다.

골반의 회전이 없는가 확인한 후, 중심X선은 15° 머리쪽으로 환자의 정중면을 따라 두덩결합(치골결합, pubic symphysis)과 위앞엉덩뼈가시(상전장골극, anterior superior iliac spine, ASIS) 수평면과의 중앙점에 입사한다.

상수용체(IR) 중심에 중심X선을 입사한다.

호흡은 날숨(호기) 후 멈추고 검사한다.

3) 영상평가

- 엉치뼈가 영상 중앙에 조사야가 조정되어 나타나야 한다.
- 엉치뼈가 짧게 나타나지 않아야 하며, 두덩뼈(치골, pubis)와 겹쳐지지 않게 나타나야 한다.
- 엉치뼈 아랫부분은 골반의 회전이 없음을 나타내기 위해 골반강 중앙에 나타나야 한다.
- 엉치뼈 음영이 확실히 보일 수 있는 사진농도와 대조도를 내기 위한 적절한 검사조건으로 조절하여야 하며, 좌 · 우 표시가 관심부위와 겹쳐지지 않고 잘 보이게 놓여야 한다.

참고 이 검사를 시작하기 전에 방광을 반드시 비워야 하며 의사의 요청이 있는 경우 관장(cleaning enema)을 하여 장내 gas나 변(fecal material)을 제거하여야 한다.
X선관 영상면 사이 거리(SID)는 최소 100 cm로 한다.
엉치뼈와 골반의 만곡이 큰 환자나 여성환자는 중심X선을 머리쪽으로 20°로 증가시킬 필요가 있다.
여성의 엉치뼈는 남성의 엉치뼈보다 짧고 넓기 때문에 보다 확실하게 조사야를 좁힌다.
필요하면 엎드린 자세로서 발쪽 15°로 검사할 수 있다. 이 경우에 피사체–영상면 사이 거리(OID)가 증가되나 여성의 난소선량은 줄어들게 된다.

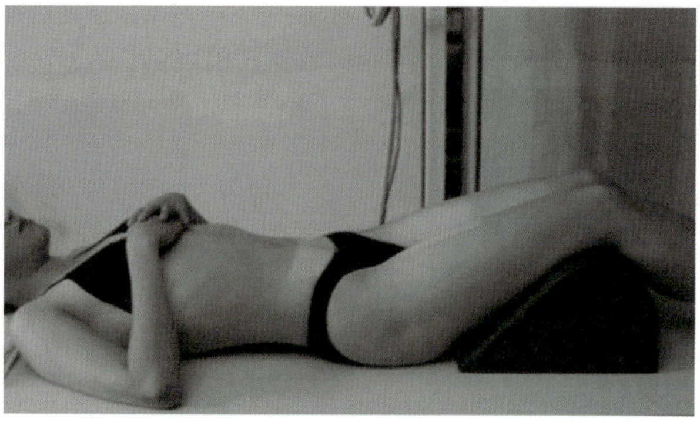

그림 7-54. 엉치뼈(천골) 전후방향 검사(중심X선 머리쪽 15°)

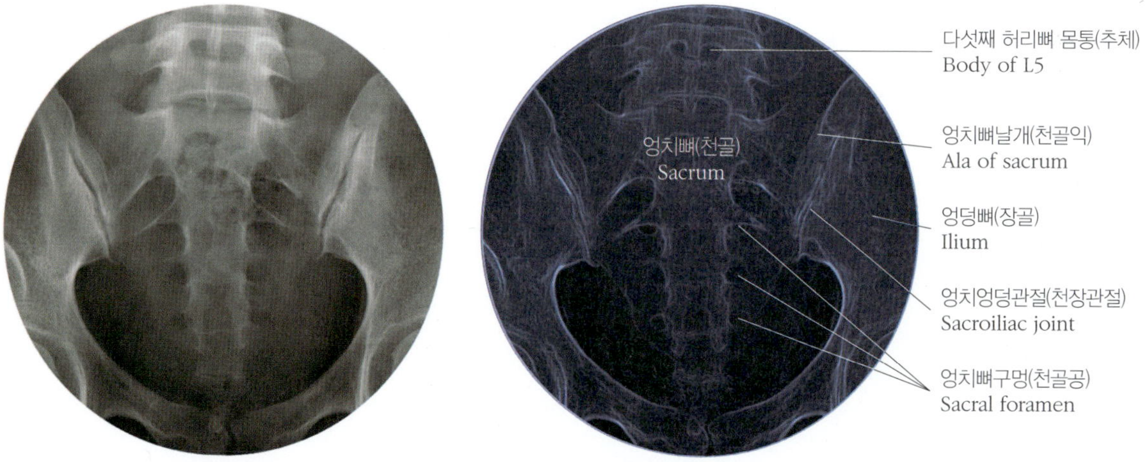

그림 7-55. 엉치뼈(천골) 전후방향 검사영상

2 측방향 검사(Lateral Projection)

1) 검사목적

엉치뼈(천골, sacrum)와 허리엉치관절(요천관절, lumbosacral joint, L-S joint)을 보기 위해 검사한다.

2) 검사방법

옆으로 누운 자세(lateral recumbent position)로서 머리에 베개를 받친다.

관심부위를 가리지 않게 생식샘을 차폐하나, 무릎과 엉덩관절(대퇴관절, hip joint)을 구부린 후 무릎과 발목에 작은 지지체를 받쳐준다.

검사 테이블의 장축과 엉치뼈의 장축면이 일치하게 놓는다.

골반과 환자의 몸체가 바른 측면 자세가 되게 위치를 잡는다.

위앞엉덩뼈가시(상전장골극, anterior superior iliac spine: ASIS) 수평면의 엉치뼈 뒤쪽면으로부터 앞쪽으로 5 cm에 중심을 맞춘다.

상수용체(IR) 중앙에 중심X선을 맞추고 IR에 수직으로 입사한다.

호흡은 날숨(호기) 후 멈추고 검사한다.

3) 영상평가

- 조사야를 좁힌 영상 중앙에 바른 측면상의 엉치뼈가 나타나야 한다.
- 넙다리뼈머리(대퇴골두, femoral head)와 골반 뒷면이 겹쳐져 골반의 회전이 없어야 한다.
- 먼쪽꼬리뼈분절(원위미골분절, distal coccygeal segments)이 과다 노출되지 않고 전체 엉치뼈가 깨끗이 보일 수 있는 조사조건을 사용해야 한다.
- 좌 · 우 표시가 관심부위와 겹쳐지지 않고 나타나야 한다.

> **참고** 환자 등쪽에 납판을 놓아 산란선에 의한 화질 저하를 막는다.
> X선관 영상면 사이 거리(SID)는 최소 100 cm로 한다.
> 산란선이 많이 발생하는 이유로 높은 격자비의 격자를 사용하도록 한다.

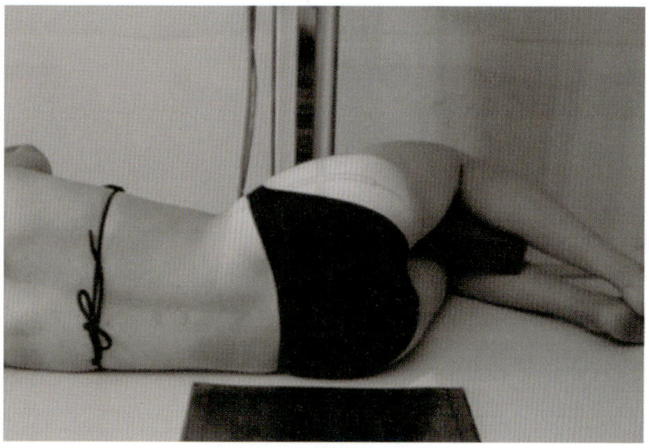

그림 7-56. 엉치뼈(천골) 측방향 검사

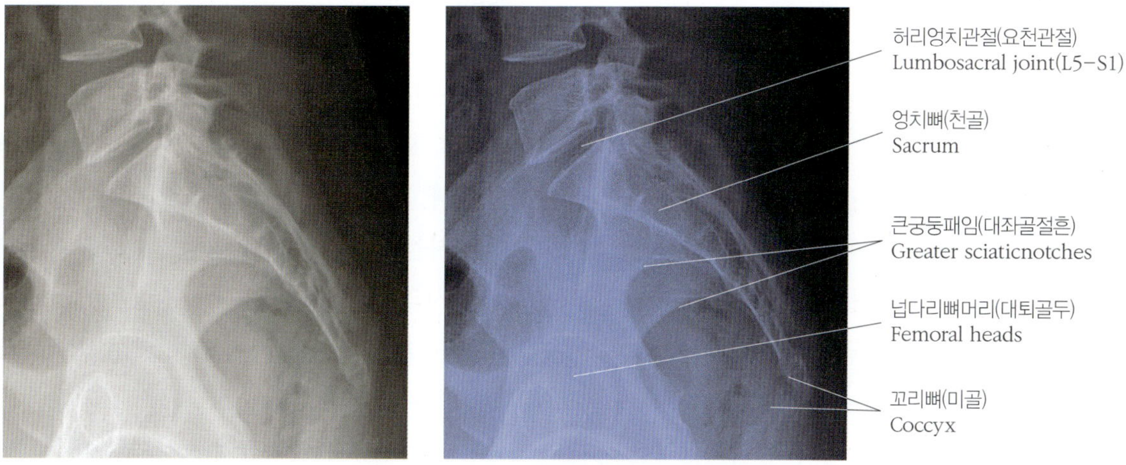

그림 7-57. 엉치뼈(천골) 측방향 검사영상

09 꼬리뼈(미골) Coccyx

1 전후방향 검사(AP Projection)

1) 검사목적

겹쳐짐이 없는 꼬리뼈(미골, coccyx)만을 보거나 두덩결합(치골결합, symphysis pubis)과 겹쳐진 꼬리뼈의 영상을 잘 관찰할 수 있다.

2) 검사방법

남성은 생식샘 차폐(gonadal shielding)를 한다.

여성의 생식샘 차폐는 관심부위와 겹치기 때문에 불가능하다.

환자의 정중면을 검사 테이블의 중심선에 맞춘 후 골반의 회전이 없는가 확인한다.

중심X선은 발쪽방향 10°로 두덩결합 5 cm 위로 입사한다.

상수용체(IR) 중앙을 향하여 중심X선을 입사 영상의 적절한 대조도와 선예도를 얻기 위해서, 그리고 피폭선량의 감소를 위해서도 조사야는 최소한으로 줄여야 한다.

호흡은 날숨(호기, expiration) 후 멈추고 검사한다.

3) 영상평가

- 꼬리뼈가 두덩뼈(치골, pubis) 윗부분과 겹쳐지지 않게 나타나야 한다.
  (겹쳐졌을 경우에는 중심X선의 각도를 늘려 다시 검사하여야 한다.)
- 꼬리뼈분절(미골분절, coccygeal segments)이 분리되어 나타나야 한다. 그렇지 않을 경우 중심X선의 입사각도를 증가시켜야 한다(꼬리뼈의 만곡이 크면 클수록 커져야 한다).
- 꼬리뼈의 회전이 없음을 나타내기 위해서 골반의 양쪽 벽으로부터 같은 거리에 꼬리뼈가 나타나야 하며, 조사야의 중심에 나타나야 한다.
- 먼쪽꼬리뼈분절(원위미골분절, distal coccygeal segments)이 과다노출되지 않고 대조도가 높은(short scale contrast) X선상을 얻기 위해 적절한 노출조건을 사용해야 한다.
- 좌 · 우 표시가 관심부위와 겹쳐지지 않고 나타나야 한다.
- 이 검사를 시작하기 전에 방광을 반드시 비워야 하며 의사의 요청이 있는 경우 관장(cleaning enema)을 하여 장내 gas나 변(fecal material)을 제거하여야 한다.
- 측방향 검사에서나 촉진에 위해 꼬리뼈의 앞만곡(anterior curvature)이 큰 환자는 중심X선의 입사각을 15°로 증가시킬 필요가 있다.
- 엎드린 자세(prone position)에서는 꼬리뼈가 잘 만져지기 때문에 중심X선을 머리쪽으로 10° 입사하여 검사하기도 하며, 이 경우에 피사체-영상면 사이 거리(OID)가 멀어지며 여성에서는 난소선량을 줄일 수 있다.

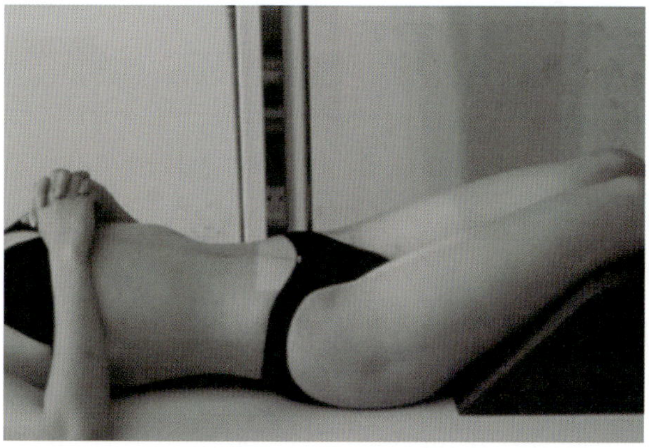

그림 7-58. 꼬리뼈(미골) 전후방향 검사(중심X선 발쪽 10°)

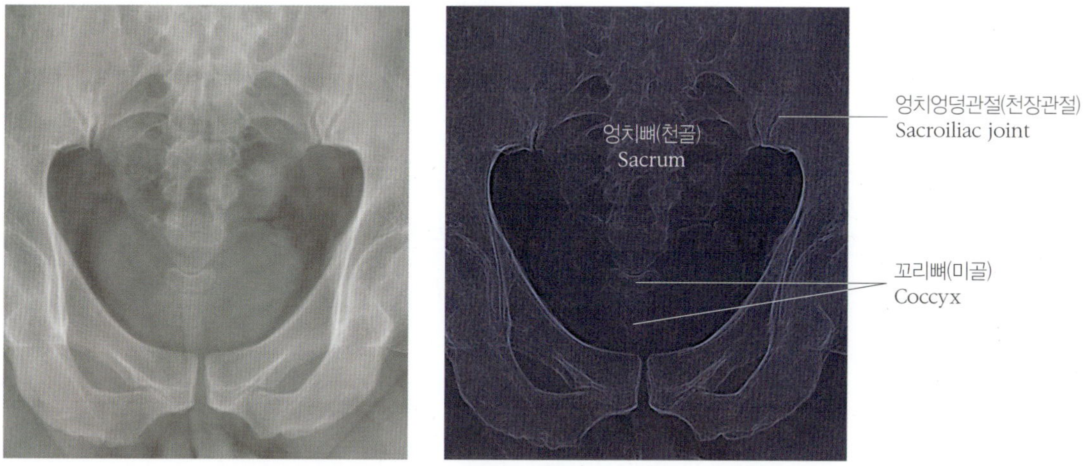

그림 7-59. 꼬리뼈(미골) 전후방향 검사영상(중심X선 발쪽 10°)

❷ 측방향 검사(Lateral Projection)

1) 검사목적

꼬리뼈(미골, coccyx)의 측방향 검사영상을 잘 관찰할 수 있다.

2) 검사방법

옆으로 누운 자세(lateral recumbent position)로 한 후 베개로 머리를 받쳐준다.

남성의 생식샘은 관심부위가 가려지지 않도록 적절히 차폐하고 여성은 생식샘 차폐가 불가능하다.

중심X선은 검사 테이블에 수직으로 주며, 입사점은 넙다리뼈 큰돌기(대전자, greater trochanter) 위 3~4 cm 높이로 입사한다.

상수용체(IR) 중앙부에 중심X선을 입사하여 관심부위에 대하여 조사야를 줄이고, 날숨(호기) 후 멈추고 X선을 입사한다.

3) 영상평가

- 정확히 조사야가 조절된 영상 중앙에 꼬리뼈의 측면상이 나타나야 한다.
- 만약에 넙다리뼈머리(대퇴골두, femoral head)가 조사야에 포함된다면 골반의 회전이 없다는 증거로 넙다리뼈머리가 겹쳐져 나타나야 한다.
- 꼬리뼈분절사이(미골분절간극, coccygeal segment interspace)가 분리되어 나타나야 한다.
- 꼬리뼈분절이 모두 잘 보이게 하기 위하여 비교적 높은 대조도(short scale contrast)를 이룰 수 있는 검사조건을 선택하여야 한다.
- 좌 · 우 표시가 관심부위와 겹쳐지지 않고 나타나야 한다.

참고 차폐물을 환자 등 뒤에 가려 산란선에 의한 화질 저하를 막는다.
X선관 영상면 사이 거리(SID)는 최소 100 cm로 한다.
과대노출이 되지 않도록 주의하며, 엉치뼈(천골, sacrum) 측방향 검사보다 5~7 kVp 감소시킨다.
자동노출장치를 사용하면 적절한 노출을 얻기 어렵기 때문에 수동으로 검사조건을 조정하는 것이 좋다.

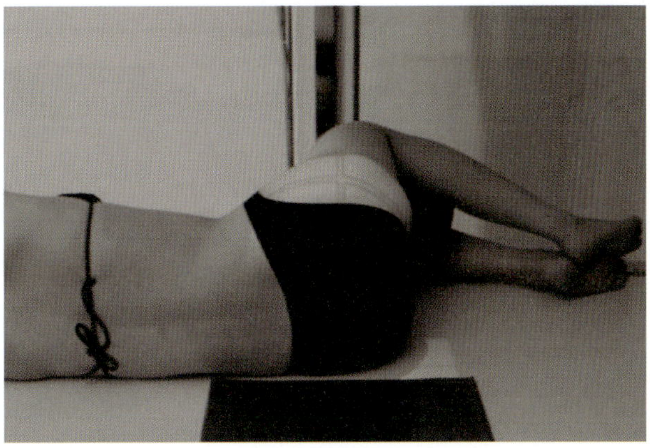

그림 7-60. 꼬리뼈(미골) 측방향 검사

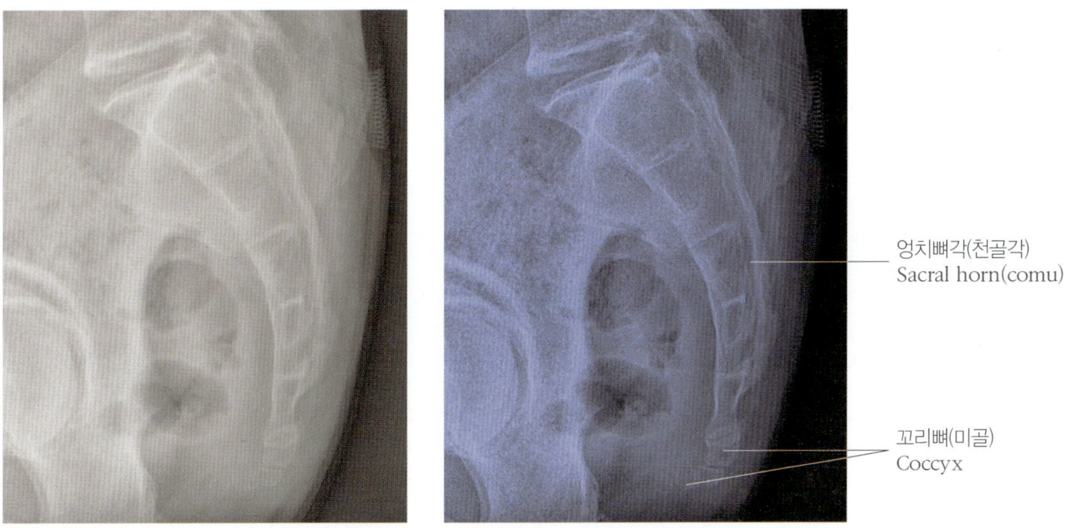

그림 7-61. 꼬리뼈(미골) 측방향 검사영상

chapter

08

머리뼈(두개골)

Skull and Cranial Bones

1. 머리뼈(두개관, Cranium)
2. 안장(터어키안, Sella turcica)

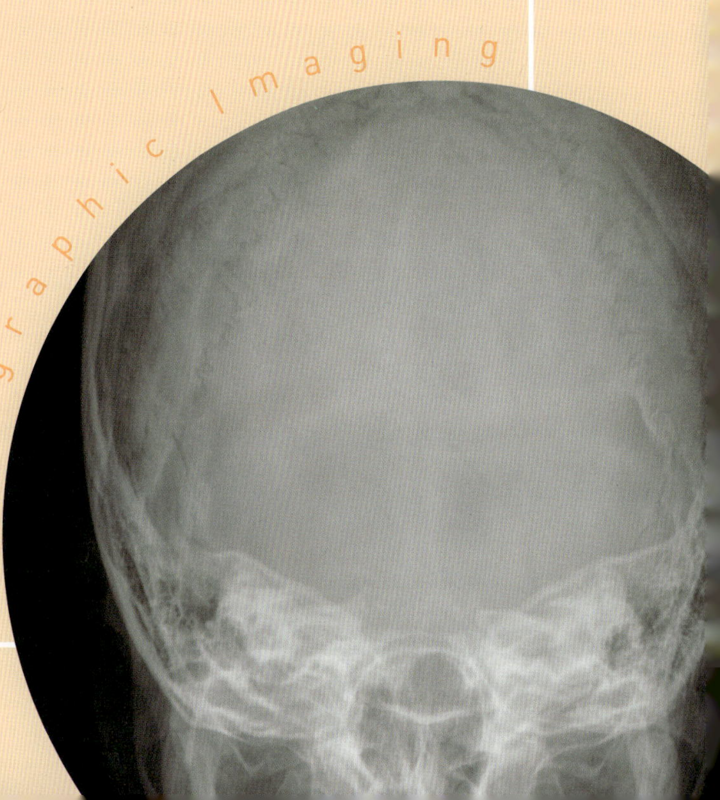

머리뼈 검사를 위한 검사 기준점, 선 및 면

방사선 검사에 필요한 기준점과 면 및 선은 그림 8-1과 그림 8-2에 설명하였다.

눈확귓구멍선(orbitomeatal line)은 일반적으로 방사선 검사의 기본선이다. 일부 저자의 경우 눈확아래귓구멍선(infraorbitomeatal line)을 방사선 검사 시 기본선으로 사용할 것을 주장하였다. 눈확귓구멍선과 눈확아래귓구멍선은 약 7°의 차이가 있으며 눈확귓구멍선과 눈썹활귓구멍선(glabellomeatal line)사이에는 평균 8°의 차이가 있다. 방사선 검사의 기준이 되는 선들의 각도는 반드시 기억해 두어야 한다. 가끔 환자, 상수용체, 중심X선이 모두 같더라도 선정한 기준선이 다를 경우 각도를 변경해서 검사해야 한다.

※ 검사 기준점

- 눈썹활사이(미간, glabella)
- 코뿌리점(비근점, nasion)
- 코끝점(비극점, acanthion)
- 턱끝점(하악점, mental point)
- 안쪽눈구석(내안각, inner canthus)
- 가쪽눈구석(외안각, outer canthus)
- 눈확아래(안와하연, infraorbital margin)
- 눈확위(안와상연, supreorbital margin)
- 바깥귀길(외이도, external auditory meatus)
- 턱모서리점(하악각점, gonion)

※ 검사 기준선

- 정중시상면(median sagittal plain, MSP)
- 눈썹활귓구멍선(미간이공선, glabellomeatal line; GML)
- 눈확귓구멍선(안와이공선, orbitomeatal line; OML)
- 눈확아래귓구멍선(안와하이공선, infraorbitomeatal line; IOML)
- 눈확사이선(동공간선, interpupillary, IPL)
- 코끝귓구멍선(비극이공선, acanthiomeatal line; AML)
- 교합선(lips-meatal line, occulusal line; LML)
- 아래턱바깥귓구멍선(아래턱뼈귓구멍선, mentomeatal line; MML)
- 미간이틀선(미간치조선, glabelloalveolar line; GAL)

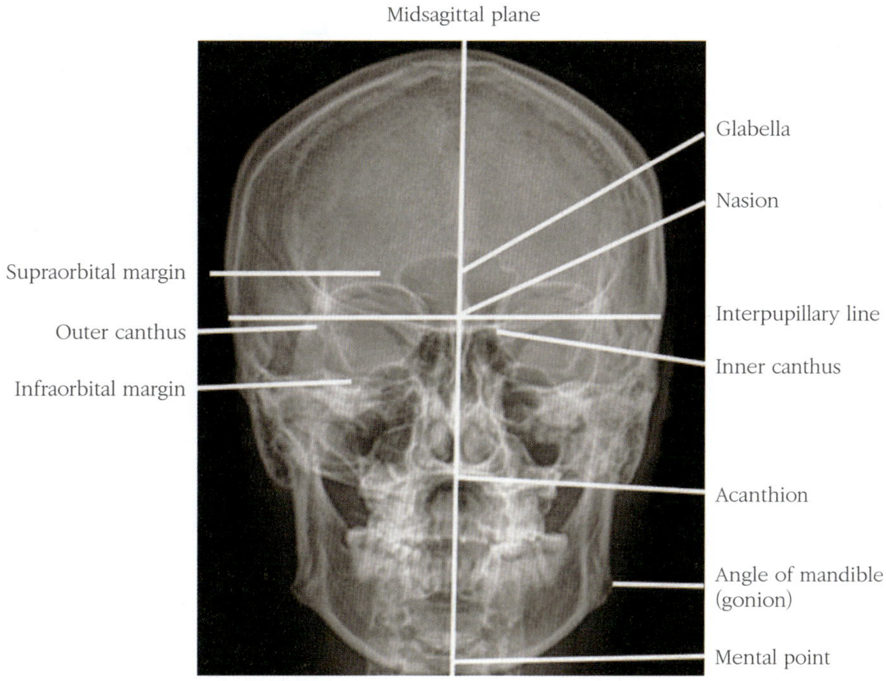

그림 8-1. 머리뼈검사를 위한 검사기준선 및 기준점 전면영상

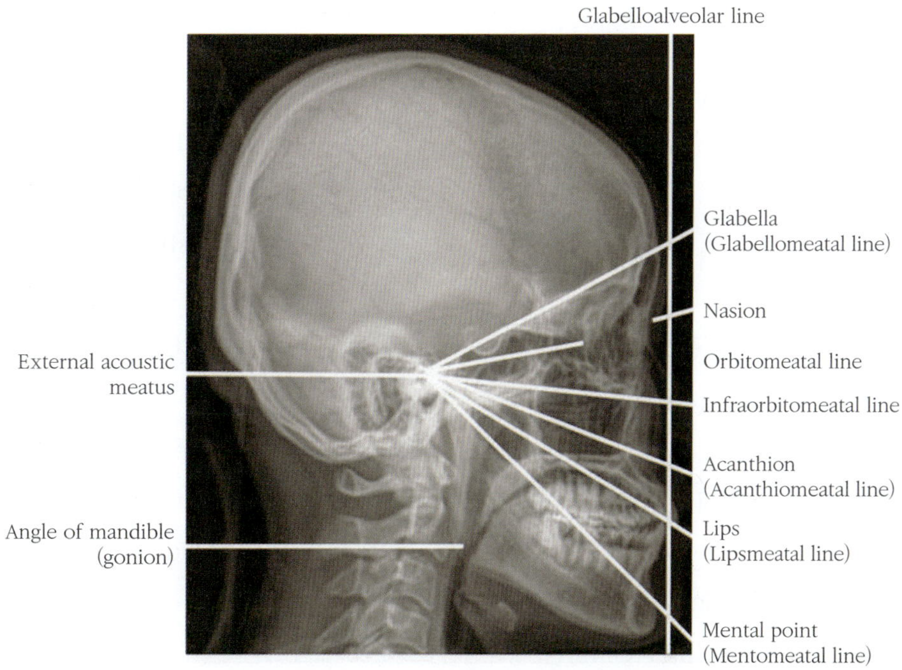

그림 8-2. 머리뼈검사를 위한 검사기준선 및 기준점 측면영상

01 머리뼈(두개관)

Cranium

① 후전방향 검사(PA Projection)

1) 검사목적

머리뼈(두개관, cranium)의 앞벽과 옆벽, 볏돌기(계관, crista galli), 관자뼈오목(측두와, temporal fossae), 이마굴(전두동, frontal sinus), 앞벌집굴(전사골동, ethmoid sinus)이 관찰되고, 입사각도에 따라 눈확(안와, orbit)안에 바위능선(추체능, petrous pyramids)이 위치를 달리해서 나타난다.

나비뼈 작은날개, 큰날개(접형골소익 · 대익, greater and lesser wings of sphenoid)과 함께 위눈확틈새(상안와열, superior orbital fissure)가 잘 나타나고 바윗부분(추체부, petrous part)은 위턱굴(상악동, maxillary sinus)과 벌집굴(사골동, ethmoidal sinus)과 함께 중복된다.

2) 검사방법

환자의 머리에서 금속이나 플라스틱을 제거하고 환자는 엎드린 자세(prone position)나 선 자세(erect position)로 한다.

정중면(midsagittal plane: MSP)을 상수용체(IR) 중심선에 일치시키고 이마와 코로 머리를 지지하고 상수용체(IR) 중앙에 코뿌리점(nasion)을 위치시킨다.

눈확귓구멍선(orbitomeatal line: OML)은 상수용체(IR)에 수직되게 하여 중심X선을 수직 입사시킨다. 하지만 관찰 목적 부위에 따라 중심X선을 달리하는데, 일반적 검사에는 코뿌리점(비근점, nasion)을 향하여 발쪽으로 15° 입사시키고, 이마뼈(전두골, frontal bone)가 관찰 목적인 경우에는 IR 중앙에 수직 입사시킨다.

위눈확틈새의 경우 눈확 중간(mid-orbits)을 향하여 발쪽으로 20~25° 입사하고, 원형구멍(정원공, foramen rotundum)이 관찰 대상일 때는 코뿌리점을 향해 발쪽으로 25~30° 입사한다.

검사 중에 호흡을 정지시킨다.

3) 영상평가

- 전체 머리뼈가 포함되어야 하며 양쪽 바위능선은 대칭으로 관찰되어야 한다.
- 바윗부분은 중심X선 입사각도가 15°인 경우에 눈확 아래부 1/3선에 위치해야 하고, 수직으로 입사한 경우는 눈확과 겹쳐서 보여야 한다.
- 머리뼈의 가쪽 가장자리에서 눈확의 옆가장자리까지 거리가 양쪽 모두 같아야 한다.
- 안장등(안배, dorsum sella)과 앞침대돌기(전상돌기, anterior clinoid process)는 앞벌집굴 위끝에서 관찰된다.

참고 머리를 고정할 수 있는 head clamp 또는 head immobilizer를 이용하면 편리하다.
엎드린 상태에서 자세를 회전할 수 없는 경우에는 전후방향 검사를 하고 중심X선을 머리쪽으로 10~15°로 입사한다.
이마뼈의 윗부분과 옆부분을 잘 나타내기 위해서는 환자의 턱을 검사 테이블에 대고 중심X선을 이마뼈를 향해 수직으로 입사하면 관상봉합(coronal suture) 근접부를 통하여 위눈확능선(상안와능)을 지나게 하여 세로방향으로 위치시키며 고정형 격자 또는 이동형 격자를 사용한다.
관전압은 70~80 kVp 범위에서 조절하고 X선관 영상면 사이 거리(SID)는 100 cm으로 하여 작은 초점을 사용한다.

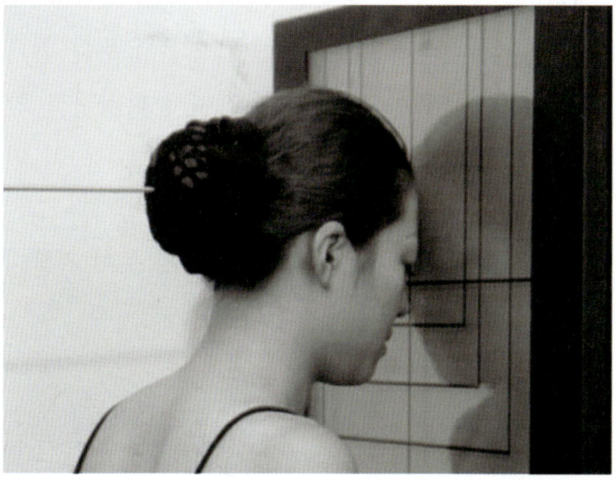

그림 8-3. 머리뼈(두개관) 후전방향 검사(선 자세)

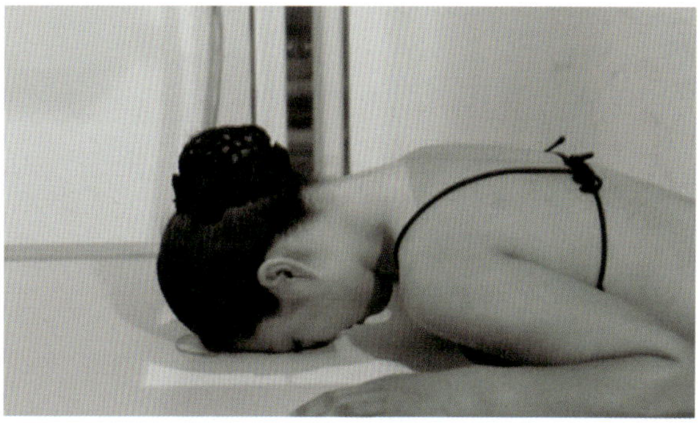

그림 8-4. 머리뼈(두개관) 후전방향 검사(엎드린 자세)

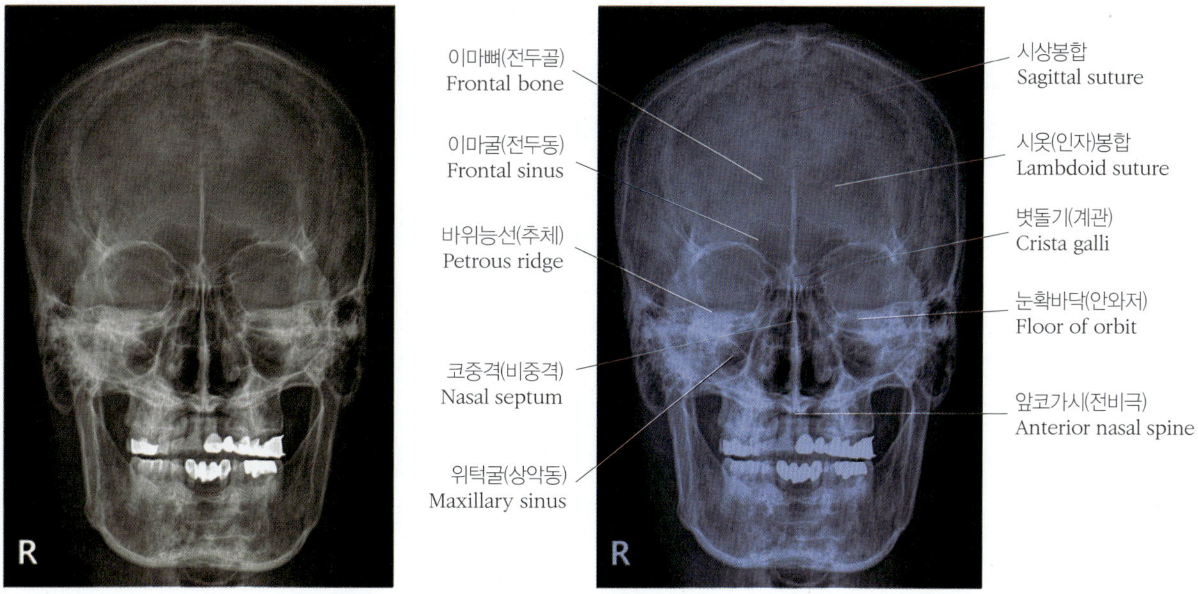

그림 8-5. 머리뼈(두개관) 후전방향 검사영상

② 측방향 검사(Lateral Projection)

1) 검사목적

검사쪽 옆면 머리뼈(측면두개관, lateral cranium)이 잘 관찰되며 안장(터어키안, sella tercica), 앞침대돌기(전상돌기, anterior clinoid process), 뒤침대돌기(후상돌기, posterior clinoid process), 안장등(안배, dorsum sellae) 및 나비뼈날개(접형골익, wings of sphnoid)를 잘 관찰할 수 있다.

2) 검사방법

환자의 머리에서 금속물이나 플라스틱류를 제거시키고 선 자세(erect position) 또는 반 엎드린 자세(semi–prone position)로 한다.

검사쪽 바깥귀길(외이도, EAM)에서 위로 5 cm 부위를 상수용체(IR) 중앙에 일치시켜 IR 중앙에 오게 한 후, 바른 측면 자세(true lateral position)가 되게 한다.

중심X선은 IR면에 수직으로 입사시킨다.

정중면이 상수용체(IR)면과 평행되도록 하고, 눈확아래귓구멍선(infraorbitomeatal line: IOML)은 IR 위끝면과 평행되도록 한다.

눈확사이선(동공간선, interpupillary line: IPL)은 상수용체(IR)에 수직되어야 하며, 호흡을 잠시 멈추도록 하여 X선조사 한다.

3) 영상평가

- 전체 머리뼈가 포함되어야 하며 턱뼈가지(하악지, mandibular rami), 눈확위벽(안와상벽, orbital roofs), 꼭지돌기(유양돌기부, mastoid region), 바깥귀길, 턱관절(악관절, temporomandibular joint)은 완전히 겹쳐야 한다.
- 안장은 회전되지 말아야 하며, 회전 유무는 좌우 앞침대돌기와 뒤침대돌기가 겹쳐서 나타나고 안장바닥(터어키안 저부, sella turcica base)이 면(plane)이 아닌 선(line)으로 나타나야 한다.
- 환자 정보와 좌 · 우 표시(R, L mark) 등이 관찰대상 부위와 겹치지 않아야 한다.

참고 호흡 곤란이 없는 환자와 반 엎드린 자세에서 호흡이 곤란한 환자는 가능한 선 자세(erect position)로 검사한다.
상수용체(IR)의 크기는 25×30 cm로 하고 가로방향으로 위치시켜 이동형 격자 또는 고정형 격자를 사용한다.
관전압은 70~80 kVp 범위에서 조절하고 X선관 영상면 사이 거리(SID)는 100 cm로 하며 작은 초점을 사용하여 검사한다.
머리뼈 전체를 보기 위해서는 바깥귀길(EAM)에서 위로 5 cm 지점에서 중심X선을 수직 입사하고, 안장을 관찰하기 위해서는 바깥귀길에서 위로 2 cm 앞으로 2 cm 되는 지점에 입사한다.

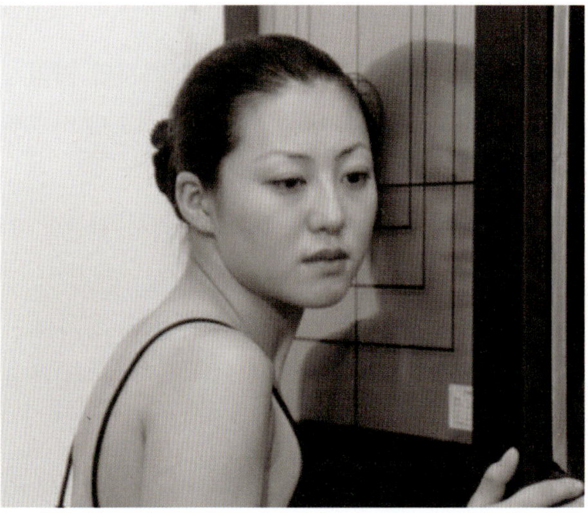

그림 8-6. 머리뼈(두개관) 왼쪽 측방향 검사(선 자세)

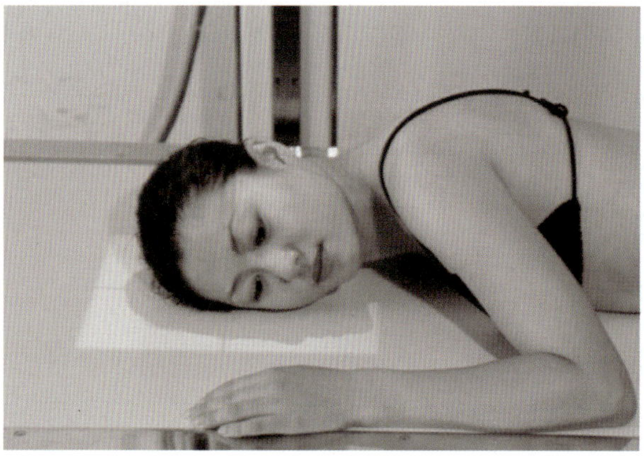

그림 8-7. 머리뼈(두개관) 오른쪽 측방향 검사(엎드린 자세)

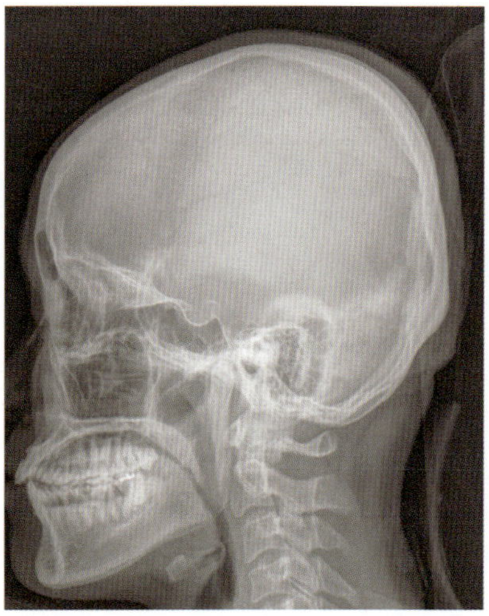

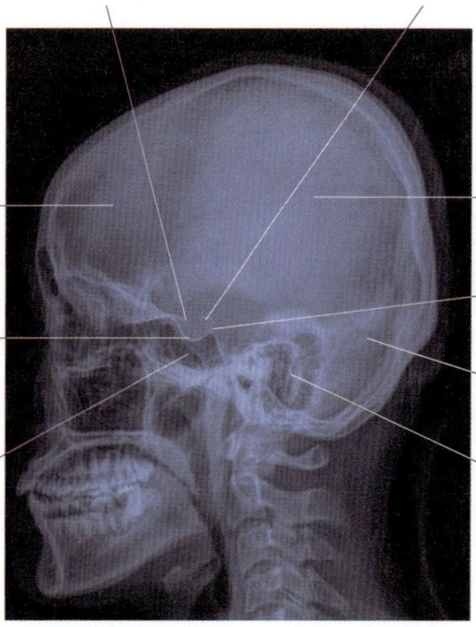

그림 8-8. 머리뼈(두개관) 측방향 검사영상

③ 전후 축방향 검사(AP Axial Projection); Towne's Method

1) 검사목적

큰구멍(대공, foramen magnum)안에 투영된 안장등(안배, dorsum sellae)와 뒤침대돌기(후상돌기, posterior clinoid process), 바위부(추체, petrous pyramid)와 뒤통수뼈(후두골, occipital bone)를 관찰할 수 있다.

2) 검사방법

환자의 머리에서 핀이나 귀걸이 등의 이물질을 제거한 후, 환자는 선 자세(erect position)나 바로 누운 자세(supine position)로 한다.

머리의 정중면(midsagittal plane: MSP)은 상수용체(IR)의 중앙선과 일치시킨다.

턱을 충분히 당겨 눈확귓구멍선(orbitomeatal line: OML)이 상수용체(IR)면과 수직되게 맞춘 후, 중심X선은 큰구멍을 향해 발쪽으로 30° 입사한다.

턱을 충분히 당길 수 없는 환자의 경우에는 눈확아래귓구멍선(infraorbitomeatal line: IOML)을 상수용체(IR)면과 수직되게 하고 중심X선을 발쪽으로 37° 입사한다.

뒤통수뼈바닥 부분(후두기저부, occipitobasal region) 전체와 큰구멍을 보고자 할 때는 상수용체(IR) 위끝과 머리뼈(두개관) 위끝이 일치하도록 조절한다.

안장등 일부와 바위부를 잘 보고자 할 때는 씹는면(교합면, occlusal plane) 또는 씹는면 약간 아래에 맞추어 중심X선이 상수용체(IR) 중앙으로 입사하게 한다.

만일 큰구멍과 목정맥구멍(경정맥공, jugular foramen)을 관찰대상으로 하면, 중심X선을 발쪽으로 40~60° 입사하여 검사한다.

환자의 호흡을 멈추게 하고 X선조사 한다.

3) 영상평가

- 전체 머리뼈가 포함되어야 한다.
- 머리뼈 외측연에서 큰구멍 외측연까지의 거리가 양쪽 모두 같아야 하며, 정중면을 중심으로 바위부는 좌우 대칭이어야 한다.
- 안장등과 뒤침대돌기는 큰구멍 안에서 관찰할 수 있어야 한다.
- 뒤통수뼈를 충분히 투과할 수 있는 검사조건(70~80 kVp)이 설정되어야 하며, 머리뼈 외측연이 높은 사진농도가 되지 말아야 한다.
- 환자 정보와 좌 · 우 표시(R, L mark) 등이 관찰 대상 부위와 겹치지 않아야 한다.

- Leach RE, Gregg T, and Siber FJ:Weight-bearing radiography in osteoartjritis of the knee, Radiology 97:265, 1970.

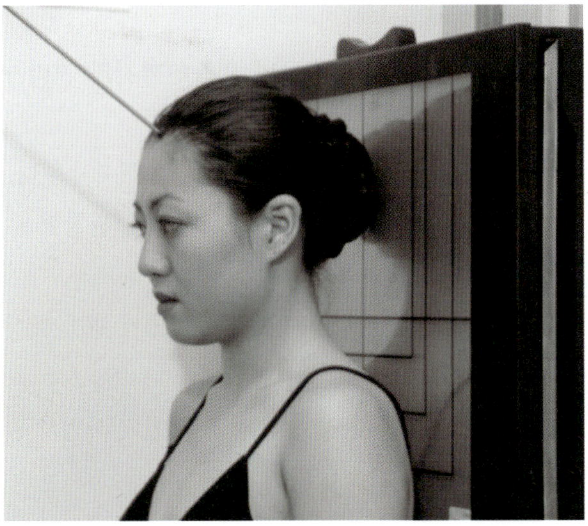

그림 8-9. 머리뼈(두개관) 전후 축방향 검사(선 자세)

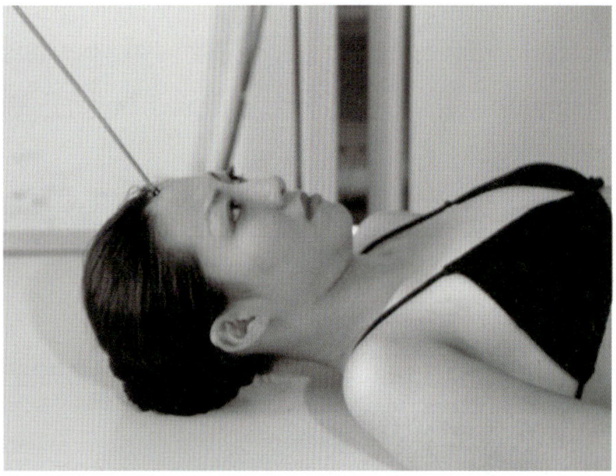

그림 8-10. 머리뼈(두개관) 전후 축방향 검사(바로 누운 자세)

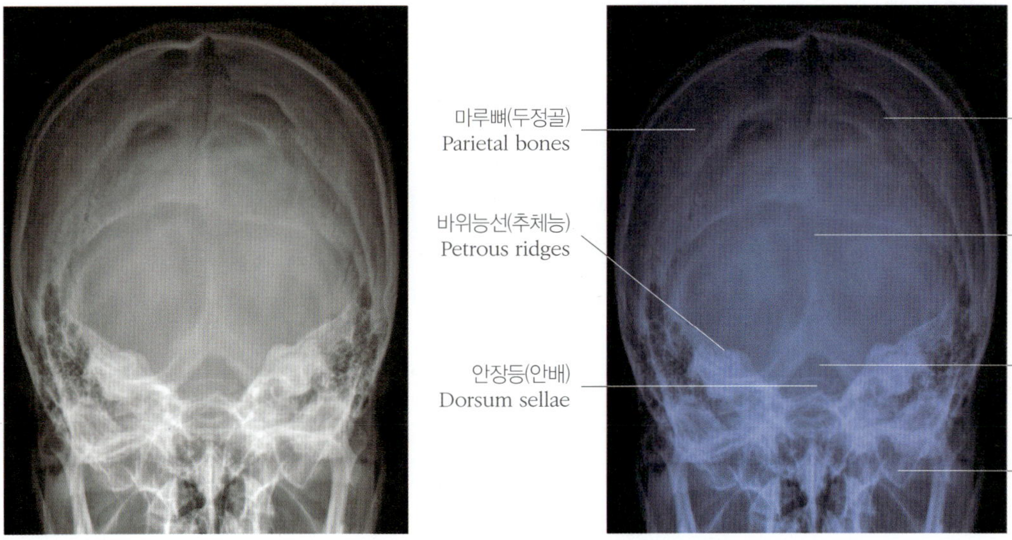

그림 8-11. 머리뼈(두개관) 전후 축방향 검사영상

4 후전 축방향 검사(PA Axial Projection); Hass Method

1) 검사목적

큰구멍(대공, foramen magnum)안에 투영된 안장등(안배, dorsum sellae)와 뒤침대돌기(후상돌기, posterior clinoid process), 바위부(추체, petrous pyramid)와 뒤통수뼈(후두골, occipital bone)를 관찰할 수 있다.

2) 검사방법

환자는 앉은 자세 혹은 엎드린 자세로 한다.

머리의 정중면(midsagittal plane: MSP)은 상수용체(IR)의 중앙선과 일치시킨다.

이마와 코를 검사대에 붙여 머리의 눈확귀구멍선(OML)이 상수용체(IR)면과 수직이 되도록 자세를 조정한다.

상수용체(IR)면 중심점이 코뿌리점(nasion) 위 4 cm 지점이 되도록 한다.

검사하는 동안 자세를 움직이지 않도록 한다.

중심X선은 코뿌리점(nasion) 위 4 cm 지점을 향하여 머리쪽 25°로 입사한다.

3) 영상평가

- 전체 머리뼈가 포함되어야 한다.
- 머리뼈 외측연에서 큰구멍 외측연까지의 거리가 양쪽 모두 같아야한다.
- 정중면을 중심으로 바위부는 좌우 대칭이어야 한다.
- 안장등과 뒤침대돌기는 큰구멍 안에서 관찰할 수 있어야 한다.
- 환자 정보와 좌 · 우 표시(R, L mark)가 관찰 대상 부위와 겹치지 않아야 한다.
- Towne법을 시행하지 못하는 경우 이 검사법을 활용할 수 있다.

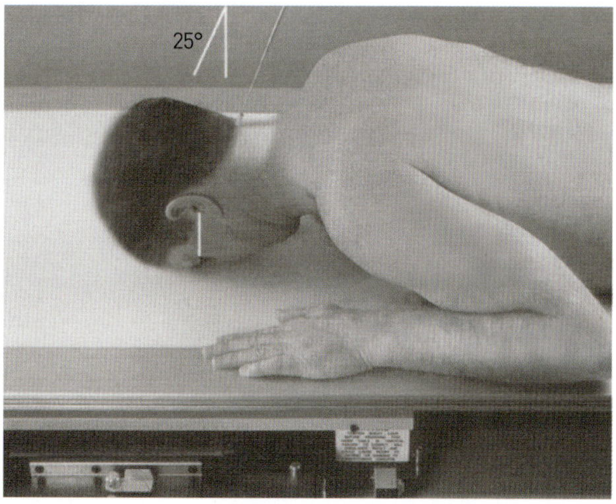

그림 8-12. 머리뼈(두개관) 후전 축방향 검사

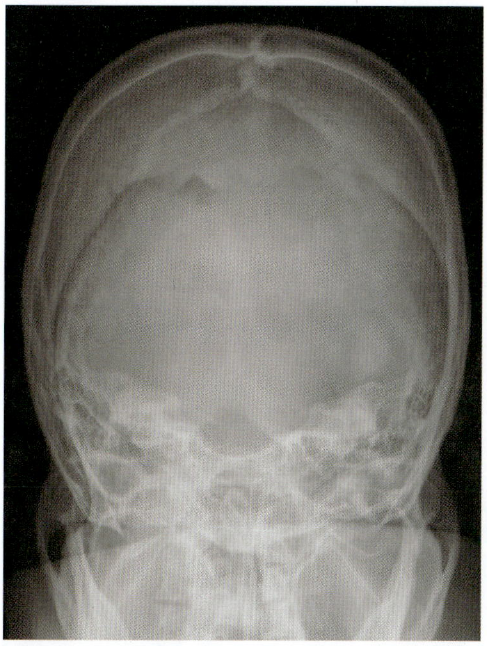

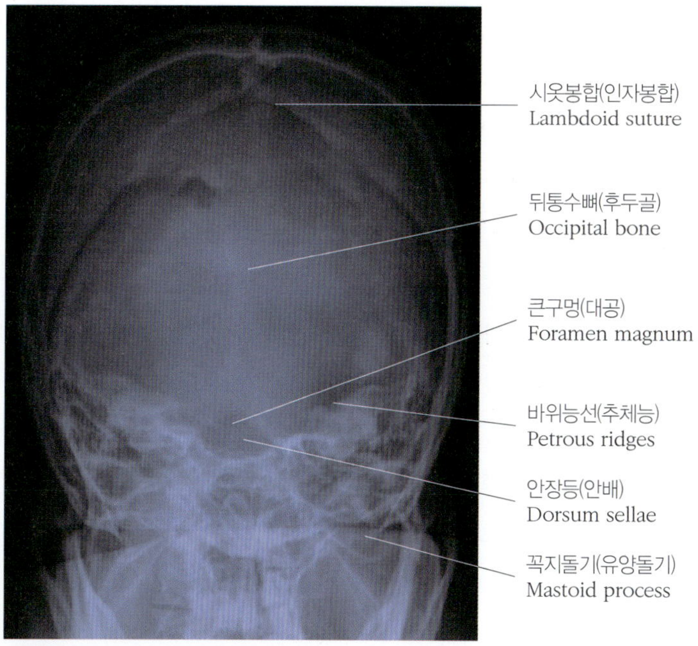

그림 8-13. 머리뼈(두개관) 후전 축방향 검사영상

5 후전 축방향 검사(PA Axial Projection); Caldwell Method

1) 검사목적

나비뼈 큰날개, 작은날개(접형골 대익 · 소익, greater and lesser sphenoid wings), 이마뼈(전두골, frontal bone), 위눈확틈새(상안와열, superior orbital fissure), 이마굴(전두동, frontal sinus), 벌집굴(사골동, ethmoid sinus), 원형구멍(정원공, foramen rotundum), 볏돌기(계관, crista galli) 등을 관찰할 수 있다.

2) 검사방법

환자의 머리에서 금속이나 플라스틱 등의 이물질을 제거시킨 다음 환자는 선 자세(erect position)나 엎드린 자세(prone position)로 한다.

정중면(midsagittal plane: MSP)을 상수용체(IR) 중심선에 맞추고, 이마와 코로 머리를 지지해주고, 턱을 충분히 당겨 눈확귓구멍선(orbitomeatal line: OML)이 상수용체(IR)면에 수직이 되게 하고, 코뿌리점(비근점, nasion)이 중심이 되도록 한다.

중심X선은 상수용체(IR) 중앙을 향하여 발쪽으로 15° 입사시킨다.

3) 영상평가

- 전체 머리뼈(두개관)가 포함되어야 하며, 머리뼈 외측연에서 눈확(안와, orbits) 외측연까지 거리가 양쪽 모두 같아야 한다.
- 위눈확틈새는 눈확에 대칭적으로 포함되어야 한다.
- 사진농도가 적당해야 한다.
- 환자의 움직임이 없어야 한다.
- 이마뼈가 잘 보여야 한다.
- 환자 정보와 좌 · 우 표시(R, L mark)가 관찰 대상 부위와 겹치지 않아야 한다.

참고 중심X선이 발쪽으로 15°인 경우는 바위능선(추체능, petrous pyramids)과 속귀길(내이도, IAM)은 안와의 1/3 아래에 나타나며, 눈확 위가장자리(상안와연, superior orbital margin)는 겹침 없이 보인다.
중심X선이 발쪽으로 30°인 경우는 바위능선은 눈확 아래바깥가장자리 아래에 나타나고 눈확 가장자리(안와연)에 포함되어 보이기도 하며, 원형구멍은 눈확 아래바깥가장자리에서 가까이 보인다.

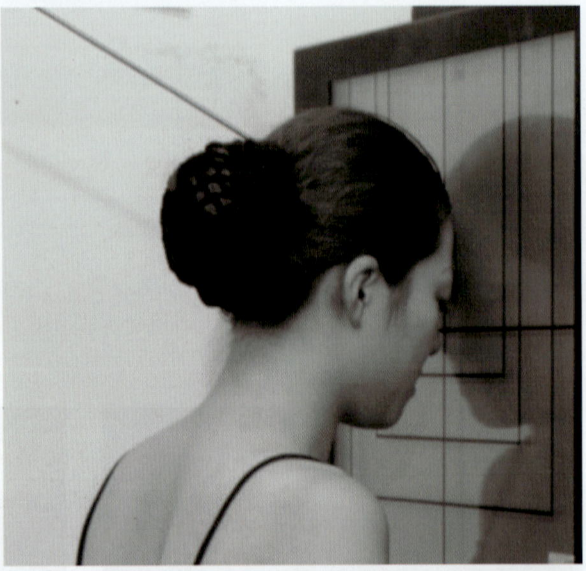

그림 8-14. 머리뼈(두개관) 후전 축방향 검사(선 자세)

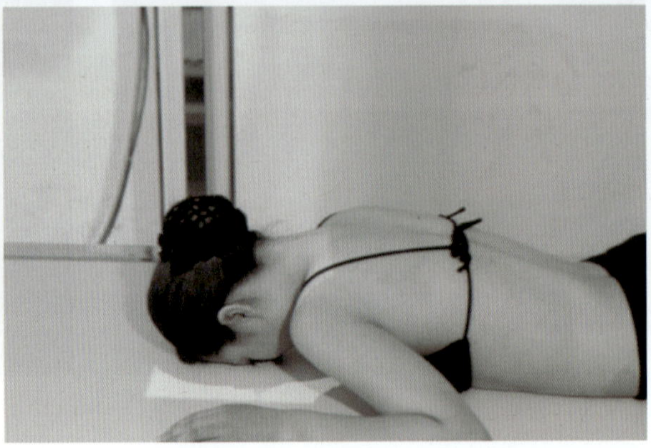

그림 8-15. 머리뼈(두개관) 후전 축방향 검사(엎드린 자세)

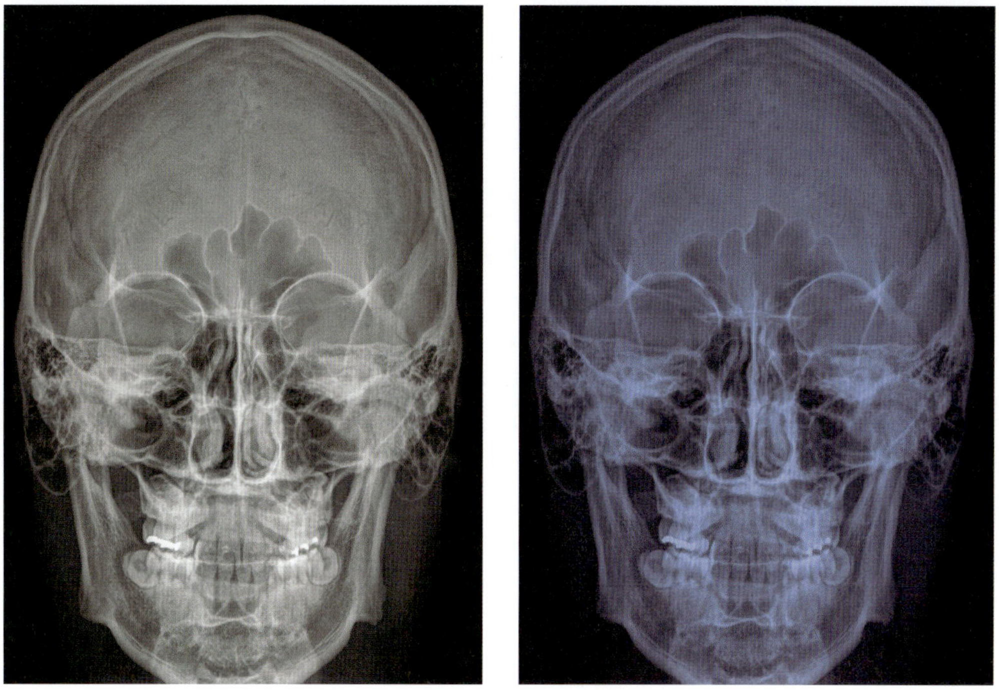

그림 8-16. 머리뼈(두개관) 후전 축방향 검사영상
(중심X선 발쪽 15°)

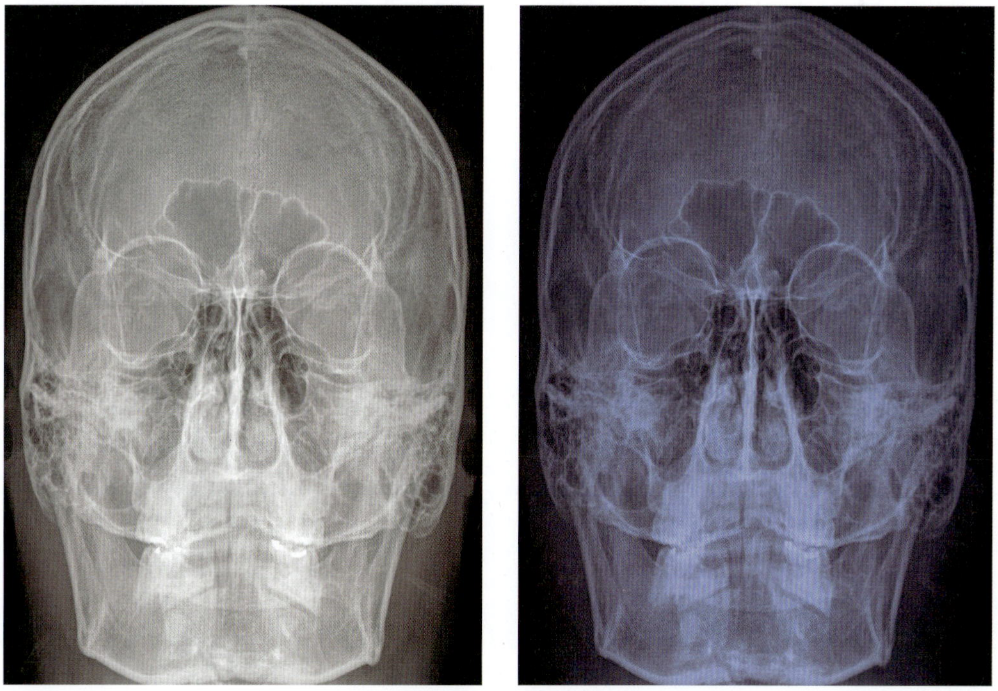

그림 8-17. 머리뼈(두개관) 후전 축방향 검사영상
(중심X선 발쪽 30°)

6 하악–두정방향 검사 Submentovertical(SMV) Projection; Schüller Method

1) 검사목적

타원구멍(난원공, foramen ovale), 뇌막동맥구멍(극공, foramen spinosum), 아래턱뼈(하악골, mandible), 나비굴(접형골동, sphenoid sinus), 벌집굴(사골동, ethmoid sinus), 꼭지돌기(유양돌기, mastoid process), 바위능선(추체능, petrous ridge), 단단입천장(경구개, hard palate), 큰구멍(대공, foramen magnum)과 뒤통수뼈(후두골, occipital bone)을 잘 관찰할 수 있다.

2) 검사방법

환자는 선 자세(erect position)로 하고, 만일 선 자세로 할 수 없을 때는 바로 누운 자세(supine position)로 한다.

선 자세가 바로 누운 자세 보다 환자자세 조정에 편리하다.

환자의 머리마루 부분(두정부, vertex)이 상수용체(IR)에 밀착되게 하기 위해 환자의 머리를 최대한 뒤로 신전시킨다(hyperextension).

머리의 정중면은 상수용체(IR)의 중심선과 수직을 이루게 한다.

중심X선은 눈확아래귓구멍선(infraorbitomeatal line: IOML)에 대하여 수직이 되게 한다.

중심X선은 턱뼈결합(하악결합, mandibular symphysis)부터 안쪽으로 6~8 cm에 중앙으로 입사시킨다. 이 지점은 안장(터어키안, sella turcica)이 위치하는 곳이다.

검사 중에 환자는 호흡을 잠시 정지하고 움직이지 말아야 한다.

3) 영상평가

- 턱뼈결합에서 뒤통수뼈까지 전체 머리뼈가 포함되어야 한다.
- 턱뼈결합은 이마뼈(전두골, frontal bon) 앞면과 겹쳐야 하며, 머리뼈 외측면과 턱뼈관절돌기(하악과, mandibular condyles) 사이 양쪽 거리가 같아야 한다.
- 턱뼈관절돌기는 바위부(추체부, petrous pyramid) 앞에 위치해야 한다.
- 타원구멍과 뇌막동맥구멍이 관찰되어야 하며, 바위부는 대칭이 되어야 한다.

참고 이 검사의 성공은 눈확아래귓구멍선을 상수용체(IR) 면에 평행하게 할 수 있느나에 달려있지만, 무리해서 눈확아래귓구멍선을 평행으로 하기 보다는 중심X선을 입사할 때 눈확아래귓구멍선에 대하여 직각이 되게 하는 것에 관심을 두어야 한다.
상수용체(IR) 크기는 25×30 cm로 상수용체(IR)를 장축으로 놓고 검사하며, 머리 고정을 위해 고정용 clamp를 이용하면 좋다.
이 검사는 환자에게 위치 잡이가 부담이 되므로 신속히 끝내야 한다.
이 검사를 Basilar Method라고도 한다.

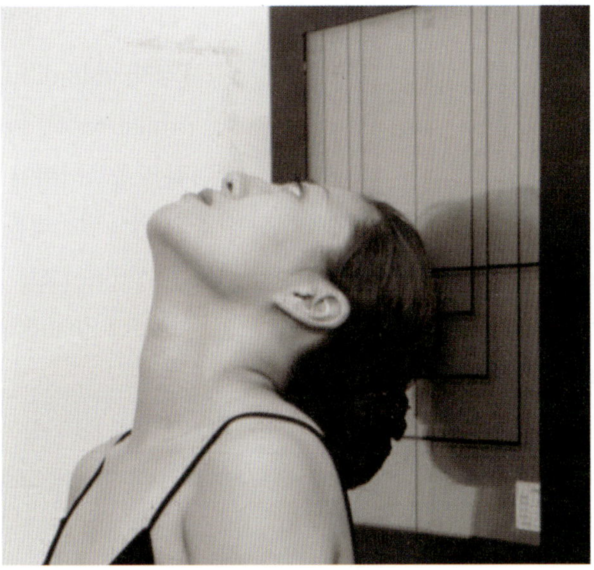

그림 8-18. 머리뼈(두개관) 하악두정방향 검사

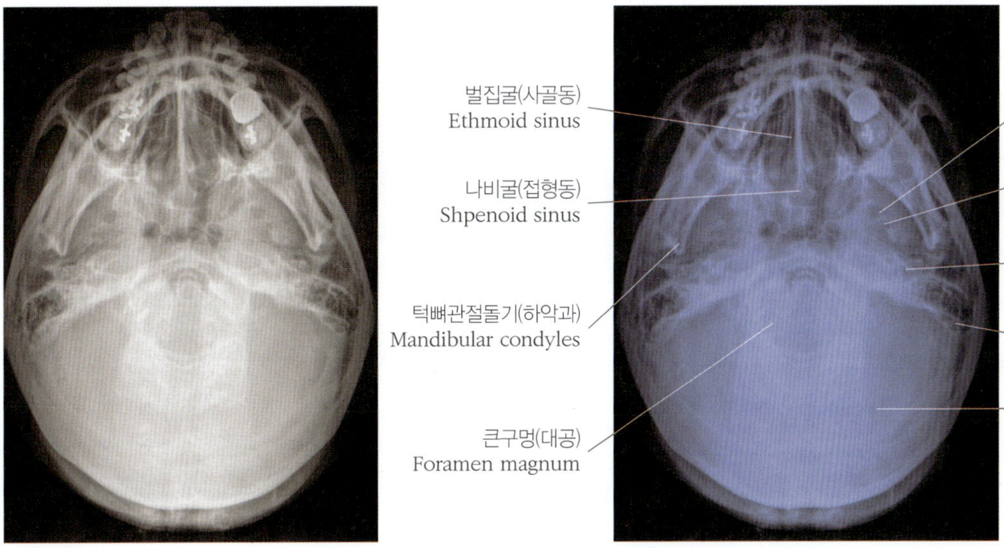

그림 8-19. 머리뼈(두개관) 하악두정방향 검사영상

7 측방향 검사 응급검사 Lateral Projection(Horizontal beam)

목뼈(경추, cervical spine)에 골절이나 탈골이 있는 상태의 환자이거나 병실 입원 환자로 움직임이 불편한 환자에게 적용한다.

1) 검사목적

안장(터어키안, sella turcica)과 앞 · 뒤침대돌기(전 · 후상돌기, anterior and posterior clinoid process), 안장등(안배, dorsum sellae), 나비뼈 큰날개 · 작은날개(접형골 대익 · 소익, greater wing and lesser wing of sphenoid)을 잘 볼 수 있다.

2) 검사방법

환자는 바로 누운 자세(supine position)로 한다.

이때 머리고정을 위해 여러 가지 고정용 clamp를 사용할 수 있다.

뒤통수뼈(후두골, occipital bone) 아래를 방사선 투과성 물질을 이용하여 2.5 cm 정도 위로 올려놓는다.

정중면(midsagittal plane: MSP)이 수평이어야 하며 눈확사이선(동공간선, interpupillary line: IPL)은 상수면체(IR) 면과 수직되도록 하여야 한다.

눈확아래귓구멍선(infraorbitomeatal line: IOML)을 상수용체(IR) 위끝과 평행해야 한다.

중심X선은 바깥귀길(외이도, EAM)에서 위로 5 cm에 수평으로 입사한다.

3) 영상평가

- 전체 머리뼈 구조가 회전되지 않아야 하며, 턱뼈가지(하악지, mandibular rami)와 눈확위벽(안와상벽, orbital roof), 나비뼈 큰날개 · 작은날개와 바깥귀길은 중복되어야 한다.
- 안장의 앞 · 뒤침대돌기가 중복되어야 하며, 안장바닥은 선(line)으로 나타나야 하고, 턱관절(악관절, temporomandibular joint)은 완전히 중복되어야 한다.
- 머리마루 부분(두정부, vertex) 측면 영상이 판독에 적절한 사진 농도로 되어야 한다.

참고 이 검사는 목뼈 손상환자나 병실환자에게 이용할 수 있으며, 영상에서 확인해야 할 사항은 머리뼈(두개관) 측방향 검사에서 확인사항과 같다.
측방향 검사시 25×30 cm 상수용체(IR)를 세로방향으로 할 경우에 안장을 상수용체(IR) 중앙과 일치시켜 검사하면 뒤통수부가 나오지 않을 수 있으므로 중심X선의 통과부를 적용할 수 있다.
환자 자세는 바른 측면 자세이어야 하고, 바른 측면 자세로 검사되었는지 여부를 확인하여야 한다.
이 검사법은 Cross Table Lateral이라고도 한다.

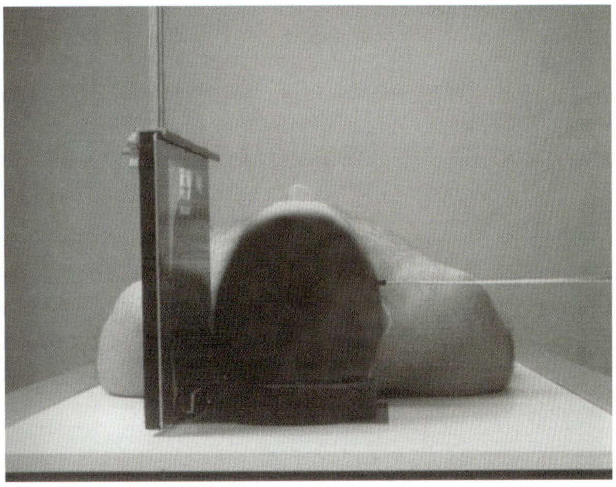

그림 8-20. 머리뼈(두개관) 수평방향 검사

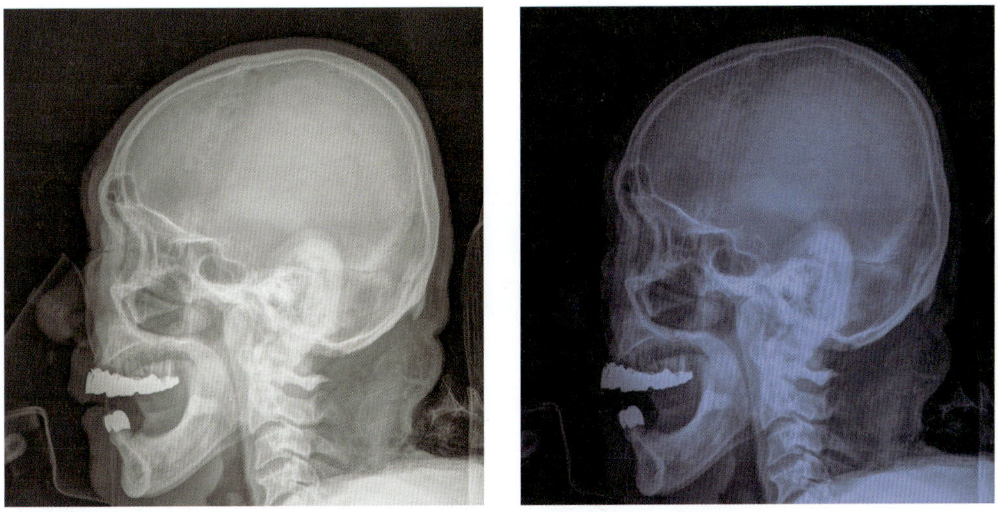

그림 8-21. 머리뼈(두개관) 수평방향 검사영상

02 안장(터어키안)

Sella turcica

1 측방향 검사(Lateral Projection)

1) 검사목적

안장(터어키안, sella turcica), 앞 · 뒤침대돌기(전 · 후상돌기, anterior and posterior clinoid processes), 안장등(안배, dorsum sellae)를 잘 볼 수 있으며, 안장 크기 계측을 목적으로 검사하기도 한다.

2) 검사방법

환자는 선 자세(erect position)나 엎드린 자세(prone position)로 하며, 엎드린 자세보다는 선 자세가 좋다.

머리에 금속이나 플라스틱류의 이물질을 제거하고, 환자는 바른 측면 자세(true lateral position)로 한다.

바른 측면 자세란 눈확사이선(동공간선, interpupillary line: IPL)이 상수용체(IR)면에 수직이고, 정중면과 상수용체(IR)면이 평행하고 눈확아래귓구멍선(infraorbitomeatal line: IOML)이 상수용체(IR) 위끝면과 수평인 상태이다.

중심X선은 바깥귀길(외이도, EAM)에서 위로 2 cm, 앞쪽으로 2 cm 되는 점(안장의 중심)을 향해 수직으로 입사한다.

안장만을 볼 수 있도록 조사야를 제한하고, 검사하는 동안 호흡을 정지한다.

3) 영상평가

- 안장이 영상 중앙에 있어야 하며 회전되어서는 안 된다.
- 좌우 앞침대돌기와 뒤침대돌기가 겹쳐 보이고, 나비뼈 큰날개 · 작은날개(접형골 대익 · 소익, greater wing and lesser wing of sphenoid)가 겹쳐서 보여야 한다.

참고
- 안장을 선명히 검사하기 위해서 작은 초점 X선관을 사용하고, 조사야를 최소한으로 줄인다.
- 안장 계측은 넓이, 깊이 및 폭을 잰 후 그 평균값으로 한다.

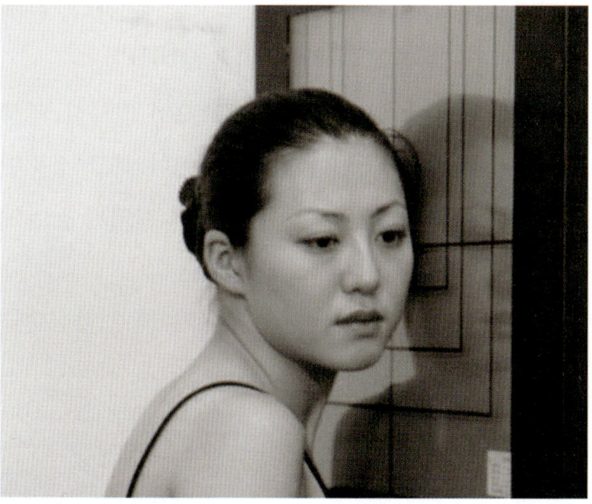

그림 8-22. 안장(터어키안) 왼쪽 측방향 검사(선 자세)

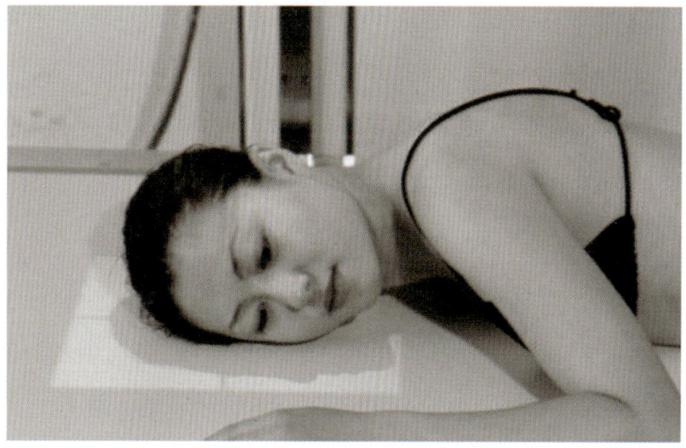

그림 8-23. 안장(터어키안) 오른쪽 측방향 검사
(반 엎드린 자세)

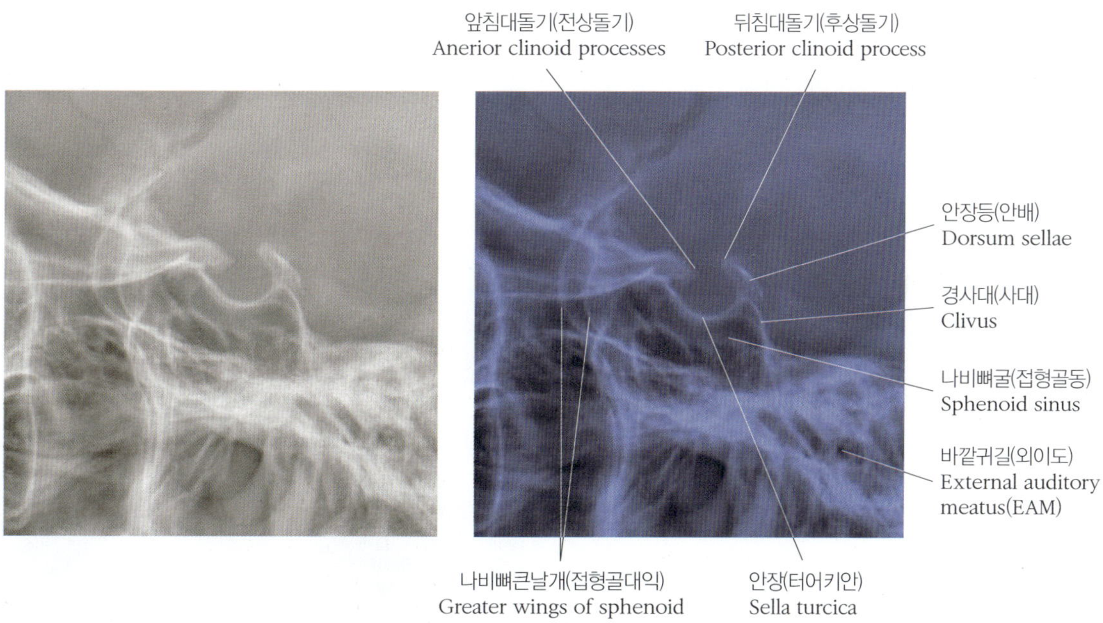

그림 8-24. 안장(터어키안) 측방향 검사영상

2 전후 축방향 검사(AP Axial Projection); Towne's Method

1) 검사목적

안장등(안배, dorsum sella), 앞 · 뒤침대돌기(전 · 후상돌기, anterior and posterior clinoid process), 큰구멍(대공, foramen magnum), 바위능선(추체능, petrous ridge), 뒤통수뼈(후두골, occipital bone)을 잘 볼 수 있다.

2) 검사방법

환자의 머리에 있는 이물질(금속 및 플라스틱류)을 제거 하고, 환자는 선 자세(erect position) 또는 바로 누운 자세(supine position)로 한다.

머리 뒷면을 상수용체(IR)에 밀착시키고 눈확아래귓구멍선(infraorbitomeatal line: IOML)이 상수용체(IR)면에 수직이 되게 한다.

환자 머리의 정중면(midsagittal plane: MSP)을 검사 테이블 중앙과 일치시킨다.

중심X선은 안장등과 뒤침대돌기를 주요 관찰 대상으로 한다면 눈확아래귓구멍선에 대해 발쪽으로 37° 입사하고, 앞침대돌기가 대상일 때에는 눈확귓구멍선에 대해 발쪽으로 30° 입사한다.

중심X선의 입사점은 눈썹활(미모궁, superciliary arch)에서 위로 4 cm이다.

실린더 콘(cylinder cone)이나 콜리메이터를 이용해 조사야 범위를 조절하고, 검사 중 호흡을 정지한다.

3) 영상평가

- 바위능선과 뒤통수뼈가 영상 중앙에 놓여야 하고, 특히 바위능선은 대칭되어야 한다.
- 영상 내에 좌 · 우 표시(L, R marker)가 명확해야 하고, 관심영역만 조사야 안에 있어야 한다.
- 눈확아래귓구멍선에 대해 발쪽으로 37° 입사한 영상에서는 바위능선이 대칭이어야 하고, 큰구멍과 안장등 사이 거리가 양쪽 모두 같아야 한다. 큰구멍 안에 안장등과 뒤침대돌기가 놓여야 한다.
- 눈확귓구멍선에 대해 발쪽으로 30° 입사한 영상에서는 역시 바위능선이 대칭되어야 하고 정중면을 기준으로 좌우 앞침대돌기는 그 길이가 같아야 한다.
- 안장등은 큰구멍 위끝에 나타나야 하고 앞침대돌기는 뚜렷하게 나타나야 한다.

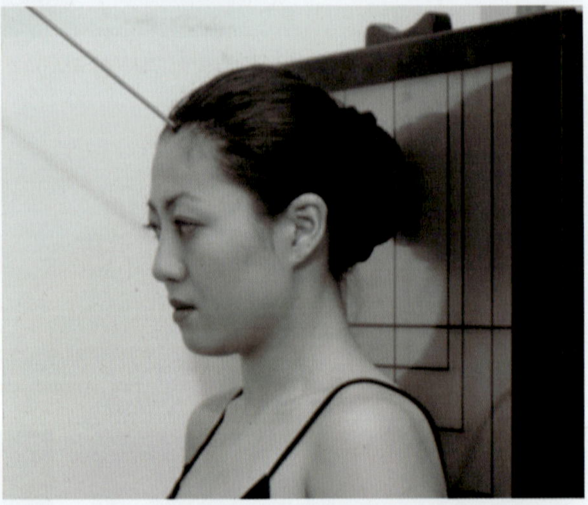

그림 8-25. 안장(터어키안) 전후 축방향 검사(선 자세)

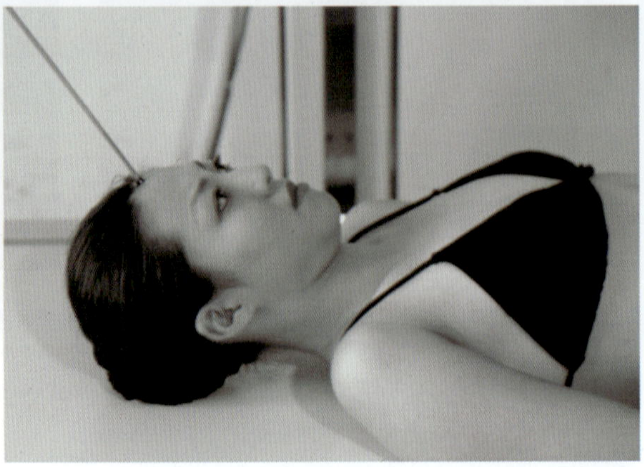

그림 8-26. 안장(터어키안) 전후 축방향 검사(바로 누운 자세)

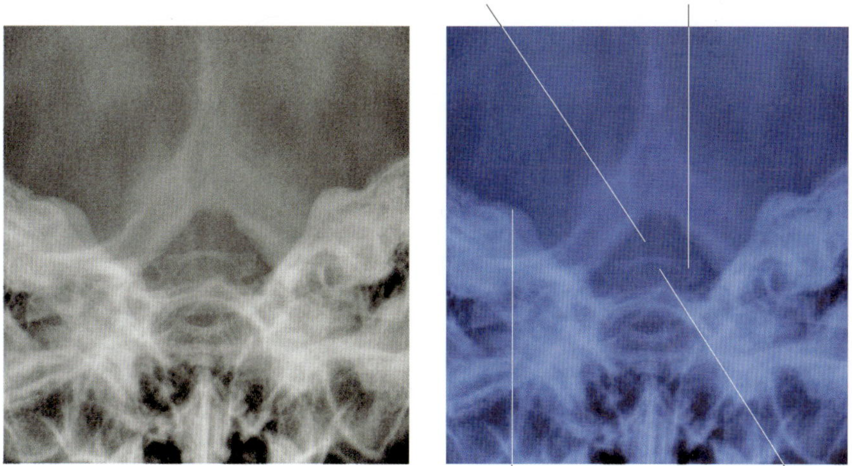

그림 8-27. 안장(터어키안) 전후 축방향 검사영상(중심X선 발쪽 37°)

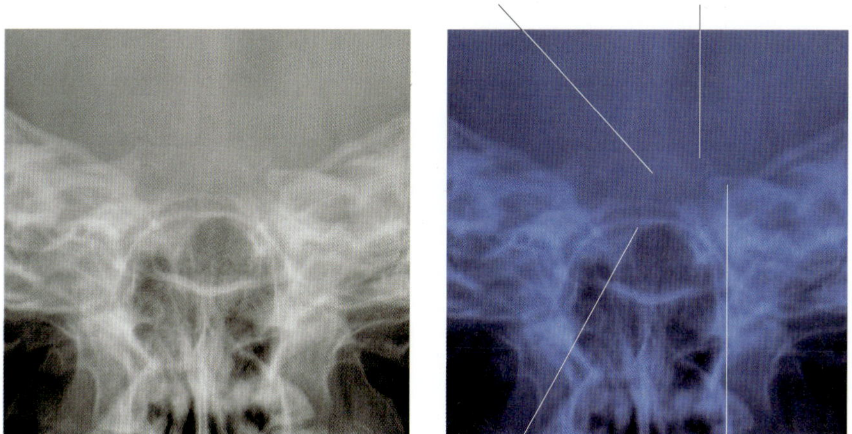

그림 8-28. 안장(터어키안) 전후 축방향 검사영상(중심X선 발쪽 30°)

chapter

09

얼굴뼈(안면골) 및 코곁굴(부비강), 관자뼈(측두골)

Facial Bones, Paranasal Sinuses & Temporal Bones

1. 얼굴뼈(안면골, Facial bone)
2. 코뼈(비골, Nasal bones)
3. 광대활(권골궁, Zygomatic arch)
4. 아래턱뼈(하악골, Mandible)
5. 턱관절(악관절, Temporomandibular joints)
6. 코곁굴(부비강, Paranasal sinuses)
7. 꼭지돌기(유양돌기, Mastoid process)

Radiographic Imaging

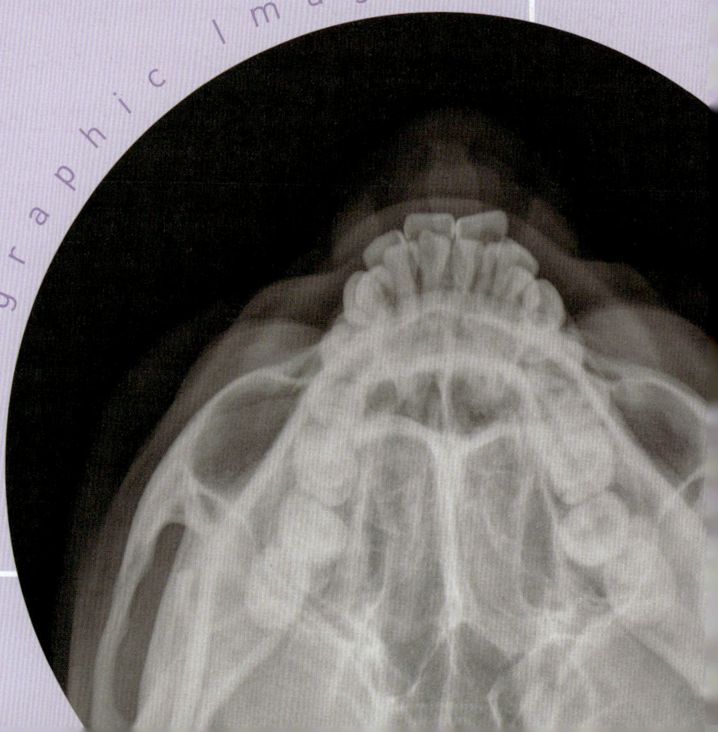

01 얼굴뼈(안면골) Facial bone

① 측방향 검사(Lateral Projection)

1) 검사목적

중복된 얼굴뼈(안면골, facial bones), 나비뼈큰날개(접형골대익, greater wings), 눈확위벽(안와상벽, orbital roofs), 안장(터어키안, sella turcica), 광대뼈(권골, zygoma)와 아래턱뼈(하악골, mandible)를 관찰할 수 있다.

2) 검사방법

환자는 머리에 있는 금속, 플라스틱 등 기타 이물질을 제거하고, 선 자세(erect position) 또는 엎드린 자세(prone position)로 하며, 환자의 협조가 가능할 때에는 선 자세로 검사하는 것이 좋다.

검사쪽 뺨을 상수용체(IR)쪽으로 밀착시켜 검사 테이블 또는 머리 고정장치에 머리의 측면을 놓는다.

환자를 편안하도록 몸통(body)을 사위(oblique position) 상태로 하여 머리를 바른 측면 자세(true latalal position)로 한다.

머리의 회전을 점검하는 방법은 뒤쪽으로 뒤통수뼈융기(후두골융기, protuberance)와 앞쪽으로 코뿌리점(비근점, nasion) 또는 눈썹활사이(미간, glabella)을 손으로 만져 두 기준점이 상수용체(IR)면으로부터 동일한 거리에 있는지를 확인한 후 정중면이 IR과 평행되게 조절하고 눈확사이선(동공간선, interpupillary line)이 IR면과 수직되게 한다.

눈확아래귓구멍선(infraorbitomeatal line: IOML)은 상수용체(IR)의 위 · 아래 가장자리와 평행이 되도록 조절한다. 중심X선은 검사 테이블 또는 머리고정 장치에 수직되게 하고 귓구멍(외이공, external acustic canal)과 외안각(outer canthus) 사이 중간 위치인 광대뼈 부위가 상수용체(IR) 중심에 오게 한다.

X선관 영상면 사이 거리(SID)는 100 cm로 한다.

X선조사하는 동안 호흡을 정지시킨다.

3) 영상평가

- 조사야 범위안에 귓구멍과 눈확위벽이 포함되어야 하며, 영상 중심에 중복된 광대뼈가 놓이고 머리뼈(두개골)가 회전되지 않아야 한다.
- 턱뼈가지(하악지, mandibular rami), 눈확위벽과 나비뼈큰날개가 관찰되어야 하고, 위턱뼈(상악골, maxilla) 부위가 잘 보이도록 적절한 노출량으로 움직임이 없어야 한다.
- 환자의 등록 정보와 좌 · 우 표시가 주요한 해부학적 구조와 겹치지 않고 나타나야 한다.

참고 상수용체(IR) 크기는 20×25 cm로 하여 세로로 위치시키고, 이동형 또는 고정형 격자를 사용하며, 관전압은 70~80 kVp 범위로 하고 작은 초점을 사용한다.

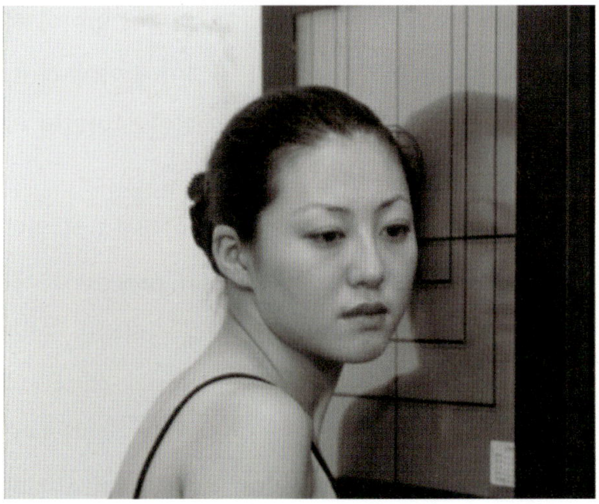

그림 9-1. 얼굴뼈(안면골) 측방향 검사(선 자세)

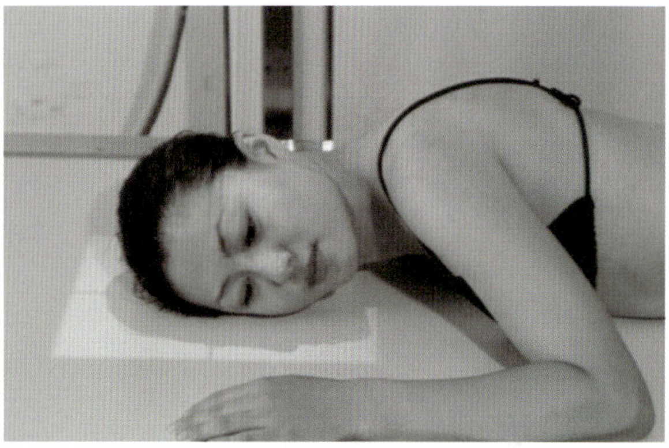

그림 9-2. 얼굴뼈(안면골) 오른쪽 측방향 검사 (반 엎드린 자세)

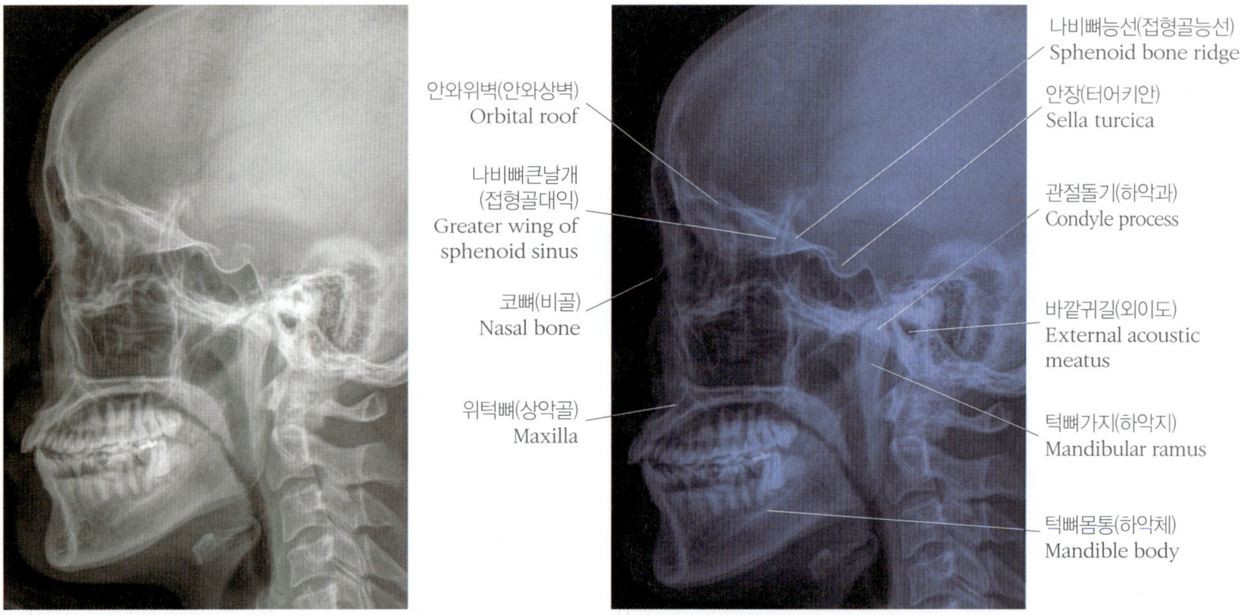

그림 9-3. 얼글뼈(안면골) 측방향 검사영상

② 두정-비극방향 검사(Parietoacanthial Projection; Waters Method)

1) 검사목적

눈확아래(안와하연, inferior orbital rim), 위턱뼈(상악골, maxilla), 코중격(비중격, nasal septum), 광대뼈(권골, zygomatic bone), 광대활(권골궁, zygomatic arch)과 앞코뼈가시(전비극, anterior nasal spine)가 관찰된다.

2) 검사방법

환자의 머리에 있는 금속, 플라스틱 등 기타 이물질을 제거하고, 선 자세(erect position) 또는 엎드린 자세(prone position)로 하며, 환자의 상태가 가능하다면 선 자세로 한다.

환자의 턱을 내밀어 검사 테이블 또는 머리 고정장치에 턱으로 머리를 지지하고, 하악이공선(mento-meatal line)이 수직되게 머리를 조정한 후, 눈확귓구멍선(orbitometal line: OML)이 검사 테이블 또는 머리 고정장치면에 37°가 되도록 한다.

머리가 회전되지 않도록 정중면이 검사 테이블 또는 머리 고정장치의 정중선에 수직되게 조정한다.

머리의 회전을 확인하는 방법은 한쪽에 있는 꼭지돌기(유양돌기, mastoid process)와 안와외연을 엄지와 손가락 끝으로 만져서 정중면이 상수용체(IR)면에 수직되고 상수용체(IR)의 중앙에 코가시점이 오게 한다.

중심X선은 상수용체(IR)에 수직이 되게 하고 X선관 영상면 사이 거리(SID)는 검사 테이블로부터 100 cm로 한다.

검사하는 동안 호흡을 정지시킨다.

이 자세에서 환자의 코끝이 검사 테이블에서 약 0.5~1.5 cm 정도 떨어지게 한다.

3) 영상평가

- 머리뼈 전체가 영상에 나타나고, 회전이 없어야 하며, 코중격과 머리뼈 바깥판 간격이 같아야 하고, 정중면이 수직이 되고 좌우 안와외연과 머리뼈 바깥가장자리 간격이 대칭이 되어야 한다.
- 위턱굴(상악동, maxillary sinus) 아랫부분이 위턱뼈의 이틀돌기(치조돌기, alveolar process)와 겹치지 않고 바위능선이 위턱굴 아래 나타나며, 눈확아래가장자리(안와하연, orbital rim)가 잘 나타나야 한다.
- 적절한 노출량으로 움직임이 없이 위턱뼈 부위가 잘 보여야 하며, 환자의 등록 정보와 좌 · 우 표시가 주요한 해부학적 구조와 겹치지 않고 나타나야 한다.

• Waters CA:Modification of the occipito-frontal position in roentgenography of the accessory nasal simuses, Arch Radiol Electrotherapy 20:15, 1915.

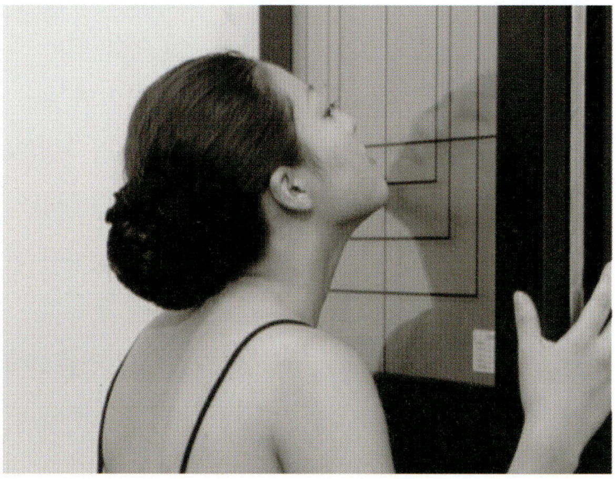

그림 9-4. 얼굴뼈(안면골) 두정비극방향 검사(선 자세)

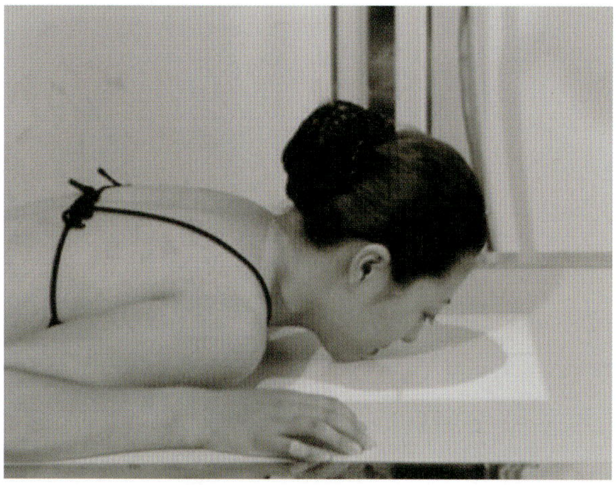

그림 9-5. 얼굴뼈(안면골) 두정비극 방향 검사(엎드린 자세)

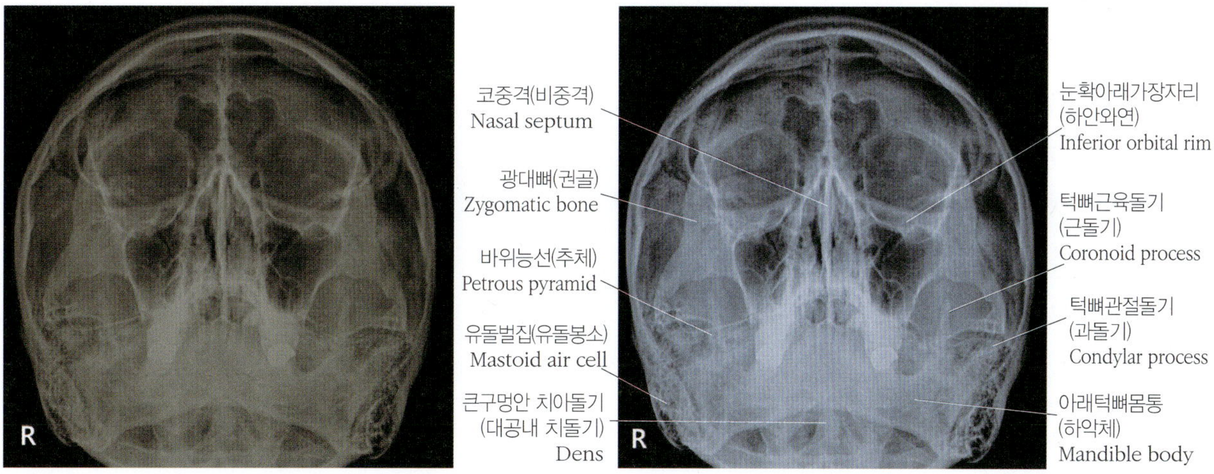

그림 9-6. 얼굴뼈(안면골) 두정비극 방향 검사영상

③ 변형 두정비극방향 검사 (Modified Parietoacactial Projection; Modified Waters Method)

1) 검사목적

눈확아래벽(안와하벽, floor of orbits)을 관찰할 수 있다.

2) 검사방법

환자의 머리에서 금속성, 플라스틱 등 기타 이물질을 제거한 후, 선 자세(erect position) 또는 엎드린 자세(prone position)로 하며, 환자의 상태가 가능하다면 선 자세로 하는 것이 좋다.

목을 앞으로 내밀어 검사 테이블 또는 머리 고정장치에 턱과 코를 대어 머리를 지지하고 눈확귓구멍선(orbitometal line: OML)이 검사 테이블면에 55° 되게 머리를 조정한다(정확한 각도를 측정하기 위해 각도기를 사용한다).

정중면(midsagittal plane: MSP)은 검사 테이블 또는 머리 고정장치의 중심선에 대하여 수직이 되게 하며, 상수용체(IR) 중앙에 코가시점(비극점, acanthion)이 오게 한다.

중심X선은 상수용체(IR)에 수직이 되게 조정하여 상수용체(IR) 중앙에 오도록 하고, X선관 영상면 사이 거리(source-image distance: SID)를 100 cm로 한다.

X선조사하는 동안 호흡을 정지시킨다.

3) 영상평가

- 이 검사법은 눈확(안와, orbit)의 “blow-out fracture” 골절 가능성을 평가하는데 이용하며, 조사야 내부에 위턱뼈와 눈확가장자리(안와연, orbital rim) 전체가 포함되며, 눈확 아래가장자리(안와하연, inferior orbital rim)이 상수용체(IR) 중앙에 위치하여야 하며, 머리뼈가 회전되지 않아야 한다.
- 코중격(비중격, nasal septum)과 겹치는 정중선에서 눈확 바깥가장자리와 거리가 각각 같아야 하며, 바위능선이 눈확 아래가장자리 아래 나타나고 위턱굴(상악동, maxillary sinus) 아랫부분 1/2에 나타나야 한다.
- 눈확아래벽(안와하벽, orbital floor)이 잘 보이도록 움직임 없이 적당한 노출이 되게 하며, 환자 등록정보와 좌 · 우 표시를 포함한 주요한 해부학적 구조와 겹치지 않고 나타나야 한다.

참고 상수용체(IR) 크기는 20×25 cm로 하여 세로로 위치시키고, 이동형 또는 고정형 격자를 사용하며 관전압은 70~80 kVp 범위로 하고 작은 초점을 사용한다.

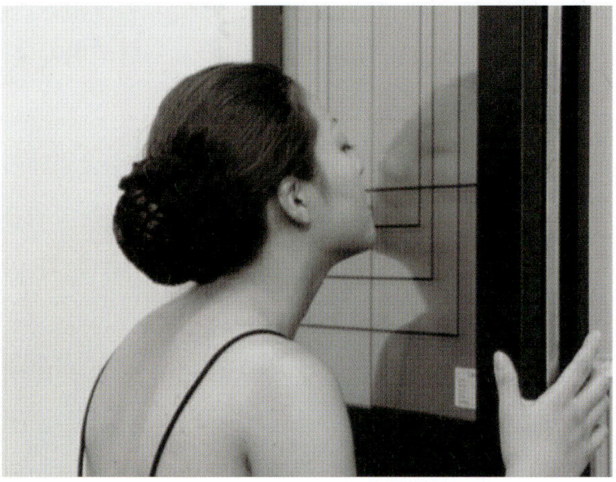

그림 9-7. 얼굴뼈(안면골) 변형 두정비극방향 검사 (선 자세)

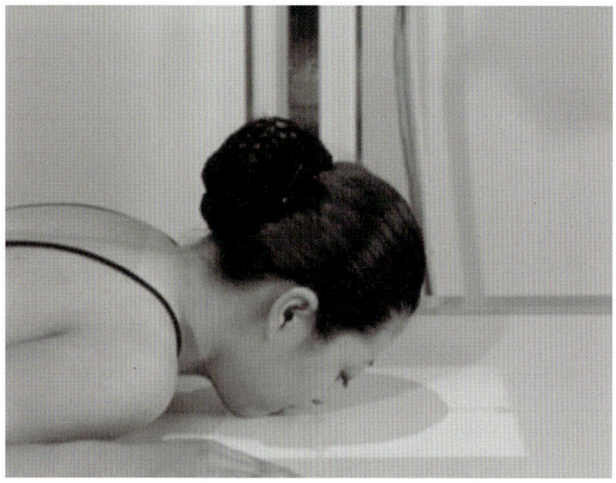

그림 9-8. 얼굴뼈(안면골) 변형 두정비극방향 검사 (엎드린 자세)

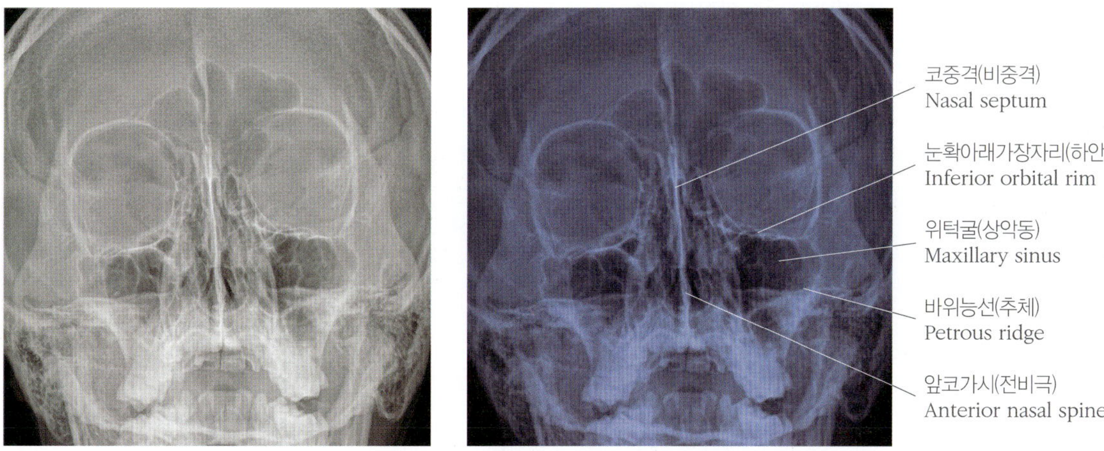

그림 9-9. 얼굴뼈(안면골) 변형 두정비극방향 검사영상

4 후전 축방향 검사(PA Axial Projection; Caldwell Method)

1) 검사목적

눈확가장자리(안와연, orbital rim), 위턱뼈(상악골, maxilla), 코중격(비중격, nasal septum), 광대뼈(권골, zygomatic bone), 앞코뼈가시(전비극, anterior nasal spine)를 관찰할 수 있다.

2) 검사방법

환자 머리에 있는 금속, 플라스틱 등 기타 이물질을 제거한 후, 선 자세(erect position) 또는 엎드린 자세(prone position)로 한다.

검사 테이블에 코와 이마로 머리를 지지하고 눈확귓구멍선(orbitomeatal line: OML)이 수직되게 턱을 당긴 후 정중면(midsagittal plane: MSP)이 검사 테이블에 수직되게 조정한다.

머리가 회전되었거나 기울었는지를 확인하며, 상수용체(IR) 중앙에 코뿌리점(비근점, nasion)을 위치한다.

중심X선이 발쪽으로 15°로 향하게 조절하여 상수용체(IR) 중앙에 입사하며, 눈확바닥(안와하벽, floor of orbit)을 관찰하기 위한 검사인 경우 바위능선이 안와 아랫부분 가장자리 아래에 오도록 발쪽으로 30° 향하게 검사한다.

3) 영상평가

- 눈확아래가장자리(안와하연, inferior orbital rim)가 영상 중앙에 위치하고, 조사야 안에 전체 눈확가장자리(orbital rim)와 위턱뼈가 포함되어야 하며, 머리뼈가 회전되지 않아야 한다.
- 볏돌기(계관, crista galli)가 잘 보이며 정중면에서 안와 바깥가장자리의 좌우 간격이 같고, 눈확위틈새(상안와열, superior orbital fissure)가 눈확 안에서 대칭되게 나타나야 한다.
- 중심X선이 발쪽으로 15° 향하게 입사한 경우 바위능선이 눈확아랫부분 1/3 정도 겹쳐야 하며 이마굴(전두동, frontal sinus)이 이마코봉합(전두비골봉합, fronto-nasal suture) 위에 나타나야 한다.
- 위턱뼈와 눈확바닥(안와저부, orbital floor)이 잘 보이도록 움직임 없게 적당한 노출이 되도록 하고, 조사야 내부에 환자 등록정보와 좌 · 우 표시는 주요한 해부학적 부위와 겹치지 않아야 한다.

참고 관전압은 70~80 kVp 범위로 하고, 산란선 제거를 위하여 이동형 또는 고정형 격자를 이용하며, 작은 초점을 사용한다.
검사시 호흡을 정지시킨다.

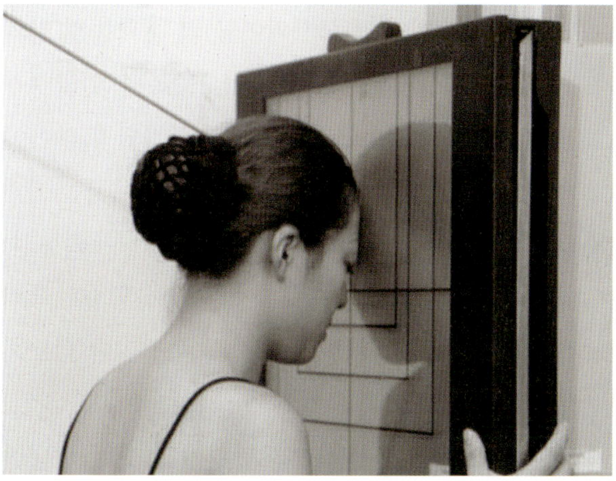

그림 9-10. 얼굴뼈(안면골) 후전 축방향 검사(선 자세)

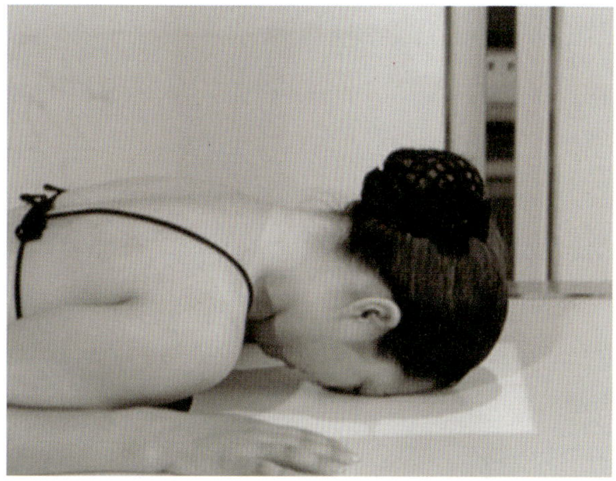

그림 9-11. 얼굴뼈(안면골) 후전 축방향 검사(엎드린 자세)

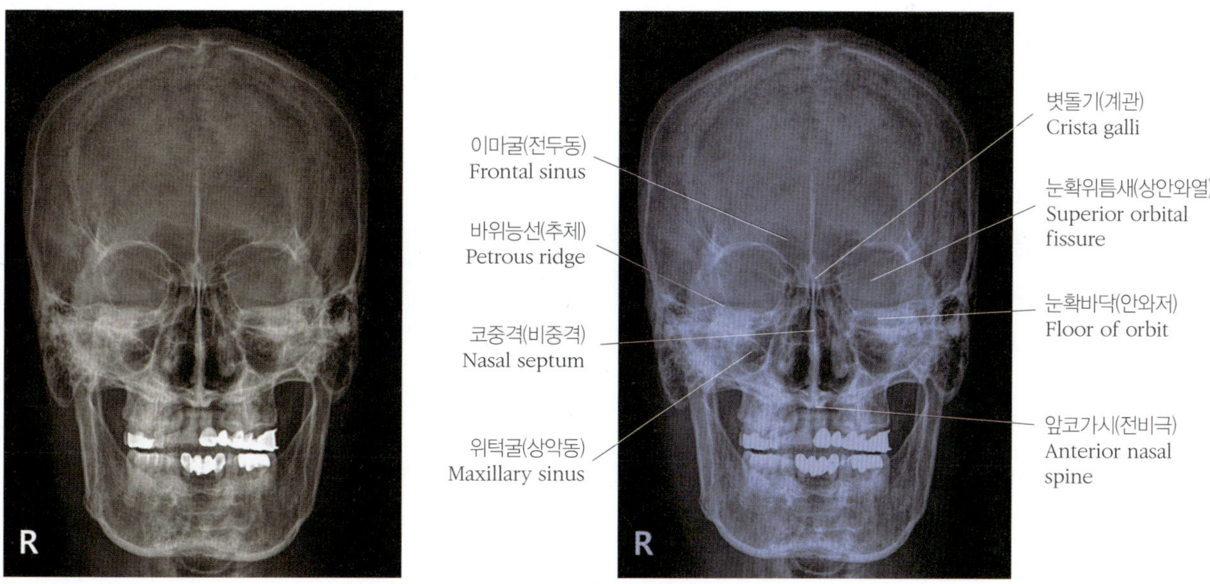

그림 9-12. 얼굴뼈(안면골) 후전 축방향 검사영상

⑤ 외상환자의 측방향 검사(수평방향 검사) (Trauma Lateral Projection; Horizontal Beam)

1) 검사목적

얼굴뼈(안면골, facial bone), 나비뼈큰날개(접형골 대익, greater wing of sphenoid), 눈확위벽(안와상벽, orbital roof), 안장(터어키안, sella turcica)과 아래턱뼈(하악골, mandible)이 겹쳐서 나타나는 것을 관찰할 수 있다.

2) 검사방법

환자의 머리에서 금속 및 플라스틱 등 기타 이물질을 제거한 후, 바로 누운 자세(supine position)로 하여 검사쪽 두개골 측면에 수직으로 격자 상수용체(IR)를 놓는다.

머리는 상수용체(IR)면과 바른 측면 자세가 되게 하며, 정중면이 상수용체(IR)와 평행되게 하여 회전 또는 기울어지지 않아야 한다.

눈확사이선(동공간선, interpupillary line)이 상수용체(IR)에 수직이 되도록 하여 눈확아래귓구멍선(infraorbitomeatal line: IOML)이 상수용체(IR) 앞 가장자리와 수직이 되게 턱을 조정하며, 광대뼈(권골) 융기(zygomatic prominence)를 상수용체(IR)의 중심X선과 일치하도록 조정한다.

이때 주의하여야 할 사항은 목뼈(경추, cervical spine)의 골절과 탈구 환자인 경우 환자의 목 또는 머리를 움직여 위치를 잡으려 하는 것은 금물이다.

3) 영상평가

- 조사야 안에 바깥귓구멍(외이공)과 눈확능선(안와능, orbital roof)이 포함되며, 중복된 얼굴뼈가 영상 중앙에 위치하고 머리뼈는 회전되지 않아야 한다.
- 턱뼈가지(하악지, mandibular ramus), 눈확능선, 나비뼈큰날개가 중복되어야 하고, 아래턱뼈 부위가 잘 보이도록 적당한 노출량과 움직임이 없도록 하며, 조사야 안에 환자의 등록정보와 좌 · 우 표시가 주요 해부학적구조와 겹치지 않고 나타나야 한다.

참고 수평방향 검사는 머리뼈 안의 공기-액체높이(수면상, air-fluid levels)를 검사하기 위해 필요하며, 중심X선은 바깥귓구멍과 외안각(outer canthus)의 중앙점을 지나며 상수용체(IR) 중심X선에 맞춘다.
상수용체(IR)의 크기는 25×30 cm로 하고 격자 상수용체(IR)를 사용하여 머리 옆에 세로로 위치시키며, X선관 영상면 사이 거리(SID)는 100 cm로 하고 관전압의 범위는 70~76 kVp로 하며 조사야 크기는 25×30 cm로 하여 얼굴뼈의 가장자리에서 약 2.5 cm 정도 간격을 두어 작은 초점을 사용한다.
X선조사하는 동안 호흡을 멈추도록 한다.

6 외상환자의 비극–두정방향 검사 (1) (Trama Acanthioparietal Projection; Reverse Waters Method)

1) 검사목적

얼굴뼈(안면골, facial bone), 나비뼈큰날개(접형골 대익, greater wing of sphenoid), 눈확위벽(안와상벽, orbital roof)을 관찰할 수 있다.

2) 검사방법

환자의 머리에서 금속 및 플라스틱 등 기타 이물질을 제거한 후, 바로 누운 자세(supine position)로 한다.

가능한 이동형 격자를 이용할 수 있도록 검사 테이블에 환자를 눕히거나 검사 테이블면에서 검사한다면 환자의 머리 아래에 고정형 격자를 놓는다.

환자의 정중면이 상수용체(IR)의 중심선에 수직되게 자세를 한 후 하악이공선(mentomeatal line)이 상수용체(IR)에 수직되게 턱을 내밀어, 눈확귓구멍선(orbitomeatal line: OML)이 상수용체(IR)와 37° 되게 조절한다.

중심X선은 상수용체(IR) 중앙에 코가시점(비극점, acanthion)을 놓아 입사하도록 한다.

X선관 영상면 사이 거리(SID)는 100 cm가 되게 하고, 조사야 크기는 25×30 cm로 하여 머리뼈 바깥판(외판, outer table)이 포함되게 한다.

변형 비극–두정방향 검사(역 Waters Method)는 눈확귓구멍선이 상수용체(IR)면에 55°가 되도록 머리를 조정한다.

3) 영상평가

- 조사야 안에 위턱뼈(상악골, maxilla)와 눈확가장자리(안와연, orbital rim) 전체가 포함되고 눈확아래가장자리(안와하연, inferior orbital rim)이 상수용체(IR) 중앙에 위치하게 하여 머리뼈가 회전되지 않아야 한다.
- 코중격(비중격, nasal septum)이 잘 나타나고 정중면과 눈확 바깥가장자리 좌우 간격이 같아야 하며 눈확 아래가장자리가 잘 나타나야 한다.
- 위턱뼈 부위가 잘 보이도록 적당한 노출량으로 움직임이 없어야 하고, 환자의 등록정보와 좌·우 표시는 주요한 해부학적 부위와 겹치지 않고 나타나야 한다.

참고 상수용체(IR) 크기는 25×30 cm로 하여 세로로 위치시키고, 이동형 또는 고정형 격자를 이용하며, 관전압은 70~80 kVp 범위로 하고 작은 초점을 사용한다.

7 외상환자의 비극-두정방향 검사 (2) (Trauma Acanthioparietal Projection; Reverse Waters Method)

1) 검사목적

목뼈(경추, cervical spine)를 다친 경우에 목의 조정 또는 움직임이 없이 검사하여 눈확아래가장자리(안와하연, inferior orbital rim), 위턱뼈(상악골, maxilla), 광대뼈(권골, zygomatic bone), 광대활(권골궁, zygomatic arch), 코중격(비중격, nasal septum), 눈확아래바닥(안와저부, floor of orbit), 앞코가시(전비극, anterior nasal spine)를 관찰할 수 있다.

2) 검사방법

환자 머리에 있는 금속 및 플라스틱 등 기타 이물질을 제거한 후, 바로 누운 자세(supine position)로 가능한 검사 테이블에 눕혀 검사하여야 하며, 격자를 놓기 위해 머리를 올리지 말고 척추 교정판을 제거하지 말아야 한다.

경추 손상이 의심되는 환자에게는 머리를 조정하려 하지 말고 중심X선의 각도를 조정하여 자세를 하며, 정중면이 검사 테이블의 중심선에 오게 한다.

중심X선이 하악이공선(mentomeatal line)과 평행하도록 머리쪽으로 중심X선의 각도를 조정하여 눈확귓구멍선(orbitomeatal line: OML)과 이루는 각도가 55°가 되도록 한다.

상수용체(IR) 중앙에 코가시점(비극점, acanthion)을 위치시키고 중심X선을 입사시킨다.

X선관 영상면 사이 거리(SID)는 100 cm가 되게 하며, 조사야 크기는 20×25 cm로 하거나 얼굴뼈가 조사야 가장자리에서 약 2.5 cm 정도 간격이 되게 한다.

외상.환자의 변형 비극-두정방향 검사(역 Waters 법)는 중심X선이 눈확귓구멍선과 평행이 되게 하고 머리쪽으로 37° 되게 조정한다.

만일 중심X선이 눈확귓구멍선에 발쪽으로 10° 각도로 조정한다면, 변형 비극-두정방향 검사의 중심X선 각도는 머리쪽으로 27°로 해야 한다.

따라서 눈확귓구멍선에 대해서는 머리쪽으로 37°가 된다.

3) 영상평가

- 조사야 내에 위턱뼈와 눈확가장자리(안와연, orbital rim)전체가 포함되어야 하고, 상수용체(IR) 중앙에 눈확 아래가장자리가 위치해야 한다.
- 머리뼈는 회전되지 않아야 하며, 코중격이 잘 보이도록 정중면과 눈확 바깥가장자리의 좌우 간격이 같아야 한다.
- 눈확 아래가장자리가 잘 나타나야 하며, 위턱뼈 부위가 잘 보이도록 적당한 노출량으로 움직임이 없고, 환자의 등록 정보와 좌 · 우 표시가 주요한 해부학적 구조와 겹치지 않고 나타나야 한다.
- 비극-두정방향 검사에서는 바위능선이 위턱굴 아래에 놓여야 하며, 변형 비극-두정방향 검사에서는 바위능선이 위턱굴 안에 놓여야 한다.

참고 상수용체(IR)크기는 20×25 cm를 세로로 하고, 산란선 제거를 위하여 이동형 또는 고정형 격자를 사용한다. 관전압의 범위는 70~80 kVp로 하며 작은 초점을 사용한다.

02 코뼈(비골) Nasal bones

① 측방향 검사(Lateral Projection)

1) 검사목적

코뼈(비골, nasal bone)와 연부조직(soft tissue) 구조를 관찰할 수 있으며, 상수용체(IR)에 최대한 밀착시켜 양쪽 검사로 비교 관찰할 수 있다.

2) 검사방법

환자의 머리에 있는 금속, 플라스틱 등 기타 이물질을 제거한 후, 선 자세(erect position) 또는 엎드린 자세(prone position)로 한다.

검사쪽을 상수용체(IR)에 밀착하여 머리 고정장치 또는 검사 테이블에 머리 옆면을 지지하고, 납판으로 가리지 않은 상수용체(IR) 반쪽 부분 중앙에 코뼈를 위치한 후, 몸을 사위로 하여 편안하게 해주고 머리를 바른 측면 자세로 한다.

정중면이 검사 테이블에 평행이 되게 조정하여 동공간선(interpupillary line: IPL)이 검사 테이블에 수직되게 하고, 눈확아래귓구멍선(infraorbito-mealtal line: IOML)이 상수용체(IR) 앞가장자리와 수직이 되게 조정한다.

중심X선은 상수용체(IR)에 수직이 되게 하여 코뿌리점(비근점, nasion) 아래 1.25 cm 되는 점을 통과하도록 하고, X선관 영상면 사이 거리(SID)는 100 cm로 한다.

조사야는 원형의 조사야를 사용하거나 코뼈 가장자리에서 5 cm 정도 간격을 두도록 하고, X선조사하는 동안 호흡은 정지시킨다.

3) 영상평가

- 코 연부조직과 앞코가시(전비극, anterior nasal spine), 이마코뼈봉합(전두비골봉합, frontonasal suture)이 조사야에 포함되며, 코뼈가 상수용체(IR) 중앙에 오도록 하고, 회전되지 않아야 한다.
- 코뼈와 연부조직 구조가 보이도록 적당한 노출량과 움직임이 없어야 하며, 좌 · 우 표시를 포함한 환자 등록정보가 주요한 해부학적 부위와 겹치지 않고 나타나야 한다.

참고 코뼈의 선예한 영상을 얻기 위하여 작은 초점과 선예도가 좋은 증감지를 사용하고 조사야를 최소한으로 줄이는 것이 필요하다.
관전압은 50~60 kVp 범위로 하며, 작은 초점을 사용한다.

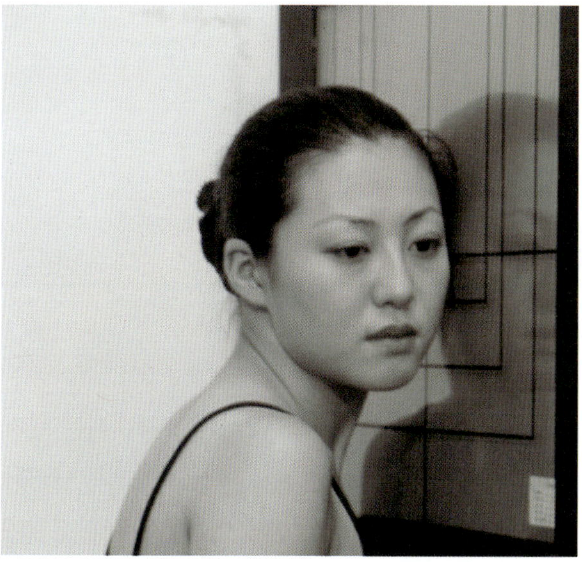

그림 9-13. 코뼈(비골) 왼쪽 측방향 검사(선 자세)

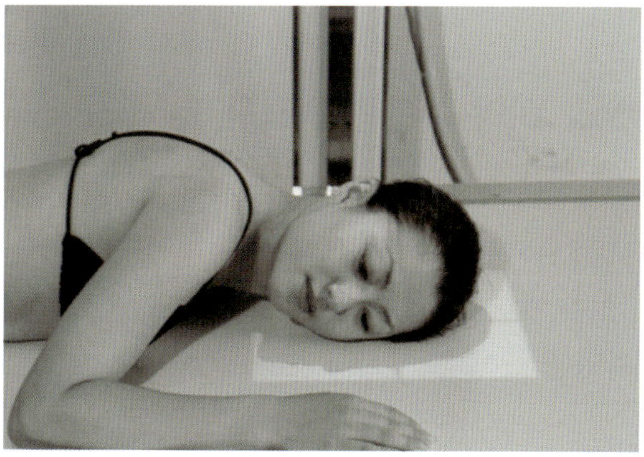

그림 9-14. 코뼈(비골) 왼쪽 측방향 검사(반 엎드린 자세)

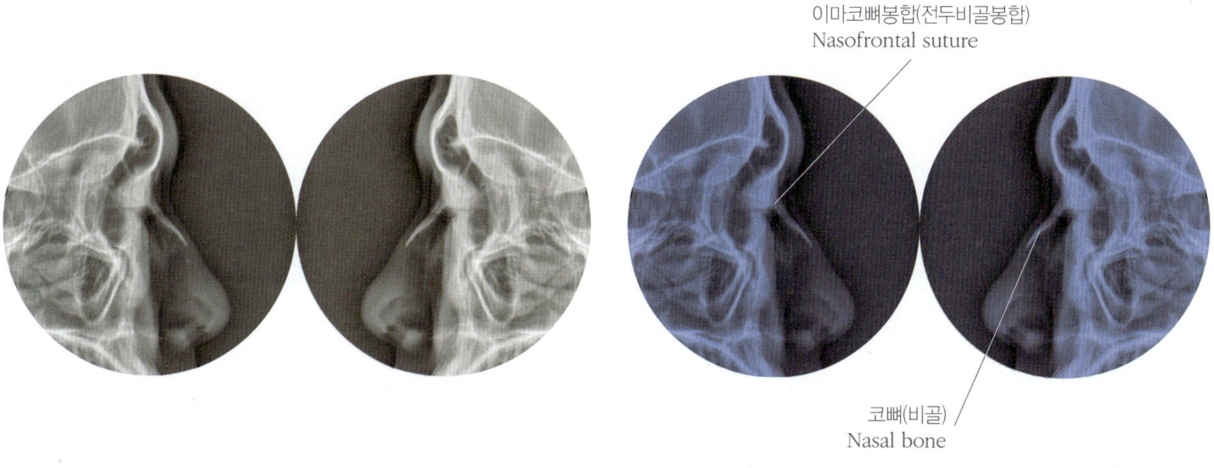

그림 9-15. 코뼈(비골) 측방향 검사영상(왼쪽, 오른쪽)

03 광대활(권골궁)

Zygomatic arch

① 하악–두정방향 검사(Submentovertical Projection)

1) 검사목적

양쪽 광대활(권골궁, zygomatic arch)을 관찰할 수 있다.

2) 검사방법

환자 머리에 있는 금속 및 플라스틱 등 기타 이물질을 제거한 후 선 자세(erect position) 또는 바로 누운 자세(supine position)로 한다.

눈확아래귓구멍선(infraorbitomeatal line: IOML)이 상수용체(IR)에 평행이 되도록 목을 최대한 뒤로 제치기 위해 턱을 올려 마루뼈(두정부)로 머리를 지지한 후 정중면이 검사 테이블의 중심X선에 수직이 되게 한다.

중심X선은 상수용체(IR)에 수직되게 하여 턱뼈결합(하악결합, mandibular symphysis) 아래 4 cm인 점에서 턱뼈각(하악각, mandibular angle) 사이 중앙을 지나도록 하여 상수용체(IR) 중앙을 향하게 한다.

X선관 영상면 사이 거리(SID)는 100 cm로 하고, 조사야는 20×25 cm 크기로 하며, 머리뼈 바깥가장자리(외연)가 모두 포함되게 하여, X선조사하는 동안 호흡을 정지시킨다.

3) 영상평가

- 광대활이 함몰된 경우를 제외하고 광대뼈는 관자뼈(측두골, temporal bone)에서 가쪽으로 나타나며, 턱뼈결합이 이마뼈(전두골) 앞부분과 겹쳐야 한다.
- 광대활이 회전이 되지 않고 대칭이 되어야 하며, 광대활이 보이도록 움직임이 없어야 하고, 적당한 노출에 따른 좌 · 우 표시와 환자 등록 정보가 필요한 해부학적 부위와 겹치지 않고 나타나야 한다.

참고 관전압은 60~70 kVp 범위로 하여 작은 초점을 사용한다.
환자가 턱을 충분히 뒤로 제치지 못할 경우 중심X선이 눈확아래귓구멍선에 수직이 되게 조정하여 중심X선과 상수용체(IR)가 수직이 되도록 상수용체(IR)의 각도를 조절한다. 이 검사법은 환자에게 매우 불편하므로 신속히 검사하여야 한다.

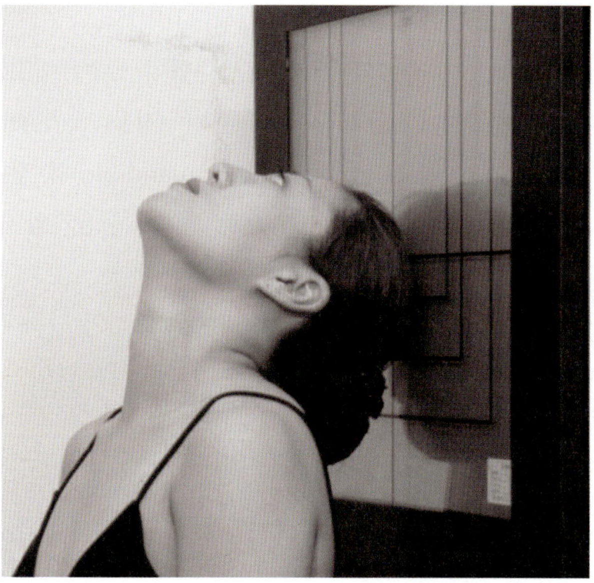

그림 9-16. 광대활(권골궁) 하악두정방향 검사(선 자세)

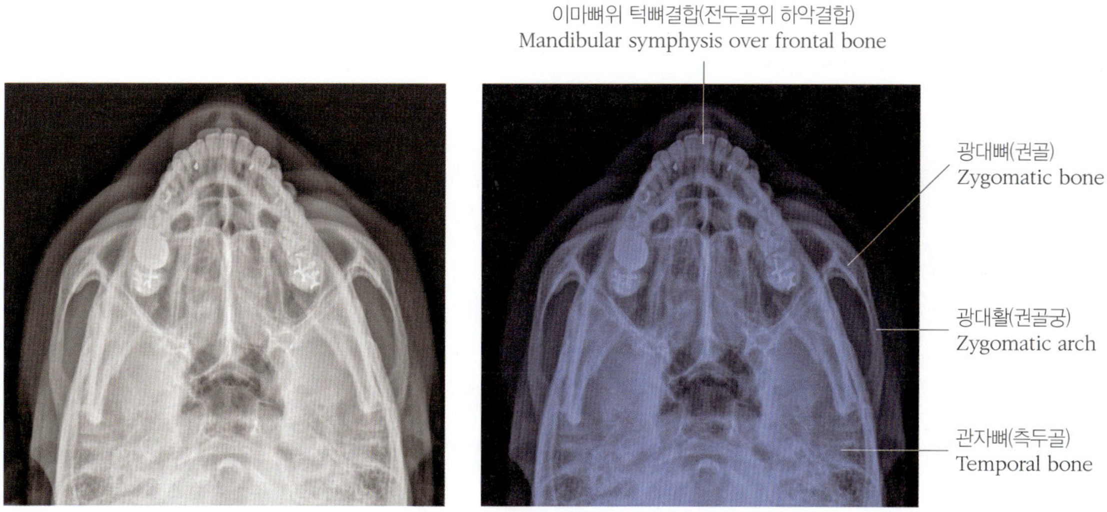

그림 9-17. 광대활(권골궁) 하악두정방향 검사영상

❷ 사 · 축방향 검사(Oblique Axial Projection) : 접선방향검사(Tangential Projection)

1) 검사목적

한쪽 광대활(권골궁, zygomatic arch)이 중복되지 않고 나타나, 양쪽을 검사하여 비교 관찰할 수 있다.

2) 검사방법

환자 머리에서 금속 및 플라스틱 등 기타 이물질을 제거하고, 선 자세(erect position) 또는 바로 누운 자세(supine position)로 한다.

눈확아래귓구멍선(infraorbitomeatal line: IOML)이 상수용체(IR)에 평행되게 턱을 뒤로 제쳐 머리뼈(두개골)의 머리마루점(두정, vertex)으로 머리를 지지한다.

검사쪽으로 정중면을 15° 회전시키고 중심X선이 상수용체(IR) 또는 눈확아래귓구멍선에 수직되게 조정하여 검사쪽 광대활이 상수용체(IR) 중앙에 오게 한다.

중심X선은 상수용체(IR) 중앙을 향하게 하여 X선관 영상면 사이 거리(SID)는 100 cm로 하고, X선조사하는 동안 호흡을 정지시킨다.

3) 영상평가

- 광대활이 상수용체(IR) 중앙에 위치해야 하며, 마루뼈(두정골, parietal bone) 또는 아래턱뼈(하악골, mandible)와 겹치지 않도록 하고, 광대활이 잘 보이도록 움직임 없이 적당한 노출량으로 검사되어야 한다.
- 좌 · 우 표시와 환자 등록정보가 필요한 해부학적 부위와 겹치지 않아야 한다.

참고 상수용체(IR) 크기는 20×25 cm로 하여 가로로 이등분하거나 세로로 2장의 상수용체(IR)를 사용하며, 선예도 증가를 위하여 이동형 또는 고정형 격자를 사용하고, 관전압을 60~70 kVp 범위로 하며 작은 초점을 사용한다.
환자가 목을 충분히 뒤로 제치지 못할 경우 중심X선이 눈확아래귓구멍선과 수직되게 조정한다.
머리 전용장치를 사용하는 경우 상수용체(IR)와 중심X선이 수직이 되게 상수용체(IR)를 조절하여 각도를 준다.
이 자세는 환자에게 매우 불편하므로 신속히 검사하도록 한다.

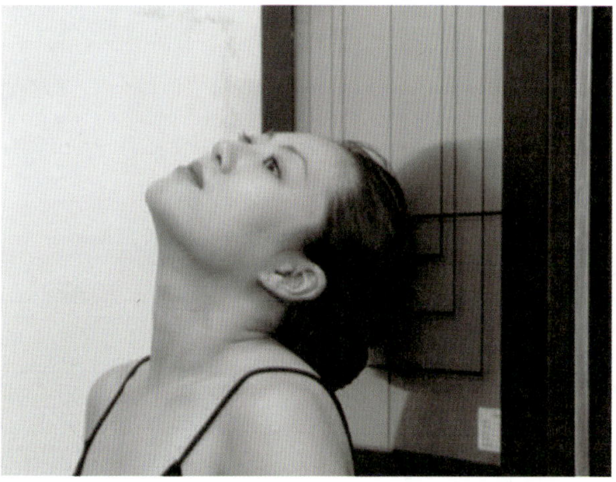

그림 9-18. 광대활(권골궁) 사 · 축방향(접선방향) 검사

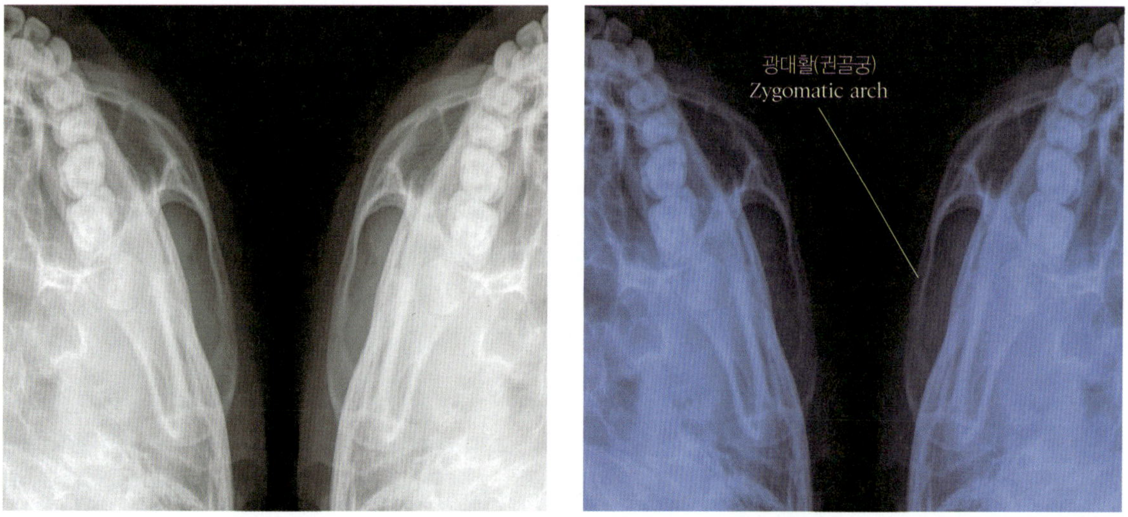

그림 9-19. 광대활(권골궁) 사 · 축방향(접선방향) 검사영상

04 아래턱뼈(하악골) Mandible

❶ 축 · 측방향 검사(Axiolateral Projection)

1) 검사목적

검사쪽 아래턱뼈(하악골, mandible)의 턱뼈가지(하악지, mandibular rami), 턱뼈몸통(하악체, body)을 관찰할 수 있다.

2) 검사방법

환자의 머리에 있는 금속 및 플라스틱 등 기타 이물질을 제거하고, 선 자세(erect)나 엎드린 자세(prone)로 한다.

검사부위를 상수용체(IR)에 밀착시키고 머리를 측면 자세로 하며, 가능한 위 · 아래치열이 맞물리도록 하고, 동공간선(interpupillary line: IPL)이 수직이 되도록 조절하며, 목뼈(경추, cervical spine)와 중복을 피하기 위하여 턱을 내민다.

아래턱뼈의 관심부위에 따라 머리 회전각도를 정하며, 검사부위가 상수용체(IR)의 횡축과 평행이 되게 한다.

아래턱뼈의 몸통(body of mandible)을 관찰하기 위해서는 상수용체 중앙에 첫번째 어금니부위를 위치시키고 상수용체 방향으로 환자의 머리를 30° 회전시킨다.

아래턱뼈 가지(ramus of mandible)를 관찰하기 위해서는 상수용체 중앙에 바깥귀길로부터 앞으로 1.3 cm 아래로 2.5 cm 지점을 위치시키고 환자의 머리는 정측방향 자세를 취한다.

아래턱뼈 결합(symphysis of mandible)을 관찰하기 위해서는 상수용체 중앙에 송곳이 부위 교합면을 위치시키고 상수용체방향으로 환자의 머리를 45° 회전시킨다.

그리고 아래턱뼈의 일반적인 윤곽은 상수용체방향으로 환자의 머리를 10~15° 회전 시 가장 잘 관찰할 수 있다.

중심X선은 관심부위에 따라 머리쪽으로 20~25°로 상수용체(IR) 중앙을 향하여 입사하며, 조사야를 아래턱뼈를 중심으로 하여 네 방향 5 cm의 여백을 주고 조사야를 줄여 검사한다.

3) 영상평가

- 아래턱뼈의 관찰부위가 상수용체(IR) 중앙에 위치해야 하며, 적절한 조사야를 설정 해야 한다.
- 바른 측면 자세로 턱뼈가지를 검사하였다면, 반대쪽 아래턱뼈가 검사쪽 턱뼈가지와 겹치지 않아야 한다.
- 턱뼈가지는 목뼈와 겹치지 말아야 한다.
- 턱관절돌기(하악과, condyle)와 근육돌기(근돌기, coronoid process)가 잘 나타나고 턱뼈가지가 축소됨이 없어야 한다.
- 머리를 30° 회전시켜 턱뼈몸통을 검사하고, 머리

를 45° 회전시켜 턱 끝을 검사하였다면 검사부위가 겹침이 없고 축소됨이 없어야 한다.

- 검사부위 아래턱뼈는 움직임이 없이 적절한 노출량으로 검사되어야 하며, 환자 등록정보와 좌 · 우 표시가 검사부위의 해부학 구조와 겹치지 않아야 한다.

참고 관전압 범위는 70~80 kVp로 하고 작은 초점을 사용한다.

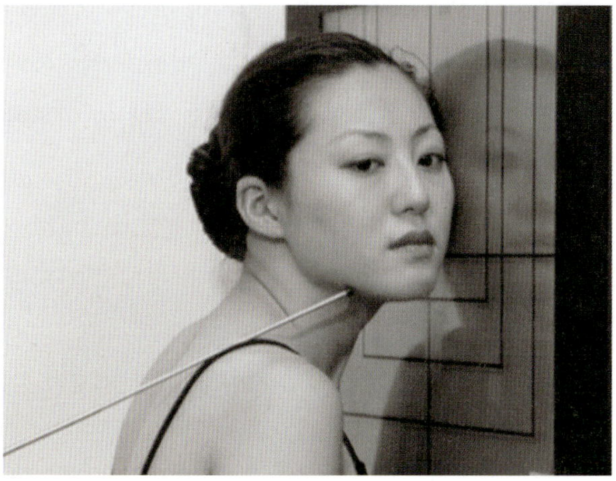

그림 9-20. 턱뼈가지(하악지)를 위한 선 자세 아래턱뼈(하악골) 축 · 측방향 검사(정측방향)

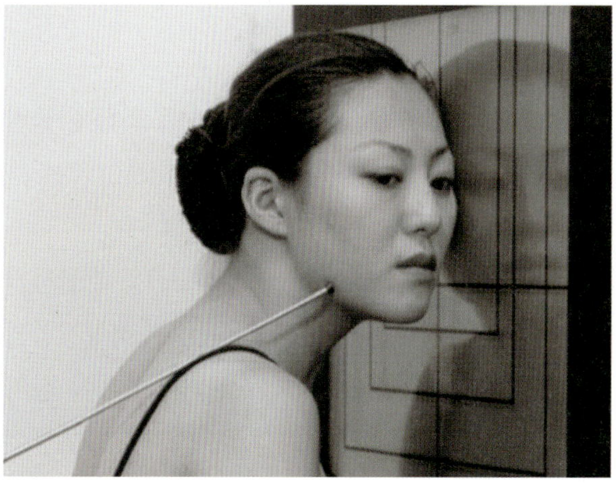

그림 9-21. 턱뼈몸통(하악체)을 위한 선 자세 아래턱뼈(하악골) 축 · 측방향 검사(30° 회전)

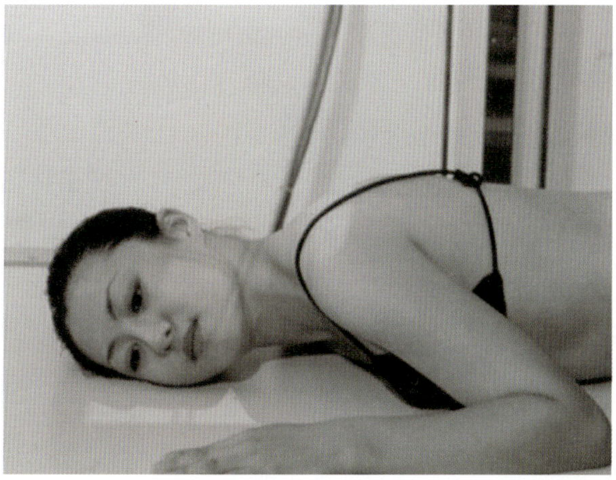

그림 9-22. 턱뼈결합(턱 끝)을 위한 선 자세 아래턱뼈 축 · 측방향 검사(45° 회전)

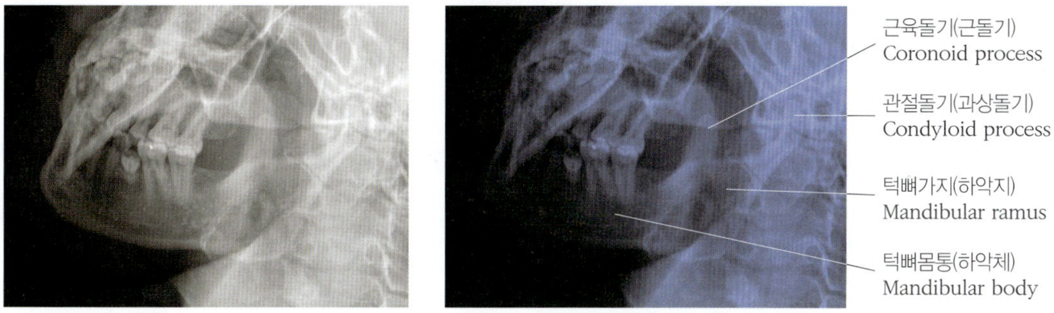

그림 9-23. 턱뼈가지(하악지)를 위한 선 자세 아래턱뼈(하악골) 축 · 측방향 검사영상

② 후전방향 검사(PA Projection)

1) 검사목적

턱뼈가지(하악지, mandibular rami)와 턱뼈몸통(하악체, body)의 옆면을 관찰할 수 있다.

2) 검사방법

환자의 머리에 있는 금속 플라스틱 등 기타 이물질을 제거하고, 엎드린 자세(prone position)나 선 자세(erect position)를 취한다.

아래턱뼈의 몸통(body of mandible)을 관찰하기 위해서는 검사 테이블에 코와 턱을 대고 하악결합의 앞면이 상수용체와 평행이 되게 한다. 이 위치 잡이는 코끝귀구멍선이 상수용체와 수직에 가깝고 상수용체 중앙에는 입술부위를 위치시킨다.

아래턱뼈가지(ramus of mandible)를 관찰하기 위해서는 검사 테이블에 이마와 코를 대고 안와귀구멍선을 상수용체에 수직이 되게 조정하고 상수용체 중앙에는 앞코가시점 부위를 위치시킨다.

중심X선은 상수용체(IR) 중앙을 향하여 수직으로 입사한다.

X선관 초점-영상면 사이 거리는 100 cm로 하고, 조사야는 아래턱뼈(하악골, mandible)와 상수용체(IR) 가장자리가 네 방향 2.5 cm 여백을 두고 조절한다.

3) 영상평가

- 아래턱뼈의 턱뼈가지, 턱끝(mentum), 턱관절(악관절, temporomandibular joint: TM joint)이 포함되어 상수용체(IR)에 나타나야 한다.
- 아래턱뼈는 회전이 없어야 하고, 턱뼈가지는 목뼈(경추, cervical spine)를 기준으로 대칭이 이루어져야 한다.
- 턱뼈몸통의 중앙과 턱뼈결합(하악결합, mandibular symphysis)은 목뼈와 중복된 상태로 나타나야 한다.
- 턱뼈몸통과 턱뼈가지는 움직임이 없고 적절한 노출량으로 검사되어야 한다.
- 환자의 등록정보와 좌 · 우 표시가 검사부위의 해부학적 구조와 겹치지 않도록 나타나야 한다.

참고 관전압 범위는 70~80 kVp로 하고 작은 초점을 사용한다.

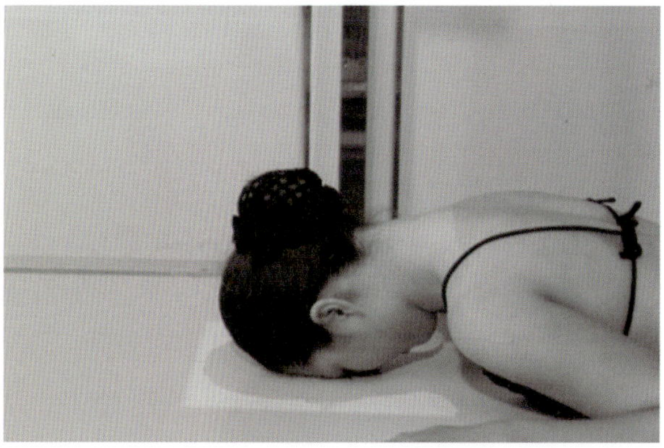

그림 9-24. 아래턱뼈(하악골) 후전방향 검사
(중심X선 수직)

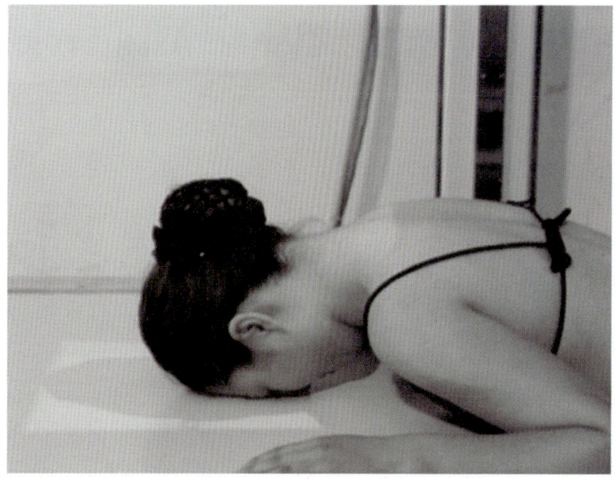

그림 9-25. 아래턱뼈(하악골) 후전 축방향 검사
(중심X선 머리쪽 20~25°)

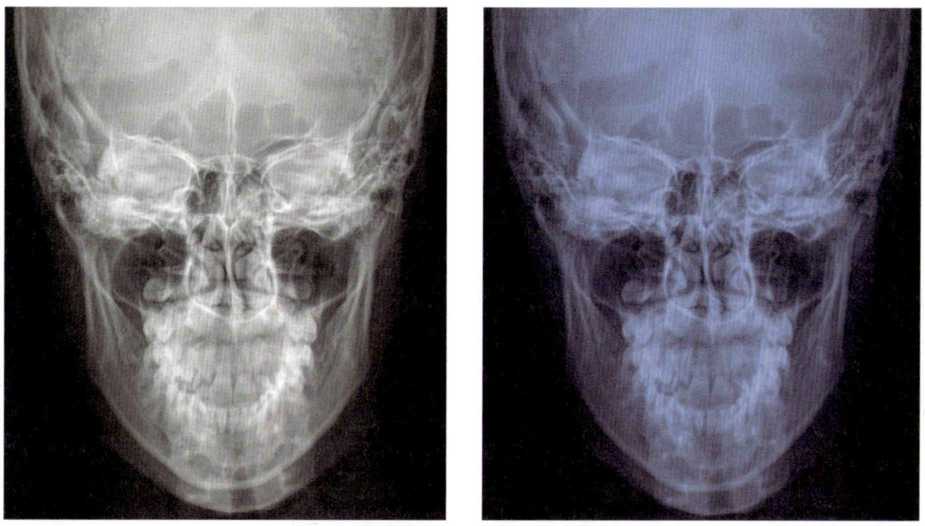

그림 9-26. 아래턱뼈(하악골) 후전방향 검사영상(중심X선 수직)

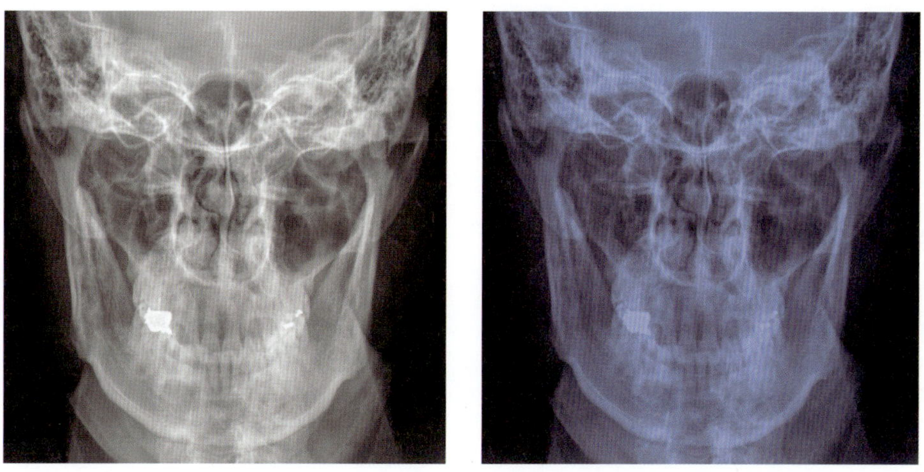

그림 9-27. 아래턱뼈(하악골) 후전 축방향 검사영상(중심X선 머리쪽 20~25°)

❸ 전후 축방향 검사(AP Axial Projection; Towne's Method)

1) 검사목적

관절돌기(과돌기, condyloid process)와 턱관절오목(하악와, mandibular fossa)를 잘 관찰할 수 있다.

2) 검사방법

환자의 머리에 있는 금속 및 플라스틱 등 이물질을 제거하고, 선 자세(erect position)나 바로 누운 자세(supine position)로 한다.

검사 테이블에 환자의 머리를 편안하게 위치하고 턱을 당겨 눈확귓구멍선(orbitomeatal line: OML)이 상수용체(IR)에 수직이 되도록 위치한다.

환자의 머리는 회전되거나 경사지지 않도록 정중면(midsagittal plane: MSP)이 상수용체(IR)면에 수직이 되도록 한다.

중심X선은 발쪽으로 35~40°를 주고 눈썹활사이(미간, glabella)를 통하여 상수용체(IR) 중앙을 향해 입사하게 한다.

아래턱뼈(하악골, mandible)의 관찰부위가 모두 포함되도록 한다.

X선관 영상면 사이 거리(SID)는 100 cm로 한다.

3) 영상평가

- 아래턱뼈의 관절돌기와 턱관절오목이 나타나고, 아래턱뼈의 회전이 없어야 한다.
- 목뼈(경추, cervical spine)를 중심으로 양쪽 아래턱뼈의 관절돌기가 대칭으로 나타나야 한다.
- 턱뼈오목 및 아래턱뼈 관절돌기의 연관 상태가 잘 나타나고, 적당한 검사조건으로 움직임이 없이 검사되어야 한다.
- 환자 등록정보와 좌 · 우 표시가 해부학적 구조와 겹치지 않고 나타나야 한다.

참고 관전압의 범위는 70~80 kVp로 하고 작은 초점을 사용한다.

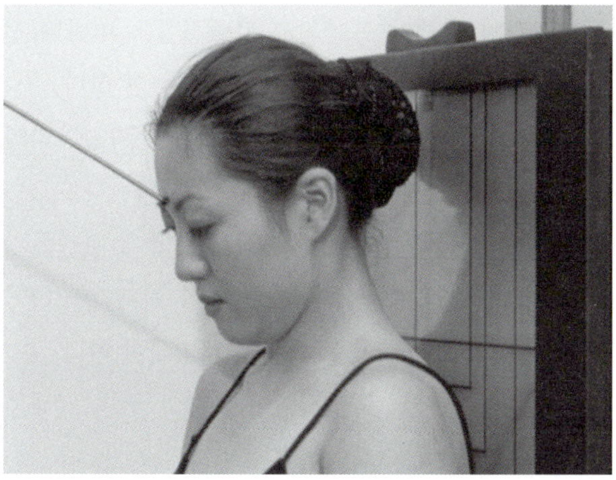

그림 9-28. 아래턱뼈(하악골) 전후 축방향 검사(선 자세)

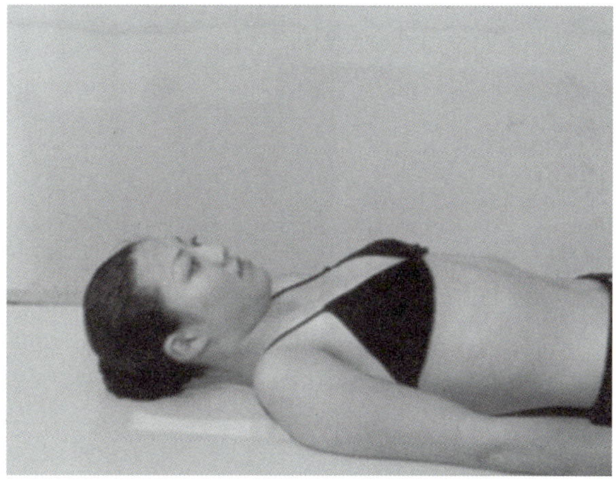

그림 9-29. 아래턱뼈(하악골) 전후 축방향 검사
(바로 누운 자세)

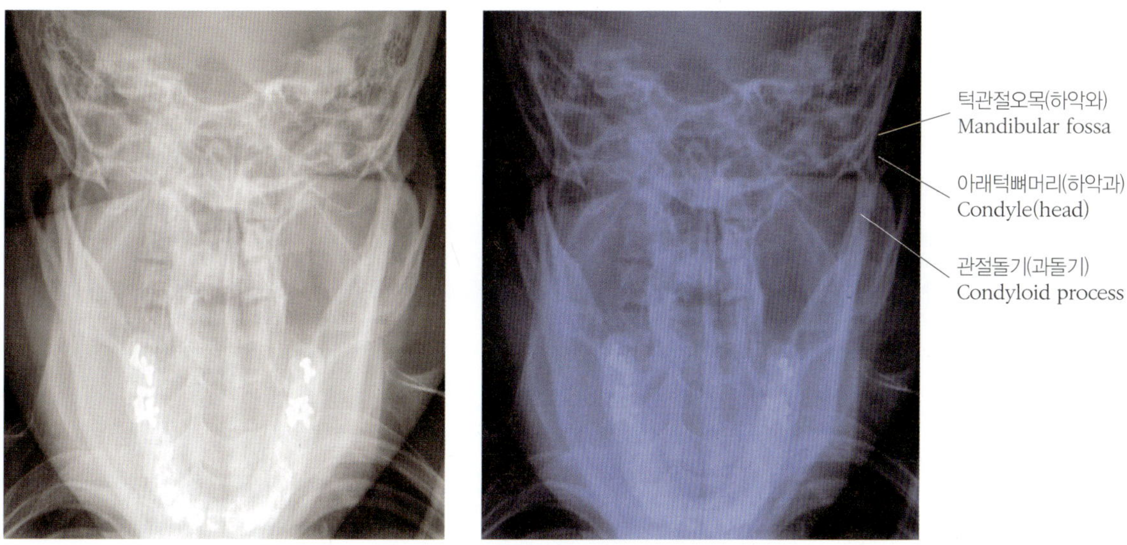

그림 9-30. 아래턱뼈(하악골) 전후 축방향 검사영상

❹ 하악두정방향 검사 (Submentovertical(SMV) Projection: Basilar Position)

1) 검사목적

아래턱뼈(하악골, mandible), 근육돌기(근돌기, coronoid process), 관절돌기(과돌기, condyloid process)를 잘 관찰할 수 있다.

2) 검사방법

환자 머리에 있는 금속 및 플라스틱 등 이물질을 제거한 후, 환자를 선 자세(erect position)나 바로 누운 자세(supine position)로 한다.

머리(두개부) 전용 검사장치를 이용한다면 선 자세로 쉽게 검사할 수 있다.

턱을 들어 올리고 목을 최대한 뒤로 제처 눈확아래귓구멍선(infraorbitomeatal line: IOML)이 상수용체(IR)에 평행이 되게 하고, 머리마루부(두정부, vertex)를 상수용체(IR)면에 위치시킨다.

머리의 회전과 경사가 없도록 하여 검사장치의 중앙선에 환자의 정중면(midsagital plane: MSP)이 수직이 되도록 한다.

중심X선은 상수용체(IR) 또는 눈확아래귓구멍선에 수직이 되도록 하여 턱뼈각(하악각, mandibular angle) 사이 중간 턱뼈결합(하악결합, mandibular symphysis) 밑으로 약 4 cm 부위에 상수용체(IR) 중앙을 향하여 입사한다.

X선관 영상면 사이 거리(SID)는 100 cm로 한다.

3) 영상평가

- 아래턱뼈 전체가 포함되고 턱뼈결합은 이마뼈(전두골, frontal bone)와 겹쳐서 나타나야 한다.
- 머리뼈의 회전이 없어야 하며, 두개골 가장자리와 아래턱뼈와 거리가 대칭이 되도록 나타난다.
- 바위능선(추체능, petrous ridge) 앞에 관절돌기가 나타나고 양쪽 근육돌기가 양쪽 턱뼈가지(하악지, mandibular rami) 가쪽에 나타나야 한다.
- 적당한 노출량으로 움직임이 없어야 하며 아래턱뼈 전체가 잘 나타나야 한다.
- 환자 등록정보와 좌 · 우 표시가 해부학적 부위와 겹치지 않고 나타나야 한다.

참고 70~80 kVp로 하고 작은 초점을 사용한다.
만일 환자가 목을 최대한 뒤로 제칠 수 없는 경우 X선중심의 각도는 눈확아래귓구멍선에 수직으로 입사시킨다.
이 자세는 환자에게 매우 불편하므로 신속하게 검사하여야 한다.

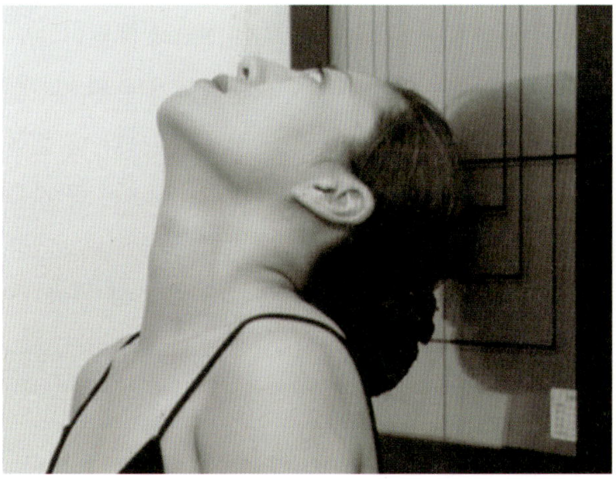

그림 9-31. 아래턱뼈(하악골) 하악두정방향 검사

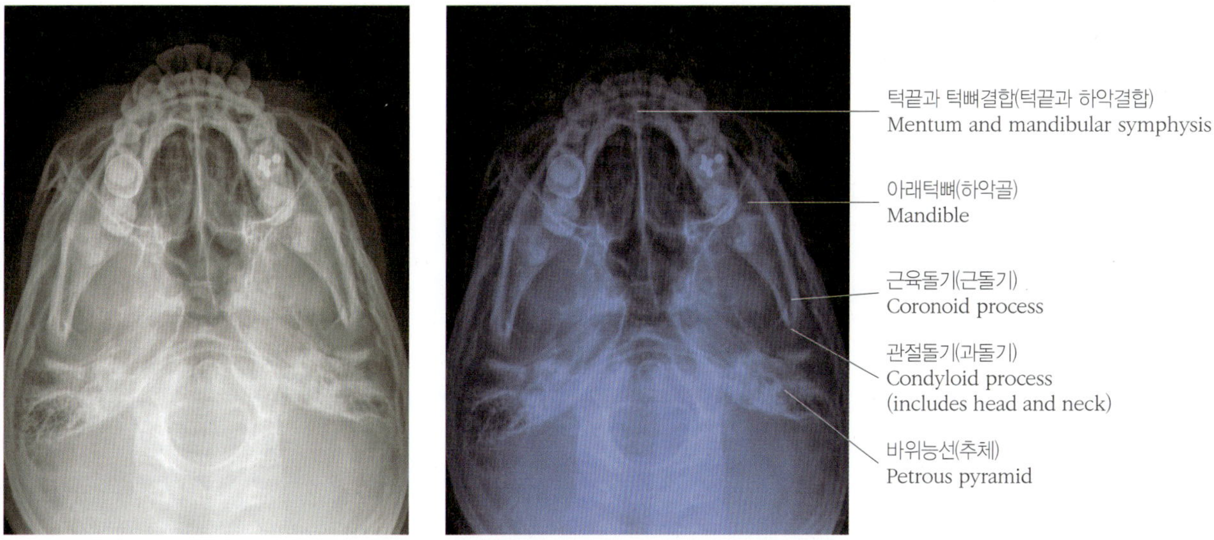

그림 9-32. 아래턱뼈(하악골) 하악두정방향 검사영상

⑤ 두정-하악방향 검사(Verticosubmental Projection)

1) 검사목적

아래턱뼈(하악골, mandible), 근육돌기(근돌기, coronoid process), 관절돌기(condylar process)를 관찰할 수 있다.

2) 검사방법

턱을 상수용체(IR)에 걸쳐 놓기 위해 엎드리거나(prone position) 앉은(seated position) 자세로 하여 검사한다.

작은 모래주머니 위에 상수용체(IR)를 두고 환자의 목에 가깝게 두기 위해 수평되게 하거나 머리쪽으로 기울여 상수용체(IR)를 조절한다.

상수용체(IR)의 중심선에 환자 머리의 정중면(midsagittal plane; MSP)을 위치하도록 한다.

환자의 목을 완전히 뒤로 제끼고 상수용체(IR) 위에 턱을 편히 놓고, 정중시상면이 수직이 되기 위해 환자 머리를 조절하며 움직이지 않도록 한다.

상수용체에 수평이 되도록 눈확아래귓구멍선(infraorbitomeatal line, IOML)을 조절한다.

중심X선은 정중시상면을 지나고 눈확(안와) 가쪽에서 약간 뒤쪽으로, 눈확아래귓구멍선이나 씹는면(교합면, occlusal plane)에 수직으로 입사한다.

생식샘을 차폐하고, 호흡은 정지시킨다.

3) 영상평가

- 두정 · 하악 방향 검사는 환자 위쪽에서 본 것처럼 아래턱뼈가 보인다.
- 근육돌기는 두 영상(그림 9-34와 9-35)에서 쉽게 볼 수 있으나, 관절돌기, 턱뼈목(하악경, neck of mandible)은 큰 각을 가짐으로써 더 잘 보인다.
- 머리뼈(두개골, skull)의 가쪽경계와 턱 사이의 거리는 양쪽이 같게 나타나야 하며, 바위뼈(측두골 추체, petrous bone)에 아래턱뼈 앞의 각이 나타난다.

참고 이 검사에서 환자를 위한 생식샘 보호를 해 주어야 한다. 방어용 Apron은 환자의 무릎에 걸쳐 놓아야 하고, 조사야를 최소한으로 조절해야 한다.

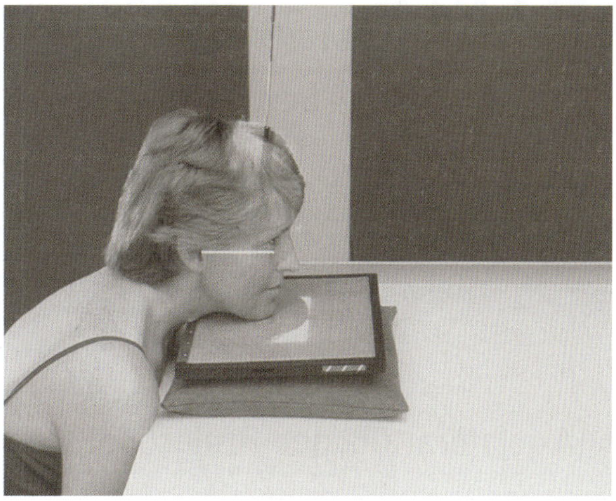

그림 9-33. 아래턱뼈(하악골) 두정하악방향 검사

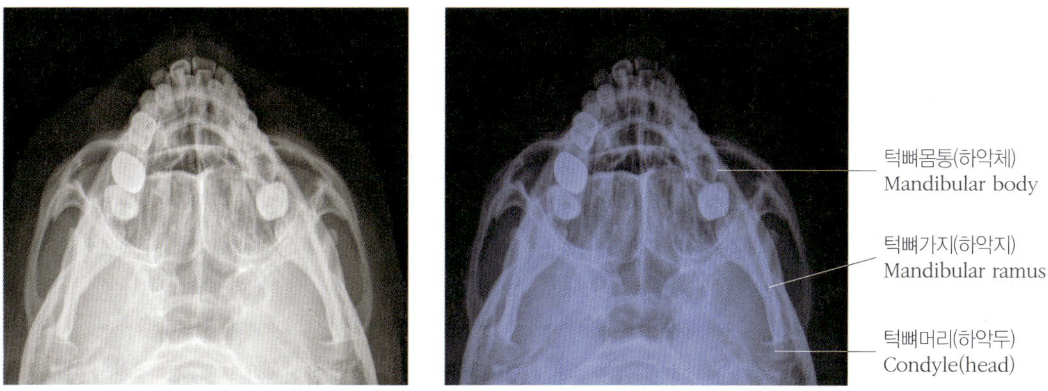

그림 9-34. 눈확아래귓구멍선에 중심X선을 수직으로 입사한 두정하악방향 검사영상

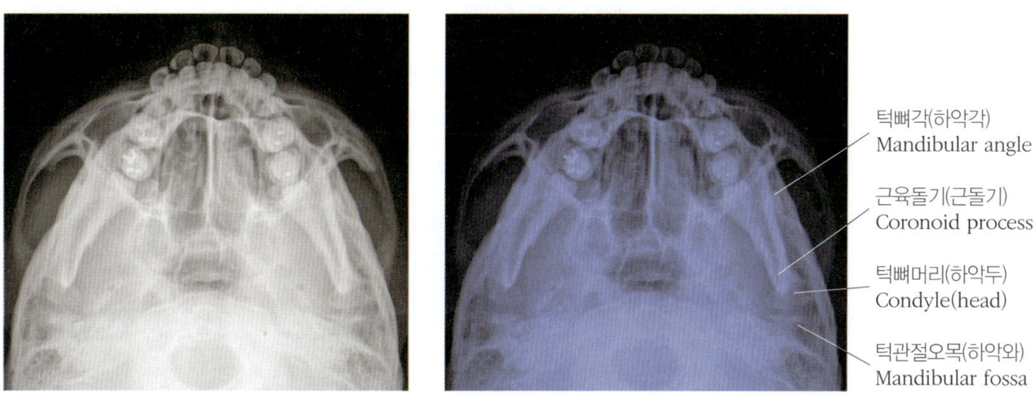

그림 9-35. 씹는면(교합면)에 중심X선을 수직으로 입사한 두정하악방향 검사영상

05

턱관절(악관절)

Temporomandibular joints

1 축측 사방향 검사(Axiolateral Oblique Projection; Modified Law Method)

1) 검사목적

일반적으로 입을 다문 상태(closed mouth)와 입을 벌린 상태(open mouth)로 검사하여 턱관절(악관절, temporomandibular joint) 기능을 관찰할 수 있다.

2) 검사방법

환자의 머리에 있는 모든 금속 및 플라스틱 등 이물질을 제거한 후, 환자를 선 자세(erect position)나 엎드린 자세로 하고, 머리(두개부) 전용 검사장치를 이용한다면 선 자세로 쉽게 검사할 수 있다.

머리를 바른 측면 자세로 하고 몸은 편안하도록 반사위 자세(semi-oblique position)로 한 후, 정중면(midsagittal plane: MSP)을 검사 테이블에 평행이 되도록 하고 동공간선(interpupillary line: IPL)이 수직이 되도록 조절한다.

눈확아래귓구멍선(infraorbitomeatal line: IOML)은 상수용체(IR) 앞가장자리와 수직이 되도록 하고 바른 측면 자세로부터 머리를 15° 앞쪽으로 회전시킨다.

바깥귀길(외이도) 앞으로 1.3 cm 되는 턱관절부위를 상수용체(IR) 중앙에 위치시킨다.

중심X선은 발쪽으로 15°로 주어 검사반대쪽 바깥귀길 위 4 cm 되는 지점으로 입사하여 상수용체(IR) 중앙을 향하도록 한다.

조사야는 원형cone을 사용하거나 콜리메이터를 조절하여 가로 세로가 10 cm 정도의 크기가 되도록 조절한다.

X선조사하는 동안 호흡을 정지시킨다.

3) 영상평가

- 상수용체(IR) 중앙에 입을 다문 상태의 턱관절이 나타나고 반대쪽 턱관절과 겹치지 않도록 나타나야 한다.
- 검사쪽 턱관절과 목뼈(경추, cervical spine)가 중복되지 않고 입을 다문 상태에서 턱관절돌기(하악과, condyle)는 턱관절오목(하악와, mandibular fossae) 안에 위치하고 입을 벌린 상태에서 턱관절돌기는 턱관절오목 앞으로 이동되어 있어야 한다.
- 적당한 노출량으로 움직임이 없는 턱관절 영상이 나타나야 하며, 환자의 등록정보와 좌 · 우 표시가 해부학적 구조와 겹치지 않고 나타나야 한다.

참고 관전압은 70~80 kVp하고, 작은 초점을 사용하고, 선예도를 증가시킬 수 있는 증감지를 사용한다.

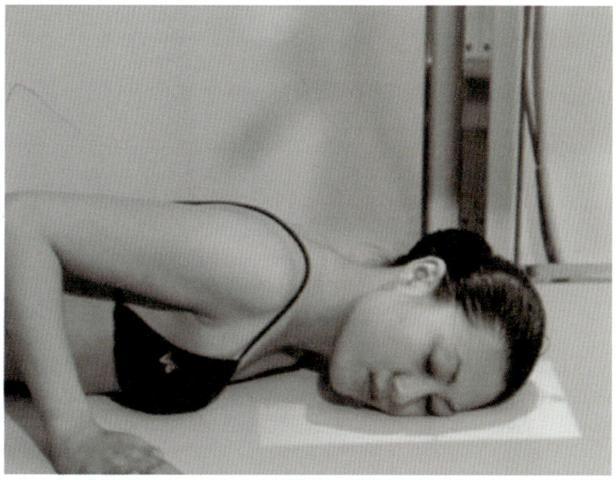

그림 9-36. 턱관절(악관절) 축측 사방향 검사
(오른쪽 턱관절 입다문 상태 검사)

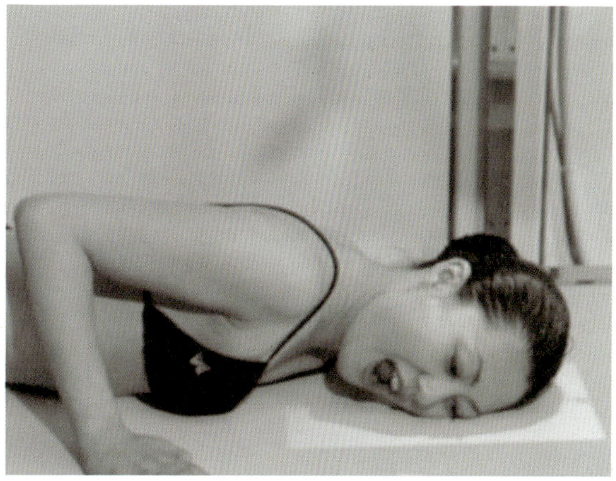

그림 9-37. 턱관절(악관절) 축측 사방향 검사
(오른쪽 턱관절 입벌린 상태 검사)

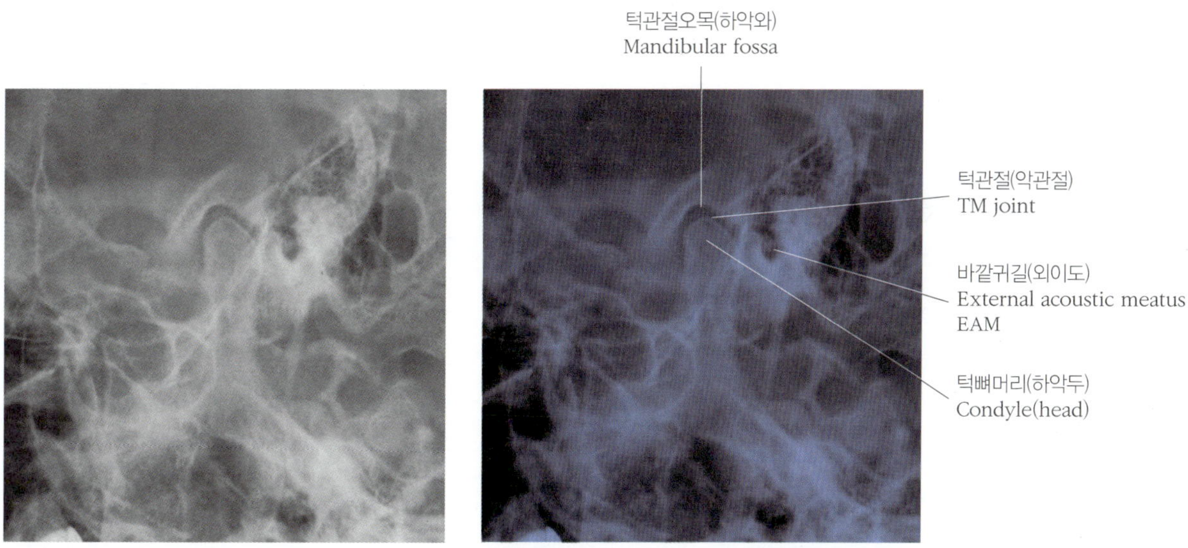

그림 9-38. 턱관절(악관절) 축측 사방향 검사영상(입다문 상태)

② 축측방향 검사(Axiolateral Projection; Schüller Method)

1) 검사목적

일반적으로 입을 다문상태(closed mouth)와 입을 벌린상태(open mouth)로 검사하여 턱관절(악관절, temporomandibular joint) 기능을 관찰할 수 있다.

2) 검사방법

환자의 머리에 있는 모든 금속 및 플라스틱 등 이물질을 제거한 후, 환자를 선 자세(erect position)나 엎드린 자세(prone position)로 하고, 검사 테이블에 머리를 바른 측면 자세로 하고 몸은 사위로 하여 환자를 편안하게 한다.

상수용체(IR)면에 동공간선(interpupillary line: IPL)이 수직이 되도록 정중면(midsagittal plane: MSP)은 평행이 되게 하고 눈확아래귓구멍선(infra-orbitomeatal line: IOML)은 상수용체(IR) 앞가장자리에 수직이 되도록 조정한다.

상수용체(IR) 중앙에 바깥귀길(외이도)에서 앞으로 1.3 cm 되는 위치에 턱관절을 놓고, 중심X선을 다리쪽으로 25~30° 검사반대쪽 바깥귀길 위쪽 5 cm, 앞쪽 1.3 cm 되는 곳을 향하여 상수용체(IR) 중앙으로 입사한다.

검사시 원형 cone을 사용하거나 가로 · 세로 10 cm 크기가 되도록 조사야를 조절한다.

X선조사하는 동안 호흡을 정지시킨다.

3) 영상평가

- 상수용체(IR) 중앙에 턱관절이 나타나고 바깥귀길 앞으로 입을 다문 턱관절이 나타나야 한다.
- 입을 다문 검사영상에서 턱관절돌기(하악과, condyle)는 턱관절오목(하악와, mandibular fossa) 내에 위치하고 입을 벌린 상태에서 턱관절돌기는 턱관절오목 앞쪽에 나타나야 한다.
- 적당한 노출량으로 움직임이 없는 턱관절 상태가 나타나야 하며, 환자 등록정보와 좌 · 우 표시가 해부학적 구조와 겹치지 않아야 한다.

참고 고정형 또는 이동형 격자를 사용하며 관전압은 70~80 kVp로 한다.
작은 초점을 사용하고, 선예도를 증가시킬 수 있는 증감지를 사용하도록 한다.

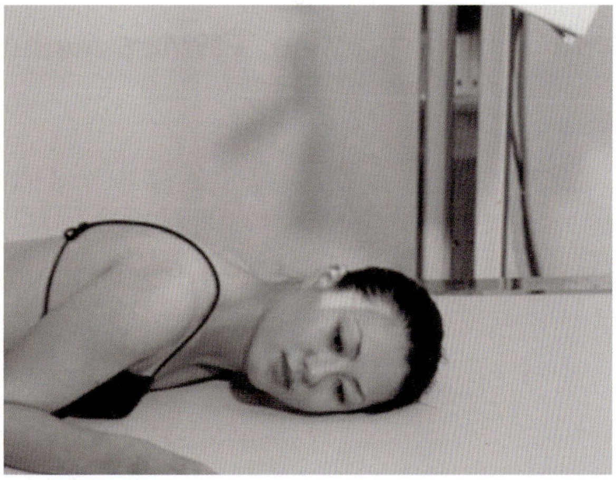

그림 9-39. 턱관절(악관절) 축측방향 검사(왼쪽 턱관절 입 다문 상태 검사)

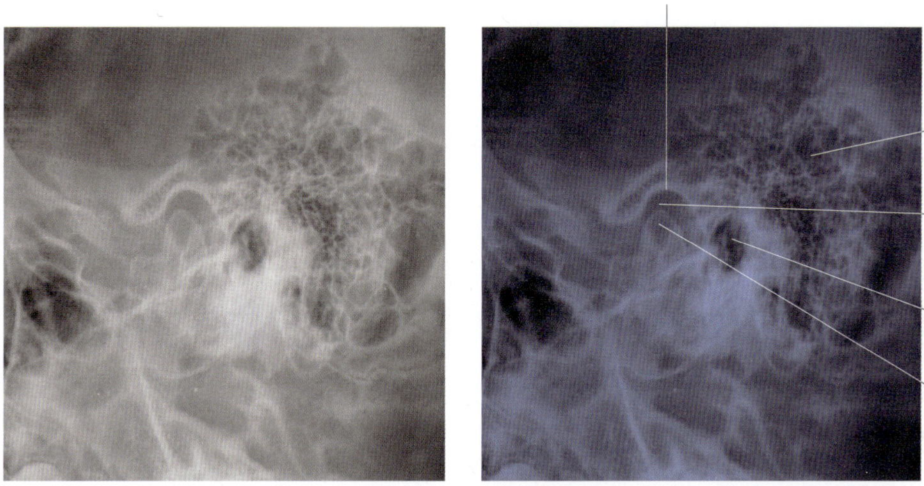

그림 9-40. 턱관절(악관절) 축측방향 검사영상(입 다문 상태)

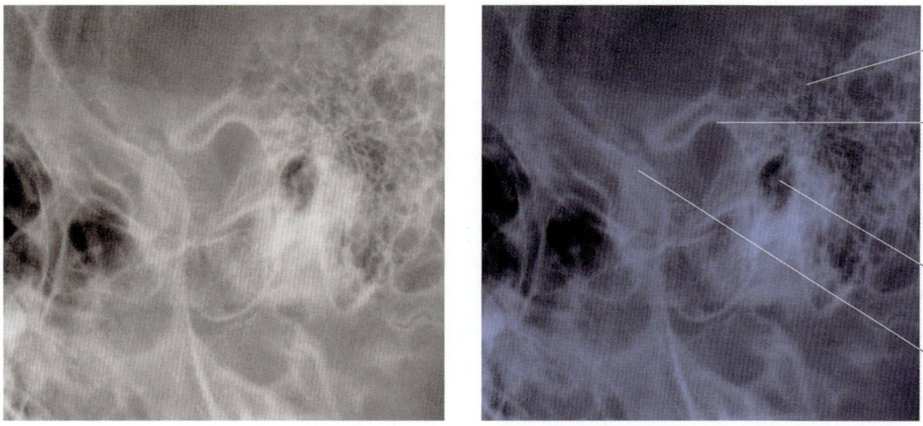

그림 9-41. 턱관절(악관절) 축측방향 검사영상(입 벌린 상태)

③ 전후 축방향 검사(AP Axial Projection; Towne's Method)

1) 검사목적

아래턱뼈(하악골, mandible)의 관절돌기(과돌기, condyloid process)와 턱뼈오목(하악와, mandibular fossa)를 관찰할 수 있다.

2) 검사방법

머리에 있는 모든 금속 및 플라스틱 등의 이물질을 제거한 후, 환자는 선 자세(erect position)나 바로 누운 자세(supine position)로 한다.

머리의 뒤통수부(후두부, occipieal region)를 검사 테이블에 편안하게 위치하여 턱을 당겨 눈확귓구멍선(orbitomeatal line: OML)이 수직이 되도록 조절한다.

머리가 회전되지 않도록 하여 정중면(midsagittal plane: MSP)이 수직되도록 한다.

중심X선은 발쪽으로 눈확귓구멍선에 대하여 35° 정중면을 따라 코뿌리점에서 위로 7.5 cm 되는 지점에 입사하도록 하여 상수용체(IR) 중앙을 향하여 조사하도록 한다.

X선관 영상면 사이 거리(SID)는 100 cm로 한다.

X선조사하는 동안 호흡을 정지시킨다.

3) 영상평가

- 턱관절돌기와 턱뼈오목이 모두 포함되어 영상에 나타나고, 아래턱뼈 회전이 없어야 하며, 목뼈(경추, cervical spine)를 중심으로 양쪽 아래턱뼈 관절돌기가 대칭이 되어 나타나야 한다.
- 턱뼈오목과 턱관절돌기가 선명하게 나타나고 적당한 노출량으로 턱뼈오목 및 턱관절돌기가 움직임이 없이 검사되어야 한다.
- 환자의 등록 정보 및 좌 · 우 표시가 해부학적 구조와 겹치지 않고 나타나야 한다.

참고 상수용체(IR) 크기는 20×25 cm로 하여 세로로 위치시키며, 고정형 또는 이동형 격자를 사용하고, 관전압은 70~80 kVp 범위에서 조절하며 작은 초점을 사용하도록 한다.

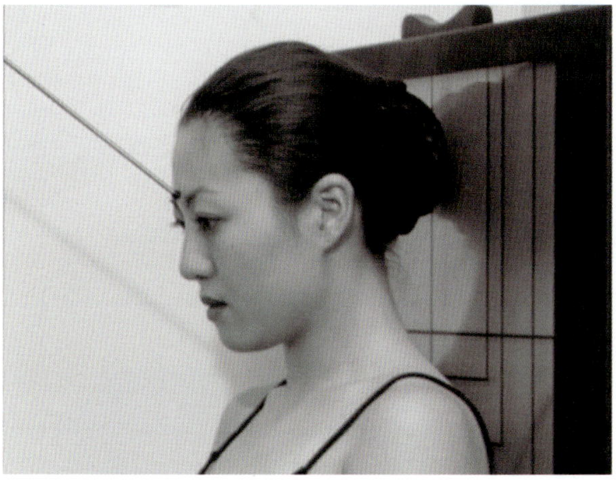

그림 9-42. 턱관절(악관절) 전후 축방향 검사(선 자세)

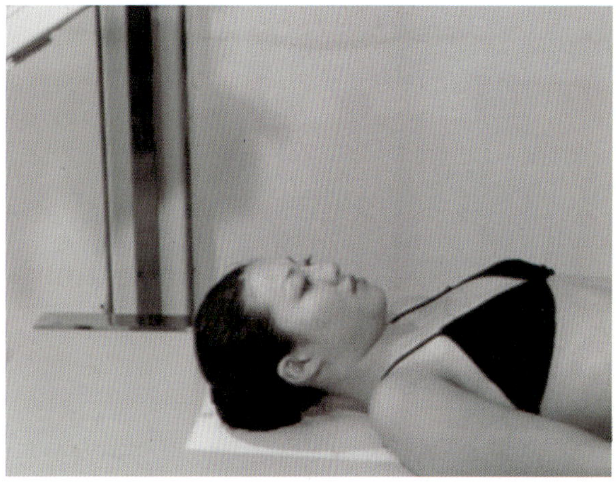

그림 9-43. 턱관절(악관절) 전후 축방향 검사 (바로 누운 자세)

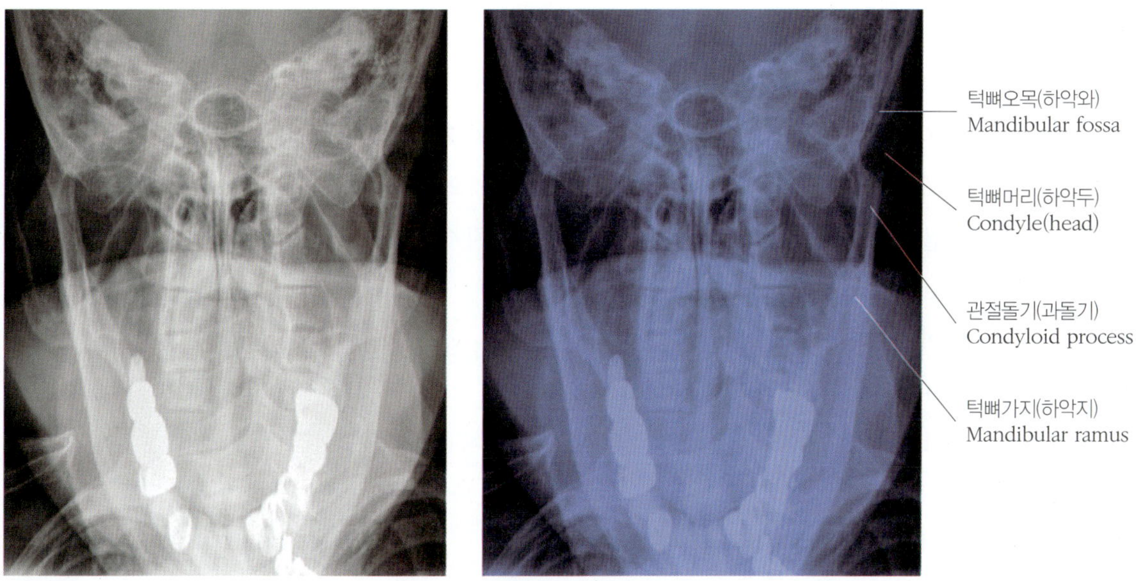

그림 9-44. 턱관절(악관절) 전후 축방향 검사영상(입 다문 상태)

06 코곁굴(부비강)

Paranasal sinuses

❶ 측방향 검사(Lateral Projection)

1) 검사목적

이마굴(전두동, frontal sinus), 벌집굴(사골동, ethmoid sinus), 위턱굴(상악동, maxillary sinus)을 포함하여 나비굴(접형동, sphenoid sinus), 안장(터어키안, sella turcica) 옆면을 관찰할 수 있다.

2) 검사방법

환자의 머리에서 모든 금속과 플라스틱 등 이물질을 제거시키고, 머리(두개부) 옆면 상수용체(IR) 안에 모두 포함되도록 하며 편안한 자세로 위치한다.

몸은 사방향으로 하여 편안한 자세로 하고 머리를 바른 측면 자세가 되게 하기 위해 동공간선(interpupillary line: IPL)을 상수용체(IR)면에 수직이 되도록 하며 정중면(midsagittal plane: MSP)은 상수용체(IR)면과 평행을 이루도록 한다.

환자의 턱을 조절하여 눈확아래귓구멍선(infraorbitomeatal line: IOML)이 상수용체(IR) 가장자리와 평행을 이루도록 한다.

중심X선을 상수용체(IR)면에 수직이 되도록 하고 외안각(outer canthus)에서 뒤로 약 2~3 cm 되는 점을 통과하도록 하며 상수용체(IR) 중앙에 입사하도록 한다.

X선관 영상면 사이 거리(SID)는 약 100 cm로 한다.

코곁굴(부비강, paranasal sinus) 검사에는 cone이나 collimater로 조사야를 조절하는 것이 좋으며, X선조사하는 동안 호흡을 정지시킨다.

3) 영상평가

- 상수용체(IR) 중앙에 이마굴, 나비굴, 벌집굴, 위턱굴이 나타나야 하며, 특히 나비굴이 잘 나타나야 한다.
- 머리뼈가 회전되거나 기울어져서는 안 된다.
- 양쪽 나비뼈큰날개(접형골대익, greater wings of sphenoid)와 눈확위벽(안와상벽, orbital roof), 턱뼈가지(하악지, mandibular ramus)는 완전히 겹쳐 검사되어야 한다.
- 환자의 등록정보와 좌 · 우 표시가 해부학적구조와 겹치지 않아야 한다.

참고 관전압은 70~80 kVp로 검사하며, 작은 초점을 사용한다 공기와 액체 경계를 확인하기 위해서 선 자세로 검사한다.
코곁굴 안에 액체(fluid)성분이 있을 때는 코곁굴이 두꺼워지며 젤라틴처럼 보이고 부비동면에 달라붙어 있다.
이 액체를 관찰하기 위해서는 환자의 자세변경 후 약간의 시간경과 후 검사한다.
만약 환자가 앉거나 설 수 없을 때는 환자를 바로 누운 자세(supine position)로 하여 X선을 검사 테이블에 평행하게 투사하여 검사할 수 있다.

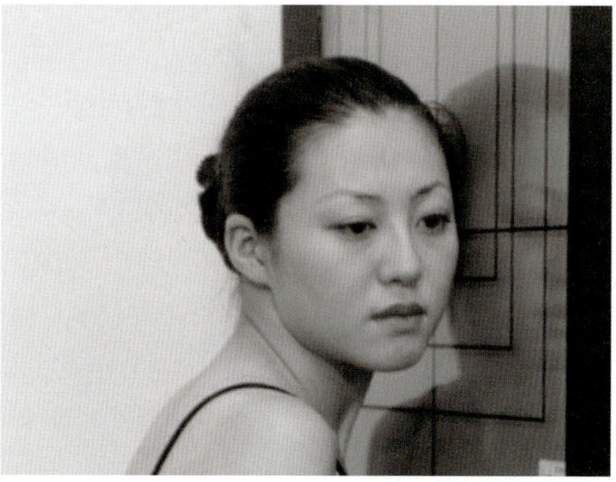

그림 9-45. 코곁굴(부비동) 측방향 검사

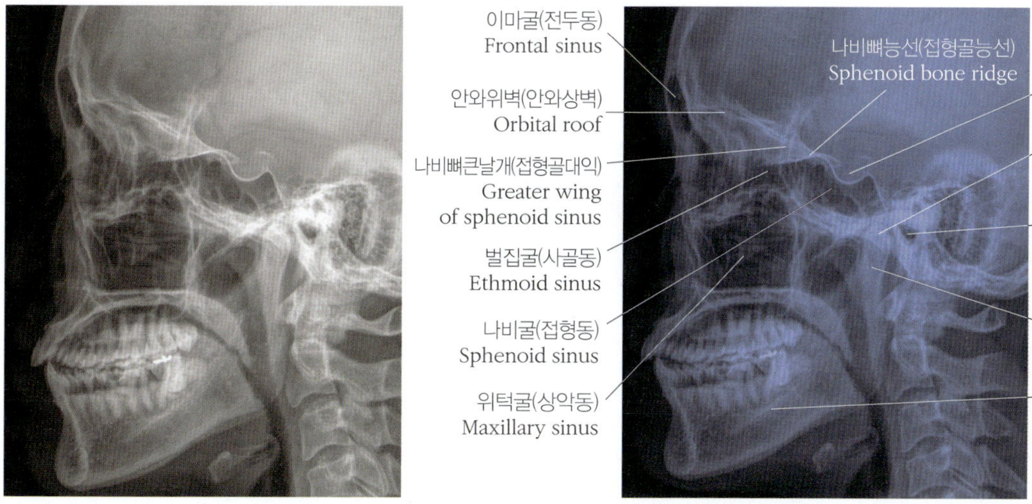

그림 9-46. 코곁굴(부비동) 측방향 검사영상

❷ 후전방향 검사(PA Projection; Caldwell Method)

1) 검사목적

이마굴(전두동, frontal sinus), 앞벌집굴(전사골동, anterior ethmoid sinus)을 잘 관찰할 수 있다.

2) 검사방법

환자의 머리에 모든 금속과 플라스틱 등의 이물질을 제거한 후, 선 자세(erect position)로 한다.

코와 이마를 검사 테이블에 편안하게 밀착시키고 턱을 조절하여 눈확귓구멍선(orbitomeatal line: OML)이 상수용체(IR)에 수직되게 한다.

검사 테이블 중앙선에 환자의 정중면(midsagittal plane: MSP)이 일치하게 하고 상수용체(IR) 중앙에 코뿌리점(비근점, nasion)을 위치시킨다.

중심X선을 상수용체(IR) 중앙에 발쪽으로 15°로 주어 입사한다.

X선관 초점–영상면 사이 거리는 약 100 cm로 한다.

코곁굴(부비동, paranasal sinus)이 모두 포함되도록 cone이나 collimater를 사용하여 조사야를 조절하고, X선조사하는 동안 호흡을 멈추게 한다.

3) 영상평가

- 상수용체(IR) 중앙에 이마굴, 앞벌집굴이 잘 나타나야 하며, 머리뼈가 회전되거나 기울어져서는 안 된다.
- 눈확가장자리(안와외연, outer orbital margin)과 볏돌기(계관, crista galli)가 정중면으로부터 같은 거리에 위치하도록 하고 눈확 안에서는 위눈확틈새(상안와열, superior orbital fissure)가 대칭으로 나타나야 한다.
- 이마코뼈봉합(전비봉합, frontonasal suture) 위에 이마굴이 나타나야 하고, 이마굴 바로 밑에 앞벌집굴과 코뼈(비골, nasal bone)가 각각 나타나야 한다.
- 적정한 노출량과 움직임이 없이 검사되어 이마굴과 벌집굴이 잘 나타나야 한다.

참고 관전압은 70~80 kVp로 하고 작은 초점을 사용한다.
공기와 액체의 경계(air–fluid level) 확인을 위해서는 중심X선을 반듯이 수평으로 하고 환자는 선 자세(erect position)로 검사한다.
만약 수직격자장치에서 각도를 줄 수 없을 경우 그냥 수직으로 세워놓고 눈확귓구멍선에 대하여 중심X선을 15° 되게 입사한다.

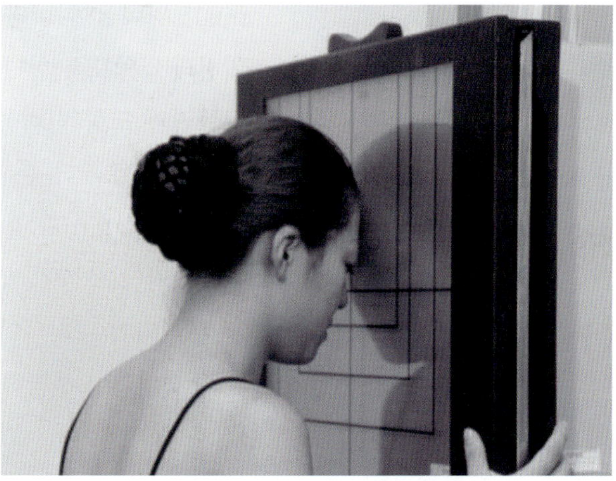

그림 9-47. 코곁굴(부비강) 후전방향 검사

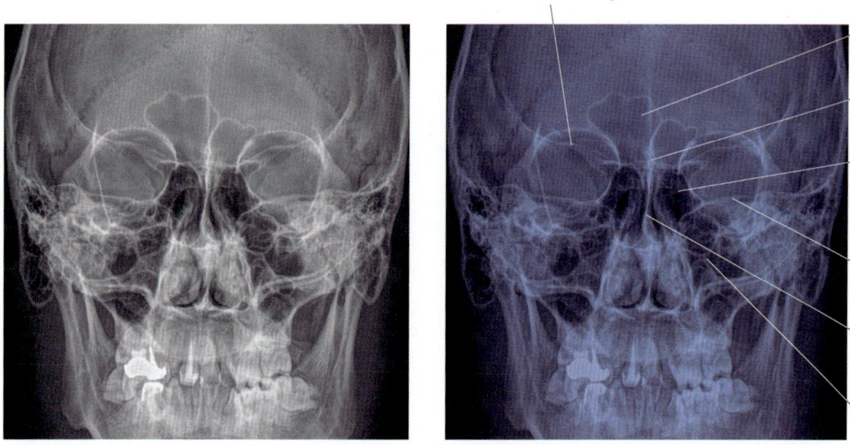

그림 9-48. 코곁굴(부비강) 후전방향 검사영상

❸ 두정비극방향 검사(Parietoacanthial Projection; Waters Method)

1) 검사목적

위턱굴(상악동, maxillary sinus)을 가장 잘 관찰할 수 있다.

2) 검사방법

환자의 머리에서 금속물질이나 플라스틱 등 이물질을 제거시킨 후, 선 자세(erect position)로 위치한다.

목을 뒤로 제쳐 환자의 턱과 코를 테이블면에 편안하게 위치시키고 머리를 조절하여 하악이공선(mentomeatal line: MML)이 상수용체(IR)에 수직되도록 하고 상수용체(IR)면으로부터 눈확귓구멍선(orbitomeatal line: OML)이 37°의 각도를 이루도록 한다.

검사 테이블 중앙선에 정중면(midsagittal plane: MSP)을 일치하여 수직되게 하고 상수용체(IR) 중앙에 코가시점(비극점, acanthion)이 위치하도록 한다.

중심X선은 상수용체(IR)면에 수직으로 입사한다.

X선관 영상면 사이 거리(SID)는 약 100 cm가 되도록 하며, cone이나 콜리메이터를 사용하여 코곁굴(부비동, paranasal sinus)이 모두 포함되도록 조사야를 조절한다.

X선조사하는 동안 호흡을 정지시킨다.

3) 영상평가

- 상수용체(IR) 중앙에 이마굴(전두동, frontal sinus), 위턱굴이 나타나야 하며 머리뼈(두개골)가 회전되지 않도록 한다.
- 정중면과 코중격(비중격, nasal septum)이 일치된 부분으로부터 눈확가장자리(안와외연, outer orbital margin)가 같은 거리에 위치하여야 한다.
- 이틀돌기(치조돌기, alveolar process)와 위턱굴은 분리되어 나타나야 하며, 눈확(안와, orbit) 아래쪽 경계면이 선명하게 나타나야 한다.

참고 관전압은 70~80 kVp 범위로 하고 작은 초점을 사용한다.
중심X선은 상수용체(IR)면에 수직 입사되게 한다.
환자는 반드시 선 자세로 검사하여야 공기 · 액체의 경계(air–fluid level)를 증명할 수 있다.
이 자세에서 환자의 코는 검사 테이블면으로부터 대략 2 cm 정도 떨어지게 위치시킨다.

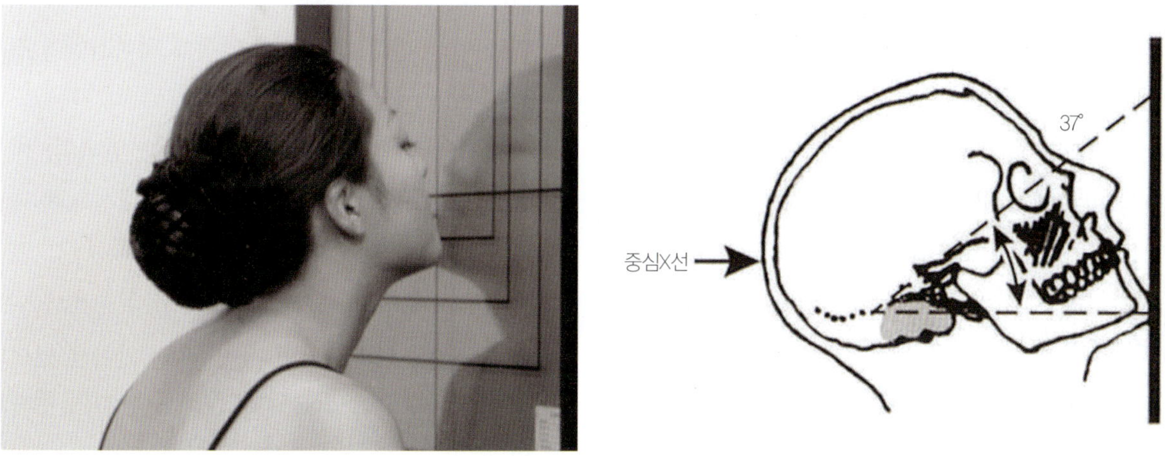

그림 9-49. 코곁굴(부비강) 두정비극방향 검사

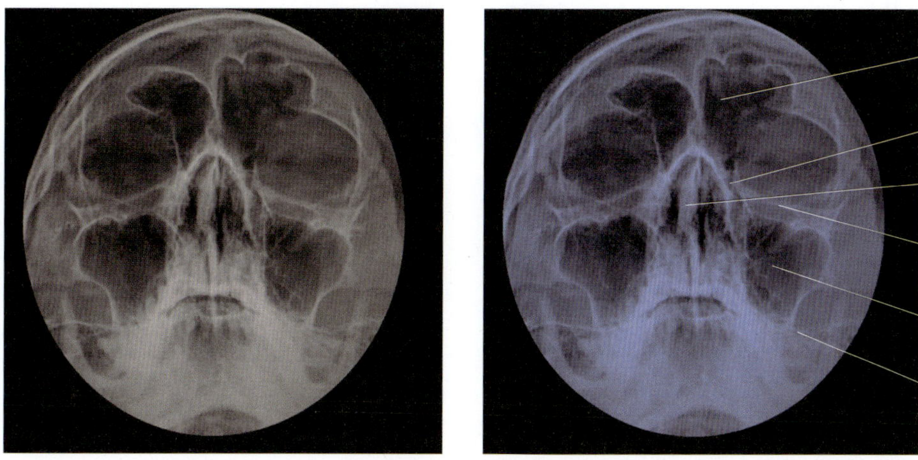

그림 9-50. 코곁굴(부비강) 두정비극방향 검사영상

4 하악두정방향 검사 Submentovertical(SMV) Projection(Schüller Method)

1) 검사목적

나비굴(접형동, sphenoid sinus), 벌집굴(사골동, ethmoid sinuses), 코오목(비와, nasal fossa), 위턱굴(상악동, maxillary sinus)을 관찰할 수 있다.

2) 검사방법

환자 머리에서 금속과 플라스틱 등 이물질을 제거한 후, 선 자세(erect position)로 턱을 가능한 뒤로 제쳐 눈확아래귓구멍선(infraorbitomeatal line: IOML)이 상수용체(IR)면과 평행을 이루도록 한다.

검사 테이블에 머리마루부(두정부, vertex)가 편안하게 위치하도록 하고 검사 테이블 중앙선에 정중면(midsagittal plane: MSP)을 일치시켜 수직되게 한다.

중심X선은 눈확아래귓구멍선에 수직이 되도록 하고 턱뼈결합(하악결합, mandibular symphysis)에서 약 4 cm 정도 아래쪽으로 아래턱뼈(하악골, mandible) 사이로 입사시킨다.

X선관 영상면 사이 거리(SID)는 100 cm로 한다.

X선조사하는 동안 호흡을 정지시킨다.

3) 영상평가

- 상수용체(IR) 중앙에 큰구멍(대공, foramen magnum)과 앞쪽으로 해부학적 구조가 나타나며 이마뼈(전두골, frontal sinus) 앞쪽에 턱뼈결합이 겹쳐진다.
- 머리뼈가 회전되거나 기울어져서는 안되며, 바위능선(추체, petrous pyramids)은 대칭으로 나타나야 한다.
- 바위부(추체부, petrous portion) 앞쪽으로 턱관절돌기(하악과, mandibular condyle)가 나타나야 하며, 적당한 노출량과 움직임이 없이 검사되어 나비굴, 벌집굴, 타원구멍(정원공, foramen ovale), 뇌막동맥구멍(극공, foramen spinosum)이 잘 나타나야 한다.

참고 관전압은 70~80 kVp 범위에서 조절하며 작은 초점을 사용한다.
만약 환자가 충분하게 목을 제칠 수 없다면 중심X선의 각도를 눈확아래귓구멍선에 수직이 되도록 하고, 상수용체(IR) 면의 각도를 조절하여 중심X선이 수직이 되게 입사시킨다.
이 자세는 환자가 매우 불편하므로 빠른 시간 안에 검사하여야 한다.

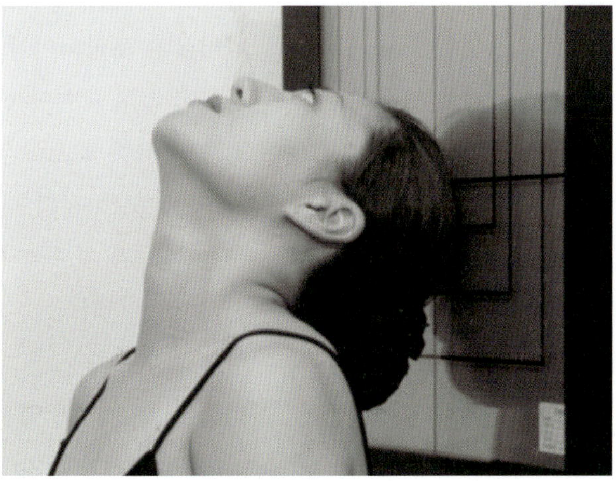

그림 9-51. 코곁굴(부비강) 하악두정방향 검사

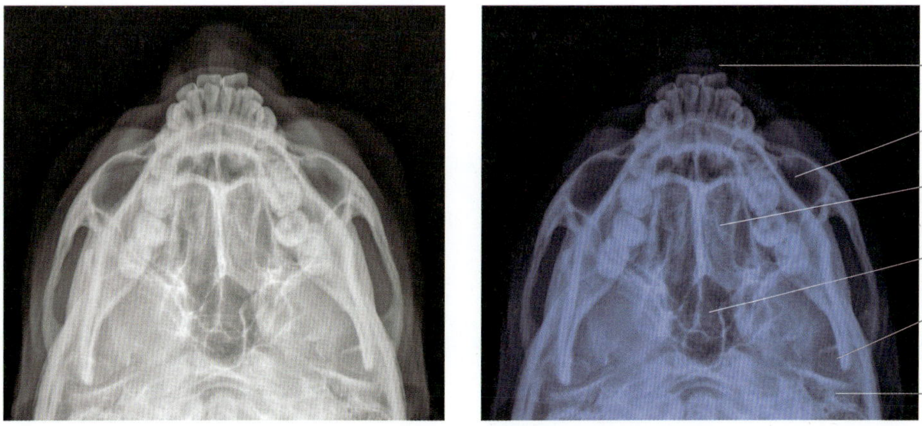

그림 9-52. 코곁굴(부비강) 하악두정방향 검사영상

⑤ 구강을 통한 두정비극방향 검사(Parietoacanthial Transoral Projection) (Open-mouth Waters Method; Pirie Method)

1) 검사목적

입안(구강, oral cavity)을 통하여 나비굴(접형동, sphenoid sinus)을 관찰하며 위턱굴(상악동, maxillary sinus), 코오목(비와, nasal fossae) 등도 관찰할 수 있다.

2) 검사방법

환자는 머리에 금속과 플라스틱 등 이물질을 제거한 후 선 자세(erect position)로 한 후 검사 테이블면에 턱과 코를 대고 고정시킬 수 있도록 한다.

목을 뒤로 제쳐 하악이공선(mentomeatal line)이 상수용체(IR)에 수직상태가 되도록 머리를 조정한다.

눈확귓구멍선(orbitomeatal line: OML)은 검사 테이블면과 37°를 이루도록 하여 정중면이 수직이 되도록 하며 머리가 회전되지 않도록 한다.

환자에게 "머리를 움직이지 말고 턱을 아래로 내리세요"라고 말해서 입을 벌리도록 지시한다.

이때 하악이공선은 수직상태에서 벗어나게 되며 상수용체(IR) 중앙에 코가시점(비극점, acanthion)이 위치하도록 한다.

중심X선이 상수용체(IR) 중앙을 향하여 수직이 되도록 조정한다.

X선관 영상면 사이 거리(SID)는 100 cm로 하고 cone을 사용하여 조사야 범위에 코곁굴(부비강, paranasal sinuses)의 영역이 모두 포함될 수 있도록 입사한다.

X선조사하는 동안 호흡을 정지시킨다.

3) 영상평가

- 영상에 이마굴(전두동, frontal sinuses), 위턱굴, 나비굴이 포함되어야 하며 머리뼈는 회전이나 기울어짐 없이 보여야 한다.
- 정중면(코중격)으로부터 눈확가장자리까지 거리가 양쪽 모두 같아 대칭을 이루도록 하고 위턱굴은 이틀돌기(치조돌기, alveolar process)와 겹치지 않아야 한다.
- 바위능선(추체능)은 위턱굴 아래에 나타나고, 나비굴은 벌린 입의 영상 안에 나타나야 한다.
- 검사 중 움직이지 말아야 하고 적당한 노출량일 때 위턱굴과 나비굴을 관찰할 수 있어야 한다.

참고 관전압의 범위는 70~80 kVp로 하며 작은 초점 이용한다.
중심X선은 수직이 되어야 하고 환자는 코곁굴 안에 있는 공기-액체 경계(air-fluid level)를 나타내도록 선 자세로 하여야 한다.
이 자세에서 보통 환자의 코끝은 검사 테이블면으로부터 대체로 2 cm가 떨어지게 위치시킨다.

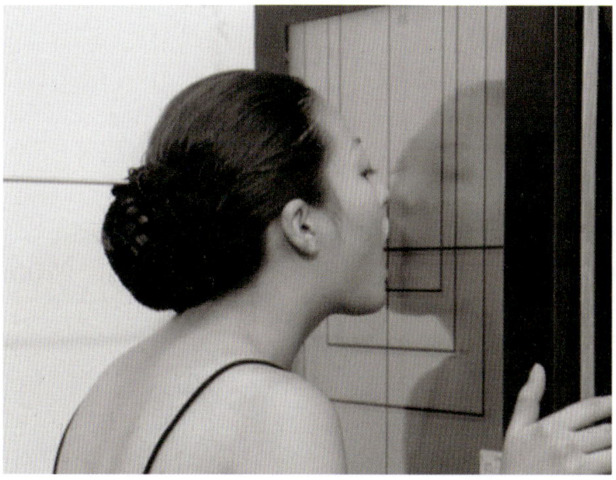

그림 9-53. 코곁굴(부비강) 구강을 통한 두정비극방향 검사

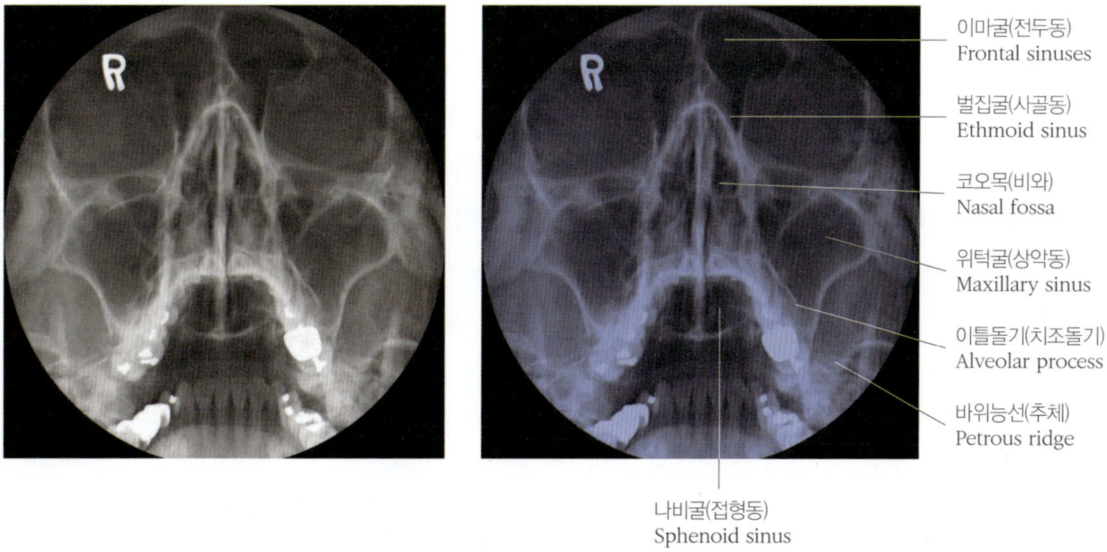

그림 9-54. 코곁굴(부비강) 구강을 통한 두정비극방향 검사영상

07 꼭지돌기(유양돌기)

Mastoid process

❶ 축측 사방향 검사(Axiolateral Oblique Projection; Modified Law Method)

1) 검사목적

상수용체(IR)에 밀착된 꼭지벌집(유돌봉소, mastoid air cells)를 관찰할 수 있으며 양쪽을 비교 관찰할 수 있다.

2) 검사방법

머리의 모든 금속과 플라스틱 등 이물질을 제거한 후, 선 자세(erect position)나 엎드린 자세(prone position)로 한다.

귓바퀴가 꼭지돌기(유양돌기, mastoid process)와 겹치지 않게 테이프로 귓바퀴를 앞으로 접어 붙인다.

환자를 사위로 위치시켜 검사쪽 머리 옆면을 상수용체(IR)에 밀착시켜 바른 측면 자세가 되게 하고 검사 테이블에 정중면이 수평이 된 상태에서 얼굴을 상수용체(IR)쪽으로 15° 회전시킨다.

동공간선(interpupillary line: IPL)은 검사면에 수직이 되게하고 눈확아래귓구멍선(infraorbitomeatal line: IOML)이 상수용체(IR) 앞면에 대해 수직이 되게 턱을 조정하고, 바깥귀길(외이도, EAM)에서 뒤로 2.5 cm 위치한 꼭지돌기첨(유양돌기첨, mastoid tip)이 상수용체(IR) 중앙에 오게 한다.

중심X선은 발쪽으로 15°를 주어 상수용체(IR) 중앙을 향하게 한다.

이때 중심X선의 입사점은 상수용체로부터 먼쪽 귓구멍에서 뒤로 2.5 cm 위로 5 cm 지점이 되도록 한다. X선관 영상면 사이 거리(SID)는 100 cm로 하고 cone을 사용하여 조사 영역이 모두 포함될 수 있도록 한다.

X선조사하는 동안 호흡을 중지시킨다.

3) 영상평가

- 검사쪽 꼭지벌집은 조사야와 상수용체(IR) 중심과 바깥귀길의 뒤쪽에 위치하고, 검사 반대쪽 꼭지돌기는 앞 · 아래 쪽에 위치하며 겹치지 않아야 하고, 귓바퀴는 꼭지돌기와 겹치지 않아야 한다.
- 턱관절(악관절, temporomandibular joint)은 검사쪽 꼭지벌집 앞에서 볼 수 있고, 검사 중 환자가 움직이지 않고 검사조건이 적당하다면 꼭지벌집을 잘 볼 수 있다.

참고 관전압은 70~80 kVp 범위로 하고 작은 초점을 사용한다.
꼭지벌집의 선예하고 미세한 부분까지 관찰하기 위해서는 작은 초점과 최소한의 조사야가 필요하다.

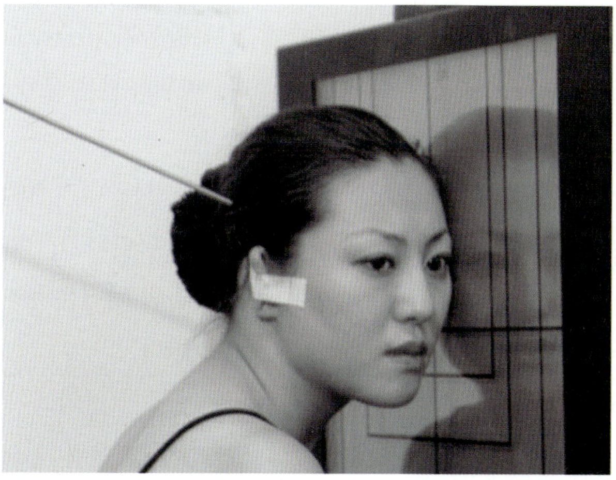

그림 9-55. 꼭지돌기(유양돌기) 축 · 측 사방향 검사

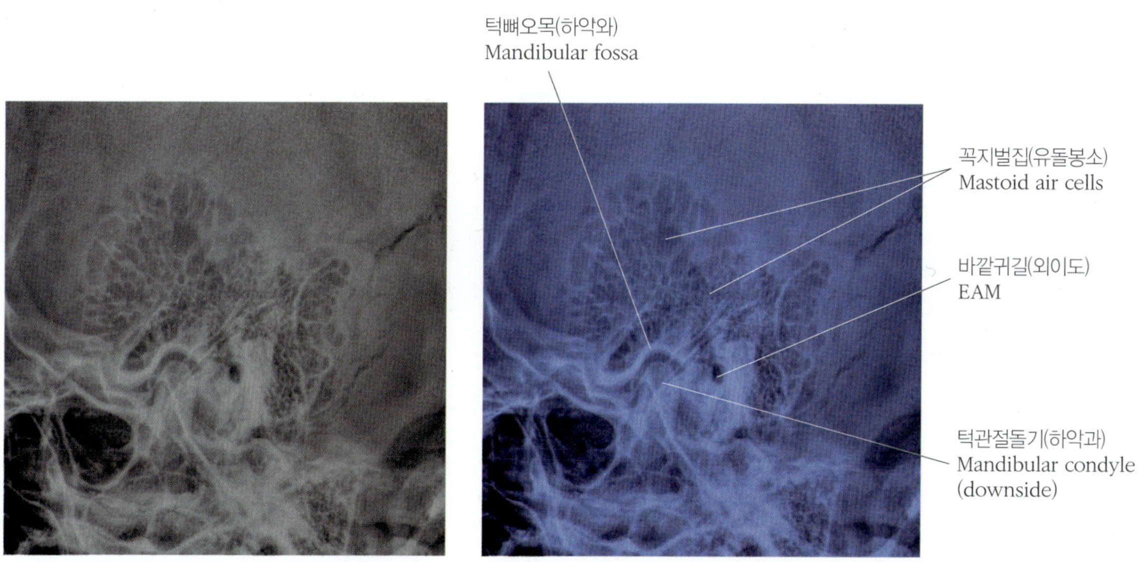

그림 9-56. 꼭지돌기(유양돌기) 축 · 측 사방향 검사영상

② 축전 사방향 검사(Axioanterior Oblique Projection); Stenver's Method

1) 검사목적

바위뼈(추체, petrous bone)가 반측면으로 보이고 골미로(bone labyrinth), 고실강(tympanic cavity), 속귀길(내이도, internal auditory canal)과 꼭지벌집(유돌봉소, mastoid air cells)을 양쪽 검사하여 비교 관찰할 수 있다.

2) 검사방법

환자 머리에 있는 금속과 플라스틱 등 이물질을 제거한 후, 선 자세(erect position)나 엎드린 자세(prone position)로 한다.

눈확아래귓구멍선(infraorbitomeatal line: IOML)은 검사 테이블면에 대해 수직을 이루도록 턱을 조정한 후 머리를 검사쪽으로 45° 회전시켜 검사 테이블에 환자의 이마, 코, 광대뼈(권골, zygoma)를 대고 관찰하고자 하는 쪽이 상수용체(IR)에 밀착되게 한다.

상수용체(IR) 중심에 바깥귀길로부터 앞으로 2.5 cm 지점이 위치하도록 한다.

중심X선은 머리쪽으로 12°로 상수용체(IR) 중심을 향하여 입사한다.

X선관 영상면 사이 거리(SID)는 100 cm로 하고 조사야를 적절히 조절한다.

X선조사하는 동안 호흡을 중지시킨다.

3) 영상평가

- 상수용체(IR) 중앙에 바위능선과 검사쪽 꼭지돌기(유양돌기, mastoid process)가 관찰되어야 하며, 바위능선은 뚜렷하게 반측면상으로 나타나야 한다.
- 꼭지돌기는 머리뼈(두개골) 바로 밑에서 반측면상으로 나타나고, 턱뼈가지(하악지, mandibular ramus)의 뒷면은 목뼈(경추, cervical spine)와 겹쳐야 한다.
- 턱관절돌기(하악과)는 목뼈와 겹쳐지며 속귀길, 달팽이관(와우관, cochlea)과 반고리관(골미로)은 바위능선 바로 밑에 나타나야 한다.
- 환자는 검사하는 동안 움직이지 말아야 하며, 꼭지돌기와 바위능선을 잘 관찰할 수 있는 노출량으로 검사하여야 한다.
- 환자의 등록정보 및 좌 · 우 표시는 필요한 해부학적 구조와 겹치지 않고 나타나야 한다.

> **참고** 관전압의 범위를 70~80 kVp로 하고 작은 초점을 이용한다.
> 검사 테이블면에 대해 중심X선을 바깥귀길에서 약간 위쪽으로 올리고 뒤쪽으로 약 5cm 지점에 위치시킨다.
> 선예한 영상을 얻기 위해서 작은 초점과 축소된 조사야가 필요하다.

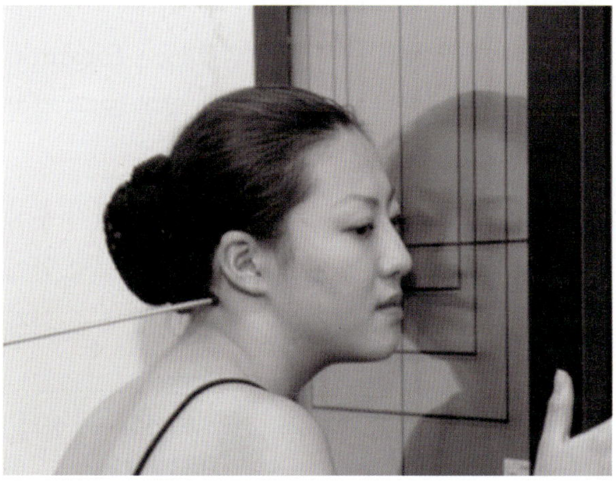

그림 9-57. 꼭지돌기(유양돌기) 축 · 전 사방향 검사(선 자세)

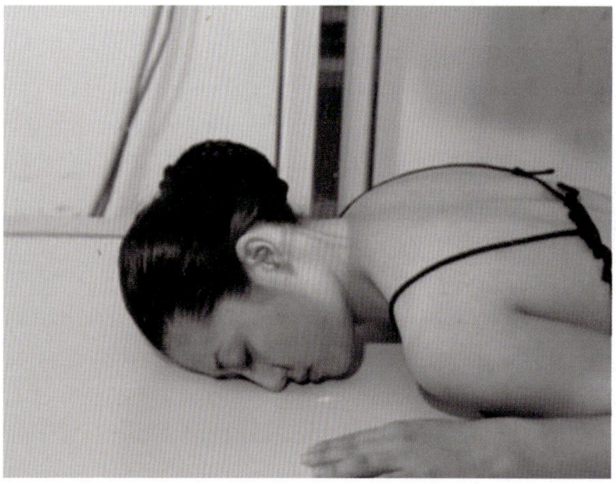

그림 9-58. 꼭지돌기(유양돌기) 축 · 전 사방향 검사(엎드린 자세)

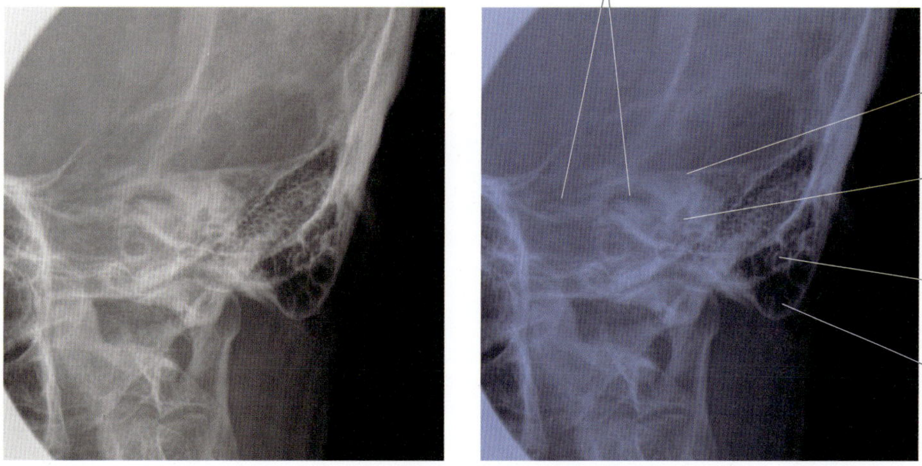

그림 9-59. 꼭지돌기(유양돌기) 축 · 전 사방향 검사영상

❸ 전후 축방향 검사(AP Axial projection; Towne's method)

1) 검사목적

바위능선(추체능, petrous pyramids), 꼭지벌집(유돌봉소, mastoid air cell), 골미로(bony labyrinth)를 관찰할 수 있다.

2) 검사방법

환자 머리에 있는 금속과 플라스틱 등 이물질을 제거한 후, 선 자세(erect position) 또는 바로 누운 자세(supine position)로 머리 뒷부분을 검사 테이블 면에 위치시킨다.

눈확귓구멍선(orbitomeatal line: OML)이 상수용체(IR)면에 수직이 되게 턱을 당긴다.

머리의 정중면(midsagittal plane: MSP)과 검사 테이블 중심선을 일치하도록 하고 머리의 회전과 기우는 것을 방지한다.

중심X선은 눈확귓구멍선에 대해 발쪽으로 30° 되게 하고, 중심X선과 상수용체(IR) 중심이 일치되도록 하며, X선관 영상면 사이 거리(SID)는 100 cm로 한다.

X선조사하는 동안 호흡을 멈추도록 한다.

3) 영상평가

- 영상에 양쪽 바위능선과 양쪽 꼭지벌집이 포함되고, 머리뼈는 회전되거나 기울어서는 안 된다.
- 머리뼈 가장자리에서 큰구멍(대공, foramen magnum) 가장자리까지 거리가 양쪽 모두 같아야 한다.
- 안장등(안배, dorsum sellae)와 뒤침대돌기(후상돌기, posterior clinoid process)는 큰구멍 안에 나타나야 하고 검사조건이 적정하고 검사 중 환자의 움직임이 없어야 한다.
- 골미로는 꼭지벌집과 겹침 없이 관찰되어야 한다.

참고 관전압은 70~80 kVp 범위로 하며 작은 초점을 사용한다.
만약 환자의 상태가 불안정하여 충분히 턱을 당기지 못해 눈확귓구멍선이 상수용체(IR)면과 수직이 안될 때는 눈확아래귓구멍선(infraorbitomeatal line: IOML)을 수직으로 하고 중심X선의 각도를 다리 쪽으로 37° 되게 입사시킨다.
이는 눈확귓구멍선에 30° 각도로 입사하는 것과 같은 해부학적인 구조의 영상을 얻을 수 있다.
만약 환자가 충분히 턱을 당기지 못할 경우 검사 테이블면의 격자장치를 7° 머리마루부(두정부)쪽으로 경사지게 하여도 같은 결과를 얻을 수 있다.

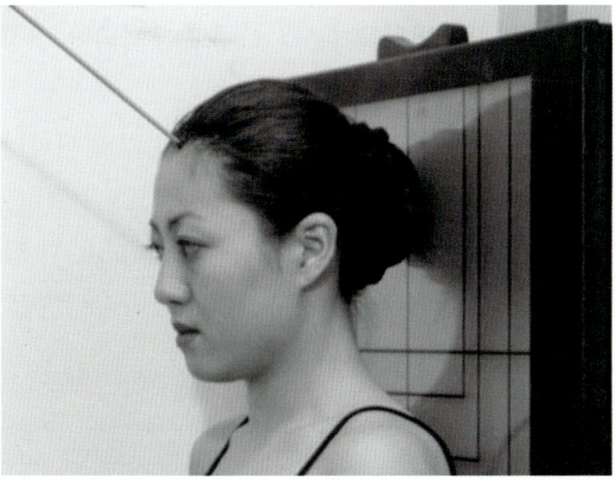

그림 9-60. 꼭지돌기(유양돌기) 전후 축방향 검사(선 자세)

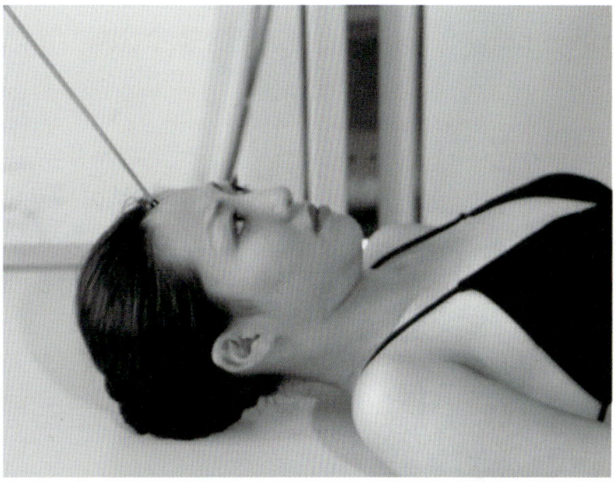

그림 9-61. 꼭지돌기(유양돌기) 전후 축방향 검사 (바로 누운 자세)

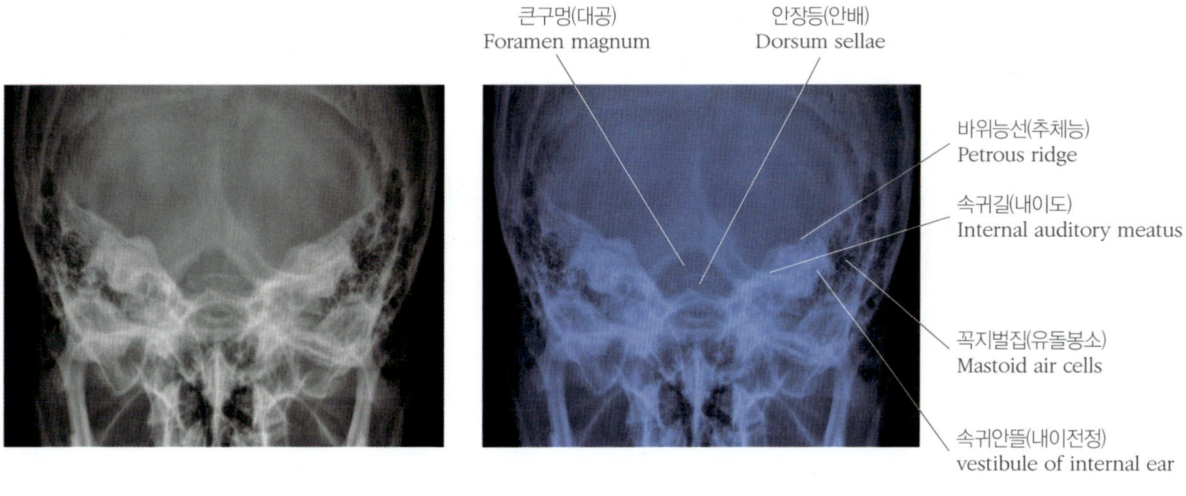

그림 9-62. 꼭지돌기(유양돌기) 전후 축방향 검사영상

4 축측방향 검사(Axiolateral projection; Schüller Method)

1) 검사목적

꼭지벌집(유돌봉소, mastoid air cell), 골미로(bony labyrinth)를 양쪽 검사로 비교 관찰할 수 있다.

2) 검사방법

환자의 머리에 있는 금속과 플라스틱 등 이물질을 제거하고, 선 자세(erect position) 또는 반엎드린 자세(semiprone position)로 한다.

귓바퀴(auricle)는 앞으로 접어 테이프로 붙여 꼭지돌기(유양돌기, mastoid process)부와 겹침을 방지하게 한다.

환자의 머리는 바른 측면 자세로 하여 편안한 자세로 하고 동공간선(interpupillary line: IPL)은 상수용체(IR)면과 수직되게 하고, 정중면(midsagittal plane: MSP)은 검사 테이블에 평행이 되도록 한 후 눈확아래귓구멍선(infraorbitomeatal line: IOML)은 상수용체(IR) 앞가장자리와 평행이 되게 한다.

중심X선은 발쪽으로 25~30° 되게 하여 검사쪽 벌집돌기부가 상수용체(IR) 중앙에 오도록 외이도 위쪽 2 cm 되는 지점에 입사하도록 한다.

cone을 사용하거나 조사야를 조절하여 벌집돌기부가 모두 포함되도록 한다.

X선조사하는 동안 호흡을 멈추도록 한다.

3) 영상평가

- 조사야 중앙에 꼭지벌집이 나타난다.
- 검사반대쪽 벌집돌기부의 사이로 투과되어 겹침이 없어야 한다.
- 귓바퀴 음영은 벌집돌기부에 겹치지 않고 나타나야 한다.
- 턱관절돌기(하악과, condyle of mandible)와 턱관절(악관절, temporomandibular joint)은 꼭지벌집 앞쪽에 나타나야 한다.

참고 관전압은 70~80 kVp 범위로 하며 작은 초점을 사용한다.

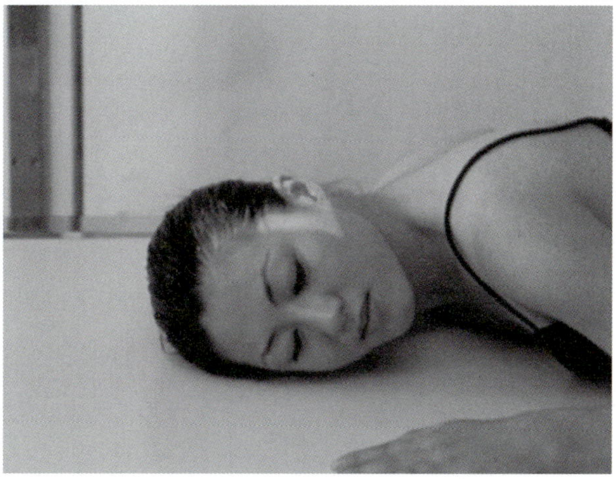

그림 9-63. 벌집돌기(유양돌기) 축 · 측방향 검사

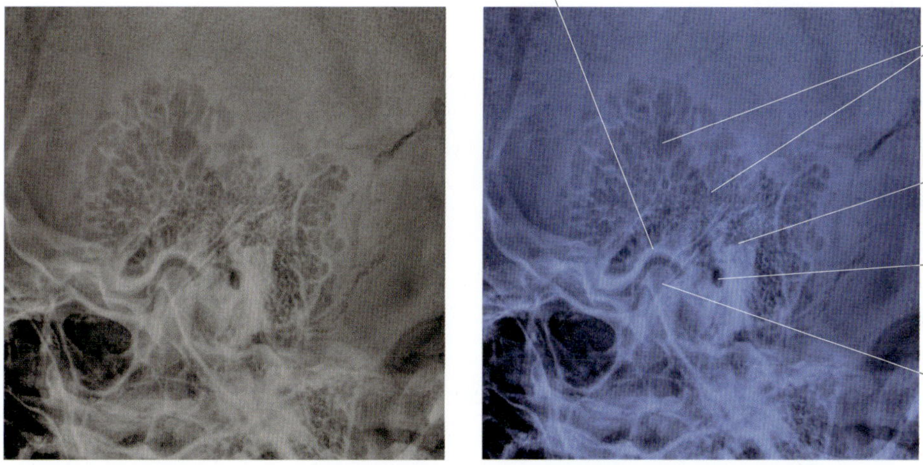

그림 9-64. 벌집돌기(유양돌기) 축 · 측방향 검사영상

⑤ 전후 축사방향 검사(AP Axial Oblique Projection); Arcelin Method(Reverse Stenver's Method)

1) 검사목적

바위능선(추체능, petrous ridge)은 바위뼈(추체부, petrous bone)와 함께 상수용체(IR)에 평행이 되어 관찰할 수 있으며, 환자가 엎드린 자세를 하기 어려운 경우에 바로 누운 자세로 하며 반측면상으로 양쪽을 검사하여 비교 관찰할 수 있다.

2) 검사방법

환자의 머리에 있는 금속과 플라스틱 등 이물질을 제거하고, 선 자세(erect position) 또는 바로 누운 자세(supine position)로 한다.

환자의 머리는 검사반대쪽으로 45° 회전시키고 턱을 조절하여 눈확아래귓구멍선(infraorbitomeatal line: IOML)이 검사 테이블 위가장자리와 평행이 되도록 한다.

검사쪽 벌집돌기(유양돌기, mastoid process)가 상수용체(IR) 중앙에 오도록 하고, 중심X선은 바깥귀길(외이도) 위쪽 2 cm 지점을 통하여 발쪽으로 10° 준다.

중심X선은 상수용체(IR) 중앙을 향하여 입사하고, X선 조사하는 동안 호흡을 멈추게 한다.

X선관 초점-영상면 사이 거리(source to image distance: SID)는 100 cm로 한다.

3) 영상평가

- 바위능선과 바위부가 반측면상으로 관찰되고, 조사야 중앙에 벌집돌기부와 바위능선이 관찰되고 머리뼈(두개골) 가장자리 아래에서 벌집돌기가 관찰된다.
- 턱뼈가지(하악지, mandibular ramus) 뒷부분과 목뼈(경추, cervical spine) 뒷부분이 겹치고 턱관절(악관절, temopromandibular joint)과 꼭지벌집(유돌봉소, mastoid air cells) 앞부분이 겹쳐서 관찰된다.
- 이 검사로 꼭지벌집은 잘 관찰되지 않는다.

참고 관전압은 70~80 kVp 범위로 하며, 작은 초점을 사용한다.

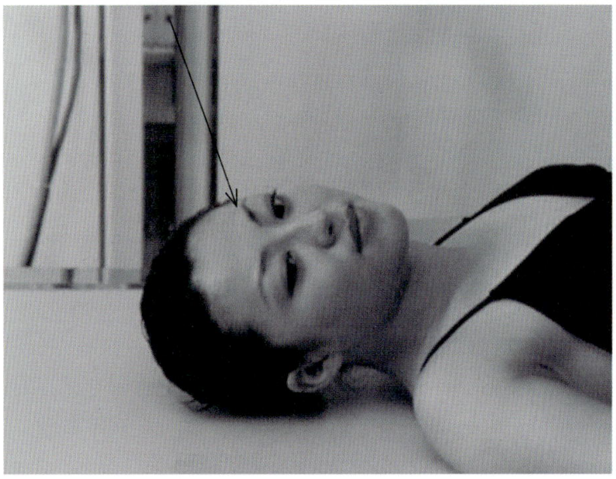

그림 9-65. 벌집돌기(유양돌기) 전후 축 · 사방향 검사

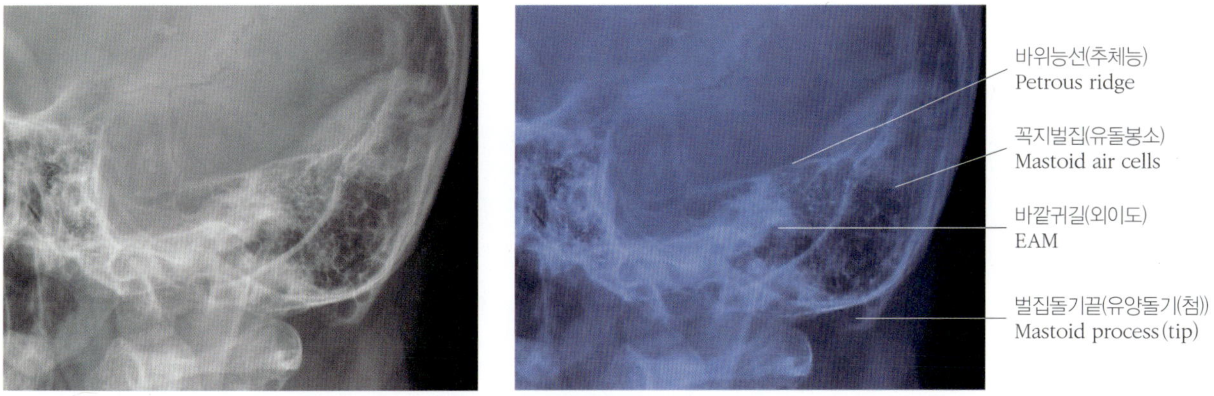

그림 9-66. 벌집돌기(유양돌기) 전후 축 · 사방향 검사영상

chapter

10

가슴(흉부)

Chest

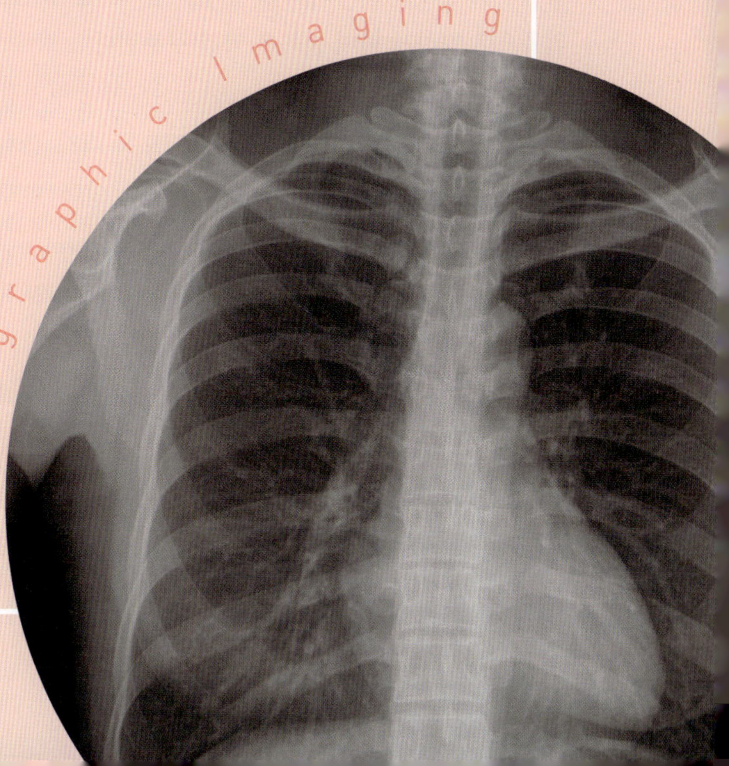

01 가슴(흉부) Chest

1 후전방향 검사(PA Projection)

1) 검사목적

양측 허파꼭대기(폐첨부, pulmonary apex)가 포함된 허파(폐, lung), 공기로 채워진 기관(trachea), 기관지(bronchus), 심장(heart)과 대혈관(great vessel), 갈비가로막각(늑골횡격막각, costophrenic angle)이 포함된 가로막(횡격막, diaphragm)과 흉곽(bony thorax)을 관찰할 수 있다.

2) 검사방법

체중을 양쪽 발에 균등하게 나눈 상태로 환자를 바로 선 자세(erect position)로 한다.

턱은 수직 격자 장치에 올려놓게 하고, 손은 양쪽 엉덩부위(둔부, hip region)에 올려놓고, 손바닥은 위쪽으로 향하게 하며 손목은 약간 구부린다.

양쪽 어깨(견부, shoulder region)는 어깨뼈(견갑골, scapula)가 흉부 가쪽으로 이동되도록 격자 장치 앞쪽으로 회전시킨다. 또한, 양쪽 어깨는 양쪽 빗장뼈(쇄골, clavicle)가 허파꼭대기부(폐첨부, apices) 아래로 이동되도록 충분히 내려 격자장치에 밀착시킨다.

몸의 정중면(midsagittal plane)을 상수용체(IR)의 중앙선에 일치시켜 흉부가 회전되지 않도록 확인한다.

폐(Lungs)를 주로 관찰하기 위해서는 여섯째 등뼈 높이의 정중면에 중심X선을 맞추고, 심장과 대동맥이 주요 관심부위일 경우 일곱째 등뼈(흉추골, thoracic vertebra) 높이의 정중면에 중심X선을 맞춘다. 중심X선은 상수용체(IR) 중앙에 수직으로 입사한다.

X선관 영상면 사이 거리(SID)는 180 cm이다.

조사야는 폐야 전체가 포함되도록 콜리메이터를 조절한다. 상부는 솟을뼈(융추, vertebra prominens, 일곱째 목뼈)의 높이가 되도록 하며 측면부는 흉부 가쪽아 포함되게 조절한다.

X선 조사는 두 번째 깊은 들숨(심흡기)이 끝난 후에 호흡을 멈추게 하고 시행한다.

3) 영상평가

- 몸이 회전되지 않아야 하고, 양쪽 복장빗장관절(흉골쇄골관절, sternoclavicular joint)은 척추로부터 같은 거리에 있어야 한다.
- 갈비뼈(늑골, rib)의 측면에서 척추까지의 거리는 윗부분에서 아랫부분 갈비뼈부위까지 같은 거리에 있어야 한다.
- 어깨뼈는 만약 양쪽 어깨가 충분히 앞쪽으로 회전되어 있다면 폐와 겹쳐지지 않는다.
- 조사야 경계는 사진상에 네 방향이 모두 나타나야 한다.
- 중심X선은 보통 환자의 경우 일곱 번째 등뼈(흉추골) 높이에 조정한다.

- 갈비가로막각에서 허파꼭대기부를 포함한 전체 폐야가 상수용체(IR)에 포함되야 한다.
- 큰 유방은 환자의 자세를 조정할 때에 폐야의 가쪽으로 옮겨 놓는다.
- 깊은들숨(심흡기) 상태에서는 가로막위에 최소한 열번째 뒤쪽 갈비뼈가 보이게 나타나야 한다.
- 환자가 움직이지 않으면 심장과 가로막의 윤곽이 선명하게 나타나야 한다.
- 적정한 노출과 충분한 long scale contrast 상태로 양쪽 폐야를 뚜렷하게 나타내야 한다.
- 등뼈와 양쪽 뒤쪽갈비뼈(후측늑골, posterior rib)의 희미한 음영이 심장음영을 통하여 보여야 한다.

참고 생식샘을 차폐하기 위해 허리둘레에 납 차폐물을 놓는다.
체형이 큰 환자는 상수용체(IR)를 가로로 놓는다.

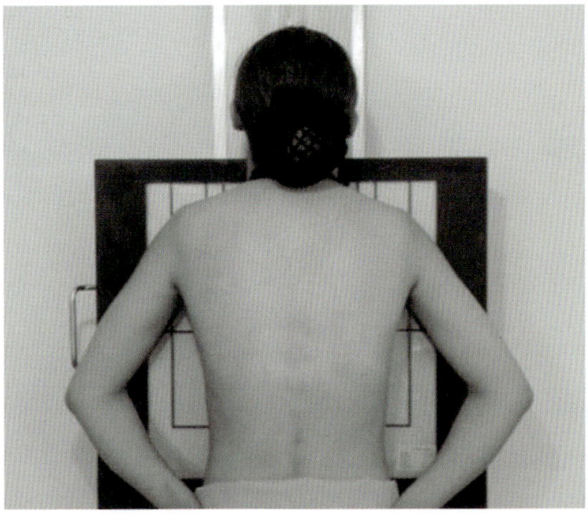

그림 10-1. 가슴(흉부) 후전방향 검사

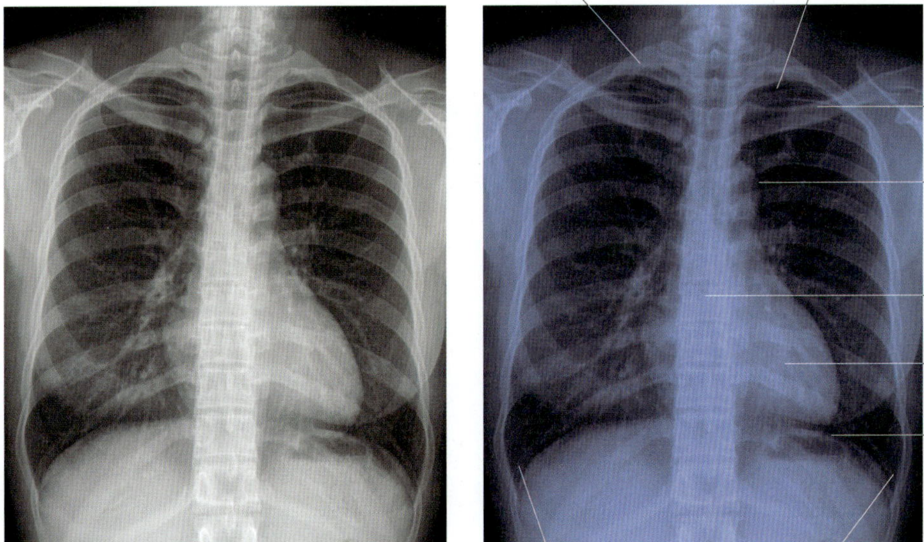

그림 10-2. 가슴(흉부) 후전방향 검사영상

Chest

② 후전방향 검사(PA Projection)(서지 못하는 환자의 경우, 침대차를 이용한 검사)

1) 검사목적

양쪽 허파꼭대기부(폐첨부, pulmonary apex)가 포함된 허파(폐, lung), 공기로 채워진 기관(trachea), 기관지(bronchus), 심장(heart)과 대동맥(aorta), 갈비가로막각(늑골횡격막각, costophrenic angle)이 포함된 가로막(횡격막, diaphragm)과 흉곽(bony thorax)을 관찰할 수 있다.

2) 검사방법

환자는 침대차(stretcher)의 가장자리에 앉은 자세(seated position)로 한다.

만일 가슴(흉부) 검사를 위한 격자 장치를 사용하지 못하면 팔로 상수용체(IR)를 감싸고, 보행환자와 같은 자세로 한다.

양쪽 어깨는 충분히 내리고 앞쪽으로 회전한다.

흉부는 회전되지 않아야 한다.

상수용체(IR)의 위가장자리가 양쪽 어깨 위 5 cm 정도에 놓이도록 격자장치의 높이를 조정한다.

환자를 격자 장치에 세우지 못하여 이동용 상수용체(IR)를 이용하면 상수용체(IR)를 받쳐 세우기 위해 무릎에 베개나 깔개를 놓고, 피사체-영상면사이 거리(OID)를 최소화하기 위해 상수용체(IR)는 흉부에 밀착시켜야 한다.

중심X선은 일곱째 등뼈(흉추골, thoracic vertebra) 높이(융추에서 18~20 cm 아래)의 정중면에 입사한다. 중심X선에 상수용체(IR)의 중앙을 맞춘다.

X선관 초점-영상면사이 거리(SID)는 180 cm이다.

조사야는 폐야 전체가 포함되도록 콜리메이터를 조절한다(상수용체상에 허파꼭대기부 위쪽 4 cm까지 나타나도록 조사야를 조정한다).

X선 조사는 두 번째 깊은 들숨(심흡기)이 끝난 후에 호흡을 멈추게 하고 시행한다.

3) 영상평가

- X선사진은 앞 페이지에서 설명한 것처럼 보행할 수 있는 흉부 후전방향 검사영상과 비슷하게 나타나야 한다.

참고 환자가 X선조사 중 움직이거나 흔들리지 않고 안정한 상태인지를 확인해야 한다.
생식샘 차폐를 위해 허리둘레에 납 차폐물을 두른다.

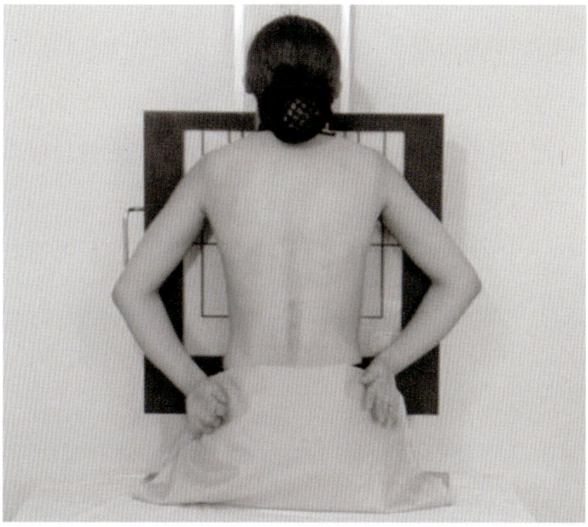

그림 10-3. 가슴(흉부) 후전방향 검사(앉은 자세)

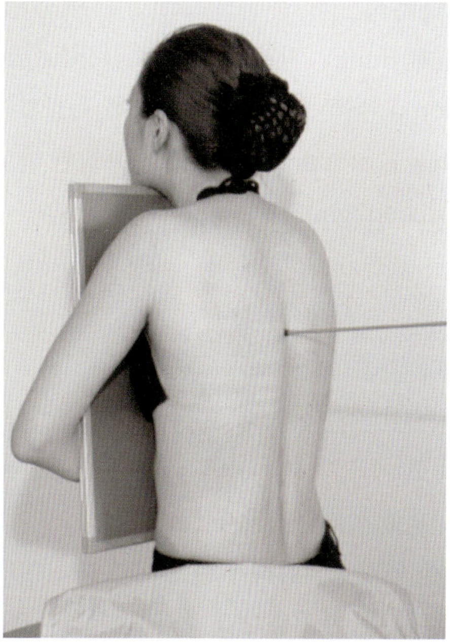

그림 10-4. 가슴(흉부) 후전방향 검사(앉은 자세)

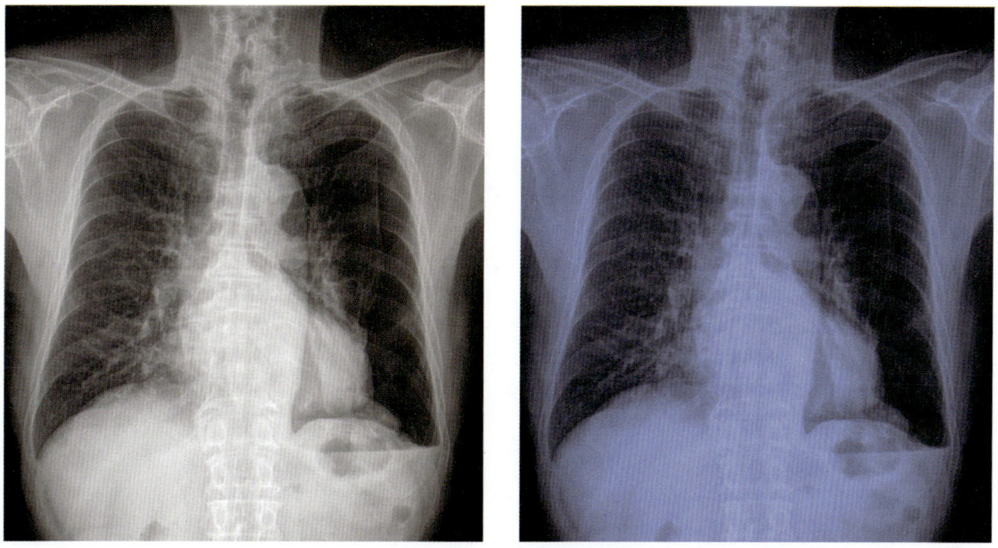

그림 10-5. 가슴(흉부) 후전방향 검사영상

❸ 측방향 검사(Lateral Projection)

1) 검사목적

허파(폐, lung), 기관(trachea), 심장(heart)과 대동맥(aorta), 뒤쪽 갈비가로막각(후측 늑골횡격막각, posterior costophrenic angle)이 포함된 가로막(횡격막, diaphragm)과 흉곽(bony thorax)을 관찰할 수 있다.

2) 검사방법

환자를 선 자세(erect position)로 하고 왼쪽을 상수용체(IR)에 밀착시킨다(만약, 환자의 질환이 오른쪽에 있으면 오른쪽 측면자세로 한다).

체중을 양발에 균등하게 분배하고, 팔을 머리 위로 올리고 턱은 들어 올린다.

가슴(흉부)의 앞 · 뒷부분을 상수용체(IR) 중앙부에 맞춘다.

바른 측면 자세(true lateral position)로 환자를 조정한다.

중심X선은 일곱째 등뼈(흉추골, thoracic vertebra) 높이(목아래패임 아래 8~10 cm 위치)의 중앙부에 수직으로 입사한다. 상수용체(IR)의 위 가장자리가 양쪽 어깨 위 5 cm 정도에 놓이도록 조정한다.

X선관 영상면 사이 거리(SID)는 180 cm로 조정한다.

조사야는 폐야 전체가 포함되도록 콜리메이터를 조정한다.

X선 조사는 두번째 깊은 들숨(심흡기)이 끝난 후에 호흡을 멈추게 하고 시행한다.

3) 영상평가

- 몸의 회전이 없어야 하고, 척추뼈 뒤에 있는 갈비뼈(늑골, rib)는 겹쳐져 보여야 한다.
- 갈비가로막각은 겹쳐져야 한다.
- 턱과 팔은 허파꼭대기(폐첨부, pulmonary apex)와 겹치는 연부조직이 적게 나타나도록 충분하게 올려져야 한다.
- 사진상에 허파꼭대기 위와 갈비가로막각 아래가 포함되어야 한다.
- 조사야는 폐야 전체가 포함되도록 콜리메이터가 조정되어야 한다.
- 조사야 중심은 보통 환자의 경우 일곱째 등뼈의 높이가 되어야 한다.
- 허파문부(폐문부, hilum region)는 X선사진의 중앙에 나타나야 한다.
- 몸의 회전 없이 폐야의 윤곽이 뚜렷하게 나타나야 한다.
- 적절한 노출과 long scale contrast 상태로 폐야 윗부분과 심장음영을 통한 폐 부위를 나타내야 한다.
- 왼 · 오른쪽 표시와 환자 성명은 폐야와 겹침 없이 보여야 한다.

> **참고** 생식샘을 차폐하기 위해 허리둘레에 납 차폐물을 놓는다.
> 만약 환자가 불안정한 상태라면 앞 페이지 그림에서 보인 것처럼 휠체어나 침대차에서 측면자세로 한다.

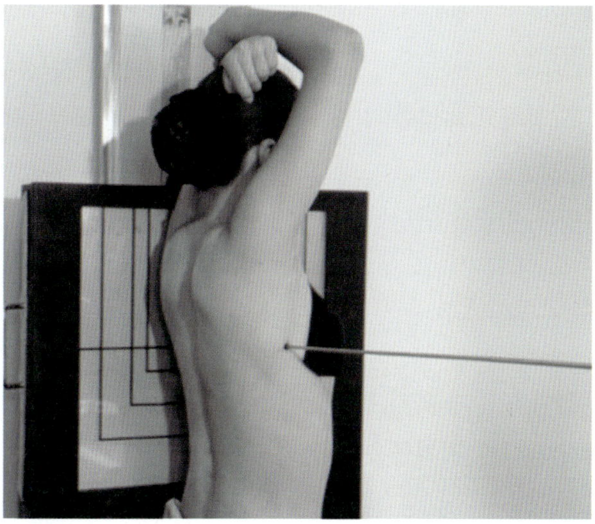

그림 10-6. 가슴(흉부) 측방향 검사

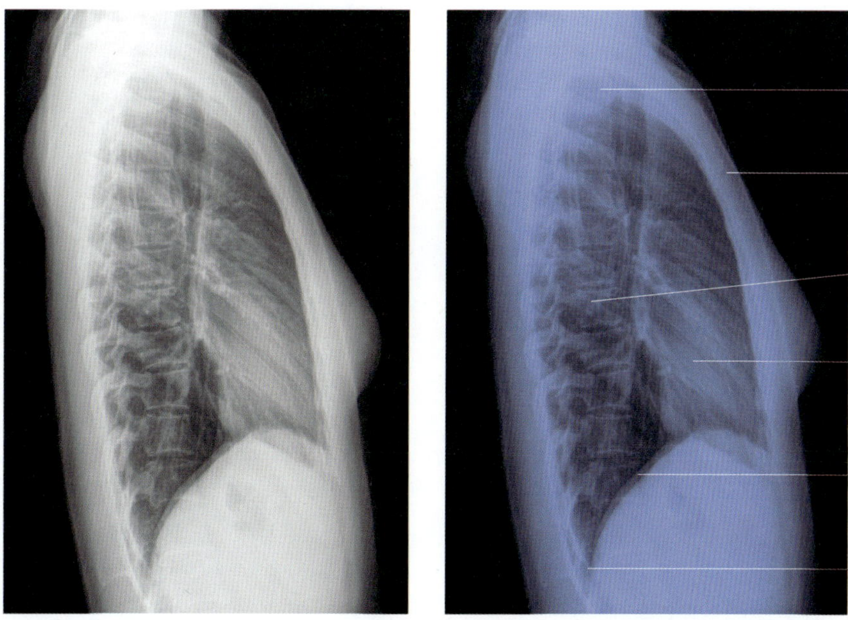

그림 10-7. 가슴(흉부) 측방향 검사영상

4 측방향 검사(Lateral Projection) (서지 못하는 환자의 경우, 휠체어나 침대차를 이용한 검사)

1) 검사방법

[침대차에서의 환자 자세]

침대차를 움직이지 않도록 고정하고 다리를 침대에 걸친 상태로 환자를 앉힌다.

팔은 머리위에 올려놓거나 양쪽 팔굽을 단단히 잡는다.

[휠체어에서의 환자 자세]

휠체어의 팔걸이가 폐야와 겹치지 않게 하기 위해 키가 작은 환자는 아래에 베개나 다른 지지물을 놓는다.

가능한 한 격자장치에 가까이 밀착시키기 위하여 휠체어와 환자는 측면자세로 돌린다.

머리위로 팔을 올리고 올린 팔로 지지대를 붙잡고 턱을 들어 올린다.

가슴(흉부)의 앞뒤 옆면을 보고 흉부를 상수용체(IR) 중앙에 맞춘다.

몸이 회전되지 않는지를 X선관의 위치에서 환자 자세를 확인한다.

중심X선은 일곱째 등뼈(흉추골, thoracic vertebra) 높이(목아래패임 아래 8~10 cm 위치)의 중앙부에 수직으로 입사한다.

X선관 영상면 사이 거리(SID)는 180 cm로 조정한다.

중심X선의 높이에 상수용체(IR) 중앙을 맞춘다. 상수용체(IR) 위가장자리가 양쪽 어깨 위 2.5 cm 정도에 놓이도록 조정한다.

조사야는 폐야 전체가 포함되도록 콜리메이터를 조정한다.

X선 조사는 두번째 깊은 들숨(심흡기)이 끝난 후에 호흡을 멈추게 하고 시행한다.

2) 영상평가

- 서지 못하는 환자 경우의 X선 사진 평가기준은 보행할 수 있는 흉부 측방향 검사영상과 비슷하게 나타나야 한다.

참고 만약 환자가 휠체어를 타고 왔지만 선 자세(erect position)를 유지하기에 불안하고 약한 상태이면 휠체어에 앉은 상태로 측방향 검사를 시행한다. 등 뒤에 지지물을 놓고 팔을 들어올리고 지지대를 붙잡는다.
가능하다면, 침대 위에 항상 환자가 일어서 앉도록 시도한다. 그러나 환자가 침대 위에 일어서 앉지 못하면, 침대의 머리쪽을 높이고 등 뒤에 지지물을 이용하여 가능한 한 환자를 선 자세의 측면 자세로 한다.

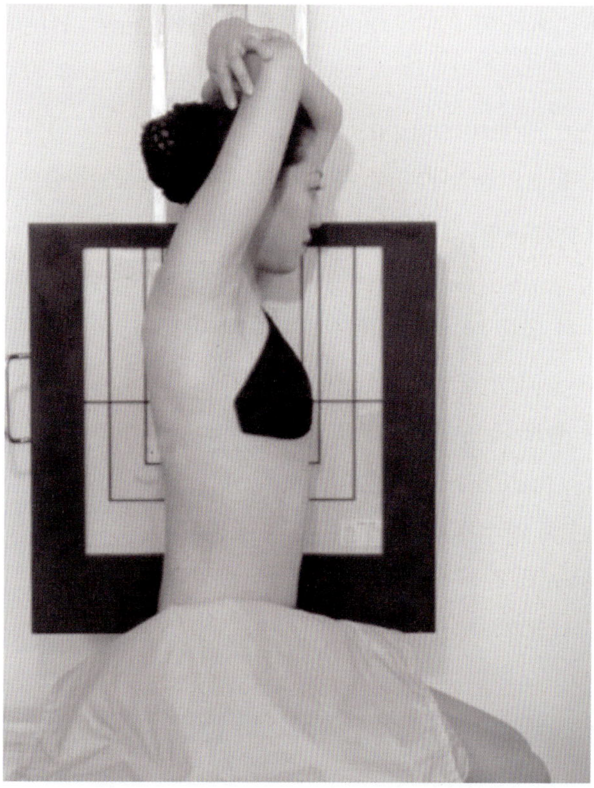

그림 10-8. 가슴(흉부) 측방향 검사(앉은 자세)

⑤ 전후방향 검사(AP Projection)(바로 누운 자세 또는 반 앉은 자세)

1) 검사목적

허파(폐, lung), 공기로 가득찬 기관(trachea), 흉곽(bony thorax), 갈비가로막각(늑골횡격막각, costophrenic angle)이 포함된 가로막(횡격막, diaphragm), 심장(heart)과 대동맥(aorta)을 관찰할 수 있다. 심장 음영(heart shadow)은 전후방향 검사와 짧은 X선관 영상면 사이 거리(SID)에서 확대가 된다.

2) 검사방법

환자는 이동침대에 바로 누운 자세(supine position)로 한다. 가능하다면, 침대나 이동침대의 끝 부분에 반 앉은 자세(semierect position) 상태로 일으켜 세운다.

양쪽 팔을 구부리고 가능한 한 양쪽 어깨를 앞쪽으로 회전시킨다.

환자 뒤쪽에 상수용체(IR)를 놓고, 상수용체(IR) 위 가장자리가 목아래패임(경절흔, jugular notch) 높이에서 위쪽으로 10 cm에 놓이도록 상수용체(IR)의 위치를 조정한다(양쪽 어깨 위 5 cm).

상수용체(IR)의 중앙선을 가슴(흉부)의 정중면과 일치시킨다.

중심X선은 일곱째 등뼈(흉추골, thoracle vertebra) 높이 또는 목아래패임 아래 8~10 cm 높이인 복장뼈(흉골, sternum)에 수직인 상태로 입사한다.

바로누운 자세(supine position)를 위해 비록 X선관 영상면 사이 거리(SID)를 가깝게 선택한다 할지라도 최소한 100 cm를 유지한다.

조사야는 폐 전체가 포함되도록 콜리메이터를 조절한다.

X선 조사는 두번째 깊은 들숨(심흡기)이 끝난 후에 호흡을 멈추게 하고 시행한다.

3) 영상평가

- 바로 누운 자세 또는 반 앉은 자세 전후방향 검사 영상은 후전방향 검사영상과 다음 세가지를 제외하고는 비슷하다.
  1) 짧은 X선관 영상면 사이 거리(SID)로 인해 심장음영의 확대가 일어난다.
  2) 전후방향 검사를 하는 환자에 있어서 흉부 삼출액(chest effusion)과 다른 병리적 상태가 선 자세 후전방향 검사와 비교할 때에 이따금 대혈관과 폐 구조에서 희미하게 나타난다.
  3) 보통 깊은 들숨이 되지 않아 여덟번째, 아홉번째 뒤쪽 갈비뼈(늑골, rib)이 가로막(횡격막) 위에 나타난다. 그래서 폐는 충분하게 공기가 채워지지 않아 더욱 짙게 나타난다.

참고 고정형 격자나 증감지를 사용(증감지는 보통 이동형 검사장치를 가지고 80~90 kVp에서 이용)하며, 격자를 이용하여 100~120 kVp 범위를 이용한다.
생식샘을 차폐하기 위해 허리둘레에 납 차폐물을 두른다.
가로로 놓은 필름 배치는 흉부의 옆면이 제외되는 것을 최소로 하기 위해 권한다.
만일, 격자를 사용할 때에는 격자의 cut-off을 방지하기 위해 중심X선은 필름 중앙에 정확하게 조정하여야 한다.
반앉은 자세에서 가능하다면 X선관 초점-영상명 사이 거리(SID)는 150~180 cm로 조정한다.
중심X선은 빗장뼈(쇄골, clavicle)가 허파꼭대기(폐첨부, lung apex)를 가리는 것을 막기 위하여 상수용체(IR) 보다는 복장뼈에 수직으로 입사시킨다.

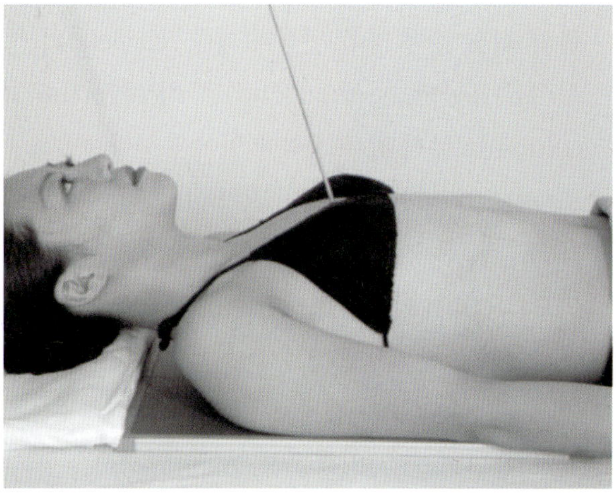

그림 10-9. 가슴(흉부) 전후방향 검사(누운 자세)

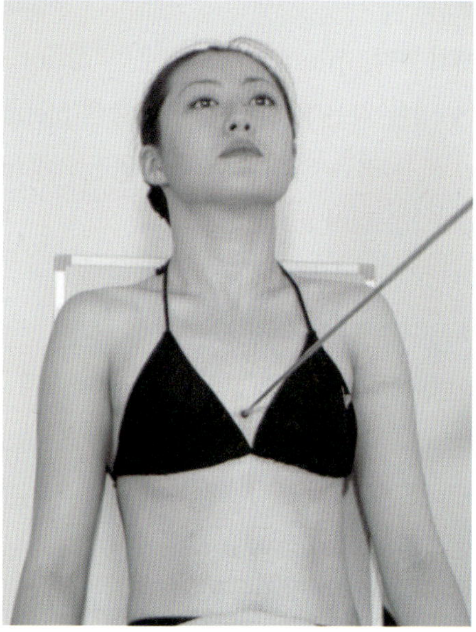

그림 10-10. 가슴(흉부) 전후방향 검사(반앉은 자세)

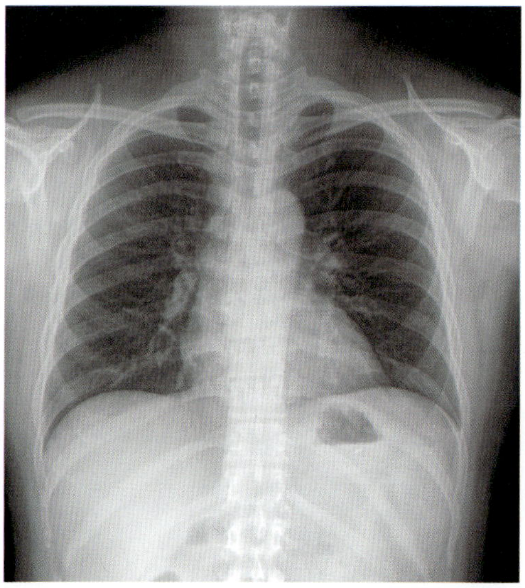

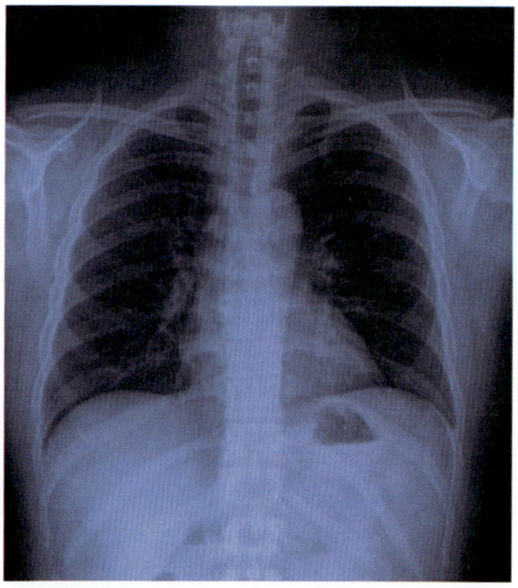

그림 10-11. 가슴(흉부) 전후방향 검사영상

6 옆으로 누운 수평방향 검사(Lateral Decubitus Projection)

1) 검사목적

가슴막(흉막, pleura) 안의 수면 상(air-fluid level)에 의한 작은 양의 가슴막 삼출액(pleural effusion) 또는 작은 양의 공기가 채워진 기흉(pneumothorax)을 관찰할 수 있다.

2) 검사방법

환자 아래에 받침대를 놓거나 환자 아래에 견고한 밑받침(pad)을 놓는다. 머리 아래에 베개를 놓는다.

환자는 오른쪽 옆으로 누운 수평방향 검사를 위해서는 오른쪽을 아래로 놓고, 왼쪽 옆으로 누운 수평방향 검사를 위해서는 왼쪽을 아래로 놓는다.

폐야를 잘 보이게 하기 위해 양쪽 팔을 머리위로 올린다.

환자의 뒷면에 상수용체(IR)를 기대어 놓는다.

침대차가 앞쪽으로 이동되거나 환자가 떨어지는 것을 방지하기 위해 안전하게 한다.

무릎은 약간 구부려 골반(pelvis)과 어깨(shoulder)가 회전되지 않도록 하며 상수용체(IR)면과 수평으로 유지되도록 한다.

상수용체(IR)에 가슴(흉부)의 중앙이 오도록 상수용체(IR)의 높이를 조정한다. 상수용체(IR) 위가장자리가 목아래패임(경절흔, jugular notch) 높이에서 10 cm 위쪽(양쪽 어깨로부터 5 cm 위쪽)에 놓이도록 조정한다.

중심X선은 목아래패임 아래 8~10 cm 또는 일곱째 등뼈(흉추골, thoracic vertebra) 높이에 상수용체(IR) 중앙부를 맞추고 수평으로 입사한다(수평으로 입사되는 X선은 기흉 또는 수면상을 검사하기 위해 시행한다).

조사야에 폐야 전체가 포함되도록 콜리메이터를 조절한다.

X선 조사는 두번째 깊은 들숨(심흡기)이 끝난 후에 호흡을 멈추게 하고 시행한다.

3) 영상평가

- 몸의 회전 없이 양쪽 빗장뼈(쇄골, clavicle)의 복장뼈끝(흉골단, sternal end)은 척추(vertebral column)로부터 같은 거리에 있어야 한다.
- 조사야는 허파꼭대기(폐첨부, pulmonary apex)가 포함된 전체 폐야와 양쪽 흉부의 측면부가 포함되도록 콜리메이터를 조정한다.
- 조사야의 중심은 일곱째 등뼈에 놓여야 한다.
- 팔은 폐야 윗부분과 겹쳐져 보이지 않아야 한다.
- 심장 음영과 가로막(횡격막, diaphragm)은 뚜렷하게 나타나야 한다.
- 적정한 대조도와 노출 조건은 심장음영을 통하여 갈비뼈(늑골, rib)와 척추뼈 음영이 희미하게 보여야 한다.
- 왼 · 오른쪽 표시와 환자 이름은 폐야와 겹침 없이 나타나야 한다.

참고 이동형 또는 고정형 격자를 사용한다.
생식샘을 차폐하기 위해 허리둘레에 납 차폐물을 놓는다.
흉부의 검사부위를 나타내기 위한 표시(marker)는 필름 위쪽에 놓는다.
가슴안(흉강, thoracic cavity)에 있는 작은 양의 수액은 의심이 되는 부위를 아래로 놓은 옆으로 누운 자세로 하며 흉부의 측면부를 아래로 놓을 때에 잘리지 않아야 한다.
가슴안(흉강)에 있는 작은 양의 공기는 환자가 검사쪽을 위로 놓은 옆으로 누운 자세로 하며, 흉부의 측면부가 잘리지 않아야 한다.

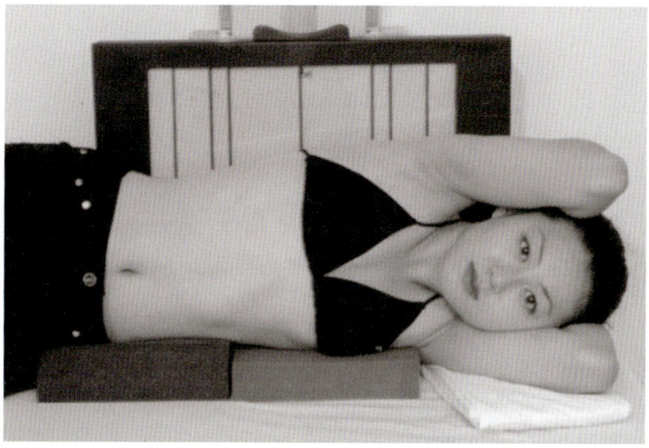

그림 10-12. 왼쪽 아래로 누운 수평방향 검사
(Left lateral decubitus projection)

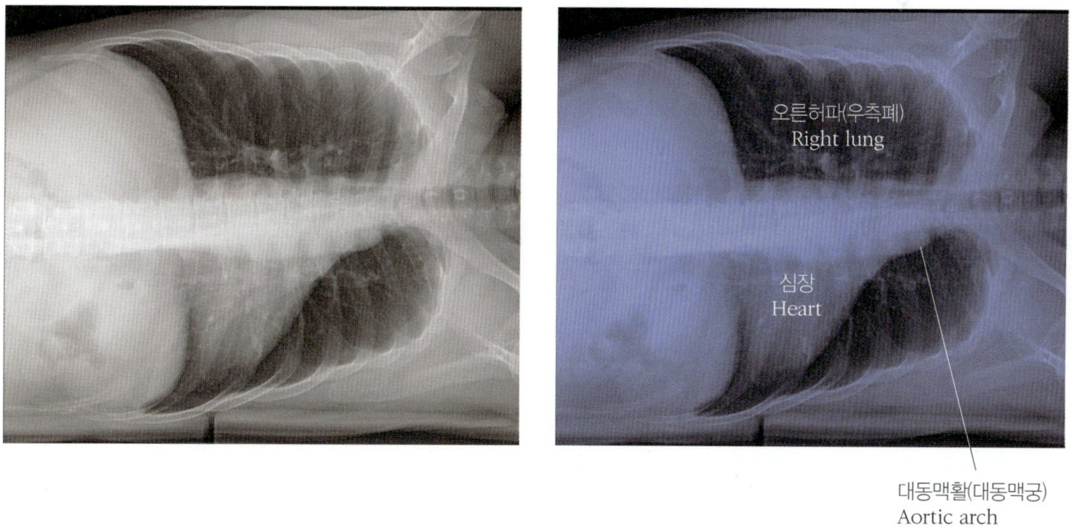

그림 10-13. 왼쪽 아래로 누운 수평방향 검사영상

7 전후방향 척추전만자세 검사(AP Lordotic Projection)

1) 검사목적

폐엽사이 삼출액(interlobar effusion)과 빗장뼈(쇄골, clavicle)가 겹쳐지지 않은 허파꼭대기(폐첨부, apices)를 관찰할 수 있다.

2) 검사방법

환자를 수직격자 장치에서 한 발(one foot) 정도 앞에 세우고 뒷머리와 양쪽 어깨를 격자 장치에 기대어 놓는다.

손바닥이 바깥쪽으로 향한 상태로 양쪽 손을 엉덩부위(둔부, hip region) 위에 올려놓는다. 양쪽 어깨를 앞쪽으로 편다.

몸통부의 정중면을 상수용체(IR)의 중앙선과 일치시킨다.

중심X선을 복장뼈(흉골, sternum) 중앙부의 높이(목아래패임 8~10 cm 아래)로 상수용체(IR)에 수직으로 입사한다. 상수용체(IR)의 중앙에 중심X선을 맞춘다(상수용체(IR) 위가장자리가 양쪽 어깨 8~10 cm 위에 놓이도록 상수용체(IR)의 높이를 조정).

X선관 영상면 사이 거리(SID)는 180 cm이다.

조사야는 관심 부분의 폐가 모두 포함되게 콜리메이터를 조절한다.

X선조사는 두번째 깊은 들숨(심흡기)이 끝난 후에 호흡을 멈추게 하고 시행한다.

3) 영상평가

- 양쪽 빗장뼈는 허파꼭대기의 위에, 거의 수평으로 나타나야 한다.
- 몸의 회전 없이 양쪽 빗장뼈의 복장뼈끝(흉골단, sternal end)은 척추로부터 같은 거리에 있어야 한다.
- 양쪽 갈비뼈(늑골, rib)는 거의 수평으로 나타나 뒤쪽 갈비뼈가 왜곡되어 나타나야 한다.
- 움직임 없이 가로막(횡격막, diaphragm), 심장과 갈비뼈 윤곽이 뚜렷하게 나타나야 한다.
- 조사야의 중심은 복장뼈 중앙에 놓여야 한다.
- 적정한 대조도와 노출은 특히 허파꼭대기와 폐 윗부분에서 희미하게 허파혈관(폐혈관, pulmonary vessel) 음영이 보여야 한다.
- 왼 · 오른쪽 표시와 환자 이름은 폐야와 겹침 없이 나타나야 한다.

참고 생식샘을 차폐하기 위해 허리둘레에 납 차폐물을 두른다.

[대체 검사]
만약 환자가 안정되지 않고 약하거나 또는 척추전만 자세를 할 수 없을 경우, 환자를 격자 장치나 검사 테이블에 선 자세나 누운 자세로 하고 전후방향 반축(semiaxial)검사를 한다. 양쪽 어깨를 앞으로 내밀고 양쪽 손을 양쪽 엉덩부위에 올려놓는다. 중심X선을 복장뼈 중앙에서 머리쪽 15~20° 방향으로 입사한다.

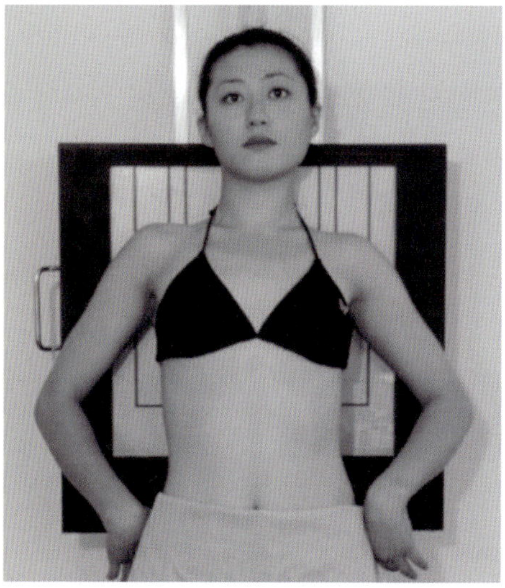

그림 10-14. 가슴(흉부) 전후방향 척추전만자세 검사

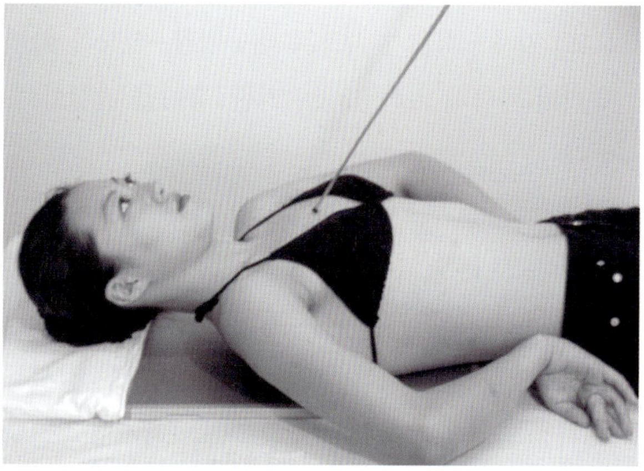

그림 10-15. 가슴(흉부) 반축 전후방향 검사(누운 자세)

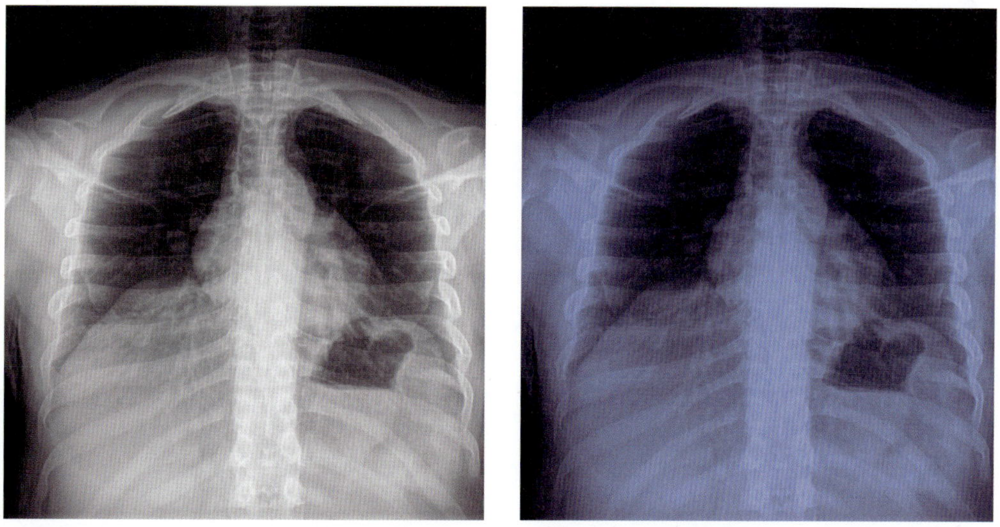

그림 10-16. 가슴(흉부) 전후방향 척추전만자세 검사영상

8 후전 사방향 검사(Anterior Oblique Projection, RAO and LAO Position)

1) 검사목적

LAO 자세 – 척추 앞쪽으로 대동맥활(대동맥궁, aortic arch), 심장(heart)과 함께 오른허파(우측폐, right lung), 기관(trachea), 흉곽(bony thorax)

RAO 자세 – 척추 앞쪽으로 대동맥활, 심장과 함께 왼허파(좌측폐, left lung), 기관, 흉곽을 관찰할 수 있다.

2) 검사방법

왼쪽 후전 사방향 검사를 위해서 환자의 몸통부를 왼쪽을 향해 45° 돌리고, 오른쪽 후전 사방향 검사를 위해서는 환자의 몸통부를 오른쪽을 향해서 45° 정도 돌린다(LAO 자세 60°는 참고를 참조).

한쪽 팔을 구부려 격자 장치에 밀착시키고 손바닥이 바깥을 향한 상태로 엉덩부위(둔부, hip region) 위에 올려놓는다.

폐야를 잘 나타내기 위하여 반대쪽 팔을 올리고 될 수 있는 한 팔을 높이 들게 하기 위해 격자 장치를 잡는다.

환자는 앞쪽을 바라보게 하며 턱을 약간 들어 올린다.

X선관의 위치에서 보면서 환자를 상수용체(IR)의 중앙에 놓이게 조정한다.

중심X선은 일곱째 등뼈(흉추골, thoracic vertebra)(융추 아래 18~20 cm) 높이의 상수용체(IR) 중앙부에 수평으로 입사시킨다.

X선관 영상면 사이 거리(SID)는 180 cm로 한다.

조사야는 전체 폐야가 포함되게 콜리메이터를 조정한다.

X선 조사는 두번째 깊은 들숨(심흡기)이 끝난 후에 호흡을 멈추게 하고 시행한다.

3) 영상평가

- 45° 회전된 것을 평가하기 위해서는, 척추로부터 갈비뼈(늑골, rib)의 가쪽면까지의 거리가 상수용체(IR)에서 멀리 떨어져 놓인 쪽이 가까이 놓인 쪽에 비해 대략 두 배로 나타나야 한다.
- 허파꼭대기(폐첨부)에서 갈비가로막(늑골횡격막각, costophrenic angle)까지 양쪽 폐가 포함되어야 한다.
- 일곱째 등뼈 높이의 가슴(흉부)이 상수용체(IR)의 중앙부에 놓여야 한다.
- 공기로 채워진 기관(air-filled trachea), 대혈관(great vessel)과 심장 음영(heart outline)이 60°를 회전한 왼쪽 후전 사방향 검사(LAO 자세)에서 가장 잘 나타난다(45° 회전한 오른쪽 후전 사방향 검사(RAO 자세)도 역시 이들 구조가 잘 나타난다).
- 움직임이 없이 가로막(횡격막, diaphragm)과 심장 음영이 뚜렷하게 나타나야 한다.
- 최적의 노출과 충분한 대조도(long scale contrast)는 심장 음영의 가장 진한 부분을 제외하고 폐야 전체에 희미한 갈비뼈 음영과 허파혈관(폐혈관, pulmonary vessel)의 윤곽이 나타나야 한다.
- 왼 · 오른쪽 표시와 환자 이름은 폐야와 겹침 없이 나타나야 한다.

참고 이동형 또는 고정형 격자를 사용한다.
후전 사방향 검사에 있어서, 일반적으로 IR에서 멀리 떨어진 쪽이 관심부위이다. RAO 자세에서는 왼폐야가 잘 보이게 된다.
심장을 검사하기 위한 자세는 60° 회전시킨 왼쪽 후전 사방향 검사를 시행한다.
폐 질환 환자에 있어서는 폐의 여러 부분을 잘 나타내기 위해서 15~20° 정도를 덜 돌려야 한다.

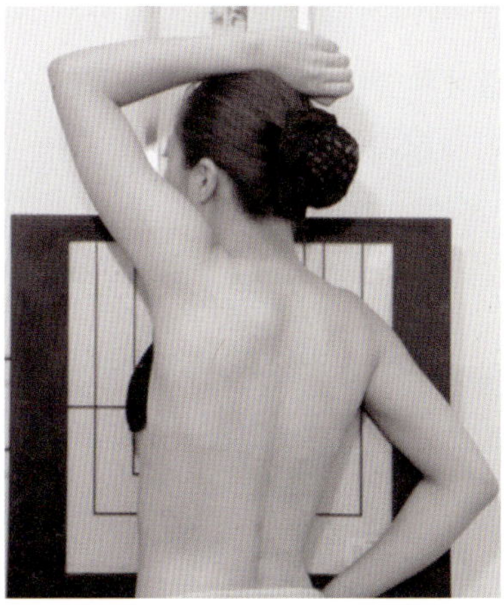

그림 10-17. 가슴(흉부) RAO 자세(45°) 검사

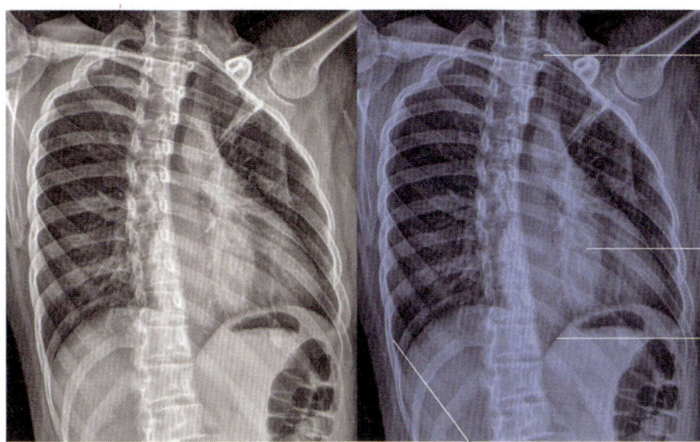

그림 10-19. 가슴(흉부) RAO 자세(45°) 검사영상

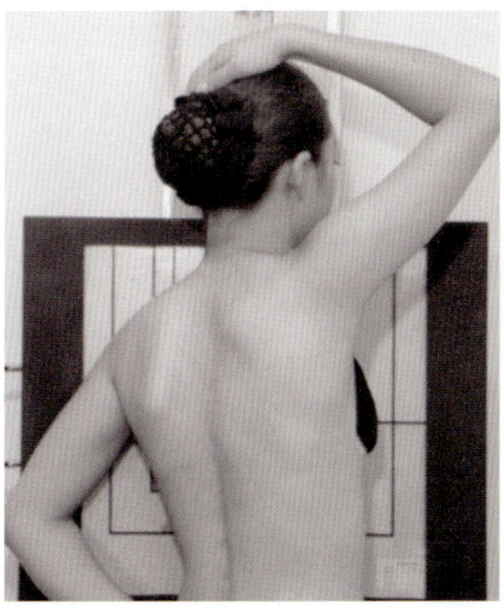

그림 10-18. 가슴(흉부) LAO 자세(45°) 검사

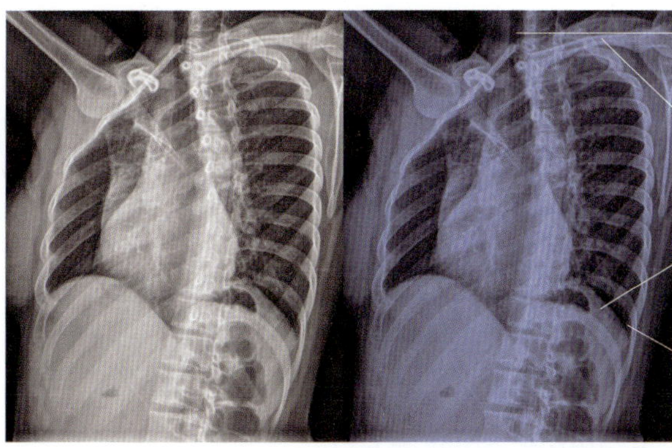

그림 10-20. 가슴(흉부) LAO 자세(45°) 검사영상

⑨ 전후 사방향 검사(Posterior Oblique Projection, RPO and LPO Position)

1) 검사목적

LPO 자세－척추 앞쪽으로 대동맥활(대동맥궁, aortic arch), 심장(heart)과 함께 왼허파(좌측폐, left lung) 폐, 기관(trachea), 흉곽(bony thorax)

RPO 자세－척추 앞쪽으로 대동맥활, 심장과 함께 오른허파(우측폐, right lung), 기관, 흉곽을 관찰할 수 있다.

2) 검사방법

환자를 선 자세(erect position)로 하고, 오른쪽 전후 사방향 검사(RPO 자세)를 위해서는 격자 장치에 오른쪽, 어깨 뒷부분을 45° 회전시키고 밀착시킨다.

상수용체(IR)에 가까이 놓인 쪽의 팔은 윗쪽으로 치켜올리고 머리는 뒤로 기대며, 다른쪽 팔은 손바닥이 바깥쪽을 향하게 하여 엉덩부위(둔부, hip region)에 올려놓는다. 또는 양 손을 바깥쪽으로 향하게 하고 엉덩부위에 올려놓는다.

환자는 정면을 똑바로 바라보게 한다.

만일 환자가 서거나 앉지 못할 경우 검사 테이블에서 전후 사방향 검사를 한다. 어깨와 엉덩부위를 올리고 머리 밑에 지지물을 놓는다.

상수용체(IR) 위가장자리가 솟을뼈(융추, 7th cervical vertebra) 2 cm 위 정도 또는 목아래패임(경절흔, jugular notch) 약 12 cm 위 정도(양쪽 어깨의 5 cm 위)에 놓이도록 상수용체(IR)의 위치를 조정한다.

가슴(흉부)를 상수용체(IR)의 중앙에 놓는다.

중심X선은 일곱째 등뼈(흉추골, thoracic vertebra) 높이에 수직으로 입사한다. X선관 영상면 사이 거리(SID)는 180 cm로 한다.

조사야는 폐야 전체가 포함되도록 콜리메이터를 조정한다.

X선 조사는 두번째 깊은 들숨(심흡기)이 끝난 후에 호흡을 멈추게 하고 시행한다.

3) 영상평가

- 이 검사에서는 앞 페이지의 설명과 일치하는 후전 사방향 검사영상과 비슷한 전후 사방향 검사영상이 나타난다. 그렇지만 가로막(횡격막, diaphragm) 음영의 확대 때문에 폐야가 보통 짧게 나타난다.
- 심장과 대혈관(great vessel)도 상수용체(IR)로부터 멀리 놓인 까닭에 전후 사방향 검사에서는 확대된 음영으로 나타난다.

참고 이동형 또는 고정형 격자를 사용한다.
생식샘을 차폐하기 위해 허리둘레에 납 차폐물을 놓는다.

[대체 검사]
전후 사방향 검사는 환자의 상태가 선 자세에서 후전 사방향 검사가 불가능한 경우, 보충 검사가 필요한 경우에 시행한다.

[주의]
전후 사방향 검사는 IR과 가까운 쪽이 가장 잘 나타난다.
전후 사방향 검사는 후전 사방향 검사와 반대이지만, 똑같은 해부학적 구조가 나타난다. 그래서 왼쪽 전후 사방향 검사(LPO 자세)는 오른쪽 후전 사방향 검사(RAO 자세)에 해당되고, 오른쪽 전후 사방향 검사(RPO 자세)는 왼쪽 후전 사방향 검사(LAO 자세)에 해당된다.

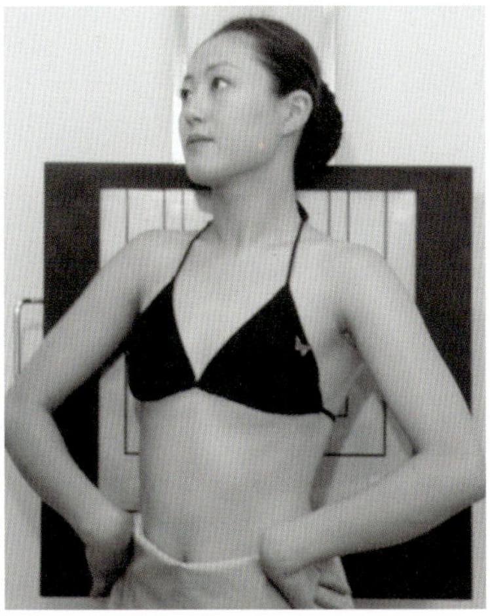

그림 10-21. 가슴(흉부) RPO 자세(45°) 검사

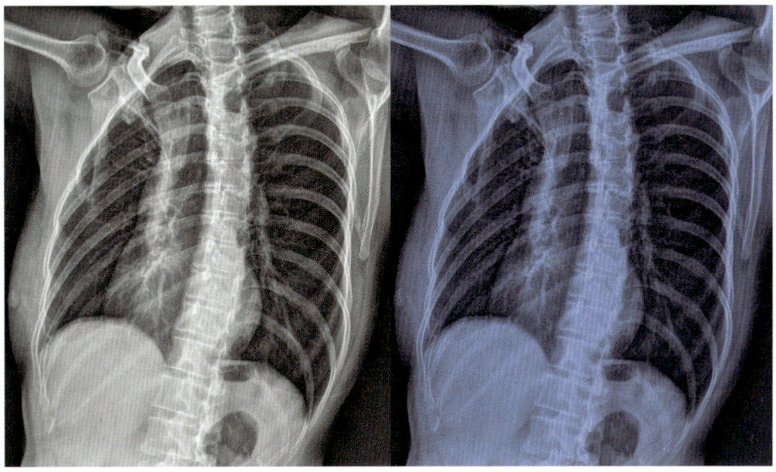

그림 10-23. 가슴(흉부) RPO 자세(45°) 검사영상

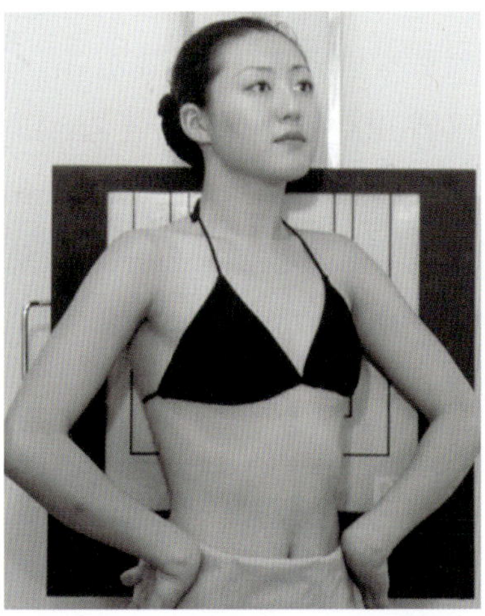

그림 10-22. 가슴(흉부) LPO 자세(45°) 검사

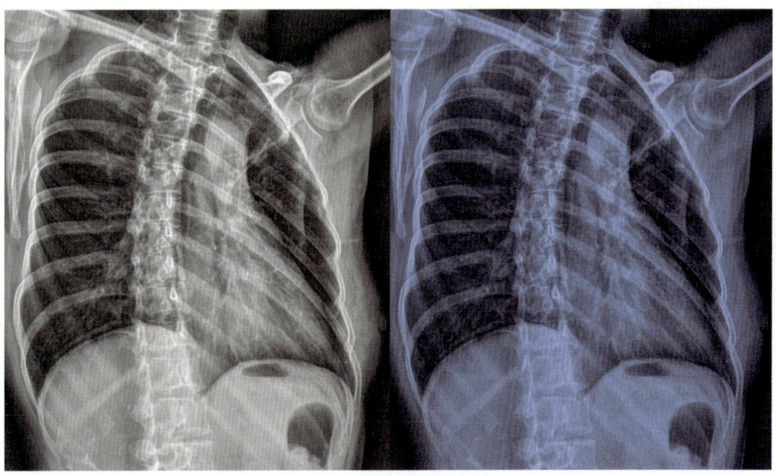

그림 10-24. 가슴(흉부) LPO 자세(45°) 검사영상

02 목(경부)-상기도

Neck-Upper airway

1 측방향 검사(Lateral Projection)

1) 검사목적

공기로 채워진 인후두(larynx)와 기관(trachea), 갑상샘(갑상선, thyroid gland)과 가슴샘(흉선, thymus gland), 뚜렷하지는 않지만 상부 식도(upper esophagus)를 잘 관찰할 수 있다.

2) 검사방법

가능하면 환자를 측면으로 앉거나 선 자세(seated or standing position)로 한다(오른쪽 측방향 검사 또는 왼쪽 측방향 검사를 행할 수 있으며, 필요하면 검사 테이블 위에 눕게 하여 시행할 수 있다).

환자는 상수용체(IR) 중앙에 상기도(upper airway)의 중앙이 오도록 자세를 조정한다. 후두와 기관은 목뼈(경추, cervical vertebra)와 등뼈(흉추, thoracic vertebra)의 앞에 위치한다.

팔은 뒤쪽으로 하여 양쪽 손을 붙잡고 어깨는 뒤쪽으로 돌린다.

턱을 약간 들고 똑바로 앞쪽을 보게 한다.

바깥귀길(외이도, EAM)의 높이에 상수용체(IR) 위가장자리가 오도록 조정한다(만일 일차적인 관심 부위가 인두보다 기관일 경우에는 참고를 참조).

중심X선은 목아래패임(경절흔, jugular notch)과 방패연골(갑상연골, thyroid cartilage)의 후두 융기부 사이 중간인 여섯, 일곱째 목뼈 높이로 상수용체(IR)에 수직으로 입사시킨다.

가능하다면, 확대를 최소화하기 위해 X선관 영상면 사이 거리(SID)는 180 cm로 한다.

조사야는 관심 부위가 포함되게 콜리메이터를 조정한다.

측방향 검사는 공기를 기관과 상기도에 채우기 위해 조용히 숨을 들여 마시는 동안 검사한다.

3) 영상평가

- 후두와 기관이 공기로 충만되어 나타나야 한다.
- 후두를 위한 상수용체(IR)는 위가장자리에 EAM과 아랫부분에 셋째, 넷째 등뼈가 포함되어야 한다.
- 만일 기관이 일차적인 관심부위이면, IR에 기관 중앙부보다 아래까지 나타나야 한다.
- 양쪽 어깨는 기관과 중복되지 말아야 한다.
- 적정한 노출 조건은 공기로 채워진 후두와 기관 윗부분이 과다 노출되지 않은 연부조직 검사법(soft-tissue technique)으로 나타나야 한다.
- 목뼈는 노출부족으로 나타나야 한다.
- 왼 · 오른쪽 표시와 환자 이름은 해부학적 구조와 겹쳐짐 없이 나타나야 한다.

참고 이동형 또는 고정형 격자를 사용한다.
생식샘 차폐를 위해 허리둘레에 납 차폐물을 놓는다.
X선조사: 목(경부)의 상기도의 측방향 검사를 위한 노출 조건은 측면 연부조직이 잘 나타나게 조절한다. 만일 기관이 일차적 관심 부위라면 노출 조건을 대략 가슴(흉부) 측방향 검사시의 노출 조건으로 이용한다.
만일 일차적인 관심 부위가 기관이라면, IR에 전체 기관(여섯째 목뼈에서 넷째~다섯째 등뼈 높이)이 포함되도록 조정하고, 목아래 패임에 중심X선을 맞춘다.

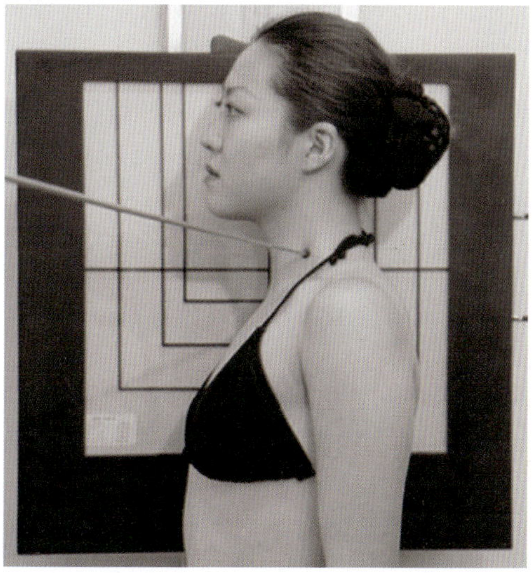

그림 10-25. 상기도 측방향 검사

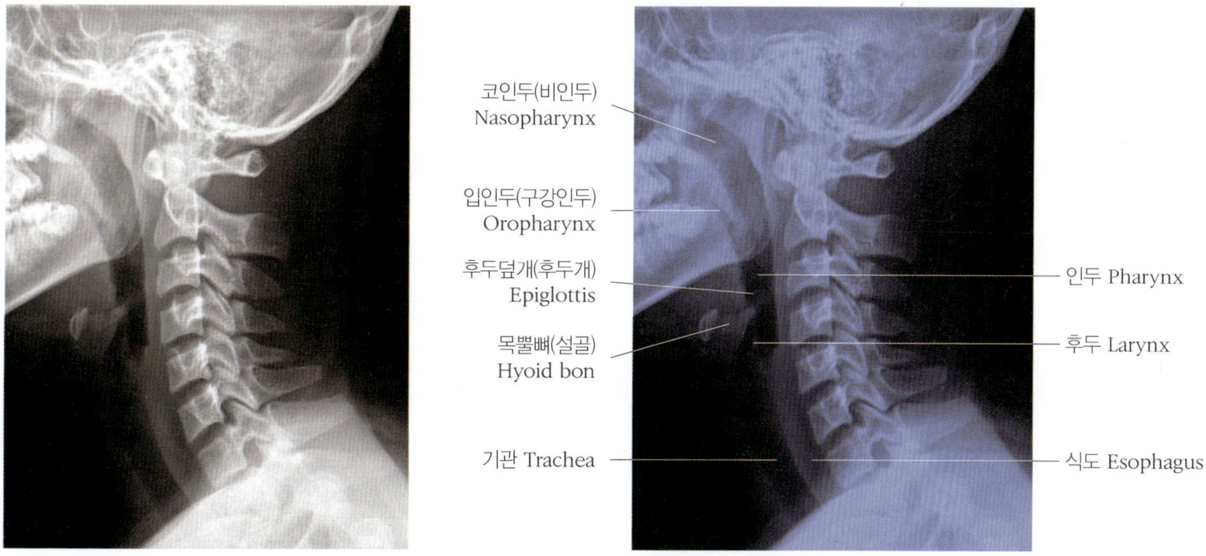

그림 10-26. 상기도 측방향 검사영상

2 전후방향 검사(AP Projection)

1) 검사목적

공기로 채워진 후두(larynx)와 기관(trachea), 갑상샘(갑상선, thyroid gland)과 가슴샘(흉선, thymus gland), 뚜렷하지 않은 상부 식도(upper esophagus)를 잘 관찰할 수 있다.

2) 검사방법

수직 격자 장치에 어깨와 머리를 기대어 앉거나 선 자세(seated or standing position)를 하고, 가능한 한 똑바로 선 자세(erect position)를 한다.

격자장치의 중앙선에 몸의 정중선이 일치되도록 한다.

상수용체(IR)에 비극이공선(acanthomeatal line)을 수직으로 유지하기 위해 턱을 들어 올린다. 환자는 똑바로 앞을 바라보게 한다.

바깥귀길(외이도, EAM) 3~4 cm 아래에 상수용체(IR) 위가장자리가 위치하도록 높이를 조절한다.

중심X선은 첫번째, 두번째 등뼈(흉추골, thoracic vertebra) 높이 즉 목아래패임(경절흔, jugular notch) 2~5 cm 위에 상수용체(IR) 중앙에 수직으로 준다.

X선관 영상면 사이 거리(SID)는 100 cm로 맞춘다.

조사야는 검사부위가 포함되게 콜리메이터를 조정한다.

호흡은 상기도와 기관을 공기로 채우기 위해 조용히 깊은 숨을 쉬는 동안 검사한다.

3) 영상평가

- 후두와 기관은 공기로 채워지고 잘 나타나야 한다.
- 등뼈 중앙에서 목뼈(경추, cervical vertebra) 위끝까지 포함되어야 한다.
- 복장빗장관절(흉쇄관절, sternoclavicular joint) 부위가 대칭적으로 나타나도록 몸의 회전이 없어야 한다.
- 조사야의 중심은 첫번째, 두번째 등뼈가 되도록 한다.
- 적정한 X선 조건은 등뼈와 목뼈를 통하여 공기가 충만된 기관이 잘 나타나야 한다.
- 왼 · 오른쪽 표시와 환자 이름은 해부학적 구조와 겹침 없이 나타나야 한다.

참고 이동형 또는 고정형 격자를 사용한다.
생식샘 차폐를 위해 허리둘레에 납 차폐물을 두른다.
전후방향 검사를 위한 조사조건은 등뼈나 목뼈 전후방향 검사와 대략 비슷하다.

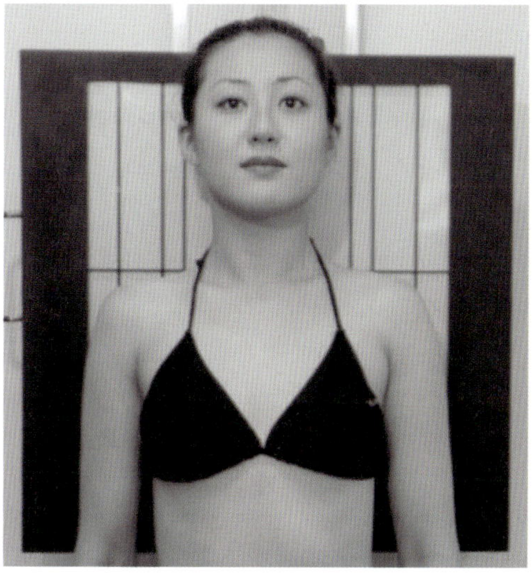

그림 10-27. 상기도 전후방향 검사

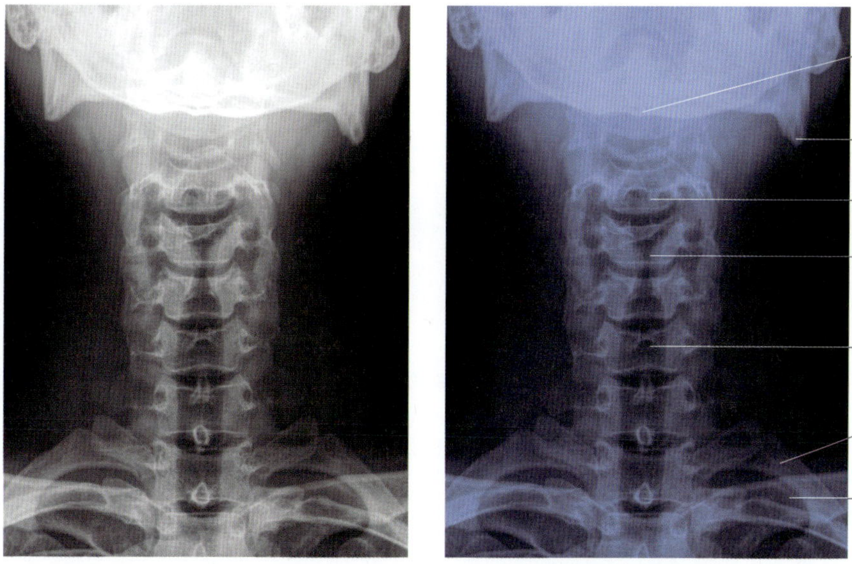

그림 10-28. 상기도 전후방향 검사영상

chapter

11 흉곽

Bony Thorax, Sternum and Ribs

1. 복장뼈(흉골, Sternum)
2. 복장빗장관절(흉쇄관절, Sternoclavicular articulations)
3. 갈비뼈(늑골, Ribs)

Radiographic Imaging

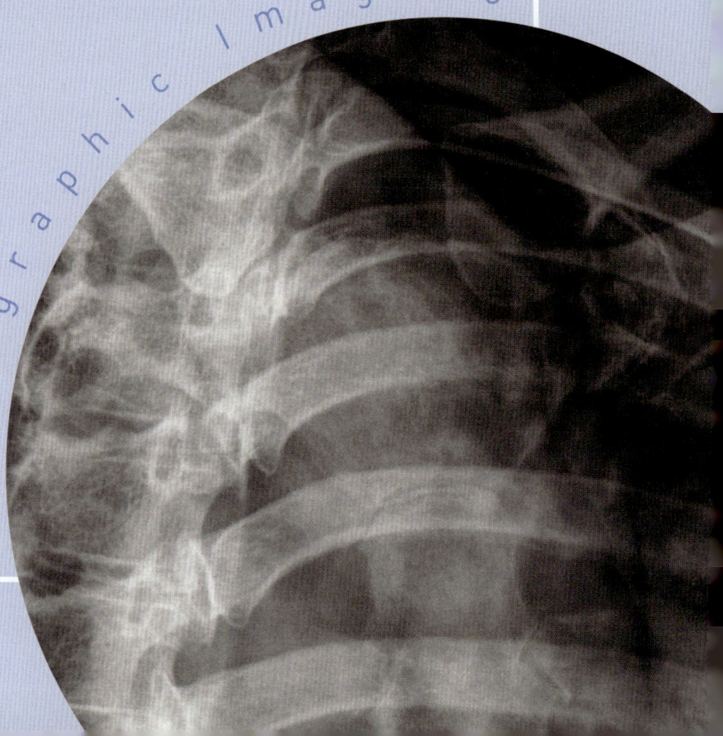

01 복장뼈(흉골) Sternum

❶ 오른쪽 후전 사방향 검사(Right PA Oblique Projection)[RAO 자세]

1) 검사목적

심장 음영(heart shadow) 위에 겹쳐진 복장뼈(흉골, sternum)를 잘 관찰할 수 있다.

2) 검사방법

사방향의 선 자세(erect position) 또는 반 엎드린 자세(semiprone position), 오른팔은 몸 옆에 내리고 왼팔은 올린다.

생식샘을 납 앞치마(apron)로 가린다.

환자를 15~20°사방향 자세로 한다. 우전사위(RAO) 자세에서 검사 테이블 또는 상수용체(IR)의 정중선에 복장뼈의 장축이 일치되도록 한다.

목아래패임(흉골상절흔, jugular notch)에서 위쪽으로 약 4 cm 정도에 상수용체(IR)의 위가장자리가 오도록 한다.

중심X선은 상수용체(IR)의 중앙을 향해 수직으로 입사하며, 이것은 목아래패임과 칼돌기(검상돌기, xiphoid process)의 중앙을 지난다.

X선관 영상면 사이 거리(SID)는 75~100 cm로 하고, 복장뼈 부위가 나타나도록 조사야를 조절한다.

3) 영상평가

- 복장뼈를 잘 나타내기 위해서는 심장 음영위에 겹쳐서 나타나야 한다.
- 올바른 회전은 복장뼈와 척추의 겹침 없이 척추의 장축 옆으로 복장뼈가 나타난다.
- 적절한 검사조건은 갈비뼈(늑골, rib) 위에 복장뼈의 윤곽이 나타나고, 폐야는 호흡운동에 의해 흐리게 나타나야 한다.

참고 이동형 또는 고정형 격자(grid)를 이용한다.
최소 3초 호흡운동법으로 검사한다.
검사 관전압은 60~70 kVp 범위로 선정한다.
흉곽이 두꺼운 환자는 척추의 왼쪽으로 복장뼈가 심장음영에 겹쳐지려면 얇은 흉곽 환자보다는 적게 회전해야 한다.
적절한 회전정도는 복장뼈와 가시돌기(극돌기, spinous process)의 두 점이 X선관 위치에 따라 겹쳐지지 않도록 한다.
근접검사방법은 복장뼈만을 잘 나타내기 위해 겹쳐진 뒤쪽 흉곽 구조물의 확대와 흐림을 일으킨다. 그러나 이는 피부 선량을 증가시키므로 콜리메이터와 피부 표면사이의 거리가 최소한 15 cm이 되어야 안전하다.
심한 외상: 반 엎드린 자세(semiprone position)에서 검사할 수 없다면, 좌후사위(LPO 자세)로 검사할 수 있다.

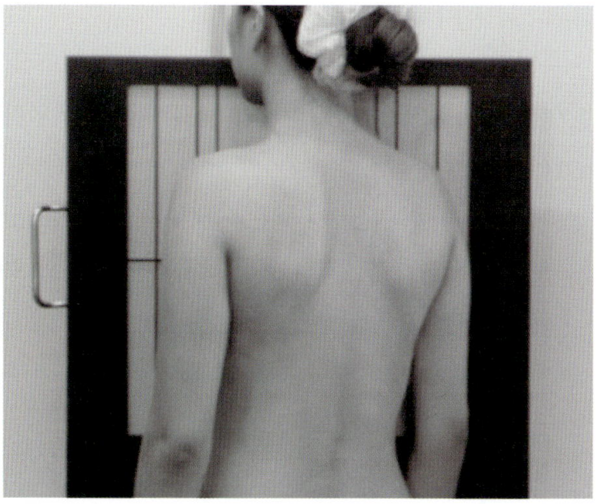

그림 11-1. 복장뼈(흉골) RAO 자세 검사(선 자세)

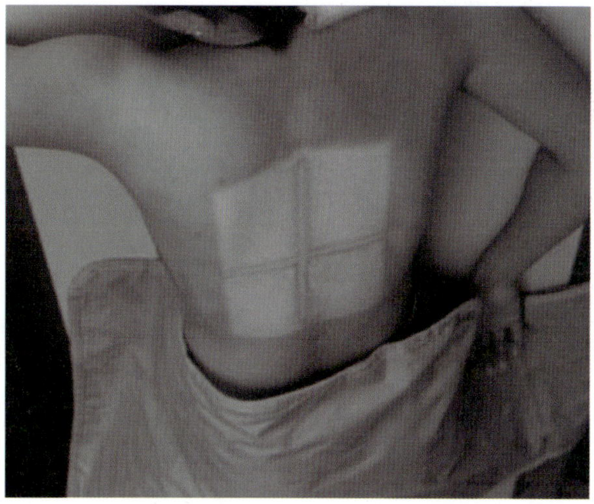

그림 11-2. 복장뼈(흉골) RAO 자세 검사(엎드린 자세)

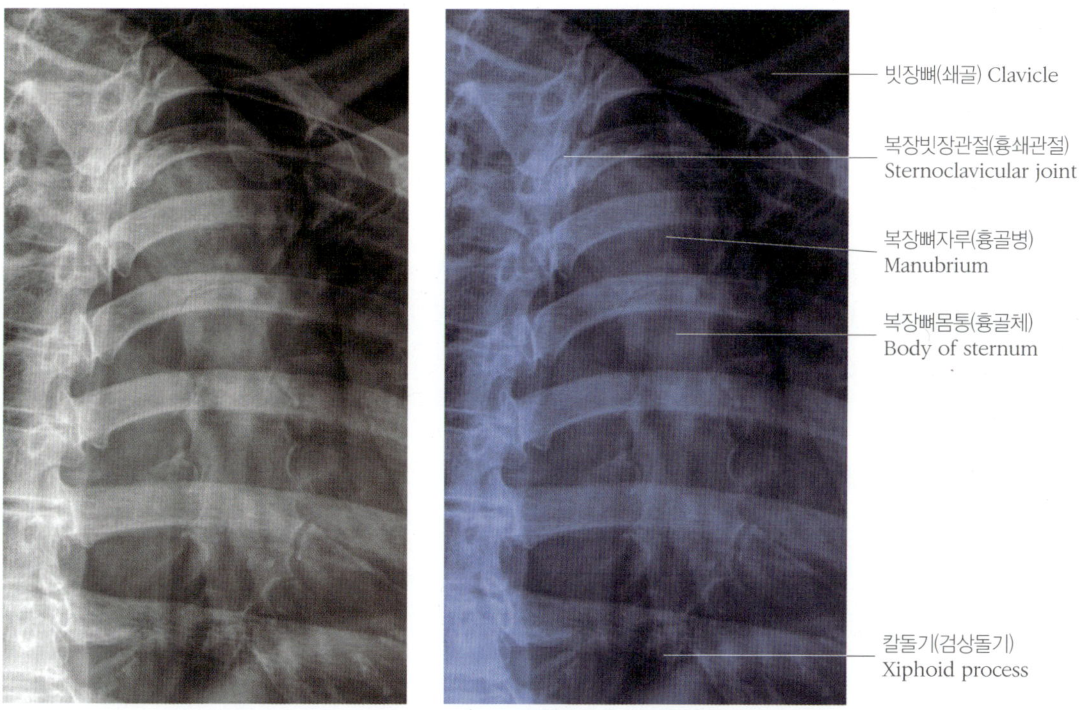

그림 11-3. 복장뼈(흉골) RAO 검사영상

② 측방향 검사(Lateral Projection)

1) 검사목적

연부조직(soft tissue)에 약간 겹쳐진 복장뼈(흉골, sternum)를 잘 관찰할 수 있다.

2) 검사방법

선 자세(erect position) 또는 옆으로 누운 자세(lateral recumbent position)로 하고, 생식샘을 납앞치마(apron)로 가린다.

선 자세 또는 앉은 자세에서 어깨와 팔을 가능한 뒤로 젖히고, 옆으로 누운 자세(lateral recumbent position)에서는 머리 위로 두 팔을 올려 옆으로 눕는다.

목아래패임(흉골상절흔, jugular notch) 위로 약 4 cm 정도에 상수용체(IR)의 위가장자리가 오도록 한다.

검사 테이블 또는 상수용체(IR)의 중앙선이 복장뼈의 장축에 일치되도록 한다.

환자 몸의 회전이 없으면 바른 측면자세(true lateral position)가 된 것이다.

중심X선은 상수용체(IR)의 중앙에 수직으로 입사한다. 목아래패임과 칼돌기(검상돌기, xiphoid process)의 중앙을 향해 입사시킨다.

X선관 영상면 사이 거리(SID)는 최소 100 cm 또는 180 cm로 한다.

복장뼈의 확대방지를 위해 복장뼈 부위만 나오도록 조사야를 제한하고 후 들숨(흡기) 다음에 정지한다.

3) 영상평가

- 복장뼈는 갈비뼈(늑골, rib) 또는 팔의 연부조직, 어깨와 겹침이 없이 나타나고, 복장뼈는 회전되지 않아야 한다.
- 복장뼈는 근위 복장뼈자루(흉골병, manubrium)에서 원위 칼돌기까지 적절한 노출과 대조도를 보여야 한다.

참고 이동형 또는 고정형 격자(grid)를 이용한다.
관전압은 70~75 kVp 범위로 선정한다.
유방이 큰 여성환자의 경우에는 유방을 양쪽으로 밀어 넓은 붕대로 감아 고정한다.
심한 외상: 바로 누운 수평방향 검사(dorsal decubitus projection)로 할 수 있다.

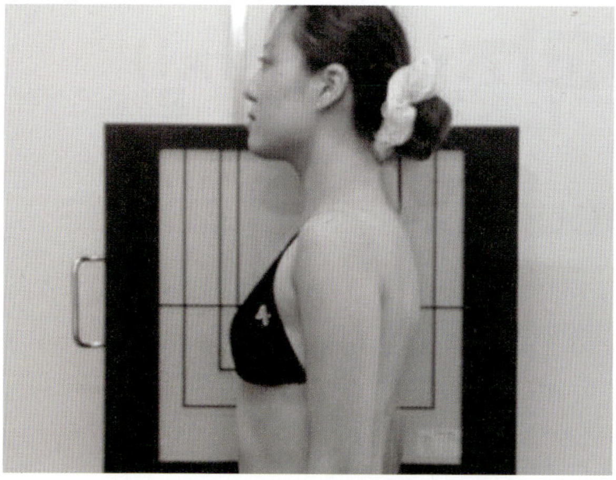

그림 11-4. 복장뼈(흉골) 측방향 검사(선 자세)

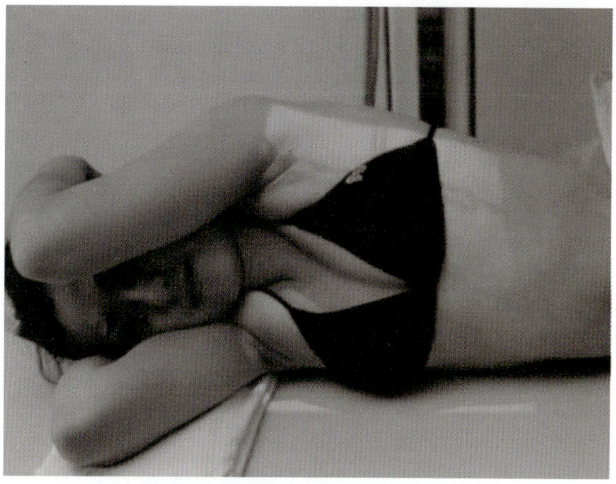

그림 11-5. 복장뼈(흉골) 측방향 검사(옆으로 누운 자세)

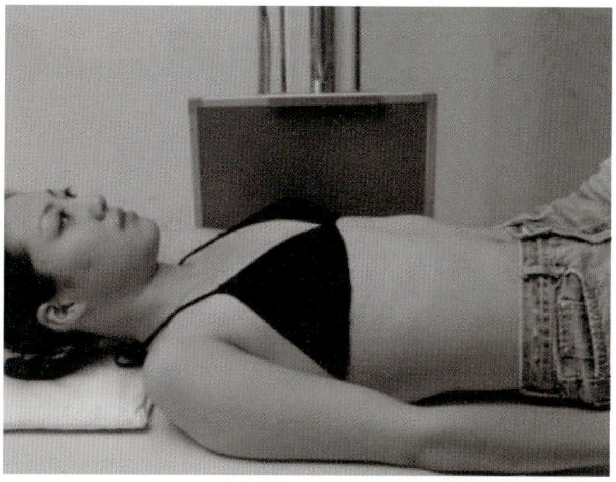

그림 11-6. 복장뼈(흉골) 수평 선속 측방향 검사

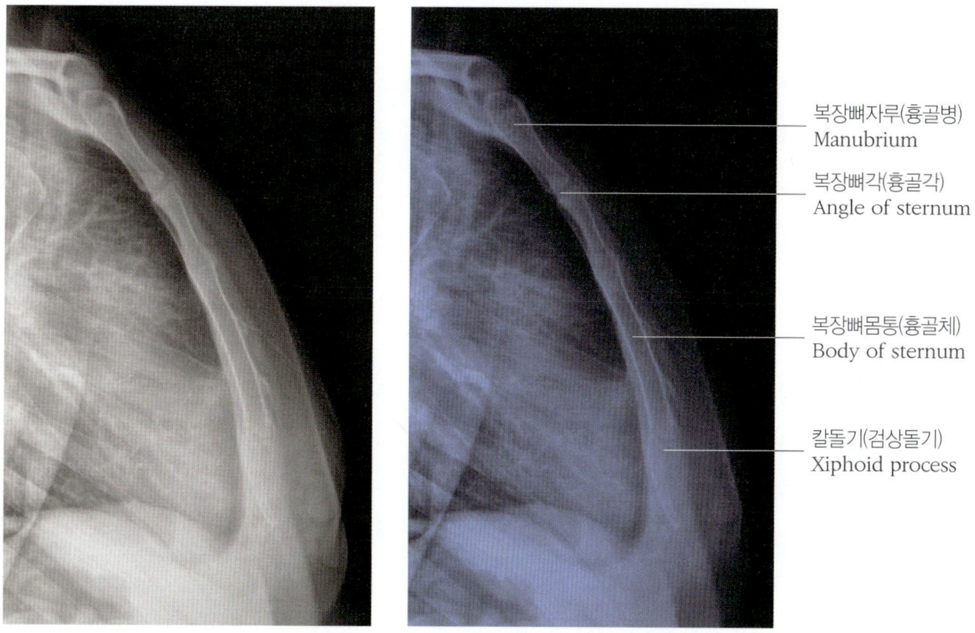

그림 11-7 . 복장뼈(흉골) 측방향 검사영상

02 복장빗장관절(흉쇄관절)
Sternoclavicular Articulations

1 후전방향 검사(PA Projection)

1) 검사목적

양쪽 복장빗장관절(흉쇄관절, sternoclavicular joint)과 빗장뼈(쇄골, clavicle) 중간부분까지 관찰할 수 있다.

2) 검사방법

환자는 엎드린 자세(prone position)를 하고 환자의 정중면을 검사 테이블 중앙선에 오도록 한다.

서 있는 환자나 바로 앉은 환자를 검사할 때도 같은 방법을 적용한다.

상수용체(IR) 중앙에 목아래패임(경절흔, jugular notch) 뒤의 셋째 흉추뼈 가시돌기(극돌기, spinous process)가 오도록 한다.

중심X선은 상수용체(IR) 중심에 수직으로 입사한다.

손바닥이 위로 가도록 환자의 양팔을 내리고, 같은 횡단면에 어깨를 두도록 조절한다. 양쪽을 검사하기 위해서 환자의 턱을 따라 머리를 편히 두고 정중면(MSP)이 수직으로 되게 한다.

한쪽 검사를 위해 검사쪽 면으로 머리를 돌리고 턱을 검사 테이블에 편하게 위치하도록 한다.

검사하고자 하는 면으로부터 척추를 약간 회전시키기 위해 머리를 돌리면 복장뼈자루(흉골병, manubrium)의 옆부분이 더 잘 보인다.

생식샘을 차폐하며 호흡은 같은 사진 농도를 얻기 위해 날숨(호기) 후 정지시킨다.

3) 영상평가

- 양쪽 복장빗장관절과 빗장뼈 중간부분이 나타나야 한다.
- 척추뼈(vertebra)와 갈비뼈(늑골, ribs) 음영을 통해 복장빗장관절이 나타나야 한다.
- 양쪽 검사를 할 때에는 환자가 회전되지 않아야 한다; 약간의 회전은 한쪽 검사 때 시행한다.
- 후전방향 검사는 복장빗장관절과 빗장뼈 중간부위까지 나타나야 한다.

참고 이 자세는 외상 환자에게 시행하기에 어렵다. 만약 환자가 할 수 있다면 바른 자세로 하도록 한다.
상수용체(IR)는 20×25 cm 가로방향.

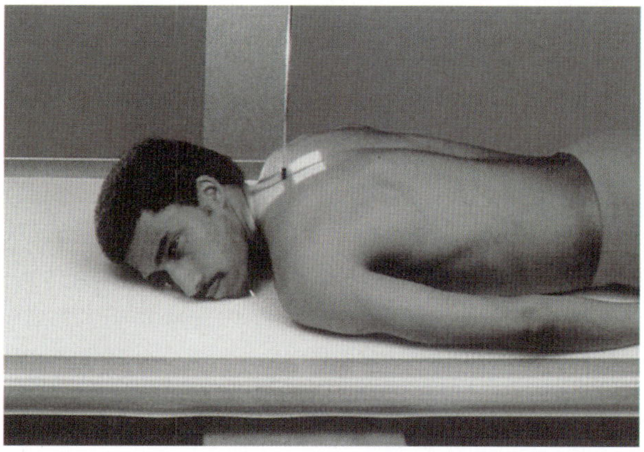

그림 11-8. 왼쪽 복장빗장관절(흉쇄관절) 관찰을 위한 검사

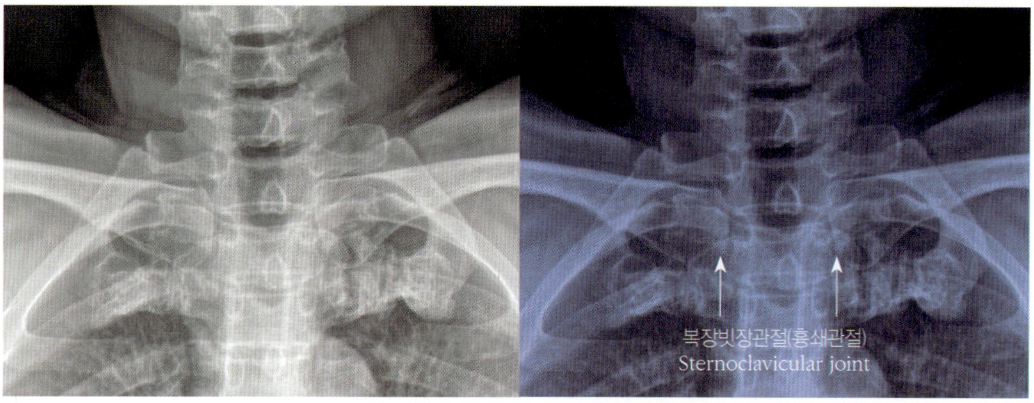

그림 11-9 . 양쪽 복장빗장관절(흉쇄관절) 검사영상

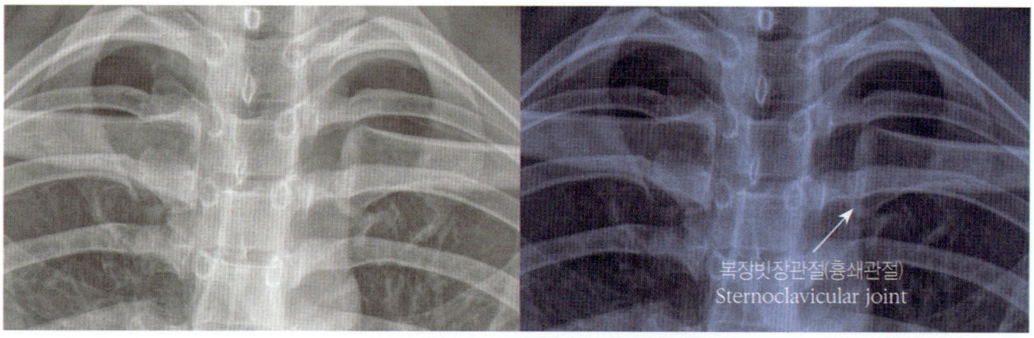

그림 11-10 . 한쪽 복장관절(흉쇄관절) 검사영상

2 복장빗장관절 축방향 검사(Sternoclavicular Axial Projection); Hobb's Method

1) 검사목적

양쪽 복장빗장관절(흉쇄관절, sternoclavicular joint)의 탈구(dislocation) 및 중간 빗장뼈(쇄골, clavicle) 몸통의 골절 등을 관찰할 수 있다.

2) 검사방법

환자는 앉은 자세(sitting position)로 한다.

환자는 검사대 앞에 앉은 후 가슴을 앞으로 숙인다.

검사대에 양쪽 팔꿈치를 굽혀 아래팔의 뒷면을 붙이고 양손으로 머리를 잡는다.

양쪽 어깨를 조정하여 빗장뼈 및 복장빗장관절이 상수용체(IR)면과 수평이 되도록 한다.

중심X선은 양쪽 복장빗장관절의 중앙을 향해 수직으로 입사한다.

3) 영상평가

- 양쪽 복장빗장관절과 빗장뼈의 안쪽 면이 잘 나타나야 한다.
- 복장빗장관절은 겹쳐진 갈비뼈와 척추 음영을 통해 잘 묘사되어야 한다.

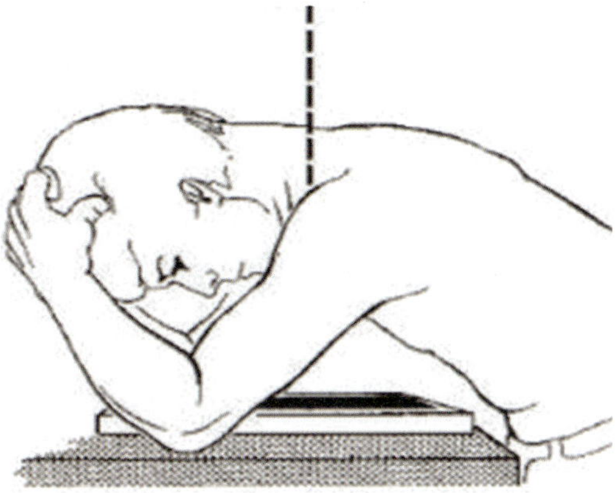

그림 11-11. 복장빗장관절 축방향 검사–Hobb's Method

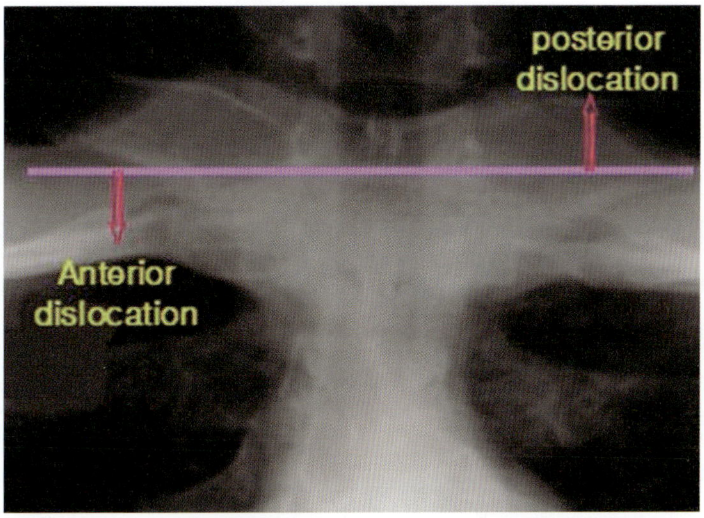

그림 11-12 . 복장빗장관절 축방향 검사영상–Hobb's Method

03 갈비뼈(늑골) Ribs

1 뒤쪽 갈비뼈(후측 늑골), 전후방향 검사(Posterior ribs, AP Projection)

1) 검사목적

뒤쪽 갈비뼈(후측 늑골, posterior ribs)와 가로막(횡격막, diaphragm)의 위 · 아래 부분을 잘 관찰할 수 있다.

2) 검사방법

가로막(횡격막) 윗부분 검사는 가능한 선 자세(erect position)가 좋고, 가로막(횡격막) 아랫부분 검사는 바로 누운 자세(supine position)로 한 후, 생식샘을 납 앞치마(apron)로 가려준다.

검사 테이블 또는 상수용체(IR)의 정중선과 환자의 정중면이 일치되도록 한다.

폐야에서 어깨뼈(견갑골, scapula)를 빼기 위해 앞으로 어깨를 돌려, 위쪽 갈비뼈(상부늑골)와 중복되지 않도록 턱을 들고, 정면을 보게 한다.

흉곽(thorax)과 볼기뼈(관골, pelvic bone)는 회전되지 않도록 한다.

가로막(횡격막) 윗부분

중심X선은 목아래패임(흉골상절흔, jugular notch) 아래 8~10 cm(T7 부위)를 향해 상수용체(IR)면에 수직으로 입사한다(상수용체(IR)의 상연이 어깨 위 약 4 cm 정도에 일치할 때 상수용체(IR) 중심과 중심X선이 일치된다).

가로막(횡격막) 아랫부분

칼돌기(검상돌기, xiphoid process)와 아래쪽 갈비뼈 사이의 중앙을 향해 수직으로 입사한다.

상수용체(IR)의 아래 가장자리가 엉덩뼈능선(장골능, iliac crest)과 일치할 때 상수용체(IR) 중심과 중심X선이 일치된다.

X선관 영상면 사이 거리(SID)는 최소 100 cm로 한다.

조사야는 흉곽의 외측연까지 제한하고, 가로막(횡격막) 윗부분은 들숨(흡기), 가로막(횡격막) 아랫부분은 날숨(호기) 상태에서 멈춘다.

3) 영상평가

- 첫번째에서 여덟 또는 아홉번째 뒤쪽 갈비뼈는 가로막(횡격막) 윗부분을 통해 잘 나타나야 한다.
- 영상에서 움직임이 보이지 않아야 하며, 흉곽의 회전이 없이 폐야를 통해 중앙 뒤쪽 갈비뼈가 과도노출 없이 심장음영을 통해 잘 나타나야 한다.

참고 이동형 또는 고정형 격자(grid)를 사용한다.
가로막(횡격막) 윗부분: 65~75 kVp
아랫부분: 75~85 kVp

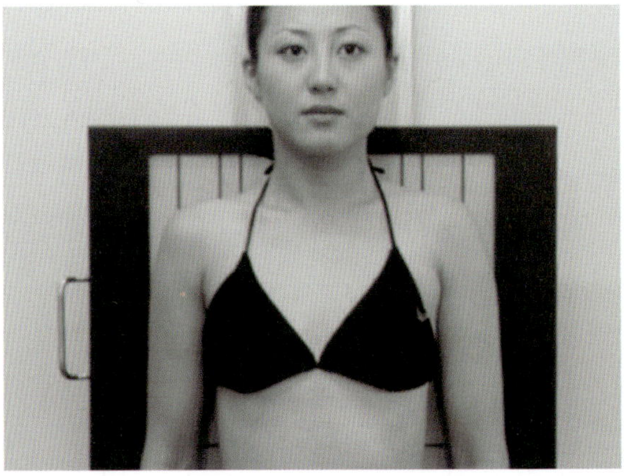

그림 11-13. 가로막(횡격막) 위 늑골, 전후방향 검사(선 자세)

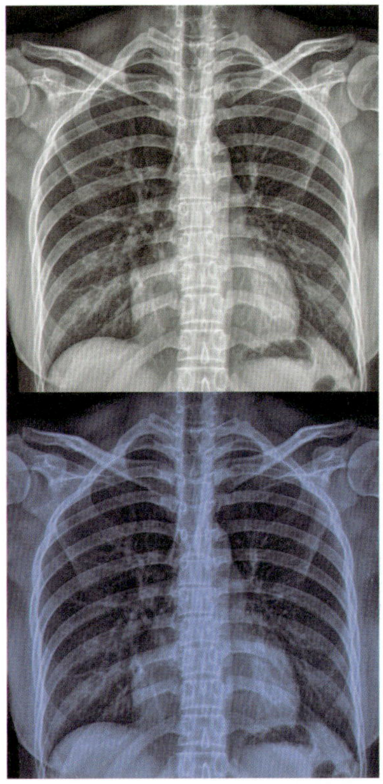

그림 11-14. 가로막(횡격막) 위 늑골, 전후방향 검사영상

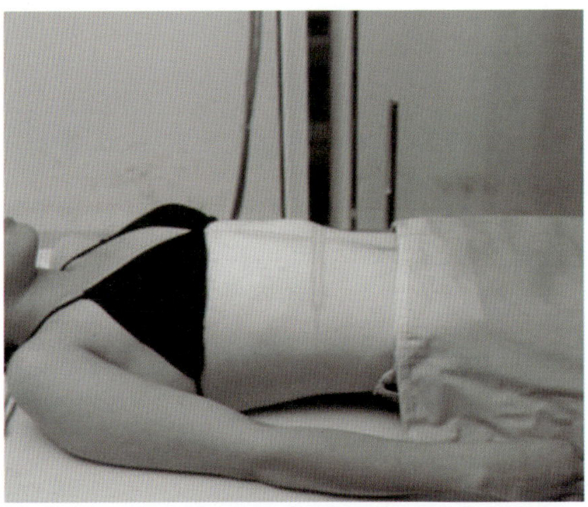

그림 11-15. 가로막(횡격막) 아래 늑골, 전후방향 검사 (바로 누운 자세)

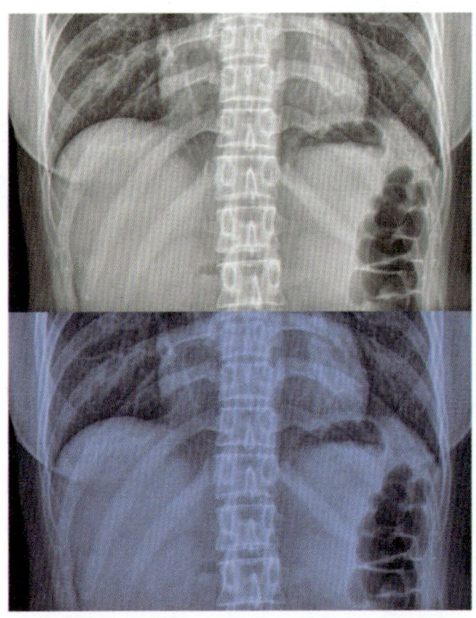

그림 11-16. 가로막(횡격막) 아래 늑골, 전후방향 검사영상

❷ 앞쪽 갈비뼈(전측 늑골), 후전방향 검사(Anterior ribs, PA Projection)

1) 검사목적

가로막(횡격막, diaphragm) 윗부분의 앞쪽 갈비뼈(전측늑골, anterior ribs)를 잘 관찰할 수 있다.

(횡격막 아랫부분의 갈비뼈 외상은 뒤쪽 갈비뼈, 전후방향 검사로 한다.)

2) 검사방법

선 자세(erect position)나 엎드린 자세(prone position)로 하고 팔은 내린 후, 생식샘을 납 앞치마(apron)로 가린다.

상수용체(IR)의 정중선과 환자의 정중면이 일치되도록 한다.

흉곽(thorax)과 볼기뼈(관골, pelvic bone)는 회전되지 않도록 하며, 중심X선은 T7을 향하여 상수용체(IR)면에 수직으로 입사한다.

X선관 영상면 사이 거리(SID)는 최소 100 cm 또는 180 cm로 한다.

조사야는 흉곽의 외측연을 따라, 상수용체(IR)의 상연과 하연까지 제한한 후, 호흡은 들숨(흡기) 후 정지한다.

갈비뼈 외상에 수반되는 기흉(pneumothorax) 또는 혈흉(hemothorax)과 같은 경우는 호흡장애를 배제하기 위해 선 자세의 가슴(흉부) 후전방향 검사를 시행하는 것이 일반적이다.

3) 영상평가

- 첫번째에서 여덟번째 또는 아홉번째 뒤쪽 늑골은 가로막(횡격막) 윗부분을 통해 나타나야 한다.
- 영상에서 움직임은 없어야 하고 흉곽의 회전이 없어야 한다.
- 적절한 노출조건으로 가로막(횡격막) 윗부분 갈비뼈의 윤곽이 보여져야 하고, 심장 음영을 통한 갈비뼈들도 잘 나타나야 한다.

참고 이동형 또는 고정형 격자(grid)를 이용하고, 사용 관전압은 65~75 kVp 범위(횡격막 윗부분)에서 검사한다.

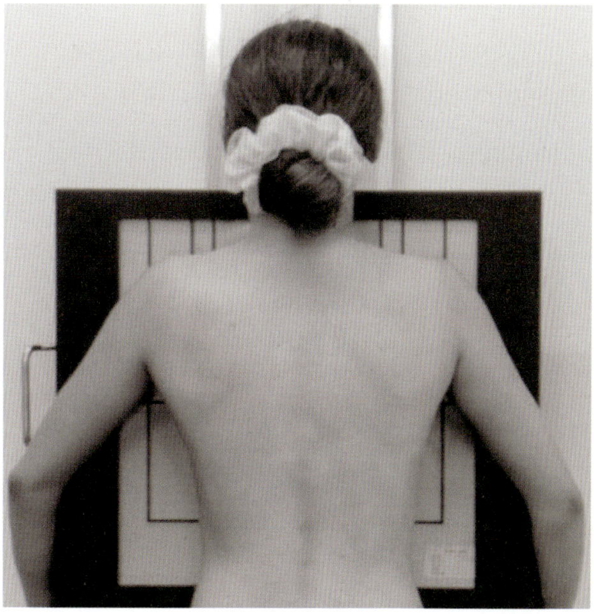

그림 11-17. 가로막(횡격막) 위 갈비뼈(늑골), 후전방향 검사

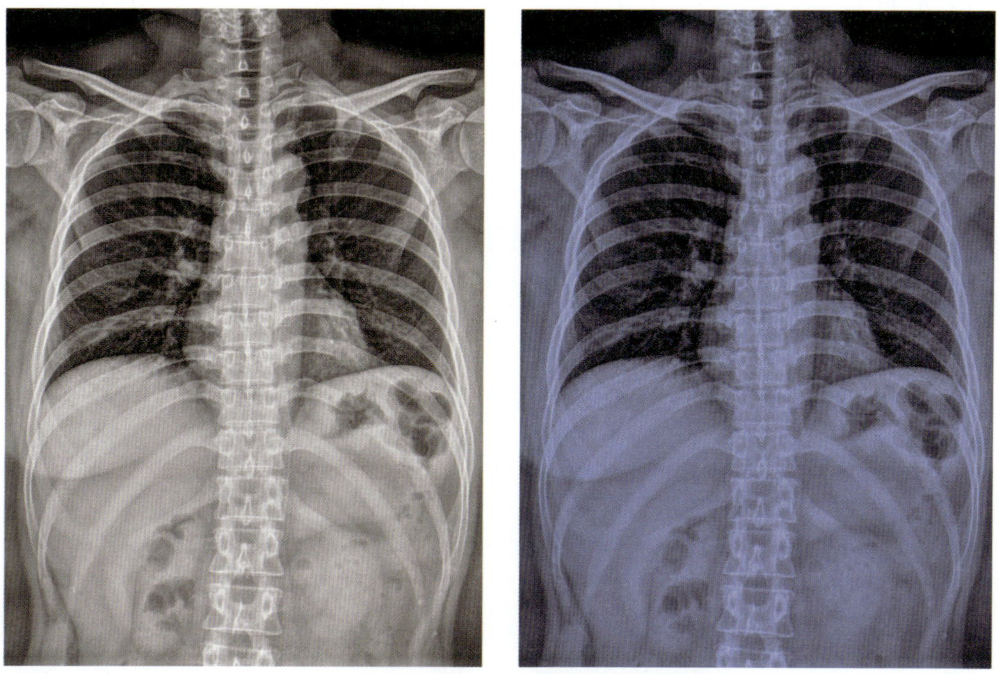

그림 11-18. 갈비뼈(늑골), 후전방향 검사영상

③ 겨드랑 갈비뼈(액와부 늑골), 사방향 검사(Axillary ribs, Oblique Projection)

1) 검사목적

갈비뼈(늑골, rib) 사이의 중복없이 투영된 갈비뼈의 겨드랑 가장자리(axillary margin)를 잘 관찰할 수 있다.

뒤쪽/가쪽 외상(injury) – 후사방향, 외상이 상수용체(IR)를 향한다.

앞쪽/가쪽 외상(injury) – 전사방향, 외상이 상수용체(IR)에서 멀다.

2) 검사방법

환자 상태가 양호하면 가로막(횡격막) 윗부분 검사는 선 자세(erect position)로, 가로막(횡격막) 아랫부분은 누운 자세(supine position)로 하고, 생식샘을 납 앞치마로 가린다.

환자를 뒤쪽 또는 앞쪽 사방향으로 45° 회전하는데, 뒤쪽 사방향에서 외상은 상수용체(IR)에 가까이 위치하고 앞쪽 사방향에서는 상수용체(IR)에서 멀리 위치한다(외상으로부터 척추는 멀리 위치하도록 한다).

한쪽 팔은 머리 위로 올리고 다른 팔은 내려서 환자의 위쪽 아래 놓는다.

누운 자세일 때 사방향 체위를 유지시키도록 들어올린 쪽 무릎을 구부린다.

필요하다면 체위 지지 기구로 환자를 받쳐준다.

척추와 흉곽의 외측연 사이 중앙의 관심 부위가 검사 테이블 또는 상수용체(IR)의 정중선과 일치되도록 한다(관심부위가 반드시 포함되도록 한다).

갈비뼈의 외측연과 척추 사이 중앙을 향하여 상수용체(IR)면에 수직으로 입사한다.

중심X선은 목아래패임(흉골상절흔, jugular notch) 아래 8~10 cm 지점 칼돌기(검상돌기, xiphoid process)와 아래쪽 갈비뼈 사이 중앙을 향하여 입사한다.

상수용체(IR)의 하연이 엉덩뼈능선(장골능, iliac crest)에 일치된다.

X선관 영상면 사이 거리(SID)는 180 cm 또는 최소 100 cm로 한다.

조사야는 가능한 외상 갈비뼈의 1, 2차 부위에 대해 갈비뼈 부위가 잘리지 않도록 상수용체(IR)의 외측연까지 제한한다.

가로막(횡격막) 위쪽 갈비뼈는 들숨(흡기)에서, 가로막(횡격막) 아래쪽 갈비뼈는 호기에서 정지하도록 한다.

3) 영상평가

- 45° 사방향 검사는 척추와 갈비뼈 외측연 사이의 검사부위의 거리가 정상부위의 거리의 2배가 되어야 한다.
- 갈비뼈의 윤곽은 움직임 없이 명확하게 나타나야 한다.
- 외상을 포함한 갈비뼈의 겨드랑부(axillary portion)는(횡격막 위 · 아래 부분) 넓게 보여져야 하고, 조사야 안에서 나타나야 한다.

가로막(횡격막) 위쪽 갈비뼈

위쪽 갈비뼈의 아홉~열 쌍은 가로막(횡격막) 위로 포함되어야 한다.

적절한 검사조건과 대조도는 폐야를 통해 과도노출 없이 심장음영과 갈비뼈 외측연을 통해 보여져야 한다.

가로막(횡격막) 아래 갈비뼈

아래쪽 갈비뼈(여덟번째 열두번째)은 가로막(횡격막) 아래에서 나타나야 한다.

적절한 검사조건과 대조도는 복부 구조를 통해 횡격막 아래에서 갈비뼈가 보여져야 한다(중앙 폐야 안의 가로막 위쪽 갈비뼈는 검게 나타난다).

참고 이동형 또는 고정형 격자(grid)를 사용한다.
사용 관전압은 70~75 kVp 범위로 가로막(횡격막) 윗부분은 80~85 kVp 범위.

참고사항:
정규(rutine) 검사는 오른쪽 외상의 경우 오른쪽 전후 사방향(RPO) 또는 왼쪽 후전 사방향(LAO) 검사를 권장한다.
왼쪽 외상은 왼쪽 전후 사방향(LPO) 또는 오른쪽 후전 사방향(RAO) 검사를 권장한다.
갈비뼈 골절의 위치를 알기 위해 외상에 표시를 하도록 하는 경우도 있다.

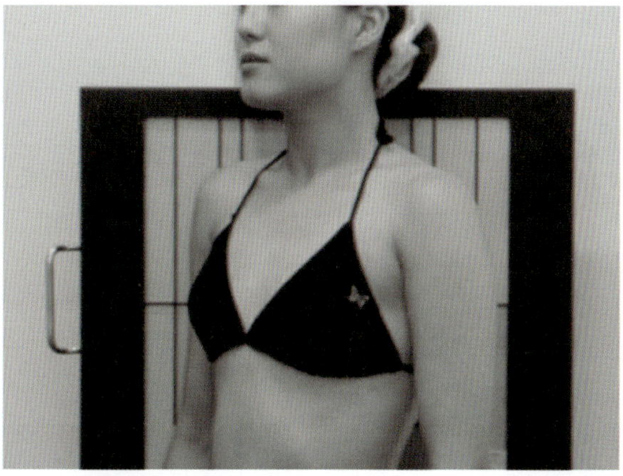

그림 11-19. 갈비뼈(늑골) RPO 자세 검사(횡격막 위 오른쪽 후측 늑골)

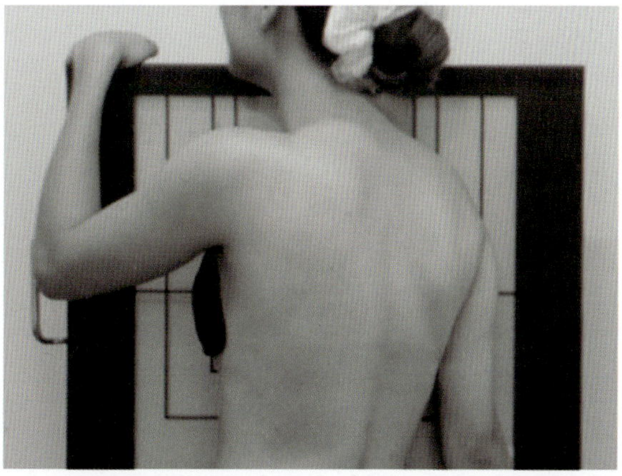

그림 11-20. 갈비뼈(늑골) RAO 자세 검사(횡격막 위 왼쪽 앞쪽 갈비뼈)

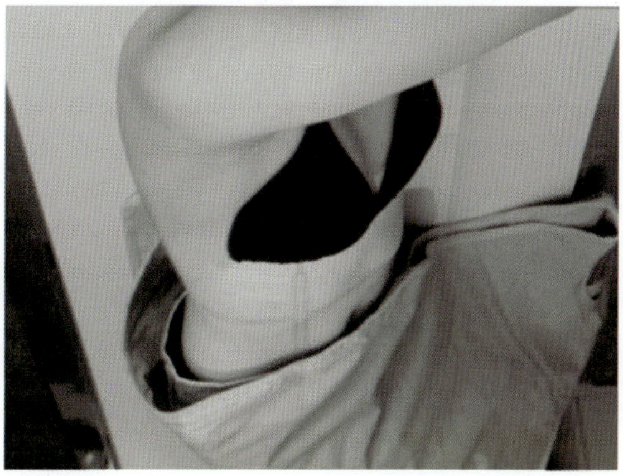

그림 11-21. LPO 자세(누운 자세) 검사

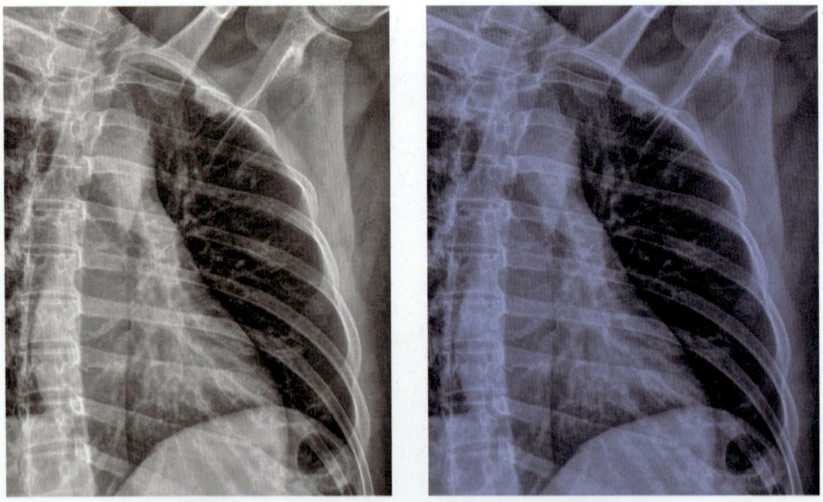

그림 11-22. LPO 자세 검사영상(횡격막 위 갈비뼈)

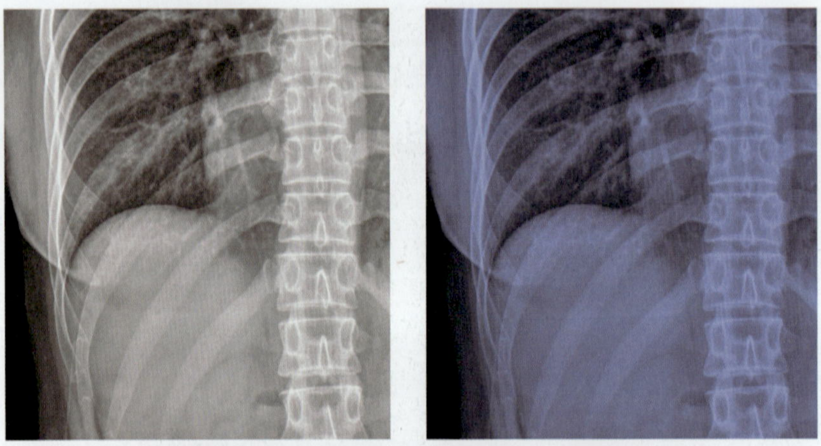

그림 11-23. 횡격막 아래 오른쪽 갈비뼈(늑골), 전후방향 검사영상

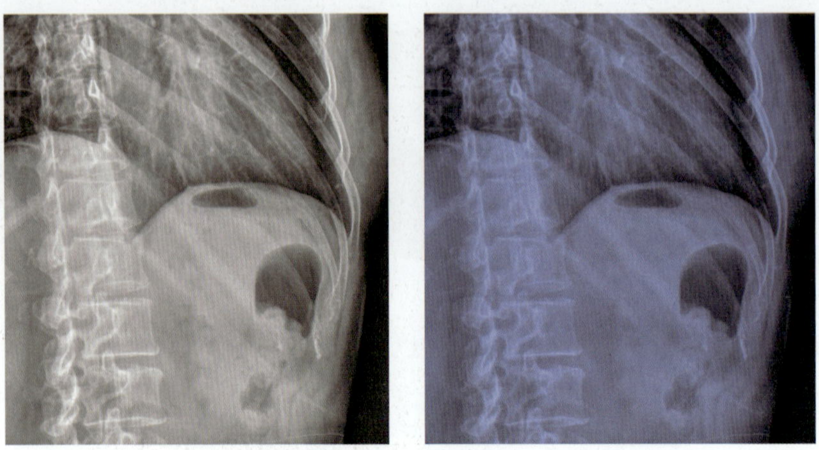

그림 11-24. LPO 자세 검사영상(횡격막 아래 왼쪽 갈비뼈)

chapter

12

유방 검사

Mammography

1. 유방 검사의 역사
2. 유방 검사기술의 기초
3. 유방 해부
4. 유방 검사의 기호 표시(Labeling and Marking)
5. 환자 검사법(Patient Positioning)
6. 유방 검사 장치의 성능 및 화질관리

Radiographic Imaging

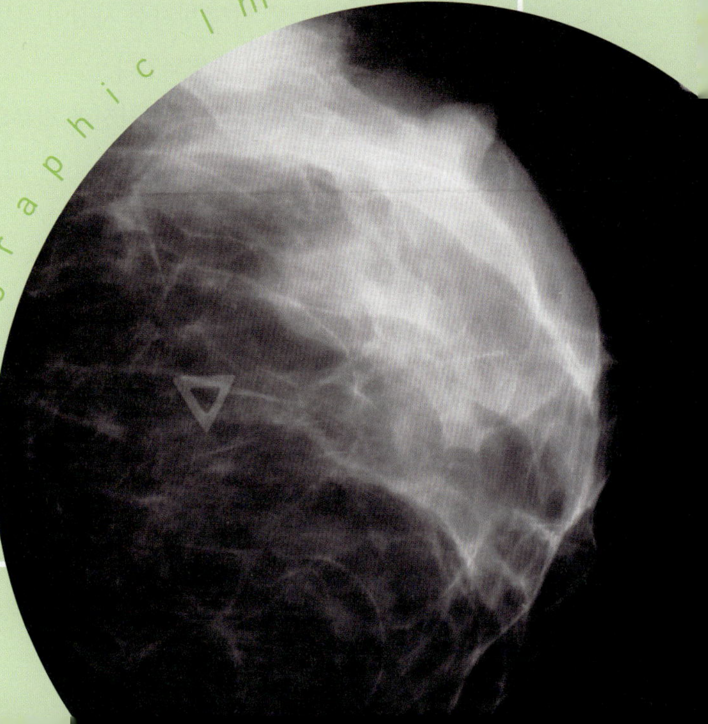

01 유방 검사의 역사

1 개척시대

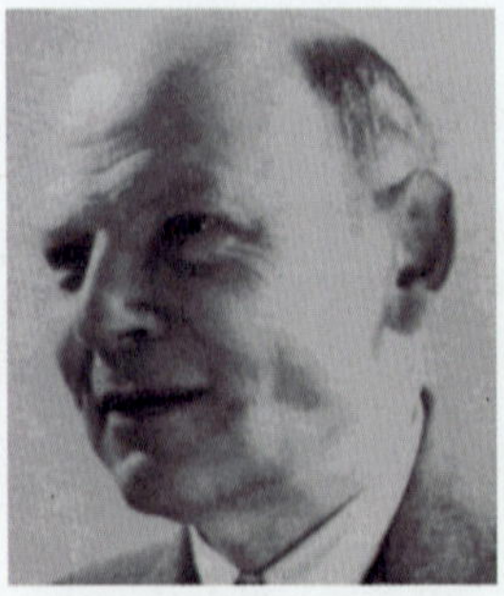

그림 12-1. Albert Salomon

베르린 대학의 외과 의사인 Albert Salomon이 1913년에 최초로 방사선 사진법을 유방암 검사에 이용하였다. 그는 3천회 이상 유방 생검조직(specimen)을 가지고 방사선 사진을 검사하여 그 자료와 현미경적 검사에 의한 결과와의 관련성을 검토하였다. 그는 미세석회화 병변(microcalcification)이 악성종양(malignancy)과 관련이 있다는 것을 방사선 사진을 통해 밝힌 최초의 사람이었다(그림 12-1).

그 이후에 많은 사람들에 의해 방사선 사진이 유방 조직 검사에 유용하다는 것이 증명되었다.

실물 유방 검사는 1930년 미국의 방사선과 전문의인 Stafford Warren에 의해서였다. Warren은 119명의 유방 수술 환자를 대상으로 수술하기 전에 실제 유방으로 방사선 사진을 검사하였다. 그는 일반 X선 장치에 양면 fine-grain calcium tungsten 증감지, moving grid를 이용하여 50~60 kVp, 70 mA, 63 cm 초점-영상면 사이 거리(FFD), 2.5초의 노출 조건으로 검사를 하였다.

1950년대에 들어와 많은 의사들에 의해 정상과 비정상적인 유방의 사진에 대한 표준이 마련되었으며 유방 압박(breast compression)의 유용성에 대한 보고가 나오기 시작했다.

우루과이의 Raul Leborgne은 한쪽 끝을 평면으로 만든 긴 cone을 이용하여 유방 압박을 하였고 low kVp(20~30 kVp), nonscreen type film, 60 cm FFD의 조건을 이용하여 유방 압박 두께 1 cm마다 5 mA의 다른 조건을 적용하였다.

1960년 미국 텍사스 Anderson Hospital의 방사선과 전문의인 Robert Egan이 high mA-low kVp 테크닉이 믿을 수 있고 재현성 있는 고진단 화질의 유방 영상을 얻을 수 있다고 발표하였다. Egan은 일반 X선 장치에 여과 장치를 이용하여 최적의 연부조직

| 표 12-1 | 유방 검사(Mammography)의 개척자

년 도	이 름	내 용
1913년	Albert Salomon	최초로 방사선 사진법을 유방암 검사에 이용-생검조직(specimen)
1930년	Stafford Warren	실제 유방을 이용하여 X선 사진 검사
1950년	Raul Leborgne	Low kvp, cylinder cone(끝이 평면)을 이용하여 유방 압박
1960년	Robert Egan	일반 X선 장치를 유방 검사용으로 개조-low kvp-high mA

영상을 얻을 수 있게 변경하였고, control panel도 30 kVp 이하로 쓸 수 있도록 제작하였으며, Kodak M type film(산업용)을 이용하여 좋은 선예도와 높은 대조도를 얻고 실린더 cone을 사용하여 산란선을 제거하였다. 그는 26~28 kVp, 300 mA, 90 cm 초점-영상면 사이 거리(SID), 6초의 노출조건으로 획기적인 영상을 얻는데 성공하였다. 이후로 많은 방사선과 의사들에 의해 Egan의 검사조건이 이용되었다.

2 장치의 발달

1) 기계 장치의 발달

1960년대 중반까지는 유방 검사(mammography)에 일반 X선 장치가 이용되었다.

1965년 프랑스의 Charles Gros에 의해 최초의 유방 검사 전용 장치가 개발되었다. 이 장치는 molybdenum target을 이용하여 낮은 에너지의 X선을 얻게 되어 대조도를 현저히 높였으며, 고정된 cone으로 압박을 하여 유방의 두께를 줄이고, X선 노출 중에 유방의 움직임을 막을 수 있었다.

1967년 compagnie general de radiologie(CGR) 사에서 Gros의 표준에 의해 Senographe라는 최초의 상업용 유방 검사 장치가 개발되었다. 이 장치는 0.7 mm 초점의 molybdenum target으로 선 세포조직(parenchyma)과 지방(fat), 석회화(calcification) 사이의 대조도를 높였으며 control panel도 40 kVp, 40 mA 이상, 10초 이상으로 유방 검사 전용으로 만들어졌다. 또한 교체 가능한 압박 cone을 사용함으로써 산란선과 환자의 움직임에 의한 불선예도를 줄이고 겹쳐진 유방 조직을 펼칠 수 있게 하였다. 이 장치는 C-arm을 회전할 수 있게 만들어 환자가 서 있는 상태에서 여러 가지 다른 위치(position)의 사진을 찍을 수 있게 하였다(그림 12-2).

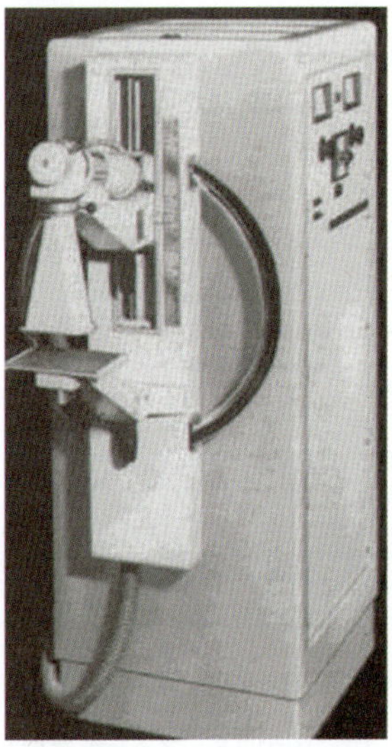

그림 12-2. 1966년 처음 생산된 CGR Senographe 모델

1960년대 후반 Gershon-Cohen은 Senographe와 일반 X선 장치를 비교 시험한 결과를 보고하였다. 이 결과에 따르면 Senographe가 일반 X선 장치에 비해서 영상대조도(image contrast), 선예도, 석회화의 묘사에 현저한 개선이 있는 반면 방사선량의 증가와 짧은 초점-영상면 사이 거리로 인하여 약간의 영상확대와 가끔씩의 왜곡이 있다고 하였다.

1970년대 초에는 Mammomat(Siemens), Mammodiagnost(Philips), Mammorex(Picker)라는 다른 유방 검사 전용 장치가 소개되었는데 모두 여러 가지 기술적인 개선이 있었다.

1978년 Diagnost-U(Philips)에는 최초로 움직이는 격자(moving grid, reciprocation grid)를 장착하였다. 물론 격자는 1930년 Stafford Warren에 의해서 사용되었다. 1986년 Edward Sickles와 William Weber는 치밀한 유방 조직(dense breast)에서는 격자가 커다란 효과가 있지만 지방질의 유방 조직(fatty breast)에서는 약간의 효과가 있다고 보고하였다.

1970년대 후반부터 1980년대 초까지 유방 검사 장치는 많은 개선이 있었다. 유방 압박의 조절을 발 스위치(foot pedal)로 함으로써 방사선사가 두 손을 이용하여 보다 정밀하게 유방 자세 조정(breast positioning)을 실시할 수 있게 되었다. 자동노출장치(automatic exposure timer)의 개발로 더욱 균등한 화질을 얻을 수 있게 되었고, 이것은 유방 검진(screening mammography)의 대중화에 기여하였다.

1970년대 후반에 미세 초점(micro-focal spot)의 X선관이 개발되어 특정 부위의 확대 유방 검사에 더욱 좋은 영상을 얻을 수 있게 되어 일반 유방 검사영상과의 비교가 더욱 쉽게 되었다.

2) 증감지-필름 시스템 (Screen-film system)

1972년에 Dupont사에서 유방 검사의 증감지-필름 시스템이 처음으로 제품화 되었다. 이 새로운 증감지-필름 시스템은 노출을 짧게 하였고 움직임에 의한 불선예도를 감소시켰으며 직접 필름에 조사할 때보다 방사선량을 10~20배 줄이게 되었다.

1974년 3M Company에서 희토류 증감지를 소개하였는데 이것은 calcium tungstate 증감지보다 X선 에너지를 빛으로 바꾸는데 더 효율적이고 fast-speed film과도 결합할 수 있었다. 1975년 Eastman Kodak사에서 fast Min-R film과 rare-earth Min R screen을 이용한 흡수가 적은 Min-R cassette를 개발하였다. 1980년에는 Min-R screen과 Ortho-M film 조합을 개발했는데 이것은 기존의 Min-R 조합에 비해서 방사선량을 반으로 줄일 수 있었다. 1986년에는 양면 증감지-양면 유제 필름 시스템(two-screen dual-emulsion film system)을 소개했는데 방사선량은 줄일 수 있었으나 해상력이 떨어져 사용을 기피하게 되었다.

3) 필름 현상기(Processor)

필름 현상 또한 유방 검사술의 발전에 중대한 역할을 하였다. 1942년 전에는 모든 방사선 사진 현상을 수동으로 하였다. 1942년 Pako Company에서 최초의 자동 현상기를 발명하였는데 현상시간은 약 40분 정도 걸렸다. 1956년 코닥(Eastman Kodak)사에서 최초의 롤러 이동식 현상기를 만들었다. 이 현상기는 모든 종류의 필름을 현상할 수 있었으며 현상 시간은 약 6분 정도 되었다. 1960년에 다루기 쉽고 건조가 빠른 polyester film base가 나왔다. 1965년 코닥사에서 90초 현상기가 만들어졌으며, 현재는 45초 현상기가 개발되어 사용되고 있다.

3 기타 유방 영상 장치

1) 전자 방사선 유방 사진법 (Xeromammography)

필름에 의한 유방 검사술이 발전하는 동안에 전자 방사선 유방 사진법(Xeromammography)이라는 방법도 소개 되었다. 1937년 Chester Carlson에 의해 전자 사진술(Xerography)의 기초 원리가 개발되었고 이것은 1950년 상업용 사무실 복사기의 원조가 되었다. 1952년 John Roach와 Herman Hilleboe에 의해 의료용 전자방사선 사진법(Xeroradiograpy)이 소개되었고 1960년 Howard Gould에 의해 전자 방사선 사진법의 유방 영상(breast image)이 필름 유방 검사술(film mammography)보다 선예도가 더 좋다고 발표되었다. 1964년 John Wolfe에 의해 전자 방사선 유방 사진법이 시작되었고 1971년 전자 사진 시스템(Xerox system)이 상업용화 되었다.

1970년대부터 1980년대 초까지는 전자 방사선 유방 사진법과 증감지-필름 유방 검사술(screen-film mammography)이 대등하게 이용되었으나 1980년대 들어와 증감지-필름 유방 검사술의 화질 개선과 방사선량의 감소 등으로 인해 1980년대 말부터는 미국에서는 거의 대부분 유방 검사 전용 장치에 의한 증감지-필름 시스템(screen-film system)을 이용하게 되었다(그림 12-3).

2) 유방 초음파 검사법 (Breast sonography)

1880년 프랑스의 물리학자 Pierre와 Jacques Curie에 의해 압전효과가 발견된 이래 제1, 2차 세계 대전을 거치면서 군사용으로 초음파가 발전되었으며, 1940년대 말에서 1950년대를 거쳐 오스트리아의 Karl Dussik에 의해 처음 진단용으로 초음파를 사용하게 되었다. 1949년 John Wild는 종양과 정상 조직 사이의 반사파가 다르기 때문에 암의 발견에 초

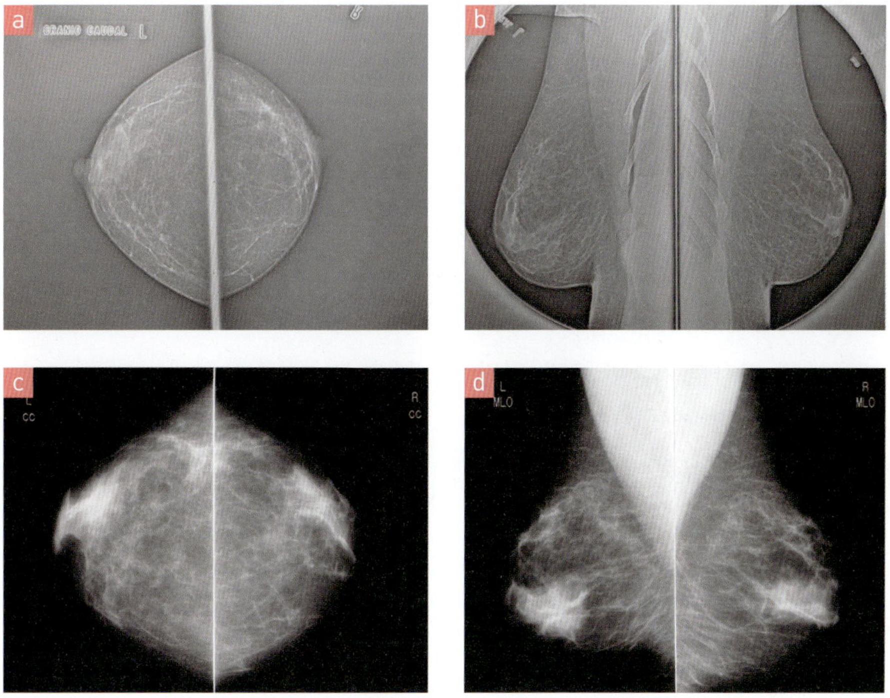

그림 12-3. Xeromammogram과 Screen-film mammogram의 비교
a: Xeromammogram CC, b: Xeromammogram MLO,
c: Screen-film mammogram CC, d: Screen-film mammogram MLO

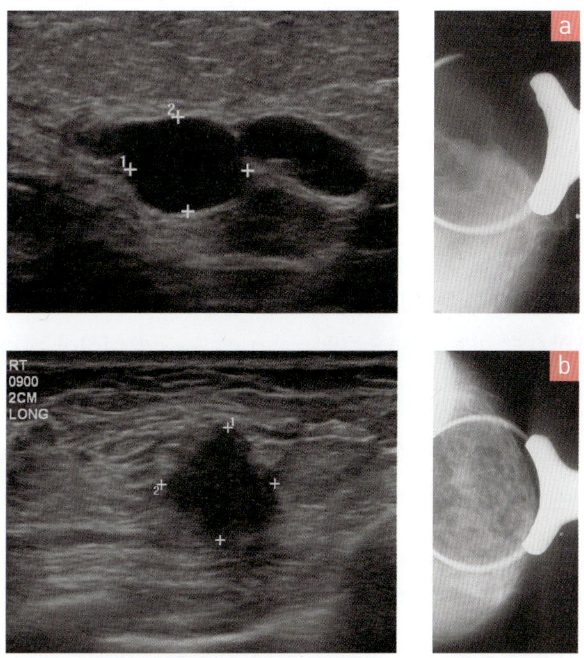

그림 12-4. Breast sonography와 Screen-film mammogram의 비교
a: 낭포성 Mass의 초음파 영상과 유방 검사영상
b: 충실성 Mass의 초음파 영상과 유방 검사영상

음파가 유용하다고 보고하였다. 처음 유방 초음파 검사가 시행된 것은 1951년 미네소타의 Wild와 그의 동료들, 그리고 일본의 Toshio Wagai와 그의 동료들에 의한 것이며 Wild와 Reid는 처음 유방 검사를 위

한 초음파 장비를 개발하였다. 또한 그들은 초음파를 이용한 유방암 검진의 장점을 제시하였고 낭포성과 충실성(cystic and solid) mass의 음파가 다르다는 것을 알게 되었다. 이후 1950년대부터 1970년대까지는 초음파를 이용한 유방 검진을 하였으나 유방암의 발견률이 유방 검사술(mammography)에 의한 검사보다 현저히 낮아(초음파: 유방암 환자의 58%, 유방 검사술: 97%) 유방 검사술에 의한 유방 검진(screening mammography)을 주로 시행하게 되었고, 초음파에서는 낭포성 mass 또는 충실성 mass는 96~100%까지 정확하게 진단할 수 있기 때문에 필요한 경우 초음파 검사를 병행하기도 한다(그림 12-4).

또한 우리나라에서의 유방암 발병은 폐경기 전의 여성에게서 호발하는 특징이 있으므로 유방 검사술과 병행하는 초음파 검사는 그 필요성이 더욱 강조되고 있다.

3) 열진단법(thermography)

열진단법은 유방 검사에 처음 이용된 것은 1956년으로 군용 열감지기를 이용하여 유방암 부위의 온도 차이를 영상화 하였으나 다른 검사법에 비하여 진단 확률이 떨어져 유방암의 진단에는 사용되지 않는다.

4) Lightscanning(diaphanography)

1920년대 말에 연구된 검사법으로 기본 개념은 '암의 발생 부위에는 혈액의 공급이 증가하기 때문에 다른 정상조직에 비하여 적외선의 흡수가 많아진다.'는 것을 이용한 것으로 검사가 빠르고, 검사부위에 부작용이 없고, 위험이 없으며 비교적 경제적이고 장래의 치료 방법을 알 수 있게 해주는 장점이 있지만 유방 검사술에 비해서 유방암의 진단률이 낮다.

5) CT, MRI

유방 검사술에 의해서 의심되는 병소가 발견된 환자에 있어서 더욱 정확한 진단을 위해 전산화단층검사(CT)나 자기공명영상장치(MRI)를 이용한 검사를 시행하기도 한다.

유방성형술 환자의 병소 확인이나 유방암의 Axillary 전이 유무 확인에 유용하게 이용되기도 한다.

4 Digital mammography

전자기술의 발전과 더불어 의료계에도 많은 변화가 왔다. CT, MRI, 초음파 등 기존의 디지털 영상장치 뿐 아니라 일반 X선 영상도 디지털화가 되고 있다. 원래는 아날로그 영상인 X선 사진을 디지털 영상화시킴으로써 원격화상진료가 가능해졌다.

그럼에도 불구하고 유방 검사 장치의 디지털화가 늦어지는 이유는 미세석회화 병소등의 재현을 위한 해상력에 문제가 있기 때문이다. 증감지-필름을 이용한 유방 검사 장치의 해상력은 최소한 11 lp/mm 이상이 되어야 한다(1 mm 당 11개 이상의 선을 나타낼 수 있어야 한다).

예를 들어 10 lp/mm의 해상력을 나타낸다는 것은 10개의 납줄이 1 mm 안에 포함되고 납줄 하나의 폭은 0.05 mm이고 납줄 간의 간격이 0.05 mm라는 의미가 된다.

그러므로 픽셀(pixel) 하나의 크기는 길이가 0.05 mm가 되어야 한다는 것이다.

필름 크기로 계산한다면

18 cm/3600 또는 24 cm/4800=0.05 mm가 된다.

유방 검사에 있어서의 디지털화의 관건은 픽셀의 크기를 더욱 작게 만들 수 있는 전자기술의 발전에 있다고 할 수 있다.

아무튼 2000년에 들어와서 미국의 식품의약국(FDA)에서는 G회사의 디지털 유방 검사 장치를 인가하였으나 영상 판독시에 모니터를 이용한 직접 판독이 아닌 필름으로 복사한 다음 예전 필름과 비교 판독하도록 하였었다. 2000년 11월에는 모니터를 이용한 직접 판독도 허용이 되었고, 현재는 여러

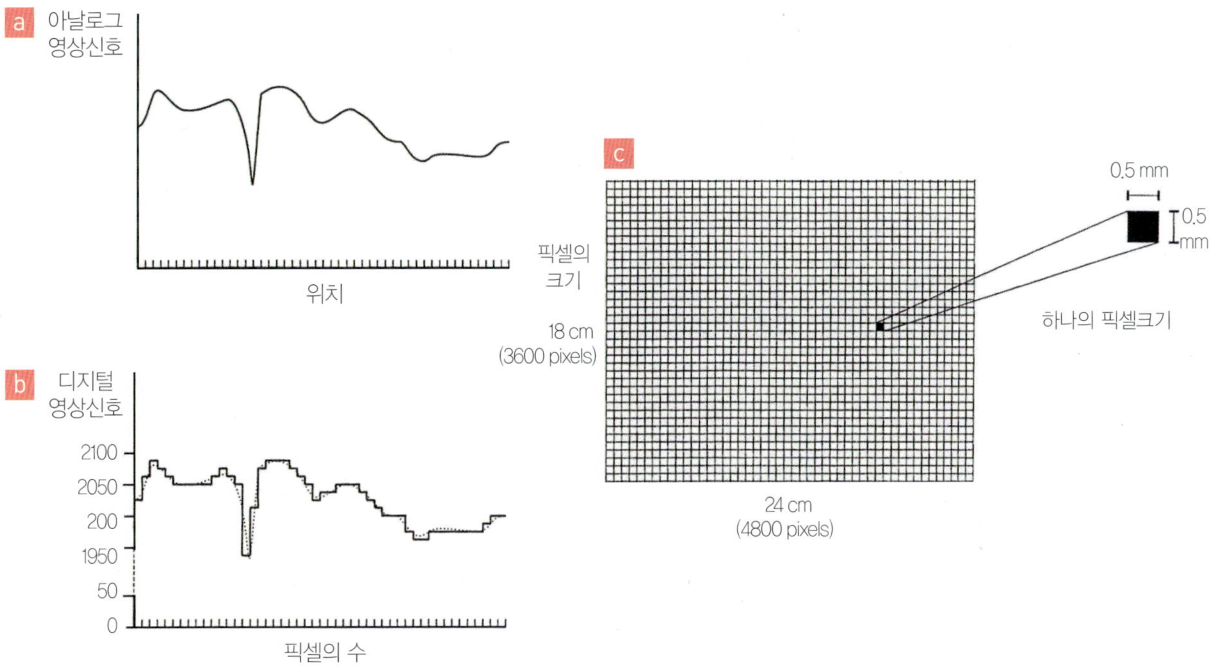

그림 12-5. 디지털 영상신호로 변환
a: 아날로그 영상신호, b: 디지털 영상신호, c: 디지털 영상신호의 재현

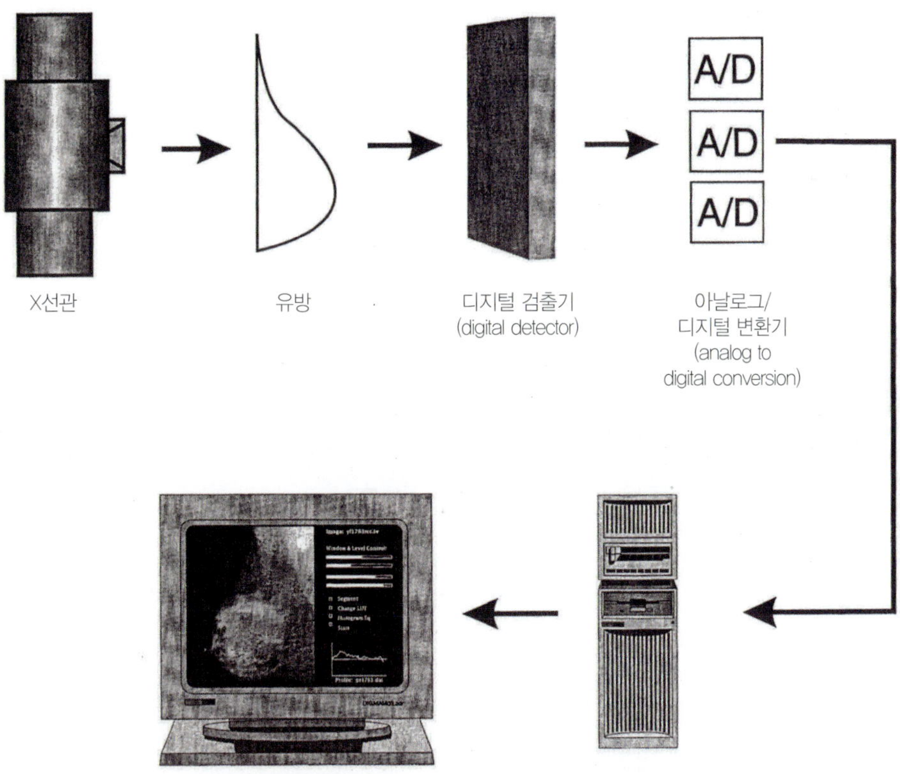

그림 12-6. 디지털 유방 검사 장치의 영상 재현도

회사의 디지털 유방 검사 장치가 FDA의 인가를 받아 임상에서 이용이 되고 있다. 국내에서도 경제력이 있는 대형병원을 중심으로 많은 디지털 유방 검사 장치가 사용되고 있다. 또한 Screen-film을 이용한 Cassette 대신에 IP(Imaging Plate)를 이용한 CR(Computed Radiography) Mammography가 PACS 의료환경에 힘입어 국내 의료기관을 중심으로 이용이 확대되고 있다.

영상의 디지털화는 컴퓨터를 이용한 판독시스템인 CAD(Computer Aided Detection)의 이용을 가능하게 함으로써 오진의 확률을 더욱 낮출 수 있게 되었다. 유방 검사 장치의 디지털 영상판독을 위해서는 최소한 8개의 고성능 모니터가 있어야 4장의 기본 검사법 사진과 옛날 사진을 비교 판독할 수가 있다. 이에 따른 경제적인 부담 역시 디지털화의 발전을 더디게 하는 요인이 된다. 그러나 머지않아 방사선 분야의 디지털화는 더욱 가속화되리라 본다.

02

유방 검사기술의 기초

① 유방 검사 장치 X선관(Tube)의 구조

유방 검사 장치에 이용되는 X선관의 구조는 일반 X선관의 구조와 다르다. 연부조직의 묘사를 위해 낮은 kvp와 높은 mAs를 발생시킬 수 있는 양극과 여과판의 물질성분(주로 molybdenum을 이용)이 다르고 X선관의 창도 X선 흡수가 적은 물질(0.8~1 mm의 Beryllium을 이용)을 사용한다. 특히 작은 초점을 이용하기 때문에 양극 heel effect와 line focus principle을 최대한 응용하여 X선관을 약간 기울게 설치하였다(그림 12-7). 환자의 가슴벽(흉벽)쪽에는 X선관의 음극이 놓아 음극쪽 X선이 수직으로 입사할 수 있도록 설계되어 있다(그림 12-8b).

② 유방 검사 장치의 기본 구조

유방 검사 영상의 화질은 유방 검사 장치와 영상 수용 시스템(image receptor system), 카세트 지지대(image receptor support), 산란선 제거용 격자(antiscatter grid), 카세트(cassette), 자동 노출 장치

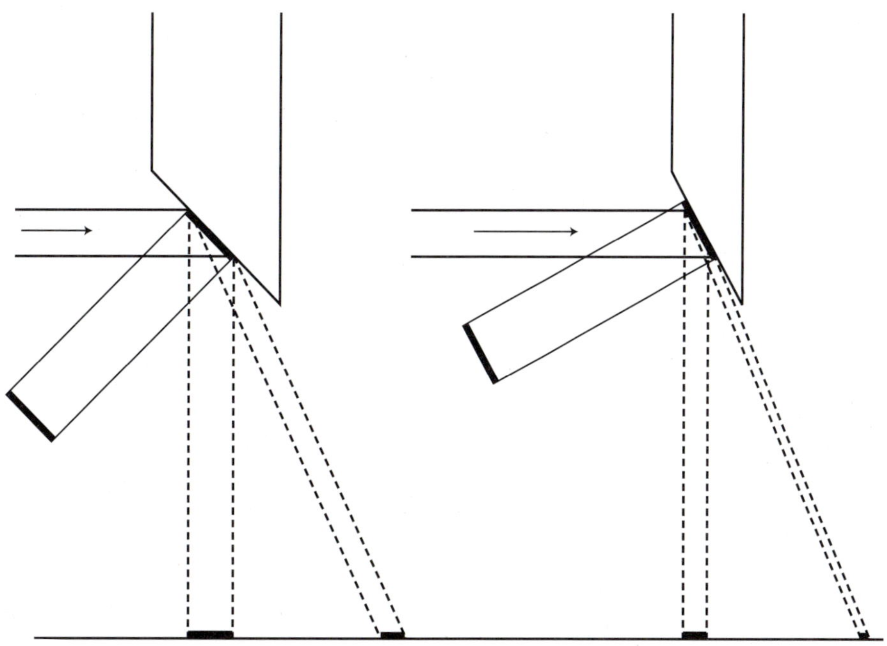

그림 12-7. Anode heel effect와 Line focus principle에 의한 초점의 크기

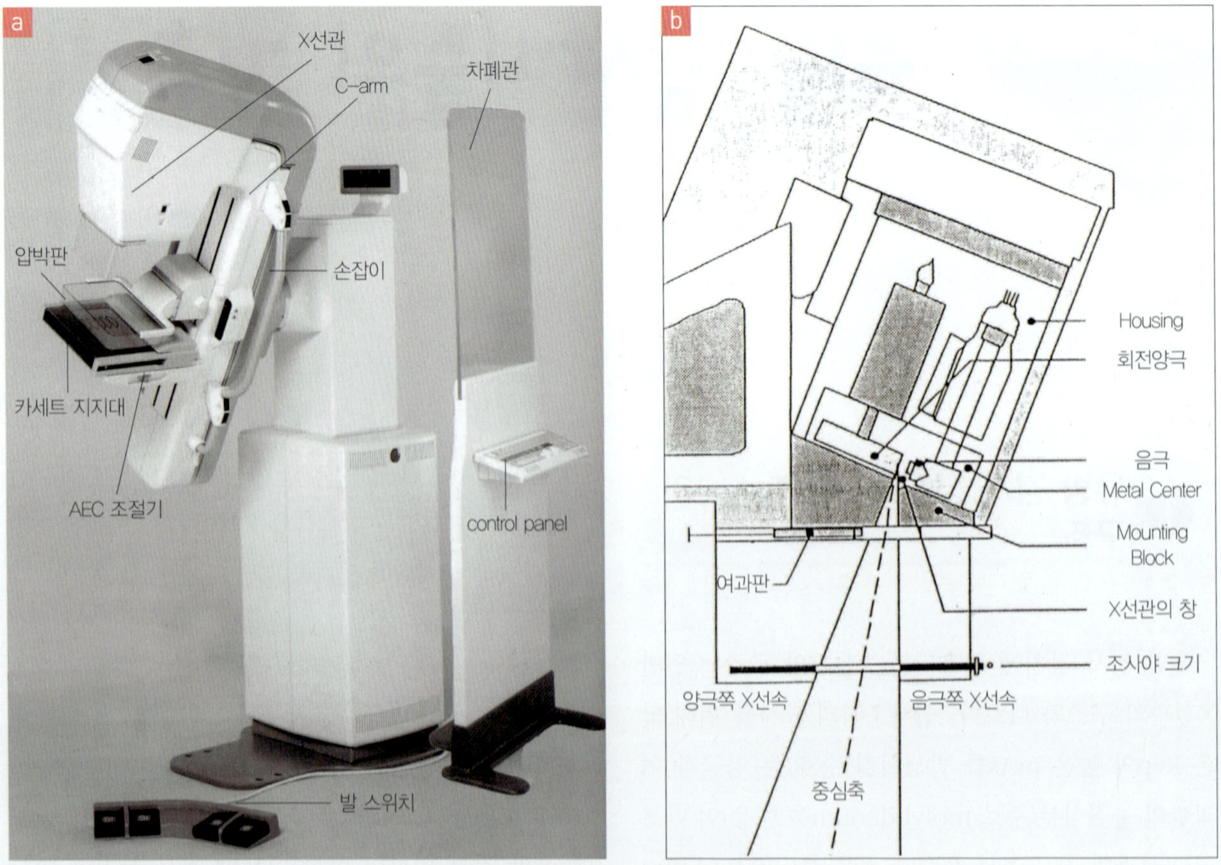

그림 12-8. 유방 검사 장치
a: 유방 검사 장치의 기본구조, b: X선관의 구조

(AEC)와 필름 현상 과정에 크게 의존한다.

오늘날에는 모든 유방 검사는 유방 검사 전용 장치를 이용해서만 할 수 있도록 법제화 되어 있다. 유방 검사 전용 장치란 X선 장치의 하나로서 유방 방사선 사진법(breast radiography)을 위해서 특별히 제작된 장치를 말한다(그림 12-8a).

오늘날의 유방 검사 전용 장치는 아래의 요소들을 갖추어야 한다.

1. 전체 유방 영상(breast image)과 부분 압박(spot compression)을 위한 압박판(paddle)으로 구성된 유방 압박(breast compression) 장치
2. 연부조직 영상(soft-tissue image)을 위한 특별한 물질로 된 target과 여과판(filter)
3. 작은 초점 크기(small focal spot: 0.3~0.4 mm)
4. 여러 가지 검사법(position)의 검사를 할 수 있는 회전 가능한 C-arm
5. 이동형 격자(moving grid).
6. X선 흡수가 적은 카세트 지지대(cassette holder)
7. 유방 검사 X선 에너지 검출에 효율적인 자동 노출 장치(automatic exposure control) 장치로 영상 수용부(image receptor) 밑에 위치해야 한다.

1) 진단상의 영상 화질

유방 사진 영상의 화질은 대조도(contrast), 해상력(resolution), 선예도(sharpness)와 노이즈(noise) 등의 복합적인 요소에 의해 결정된다.

영상 대조도는 시각적 농도와 그 주위 조직 농도의 차이로서 피사체 대조도(subject contrast)와 영상 수용부 대조도(image receptor contrast)에 의해 영향을 받는다. 피사체 대조도는 유방을 통과한 X선의 감약 차이에 관련이 있으며 또한 X선관의 창, 초점과 여과판의 성분, 전압 발생장치(generator), 압박

장치, 유방 지지장치, 필름과 카세트, 격자 등에 의해서 영향을 받는다. 영상 수용부 대조도는 증감지-필름 조합의 특성과 현상과정, 현상시간 등에 영향을 받는다.

해상력, 선예도, 노이즈 등도 유방 검사 장치와 영상 수용부와 현상 과정에 의해서 영향을 받는다. 영상 해상력(image resolution)이란 하나의 작은 물질과 바로 이웃한 다른 물질과의 구별되는 능력을 말하며, 선예도란 물질의 가장자리나 경계의 명확함 정도를 말한다. 해상력과 선예도는 초점 크기, 초점-영상면 사이 거리(source-to-image distance, SID), 압박 장치와 영상 수용부에 의해서 영향을 받는다. 방사선 사진상의 노이즈는 광양자(photon)에 의한 얼룩, 증감지 얼룩과 필름 입자에 의한 것이다. 유방 검사에서 가장 큰 노이즈의 원인은 광양자에 의한 얼룩으로 이것은 개체의 부위에 따라 일정하지 않은 광양자의 흡수로 인해 증감지에 영향을 미치기 때문이다. 유방의 유선 부분에서의 불충분한 노출이나 너무 긴 현상시간, 높은 감도의 증감지-필름의 조합은 많은 노이즈의 원인이 될 수 있다.

2) 전압 발생장치와 X선원

(1) 전압 발생장치(generator)

전압 발생장치는 X선관에 전원을 공급하고 노출시간을 조절하는 장치로서 대조도, 노출, 방사선량에 중대한 영향을 미친다. 그래서 전압 발생장치는 몰리브덴 초점(molybdenum target)과 몰리브덴 여과판(molybdenum filter) 이용시 28 kV에서 800 mR/sec X선이 적어도 3초 이상 나와야 한다. 만약 방사선 출력이 너무 낮으면 노출이 길어져 필요 없이 선량을 높이게 된다. 또한 전압 발생장치의 출력은 편차가 5% kV 이하가 되어야 하며, 적어도 24~32 kVp 범위에서 사용 가능해야 한다.

(2) 양극과 여과판의 조합 (anode/filter combination)

유방 검사에서 가장 많이 이용되는 양극/여과판 조합은 몰리브덴(molybdenum, Mo) 양극과 몰리브덴 여과판(25~30 microns 두께)조합이다. Mo/Mo anode/filter 조합은 유방 압박 두께 2~5 cm에서 최상의 선예도와 대조도의 사진을 만들 수 있는 가장 바람직한 조합이다. 그러나 선량이 증가하는 두꺼운 유방과 단단한 유방에서는 효과가 떨어진다. 근래에 몇몇 기계들은 텅스텐(tungsten, W)이나 로듐(rhodium, Rh) 양극으로 만들어 지는데 압박 두께가 두껍고 단단한 유방에서는 방사선량을 줄일 수 있지만 대조도는 Mo/Mo 조합에 비해서 떨어진다. 치밀한 유방이거나 두꺼운 유방의 검사(적어도 26 kVp 이상)를 위해서 Mo/Rh, Rh/Rh 또는 W/Rh 조합을 이용하기도 한다. 최근에는 몰리브덴(Mo)과 로듐(Rh)을 사용한 이중 양극 X선관이 이용되고 있다.

(3) 초점 크기(focal spot)

초점 크기는 필름을 노출시키기 위한 X선이 나오는 target이나 양극의 크기이다. 미세 석회화를 찾아내기 위해 필요한 해상력을 갖기 위해서는 초점의 크기가 중요한데, 과거에는 명확한 기준의 초점 크기가 강조되었다. 그러나 초점 크기보다 중요한 것은 영상의 전체적인 해상력이다. 영상 수용부로부터 4.5 cm 위에 해상력 차트를 놓고 사진을 찍었을 때 11 line pairs/mm 이상의 해상력이 되어야 하며, 이 정도는 보통 크기 초점 0.3 mm와 SID 60 cm 이상에서는 보통 가능한 정도이다.

3) C-arm

C-arm은 X선관과 반대쪽의 카세트를 단단히 지지한다. C-arm은 기계적인 구조상 양쪽 방향 모두 자유롭게 회전하기는 어렵다. 그렇지만 한 방향으로는 180° 회전할 수 있어야 하고 다른 방향으로는 적어도 150° 이상 회전할 수 있어야 모든 부위 검사가 가능하

다. 또한 C-arm은 어느 각도에서나 잠김이 가능해야 하고 정전이 되더라도 잠김이 풀려서는 안되며 단지 풀림 스위치에 의해서만 풀림이 가능해야 하는데, 이것은 확실한 검사법과 환자의 안전을 위해서이다.

4) Collimator

Collimator는 X선속의 크기와 모양을 결정한다. Collimation은 산란선과 환자에 대해 필요치 않은 피폭을 줄일 수 있다. 유방 검사에서 사각 collimation은 영상 수용부(필름)의 모양과 일치되어야 한다. 또한 collimation은 유방의 모양에 따른 것보다는 필름의 가장자리를 하는 것이 더 좋은데 이는 필름 판독시 viewbox의 불빛을 가릴 수 있어 효과적이기 때문이다(그림 12-9). X선 조사야는 가슴벽쪽을 제외하고는 영상 수용부보다 작아야 하며 가슴벽쪽에서도 초점-영상면 사이 거리의 2% 이하여야 한다.

1차 X선 범위는 collimator 불빛 범위와 일치해야 하며 편차가 SID의 2% 이하여야 한다. Collimator는

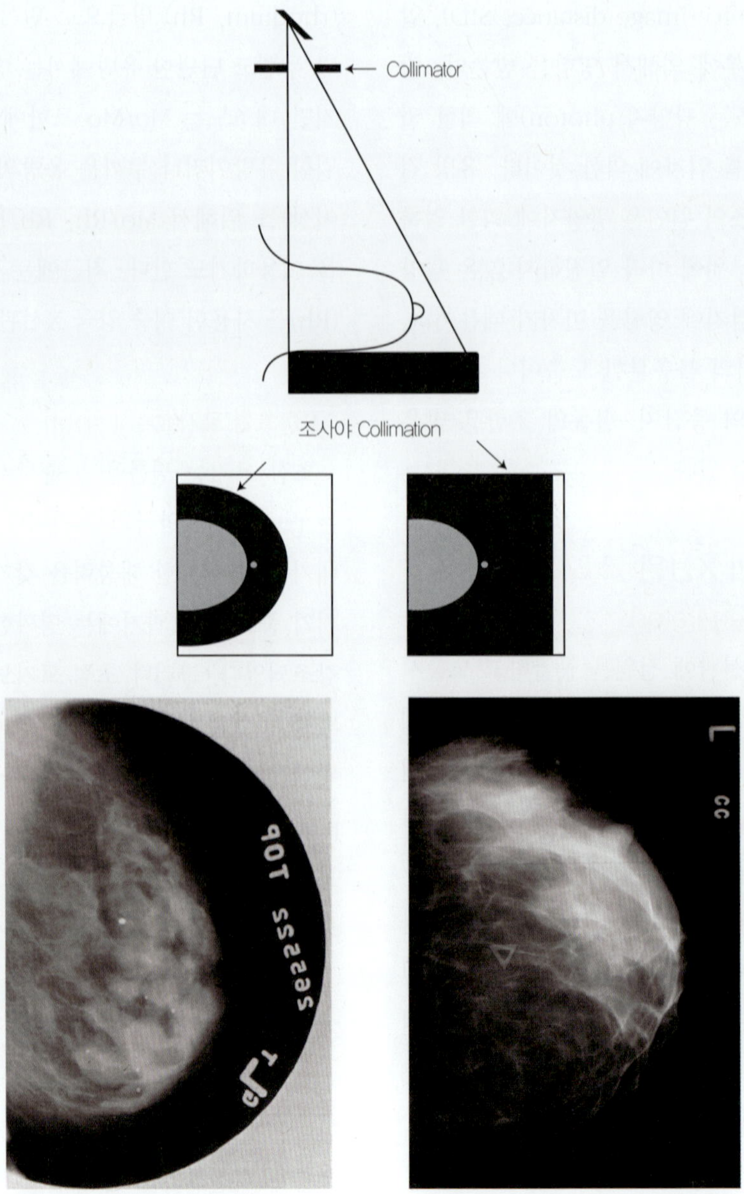

부적절한 조사야 범위 / 적절한 조사야 범위

그림 12-9. 조사야의 범위

유방의 크기에 따라 18×24 cm, 24×30 cm로 교환할 수 있으며 부분 압박, 확대 검사용으로도 교체 가능해야 하며 영상 수용부와 다른 크기의 collimator를 이용할 경우에는 기계적으로 X선이 나오지 않아야 한다.

5) 압박장치(compression device)

압박장치는 압박판과 기계적인 구성요소로 결합되어 있는데, 이것은 유방을 움직이지 않게 잡아주고 유방 조직의 두께를 줄이고 유방 조직에 따라 다른 X선 감약을 고르게 할 수 있다. 상황에 따라서 전체 유방을 위한 압박판, 부분 압박판, 확대 검사 압박판 등을 교체 사용할 수 있어야 한다. 압박판은 단단하고 X선 감약이 적은 투명한 물질로 평평하게 만들어야 하며 Bucky에 평행으로 작동해야 한다.

압박판은 가슴벽(흉벽)쪽과 유방쪽이 직각을 이루어야 하며 가슴벽쪽의 높이는 3 cm 이상이어야 하고 그 안쪽면은 영상 수용부보다 2 mm는 가슴벽쪽으로 나와야 한다. 유방 검사 전용 장치는 기계 양쪽으로 압박용 foot pedal이 있어 방사선사가 두 손을 자유로이 이용할 수 있게 되어 있다. 수동 또는 자동 압박의 정도는 25~45 lb. (11~20 kg)이어야 하며 최소한 1분 이상은 압박을 유지할 수 있어야 한다(그림 12-10).

6) 영상 수용부 시스템 (Image receptor system)

(1) 영상 수용부 지지대(Image receptor support)

영상 수용부 지지대는 C-arm이 움직이는 중에도 카세트가 움직이지 않게 잡아주어야 하며 X선 감약이 0.1 mR 이하여야 하며 카세트의 움직임이 2 mm 이하여야 한다. 또한 18×24 cm, 24×30 cm 카세트를 사용할 수 있어야 하며 화질은 동등하게 좋아야 한다(그림 12-11).

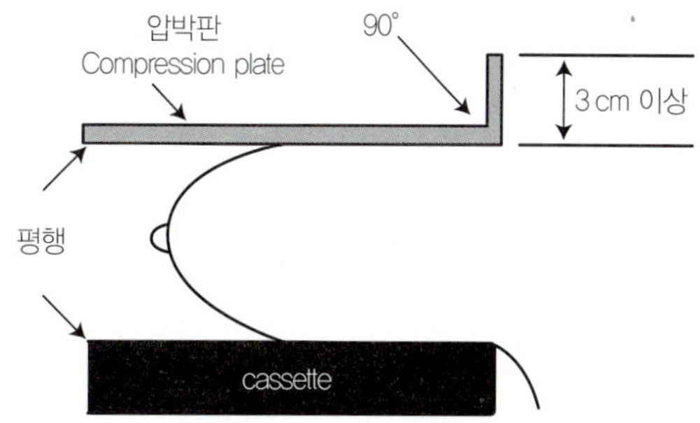

그림 12-10. 압박판의 구조

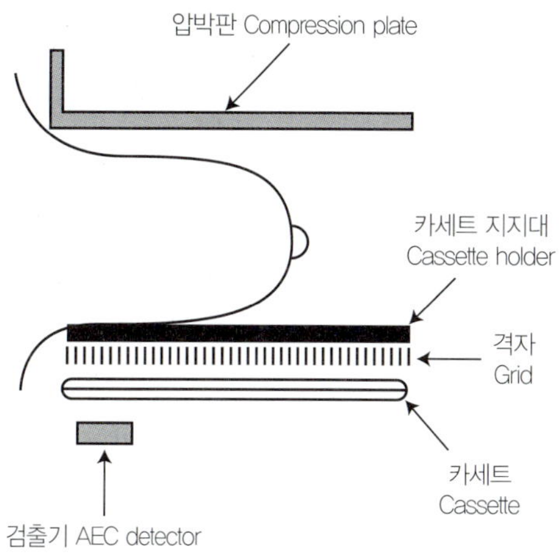

그림 12-11. 영상 수용부의 구조

(2) 산란선 제거용 격자(Antiscatter grid)

Grid는 납판을 동일한 간격으로 촘촘히 배열한 것으로 납판의 사이에는 X선 감약이 적은 물질을 이용한다. Grid의 위치는 유방과 카세트 사이에 두며 18×24 cm, 24×30 cm 카세트를 이용할 수 있으며, 확대 유방 검사시에는 쉽게 분리할 수 있어야 한다.

유방 검사에서는 이동형 격자를 요구하는데 그 이유는 대조도를 높이고 grid line을 없애기 위함이다. 격자비는 납판의 높이 대 간격으로 표시되는데 3.5:1과 5:1 사이여야 한다. Grid의 이용은 결국 환자에 대한 X선 피폭을 증가시키게 되는데, 이러한 격자의 노출배수는 같은 kVp에서 grid 사용 시의 mAs치를 사용하지 않을 때의 mAs치로 나눈 값으로 모든 노광에서 2.5 이하여야 한다.

(3) 자동 노출 조절 장치 (Automatic exposure control, AEC)

AEC system 또는 phototimer는 적정한 노광을 자동적으로 맞춰주는 장치로서 영상 수용부 밑에 위치하게 된다. 검출기는 전체 유방을 대표할 수 있는 조직 검출에 용이할 수 있을 정도로 충분히 커야 하지만 작은 유방도 검출할 수 있을 정도로도 작아야 한다. 검출기는 유방의 크기에 따라 위치를 바꿀 수 있어야 하며 압박판에도 검출기의 크기 및 위치 표시가 있어야 한다. AEC검출기는 grid의 유무, 확대 검사, 부분 압박 검사 시 등 모든 조건에 동일하게 사용할 수 있어야 한다. 정밀한 사진농도 조절을 위해서 적어도 9단계의 농도 조정 스위치가 필요한데 각 단계의 mAs치는 10~15% 정도 차이가 나야 하며, 4단계 이상은 정상 농도보다 낮은 농도에서 쓸 수 있어야 하고, 다음 검사를 위해서도 사용된 mAs는 정확히 표시되어야 한다.

7) 초점-영상면 사이 거리 (Source-to-image distance)

SID는 초점 또는 X선원에서 영상면까지 거리로서 일반 유방 검사에서는 55 cm 이상되어야 하고, 확대 검사에서는 60 cm 이상되어야 한다. 짧은 SID는 beam이 더 흩어지고 유방 위쪽과 아래쪽의 확대와 불선예도가 다르게 되는 원인이 되며 유방 위치 잡이에 공간이 부족하며 확대 검사시 선량 증가의 원인이 되기도 한다. 또한 SID는 generator의 출력과 초점의 크기, tube의 열용량에 의해 정해진다.

8) 확대 검사 장치 (Magnification mammography)

모든 유방 검사 장치는 확대 검사를 할 수가 있다. 미세 초점 확대 검사는 해상력을 높이고 불선예도를 줄이고 노이즈를 줄임으로써 화질을 높인다. 확대 검사는 유방과 필름간의 거리에 의해 1.5~2.0배 확대한다. 확대 검사는 긴 노출에 의해 움직임에 의한 흐림이 2배 많아지고 기하학적 흐림의 증가와 선량의 증가가 있다. 확대 검사 시의 SID는 60 cm 이상되어야 하는데 짧은 SID는 가끔 방사선 노광의 증가 원인이 되기도 한다. SID가 짧을 경우 보다 많은 beam 흩어짐이 생기고 두꺼운 유방에서는 위와 아래쪽의 확대 차이가 커지게 된다. 확대 유방 검사시 뚜렷한 화질의 향상을 위해서는 미세 초점의 이용은 필수적인데 이것은 유방과 필름의 거리에 따른 기하학적 흐림이나 반음영의 증가를 보상하기 위함이다. 확대 유방 검사시에는 grid를 사용하지 않아도 되는데 산란선은 공기층에 의해 감소되기 때문이며 grid를 사용할 경우에는 필요 없는 선량의 증가로 인해 노출시간이 길어지기 때문에 움직임이 생길 수 있다(그림 12-12).

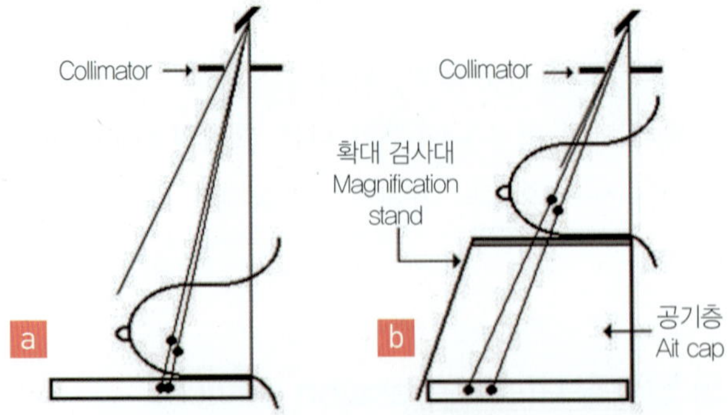

그림 12-12. 확대 검사

유방 확대 검사시에는 미세 초점을 사용함으로써 영상의 해상력을 향상시킬 수 있다.

a: 일반 검사시에 두 개의 작은 병소가 붙어 있어서 하나의 병소로 보인다.

b: 확대 검사를 실시하여 붙어 있는 것처럼 보이던 병소가 두 개의 독립된 병소로 보인다.

9) 영상 수용부(Image receptor)

적절한 증감지-필름 조합의 이용은 유방 검사에 있어 매우 중요하다.

Image receptor는 대조도와 노출관용도(latitude) 균형이 맞아야 한다. 오늘날에는 높은 대조도의 영상이 보편화되어 있는데 그 이유는 미세 석회화나 구조적인 왜곡 등의 작은 비정상적인 병소를 쉽게 나타낼 수 있기 때문이다. 그렇지만 가슴벽(흉벽)쪽의 두꺼운 부분이나 젖꼭지(유두)쪽의 얇은 부분도 압박했을

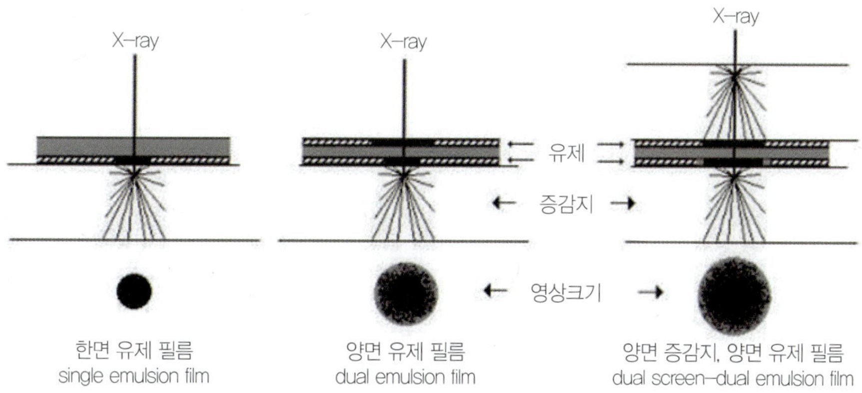

그림 12-13. 증감지와 필름유제와의 관계

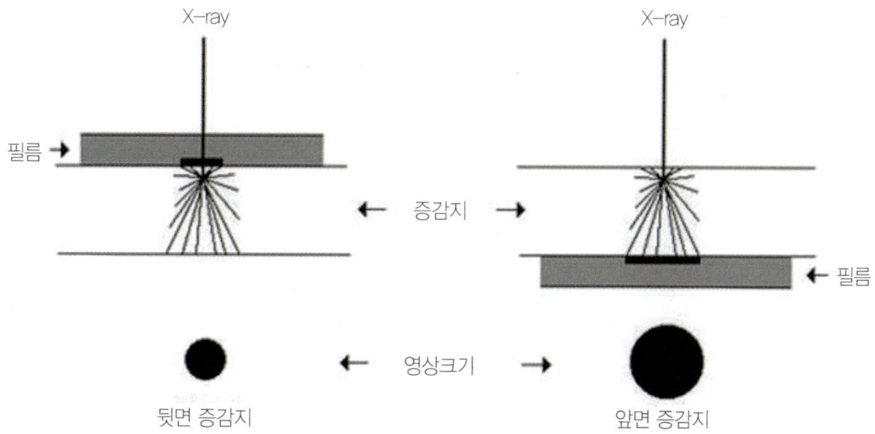

그림 12-14. 뒷면 증감지와 앞면 증감지의 영상 차이

때는 같은 선예도를 가질 수 있는 충분한 관용도도 필요하다. 또한 상수용체(image receptor)는 환자에 대한 선량을 줄일 수 있도록 빛에 대한 감응이 빨라야 하는데 이것은 짧은 노출과 움직임을 감소시킬 수 있으며 tube의 수명을 연장할 수 있다. 그렇지만 너무 빠른 감응은 노이즈를 증가시키고 해상력을 떨어뜨린다.

유방 검사에서는 한면 유제 필름과 뒷면 증감지가 대표적으로 쓰이는데 한면 유제 필름은 양면 유제 필름과는 달리 시차에 의한 불선예도를 예방할 수 있다. 필름은 유제면이 밑으로 해서 증감지에 닿게 넣고 카세트를 지지대에 넣을 때는 X선속이 필름에 먼저 닿고 증감지에 도달하게끔 증감지쪽을 밑으로 넣는다. 한면 증감지는 양면 증감지에 비해 중복 노광을 피할 수 있는데 중복 노광은 불선예도를 높이는 중요한 요인으로 필름유제면의 반대쪽 증감지에 대한 불빛으로 인해 필름유제면이 다시 감광되기 때문이다(그림 12-13).

유방 검사에서 뒷면 증감지를 이용하는 이유는 X선 흡수와 빛의 방출이 X선이 들어와 닿는 증감지 표면에서 보다 커지기 때문이다. 앞면 증감지를 이용할 경우 증감지 표면 보다 안쪽에서 더 많은 X선 흡수가 일어나게 되어 보다 많은 빛의 흩어짐과 흐려짐이 영상에 영향을 주게 된다. 유방 검사용 필름의 선택시에는 감도와 대조도, 그리고 빛의 파장에 따른 감광도 등을 고려해야 한다(그림 12-14).

10) 필름 현상 시스템 (Film processing system)

유방 검사에 있어서 필름현상 시스템은 자동 현상

기, 필름의 종류, 현상 약품 등으로 구분되어진다. 자동 현상기를 이용할 경우 현상시간, 현상온도, 현상약품, 보충 정도, 교반작용, 건조 등을 중요하게 지켜봐야 한다. 현상 시간은 필름이 현상기에 들어가는 순간부터 떨어지는 순간까지의 시간을 말하며 현상 온도와 보충량은 현상시간에 따라 제조사에서 정한다.

표준 현상 시간은 45~150초이고, 연장 현상시간은 150초보다 긴 경우를 말하며 유방 검사에서 영상의 화질을 높이기 위해 많이 사용한다. 자동 현상기의 현상 온도는 33~39℃이며 필름 종류나 이동 속도, 현상기의 종류 등에 따라서 제조회사에서 정해준다. 현상 온도가 제조회사에서 정한 것 보다 낮을 경우 사진농도가 떨어지고 필요 없는 선량 증가의 원인이 된다. 그러나 높은 감도의 필름인 경우 현상 온도를 낮추면 noise가 줄어들기도 한다. 현상 온도가 제조회사의 권고치 보다 약간 높은 경우 필름감도와 대조도는 증가되지만 film fog도 함께 증가하게 된다. 미국 방사선의학회(American College of Radiology)에서는 현상 온도의 변화 범위는 제조사 권고값의 0.3℃ 이내로 권장하고 있다.

03 유방 해부

1 해부학적 구조

유방의 크기는 개인마다 차이가 있지만 대부분의 여성에 있어서 왼쪽이 오른쪽 보다 크며 평균 무게는 휴식기 때는 150~250 g이며 수유기 때는 400~500 g 정도된다.

유방의 내부조직은 간질 또는 기질(stroma), 실질(parenchyma), 지방조직(fat)으로 분류할 수 있는데 기질(srtoma)은 실질을 지지해 주는 결합조직 구조로 피부와 깊은 근막(심근막, deep fascia)을 연결하는 현수근과, 혈관, 림프관, 신경을 포함한다.

실질(parenchyma)은 유방의 생리적인 기능을 주로 담당하는 조직으로 15~20개의 소엽으로 이루어

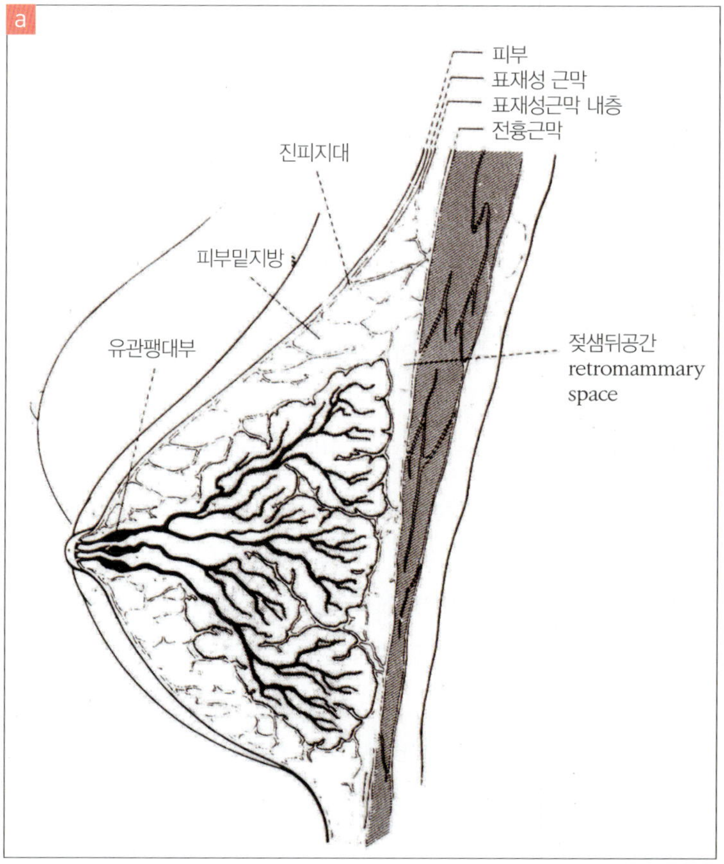

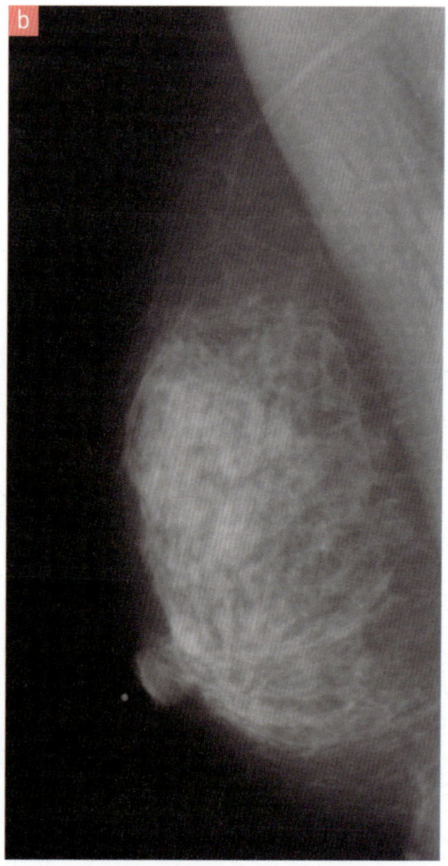

그림 12-15. 유방의 구조
a: 유방 해부그림, b: 유방의 MLO영상

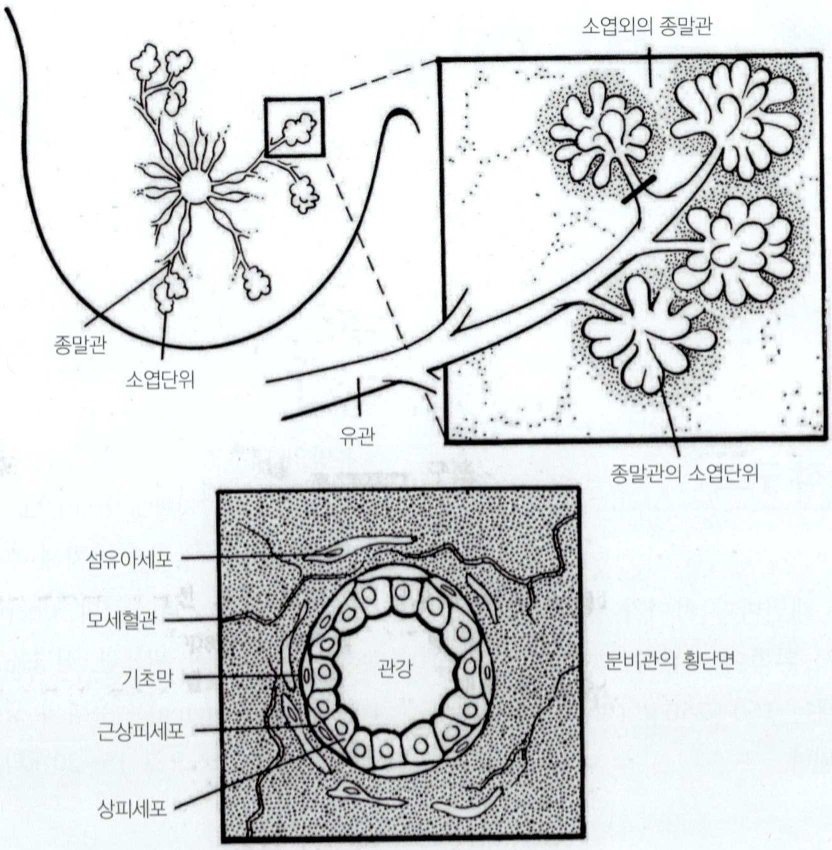

그림 12-16. 소엽의 구조

져 있고 호르몬의 영향을 받으며 주기적인 변화 양상을 띤다.

지방조직(fat)은 유방의 표면을 둘러싸고 각 조직의 사이를 채우면서 유방의 외형을 형성한다.

젖샘(유선, mammary gland)의 구조는 15~20개의 엽(lobe)과 분지관으로 연결된 소엽(lobule), 그리고 가는 관(duct)들이 엽과 소엽을 연결하여 젖꼭지(유두)로 열려있다. 젖꼭지(유두, nipple) 주위의 핑크색 부분은 유륜(areola)이고 임산부는 여기에 색소가 침착되어 진한 갈색 또는 흑색을 띤다.

유방은 크게 지방(fat)으로 된 피부밑층(피하층, subcutaneous layer)과 젖샘엽(유선엽) 결합조직(interlobular connective tissue) 부분의 젖샘층(유선층, mammary layer), 그리고 젖샘층과 가슴근(흉근) 사이의 젖샘뒤층(유선후층, retromammary layer)으로 나눌 수 있다. 유방에는 안쪽 · 가쪽 가슴동맥(내 · 외흉동맥, internal and lateral thoracic artery)과 앞갈비사이동맥(전늑간동맥, anterior intercostal artery), 겨드랑정맥(액와정맥, axillary vein)과 안쪽가슴정맥(내흉정맥, internal thoracic vein)이 분포되어 있고 겨드랑부터 림프절이 뻗어 내려와 있다.

유방은 유선조직과 지방조직의 분포상태에 따라 3가지 형태로 분류되는데 치밀하고 단단한 유선조직이 많고 지방이 적은 유방으로 젊은 여성들에게 많은 섬유선질 유방(fibroglandular breast), 섬유조직과 지방이 반반씩 분포되어 있는 평균 유방인 섬유지방질 유방(fibrofatty breast), 폐경기 이후의 여성에게서 주로 나타나며 대부분의 조직이 지방인 지방질유방(fatty breast)으로 나누어진다.

② 유방 병변의 형태

방에 생기는 여러 가지 병변은 그 모양이나 경계선 또는 크기 및 성분에 따라 양성과 악성으로 판단되어지는데 최종적인 결정은 조직검사(biopsy)의 결과에 의해서 알 수 있다.

그림 12-17a는 가장 신빙성 있는 유방암의 발전모델로 정상적인 분비관 내의 세포증식이 이루어져 형태가 다른 세포로의 증식에 의하여 분비관암으로 발전되는 단계이다. 정상 분비관에서 형태가 다른 세포로 증식되더라도 다시 정상 분비관으로 돌아올 수 있으나 일단 분비관암으로 발전되면 정상 분비관으로 돌아올 수 없다.

대부분의 낭포(cyst)는 소엽에 액체가 고였을 때 정상적인 흡수가 이루어지지 않아서 생긴 것으로 판단

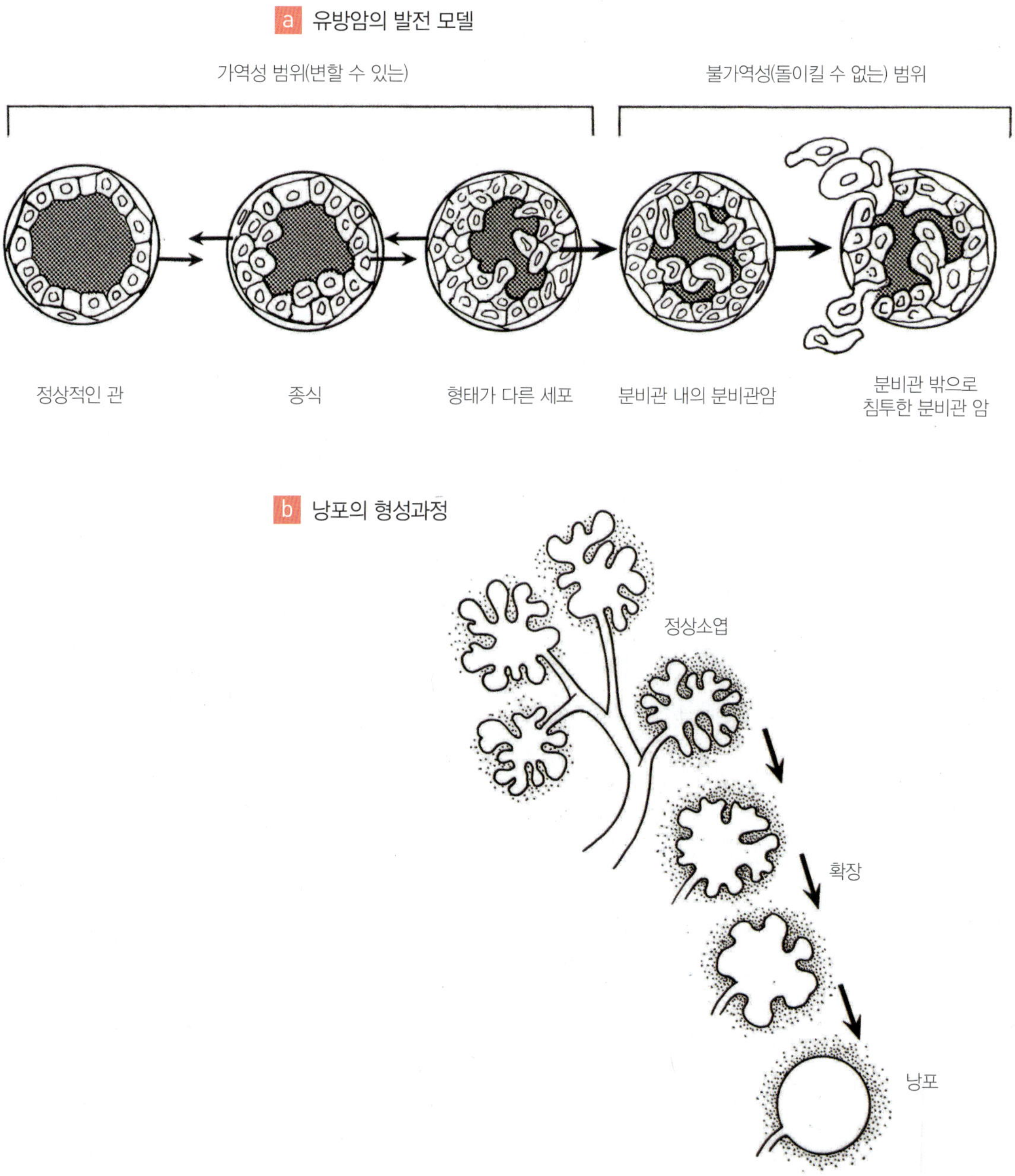

그림 12-17. (계속)

c mass의 모양과 경계

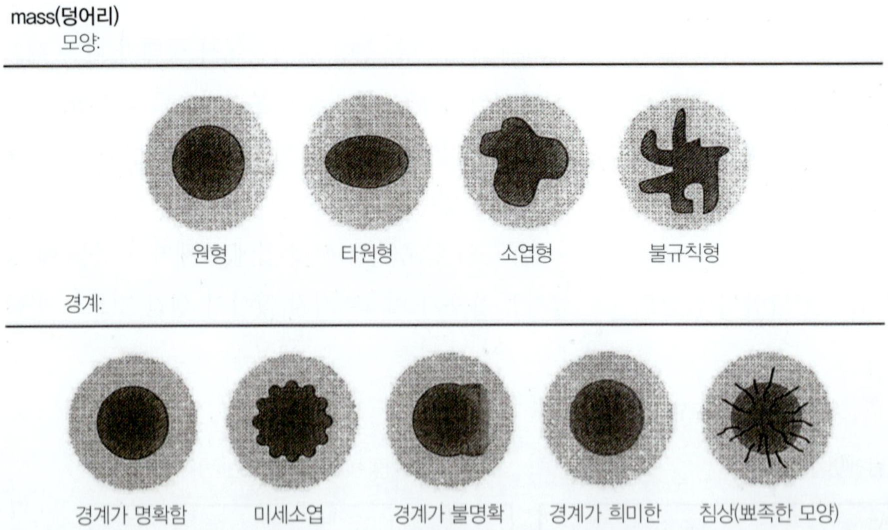

d 석회화의 기본형상 및 분포

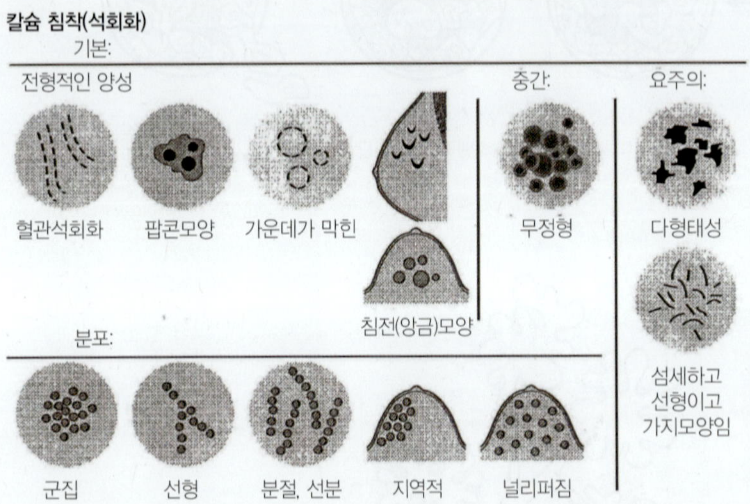

e 부위별 유방암 발병률

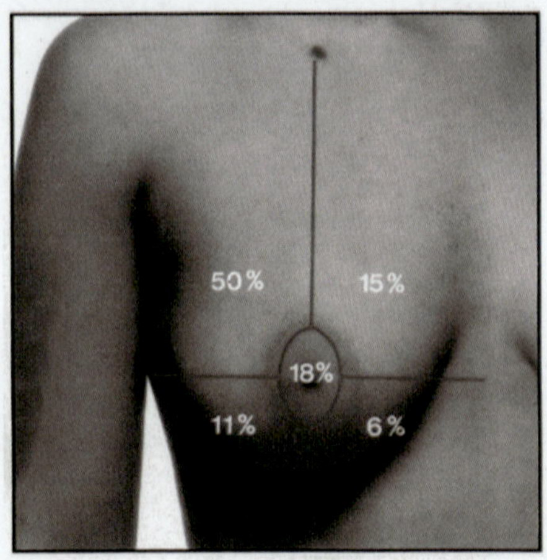

그림 12-17.

되어 지며 또 다른 낭포는 분비관의 장애에 의해서도 생길 수 있다. 낭포는 하나일 수도 있지만 대부분은 여러 개이고 많은 여성의 유방에서 흔하게 발견된다(그림 12-17b).

유방에 생기는 병변 중 보통의 양성 병변은 모양이 둥글고 경계가 명확하며 유동성이 있는 반면 악성은 모양이 불규칙하며 병변의 가장자리 경계가 불명확하며 고정되어 있다(그림 12-17c).

석회화 병변은 그 모양이나 분포상태, 석회화 병변의 수 등에 따라서 적은 확률이지만 악성일 가능성이 있기 때문에 세심한 관찰이 요구된다(그림 12-17d).

다음은 유방암의 가능성이 있는 초기 증상들이다.

ㄱ) 유방에 혹이 생긴다.

ㄴ) 한쪽 유방이 비정상적으로 커진다.

ㄷ) 한쪽 유방이 다른쪽에 비해 비정상적으로 쳐져 있다.

ㄹ) 유방에 주름이 생기거나 줄어들거나 또는 움푹 들어간다.

ㅁ) 젖꼭지가 안쪽으로 빨려 들어간다.

ㅂ) 젖꼭지에서 분비물이 나온다.

ㅅ) 젖꼭지나 주위조직의 변화가 있다.

ㅇ) 위팔(상박부, arm)에 부종이 있다.

ㅈ) 림프샘이 커진다.

③ 유방 병변의 위치

유방에 생긴 병변이나 이상 부위의 위치를 판단할 때는 젖꼭지(유두)를 중심으로 4등분한 4분법(Quadrant system)과 시계를 이용한 Clock system을 이용한다. 또한 병변의 깊이는 젖꼭지(유두)를 기점으로 해서 '젖꼭지(유두)로부터 몇 cm 거리에 있다.'고 한다. 그림 12-18에서 병변 ①은 오른쪽 유방 위안쪽 1시 방향(Right breast UIQ 1 O'clock)에 있다고 말하고 병변 ②는 왼쪽 유방 위안쪽 11시 방향(Left breast UIQ 11 O'clock)에 있다고 한다. 이와 같이 4분법에서는 좌우가 대칭이 되지만 Clock system에서는 대칭이 되지 않는 점에 유의해야 한다.

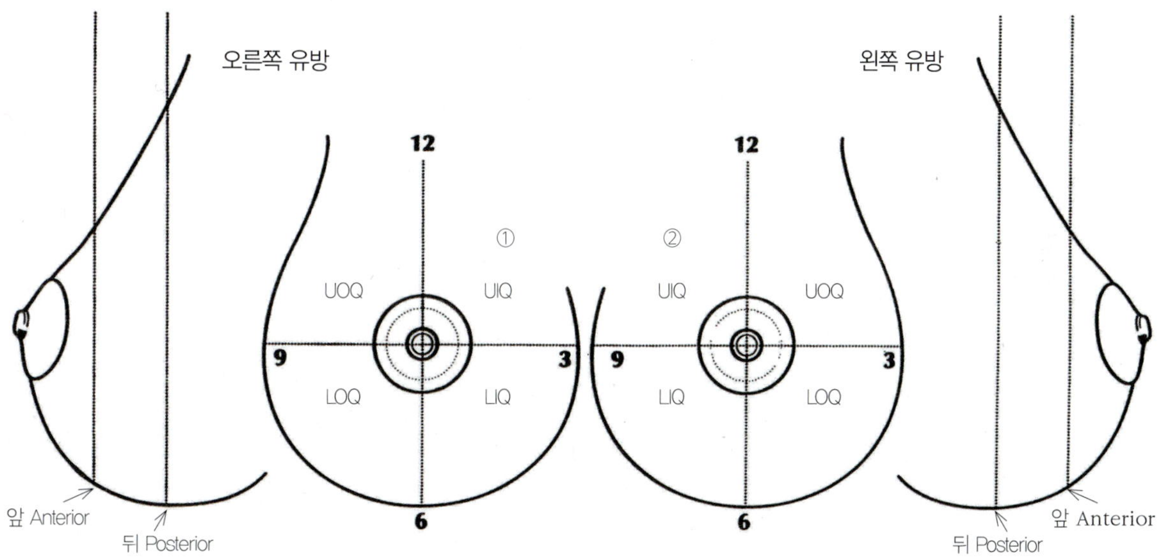

그림 12-18. 4분법과 시계를 이용한 병변의 위치표시
UIQ : Upper Inner Quadrant, UOQ : Upper Outer Quadrant
LIQ : Lower Inner Quadrant, LOQ : Lower Outer Quadrant

Mammography

04 유방 검사의 기호 표시

Labeling and Marking

① 소개

유방 검사법(breast positioning)은 최근의 중요한 변화를 반영한 예술이다. 바르지 못한 검사법(positioning)은 진단 영상을 평가하는데 있어 가장 큰 문제를 만든다. 과거 증감지–필름 유방 검사와 전자방사선 유방 검사는 재래식 X선 장치로 환자가 옆으로 눕거나 tube 밑의 의자에 똑바로 앉아서 사진을 검사하였다. 진보된 전용장치는 X선관이 회전되면서 유방 검사법의 대 혁신이 가능하게 되었다. 최근에는 전통적인 검사법(Lateral and Craniocaudal projection)보다는 유방의 해부학적 구조와 많은 기능을 가진 현대적인 유방 전용검사장치의 가동성이 정교하게 결합하여 만들어진 검사법을 더 신뢰한다. 또한 유방 검사법은 환자의 특별한 상태나 유방의 문제점에 맞추어져야 한다.

오늘날에는 경험 있는 방사선과 전문의나 방사선사는 아주 다양한 검사기법이 유방암의 발견을 향상시키고 비정상 부위의 판독을 쉽게 할 수 있다고 믿고 있다. 이러한 다양한 검사법에는 각각에 대하여 표준화된 약어가 있다.

② 유방 검사의 표시법(Labeling)

유방 검사 필름(mammography film)은 중요한 진료 서류이다. 유방 사진의 표준화된 표시는 필름의 분실이나 잘못 판독하는 것을 막아 준다. 유방 검사사진에서 좌우 또는 검사법 표시를 제외한 모든 표시는 가능한 한 유방에서 멀리 위치해야 한다(그림 12–19 참조). 이러한 표시는 미국의 유방화질 표준화 규정(Mammography quality standards act: MQSA)의 가장 최근 규정에 의한 것이며, 1) 반드시 필요한 표시, 2) 강력히 추천하는 사항, 3) 추천사항 등 세 그룹으로 나눌 수 있다.

1) 반드시 필요한 표시

1. 영구적으로 증명되는 표시로 필름상의 정보 입력란에 병원이름, 병원 주소(도, 시, 군), 환자이름, 환자의 고유번호(예: 병원등록번호 or 주민등록번호, 생년월일 등), 검사일자 등이 정확히 표시되어야 한다.
2. 좌 · 우 표시(Laterality: R/L)와 검사법 표시(Projection/view: MLO, CC): 좌 · 우 표시와 검사법 표시는 겨드랑 쪽에 위치해야 하며, 이들 표시는 X선 불투과성 물질로 카세트 지지대 위에 놓고 X선에 의해서 직접 표시되도록 해야 한다. 이들 표시는 너무 커도 안되지만 확실히 보일 수 있을 정도의 크기는 되어야 한다. 검사법 표시는 서로 다

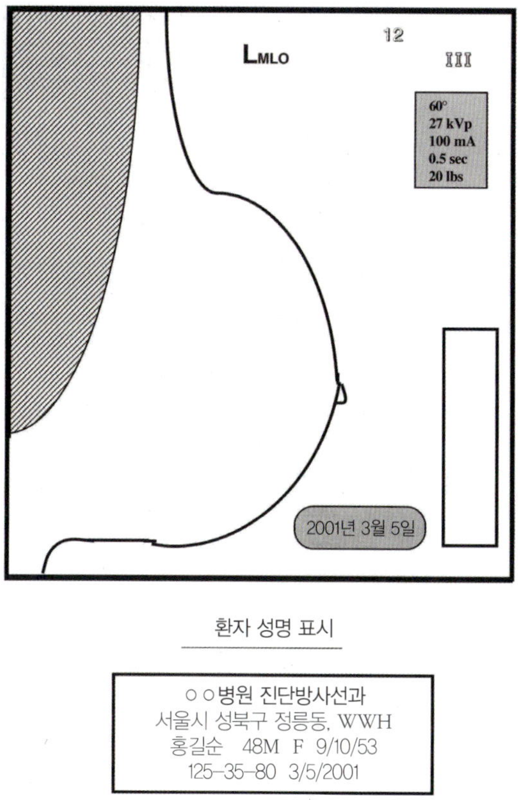

그림 12-19. 필름표시 권고사항

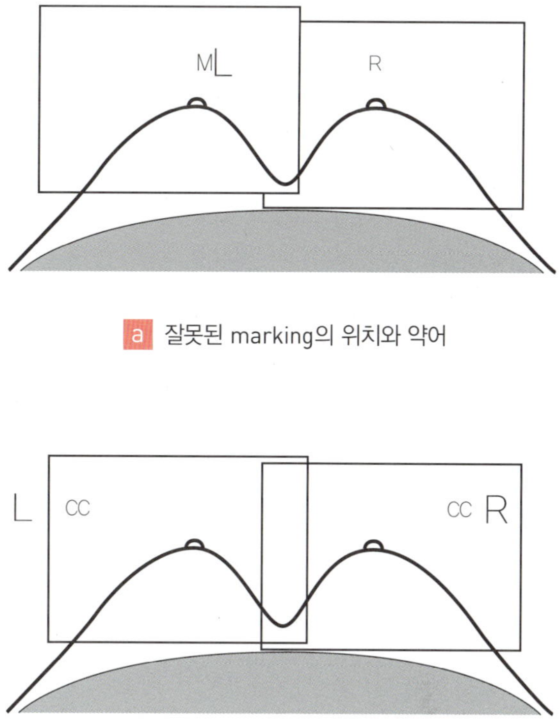

a 잘못된 marking의 위치와 약어

b 정확한 marking의 위치와 약어

그림 12-20. 기호표시의 위치와 약어

른 병원의 사진을 판독하는 데에도 혼동이 없도록 표준화된 약어를 사용해야 한다(그림 12-20, 그림 12-21).

3. 검사자 표시(Technologist initials): 검사를 수행하는 방사선사의 이름 약자를 환자 정보 입력란이나 X선 불투과성 글자로 카세트 지지대 위에 표시하여 필름에 남도록 해야 한다.
4. 카세트/증감지 표시(Cassette/screen identification): 카세트/증감지에는 아라비아 숫자로 번호를 표시해야 하는데 이것은 증감지의 결점이나 이물질을 찾아 내는데 필요하다.
5. 전용장치 번호: 필름 상에 나타나는 X선 불투과성 물질로서 번호로 표시하는데 유방 검사 장치가 두 대 이상인 의료 기관의 경우에 필요하며 로마 숫

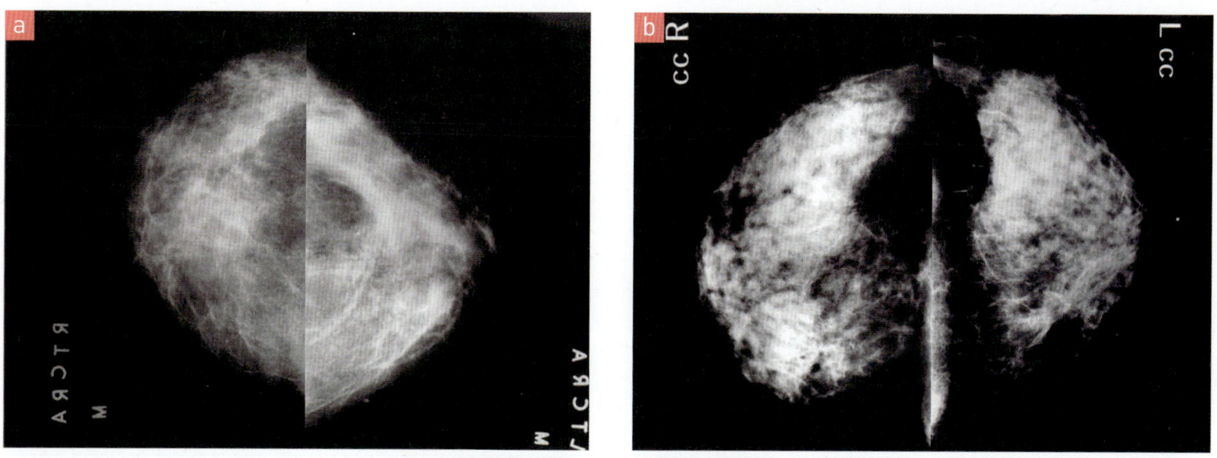

그림 12-21. 잘못된 표시(a)와 정확한 표시(b)

자로 표시한다(예: I, II).

우리나라 정도관리 기준에는 병원이름, 환자이름, 성별, 나이, 환자번호, 검사날짜, 좌 · 우 표시 및 검사법 표시, 카세트 번호 등 7개 항목만 포함이 되어 있다.

2) 강력히 추천하는 사항

Flash card patient identification system–왜냐하면 필름에 노광시킨 환자의 정보는 영구히 남게 되고 복사필름을 만들 때도 복사가 되기 때문이다. 환자의 정보는 이름 찍는 곳에 정확히 맞아야 한다. 환자의 정보가 판독하기 어렵거나, 맞지 않거나, 한쪽으로 기울어져 정보가 잘린 경우 등의 노광 시스템(exposure system)은 허용되지 않는다. 노광 시스템이 이러한 기준에 맞지 않는 경우 방사선과 전문의는 제조업자의 도움을 받아 만족한 것으로 교체하여야 한다.

3) 추천 사항

1. 별도의 날짜 sticker: 보통 불빛에서도 쉽게 식별이 가능하고 연도별로 색깔이 다른 검사일자 sticker
2. 조사조건표시: mAs, kVp, 압박력(compression force), 유방 압박 두께(compressed breast thickness), X선관의 경사 각도(degree of obliquity for MLO views)

| 표 12-1 | 유방 검사의 표준 약어 표시

	좌 · 우 표시 및 검사법 표시	표준 약어				목적
좌우 표시	Right	R*				
	Left	L*				
촬영법	Craniocaudal			CC		기본 검사법
	Mediolateral oblique			MLO		기본 검사법
	90° Lateral					
	Mediolateral			ML		위치, 병소 확인
	Lateromedial			LM		위치, 병소 확인
	Spot compression					병소 확인
	Magnification		M*			병소 확인
	Exaggerated craniocaudal			XCCL		위치 확인
	Cleavage			CV		위치 확인
	Axillary tail			AT		위치, 병소 확인
	Tangential			TAN		위치, 병소 확인
	Roll					
	Rolled lateral				RL※	위치, 병소 확인
	Rolled medial				RM※	위치, 병소 확인
	Rolled superior				RS※	위치, 병소 확인
	Rolled inferior				RI※	위치, 병소 확인
	audocranial (Reverse CC)			FB		From below
	Lateromedial oblique			LMO		병소 확인
	Superolateral–to–inferomedial oblique			SIO		병소 확인
	Implant displaced				ID※	확대수술환자

* 표시는 검사법 표시 앞에 놓는다.
예) RMMLO = Right Magnification MedioLateral Oblique
※표시는 검사법 표시 뒤에 놓는다.
예) LCCRL = Left CranioCaudal upper breast tissue Rolled Laterally
RCCID = Right CranioCaudal Implant Displaced

❸ 표준화된 표시(Marking)

유방 검사의 표시에는 정해진 기준이 있다. 표시는 반드시 겨드랑 쪽에 위치하도록 표시하여야 하며 표준화된 약어를 사용해야 한다. 표시의 위치가 잘못됐거나 표준화된 약어를 사용하지 않을 경우 시간이 지난 사진이나 서로 다른 병원의 사진을 비교 판독하는데 있어 많은 시간과 어려움이 따르게 된다. 표 12-2는 미국 방사선의학회(American College of Radiology: ACR)의 표준화된 표시이다.

❹ 판독을 위한 조건 (Viewing conditions)

좌우방향 표시와 검사법 표시를 제외한 다른 표시들은 가능한 한 유방영상에서 떨어져 위치해야 한다. 조사야는 유방영상 가까이로 좁게 하면 안 된다. 왜냐하면 필름의 맑은 부분을 통해서 필름관찰대(viewbox)의 불빛이 나오기 때문이다. 조사야를 유방영상 가까이로 한다고 해서 영상 대조도가 향상되지는 않는데 그것은 실질적으로 공기에서는 산란선이 없기 때문이다. 그러므로 collimation은 가능한 한 필름의 끝 부분까지 노출시키도록 해야 한다(그림 12-22).

❺ 유방 압박(Breast compression)

유방 압박과 환자 검사법(patient positioning)은 높은 화질의 유방 사진을 나타내기 위한 중요한 고려사항이다. 적당히 적용된 압박은 낮은 화질의 원인이기도 하며, 또한 유방 검사의 영상 화질에 영향을 주는 중요한 요인이다. 압박의 가장 중요한 목적은 유방의 두께를 동일하게 줄임으로써 X선속이 피부아래부터 가슴벽까지 더 쉽고 동일하게 관통하게 하기 위한 것이다. 밑면과 뒷면이 90°로 된 단단한 압박 도구는 이러한 목적을 이루는데 가장 적합하다. 둥글거나 뒷면 끝부분이 완만한 경사를 가진 압박 도구는 안쪽의 유방 조직에 동일한 압박을 할 수 없을 뿐만 아니라 노출 중에 유방을 견고하게 고정할 수가 없다. 그

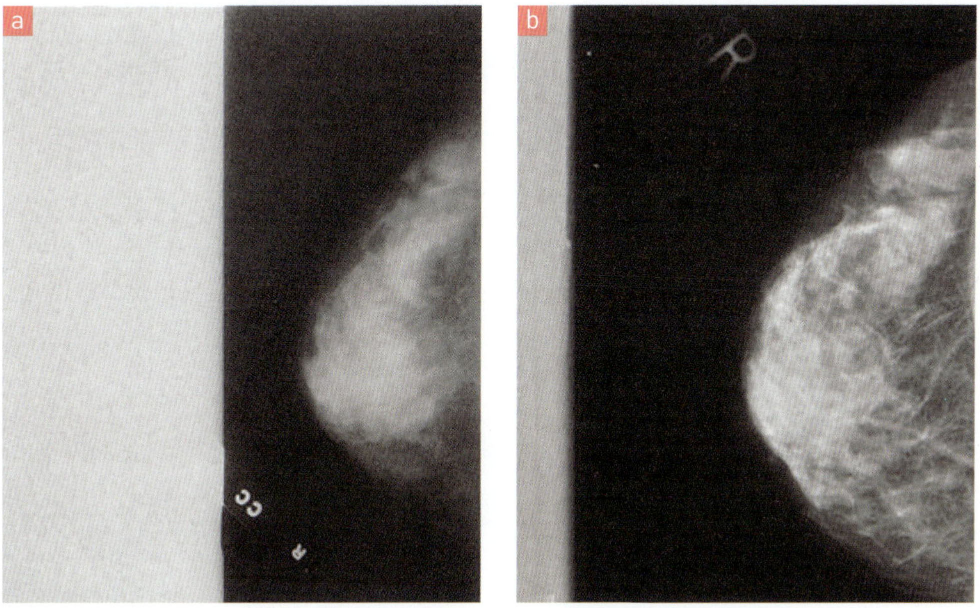

그림 12-22. 잘못된 조사야 및 표시(a)와 정확한 조사야 및 표시(b)

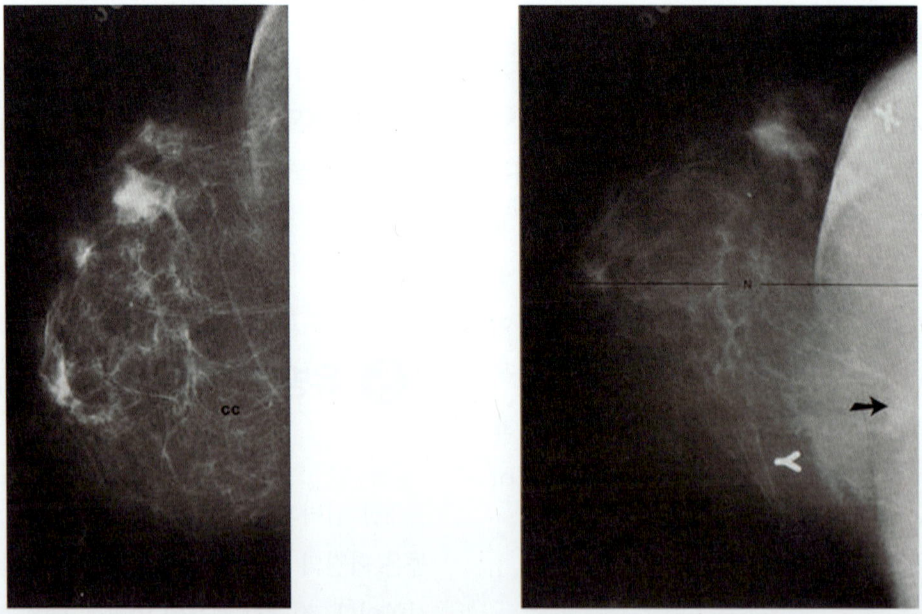

a 약하게 압박한 유방의 상하방향 검사법(CC) 사진 b 단단하게 압박된 유방의 사진. 많은 유방 조직이 포함되었다.

그림 12-23. 같은 유방의 압박 차이

래서 뒷면이 둥근 것보다는 곧은 압박 도구를 추천한다. 이것은 유방 조직의 압박을 뒷면이 곧은 유방 검사용 필름에 맞게 하기 위한 것이다. 압박을 하는 동안 압박판은 카세트 지지대와 평행을 유지하고 있어야 한다. 압박은 투과력이 약한 낮은 에너지(low energy, 25~30 kV)를 사용하는 필름-증감지 유방 검사(film-screen mammography)에서 특히 중요하다. 적절한 압박은 유방 검사에서 필수적인데 그 이유는 피사체-영상면 사이 거리(OID)를 감소시켜서 더 좋은 해상력을 얻을 수 있고, 중첩되는 유방 조직을 분리시킬 수 있으며 더 균등한 사진 농도를 얻을 수 있다. 또한 유방 두께를 감소시켜 피폭 선량을 줄일 수 있고, 산란선을 줄임으로서 대조도를 향상시킬 수 있다. 더 나아가 잘된 압박은 유방을 견고하게 고정시켜 움직임에 의한 불선예도를 줄일 수 있고 유방 구조를 필름에 밀착시켜 기하학적 선예도(geometric sharpness)를 증가시킬 수 있다. 압박은 유방 조직을 잘 펼쳐야 하지만 또한 통증도 적어야 한다. 그러므로 환자에게 압박의 중요성을 충분히 설명하여 적절한 압박이 이루어지도록 해야 한다.

어떤 여성들은 월경전이나 월경 중에 또는 월경기간 중의 어떤 날은 유방이 매우 민감하여 압박을 제대로 할 수가 없을 때가 있는데 이런 경우에는 유방이 덜 민감한 날로 검사 일자를 조정하는 것이 좋다. 그리고 압박판에 손상을 주지 않는 세제를 이용해서 환자의 검사 후에는 압박판과 카세트 지지대를 닦아주어야 한다.

최근의 미국 유방화질표준화규정(MQSA)지침에 의하면 기계의 압박력은 25 lb~45 lb(약 11~20 kg)를 권하고 있다(그림 12-23).

05 환자 검사법

Patient Positioning

1 기본 검사법(Standard views)

유방 검사에서 이용하는 필름의 크기는 18 cm×24 cm, 24 cm×30 cm의 두 가지이다. 부분 압박검사와 확대 검사시에는 18 cm×24 cm 크기의 필름을 사용하지만, 나머지의 경우는 유방의 크기에 따라 필름을 선택하여 사용하면 된다.

또한 유방 검사시 자동노출장치의 위치는 동일한 압박두께에서 젖샘조직(유선조직)이 포함되는 부분에 위치해야 젖샘조직의 묘사를 제대로 할 수가 있다.

1) 상하방향 검사법 (Craniocaudalprojection;CC)

▸ 표시법

R CC, L CC

▸ 목적

- 모든 안쪽조직(medial tissue)이 포함되어야 한다.
- 젖꼭지가 가운데 위치해야 한다(그러나 젖꼭지를 가운데 위치시키기 위해서 유방 조직을 덜 포함시켜서는 안 된다).
- 큰가슴근(대흉근)을 포함시킨다(적어도 환자의 30~40%에서).
- 젖샘뒤지방(Retroglandular fat)이 포함되어야 한다.

▸ 검사방법

1. 적당한 크기의 카세트를 선택한다.
2. 환자는 카세트쪽을 향해서 바로 선다.
3. 방사선사의 손은 환자의 흉곽(rib cage)을 따라서 반듯하게 위치한다.
4. 유방을 자연스럽게 움직일 수 있는 한 많이 들어 올린다(그림 12-24a, b).
5. 카세트를 환자의 유방아래주름(Inframammary fold; IMF)에 위치하도록 한다.
6. 방사선사의 다른 손은 유방 위에 놓는다.
7. 두 손을 이용해서 전체 유방을 안쪽 위쪽(medial and superior)으로 잡아당긴다(그림 12-24c).
8. 유방을 photo cell의 가운데 위치하도록 카세트 위에 놓는다(그림 12-24d).
9. 유방 조직의 손실 없이 젖꼭지의 옆면 윤곽이 뚜렷이 나오게 한다.
10. 방사선사의 한 손은 가슴벽(흉벽, chest wall) 위에서 유방을 고정시킨다(그림 12-24e).
11. 반대쪽 유방도 카세트의 끝 쪽에 같이 올려놓는다.
12. 한 손은 환자의 등 뒤로 해서 환자의 어깨 위에 올려놓는다.
13. 환자는 어깨의 힘을 빼고 편안히 해야 pectoral muscle이 움직이기 쉽다.
14. 환자의 어깨에 올린 손으로 유방 피부를 당겨 올리면서 압박을 시작한다(이것은 환자의 불편함을 감소시킨다).
15. 단계적으로 압박을 한다.

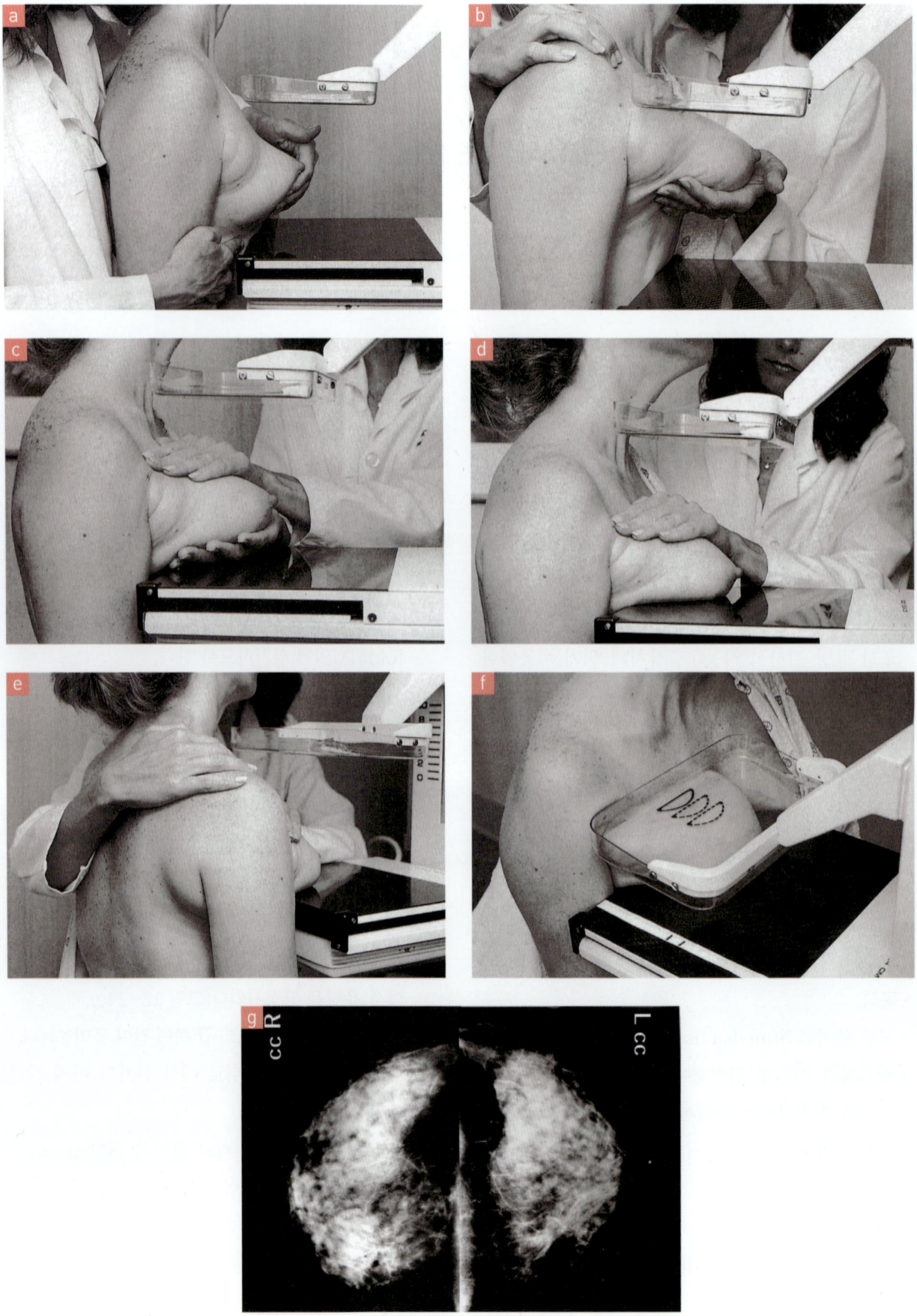

그림 12-24. 상하방향 검사법(CC)(a~g)

16. 유방 위에 있던 손으로 바깥쪽 유방 조직(lateral breast tissue)을 앞으로 잡아 당기며 압박을 계속하면서 손을 앞으로 빼낸다.
17. 유방 조직이 단단하게 압박되었는지 확인한다.
18. 환자는 팔에 힘을 빼고 내린 후 팔굽이 밖으로 가게 돌린다.
19. 피부가 겹친 곳은 유방 조직이 빠져 나오지 않도록 부드럽게 당겨서 펼친다(그림 12-24f).
20. 노출 후에 신속히 압박을 풀어 준다.

▸ 영상평가

- 유방의 안쪽 조직이 포함되어야 한다(반대쪽 유방의 안쪽 조직이 사진상에 조금은 포함되도록 한다).
- 큰가슴근(대흉근)이 포함되도록 한다.
- 젖꼭지의 옆면상이 나타났는지 확인한다(그림 12-24g).

2) 내외 사방향 검사법 (Mediolateral oblique projection; MLO)

▸ 표시법

R MLO, L MLO

▸ 목적

- 유방 조직을 가장 많이 포함시킬 수 있는 검사법이다.
- 큰가슴근(대흉근)을 펼쳐서 젖꼭지선(유두선, nipple line) 밑에까지 포함시킨다(그림 12-26b).
- 안쪽과 표면의 유방 조직을 잘 분리시킨다.
- 모든 fibroglandular tissue가 포함된다(retroglandular fat이 보인다).
- 움직임에 의한 흐림이 없어야 한다.
- 유방아래 주름(inframammary fold;IMF)이 펼쳐져서 사진에 포함되어야 한다.
- 압박이 너무 약해서 유방이 밑으로 처지면 안 된다.
- 유방 조직의 손실 없이 젖꼭지의 옆면 윤곽이 나타나야 한다.

• 검사밥법

1. 카세트(image receptor)의 각도는 30~60° 사이에서 정하는데, 그것은 큰가슴근과 카세트가 평행이 되는 각도로 정한다. 그렇지 않으면 모든 유방 조직을 포함시키기 힘들다.
2. 환자는 카세트 쪽에 옆으로 서서 팔을 머리 위로 올린다.
3. 방사선사는 환자의 겨드랑에 손을 넣어 큰가슴근의 각도에 따라 카세트의 각도를 일치시킨다(그림 12-25a).
4. 환자의 팔은 카세트 지지대 위에 내려놓는데, 팔굽은 구부리고 손은 손잡이(handlebar) 위에 편안히 놓는다.
5. 카세트 지지대(cassette holder)의 위쪽 모서리에 큰가슴근의 안쪽 겨드랑을 밀착시키고 어깨의 힘을 뺀다.
6. 필요하면 카세트의 각도를 조절한다.
7. 방사선사의 한쪽 손은 환자의 어깨 위나, 등 뒤에 위치하여 환자가 카세트로부터 떨어지는 것을 방지한다.
8. 환자의 어깨에 올린 손을 이용하여 환자가 카세트를 향하여 몸을 돌려 카세트에 바삭 다가서게 한다.
9. 카세트에 환자의 유방이 지지될 수 있을 만큼 방사선사의 손을 부드럽게 빼낸다.
10. 환자의 유방을 밑에서 위쪽 앞으로 당기면서 위쪽 안쪽 근육과 큰가슴근이 카세트 위에 오도록 한다(그림 12-25b, c).
11. 압박판을 천천히 내린다(그림 12-25d).
12. 압박판이 복장뼈(흉골, sternum)쪽으로 압박을 하는 중에도 환자는 계속 몸을 돌려 카세트에 밀착시키고 있어야 한다.
13. 환자의 어깨는 앞쪽으로 돌린다.
14. 압박판은 빗장뼈(쇄골, clavicle) 바로 밑으로 압박을 하면서 유방의 뒤쪽 부분까지 밀착시켜야 한다.

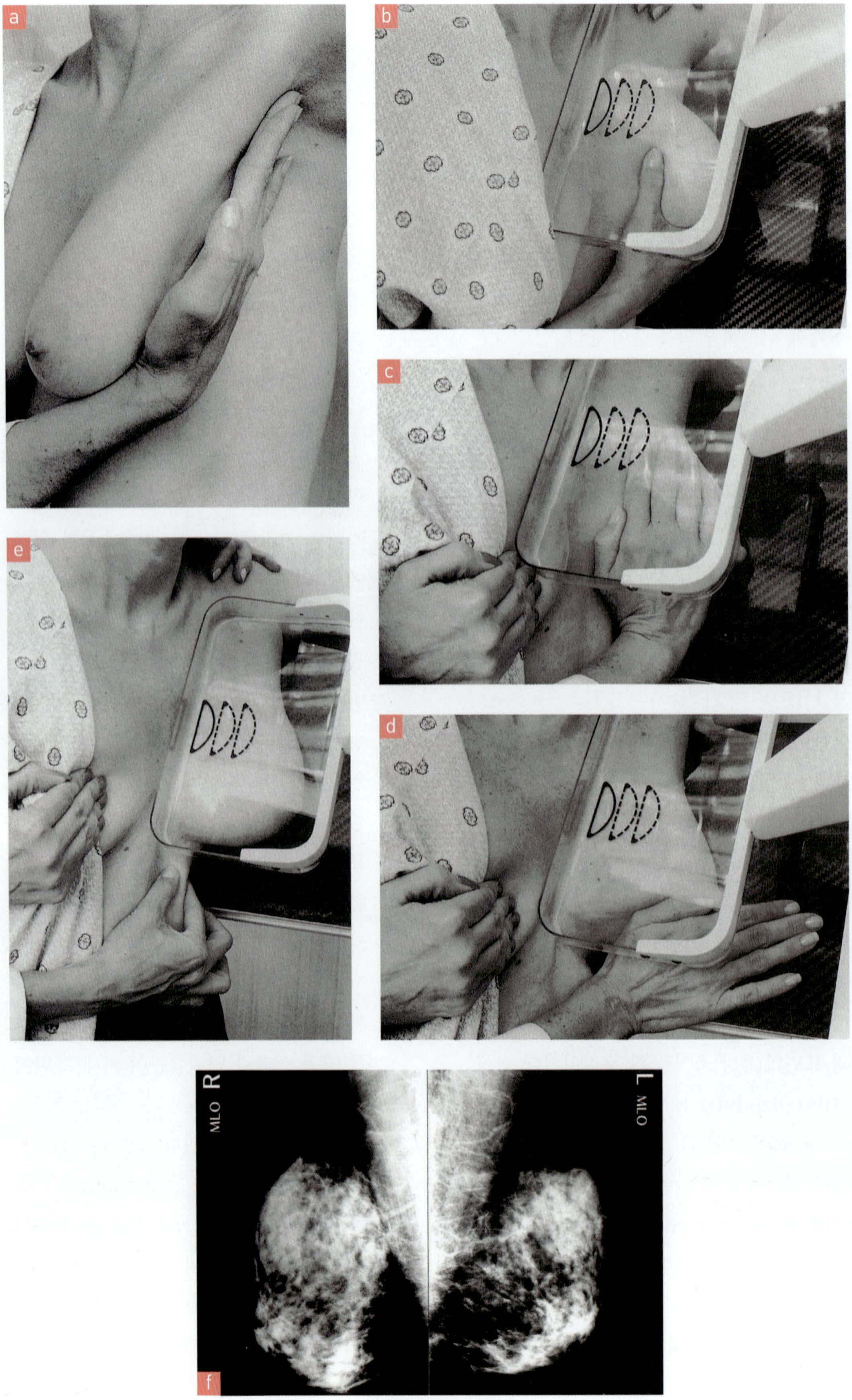

그림 12-25. 내외 사방향 검사법(MLO)(a~f)

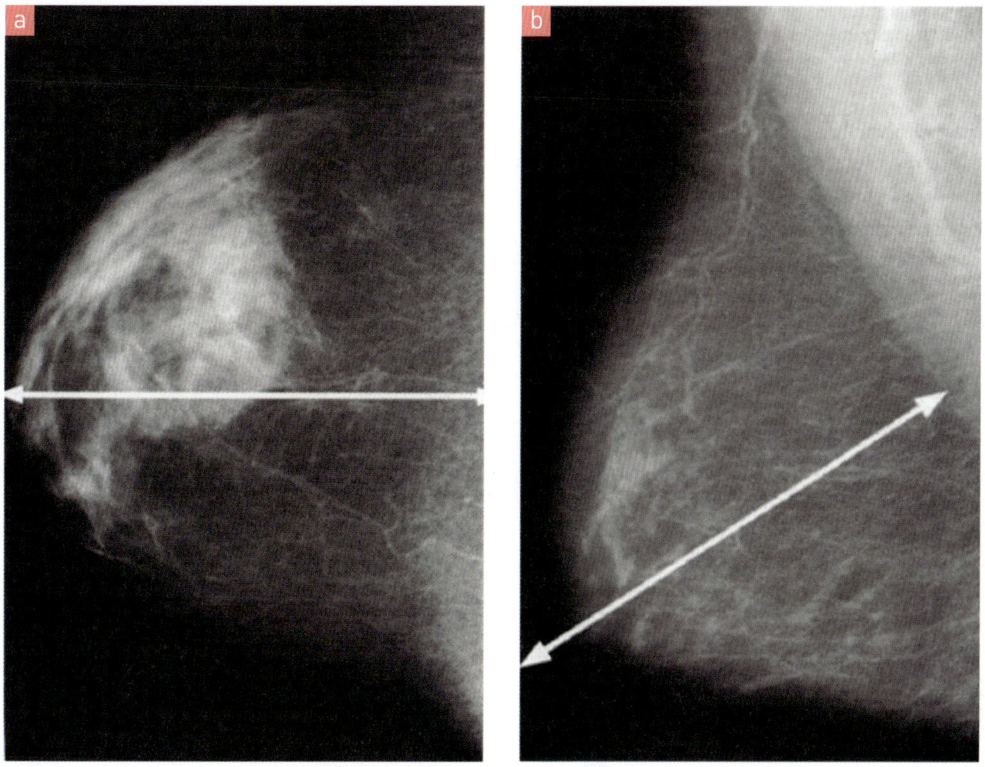

그림 12-26. Posterior Nipple Line(PNL)
a: CC영상의 젖꼭지(유두)후방선, b: MLO영상의 젖꼭지(유두)후방선

15. 압박이 완전해서 유방이 움직이지 않을 때까지 방사선사의 손은 환자의 유방을 밑에서 위로, 또 앞으로 잡아당기고 있어야 한다.
16. 유방아래 주름을 펼쳐서 포함시키기 위해서 복부조직(abdominal tissue)을 부드럽게 밑으로 잡아당긴다. 그러나 환자를 움직여 카세트로부터 멀어지게 해서는 안 된다(그림 12-25e).
17. 환자는 반대쪽 유방을 손으로 잡아 당겨 사진상에 반대쪽 유방이 나오지 않게 해야 한다.
18. 압박을 완전히 한 후 검사하고 압박을 푼다.

▸ 영상평가

- 큰가슴근이 젖꼭지선(유두선, nipple line) 밑에까지 포함되었는지 확인한다(그림 12-26).
- 유방 아래주름이 펼쳐져서 사진에 포함되었는지 본다.
- 유방이 처지지 않고 앞으로 충분히 당겨졌는지 확인한다(그림 12-25f).

2 추가 검사법(Additional views)

1) 90° 내외(외내)방향 검사법 (90 degree lateral projection; ML or LM)

▸ 표시법

R ML, L ML, R LM, L LM

▸ 목적

- 기본검사법(standard view)에 나타난 병소의 위치를 판단할 수 있다.
- 미세석회화 부분이 밑으로 가라앉은 모양을 알 수 있다.
- 병소가 기본검사법(CC or MLO)중 하나의 사진에서만 보일 때 그 병소가 진짜인지 판별하기 위해서 사용한다(그림 12-27a)
- 병소가 있을 때 피사체-영상면 사이 거리를 줄여서 선명한 영상을 얻고자 할 때, MLO 검사가 어려

운 환자, 최근에 흉부 외과수술을 한 환자, 비정상적으로 복장뼈(흉골)가 움푹 들어간 환자 등에 적용한다.

▸ 내외방향 검사법(Mediolateral projection; ML) (그림 11-27b)

1. X선 방향각을 90°로 해 수평방향으로 유방 안쪽에서 가쪽으로 입사하도록 한다.
2. 검사쪽 팔을 카세트 위에 올려놓는다.
3. 유방 안쪽을 내밀 수 있도록 몸을 약간 회전한다.
4. 젖꼭지의 옆면 윤곽이 나타나도록 한다.
5. 반대쪽 유방을 환자의 손으로 잡아 당겨 사진에 포함되지 않도록 한다.
6. 가슴을 내밀게 하되 유방이 늘어지지 않도록 하고 자세를 취할 때 복부에 주름이 잡히지 않도록 유의한다.
7. 유방이 팽팽해질 때까지 압박을 한다. 검사 후에는 즉시 압박을 푼다.

▸ 외내방향 검사법(Lateromedial projection; LM) (그림 12-27c)

1. X선관 방향은 90°로 하여 유방 가쪽에서 안쪽으로

a 필름에 영상이 나타나는 위치

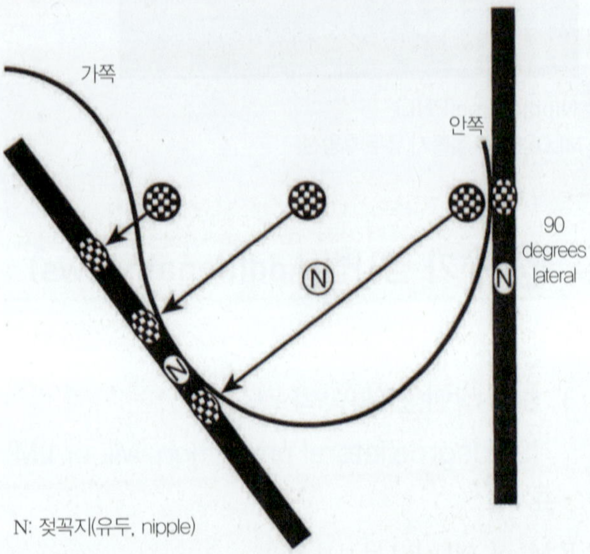

b 내외방향 검사법(ML)

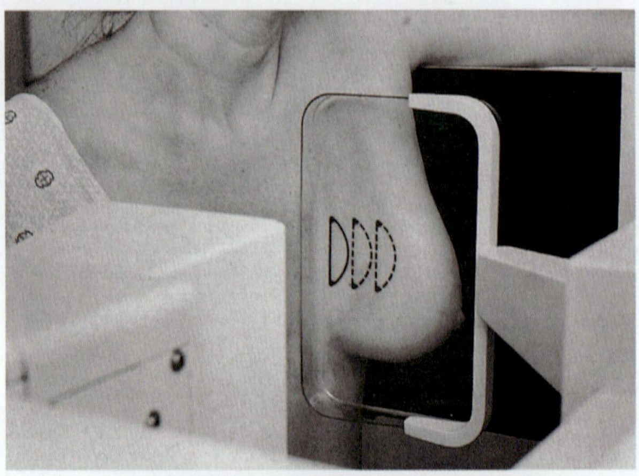

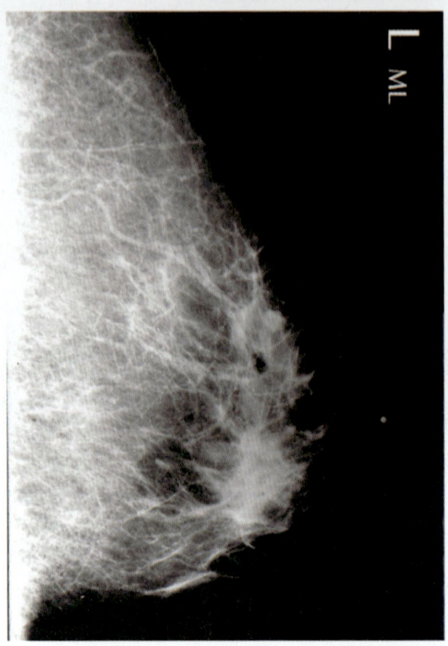

c 외내방향 검사법(LM)

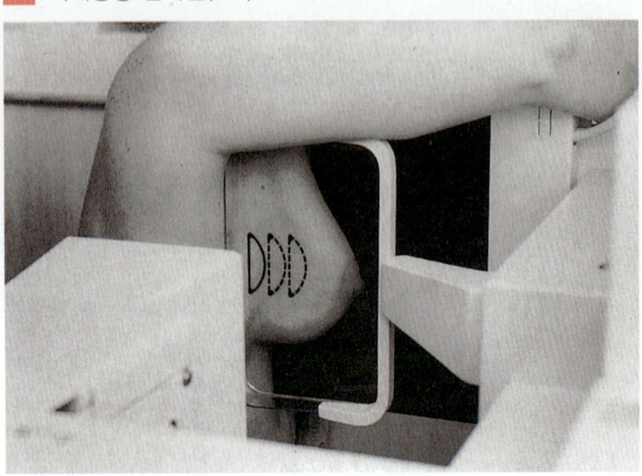

그림 12-27.

입사한다.
2. 턱을 앞으로 내밀어 cassette holder 위에 얹는다.
3. 검사쪽 팔을 카세트 위로 올려놓되 팔꿈치가 가능한 한 몸체로부터 멀어지도록 하고 몸체도 앞으로 내민다.
4. 환자의 몸체를 약간 안쪽으로 돌리면 유방 가쪽 조직을 포함하기 쉽다.
5. 젖꼭지의 옆면 윤곽이 나타나도록 한다.
6. 조직의 뒷면을 넓게 하려면 팔의 자세를 조절하고 적절한 압박을 한다.
7. 많은 유방 조직이 포함되도록 당기고 늘어지지 않게 한다.
8. 유방아래 주름의 작은 부분도 놓치지 않도록 주의한다.
9. 검사 후에는 곧 압박을 푼다.

▸ 영상평가

• 보고자 하는 병소가 충분히 포함되었는가?
• 유방이 밑으로 쳐지지 않고 충분히 당겨졌는가?
• 젖꼭지의 옆면상이 제대로 보이는가?

2) 부분압박 검사법(Spot compression)

▸ 표시법

부분 압박판을 사용하므로 특별한 표시법은 사용하지 않고 기본적인 검사법 표시를 그대로 이용한다(그림 12-28a, b)

▸ 목적

• 더 강한 압박으로 병소와 유방 조직을 분리시키기 위함.
• 병소가 진짜인지 확인하기 위함.
• 확대 검사법과 병행하여 석회화나 mass를 더 잘 보기 위함.

▸ 검사방법

1. 압박판을 부분압박용으로 바꾼다.

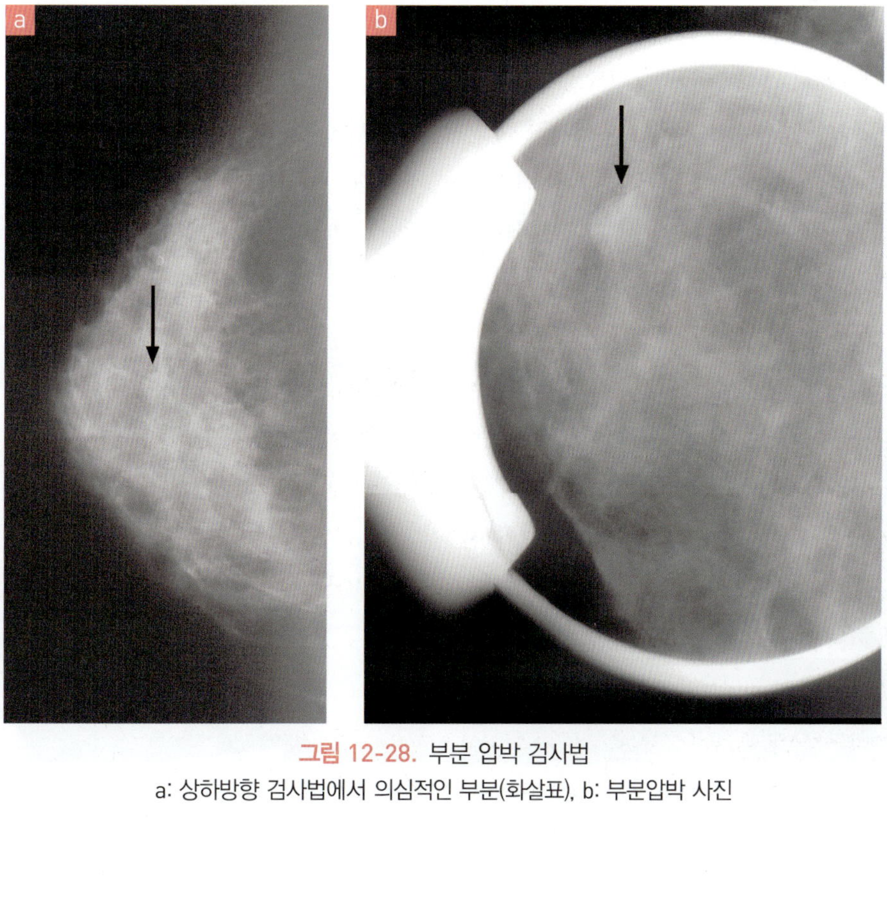

그림 12-28. 부분 압박 검사법
a: 상하방향 검사법에서 의심적인 부분(화살표), b: 부분압박 사진

Mammography

2. 부분압박 검사할 부위를 젖꼭지로부터의 거리로 재서 유방 위에 표시한다.
3. 검사부위의 표시가 끝나면 기본 검사법에 따라 검사한다.

▸ 영상평가

- 병소 부위가 부분 압박판 안에 정확하게 포함되어야 한다.
- 병소 부위의 압박이 제대로 이루어져 병소가 선명하게 나타나야 한다.
- 자동노출장치의 위치에 따른 사진농도가 적절해야 한다.

3) 확대 검사법 (Magnification, M)(그림 12-29a, b)

▸ 표시법

R M CC, L M CC, R M MLO, L M MLO, R M ML, L M ML.....

▸ 목적

- 작은 병소나 mass의 가장자리와 유방 조직을 분리시켜 더 선명한 사진을 얻기 위함.
- 석회화의 수와 모양을 더욱 정확히 보기 위함.
- 일반 검사법에서는 잘 보이지 않는 부분을 더 잘 보기 위함.

▸ 검사방법

1. 1.5~2배의 확대 검사대 중 적당한 것으로 선택하여 설치한다.
2. Grid를 사용할 경우 피폭선량과 노출시간이 증가하며 공기층(air gap)에 의해서 산란선이 감소하기 때문에 grid는 사용하지 않는다.
3. 양극의 초점은 미세초점(크기 0.1~0.2 mm)을 사용하여 기하학적 불선예도를 줄인다.
4. 노출시간이 길어지는데, 그 이유는 공기층과 미세초점을 사용하기 때문이다.
5. 환자가 움직이지 않게 설명을 잘 한 후에 부분압박 검사법에 의해서 검사한다.

▸ 영상평가

- 보고자 하는 부위가 제대로 사진에 포함되어야 한다.
- 긴 노출시간에 따른 환자의 움직임으로 영상이 흐려지지 않아야 한다.
- 사진농도가 적당해야 한다.

4) 가쪽강조 상하방향 검사법 (Exaggerated craniocaudal projection; XCCL)

▸ 표시법

R XCCL, L XCCL

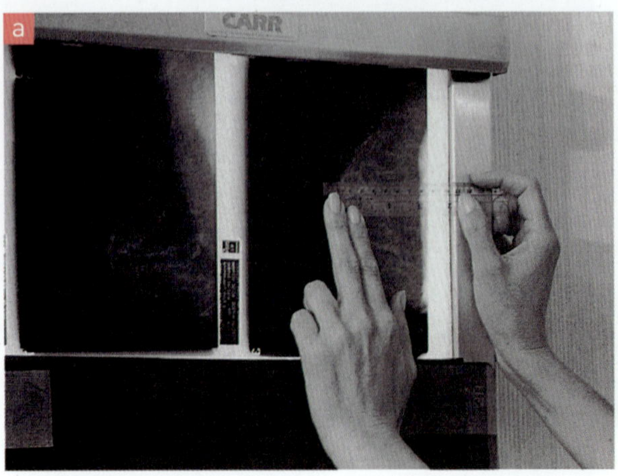

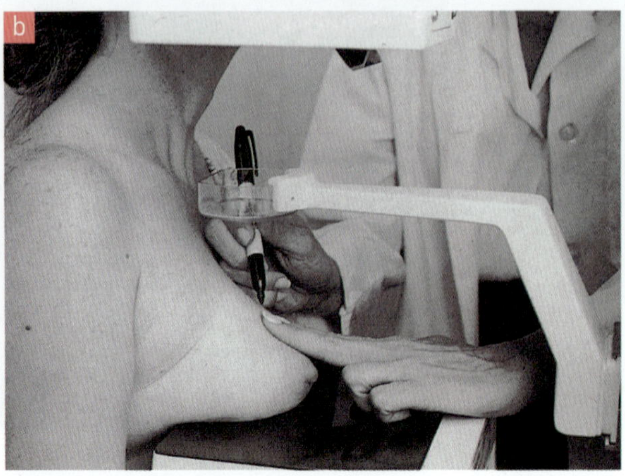

그림 12-29. 확대 부분압박 검사를 위한 병소 위치표시

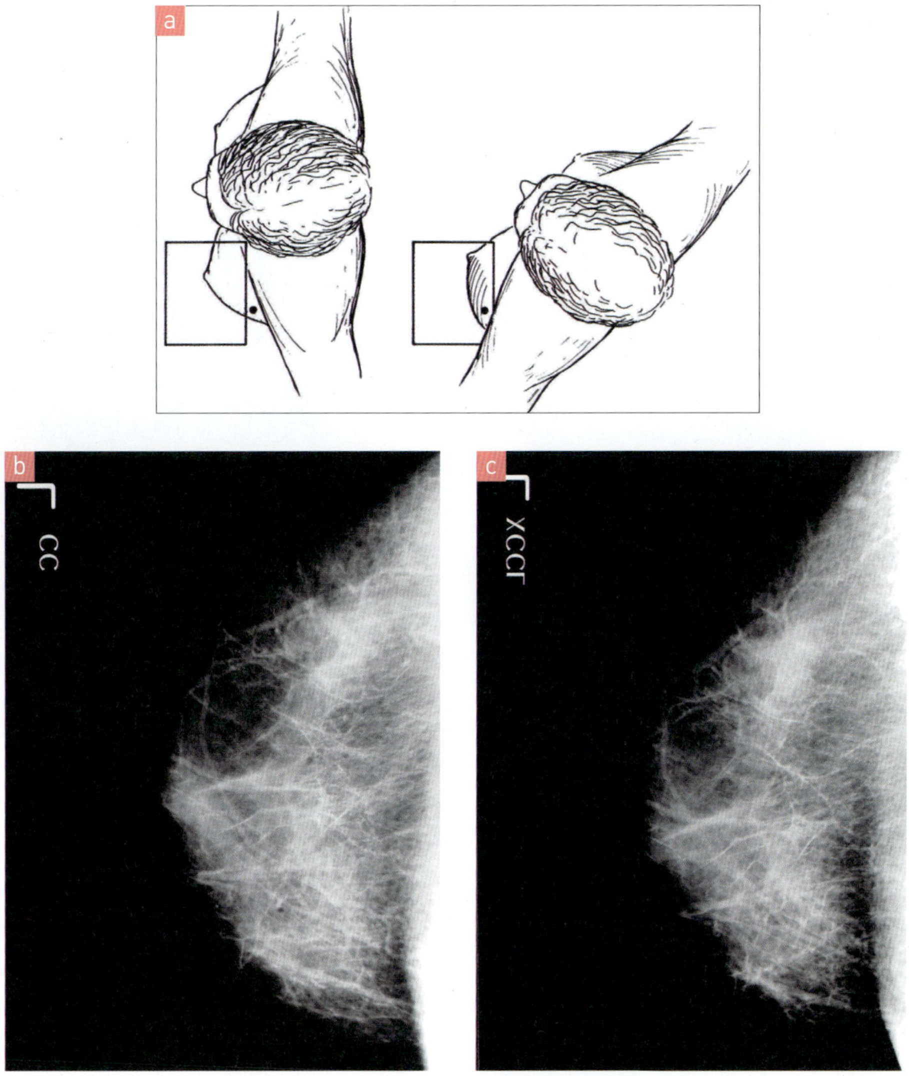

그림 12-30. 가쪽강조 상하방향 검사법(XCCL)
a: 사진에 포함되는 범위, b: 상하방향 검사 사진(CC), c: XCCL

▸ 목적

기본 상하방향 검사법에서 잘 나타나지 않은 유방 가쪽(외측)에 위치한 병소를 보기위해 추가적으로 적용할 수 있다(그림 12-30a, b, c).

▸ 검사방법

1. 기본 상하방향 검사법과 같은 자세로 조정한다.
2. 환자의 몸을 약간 회전시켜 유방 가쪽이 카세트 중앙에 오도록 한다.
3. 어깨 때문에 압박판이 걸릴 경우에는 tube를 5° 정도 가쪽으로 돌린다.
4. 가쪽 유방 조직을 많이 포함 시킬 수 있도록 안쪽 앞으로 잡아당기면서 압박을 준다.
5. 압박을 하면서 손을 빼내고 충분히 압박을 한 후 검사를 한다.

▸ 영상평가

표현하고자 하는 병소 부위가 충분히 포함되도록 유방 가쪽이 많이 포함되어야 한다.

5) 유곽 검사법(Cleavage method; CV)

▸ 표시법

R CV, L CV

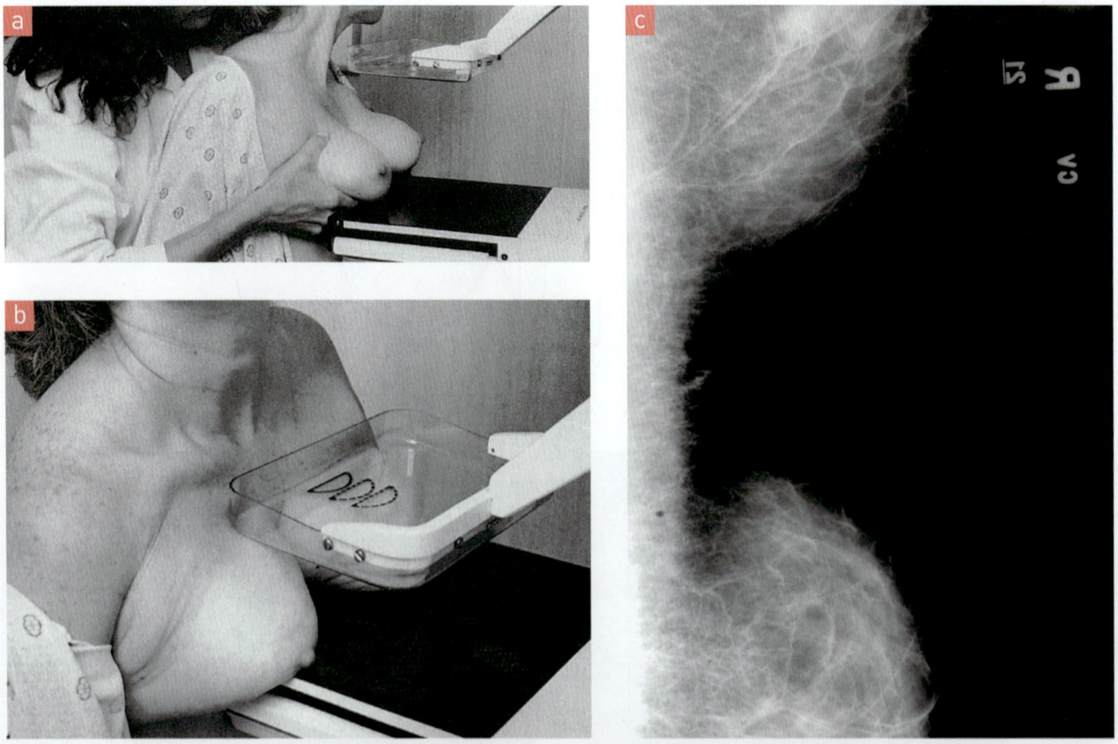

그림 12-31. 유곡 검사법(CV)

▸ 목적

병소 부위가 양쪽 유방 사이의 깊은 곳에 위치해 있을 때 적용되는 검사이다.

▸ 검사방법

1. 환자는 카세트를 향해서 선다.
2. 환자의 머리는 병소가 있는 유방의 반대쪽으로 돌린다.
3. 양쪽 유방의 IMF를 들어 올려 가능한 한 앞으로 당겨서 카세트 위에 올려놓는다. 유방을 검출기(photo cell)의 감지 영역 위치에 놓던지 아니면 manual technique을 사용한다(그림 12-31a, b).
4. 방사선사는 환자의 뒤에 서거나 병소가 있는 유방의 안쪽에 선다.
5. 환자의 두 손은 앞으로 뻗어 힘을 빼고 양쪽 handlebar를 잡고 몸을 앞으로 기댄다.
6. 양쪽 유방이 겹쳐지지 않도록 살짝 펼치고 압박을 한 후 검사를 한다.

▸ 영상평가(그림 12-31c)

- 양쪽 유방 사이가 충분히 포함되어야 한다.
- 자동 또는 수동 노출조건을 적절히 이용해 사진농도가 적당하여야 한다.

6) 겨드랑아래부 검사법 (Axillary tail view; A T)

-전에는 'Cleopatra view'라고 했다.

▸ 표시법

R AT, L AT

▸ 목적

대부분의 유방 가쪽 뿐만 아니라 겨드랑의 끝부분까지 전체적으로 묘사.

▸ 검사방법(그림 12-32)

1. 카세트가 겨드랑아래부(Axillary tail)에 평행이 되도록 돌린다.
2. 환자를 겨드랑아래부가 카세트에 밀착되도록 돌

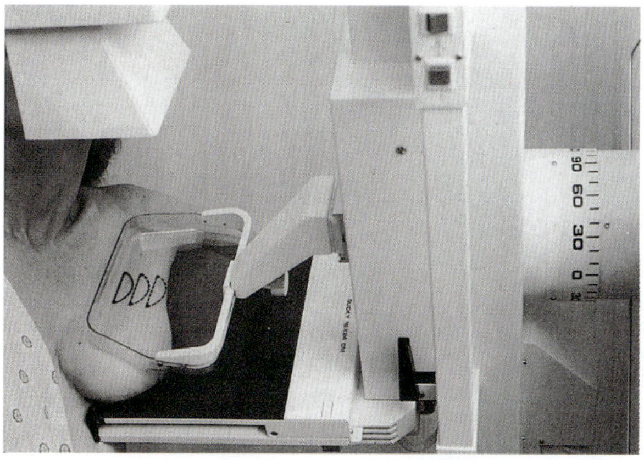

그림 12-32. 겨드랑아래부 검사법(AT)

린다.

3. 검사하는 유방쪽의 팔은 팔굽을 굽혀서 카세트 지지대의 뒤쪽 위에 놓고 손은 C-arm의 손잡이를 잡는다.
4. 유방의 겨드랑을 가슴벽에서 멀어지도록 부드럽게 잡아당겨 카세트 위에 놓는다.
5. 부드럽게 압박을 하면서도 겨드랑아래부는 잡아당기고 있어야 한다.
6. 압박을 강하게 하면서 손을 빼낸다.
7. 환자의 반대쪽 손으로는 검사하지 않는 쪽의 유방을 당겨서 사진에 그림자가 생기지 않도록 한다.

▶ 영상평가

- 유방 가쪽과 겨드랑 끝부분까지 충분히 포함되어야 한다.
- 사진농도가 적당해야 한다.

7) 접선방향 검사법 (Tangential projection; TAN)

▶ 표시법

R TAN, L TAN

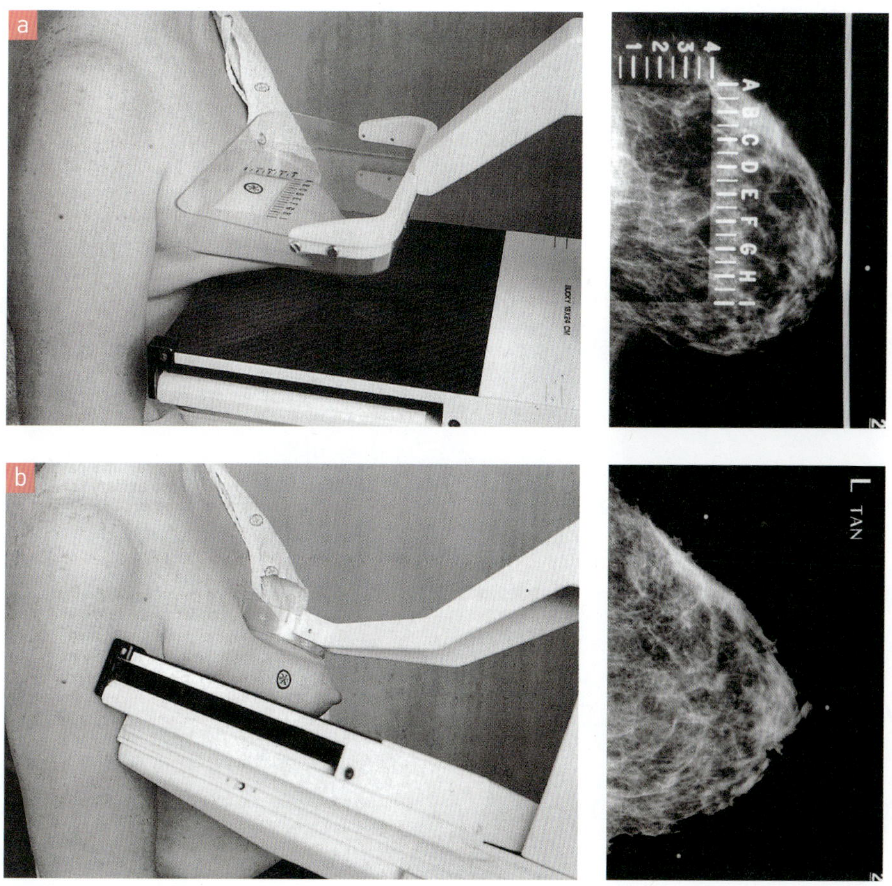

그림 12-33. 접선방향 검사법(TAN)

▶ 목적

- 만져지는 병소가 젖샘조직(유선조직, glandular tissue) 주위에 있어서 불명확 할 때.
- Calcification이 피부에 있는 것인지 확인하기 위함.

▶ 검사방법 1(손으로 만져지는 병소일 경우)

1. 사진상에 나타나는 작은 납이나 쇠구슬(B.B marker)을 만져지는 병소 부위에 붙인다.
2. C-arm과 환자를 적절히 돌려서 X선속이 병소 부위의 피부와 맞닿게 입사 되도록 한다.
3. Collimator 불빛에 의해서 B.B marker의 음영이 카세트 지지대 면에 투영되도록 한다.
4. 병소가 피부밑지방에 위치했을 때에 보통은 비정상적인 것으로 인정된다.

▶ 검사방법 2(석회화 병소의 확인)

1. 일반 검사법 사진(CC, MLO, ML 등)에서 미세석회화 병소의 위치를 확인한다(석회화 병소의 위치가 유방의 상, 하, 좌, 우 어느 쪽인지 확인).
2. Grid표시 압박판을 이용하여 미세석회화 병소가 위치한 부분을 검사한 후 정확한 위치에 B.B marker를 붙인다(그림 12-33a).
3. 검사방법 1과 동일한 방법으로 검사하여 미세석회화 병소가 피부표면에 있는 것인지 확인한다.

▶ 영상평가

- 병소 부위에 부착한 표시(B.B marker)가 정확히 피부 표면에 나타나야 한다(그림 12-33b).
- 사진에 병소가 제대로 나타나야 한다.

8) Roll view; RL, RM, RS, RI

▶ 표시법

R CC RL, R CC RM, R MLO RS, R MLO RI......등

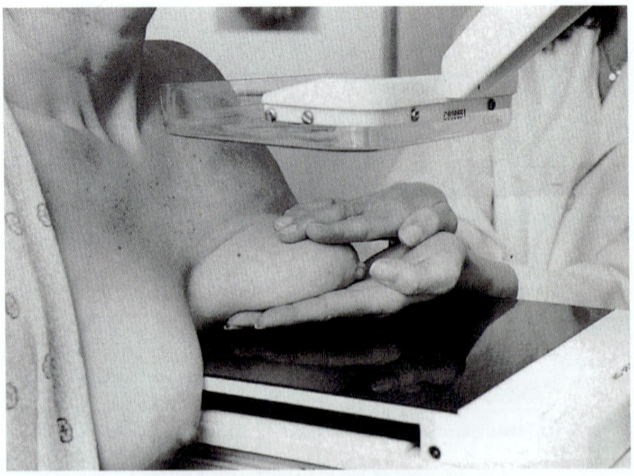

그림 12-34. Roll view

▶ 목적

- 겹쳐진 유방 조직을 분리시키기 위함.
- 비정상조직을 확인하기 위함.
- 단지 하나의 검사법에서만 병소가 보일 경우 정확한 판독을 위하여.

▶ 검사방법

1. 비정상부위가 나타난 사진의 검사법을 다시 준비한다.
2. 압박판을 유방 가까이 누른다. 그러나 유방에 닿지 않게 한다.
3. 방사선사의 두 손은 유방의 위아래에 각각 위치한다(RL, RM일 경우). 방사선사의 두 손은 유방의 안가쪽에 위치한다(RS, RI일 경우).
4. 방사선사의 두 손을 서로 반대 방향으로 돌려 유방을 비튼다.
5. 손을 돌리면서 압박을 주며 손을 빼낸다(그림 12-34).
6. 사진상의 검사법 표시는 유방이 돌려진 방향에 따른다.

CC 검사법일 때,

RL: 유방 윗부분 조직을 가쪽으로 돌린 경우

RM: 유방 윗부분 조직을 안쪽으로 돌린 경우

MLO 또는 ML 검사법일 때,

RS: 유방 안쪽 조직을 위로 돌린 경우

RI: 유방 안쪽 조직을 아래로 돌린 경우

▸ 영상평가

보고자 하는 병소 부위의 조직이 정확히 분리되어 사진상에 나타나야 한다.

9) 하상방향 검사법 (Caudocranial projection;FB⇒From Below, Reverse CC)

▸ 표시법

R FB, L FB

▸ 목적

- 피사체-영상면 사이 거리를 줄여서 유방 윗부분에 위치한 병소를 더 잘 보기 위함.
- 유방 윗부분의 가슴벽 쪽 조직을 더 많이 포함시키고자 함(그림 12-35a, b).
- 조직 검사전의 위치 잡기 때 병소가 유방의 아래쪽에 위치한 경우 피부로부터의 거리를 짧게 하기 위하여.
- 남자환자나 후측만 여성(kyphotic woman)에서 유방 조직을 더 많이 포함시키고자 할 때.

▸ 검사방법

1. C-arm을 180° 회전하여 X선속이 밑에서 위로 조사되도록 한다.
2. 환자의 얼굴은 정면을 향하게 하고 양쪽 다리는 벌려서 tube head의 양쪽 옆에 위치한다.
3. IMF를 들어 올리고 카세트가 유방의 위쪽에 밀착되도록 조절한다.
4. 방사선사는 두 손으로 유방의 위, 아래를 잡고 부드럽게 당기면서 카세트의 중앙에 유방이 위치하도록 한다.
5. 천천히 압박을 주면서 손을 빼내고 검사한다.

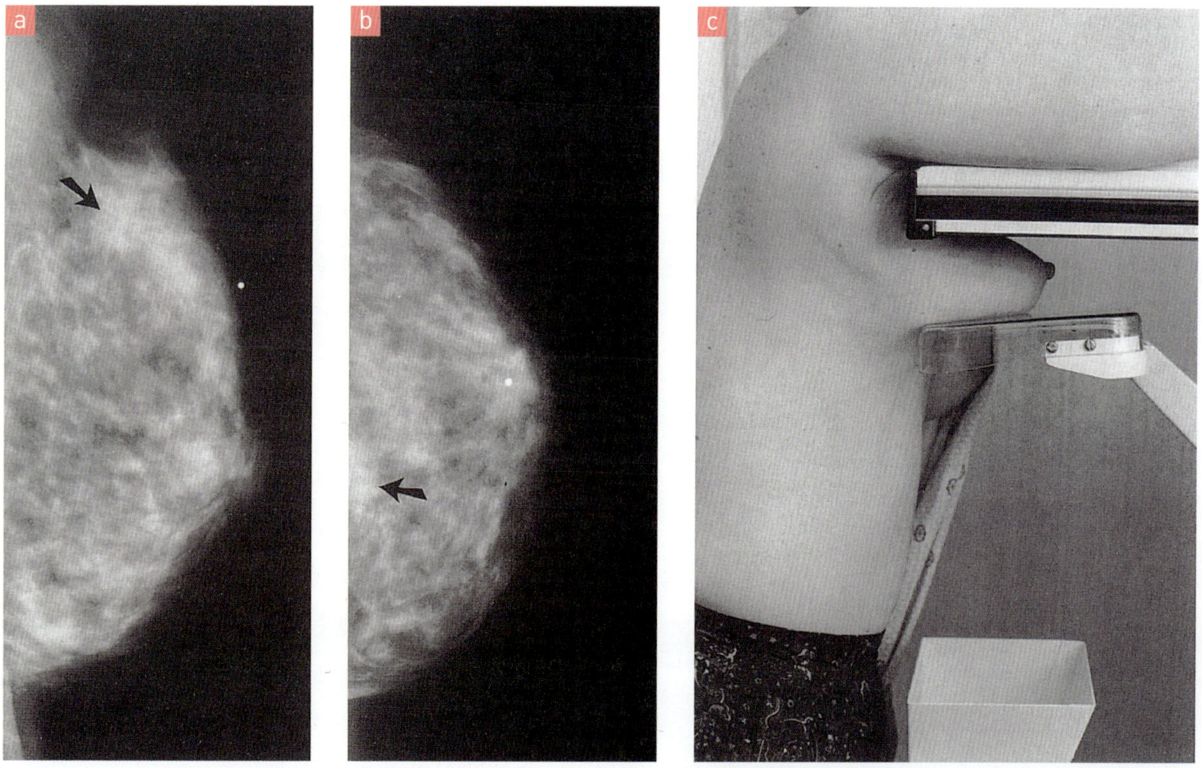

그림 12-35. 하상방향 검사법(FB)
a: 옆면 사진에 병소부위가 위쪽에 나타나 있다. b: 상하방향 사진에 나타난 같은 병소 c: 하상방향 검사법(FB)

▸ 영상평가

- 상하방향 검사법(CC)보다 유방 위쪽의 병소가 더 잘 나타나야 한다.
- 남자환자나 후측만 여성환자일 경우, 상하방향 검사법보다 전체 유방 조직을 더 많이 포함시켜야 한다.
- 젖꼭지의 옆면상이 나타나야 한다.

10) 외내 사방향 검사법 (Lateromedial oblique projection; LMO⇒True reverse oblique projection)

▸ 표시법

R LMO, L LMO

▸ 목적

- 피사체-영상면 사이 거리(OID)를 줄여서 안쪽 유방 조직을 더 잘 보고자 함(그림 12-36).
- 큰가슴근을 제거한 환자나 최근에 심장 수술을 한 환자, 또 돌출한 심박동기 환자의 경우에 더 편하게 적용할 수 있다.

▸ 검사방법

1. 중심X선이 외하방향에서 내상방향으로 입사되도록 tube를 돌린다.
2. 유방이 가운데 위치하도록 카세트의 높이를 조절한다.
3. 환자를 앞으로 기대게 하여 카세트가 복장뼈(흉골)에 밀착되도록 한다.
4. 환자의 팔은 팔굽을 굽혀 카세트 지지대 위에 올려놓는다.
5. 유방을 들어 올리면서 앞으로 잡아당겨 모든 안쪽 조직이 카세트에 포함되도록 한다.
6. 환자를 카세트 쪽으로 돌려 밀착시킨다.
7. 압박판을 latissimus dorsi 뒤쪽까지 누른 후 유방이 카세트 가운데 위치하도록 한다.
8. 유방을 완전히 압박한 후 IMF를 펼친다.

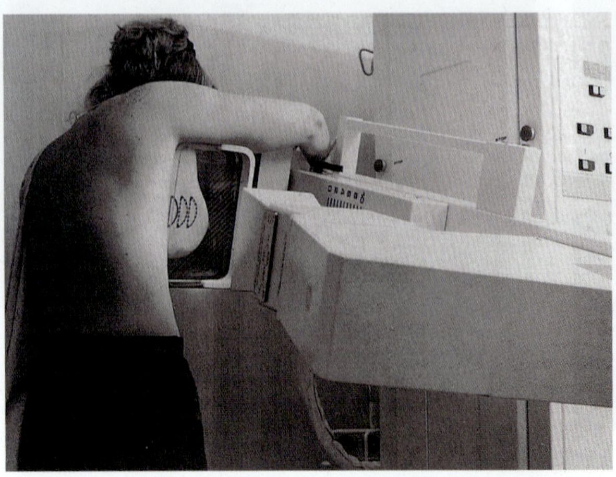

그림 12-36. 외내 사방향 검사법(LMO)

▸ 영상평가

- 가능한 한 유방 조직을 많이 포함시켜야 한다.
- 큰가슴근과 유방아래 주름이 포함되어야 한다.

11) 외상-내하 사방향 검사법 (Superolateral-to-Inferomedial oblique; SIO)

▸ 표시법

R SIO, L SIO

▸ 목적

- LMO 검사법과는 다른 검사법이다.
- 유방의 내하방향에 위치한 병소의 확인을 위해 검사하나 제한적으로 사용하는 검사법이다.

▸ 검사방법

1. 중심X선이 외상향(upper outer)에서 내하향(lower inner)으로 조사되도록 C-arm을 돌린다.
2. 검사하는 쪽의 팔은 들어 올려 팔굽을 굽혀 카세트 지지대 위에 올려놓는다.
3. 방사선사는 두 손으로 환자의 유방을 들어 올려 잡아당기면서 압박을 한다.
4. 충분히 압박후 검사한다.

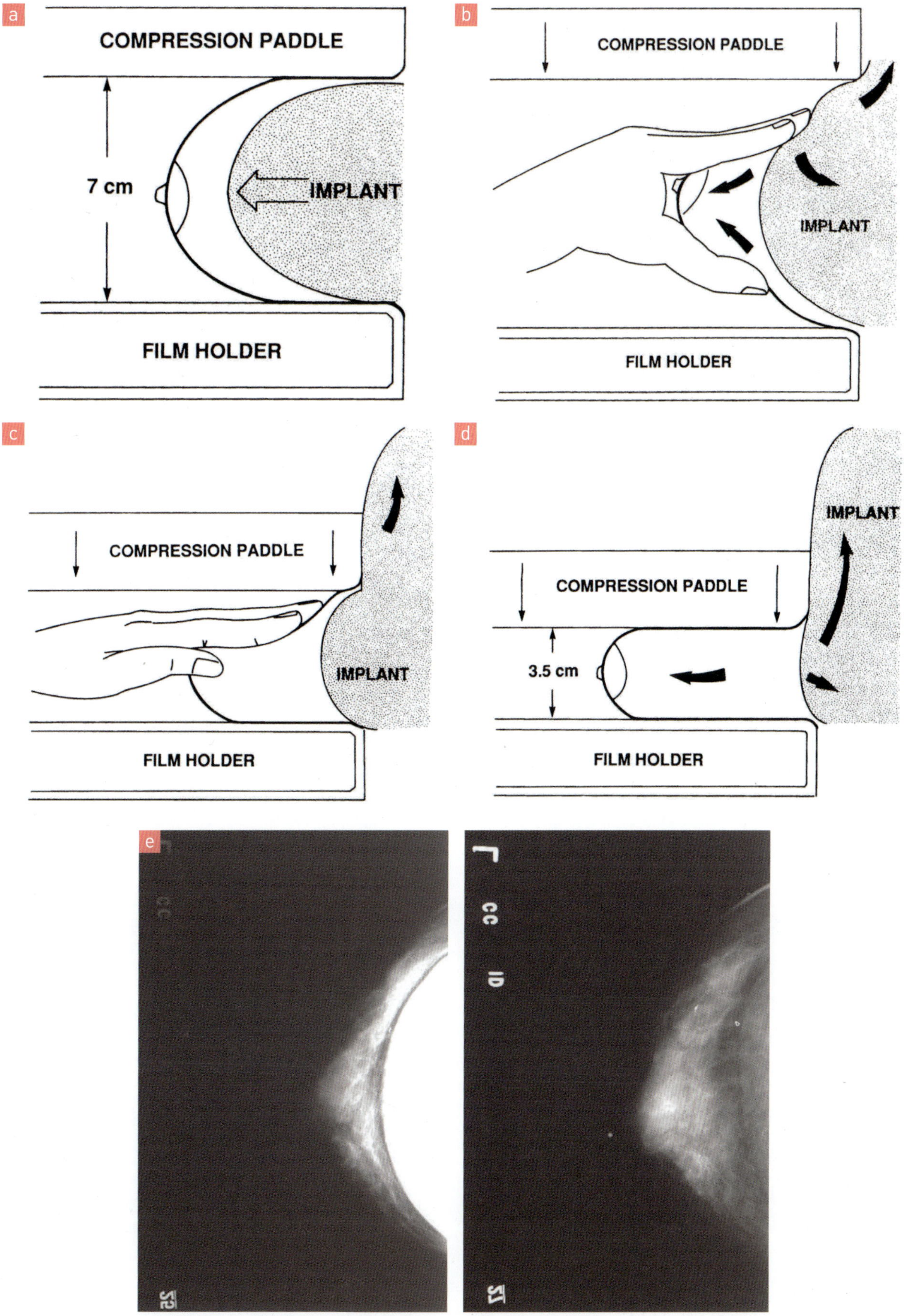

그림 12-37. 보강 첨가물 분리 검사법

▸ 영상평가

유방 아래 안쪽의 병소가 잘 나타나야 한다.

12) 보강첨가물 분리 검사법 (Implant Displacement;ID)⇒'Eklund modification view'라고도 한다.

▸ 유방 확대 수술(augmented breast)한 경우 특별한 검사법을 시행한다.

기본 검사법 CC와 MLO 검사는 수동 노출조건을 사용하며 압박정도도 보강첨가물(implant)이 견딜 정도만 한다(그림 12-37a).

또한 기본 검사법과 더불어 분리 검사법(modified CC and MLO)을 시행해야 한다. 환자의 유방이 단단하여 첨가물이 분리되지 않을 경우 90° Lateral 검사법을 기본적으로 추가 검사한다.

▸ 표시법

R CC ID, L CC ID, R MLO ID, L MLO ID

▸ 목적

- 보강첨가물과 분리시켜 더 강한 압박으로 더 많은 조직을 볼 수 있다.
- 유방 조직을 조금이라도 더 볼 수 있도록 한다.

▸ 검사방법 1(CC-ID 검사인 경우)

1. 유방 조직의 위, 아래를 동시에 잡고 첨가물을 뒤로 밀면서 유방 조직을 앞으로 당긴다(그림 12-37b).
2. 손과 압박판으로 첨가물을 뒤로 밀면서 압박을 한다(그림 12-37c).
3. 유방 조직에 압박을 더 해가면서 첨가물은 뒤쪽으로 밀려진다(그림 12-37d).
4. 자동노출조건(AEC)이나 수동노출조건을 이용하여 검사한다.

▸ 검사방법 2(MLO-ID 검사인 경우)

1. 유방 조직의 안위 · 바깥아래(superomedial and inferolateral) 쪽을 동시에 잡고 첨가물을 뒤로 밀면서 유방 조직을 앞으로 당긴다.
2. 이후 검사법 1과 동일하게 시행한다.

▸ 영상평가

- 첨가물과 유방 조직을 충분히 분리시켜야 한다(그림 12-37e)
- 가능한 한 많은 유방 조직을 포함시켜 충분히 압박해야 한다.
  - 사진농도가 적당해야 한다.

③ 기타 검사법

1) 절제수술후(Post-mastectomy) 검사법

절제수술후의 유방 검사의 필요성에 대해서는 의견이 서로 다르다.

아무튼 절제 수술한 유방의 검사요구가 있을 때에는 수술한 유방의 피부를 포함시켜 MLO 검사을 하고 의심 가는 부분의 부분 압박 검사과 겨드랑의 전후방향 검사를 한다.

▸ 목적

- 수술 부위에 종양이 남아 있는지 또는 석회화 병소를 확인하기 위함.
- 암의 재발 여부를 확인하기 위함.

▸ 검사방법

1. 방사선 치료전의 확대 검사는 절제수술 후 남은 부위를 검사한다.
2. 방사선 치료후의 확대 검사는 수술 부위의 철사표시를 통해서 직접 절제 수술후 남은 부분을 검사한다.

▸ 영상평가

가능한 한 많은 유방 조직이 포함되고 사진농도는 적

당한가?

2) 겨드랑 절제 수술후 검사법 (Axilla Post Mastectomy)

▸ 목적

수술 절개부(surgical incision site)의 접선방향 영상이나 겨드랑의 영상이 필요로 할 때.

▸ 검사방법

1. X선관의 방향각(tube angle)을 70~90°로 한다.
2. 환자는 카세트 지지대 옆에 서서 손을 뻗어 장치에 걸쳐놓는다.
3. 카세트 상단이 환자의 위팔뼈머리(상완골두, humeral head) 윗부분에 위치하도록 한다.
4. 환자의 뒤가쪽 갈비뼈(후외측늑골, posterior lateral ribs)가 카세트에 닿게 한다.
5. 환자의 몸을 카세트 안쪽으로 15~30° 돌린다.
6. 압박판을 복장뼈(흉골)에 닿게 누르고, 천천히 위팔뼈머리를 향해 압박한 후 검사한다.
7. 노출조건을 수동으로 해서 뼈가 투과될 수 있도록 한다.

▸ 영상평가

- 환자의 상완골두는 포함되어야 한다.
- 가능한 압박을 강하게 하여 조직이 펼쳐져야 한다.
- 수동노출조건을 사용하여 사진농도가 적당해야 한다.

3) 유관조영 검사법 (Galactography or Ductography)

유관조영 검사는 수용성 조영제를 유관에 주입하여 실시하는 검사로 자발적인 출혈 또는 혈청이나 맑은 분비물이 1~2개의 유관으로부터 분비되는지 알아보고자 함이다. 대부분의 여성들은 유방에 강한 압박을 가할 경우 분비물이 나오며 유방 분비물이 녹색이나 노란색 또는 우유색일 경우 유방 종양이라고 생각하지는 않는다. 그러나 압박없이 자연적으로 나오는 분비물은 세심한 검사가 요구된다. 젖꼭지(유두)에서 혈액이나 혈청이 분비되는 경우 기본 유방 검사 후 결과가 정상일 때에 유관조영 검사를 실시한다(그림 12-38).

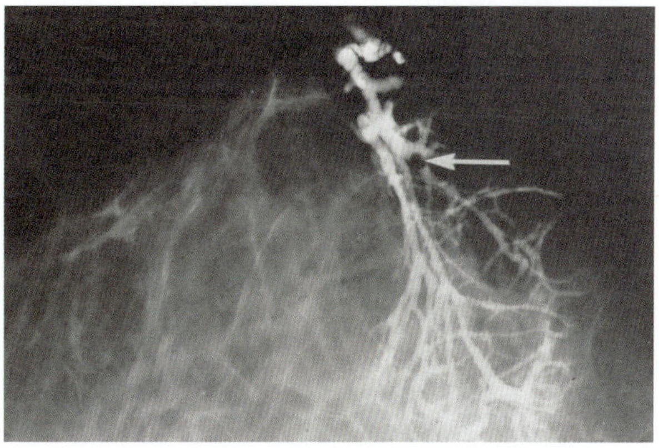

그림 12-38. 유관조영 검사영상(상하방향 검사)

▸ 검사방법

1. 환자를 침대에 눕히거나 의자에 앉힌다. 침대에 눕혀서 조영제를 주사하는 것이 유방의 뒷부분의 유관까지 조영제를 채울 수 있어 효과적이다.
2. 젖꼭지(유두)를 소독한 후 바늘을 분비물이 있는 유관의 수 mm까지 부드럽게 밀어넣고 조영제를 주입한다.
3. 조영제는 보통 1cc 이하를 쓰며 환자가 유관이 꽉 찬 느낌이 들거나, 아프거나, 불편을 느끼게 되면 조영제 주입을 중단한다.
4. 부드럽게 압박을 하고 상하방향 검사법(CC)과 90° 사방향 검사법(ML or LM)을 시행한다.

4) 와이어 위치결정술(Needle Localization)

유방 검사 소견상 만져지지 않는 병소나 악성일 가능성이 있는 미세 석회화가 있을 경우 정확한 확진을 위해서 조직검사를 필요로 한다.

이 검사는 외과 의사에게 짧은 시간 내에 좀 더 정확한 수술(조직검사)을 시행할 수 있도록 도움을 주

Mammography

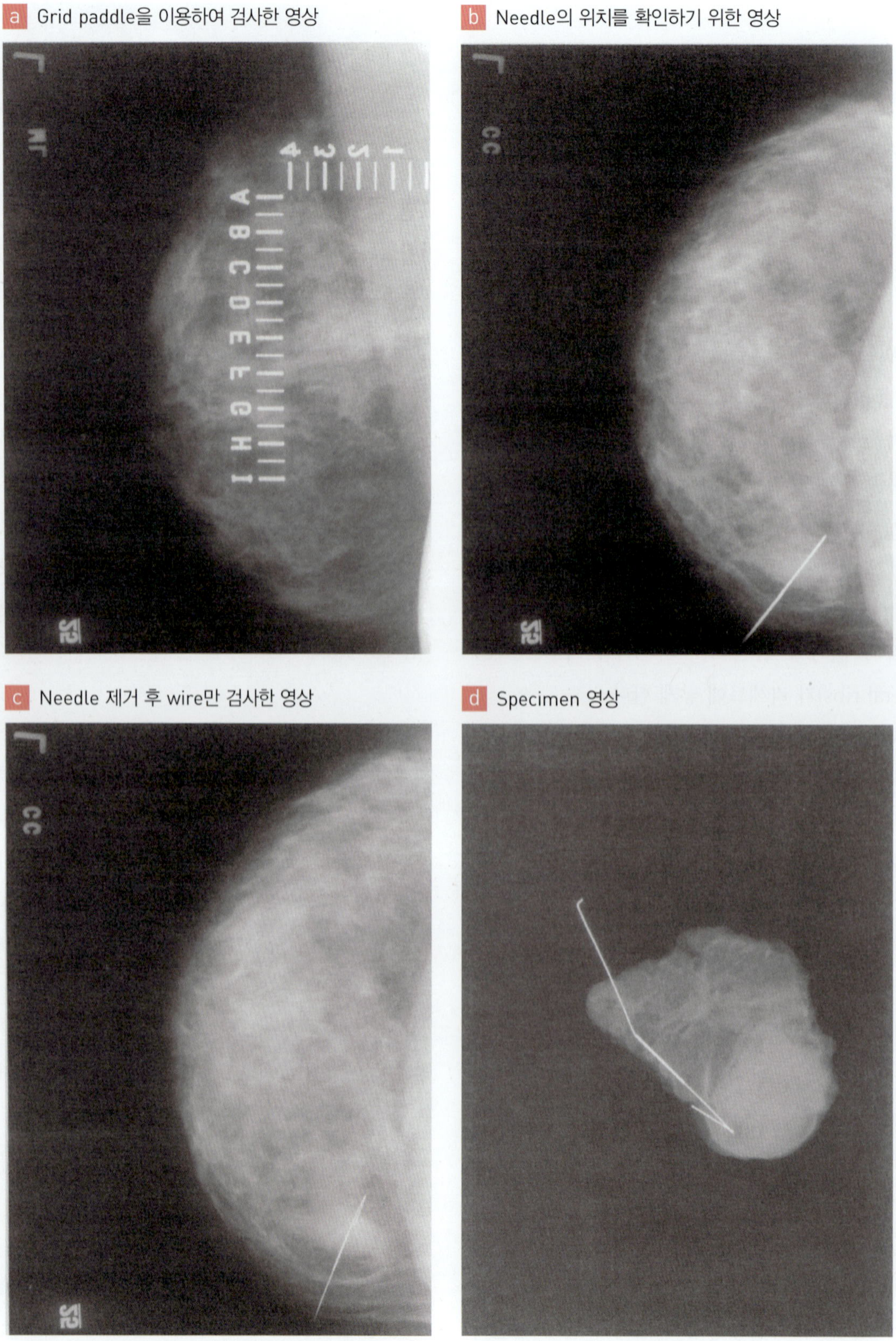

a Grid paddle을 이용하여 검사한 영상

b Needle의 위치를 확인하기 위한 영상

c Needle 제거 후 wire만 검사한 영상

d Specimen 영상

그림 12-39.

기 위한 방법으로 정확한 위치를 제거하므로 병리학적인 정확성을 증가시킨다.

▸ 검사방법

1. CC, ML 검사를 통해서 정확한 병소의 위치를 확인한다.
2. 병소의 위치에 따라서 병소에 최단 거리로 접근할 수 있는 검사술(CC, ML, LM, 경우에 따라서는 FB)을 선택한다.
3. Localization paddle(Grid paddle)의 범위 안에 병소가 위치할 수 있도록 자세를 잡고 압박을 실시한다. 그러나 다른 방향의 사진을 검사하기 전까지는 압박을 계속하고 있어야 하므로 환자에게 충분한 설명을 한 후에 실시하고 압박시간을 최대한 줄일 수 있도록 한다.
4. 압박 후 검사한 영상(그림 12-39a)에서 병소의 위치를 확인하고 paddle 위의 좌표를 이용하여 환자의 피부에 표시한다.
5. 피부를 소독하고 필요한 경우에는 병소 부위를 마취시킨다.
6. 표시한 부위에 needle을 삽입하고 병소에 정확히 위치하였는지 사진검사를 하여 확인한다. 필요한 경우 needle의 위치를 보정하고 정확히 위치하였는지 확인한다.
7. needle이 정확히 병소에 위치하였으면 비로소 압박을 풀고 다른 방향의 사진을 검사하여 위치를 확인한다(그림 12-39b).
8. 병소가 정확히 위치하였으면 needle을 통해서 가느다란 wire 만을 병소에 남기고 천천히 needle을 빼낸다.
9. wire만 삽입된 채로 CC(그림 12-39c)와 ML(또는 LM) 검사를 한 후 거즈로 wire가 삽입된 부분과 wire 끝을 잘 마무리 한 후 검사를 끝낸다.

이후 수술실에서 외과 의사는 wire를 기준 삼아 정확한 병소 부위를 제거하고 생검조직(specimen)의 검사(그림 12-39d)와 세포검사를 의뢰한다.

근래에는 Biopsy gun과 Mammotome의 기능향상에 힘입어 초음파를 이용한 Ultrasound Guided Localization과 X, Y, Z 좌표를 이용하여 3차원적인 계산을 통한 Stereotactic Biopsy가 많이 시행되고 있다.

06 유방 검사 장치의 성능 및 화질관리

1 장치의 성능관리

미국방사선의학회(ACR) 권고안에 따르면 각 주기별로 전문적인 정도관리를 하게 되어 있다. 우리나라에서는 국민건강재정건전화특별법에 의해 컴퓨터단층검사장치(CT), 자기공명검사장치(MRI), 유방 검사용장치 등을 특수 의료장비로 분류하여 정도관리를 시행하고 있다. 이러한 정도관리는 1년 미만의 화질관리와 1년마다 실시하는 장치의 성능검사로 구분할 수 있으며 방사선사들이 충분히 실시할 수 있는 검사 항목들이며 다음과 같다.

1) 암실청소(매일)
2) 현상기 관리(매일)
3) 증감지 청소(매주)
4) 판독대 청소(매주)
5) 판독실의 조명 · 환기 · 온도 · 소음 점검(매주)
6) 재검사 분석(3개월)
7) 필름내 잔여정착액 분석(3개월)
8) 암실 안개(6개월)
9) 증감지-필름 밀착도 시험(6개월)
10) 유방 압박장치 점검(6개월)
11) 표준팬텀을 이용한 시험(6개월)
12) 시준 점검(1년)
13) 해상도 점검(1년)
14) 자동노출장치 점검과 재현성(1년)
15) 증감지 감도 측정(1년)
16) 인공물 점검(1년)
17) 임상영상 점검(1년)
18) 관전압 정확도와 재현성(1년)
19) 선질(Beam quality) 점검(1년)
20) 평균유선선량 측정(1년)
21) 방사선 출력률(1년)
22) 판독대와 방의 조도 측정(1년)

1) 표준 팬텀을 이용한 시험(6개월)

- 최초 정밀검사 (등록)날짜로부터 6개월마다 팬텀 영상 1부를 검사하며, 검사 필름을 보관한다.

팬텀 검사 필름의 농도는 1.4 이하여서는 안 된다. 팬텀 검사 영상에서 섬유소는 4개 이상, 작은 석회화 그룹은 3개 이상, 종괴는 3개 이상 각각 관찰 가능해야 한다. 전체 모조병소는 10개 이상관찰 가능해야 한다. 권장사항 및 필름보관요구 항목이다.

2) 시준점검(조사야 크기 검사, 1년)

- 광 조사야와 X선 조사야의 가장자리의 총 부정렬이 SID의 2%를 초과하지 않아야 된다.

X선 조사야는 수상면(카세트)의 전체를 포함하여야 하되, SID의 2%를 초과하여 가슴벽(흉벽)쪽으로 X선 조사야가 연장되어서는 안 된다.

압박대의 가슴벽 방향의 길이는 유방지지대의 4.2 cm 높이에서 수상면의 흉부방향의 길이보다 SID의 1%를 초과하여서는 안 된다. 기준적합 판단항목 및 필름보관요구 항목이다.

3) 해상도 점검(1년)

- 해상도 패턴이 양극 음극 축에 수직 방향으로 놓였을 때는 최소한 11 lp/mm 해상도를, 양극 음극축에 평행하게 놓였을 때는 최소한 13 lp/mm의 해상도를 나타내어야 한다. 권장사항 및 필름보관요구 항목이다.

4) 자동 노출장치 점검과 재현성(1년)

- AEC 체계는 2에서 8 cm 사이의 균질한 물질에 대해 임상적으로 사용되는 kVp가 변할 때, 필름의 평균 광학적 농도를 ±0.30 이내에서 유지할 수 있어야 한다.
- mAs의 변동계수는 0.05 이하이어야 한다.

5) 증감지 감도 측정(1년)

- 병원에 있는 모든 카세트들의 증감지 감도 균일성 점검에서 최대, 최소 광학 농도값의 차이가 0.30을 초과하지 않아야 한다.
- 만약 검사의 결과들이 실행 기준치들을 벗어나면, 문제의 원인을 찾아야 하고 원인이 밝혀지지 않으면, 0.30의 범위를 벗어나는 광학농도를 초래하는 카세트는 교체한다.

6) 인공물 점검(Artifact 평가, 1년)

- Artifact가 없어야 하며 일정하게 나타나는 artifact도 없어야 한다.
- 필름보관 요구 항목이다.

7) 임상영상 점검(1년)

- 밀도가 낮은 유방(fatty breast)과 밀도가 높은 유방(dense breast)에 대한 유방 검사술 사진 각 1부(양쪽 유방, 내외사위 및 상하위)에 대해 임상영상 점검표를 참조하여 평가하고 그 결과를 기록한다. 각각 60점 이상이 되어야 한다.

8) kVp의 정확성과 재현성 검사(1년)

- kVp 정확도–검사되는 각 kVp 설정에 대한 4개의 kVp 값들을 평균하고 미리 조절된 kVp값과 이 평균값을 비교한다. 만약 측정된 평균 kVp가 조절된 kVp 설정 값보다 ±5%(30 kVp에서 ±1.5 kVp) 이상의 차이가 나면, 이 장치는 해당 서비스 직원으로부터 점검을 받아야 한다.
- kVp 재현성–각 kVp 설정에 대한 kVp값들의 표준편차를 계산하고 그리고 변동 계수를 (표준편차를 평균으로 나눔) 계산한다. 만약 변동 계수가 어떤 kVp 설정에 대해서 0.02를 초과한다면, 장치는 해당 서비스 직원으로부터 점검받아야 한다.

9) 선질(Beam quality) 점검(1년)

- 유방 검사 전압 범위(50 kVp 이하)에서 주어진 kVp 설정에서, 정 위치에서 압박대와 함께 측정된 HVL(Half Value Layer, 반가층) 값은 다음 값 보다 크거나 같아야 한다.
- HVL>kVp/100+0.03(mmAl 단위) 권장사항이다.

10) 평균유선선량 측정(1년)

- 평균유선선량이 평균유방두께(지방 50%, 유선조직 50 %인 4.2 cm 두께의 유방)에서 3 mGy (300 mrad) 이하여야 한다.

11) 방사선 출력률(1년)

- X선 출력이 800 mR/sec 이상(ACR 기준), 513 mR/sec 이상(MQSA 기준)이 되어야 한다.
- 방사선 출력은 임상적으로 사용하는 어떤 SID에서 표준 유방 검사(Mo/Mo) 조건으로 28 kVp로 작동할 때 3초간의 시간 경과에 대하여 초당 7.0 mGy(800 mR/sec) 공기 커마(kerma)보다 적지 않아야 한다.

12) 판독대와 방의 조도 측정(1년)

- 유방필름 판독용 viewbox의 밝기는 7000 Lux 이

상되어야 한다.
(미국 ACR: 3000 nit 이상, 3500 nit 이상 권고).

- 판독실의 조도는 50 lux 이하여야 한다.

2 영상의 화질관리

유방 검사에 있어서 화질관리(image quality control)는 적정 선량으로 최상의 화질을 얻기 위하여 반드시 실행하여야 할 사항으로 자율적인 화질관리가 필요하다. 화질관리 프로그램을 운영하기 위해서는 적정관리 기준을 정립한 후 허용한도를 평가하여야 한다.

다음은 미국방사선의학회의 기준에 의한 화질관리 항목 중 방사선사의 책임하에 이루어지는 화질관리 항목들로 매주 시행하는 팬텀영상 점검과 매월 시행하는 시각적 점검을 제외하면 우리나라의 정도관리 기준과 같다.

1) 매일 시행하는 화질관리 항목

(1) 암실 청결상태 점검(Darkroom Cleanliness)

유방 검사는 매우 섬세한 영상을 재현하기 때문에 artifact에 굉장히 민감하다. 암실내의 먼지 또는 더러움은 곧 유방 검사 영상에 artifact로 나타나기 때문에 청결유지는 화질관리의 기본이라고 할 수 있다. 현상실에서는 절대로 흡연이나 취식 등을 금해야 한다. 암실 설계시 작업대 위에 선반을 만들지 않아야 물건을 올려놓거나 먼지 등이 쌓이는 것을 방지할 수가 있다. 또한 천장은 튼튼한 재료로 만들어야 먼지가 떨어지거나 빛이 새어 들어오는 것을 막을 수가 있고 노출된 배관 시설 등이 없어야 물이 떨어지거나 먼지가 쌓이는 것을 방지할 수가 있다. 자외선등을 이용하면 암실의 먼지 상태를 알 수도 있으나 모든 먼지가 형광을 발하지는 않는다. 정전공기청정기(Electrostatic air cleaner)를 설치하면 먼지 등을 감소시킬 수 있으며 정전기도 방지할 수가 있다. 암실의 습도는 40~60% 정도가 좋고 온도도 25℃ 정도가 적당하다.

(1) 점검주기: 매일 필름 취급하기 전에 시행
(2) 필요기구: 마른 청소기구, 솜이 없는 천, 비누액 등
(3) 점검순서:
  ㄱ) 현상실 바닥 청소
  ㄴ) 작업대 정리
  ㄷ) 현상기의 필름 투입구를 마른 수건으로 닦는다.
  ㄹ) 필름 취급시 손자국이 생기지 않도록 손을 닦는다.
  ㅁ) 암실내의 먼지를 닦아 낸다.
(4) 유의 사항: 암실에서는 흡연, 취식을 금한다.
(5) 암실 청결상태는 증감지의 청결유지와 밀접한 관계를 갖는다.

(2) 현상기 관리(Processor Quality Control)

(1) 점검주기: 매일 필름을 현상하기 전에 시행.
(2) 필요기구: Sensitometer, densitometer, 사용하는 유방 검사 필름과 동일한 필름, 점검기록표, 디지털 온도계.
(3) 점검 순서: 현상기 관리 프로그램은 시행초기에 실시하는 방법 가)와 매일 현상 전에 시행하는 방법 나), 그리고 매 분기(3개월)마다 화질관리 필름(QC film)교체 방법 다)이 있다.

■ 방법 가) QC program 설정

ㄱ) 사용하는 유방 검사 필름과 동일한 필름을 선택하여 화질관리용으로만 사용한다(유제번호(Emulsion No.)를 점검기록표에 기록).
ㄴ) 현상기를 deep clean한 후 현상온도, 현상액 보충량 등 정상적인 작동상태를 확인한다.
ㄷ) Sensitometer를 사용하여 노광시킨 strip을 매일 한 장씩 5일 동안 현상한다. 이때에는 항상 일정한 조건으로 strip film을 현상한다(현상온도, 현상조건 등).

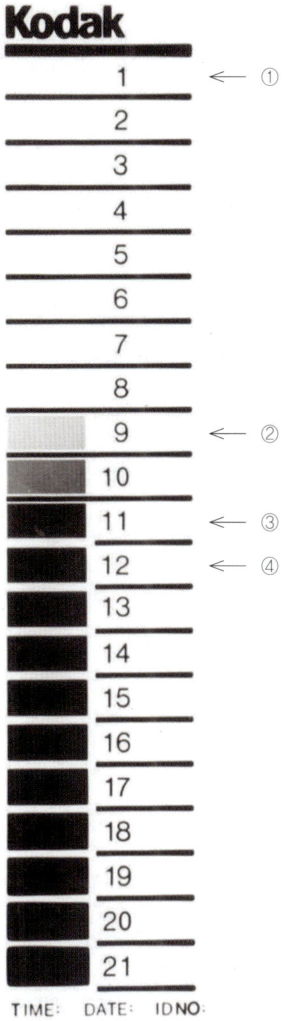

그림 12-40. Sensitometer로 필름에 노광시킨 strip
① B+F: 노광되지 않은 부분
② LD: 농도≥0.45
③ MD: 농도≥1.20
④ HD: 농도 2.20에 근접
④-②=DD: 농도차이

ㄹ) Densitometer로 5장의 strip film의 계단농도를 측정하여 평균값을 구한다.

ㅁ) 농도 1.20에 근접한 계단을 선택하고, 이 계단을 middle density(MD, speed index)로 설정한다. Middle density는 optical density(1.0)+base fog보다는 높아야 한다.

ㅂ) 농도 2.20 그리고 0.45에 근접(0.45 보다는 높아야 함)한 각 계단을 설정하고 두 계단의 농도 차이를 density difference(DD)라 한다. DD는 film과 현상기의 안전성을 평가하는데 유효하다.

ㅅ) 5장의 필름에서 미노출 부분도 측정하여 평균농도를 산출하면 이것이 base+fog(B+F)가 된다.

ㅇ) MD, DD, B+F의 농도를 점검기록표에 기록한다 (그림 12-40).

ㅈ) 점검기록표에 허용 위 한계값과 아래 한계값을 기록한다.

■ 방법 나) 매일의 QC program

ㄱ) 매일 아침 유방 검사 필름을 현상하기 전에 strip을 현상한다. 현상조건은 항상 일정해야 오차가 없는 QC를 할 수가 있다.

ㄴ) MD, DD, B+F의 농도를 측정하여 점검기록표에 기록한다.

ㄷ) 허용한도를 초과하는지 살펴보고 초과할 경우 원인을 분석하여 재점검하고 원인은 비고란에 기록한다.

ㄹ) 평가와 교정: MD, DD가 ±0.10, B+F가 +0.03 이내에 들면 적정 가동수준에 있다고 판단한다. MD, DD가 ±0.10을 벗어나지만 ±0.15 이내라면 재점검 하되 결과가 같을 때에는 현상기를 사용하면서 원인을 분석하여 원인제거를 하여야 한다. MD, DD가 ±0.15를 벗어나거나 B+F가 +0.03을 초과하면 유방 검사 필름을 현상하기 전에 원인을 분석하여 문제점을 제거해야 한다.

ㅁ) 현상 온도: 현상기 또는 화질에 문제가 발생하였을 때 주로 시행하며 디지털 온도계를 이용(수은 온도계는 절대 사용불가)하여 현상기 온도계의 온도와 비교한다. 현상온도는 ±0.3℃(±0.5℉) 이내에서 사용될 수 있도록 관리한다.

ㅂ) 보충량: 현상기의 현상, 정착액 보충량은 하루의 필름 소요량을 기본으로 하는데 현상기 제조회사의 권고량을 따르는 것이 좋다.

■ 방법 다) QC film 교체 방법(Cross-over Technique)

ㄱ) QC film은 매 분기(3개월)마다 새로운 box의 film으로 교체하여야 한다.

ㄴ) 매 분기 마지막 5일전부터 기존의 QC film과 새 box의 QC film을 매일 한 장씩 5일 동안 현상한다.

ㄷ) 기존 QC film의 MD, DD, B+F의 평균값과 새로운 QC film의 MD, DD, B+F의 평균값을 구해서 평균값의 차이를 구한다.

ㄹ) 평균값의 차이만큼 기존 QC 점검기록표의 허용한계값을 재설정한다.

2) 매주 실시하는 Quality Control 항목

(1) 증감지 청결(Screen Cleanliness)

(1) 점검주기: 최소한 일주일에 한번은 점검하고 artifact 발견시 즉시 clean한다.

(2) 필요기구: 증감지 세척액, 솜이 없는 gauze pad나 이와 비슷한 천, Carmel hairs brush, 공기펌프를 사용.

(3) 점검방법: screen 제조회사에서 권고하는 세척액과 사용방법으로 증감지를 닦는다. Carmel hairs brush나 공기펌프를 이용한 방법은 적어도 일주일에 한번, 세척액에 의한 청결방법은 1개월에 한 번 이상 시행한다. 세척액으로 닦은 경우 카세트는 자연상태에서 세워 말려야 한다.

(2) 사진관찰대 점검 (Viewboxes and viewing conditions)

(1) Viewbox와 관찰환경(viewing condition)을 표준화하고 최적상태를 유지함.

(2) 진단의 정확도와 방사선 전문의의 효율과 능력을 극대화하려면 판독을 하기 위한 viewbox를 비롯한 그 주변 상황을 최적화하여야 한다.

(3) 관찰 상황은 판독실내의 밝기, viewbox의 밝기, viewbox 표면의 상태에 따라 좌우되므로 이를 주기적으로 점검해야 한다.

(4) Viewbox의 점검

ㄱ) 점검주기: 주 1회

ㄴ) 필요기구: 유리세척액, 부드러운 종이수건(paper towel), 휘도계

ㄷ) 점검순서:

- viewbox 표면을 유리세척액과 paper towel을 이용하여 닦는다.
- 표면상에 묻어 있는 각종 그리스펜에 의한 표시들을 제거한다.
- 밝기가 균일한가 시각적 또는 휘도계로 측정한다.
- viewbox에 연결된 마스크의 작동여부를 확인한다.
- 실내 조명도(직접 또는 반사되어 입사하는 빛)를 시각적 또는 휘도계로 측정한다.

(3) Phantom Images

X선 장치에 의한 필름 농도, 대조도, 균일성, 화질의 변화를 억제하고 최적 화질을 유지할 목적으로 평가하여야 한다.

(1) 점검주기: 매주 1회 실시하며 검사장치, 현상기 수리, 증감지 교체 등 화질의 변화가 생길 수 있는 경우에도 시행한다.

(2) 필요기구: mammography phantom(4.2 cm 두께의 유방 조직 등가 phantom), 두께 4 mm, 직경 1 cm의 아크릴 원반, 확대경.

(3) 점검순서

ㄱ) 카세트 지지대 위에 phantom을 가슴벽(흉벽, chest wall)에 나란히 놓는다.

ㄴ) 아크릴 원반을 phantom의 한쪽 위에 올려놓고 테이프로 고정시킨다.

ㄷ) 압박판을 phantom에 닿게 내린다.

ㄹ) photo-timer 의 검출기의 위치를 phantom의 가운데 위치하도록 한다. 수동일 경우에는 적정한 mA, 노출시간을 선택한다.

ㅁ) 관전압을 항시 사용하는 표준 유방의 조건에 맞춘다.

ㅂ) mAs(노출시간, mA)를 점검표에 기록한다.

ㅅ) 필름을 현상하여 아크릴판의 농도와 그 주위의 농도를 측정하여 차이를 구하고(density

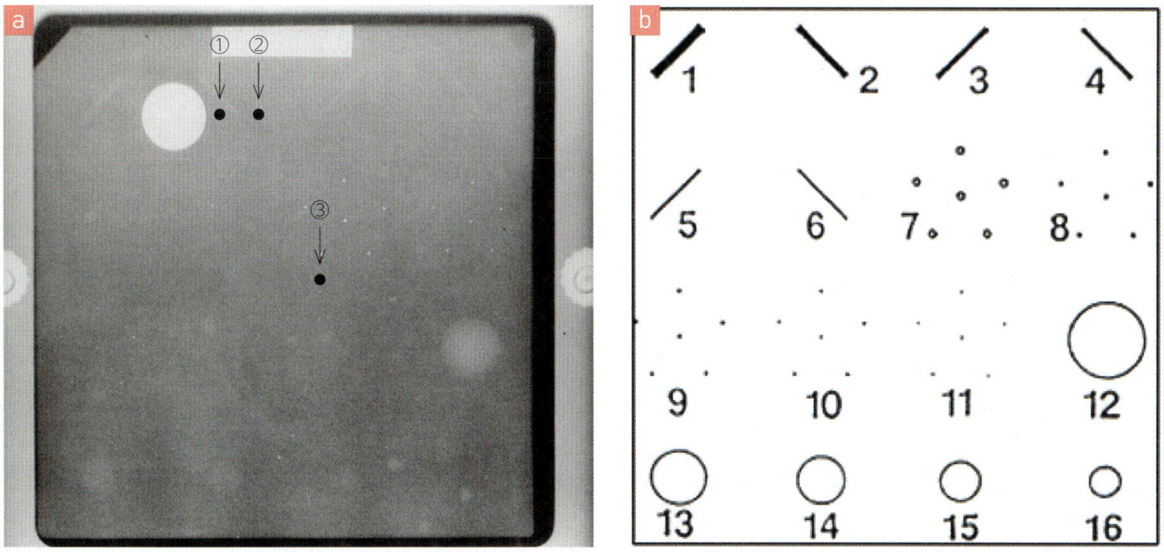

그림 12-41. Phantom 영상
a: ① 아크릴 원반, ②-①=DD, ③ background density b: Phantom에 나타나는 영상의 수

difference) 이것을 점검표에 기록한다.

ㅇ) phantom의 정중앙 농도를 측정하여 background density에 기록한다.

ㅈ) phantom상에 나타난 유사 fiber, speck groups, mass의 수량을 점검표에 기록한다. Fiber와 mass는 하나당 1점을, speck group(1 group은 6개의 speck)은 group 중 speck이 3개가 보이면 0.5점, 4개 또는 그 이상이면 1점으로 계산한다.

(4) 평가와 교정: DD는 최소한 0.40 이상이 되어야 하고, background density의 허용오차는 ±0.20이며 최소한 1.40 이상은 되어야 하며, Exposure time 또는 mAs치의 허용오차는 ±15% 이내이어야 한다. ACR공인 합격기준은 최저 4개의 fiber, 3개의 speck groups, 3개의 mass 등 총 10개 이상의 phantom image가 재현되어야 한다. 만일 사진농도 또는 DD의 변화가 허용한도를 넘었으면 필히 원인(현상기, 필름의 감광유제, X선 발생장치 등)을 찾아 곧 교정한다(그림 12-41).

3) 매월 하는 QC 항목

(1) 시각적 점검(Visual checklist)

유방 검사용 X선 장치의 여러 종류의 표시등, 표시기와 기계적 잠금장치 등이 정상 작동하고 있는지 시각 점검한다.

(1) 점검주기: 월 1회 시행하고 납품회사의 정기적 점검후에도 반드시 확인한다.

(2) 필요기구: 시각 점검표

(3) 점검순서:

ㄱ) 시각 점검사항 모두의 상태를 확인한다.

ㄴ) 점검표에 점검 일자와 상태를 기록한다.

(4) 유의사항: 시각 점검표의 점검사항의 일부는 방사선사의 편리함을 위한 것도 있지만 점검사항의 대부분은 환자의 안전과 진단적 가치가 충분한 화질을 얻기 위함임을 잊지 않아야 한다. 검사방법 등을 고려하여 추가할 사항이 있으면 추가 점검하여야 한다.

(5) 평가와 교정: 각 점검사항들의 안전여부를 확인 기록하고 불완전하면 즉시 교체 또는 교정하도록 조치한다. 각 사항의 교정이 불가능하거나 구조적 결함이 있다고 판단되면 제조회사 또는 납품회사에게 통보하여 해결책을 강구한다.

4) 3개월 마다 시행하는 QC

(1) 재검사 분석(Repeat analysis)

재검사의 횟수와 원인을 파악하여 정확한 검사방법, 효율적 검사, 경비절감, 환자의 피폭선량 감소에 대한 대책을 세우도록 한다.

(1) 점검주기: 이 점검은 검사 초기에 한 번 실시하고 그 다음은 분기별로 시행한다. 평가는 대상환자의 수가 250명 이상은 되어야 한다.

(2) 필요기구: 점검주기 동안 사용한 총 필름매수를 기록한다. 그리고 모든 폐기필름을 모아 원인별로 분류한다.

(3) 점검순서

ㄱ) 점검을 시작하는 기준일을 정하고 그 때부터 폐기필름을 보관한다.

ㄴ) 점검 개시일로부터 사용한 필름의 매수를 기록한다.

ㄷ) 폐기필름의 수집은 이전 검사일 후부터 검사일까지로 한다.

ㄹ) 자세의 부정확, 저농도, 고농도필름 등 검사와 현상과정에서 발생하는 필름, artifact, 그리고 적정영상이지만 폐기한 필름 등 모든 폐기필름을 분류 기록한다.

ㅁ) 분류표에서 재검사 필름의 총량, 그리고 검사에 사용한 필름의 총수량을 기록한다. 점검 기간에서의 전체 재검사율은 재검사의 수를 사용 필름의 수로 나눈 백분율로 정한다.

ㅂ) 분류표중 각 항목별로 재검사율(항목별 재검사량을 재검사 총수량으로 나눈값)을 산출한다.

(4) 평가와 교정: 전체의 재검사율은 2% 이하를 유지하는 것이 이상적이지만 QC 프로그램을 포함할 경우 5% 이하를 유지하는 것을 권한다.

(2) 정착제 남은 양 점검 (Analysis of fixer retention in film)

현상완료 된 필름에 정착부족으로 hypo 남은 양이 얼마인가 판단하는 것으로 남은 양에 따라 수세의 부족, 영상의 안전성 저하정도를 평가한다.

(1) 점검주기: 분기별로 한다.

(2) 필요기구: 정착제 측정지(fixer estimator), 정착제 남은 점검액

(3) 점검순서

ㄱ) Sensitometer로 노광시켜 현상한 그날의 QC film의 맑은 부분에 정착제 남은 점검액을 떨어뜨린다.

ㄴ) 점검액을 떨어뜨린 후 2분을 기다린다.

ㄷ) 점검액이 묻은 부분의 변색도를 점검한다.

ㄹ) 정착제 측정지와 변색 부분의 색도를 비교한다.

(4) 유의사항: 점검은 직접 내리쬐는 햇빛 아래서 시행하면 점검 부분이 급히 검게 될 수 있으며 점검액을 떨어뜨린 후 오랜 시간 후에 비교하여도 검게 될 수 있으므로 점검 환경에 유의한다.

(5) 평가와 교정: 정착제 측정지는 필름내 정착제의 잔존량(g/m)을 측정하는 것이다. 남은 정착제의 예상량은 0.05 g/m^2 이하가 되어야 하는데 그 이상을 가르키면 재검사를 한다. 재검사 결과가 같다면 현상기의 수세탱크에 수세수가 정상적으로 넘쳐흐르고 있는지 수세수량을 확인한 다음 필름의 정착제를 제거하는 수세수의 효율을 결정하는 정착과정의 적정 여부를 반드시 점검하여야 한다. 모든 점검사항에 이상이 없는데 계속 정착제의 남은 현상이 발생하면 필름, 현상처리제의 제조회사의 기술적 자문을 구한다.

5) 6개월마다 시행하는 QC 항목

(1) Darkroom Fog

암실등의 안전성 또는 내, 외부로부터의 누선광원이 있는지를 확인하는 것이다.

(1) 점검주기: 이 평가는 시설 이용 초기에 실시해야 하며 주기는 연간 2회로 한다. 시설의 이용 초기란 암실등이나 필터의 교체, 암실등의 위치(암실등과 필름간 거리의 변화), 암실등의 촉수를 바꿨을 때를 의미한다.

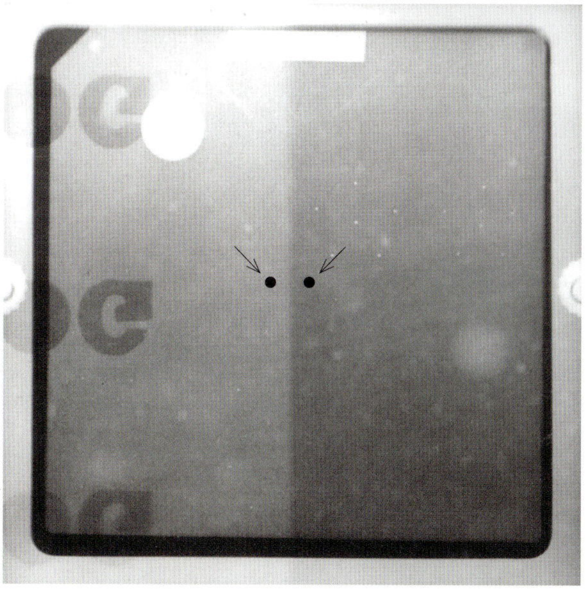

그림 12-42. 암실 fog 검사

(2) 필요기구: densitometer, timer, phantom test film, 투명하지 않은 카드.

(3) 점검순서

ㄱ) 암실 실내의 모든 전등을 끄고 약 5분 동안 기다린다(눈의 암적응이 필요함).

ㄴ) 문, 현상기와 벽 틈새에서 빛이 새어 들어오는지 점검하여 누광 부분이 있다면 시험 전에 보완한다.

ㄷ) phantom test한 필름을 작업대 위에 놓고 불투명한 카드로 phantom 노광 부분의 절반을 가린다.

ㄹ) 암실등을 약 2분 동안 켠다.

ㅁ) 암실등을 다시 소등하고 필름을 현상한다.

ㅂ) 카드로 가린 부분과 안 가린 부분의 phantom의 가운데 부분의 농도를 잰다.

ㅅ) 두 부분의 농도차로 fog의 정도를 판단한다.

(4) 평가와 교정: 농도차가 0.02 이상을 보이면 fog의 원인을 규명하여 보완하여야 한다(그림 12-42).

(2) 증감지-필름의 밀착성(Screen-film contact)

사용하고 있는 각 필름카세트에서 증감지와 필름의 완벽한 밀착성을 유지하고 확인한다는 점은 유방 영상의 해상능(선예도)에 중대한 영향을 미치기 때문에 매우 중요하다.

(1) 점검주기: 새로운 카세트를 구입하여 처음 사용할 때 시행하고, 그 후에는 6개월의 주기로 시행하며 영상의 해상능 저하가 의심되면 그 때마다 시행한다.

(2) 필요기구: 크기 24×30 cm인 아크릴판에 구리선을 밀도 40 wires/inch로 격자모양으로 매몰한 contact test pattern.

(3) 점검순서

ㄱ) 카세트 지지대 위에 카세트를 올려놓고 그 위에 contact test pattern을 놓는다(grid는 사용하지 않음).

ㄴ) 노출조건을 수동으로 조작하여(25~28 kVp) 가슴벽(흉벽)쪽의 필름농도가 0.70~0.80 범위가 되도록 X선을 조사한다.

ㄷ) 검사한 다음 필름을 현상한다.

ㄹ) view box에 필름을 걸고 거리 약 1 m에서 관찰한다. 관찰시 주위 농도보다 검게 보이는 부분은 밀착이 떨어지는 곳이다.

(4) 유의사항: 이 실험은 40 mesh의 contact test pattern을 이용하여야 유방 검사용 카세트의 밀착저하 부분을 재현할 수 있다. 일반검사용 카세트의 밀착성을 실험하는 mesh로는 28 kVp에서 작은 먼지로 인한 밀착성 저하를 재현할 수 없기 때문이다.

(5) 평가와 교정: 1 cm 이상의 밀착성 저하가 보이면 사용을 금지한다. 이 보다 좁은 부분인 경우에는 증감지와 필름 사이의 먼지, 더러움 등이 원인일 수 있으므로 닦아 사용하면 효과를 보는 예가 많다. 만일 증감지와 카세트를 청결하게 하여도, 잔여 공기의 영향이 없는데도 밀착성이 향상되지 않는다면 증감지와 카세트에 문제가 있다고 판단하고 신속히 제조(판매)회사와 정보교환을 거친 다음 새로운 것으로 바꾼다(그림 12-43).

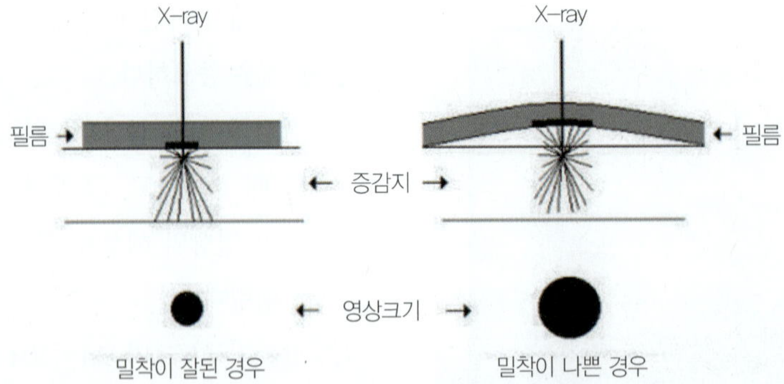

그림 12-43. 증감지와 필름의 밀착에 따른 영상의 크기 변화

(3) 압박(Compression)

수동적 또는 기계적인 방법으로 압박을 할 때 심한 압박을 하지 않으면서 적정한 압박을 해야만 최적 유방영상을 얻을 수 있다. 압박을 하면 두께가 얇아지고 그 만큼 방사선의 투과거리가 짧아져 산란선이 감소하여 방사선의 조사선량을 감소할 수 있을 뿐 아니라 유방영상의 대조도도 상대적으로 증가하는 일석이조의 효과를 볼 수 있다. 또한 압박을 하면 두께를 감소할 수 있고 환자의 움직임을 방지하여 작은 X선 초점을 사용할 때 영상의 선예도가 증가하는 것과 동일한 효과를 얻을 수 있으며 유방의 두께를 균일하게 할 수 있어 균일한 사진농도를 얻을 수 있다.

(1) 점검주기: 이 실험은 최초에 시행하고 다음에는 연 2회 정기적으로 실시한다.

(2) 필요기구: 체중계(아날로그형), 여러 장의 수건이나 스티로폼 패드.

(3) 점검순서

ㄱ) 카세트 지지대를 보호하기 위하여 지지대 위에 수건을 올려놓고 그 위에 체중계를 놓는다. 체중계의 눈금은 관찰이 쉬운 쪽으로 향하게 하고 압박의 중앙에 오도록 유의한다.

ㄴ) 압박기의 파손이 없도록 체중계 위에 여러 장의 수건을 얹는다.

ㄷ) 자동 압박기를 스스로 멈출 때까지 압박시킨다.

ㄹ) 압박 정도를 읽고 기록한다.

ㅁ) 다시 압박기의 압력을 푼다.

ㅂ) 압박기를 수동으로 멈출 때까지 작동한다.

ㅅ) 압박정도를 읽고 기록한다.

ㅇ) 압박기를 제자리로 한다.

(4) 유의 사항

압박장치의 압박조절이 안전하지 않으면 압박기 또는 주변 기기의 파손이 예상되므로 주의한다. 만일 압박정도가 45파운드를 초과하면 신속히 압박을 풀고 장비 기술자와 협의를 하여 압력의 조절을 한다.

(5) 평가와 교정

유방의 적정한 압박은 자동 또는 수동 모두 25~45파운드(11~20 kg) 이내에서 이루어진다. 만일 이 범위를 벗어나면 곧 수정하여야 한다(그림 12-44).

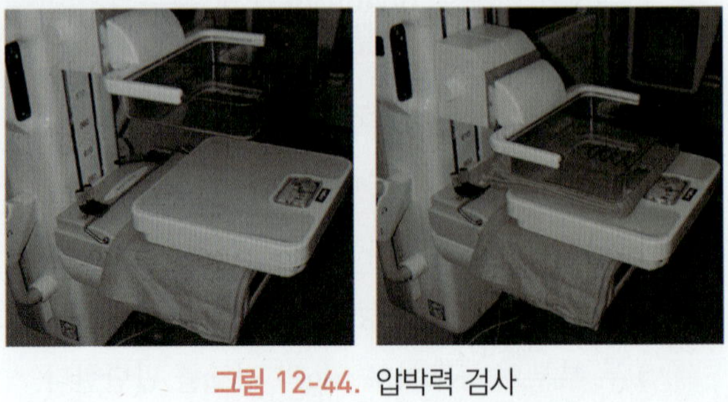

그림 12-44. 압박력 검사

chapter

13

구강악안면 검사

I. 구강내 X선 검사(Intraoral radiography)
  1. 치아뿌리끝(치근단) 검사(Periapical radiography)
  2. 교익 검사(Bitewing radiography)
  3. 교합 검사(Occlusal radiography)
  4. 위치결정 검사(Localization technique)

II. 구강외 X선 검사(Extraoral radiography)
  1. 파노라마 검사(Panoramic radiography)
  2. 두개부 규격 X선 검사(Cephalometric radiography)
  3. 두개부 검사(Skull series radiography)
  4. 턱관절(측두하악관절) 검사 (Temporomandibular joint radiography)

III. 특수 검사(Specialized extraoral radiography)
  1. 침샘(타액선) 조영술(Sialography)
  2. 디지털 방사선 영상법(Digital radiography)
  3. 단층 검사(Tomography)
  4. 전산화단층검사(Computed tomography)

IV. 임상 응용 및 증례

Radiographic Imaging

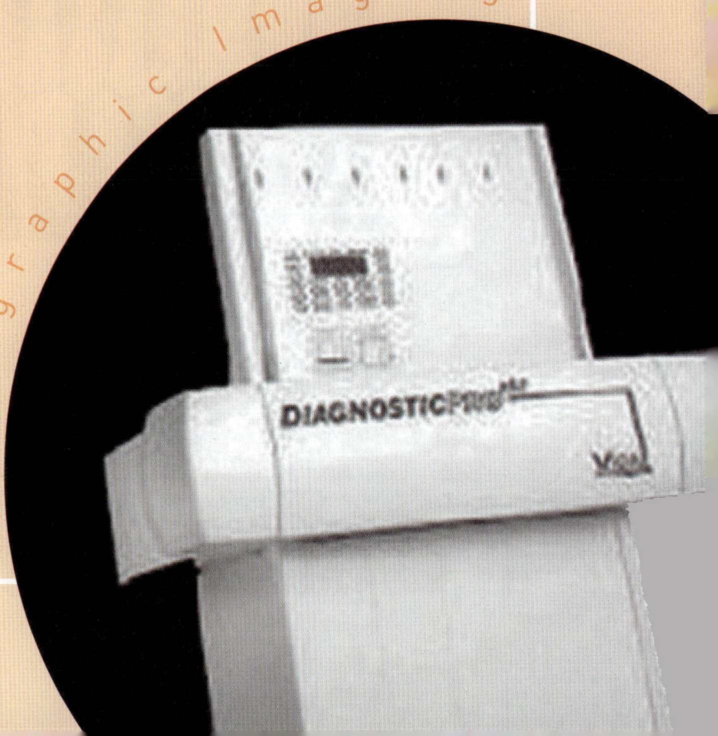

I. 구강내 X선 검사 Intraoral radiography

치과분야의 검사방법 중 하나인 구내 검사는 그 이용도가 높으며 자격을 갖춘 술자라면 누구나 쉽게 접할 수 있다. 그러나 환자마다 구강내 구조는 의외로 다양하고 외부에 의한 변화로 인하여 검사하기가 그리 간단한 것만은 아니다. 일반적으로 치과에 처음 내원하는 환자는 전체 치아의 구강내 방사선 사진의 검사가 바람직하고 재진의 경우에는 개인적인 평가에 따라 행해져야 한다. 주로 사용되는 구강내 검사법은 그 이용목적에 따라 표 13-1처럼 구분된다. 구강내 검사를 실시할 때는 몇 가지 숙지사항이 있는데 이는 구강내에 위치해 있는 각기 다른 치아의 배열상태를 방사선 사진에 잘 나타나게 하기 위해선 반드시 알아야 한다. 또한 환자의 피폭선량 감소에도 각별한 신경을 써야 한다. 첫째, 환자의 머리부위 고정에 있다. 치아 검사에 있어서 2가지 중요 기준선이 있는데 그것은 정중면과 씹는면(교합면, occlusal plane)이다. 정중면은 환자를 정면에서 보았을 때 바닥에 대해 수직이 되어야 하고, 씹는면(교합면)은 모두 그런 것은 아니지만 위턱(상악) 치아를 검사할 때는 위씹는면(상교합면)이 바닥에 수평이 되어야 하고, 아래턱(하악) 치아를 검사할 때는 아래씹는면(하교합면)이 바닥에 수평이 되어야 한다. 그러나, 예외적으로

| 표 13-1 | 구강내 검사법의 분류

검사법	종 류
1. 치아뿌리끝(치근단) 검사 (Periapical Radiography)	평행 검사, 등각 검사
2. 교익 검사 (Bitewing radiography)	작은어금니(소구치) 검사, 큰어금니(대구치) 검사
3. 교합 검사 (Occlusal radiography)	위턱(상악) 교합 검사, 아래턱(하악) 교합 검사
4. 피사체 위치결정법 (Localization technique)	X선관이동 검사, 광대뼈(권골)쪽 피사체 검사, 직각 검사

아래턱절단면 교합 검사는 씹는면(교합면)이 바닥에 대해 수직이다. 둘째, 필름의 위치설정이다. '필름의 위치설정은 복잡한 환자의 구강내에 어떻게 위치시키는가?'의 문제이다.

일반적인 필름의 삽입방법은 앞니(절치, incisor), 송곳니(견치, canine)는 세로방향으로, 작은어금니(소구치, premolar) 큰어금니(대구치, molar)는 가로방향으로 위치시킨다. 이때 치아활(치궁)의 만곡이 심한 송곳니(견치)부에서는 인접치아의 상(image)에 관계없이 목적하는 치아가 보이도록 필름의 위치에 주의한다. 특히 손가락으로 필름을 고정하는 이등분각 검사법에서 상의 왜곡이 더욱 심하게 나타남으

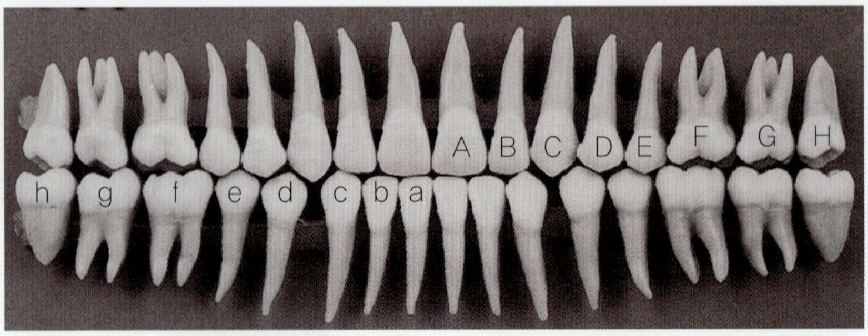

A. 위턱(상악) 속앞니(중절치, central incisor)
B. 위턱(상악) 바깥앞니(측절치, lateral incisor)
C. 위턱(상악) 송곳니(견치, canine)
D. 위턱(상악) 첫째 작은어금니(제1소구치, 1st premolar)
E. 위턱(상악) 둘째 작은어금니(제2소구치, 2nd premolar)
F. 위턱(상악) 첫째 큰어금니(제1대구치, 1st molar)
G. 위턱(상악) 둘째 큰어금니(제2대구치, 2nd molar)
H. 위턱(상악) 셋째 큰어금니(제3대구치, 3rd molar)

a. 아래턱(하악) 속앞니(중절치, central incisor)
b. 아래턱(하악) 바깥앞니(측절치, lateral incisor)
c. 아래턱(하악) 송곳니(견치, canine)
d. 아래턱(하악) 첫째 작은어금니(제1소구치, 1st premolar)
e. 아래턱(하악) 둘째 작은어금니(제2소구치, 2nd premolar)
f. 아래턱(하악) 첫째 큰어금니(제1대구치, 1st molar)
g. 아래턱(하악) 둘째 큰어금니(제2대구치, 2nd molar)
h. 아래턱(하악) 셋째 큰어금니(제3대구치, 3rd molar)

그림 13-1. 치아의 배열

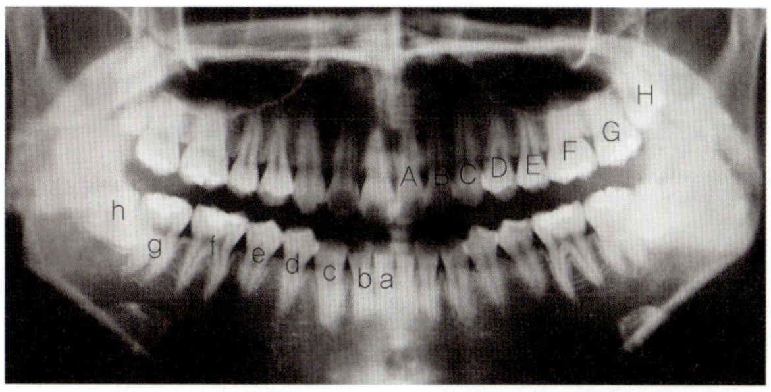

그림 13-2. 파노라마 영상에서 치아의 배열

로 필름유지기구를 사용하는 것이 바람직하다. 하지만 필름유지기구의 사용은 구강내 구조가 좁거나 입천장(구개)부와 입안바닥(구강저)의 깊이가 낮은 환자에서의 검사가 곤란한 단점도 있다. 셋째로, 중심X선의 결정이다. 정확한 영상을 얻기 위해서 술자는 치아의 구조, 환자 머리의 위치 고정, 필름의 위치 등을 사전에 파악하여 중심X선의 조사각도를 결정하여야 한다. 일반적으로 목적하는 치아가 필름중심부에 위치해 있고 환자 머리의 위치가 올바르게 잡혀있을 때 중심X선의 방향은 필름 중앙부가 되며, 입사점은 인접하는 치아의 접점 사이가 된다. 하지만 앞에서도 설명했듯이 입안 치아의 구조는 다양하므로 환자마다 중심X선의 방향은 조금씩 차이가 있을 수 있다.

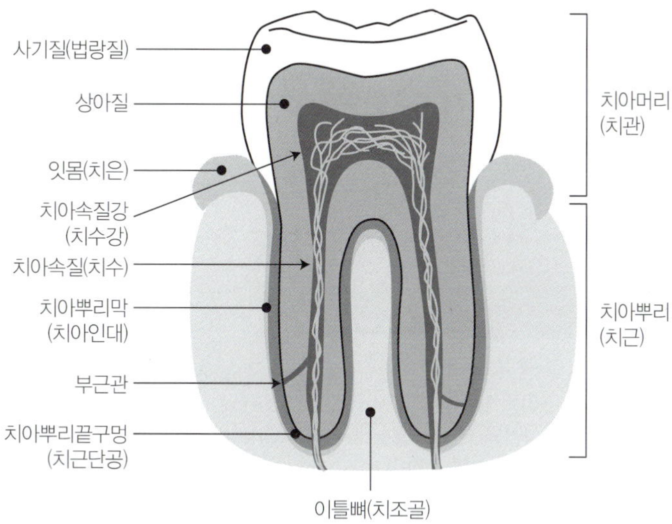

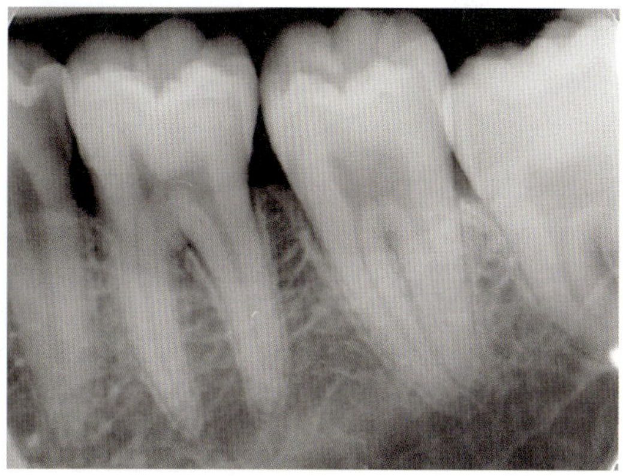

그림 13-3. 치아 해부

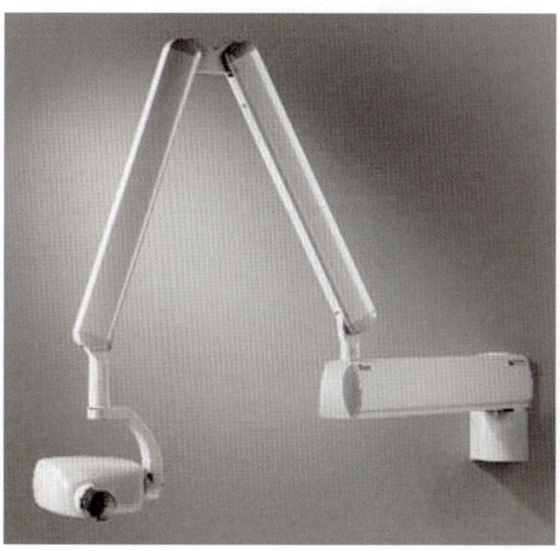

그림 13-4. 구강내 X선 검사기

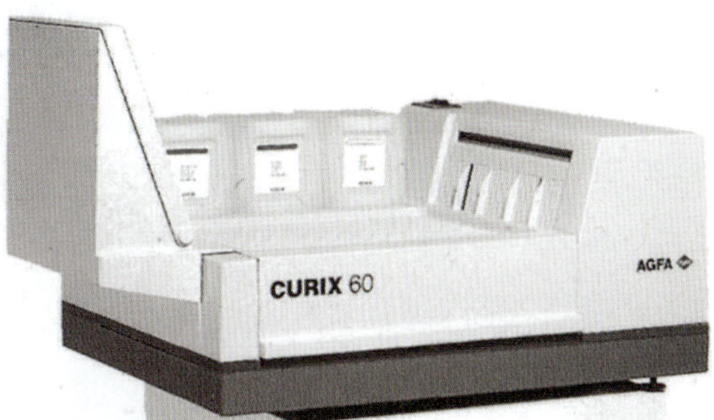

그림 13-5. 구강내 X선 필름 현상기

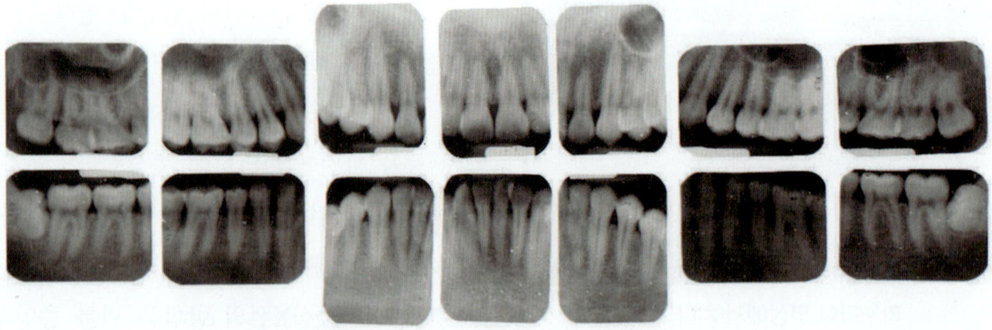

그림 13-6. mounter에 필름을 배열한 모양

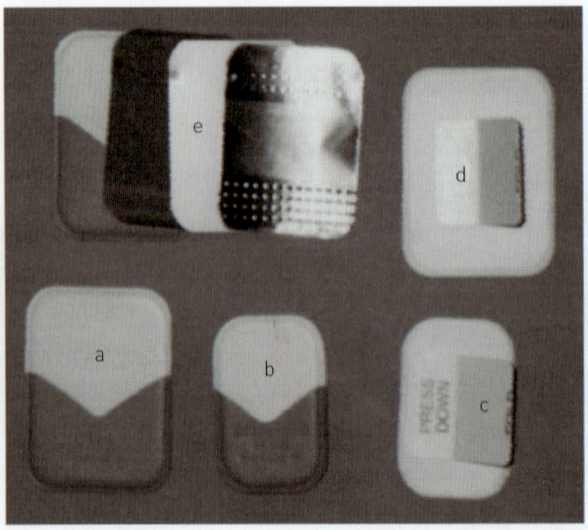

그림 13-7. 구강내 필름의 종류와 구성

a. 성인용 필름(adult film) 32×41 mm, b. 소아용 필름(child film) 22×35 mm
c. 소아용 교익 필름(child bitewing film), d. 성인용 교익 필름(adult bitewing film)
e. 성인용 필름의 구성(왼쪽부터 외포장지, 내포장지, 필름, 연박)

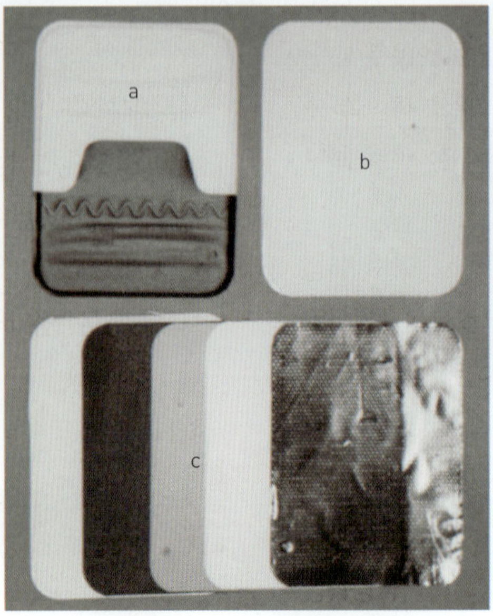

그림 13-8. 교합필름의 구성

구강내 X선 필름(Intraoral film)

구강내 필름(intraoral film)의 특징은 크기가 작으며, 증감지(screen)를 사용하지 않은 양면에 감광유제가 도포되어 있는 필름을 사용한다. 구강내 필름에는 한 모서리에 작은 점의 돌출부분이 있는데 이를 dot 또는 film mark라 한다. 이 부분은 검사 후 치아의 상하좌우를 구별하는데 도움을 주며, 볼록한 쪽이 X선관을 향하게 놓아야 한다. 구강내 필름은 크게 성인용 필름, 소아용 필름, 교합용 필름으로 나눌 수 있으며, 한 장의 구강내 필름에는 그림과 같이 외포장지(고무), 내포장지(흑지), 필름, 연박(lead foil)으로 구성되어 있다. 다만 교합용 필름에는 필름과 연박 사이에 흰색 종이가 한 장 더 들어 있었다(그림 13-8). 또한 교익 검사용 필름도 있으나 근래에는 성인용 필름이나 소아용 필름에 탭(tab)을 붙여 이용하는 추세이다.

구강내 필름의 보관

구강내 필름은 크기가 작아 분실의 염려가 많으므로 잘 보관하지 않으면 안 된다. 이런 불편을 없애고 기록의 보관을 위하여 film mounter라는 것을 사용하면 좋다. mounter는 같은 환자를 검사한 여러 장의 방사선 사진들은 위치관계와 해부학적 관계를 토대로 적절히 배열함으로써 판독에 많은 도움이 된다. 배열할 때 주의해야 할 점은 필름모서리에 있는 dot의 볼록한 부분이 판독자(mounter 앞면)를 향하도록 하고, 환자의 해부학적 위치에 치아가 위치하도록 배열하는 것이다. 이것은 기성화된 것도 있지만 사용자의 편리에 의해 주문형 생산도 가능하다.

01 치아뿌리끝(치근단) 검사

Periapical radiography

1 평행 검사(Paralleling technique)

이 검사법은 McComack에 의해 고안되었으며 Fitzgerald에 의해 실용화되었다. Long cone technique, Extension cone technique 이라고도 불리운다. 이 검사법이 기본원리는 그림과 같이 상의 기하학적 왜곡(geometric distortion)을 최소화하기 위하여 필름을 치아의 장축과 평행하게 놓고 중심X선은 치아와 필름에 직각으로 조사하는 방법이다(그림 13-15). Long cone(41~51 cm)을 이용함으로써 치아와 필름 사이 거리 증가로 인하여 생길 수 있는 왜곡(distortion)과 불선예도(unsharpness)를 보상한다. 검사시 cone의 위치 및 필름의 위치가 자동적으로 결정되도록 만들어진 필름유지기구를 사용하며, 그 종류로는 XCP instruments, Precision instruments, Snap -A-Ray holder, Hemostat holder 등이 있다(그림 13-11, 그림 13-12, 그림 13-13, 그림 13-14).

1) 평행 검사의 장점

- 정확한 수직각 및 수평각으로 인하여 상(image)이 우수하다.
- 상의 왜곡(distortion)이 거의 없다.
- 위턱(상악) 어금니부에서 광대뼈와 치아뿌리끝(치근단)의 겹침 없이 치아뿌리끝(치근단)의 상이 뚜렷하다.
- 충전물 아래쪽의 2차우식증(caries)이 잘 관찰된다.
- 금속치아관(치관)의 적합성의 판정이 쉬우며 이틀

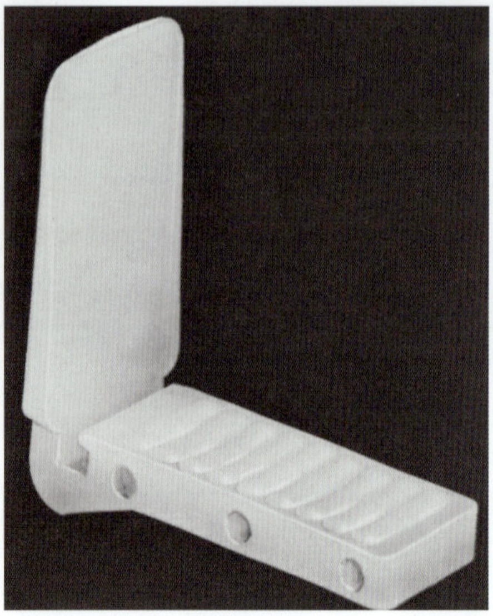

그림 13-9. anterior bite block

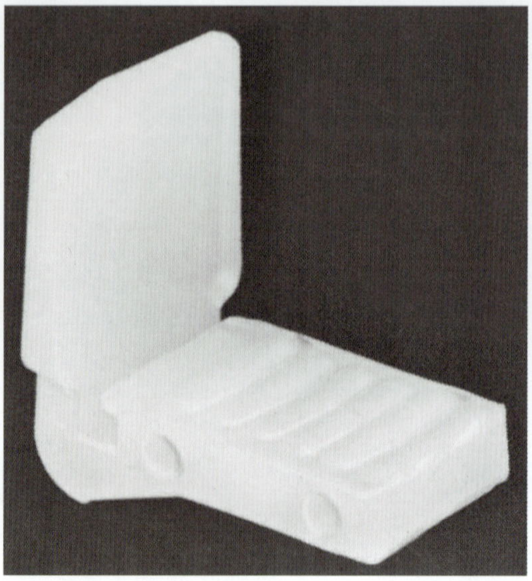

그림 13-10. posterior bite block

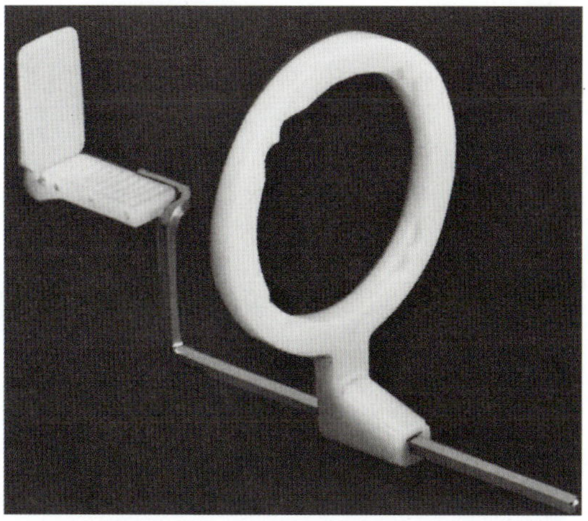

그림 13-11. 앞니(전치)부용 필름유지기구

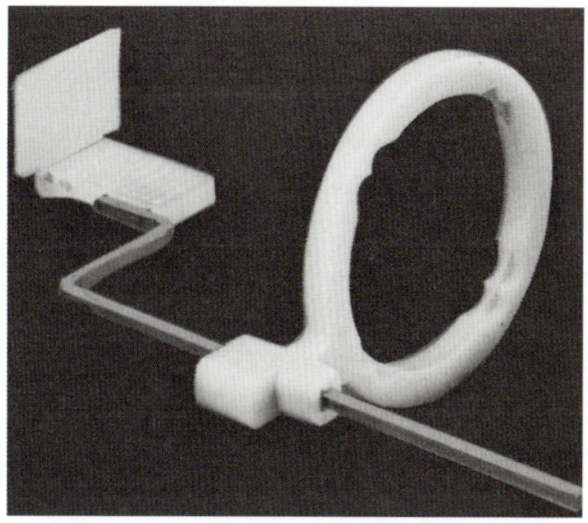

그림 13-12. 어금니(구치)부용 필름유지기구

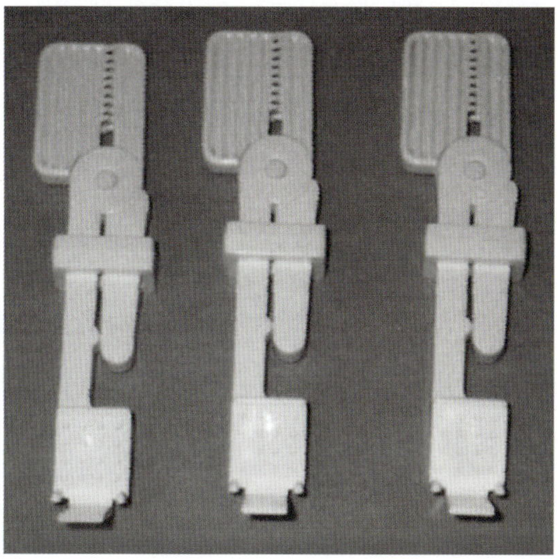

그림 13-13. Snap-A-Ray 필름유지기구

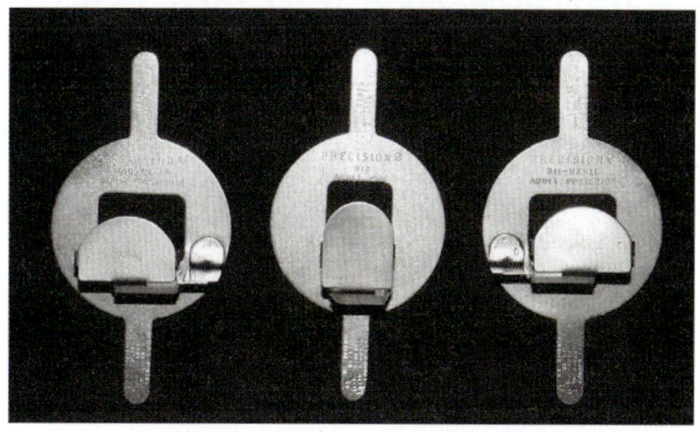

그림 13-14. Precision 필름유지기구

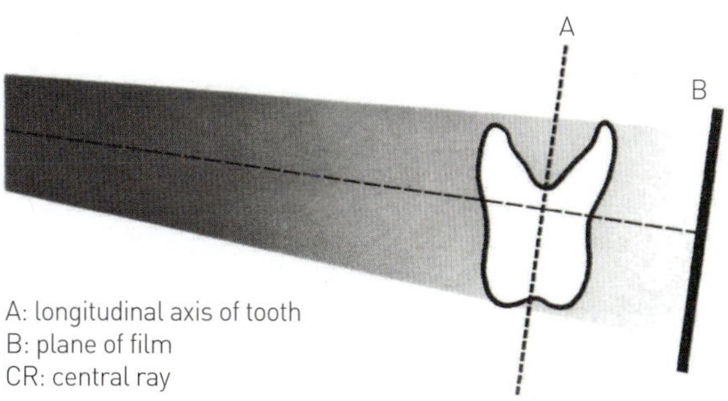

그림 13-15. 평행 검사법의 원리

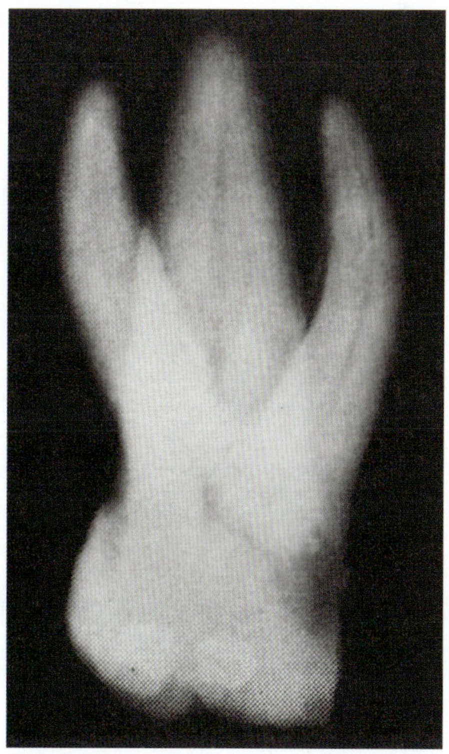

그림 13-16. 평행 검사 영상

뼈(치조골, alveolar bone)의 흡수상태가 잘 관찰된다.

2) 평행 검사의 단점

- 형태학적인 변이로 인하여 구강의 모든 부위에서 치아 장축과 필름이 평행을 이루기 어렵다.
- 입천장(구개)이 낮으면 치아뿌리끝(치근단) 주위 조직이 관찰되기 어렵다.
- 5~10%의 상이 확대되며 구토나 점막의 손상이 일어난다.

2 등각검사(Bisecting angle tecnique)

이 검사법은 Price와 Cieszynski에 의해 고안되었으며 그 원리는 필름을 가능한 치아의 혀면에 가깝게 위치시키고 치아 장축과 필름 사이 각도를 이등분하는 가상선에 중심X선이 치아뿌리끝(치근첨, root apex)을 지나면서 직각으로 조사된다(그림 13- 21). 이 검사법에서 필름의 고정은 손가락으로 필름의 중심부를 살며시 눌러 구부러지지 않게 하고 나머지 손가락은 필름에 나오지 않도록 한다. 환자의 머리 위치나 각 치아의 해부학적 구조에 따라 개별적으로 조정해야 하지만 일반적인 참고각도는 표 13-2, 표 13-3과 같다. 이등분각검사용 필름유지기구를 사용하면 cone의 위치 및 필름의 위치가 자동적으로 결정되도록 만들어져 검사가 쉽다(그림 13-19, 그림 13-20).

| 표 13-2 | 수평각(정중선 기준)

	오른쪽	왼쪽
앞니(절치)	0	0
송곳니(견치)	+45~+50°	−45~−50°
작은어금니(소구치)	+70~+80°	−70~−80°
큰어금니(대구치)	+80~+90°	−80~−90°

| 표 13-3 | 수직각(씹는면 기준)

	위턱(상악)	아래턱(하악)
앞니(절치)	+40°	−15°
송곳니(견치)	+45°	−20°
작은어금니(소구치)	+30°	−10°
큰어금니(대구치)	+30°	−5°

*참고: 수평 및 수직각은 환자를 중심으로 표현했음.

1) 등각 검사의 장점

- 필름이 가능한 치아에 근접하므로 치아의 길이는 실제 길이와 동일하다.
- 입천장(구개)이 낮은 환자에서도 검사가 가능하다.

2) 등각 검사의 단점

- 치조정연부의 볼쪽과 혀쪽 관계의 왜곡이 생긴다.
- 환자의 손가락이 구강내로 들어가기 때문에 심리적인 영향이 있다.
- 치아목(치경)부위 우식증(caries)을 발견하기 어렵다.
- 중심X선이 이등분선에 수직으로 향하지 않으면 치아의 길이는 변형된다.
- 초보자에서 상이 연장(elongation)되거나 조사통가림(cone cut), 축소(foreshortening), 겹침(overlap), 과도한 구부림(excessive bending) 현상이 많이 일어난다.

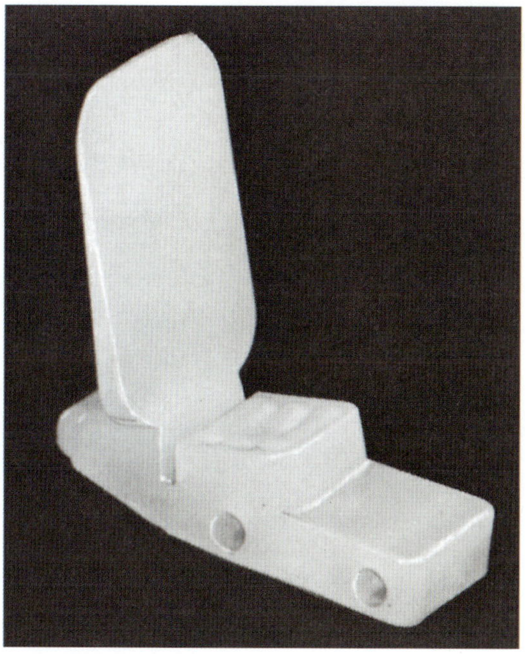

그림 13-17. anterior bite block

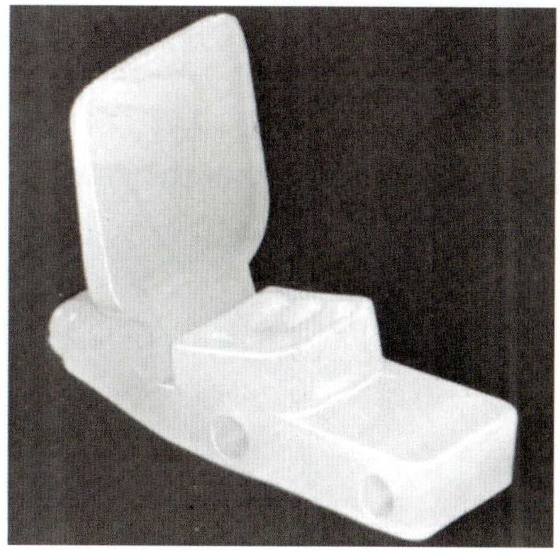

그림 13-18. posterior bite block

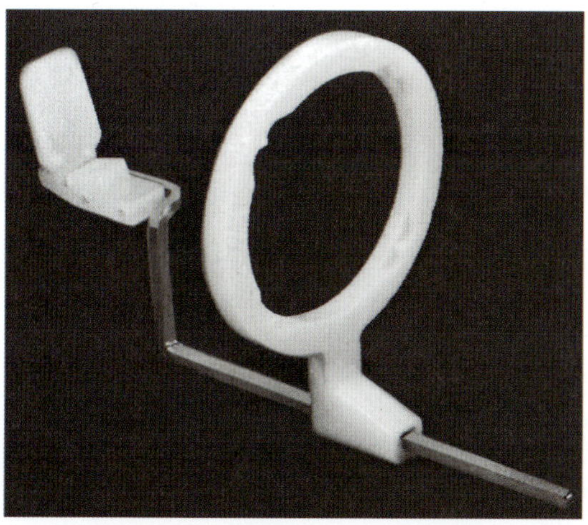

그림 13-19. 앞니부용 필름유지기구

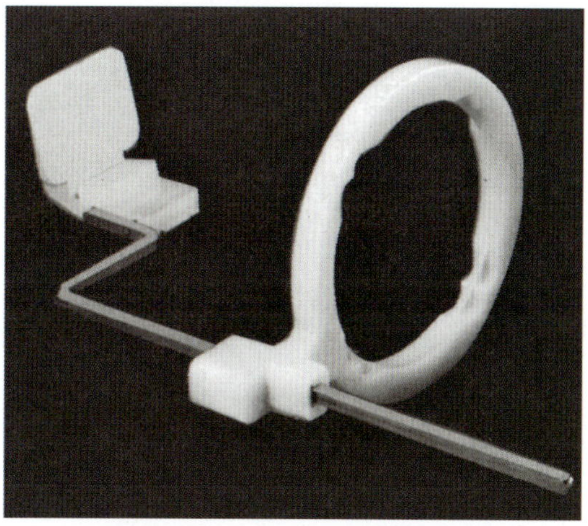

그림 13-20. 어금니부용 필름유지기구

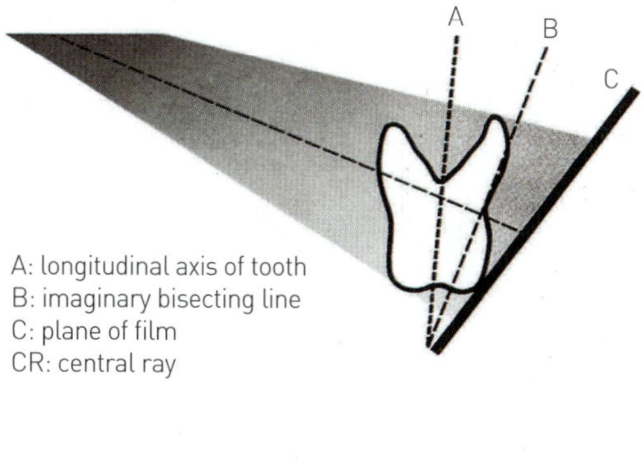

그림 13-21. 등각 검사법의 영상

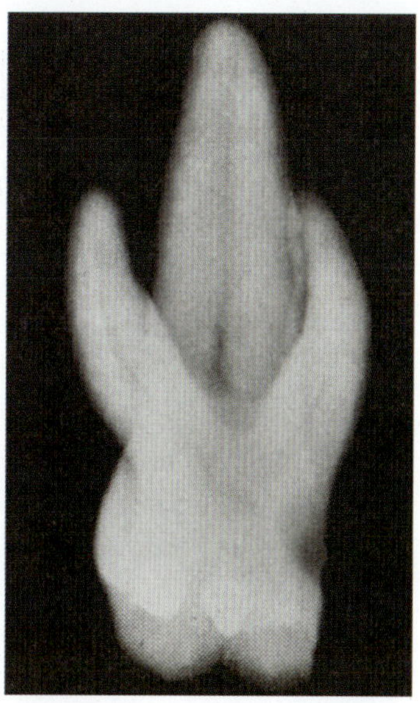

그림 13-22. 등각 검사 영상

1 위턱(상악) 앞니(절치) 검사 Maxillary incisor region

1 평행 검사(Paralleling technique)

1) 검사목적

양쪽 속앞니(중절치), 바깥앞니(측절치)와 이 치아의 치아뿌리끝(치근단, root apex) 부위를 관찰할 수 있다.

2) 검사방법

① 환자의 자세

환자의 기본자세는 앉은(sitting)자세로 하고 위씹는면(상교합면, Maxillary occlusal plane)이 바닥에 수평되게 머리를 유지시킨 다음 정중면이 수직이 되게 한다.

② 필름의 위치

필름은 세로로 하여 위턱활(악궁, maxillary arch)의 정중선과 필름 중앙선이 일치하도록 위턱(상악) 속앞니(중절치) 입천장(구개)부에 위치시킨다.

③ 중심X선

중심X선의 방향: 양 속앞니(중절치)의 접점을 통과하도록 한다.

중심X선의 입사점: 정중선에서 위입술(상순)의 위쪽, 코중격(비중격, nasal septum) 바로 아래쪽 부위에 조사한다.

3) 영상평가

- 치아뿌리끝(치근단) 부위가 포함되도록 하여야 한다.
- 왼, 오른쪽 바깥앞니(측절치)가 포함되어야 한다.

참고 필름유지기구(extension cone paralleling instruments)를 사용하면 수평각(horizontal angulation) 및 수직각(vertical angulation)은 자동으로 설정되므로 평행 검사법에서의 수직각 및 수평각은 생략 한다.

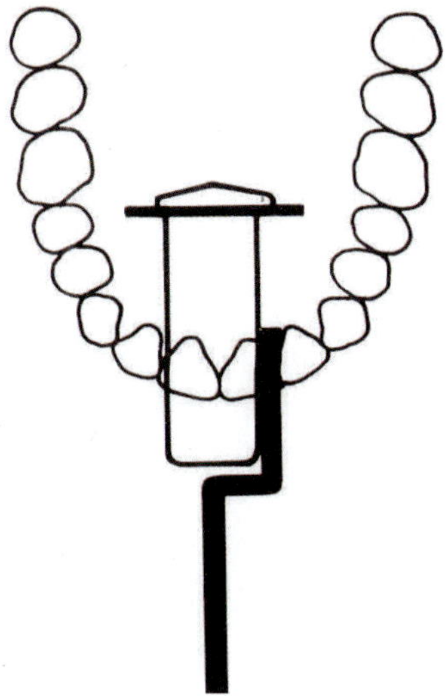

그림 13-23. 필름의 위치

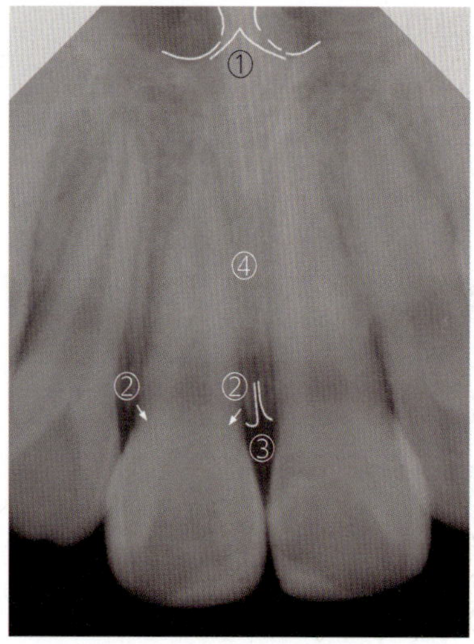

그림 13-24. 검사영상

1. 앞코가시(전비극, anterior nasal spine)
2. 치아목(치경)부 소환(cervical burn-out)
3. 위턱뼈(상악골) 사이 봉합(intermaxillary suture)
4. 앞니구멍(절치공, incisive foramen)

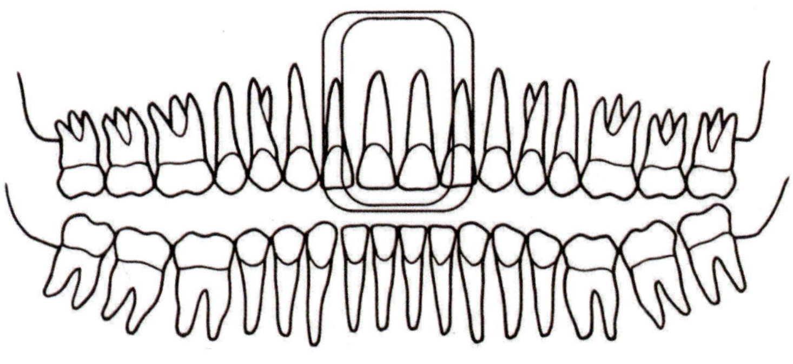

그림 13-25. 검사부위

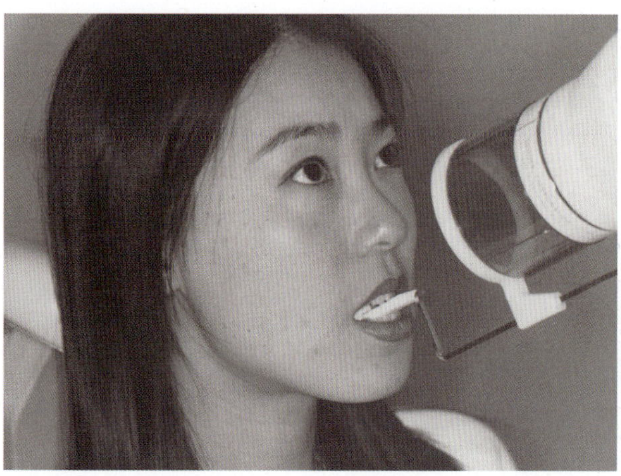

그림 13-26. 환자의 자세

2 등각 검사 (Bisecting angle technique)

1) 검사목적

양쪽 속앞니(중절치), 바깥앞니(측절치)와 이 치아의 치아뿌리끝(치근단)부를 관찰할 수 있다.

2) 검사방법

① 환자의 자세

환자의 기본자세는 앉은 자세로 하고 위씹는면(상교합면, Maxillary occlusal plane)이 바닥에 수평되게 머리를 유지시킨 다음 정중면이 수직이 되게 한다.

② 필름의 위치

필름은 세로로 하여 위턱(상악)속앞니(중절치) 뒤 입천장(구개) 부위에 위치시킨다.

필름 위가장자리(superior boder)는 구강 안으로 넣고, 아래가장자리(inferior boder)는 구강 밖으로 나오게 하되 속앞니의 치아관(치관, crown)이 포함되도록 조정한다.

필름의 유지는 엄지손가락으로 필름의 중심부를 살며시 눌러 구부러지지 않게 하고 나머지 손가락은 펴서 뺨에 대게 한다.

③ 중심X선

중심X선의 방향: 양 속앞니(중절치)의 접점을 통과하도록 하며 치아뿌리(치근)와 필름의 장축이 이루는 이등분선에 수직이 되도록 수직각은 +40°, 수평각은 0° 정도를 준다.

중심X선의 입사점: 입사점은 코끝(tip of nose)이 된다.

3) 영상평가

- 치아뿌리끝(치근단) 부위가 포함되도록 하여야 한다.
- 왼, 오른쪽 바깥앞니(측절치)가 포함되어야 한다.

참고 바깥앞니(측절치, lateral incisor)의 검사

일반적으로 속앞니(중절치) 검사로도 바깥앞니(측절치)를 볼 수 있으나 구강 해부학적 구조상 바깥앞니(측절치)를 따로 보고자 할 때는 바깥앞니(측절치)가 중심이 되게 하여 추가로 검사해 준다.

근래에는 등각 검사용 필름유지기구가 있어 평행 검사법처럼 수평각 및 수직각을 따로 설정할 필요 없이 쉽게 검사할 수 있다. 하지만, 등각 검사법을 굳이 이용해야 하는 환자의 경우는 환자로 하여금 필름을 유지하는 방법이 주로 사용되고 있기 때문에 수평각(horizontal angulation) 및 수직각(vertical angulation)을 알아두어야 한다.

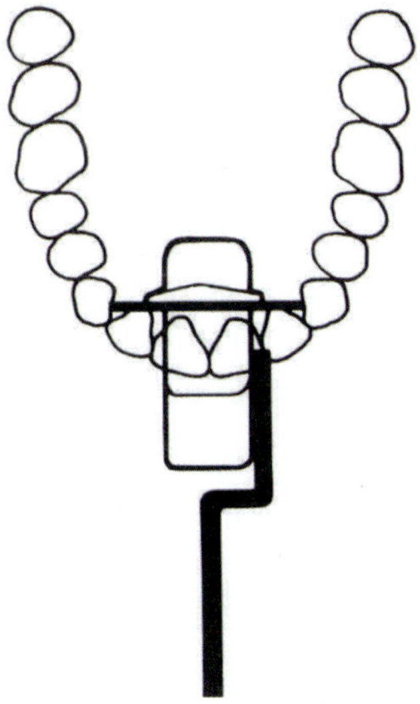

그림 13-27. 필름의 위치

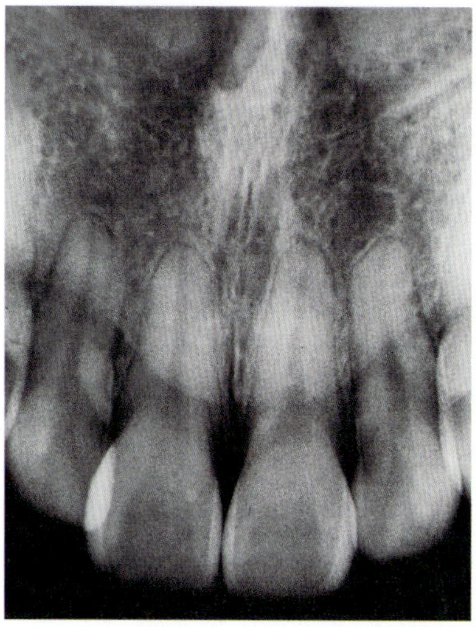

그림 13-28. 검사영상

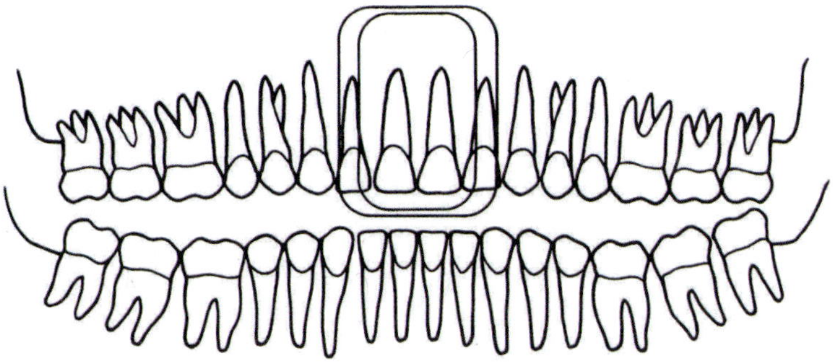

그림 13-29. 검사부위

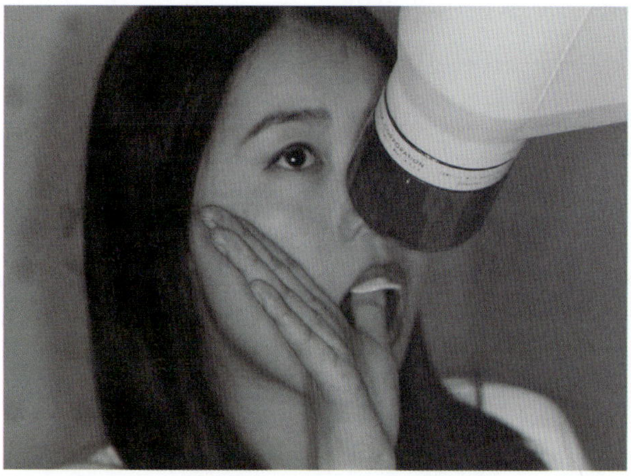

그림 13-30. 환자의 자세

② 위턱(상악) 송곳니(견치) 검사 Maxillary canine region

1 평행 검사(Paralleling technique)

1) 검사목적

송곳니(견치)와 이 치아의 치아뿌리끝(치근단) 부위를 관찰할 수 있다.

2) 검사방법

① 환자의 자세

환자의 기본자세는 앉은 자세로 하고 위씹는면(상교합면)이 바닥에 수평되게 머리를 유지시킨 다음 정중면이 수직이 되게 한다.

② 필름의 위치

필름은 세로로 하여 앞가장자리(anterior border)에 바깥앞니(측절치)의 중앙부위가 오도록 하고, 필름 장축과 송곳니(견치)의 장축이 평행하게 한다. 이때 필름을 치아의 입천장(구개)면으로부터 되도록 멀리 놓음으로써 상의 왜곡(distortion)을 줄일 수 있다.

③ 중심X선

중심X선의 방향: 필름면에 수직으로 필름 중앙에 조사한다.

중심X선의 입사점: 입사점은 송곳니(견치)의 융기부(canine eminence)를 통과하도록 조사한다.

3) 영상평가

- 치아뿌리끝(치근단) 부위가 포함되도록 하여야 한다.
- 근심부위는 겹침(overlap)이 되지 않아야 하며 원심부위는 다른 방사선 사진에서도 관찰이 가능하므로 별 문제가 되지 않는다.
- 치아활(치궁)이 급격한 각을 이루고 있으므로 겹침 현상이 자주 일어나는 부분이기도 하다.

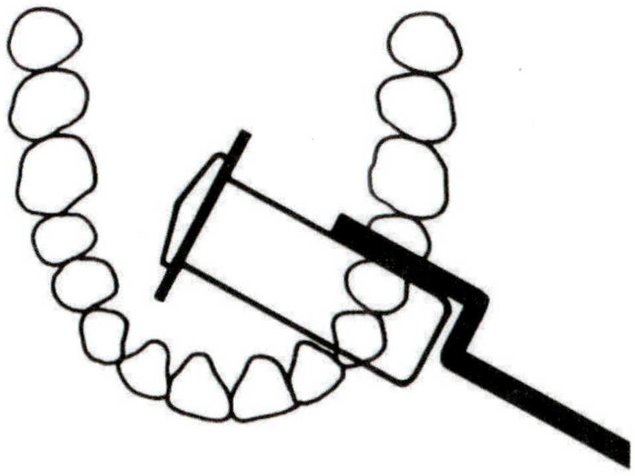

그림 13-31. 필름의 위치

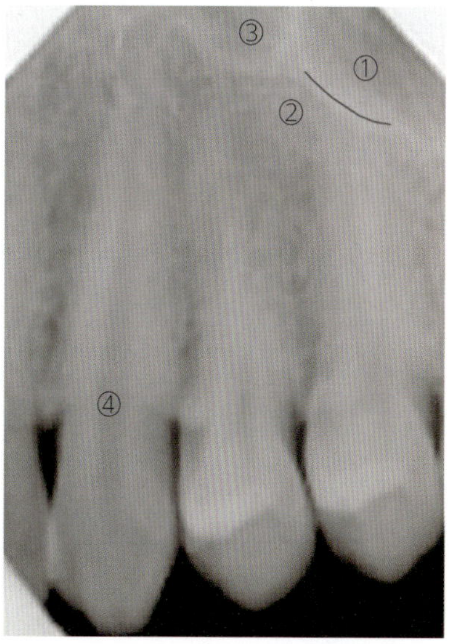

그림 13-32. 검사영상

1. 위턱굴(상악동, maxillary sinus)
2. 위턱굴(상악동) 벽(maxillary sinus wall)
3. 코오목(비와, nasal fossa)
4. 치아속질공간(치수강, pulp cavity)

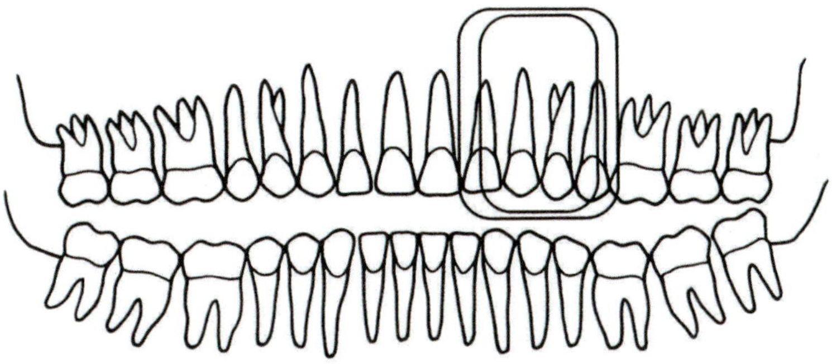

그림 13-33. 검사부위

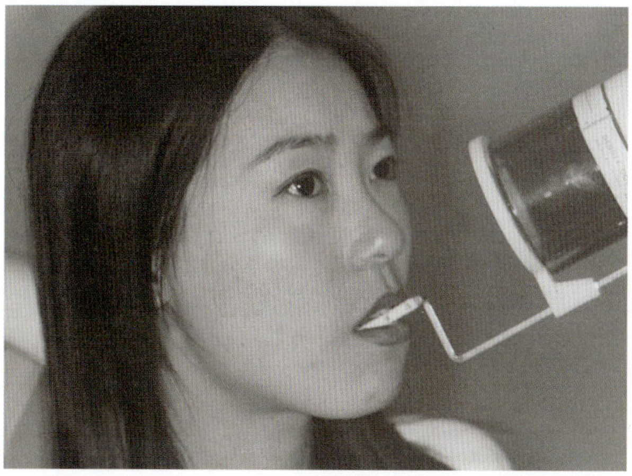

그림 13-34. 환자의 자세

2 등각 검사 (Bisecting angle technique)

1) 검사목적

위송곳니(견치)와 치아뿌리끝(치근단) 부위를 관찰할 수 있다.

2) 검사방법

① 환자의 자세

환자의 기본자세는 앉은 자세로 하고 위씹는면(상교합면)이 바닥에 수평되게 머리를 유지시킨 다음, 정중면이 수직이 되게 한다.

② 필름의 위치

필름은 세로로 하여 송곳니(견치)가 필름중앙에 오게 한다. 필름 아래가장자리는 입천장(구개)측에, 필름 위가장자리는 씹는면(교합면)과 평행하게 위치시킨다.

필름의 유지는 검사반대쪽 엄지손가락으로 필름의 중심부를 살며시 눌러 구부러지지 않게 하고 나머지 손가락은 펴서 뺨에 대게 한다.

③ 중심X선

중심X선의 방향: 필름의 중앙을 향하여 이등분선에 수직이 되도록 조사하며 수직각은 +45°, 수평각은 −45~50°가 적당하다.

중심X선의 입사점: 입사점은 콧방울(비익, ala of nose)을 통해서 조사된다.

3) 영상평가

- 치아뿌리끝(치근단) 부위가 포함되도록 하여야 한다.
- 바깥앞니(측절치)의 원심부를 포함한 근심부 인접면이 겹침 없이 보여야 한다.

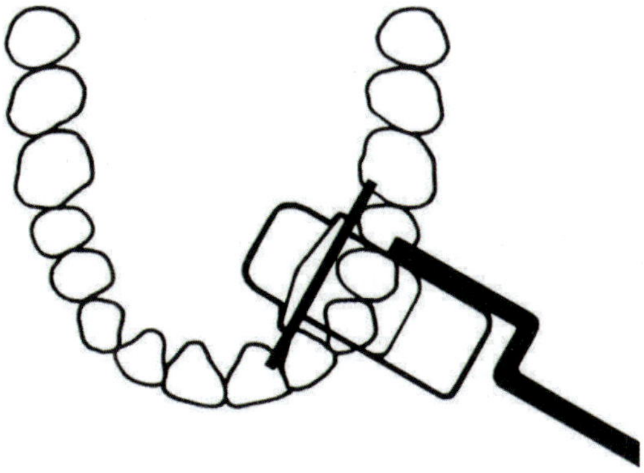

그림 13-35. 필름의 위치

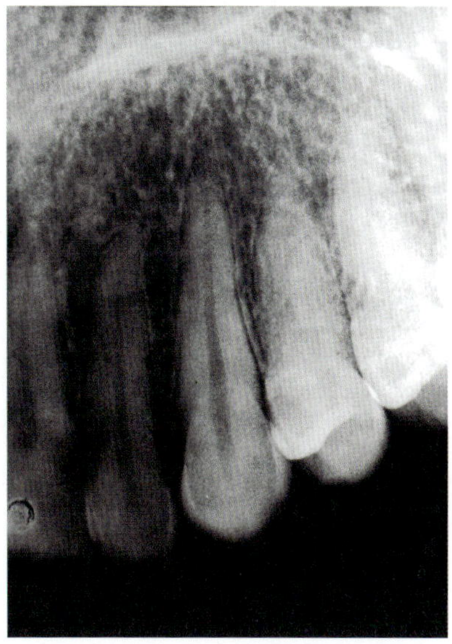

그림 13-36. 검사영상

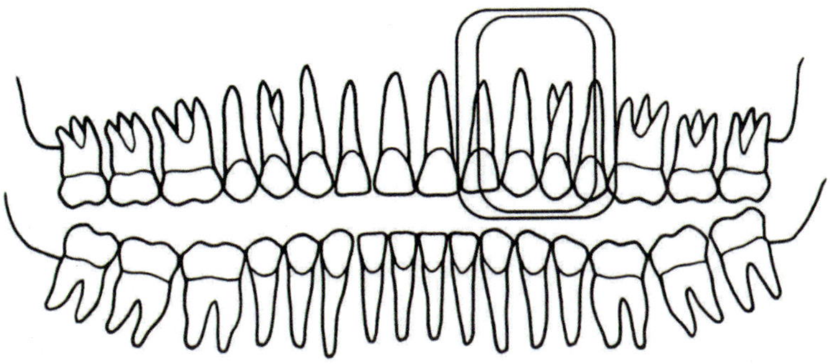

그림 13-37. 검사부위

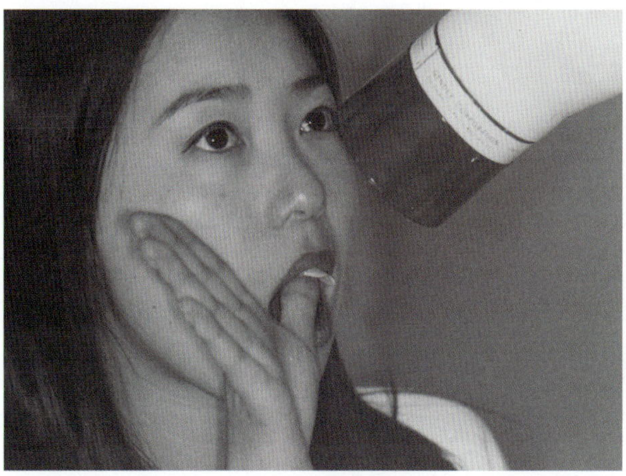

그림 13-38. 환자의 자세

③ 위턱(상악) 작은어금니(소구치) 검사 Maxillary bicuspid(premolar) region

1 평행 검사(Paralleling technique)

1) 검사목적

작은어금니(소구치) 및 송곳니(견치)의 일부분(원심부), 첫째큰어금니(제1대구치)와 둘째큰어금니(제2대구치) 일부분(근심부)을 관찰할 수 있다.

2) 검사방법

① 환자의 자세

환자의 기본자세는 앉은 자세로 하고 위씹는면(상교합면)이 바닥에 수평되게 머리를 유지시킨 다음, 정중면이 수직이 되게 한다.

② 필름의 위치

필름은 가로로 하여 필름 앞가장자리가 송곳니(견치)의 원심부가 포함되도록 위치시키고, 뒤가장자리는 둘째큰어금니(제2대구치) 근심부가 포함되도록 한다.

전체적으로는 필름 장축이 작은어금니(소구치) 장축에 평행이 되도록 한다.

③ 중심X선

중심X선 방향: 필름에 수직으로 조사하되 첫째작은어금니(제1소구치)와 둘째작은어금니(제2소구치) 사이 인접면으로 통과하도록 한다.

중심X선의 입사점: 동공(pupil of eye) 아래쪽에 있는 둘째작은어금니(제2소구치) 치아뿌리(치근)로 조사한다.

3) 영상평가

- 치아뿌리끝(치근단) 부위가 포함되도록 하여야 한다.
- 결손치아(missing tooth) 부위에서도 위턱(상악) 결절이 보여야 한다.

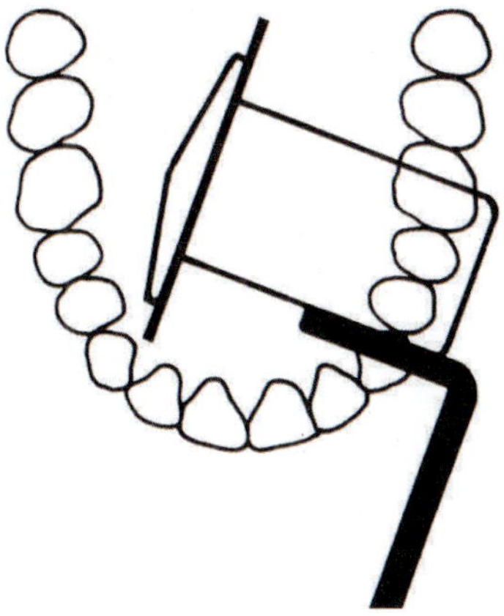

그림 13-39. 필름의 위치

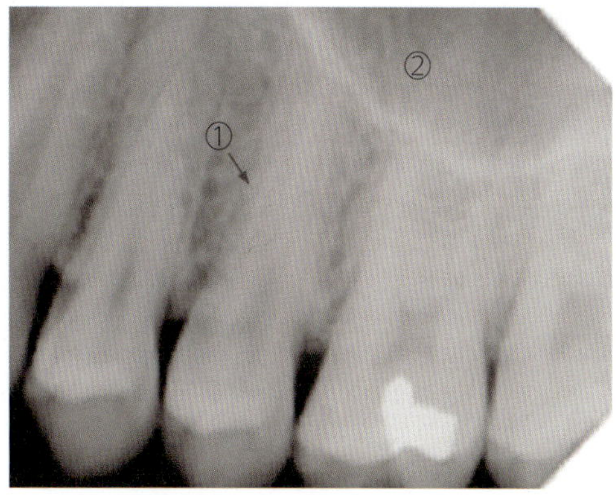

그림 13-40. 검사영상

1. 치주인대강(periodontal ligament space)
2. 위턱굴(상악동, maxillary sinus)

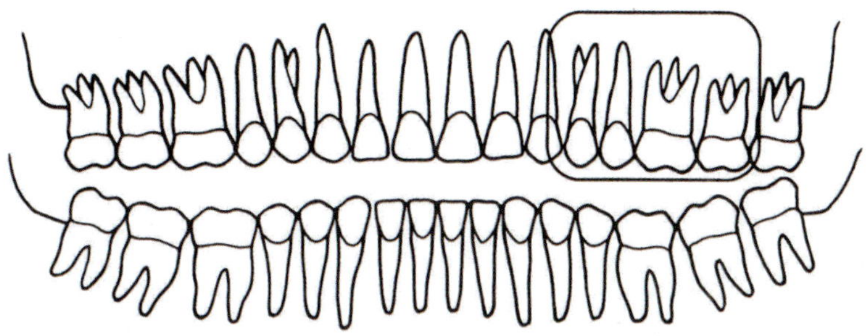

그림 13-41. 검사부위

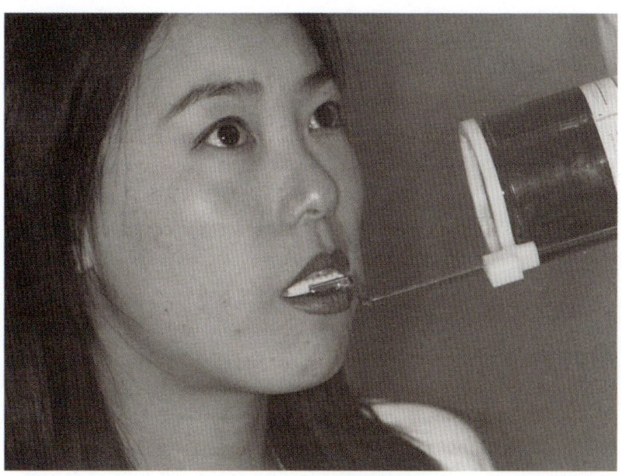

그림 13-42. 환자의 자세

2 등각 검사 (Bisecting angle technique)

1) 검사목적

작은어금니(소구치) 및 송곳니(견치)의 일부분(원심부), 첫째큰어금니(제1대구치)를 관찰할 수 있다.

2) 검사방법

① 환자의 자세

환자의 기본자세는 앉은 자세로 하고 위씹는면(상교합면)이 바닥에 수평되게 머리를 유지시킨 다음, 정중면이 수직이 되게 한다.

② 필름의 위치

필름은 가로로 하여 필름 위가장자리는 입천장(구개)에 닿게 하고 아래가장자리는 송곳니(견치)의 원심부가 나오도록 작은어금니(소구치) 교두측에 위치시킨다. 둘째작은어금니(제2소구치)가 필름의 중앙에 오도록 한다.

필름의 유지는 검사반대 엄지손가락으로 필름의 중심부를 살며시 눌러 구부러지지 않게 하고 나머지 손가락은 펴서 뺨에 대게 한다.

③ 중심X선

중심X선의 방향: 필름의 중앙을 향하여 이등분선에 수직이 되도록 수직각은 +30°, 수평각은 −70~−80°로 첫째작은어금니(제1소구치)와 둘째작은어금니(제2소구치) 사이로 조사한다.

중심X선의 입사점: 동공에서 콧방울(비익)과 이주(tragus)를 연결한 가상선에 수선을 내려 이들이 교차되는 곳으로 조사한다.

3) 영상평가

- 치아뿌리끝(치근단) 부위가 포함되도록 하여야 한다.
- 결손치아(missing tooth) 부위에서도 위턱(상악) 결절이 보여야 한다.

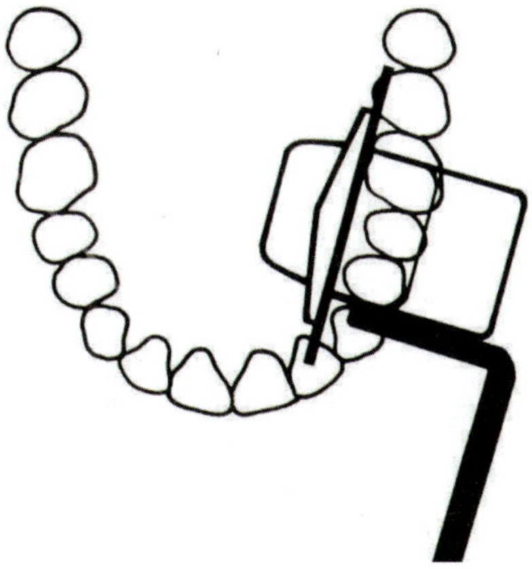

그림 13-43. 필름의 위치

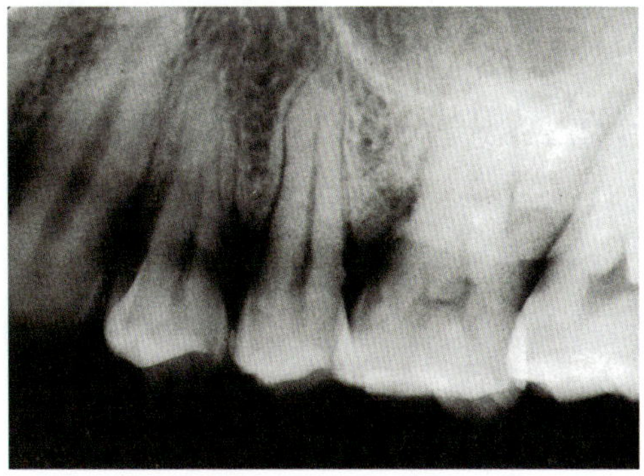

그림 13-44. 검사영상

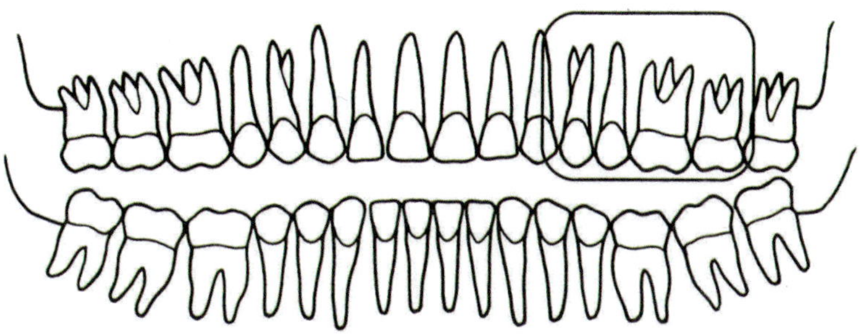

그림 13-45. 검사부위

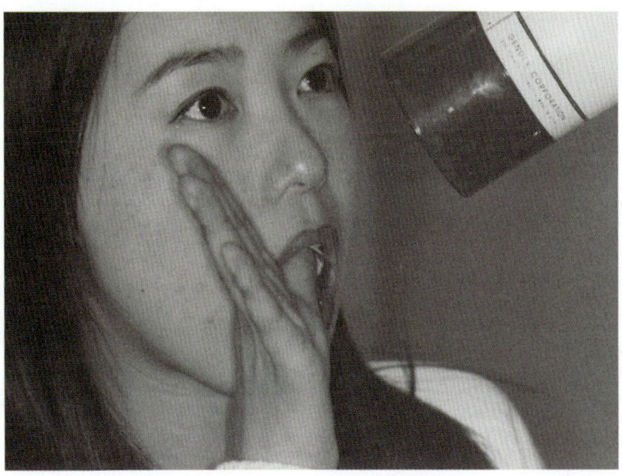

그림 13-46. 환자의 자세

4 위턱(상악) 큰어금니(대구치) 검사 Maxillary molar region

1 평행 검사(Paralleling technique)

1) 검사목적

큰어금니(대구치) 및 둘째작은어금니(제2소구치) 원심부, 위턱(상악)결절의 일부를 관찰할 수 있다.

2) 검사방법

① 환자의 자세

환자의 기본자세는 앉은 자세로 하고 위씹는면(상교합면)이 바닥에 수평되게 머리를 유지시킨 다음, 정중면이 수직이 되게 한다.

② 필름의 위치

필름은 가로로 하여 필름 앞가장자리가 둘째작은어금니(제2소구치) 원심부가 포함되도록 위치시키고 뒤가장자리는 셋째큰어금니(제3대구치)가 포함되도록 한다. 전체적으로 필름 장축이 큰어금니(대구치) 씹는면(교합면)에 평행이 되도록 하고, 필름 중앙에 둘째큰어금니(제2대구치)가 오도록 한다. 치아관(치관, crown)부터 치아뿌리끝(치근단, root apex)까지 구치부가 포함되게 하기 위해서는 필름이 구강내 정중부에 위치되어야 한다.

③ 중심X선

중심X선의 방향: 필름에 수직으로 둘째큰어금니(제2대구치)를 통과하도록 조사한다.

중심X선의 입사점: 눈의 외안각(outer canthus) 아래쪽에서 둘째큰어금니(제2대구치) 위치의 광대뼈(권골, zygoma) 부위에 조사한다.

3) 영상평가

- 치아뿌리끝(치근단) 부위가 포함되도록 하여야 한다.
- 대구치(셋째큰어금니(제3대구치))가 결손된 경우에도 결손된 부위가 나와야 한다.

참고 셋째큰어금니(제3대구치)는 해부학적으로 구강내 깊숙한 곳에 위치하고 있으므로 치아뿌리끝(치근단) 검사로는 관찰하기 어렵다. 특히 매복치아는 더욱 검사하기 어려우므로 파노라마 사진을 이용한다.

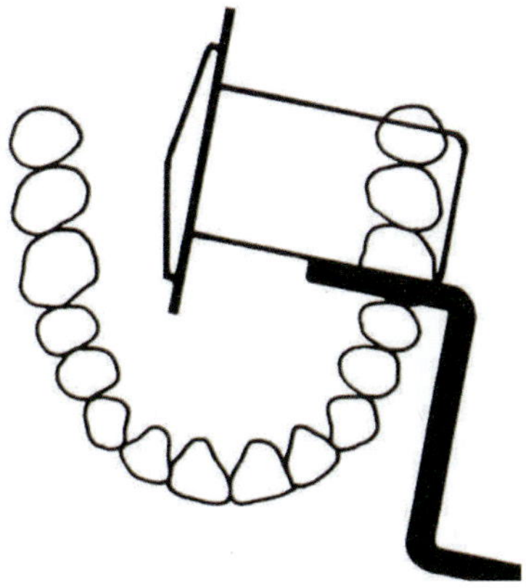

그림 13-47. 필름의 위치

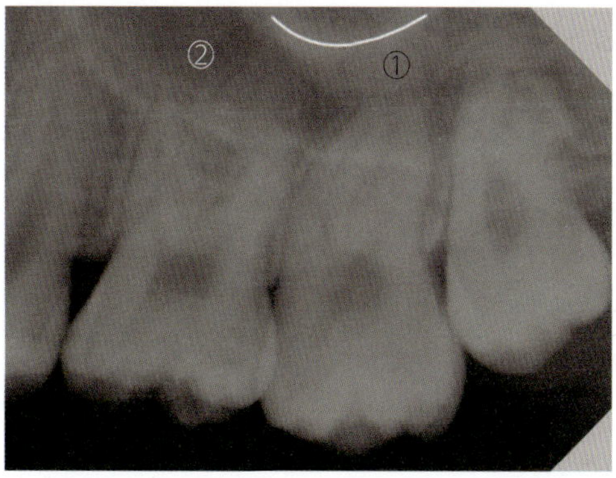

그림 13-48. 검사영상
1. 광대뼈돌기(권골돌기, zygomatic process)
2. 위턱굴(상악동, maxillary sinus)

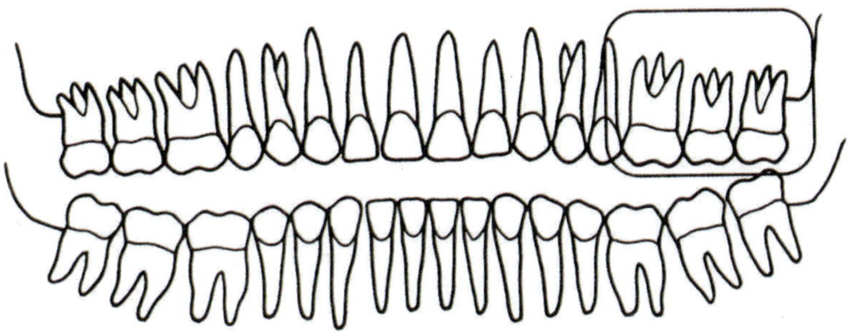

그림 13-49. 검사부위

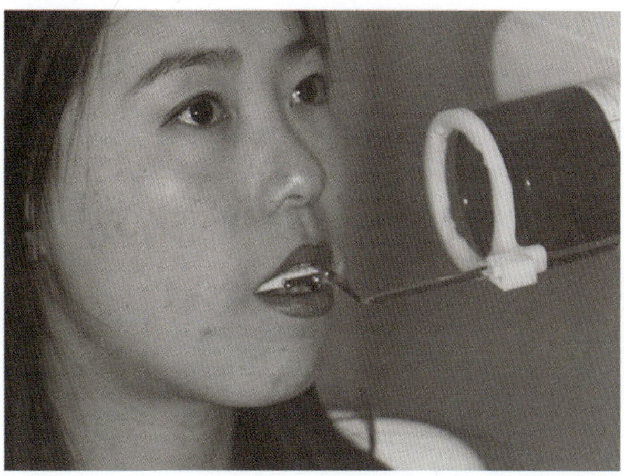

그림 13-50. 환자의 자세

2 등각 검사 (Bisecting angle technique)

1) 검사목적

첫째, 둘째, 셋째큰어금니(제1,2,3대구치) 및 둘째 작은어금니(제2소구치) 원심부를 관찰할 수 있다.

2) 검사방법

① 환자의 자세

환자의 기본자세는 앉은 자세로 하고 위씹는면(상교합면)이 바닥에 수평되게 머리를 유지시킨 다음, 정중면이 수직이 되게 한다.

② 필름의 위치

필름은 가로로 하여 필름 위가장자리가 입천장(구개)에 닿게 하고, 아래가장자리는 큰어금니(대구치) 교두측에 위치시킨다. 앞가장자리는 둘째작은어금니(제2소구치) 원심부에, 뒤가장자리는 셋째큰어금니(제3대구치)가 포함되도록 위턱(상악)대구치의 협측 교두 아래쪽에 위치한다. 전체적으로는 필름의 장축이 큰어금니(대구치) 씹는면(교합면)에 평행이 되도록 한다. 필름의 유지는 검사반대 엄지손가락으로 필름의 중심부를 살며시 눌러 구부러지지 않게 하고 나머지 손가락은 펴서 뺨에 대게 한다.

③ 중심X선

중심X선의 방향: 필름 중앙에 수직으로 조사하되 둘째큰어금니(제2대구치) 치아뿌리(치근)를 통과하도록 수직각은 +20~+30, 수평각은 큰어금니(대구치)사이의 인접면을 통과하도록 −80~−90°로 조사한다.

중심X선의 입사점: 외안각에서 콧방울(비익)과 이주를 연결한 가상선에 수선을 내려 이들이 교차되는 부위가 입사점이 된다.

3) 영상평가

- 치아뿌리끝(치근단) 부위가 포함되도록 하여야 한다.
- 셋째큰어금니(제3대구치)가 결손된 경우에도 결손된 부위가 나와야 한다.

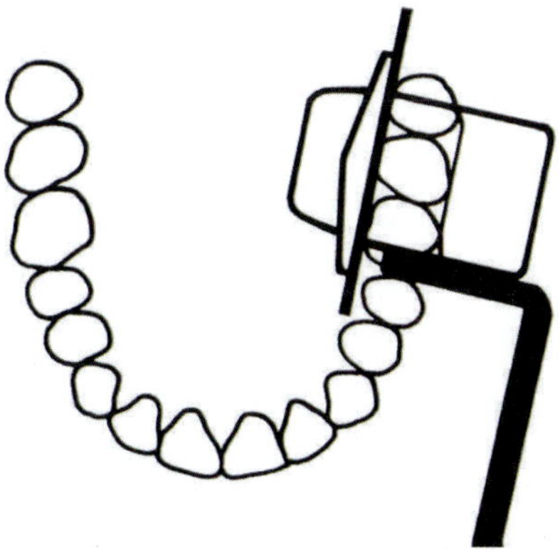

그림 13-51. 필름의 위치

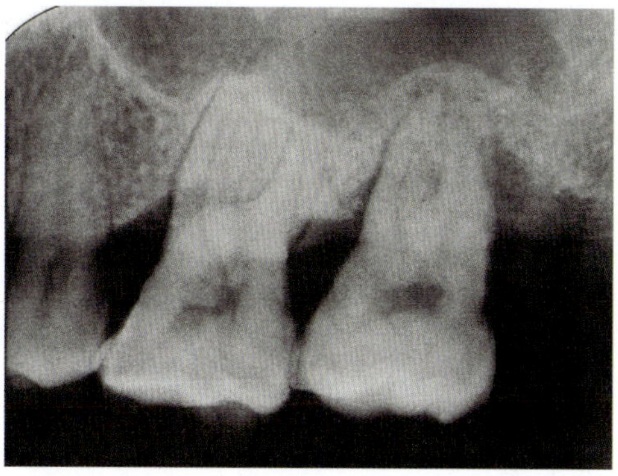

그림 13-52. 검사영상

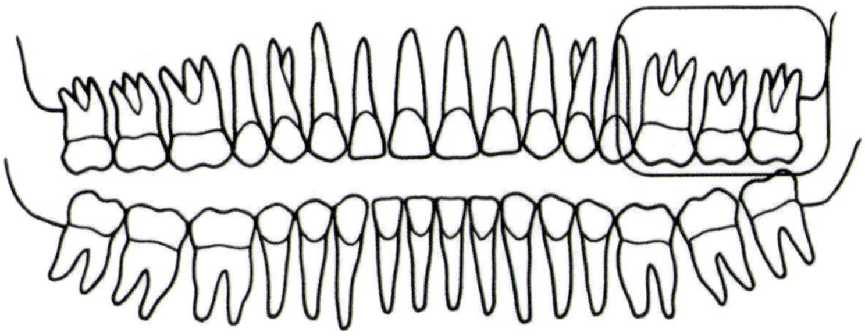

그림 13-53. 검사부위

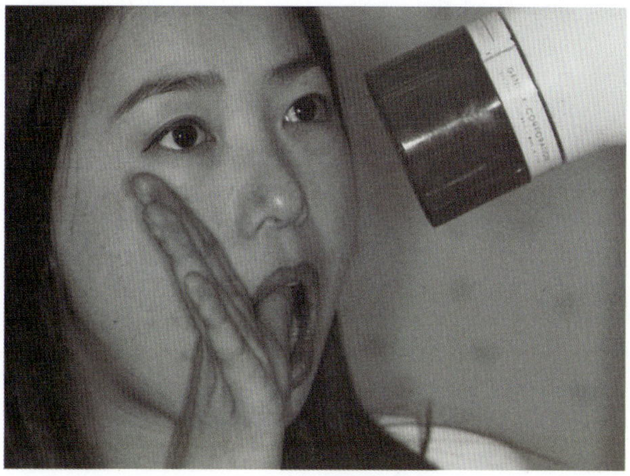

그림 13-54. 환자의 자세

⑤ 아래턱(하악) 앞니(절치) 검사 Mandibular incisor region

1 평행 검사(Paralleling technique)

1) 검사목적

아래턱(하악)속앞니(중절치)와 바깥앞니(측절치), 이들 치아의 치아뿌리끝(치근단, root apex) 부위를 관찰할 수 있다.

2) 검사방법

① 환자의 자세

환자는 앉은 자세이며 머리는 정중면이 수직이 되게 하고 아래턱(하악)교합면(mandibular occlusal plane)이 바닥에 수평이 되게 한다.

② 필름의 위치

필름은 필름유지기구에 세로방향으로 끼워 양쪽 아래턱(하악)작은어금니(소구치) 사이에 위치시킨다. 환자로 하여금 필름유지기구를 가볍게 물게 한다. 이때 필름유지기구를 조정하여 필름과 아래속앞니(중절치)교합면이 수직되게 한다. 세워진 필름의 장축과 아래턱(하악)속앞니(중절치)의 장축이 평행되게 한다.

③ 중심X선

중심X선의 방향: 양 속앞니(중절치)의 접점을 통과하도록 한다.

중심X선의 입사점: 정중선의 아랫입술(하순) 바로 아래쪽에 조사되도록 한다.

3) 영상평가

- 치아뿌리끝(치근단) 부위가 포함되도록 하여야 한다.
- 좌 · 우바깥앞니(측절치)가 포함되어야 한다.

> 참고 평행 검사법에서는 필름유지기구를 사용하면 cone의 위치 및 필름의 위치가 자동적으로 결정되어 중심X선의 방향이 쉽게 정해진다.

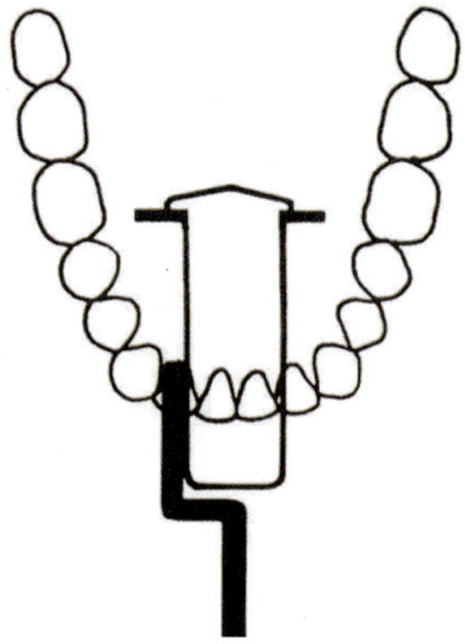

그림 13-55. 필름의 위치

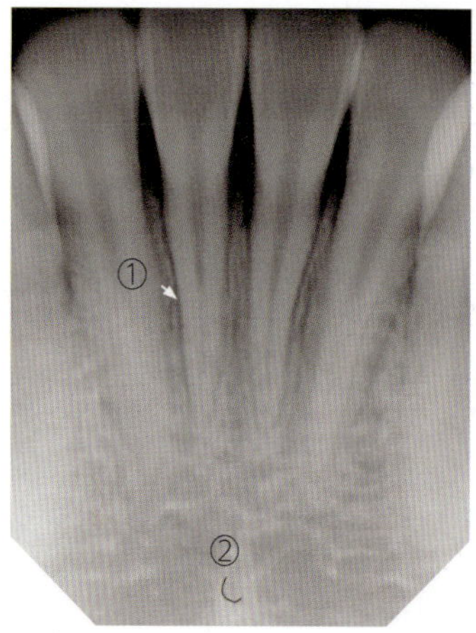

그림 13-56. 검사영상

1. 치주인대강(periodontal ligament space)
2. 혀구멍(설공, lingual foramen)

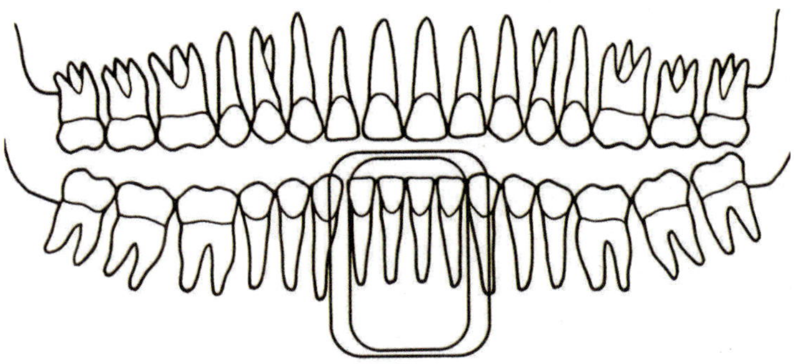

그림 13-57. 검사부위

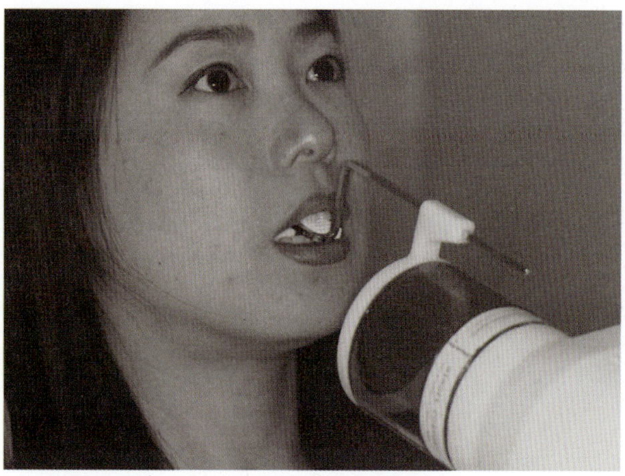

그림 13-58. 환자의 자세

2 등각 검사 (Bisecting angle technique)

1) 검사목적

아래턱(하악)속앞니(중절치)와 바깥앞니(측절치), 이들 치아의 치아뿌리끝(치근단)부위를 관찰할 수 있다.

2) 검사방법

① 환자의 자세

환자는 앉은 자세이며 머리는 정중면이 수직이 되게 하고 아래턱(하악) 씹는면(mandibular occlusal plane)이 바닥에 수평이 되게 한다.

② 필름의 위치

환자에게 혀를 입천장에 닿게 한다.

필름은 세로로 하여 필름 위가장자리가 속앞니(중절치)의 치아관(치관, crown)이 포함되도록 하고, 아래가장자리는 치아뿌리끝(치근단) 부위가 포함되도록 잇몸(치은, gum)과 설하주름 사이에 비스듬히 올려놓는다. 이때 환자의 둘째손가락(인지, index finger)로 하여금 필름을 움직이지 않게 고정시킨다.

③ 중심X선

중심X선의 방향: 필름과 치아가 이루는 각의 이등분선에 수직으로 양 속앞니(중절치)의 인접면을 향하여 통과한다. 수직각은 −15°, 수평각은 0°이다.

중심X선의 입사점: 정중부위의 입의 입술가장자리(vermillion border) 아래쪽이 된다.

3) 영상평가

- 치아뿌리끝(치근단) 부위가 포함되도록 하여야 한다.
- 좌 · 우 바깥앞니(측절치)가 포함되어야 한다.

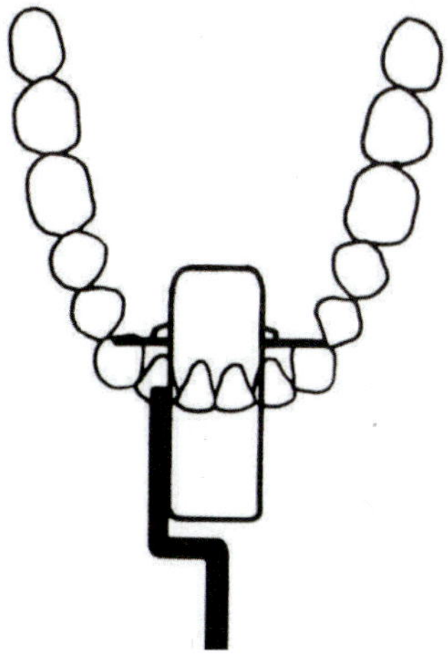

그림 13-59. 필름의 위치

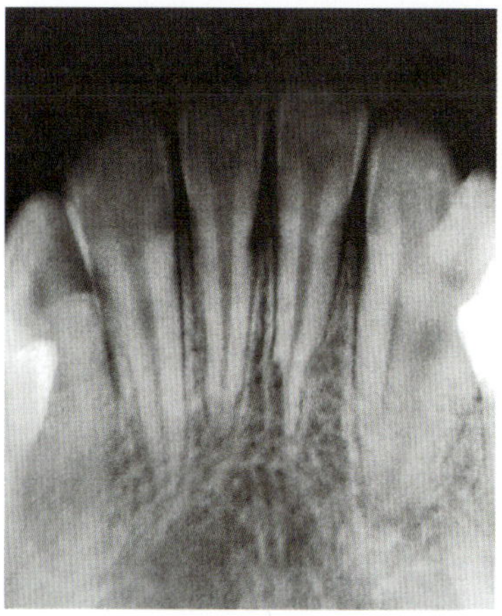

그림 13-60. 검사영상

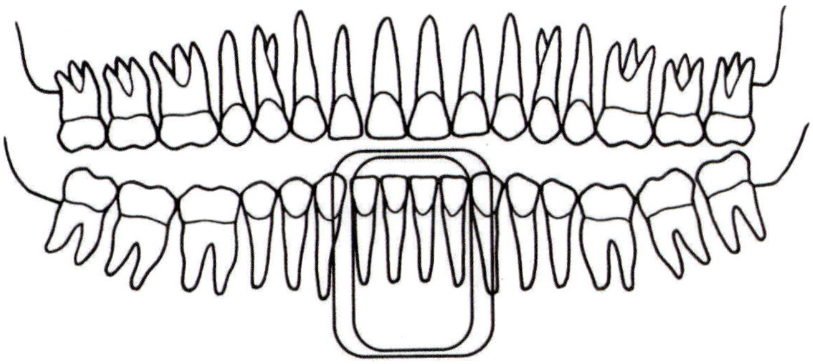

그림 13-61. 검사부위

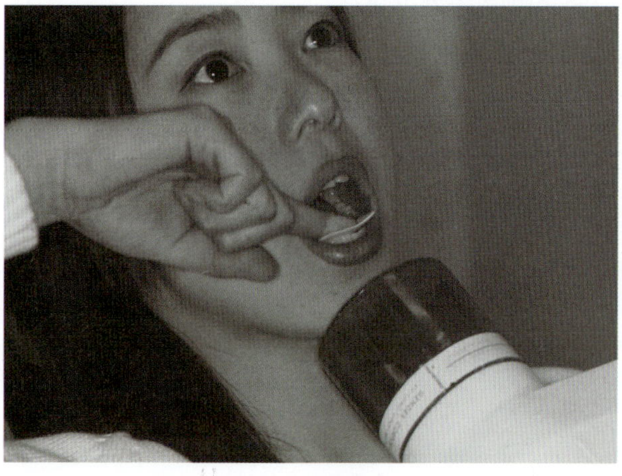

그림 13-62. 환자의 자세

6 아래턱(하악) 송곳니(견치) 검사 Mandibular canine region

1 평행 검사(Paralleling technique)

1) 검사목적

아래턱(하악)송곳니(견치) 및 치아뿌리끝(치근단) 부위를 관찰할 수 있다.

2) 검사방법

① 환자의 자세

환자는 앉은 자세이며 머리는 정중면이 수직이 되게 하고 아래턱(하악)교합면이 바닥에 수평이 되게 한다.

② 필름의 위치

필름유지기구에 세로방향으로 끼워 필름 중앙에 송곳니(견치)가 오도록 한다. 환자로 하여금 필름유지기구를 가볍게 물게 한다. 이때 필름유지기구를 조정하여 필름의 장축과 아래턱(하악)송곳니(견치)의 장축이 평행되도록 한다.

③ 중심X선

중심X선의 방향: 치아의 근심부 접점부위를 통과하도록 한다.

중심X선의 입사점: 콧방울(비익) 아래쪽의 송곳니(견치) 부위 아래턱뼈(하악골) 아래가장자리에서 위로 3 cm 부위에 수직으로 조사한다.

3) 영상평가

- 치아뿌리끝(치근단) 부위가 포함되도록 하여야 한다.
- 아래턱(하악)송곳니(견치)의 근심면 접점 부위가 중첩되지 않아야 한다.

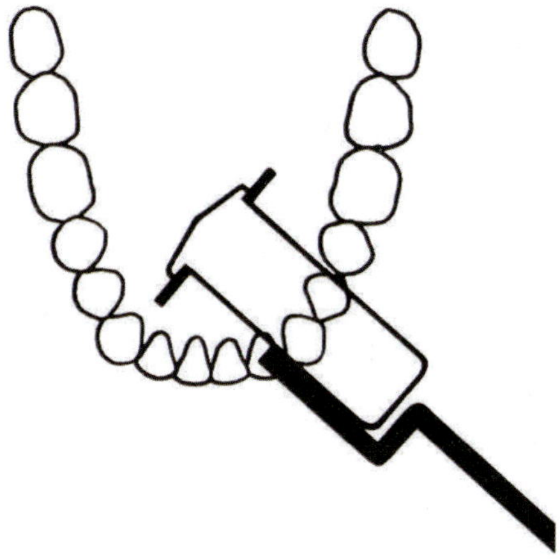

그림 13-63. 필름의 위치

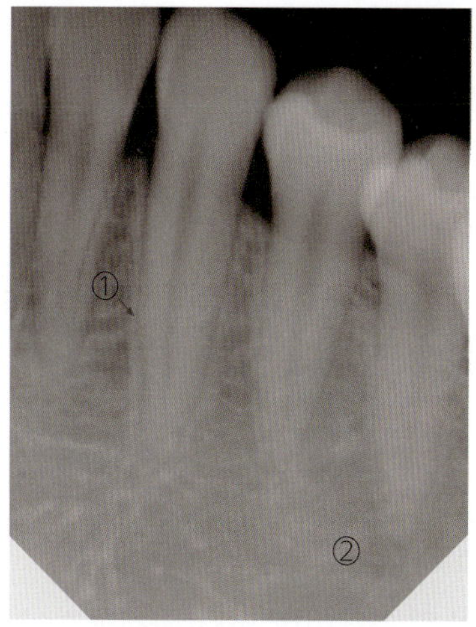

그림 13-64. 검사영상
1. 치조백선(lamina dura)
2. 이공(mental foramen)

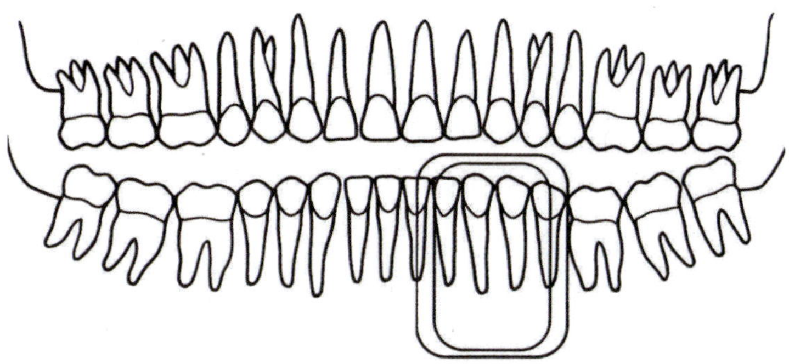

그림 13-65. 검사부위

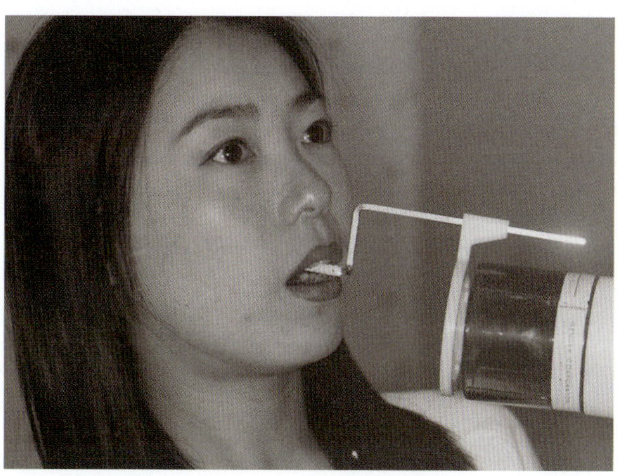

그림 13-66. 환자의 자세

2 등각 검사 (Bisecting angle technique)

1) 검사목적

아래턱(하악)송곳니(견치) 및 치아뿌리끝(치근단) 부위을 관찰할 수 있다.

2) 검사방법

① 환자의 자세

환자는 앉은 자세이며 머리는 정중면이 수직이 되게 하고 아래턱(하악)교합면이 바닥에 수평이 되게 한다.

② 필름의 위치

환자의 혀를 검사하고자 하는 반대쪽으로 움직이게 한다. 필름은 세로로 하여 필름 위가장자리가 송곳니(견치) 및 인접 치아의 치아관(치관)이 포함되도록 하고, 아래가장자리는 치아뿌리끝(치근단) 부위가 포함되도록 아래턱(하악)의 혀쪽 점막에 위치시킨다. 이때 환자의 둘째손가락(index finger)으로 하여금 필름을 움직이지 않게 고정시킨다. 필름의 중심부에 송곳니(견치)가 오도록 하고 필름 위가장자리와 아래 씹는면(하교합면)이 평행하도록 한다.

③ 중심X선

중심X선의 방향: 필름과 치아가 이루는 각의 이등분선에 수직으로 송곳니(견치)의 중앙을 향하여 통과한다. 수직각은 −20°, 수평각은 −45~−50°이다.

중심X선의 입사점: 정중부위에서 3 cm 떨어진 송곳니(견치)부가 된다.

3) 영상평가

- 치아뿌리끝(치근단) 부위가 포함되도록 하여야 한다.
- 근심부 인접면이 보여야 한다.
- 악궁 만곡이 심한 부위이므로 필름에 무리한 힘을 주어 왜곡된 상이 나오지 않도록 주의한다.

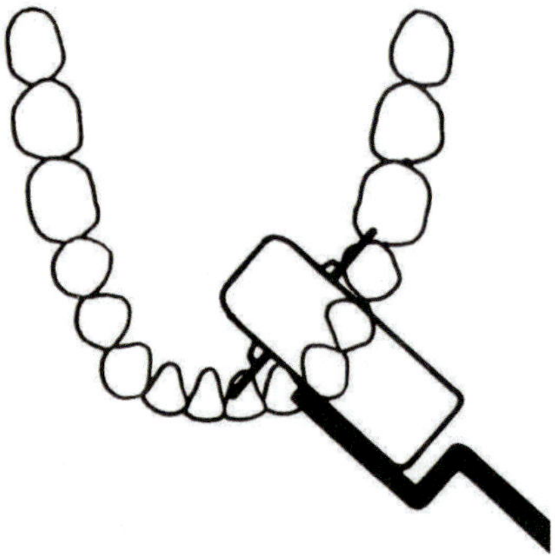

그림 13-67. 필름의 위치

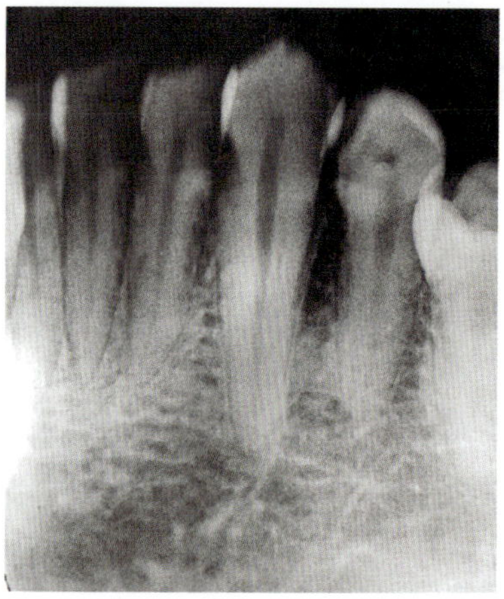

그림 13-68. 검사영상

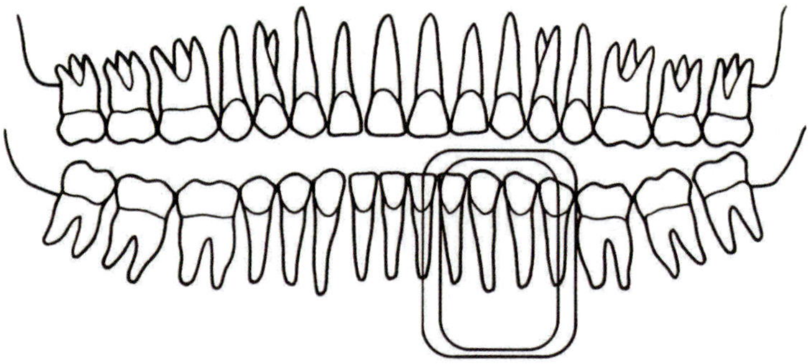

그림 13-69. 검사부위

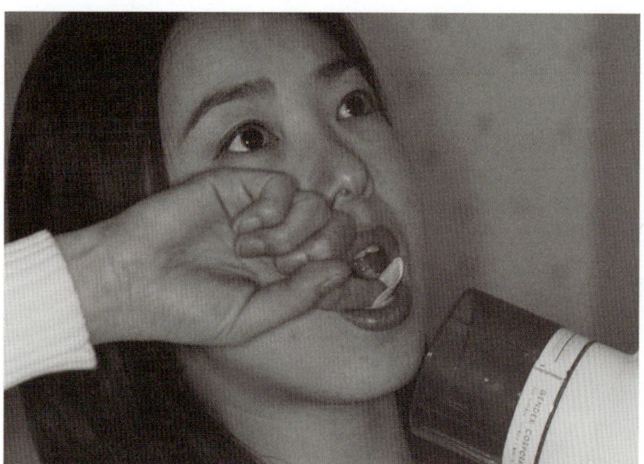

그림 13-70. 환자의 자세

⑦ 아래턱(하악) 작은어금니(소구치) 검사 Mandibular bicuspid(premolar) region

1 평행 검사(Paralleling technique)

1) 검사목적

첫째, 둘째작은어금니(제1,2소구치) 및 송곳니(견치)의 원심부, 첫째큰어금니(제1대구치)를 관찰할 수 있다.

2) 검사방법

① 환자의 자세

환자는 앉은 자세이며 머리는 정중면이 수직이 되게 하고 아래턱(하악) 씹는면이 바닥에 수평이 되게 한다.

② 필름의 위치

필름유지기구에 가로방향으로 끼워 필름 중앙에 둘째작은어금니(제2소구치)가 오도록 하고, 환자로 하여금 필름유지기구를 가볍게 물게 한다. 이때 필름유지기구를 조정하여 필름의 장축과 아래턱(하악) 작은어금니(소구치)의 씹는면이 수직되도록 한다. 필름은 치아의 장축에 가능한 한 평행하게 유지되어야 한다. 되도록이면 필름은 치아로부터 멀리 떨어져 구강저 깊은 부위에 위치시킨다.

③ 중심X선

중심X선의 방향: 첫째작은어금니(제1소구치)와 둘째작은어금니(제2소구치)의 접점부위를 통과하도록 한다.

중심X선의 입사점: 동공의 하부에서 아래턱뼈(하악골)의 아래가장자리 위쪽 3 cm 지점에 조사되도록 한다.

3) 영상평가

- 치아뿌리끝(치근단) 부위가 포함되도록 하여야 한다.
- 첫째큰어금니(제1대구치)가 전부 포함되어야 한다.

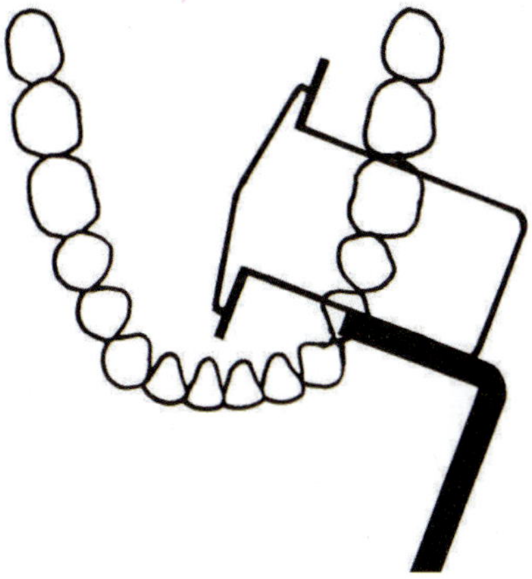

그림 13-71. 필름의 위치

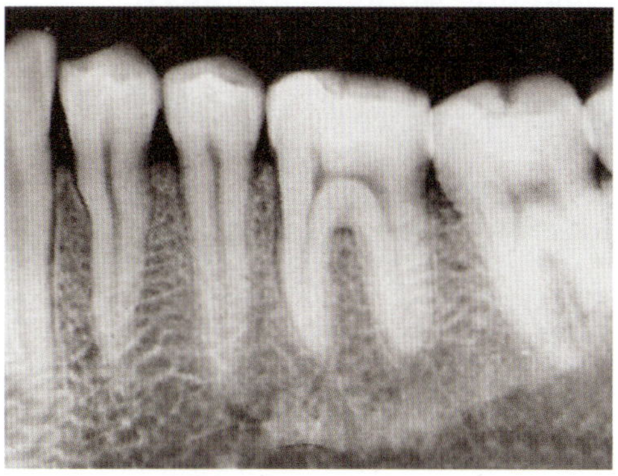

그림 13-72. 검사영상

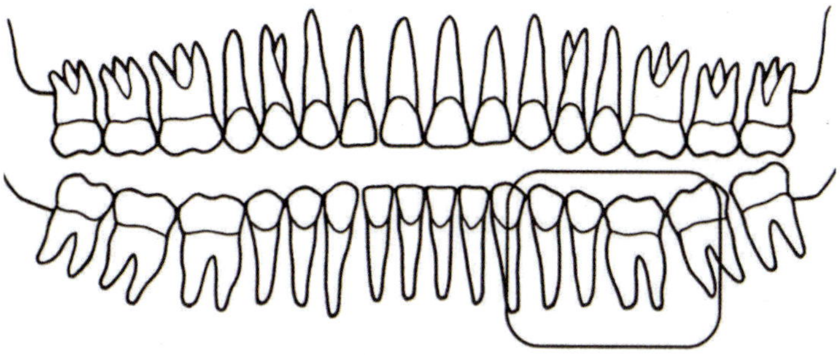

그림 13-73. 검사부위

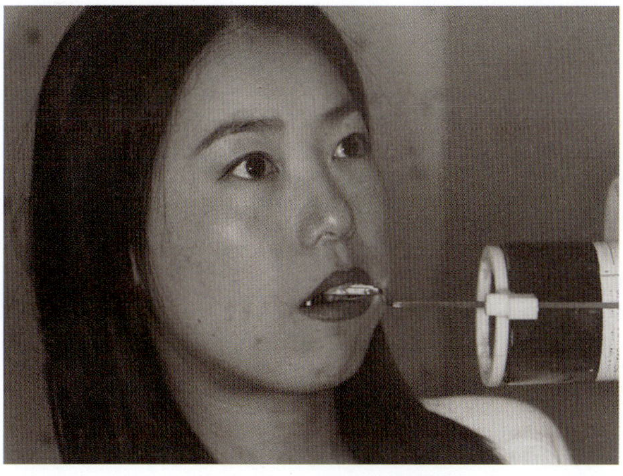

그림 13-74. 환자의 자세

2 등각 검사 (Bisecting angle technique)

1) 검사목적

첫째, 둘째작은어금니(제1,2소구치) 및 송곳니(견치)의 원심부, 첫째큰어금니(제1대구치)를 관찰할 수 있다.

2) 검사방법

① 환자의 자세

환자는 앉은 자세이며 머리는 정중면이 수직이 되게 하고 아래턱(하악) 씹는면이 바닥에 수평이 되게 한다.

② 필름의 위치

환자의 혀를 검사하고자 하는 반대쪽으로 움직이게 한다. 필름은 가로로 하여 필름 위가장자리가 작은어금니(소구치) 및 인접 치아의 치아관(치관)이 포함되도록 하고, 아래가장자리는 치아뿌리끝(치근단) 부위가 포함되도록 혀의 옆가장자리(lateral boder) 아래쪽에 위치시킨다. 필름 앞가장자리는 송곳니(견치)의 원심부 1/2부위에 위치시키고, 환자의 둘째손가락(index finger)으로 하여금 필름을 움직이지 않게 고정시킨다. 필름의 중심부에 둘째작은어금니(제2소구치)가 오도록 하고 필름 위가장자리와 아래턱(하악) 씹는면이 평행하도록 한다.

③ 중심X선

중심X선의 방향: 필름과 치아가 이루는 각의 이등분선에 수직으로 첫째작은어금니(제1소구치)와 둘째작은어금니(제2소구치)의 접점부위를 통과하도록 한다. 수직각은 −10°, 수평각은 −70~−80°이다.

중심X선의 입사점: 동공(pupil of eye)의 하부에서 아래턱뼈(하악골)의 아래가장자리 위쪽 3 cm 지점에 조사되도록 한다.

3) 영상평가

- 치아뿌리끝(치근단) 부위가 포함되도록 하여야 한다.
- 첫째큰어금니(제1대구치)가 전부 포함되어야 한다.
- 이공(mental foramen)이 거의 나타난다.

> **참고** 이공은 둘째작은어금니(제2소구치) 끝 아래에 바로 위치하고 있어 이공상(image of foramen)은 치아뿌리(치근) 근처에 나타난다. 이때 중심X선(수직각 및 수평각)이 너무 적거나 크면 병변과 구분하기 어렵다.

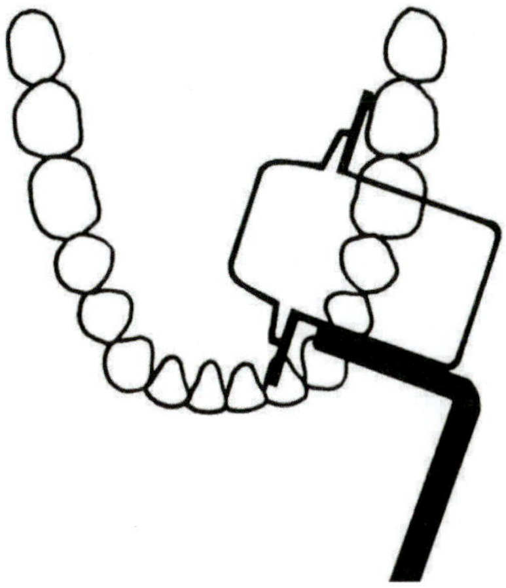

그림 13-75. 필름의 위치

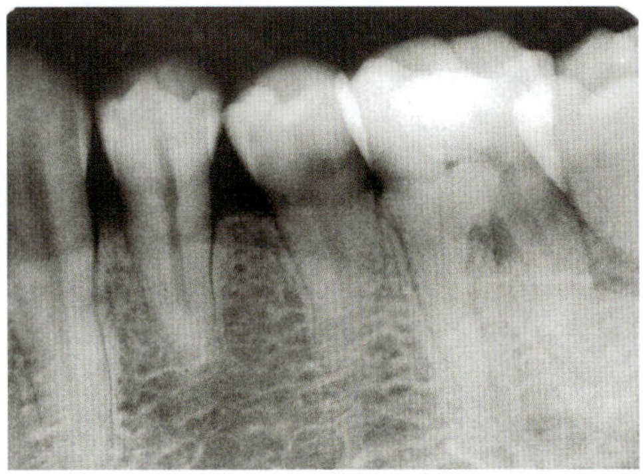

그림 13-76. 검사영상

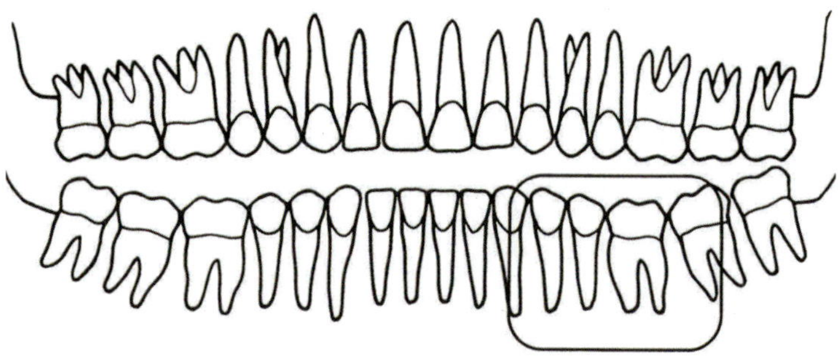

그림 13-77. 검사부위

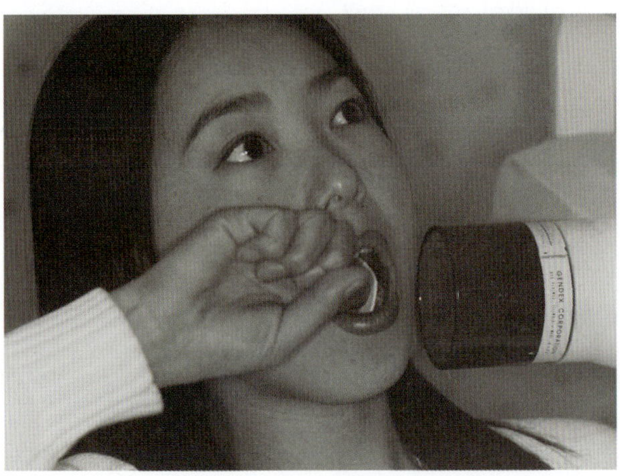

그림 13-78. 환자의 자세

⑧ 아래턱(하악) 큰어금니(대구치) 검사 Mandibular molar region

1 평행 검사(Paralleling technique)

1) 검사목적

첫째, 둘째, 셋째큰어금니(제1,2,3대구치)와 둘째작은어금니(제2소구치) 원심부를 관찰할 수 있다.

2) 검사방법

① 환자의 자세

환자는 앉은 자세이며 머리는 정중면이 수직이 되게 하고 아래턱(하악)교합면이 바닥에 수평이 되게 한다.

② 필름의 위치

필름유지기구에 가로방향으로 필름을 끼워 중앙에 둘째큰어금니(제2대구치)가 오도록 하고, 환자로 하여금 필름유지기구를 가볍게 물게 한다. 필름의 앞가장자리는 둘째작은어금니(제2소구치) 1/2이 나오도록 위치시키고, 이때 필름유지기구를 조정하여 필름의 장축과 아래턱(하악)대구치의 씹는면(교합면)이 수직되도록 한다. 필름은 치아의 장축에 가능한 한 평행하게 유지되어야 한다.

일반적으로 혀는 이틀돌기(치조돌기, alveolar process)와 구치부에서 필름에 힘을 가하게 되는데 이로 인하여 치아의 장축에 필름이 자연스럽게 평행하게 된다.

③ 중심X선

중심X선의 방향: 둘째큰어금니(제2대구치)를 통과하도록 한다.

중심X선의 입사점: 외안각(outer cathus) 아래쪽에서 아래턱뼈(하악골) 아래가장자리 위쪽 3 cm지점에 조사되어야 한다.

구치는 약간의 혀쪽 경사를 갖기 때문에 중심X선은 약 +8°의 수직각을 주는 것이 이상적이다.

3) 영상평가

- 치아뿌리끝(치근단) 부위가 포함되도록 하여야 한다.
- 어금니부가 치아가 없을 경우 뒤쪽부위가 포함되어야 한다.
- 시야로 확인이 어려운 매복치(셋째큰어금니(제3대구치))도 포함되어야 한다.

참고 매복된셋째큰어금니(제3대구치)나 셋째큰어금니 뒤쪽에 병소가 있는 경우에는 어금니부 뒤쪽 사위 검사(distal oblique molar projection) 또는 구강외 검사법(파노라마 검사법)이 이용될 수 있다.

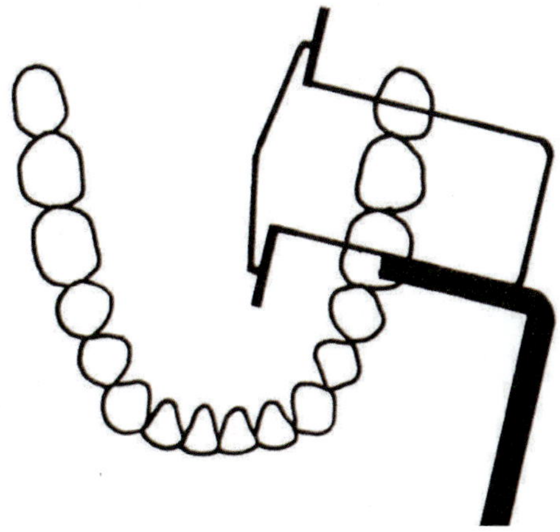

그림 13-79. 필름의 위치

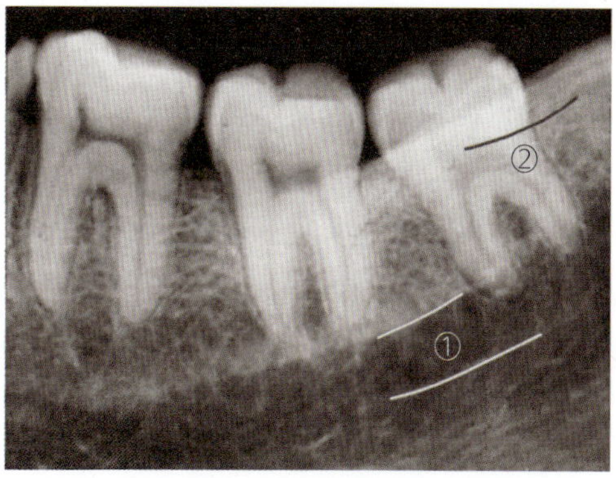

그림 13-80. 검사영상

1. 턱뼈관(하악관, mandibular canal)
2. 외사선(external oblique ridge)

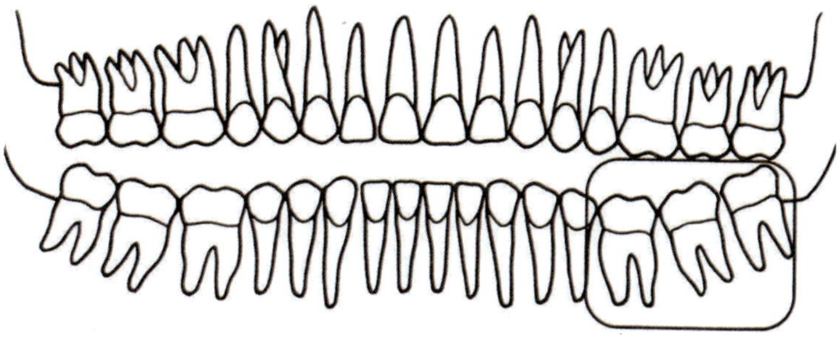

그림 13-81. 검사부위

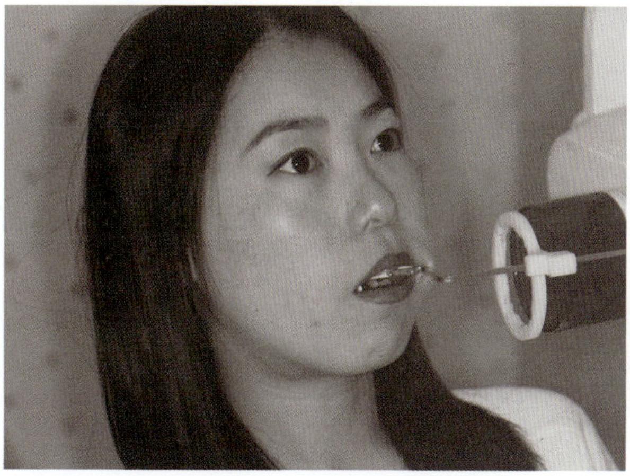

그림 13-82. 환자의 자세

2 등각 검사 (Bisecting angle technique)

1) 검사목적

첫째, 둘째, 셋째 큰어금니(제1, 2, 3대구치)와 둘째작은어금니(제2소구치) 원심부를 관찰할 수 있다.

2) 검사방법

① 환자의 자세

환자는 앉은 자세이며 머리는 정중면이 수직이 되게 하고 아래턱(하악) 교합면이 바닥에 수평이 되게 한다.

② 필름의 위치

환자의 혀를 검사하고자 하는 반대쪽으로 움직이게 한다. 필름은 가로로 하여 필름 위가장자리가 큰어금니(대구치) 치아관(치관)이 포함되도록 큰어금니(대구치) 교두 바로 위쪽에 위치시키고, 아래가장자리는 치아뿌리끝(치근단) 부위가 포함되도록 혀의 옆가장자리(lateral boder) 아래쪽에 위치시킨다. 필름 앞가장자리는 둘째작은어금니(제2소구치)의 원심부 1/2부위에 위치시키고, 환자의 둘째손가락(index finger)으로 하여금 필름을 움직이지 않게 고정시킨다. 필름의 중심부에 둘째큰어금니(제2대구치)가 오도록 필름 위가장자리와 아래턱(하악)교합면이 평행하게 유지시킨다.

③ 중심X선

중심X선의 방향: 필름과 치아가 이루는 각의 이등분선에 수직으로 둘째큰어금니(제2대구치)를 통과하도록 한다. 수직각은 −5, 수평각은 −80~−90°이다.

중심X선의 입사점: 외안각(outer cathus) 아래쪽에서 아래턱뼈(하악골) 아래가장자리 위쪽 3 cm 지점에 조사되어야 한다.

3) 영상평가

- 치아뿌리끝(치근단) 부위가 포함되도록 하여야 한다.
- 어금니부가 치아가 없을 경우 뒷부분이 포함되어야 한다.
- 시야로 확인이 어려운 매복치(셋째큰어금니(제3대구치))도 포함되어야 한다.

참고 매복된 셋째큰어금니(제3대구치)나 셋째큰어금니 뒤쪽에 병소가 있는 경우에는 어금니부 뒤쪽 사위 검사(distal oblique molar pro.) 또는 구강외 검사법(파노라마 검사법)이 이용될 수 있다.

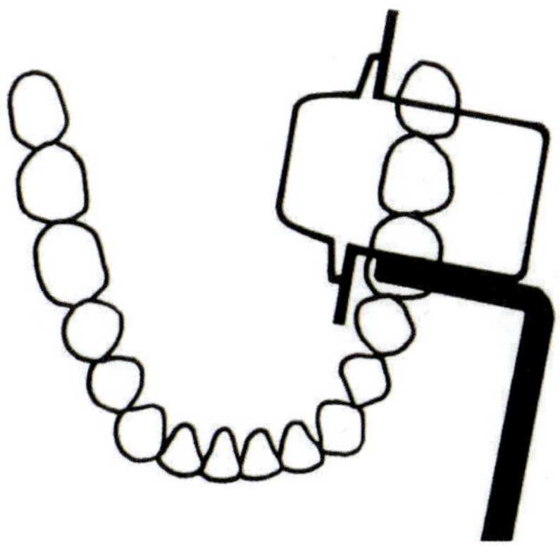

그림 13-83. 필름의 위치

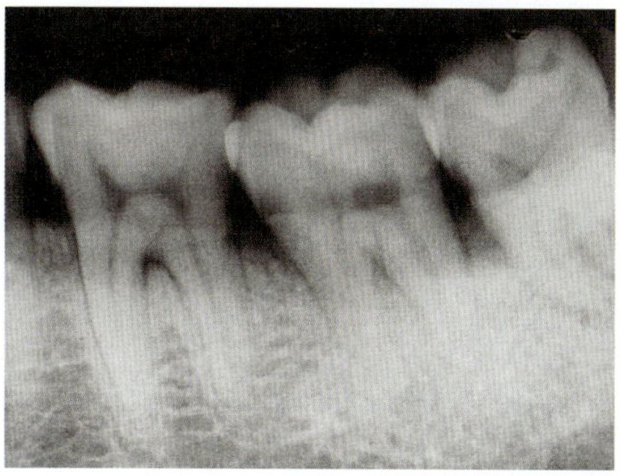

그림 13-84. 검사영상

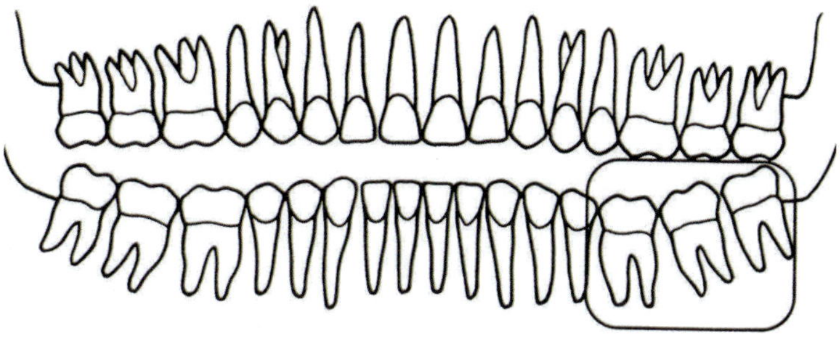

그림 13-85. 검사부위

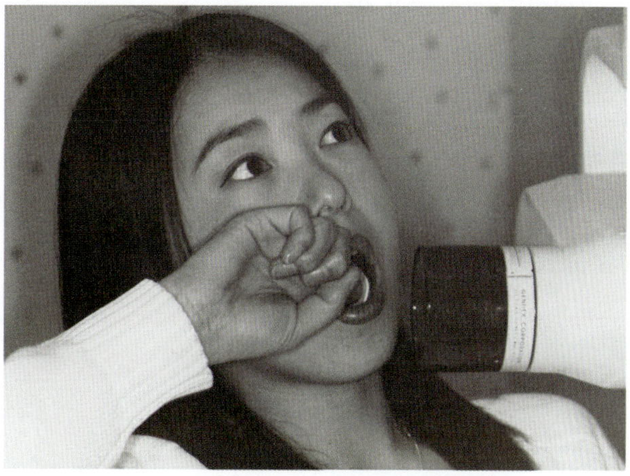

그림 13-86. 환자의 자세

02

교익 검사

Bitewing radiography

교익 검사는 교익 필름이나 표준형 구강내 필름에 bite-wing tab을 붙여 위아래턱(상하악)의 치아를 동시에 관찰하는 방법이다. 한 장의 필름에 위아래턱(상하악)의 치아를 동시에 관찰하므로 치아관(치관, crown)과 치아뿌리(치근, root) 위쪽 1/3이나 치아뿌리 1/2 정도까지 관찰되기도 한다. 교익방사선 검사은 임상적인 진단이 어려운 초기 인접면우식증(interproximal caries)과 치주질환(periodontal diseases)의 유무를 평가하기 위하여 이용된다. 따라서 위아래턱(상하악)치아의 상이 서로 겹치는 왜곡현상을 방지하는데 무엇보다도 주의를 하여야 한다. 검사시 이용하는 필름 매수는 2~4매(전치부 검사시 3매 추가)로 주로 작은어금니(소구치)와 큰어금니(대구치)를 분리하여 검사하는 게 이상적이나 구강구조에 따라 작은어금니(소구치)와 큰어금니(대구치)를 한 장에 검사하는 경우도 있다. 전치부를 검사할 때는 아래턱을 앞으로 약간 내밀게 하여 씹는면(교합면)이 맞닿게 한 다음 필름을 고정시켜 검사해야 하며, 전치부는 이론적으론 가능하나 임상에서는 거의 이용하지 않고 있다. 근래에는 교익 검사용 필름유지기구가 있어 이를 사용하면 편리하다.

교익 검사의 목적은 다음과 같다.

1) 초기인접면우식증(early interproximal caries)의 검사
2) 치아속질공간(치수강, pulp cavity)의 검사
3) 치아우식병소의 치아속질(치수)(pulp)에 대한 근접정도의 검사
4) 충전물의 잇몸(치은) 가장자리 검사
5) 초기치주질환(early periodontitis)의 검사(치조결석, 치주 흡수)

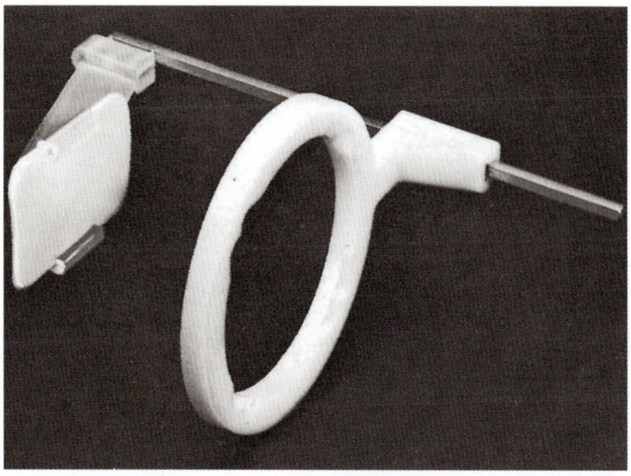

그림 13-87. 필름유지기구

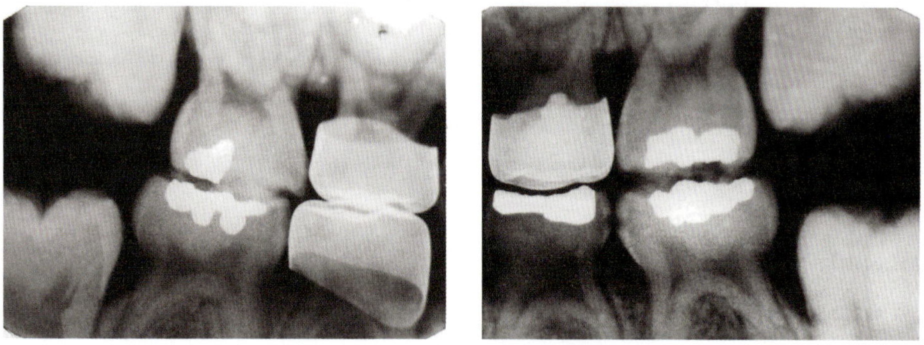

그림 13-88. 소아 필름으로 검사한 상

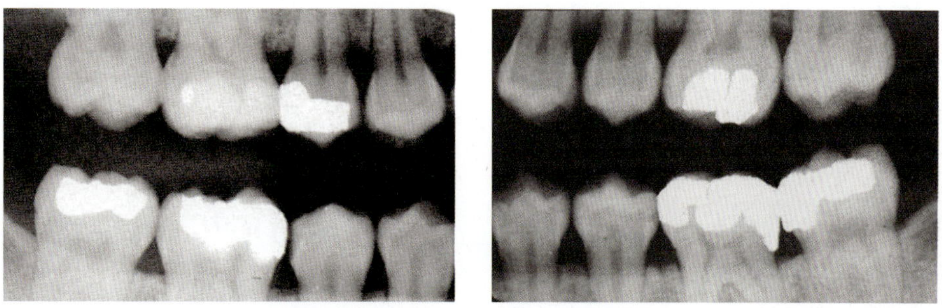

그림 13-89. 교익 필름(기성품) 한 장으로 작은어금니(소구치), 큰어금니(대구치)를 검사한 상

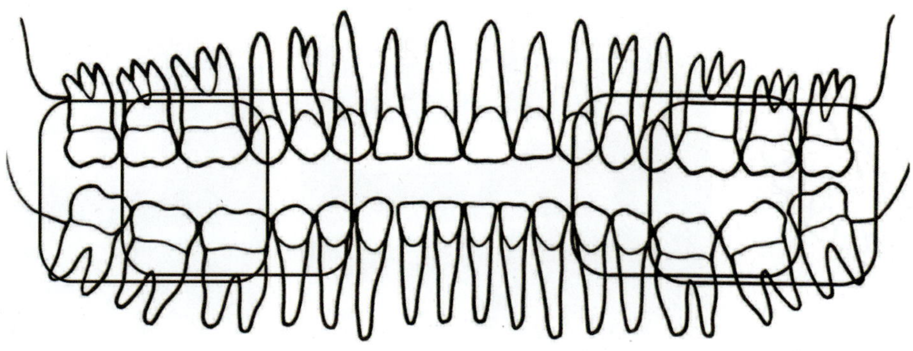

그림 13-90. 검사부위

❶ 작은어금니(소구치) 교익 검사(Premolar bitewing radiography)

1) 검사목적

위아래턱(상하악) 송곳니(견치)의 원심부 일부분과 작은어금니(소구치) 치아관(치관)과 치아목(치경, neck)부, 둘째큰어금니(제2대구치) 2/3를 관찰할 수 있다.

2) 검사방법

① 환자의 자세

환자의 기본자세는 앉은 자세이며 환자의 머리는 위씹는면(상교합면)이 신체의 장축에 수직되게 고정시킨다.

② 필름의 위치

필름을 혀와 치아사이에 검사하고자 하는 면에 근접시키고 치아 장축에 평행하게 위치시킨다. 필름 앞가장자리는 송곳니(견치)1/2이 포함되도록 하고, tab의 중앙이 둘째작은어금니(제2소구치) 부위에 위치하면 이상적이다. 이때 주의할 점은 환자가 입을 다물 때 필름과 치아의 밀착이 잘되게 하여야 하며 평행관계가 변하지 않도록 해야 한다. 필름과 치아의 밀착이 잘되게 하려면 환자에게 살며시 물도록 지시한 다음 tab을 볼쪽으로 잡아당기는게 좋다.

필름유지기구를 사용할 때는 목적하는 부위 반대편 작은어금니(소구치) 씹는면(교합면) 위에 교익용 biteblock을 올려놓고 움직이지 않게 물게 한다. 이 때 필름과 치아가 평행이 되도록 필름유지기구를 움직여 고정시킨다.

③ 중심X선

중심X선의 방향: 필름의 중앙부를 향해 +5~+10°의 수직각을 조사한다. 이는 필름이 약간 입천장(구개)쪽으로 기우는 것을 보상해주기 위함이다.

중심X선의 입사점: 둘째작은어금니(제2소구치)와 첫째큰어금니(제1대구치)의 인접면 접촉점에서 위아래턱(상하악) 씹는선 상으로 조사된다.

3) 영상평가

- 치아관(치관)이 겹치지 않아야 한다.

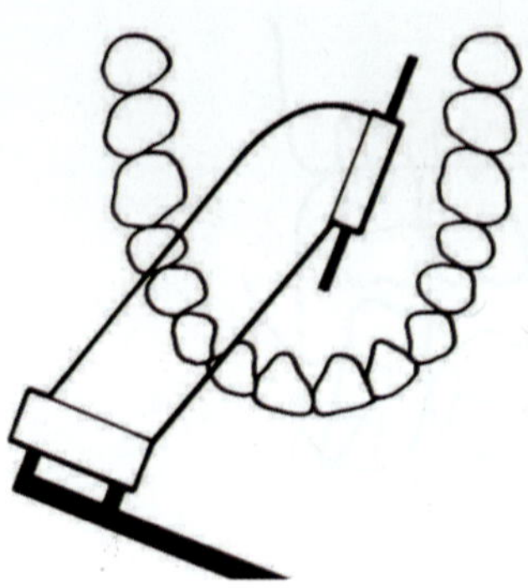

그림 13-91. 필름의 위치

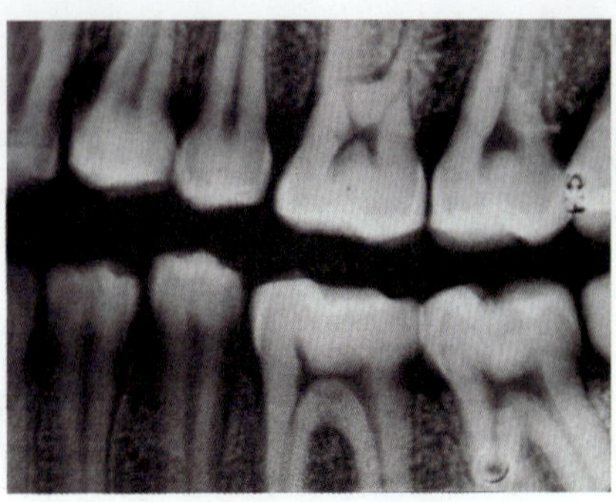

그림 13-92. 촬영상

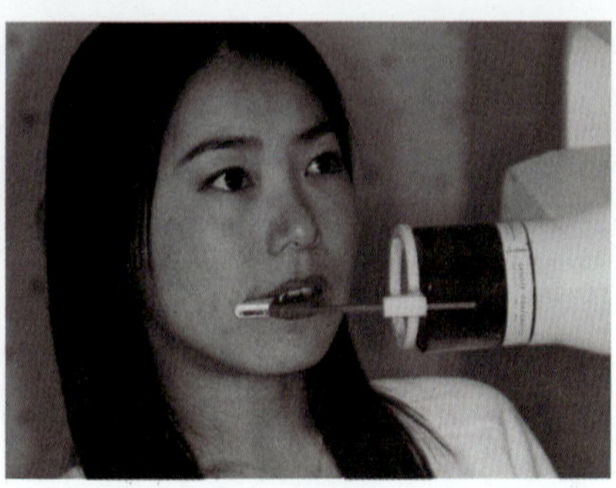

그림 13-93. 환자의 자세

② 대구치 교익 검사(Molar bitewing radiography)

1) 검사목적

위아래턱(상하악) 가장뒤쪽 구치부 원심면과 치아관(치관), 치아목(치경)부를 관찰할 수 있다.

2) 검사방법

① 환자의 자세

환자의 기본자세는 앉은 자세이며 환자의 머리는 위씹는면(상교합면)이 신체의 장축에 수직되게 고정시킨다.

② 필름의 위치

필름을 혀와 치아 사이에 검사하고자 하는 면에 근접시키고 치아 장축에 평행하게 위치시킨다. 필름 앞가장자리는 첫째작은어금니(제1소구치) 1/2이 포함되도록 하고, tab의 중앙이 둘째큰어금니(제2대구치) 부위에 오도록 위치시킨다. 뒤가장자리는 셋째 큰어금니(제3대구치) 일부분이 포함될 수 있도록 한다. 주의할 점은 작은어금니(소구치) 교익 검사에서와 같다. 필름유지기구를 사용할 때는 목적하는 부위 반대편 송곳니(견치) 씹는면(교합면) 위에 교익용 biteblock을 올려놓고 움직이지 않게 물게 한다. 이때 필름과 치아가 평행이 되도록 필름유지기구를 움직여 고정시킨다.

③ 중심X선

중심X선의 방향: 필름의 중앙부를 향해 첫째큰어금니(제1대구치)와 둘째큰어금니(제2대구치)의 인접면을 향해 +5~+10°의 수직각을 조사한다. 주의할 점은 큰어금니(대구치)의 인접면이 치아 볼면에 직각으로 위치가 되지 않기 때문에 약간의 수평각을 앞쪽(mesial)에서 준다.

중심X선의 입사점: 외안각(outercanthus) 아래쪽 의뺨으로 조사한다.

3) 영상평가

- 치아관(치관)이 겹치지 않아야 한다.

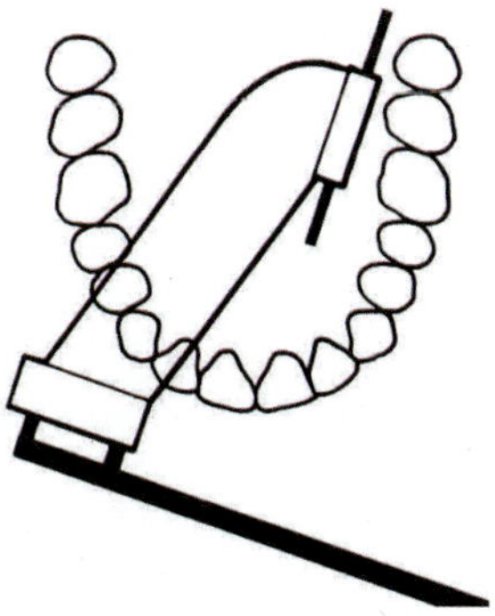

그림 13-94. 필름의 위치

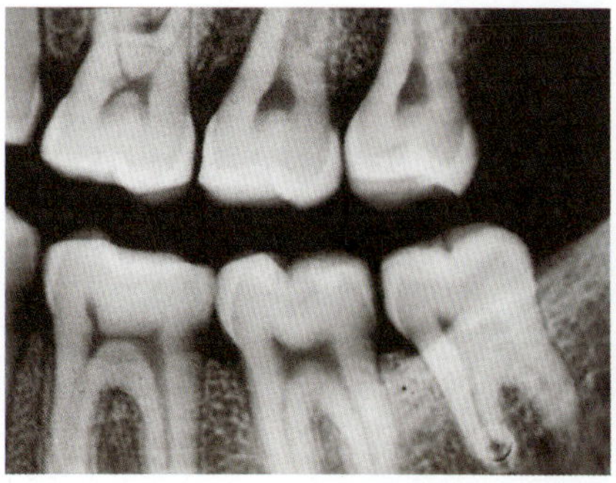

그림 13-95. 촬영상

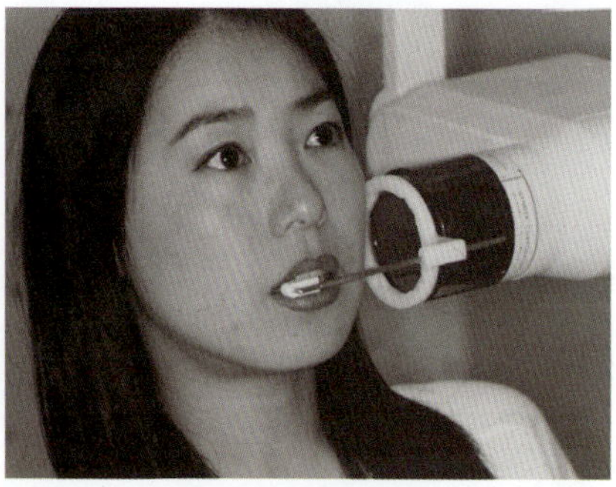

그림 13-96. 환자의 자세

03 교합 검사

Occlusal radiography

교합 검사는 비교적 넓은 부위에 구강구조를 관찰할 때 이용되는데 교합필름을 목적부위에 적절히 위치시켜 검사하게 된다. 일반적으로 외상이나 기타 원인으로 인하여 충분히 입이 벌어지지 않거나 골절(fracture), 과잉치아(supernumerarytooth), 매복치아(impactedtooth), 이물질(foreign body), 상악동(maxillary sinus)의 이상 등을 보다 넓게 관찰하고자 할 때 유용한 검사방법이다. 성인의 경우에는 표준화된 교합필름을 사용하면 되고, 소아일 경우에는 교합필름이 너무 클 수가 있으므로 성인용 치아뿌리끝(치근단) 필름을 사용하는 방법도 가능하다.

교합 검사는 이용목적에 따라 위턱(상악) 앞부분 교합 검사법, 위턱(상악) 옆부분 교합 검사법, 아래턱(하악) 앞부분 교합 검사법, 아래턱(하악) 절단면 교합 검사법, 아래턱(하악) 옆부분 절단면 교합 검사법으로 구별한다.

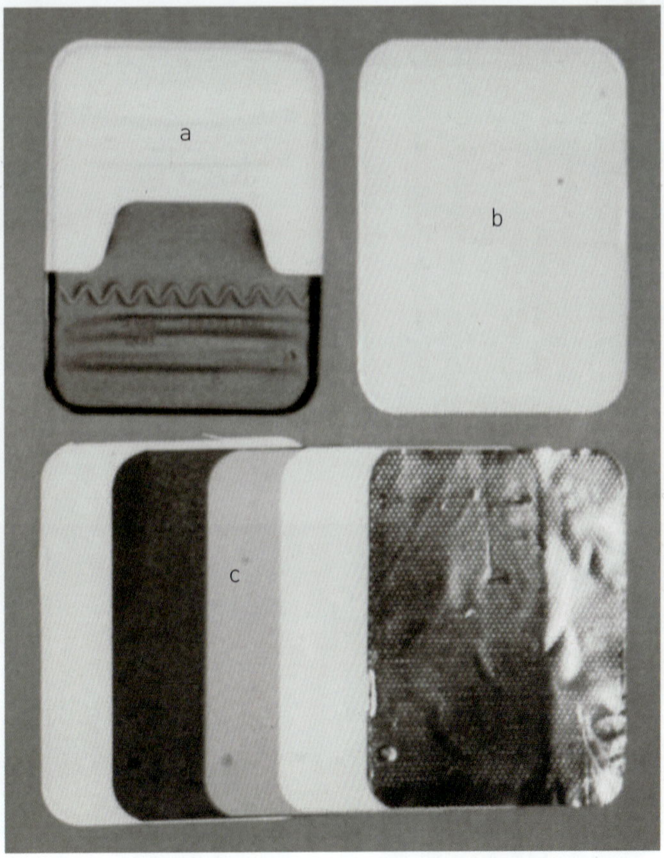

a. 뒷면
b. 앞면
(dot가 있는 면)
c. 왼쪽부터 외포장치(고무)–종이(흑지)–필름–종이(백지)–연박

그림 13-97. 교합필름의 구성

① 위턱(상악)앞쪽부 교합 검사(Maxillary topographic occlusal projection)

1) 검사목적

위턱(상악) 앞부분과 앞쪽 코오목바닥(비와저, floor of nasal fossa), 앞니부까지 관찰할 수 있다. 또한 입열림이 불완전하여 구강내 검사를 못하는 환자의 구강을 관찰할 수 있다.

2) 검사방법

① 환자의 자세

환자의 씹는면이 바닥과 평행이 되도록 머리를 숙여 고정시킨다.

② 필름의 위치

위아래턱(상하악) 씹는면(교합면) 사이에 필름을 위치시켜 가볍게 물게 한다. 일반적으로 필름은 가로로 위치시키나 환자의 구강상태를 보아서 세로로 위치시키는 방법도 가능하다.

③ 중심X선

중심X선의 방향: 치아 장축과 필름이 이루는 가상의 이등분선을 긋고 필름의 중앙을 향하게 한다. 수직각은 +65°, 수평각은 0°가 되게 한다.

중심X선의 입사점: 비교(bridge of nose)나 코끝(비첨)을 통해 조사되도록 한다.

3) 영상평가

- 여러 치아의 치아뿌리(치근)들을 전체적으로 관찰할 수 있어야 한다.

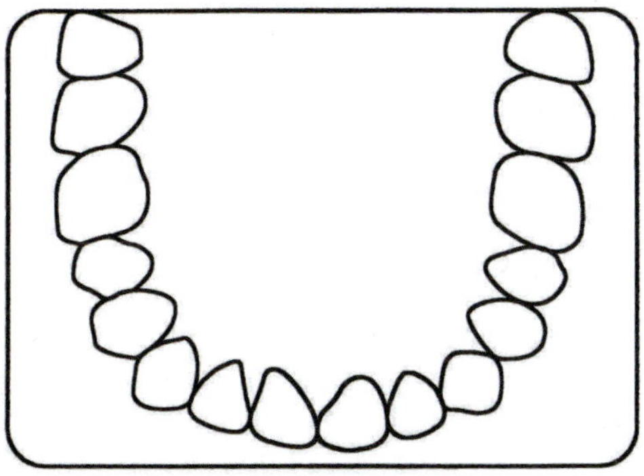

그림 13-98. 필름의 위치

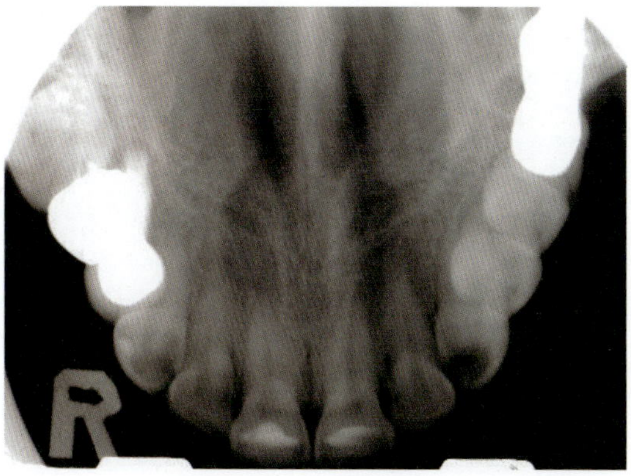

그림 13-99. 촬영상

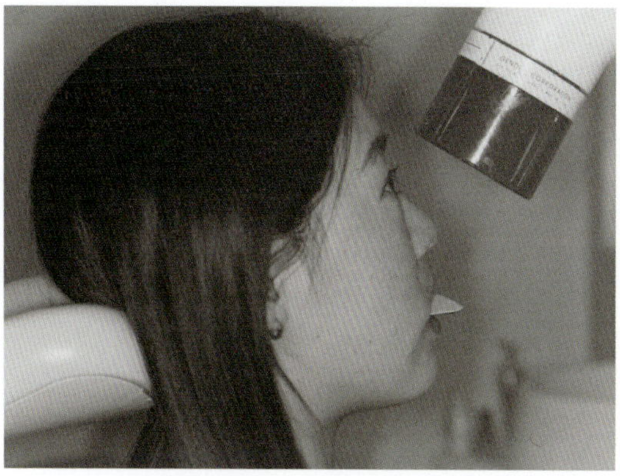

그림 13-100. 환자의 자세

② 위턱(상악) 표준 교합 검사(Maxillary standard occlusal projection)

1) 검사목적

입천장(구개), 위턱(상악)의 광대뼈돌기(권골돌기, zygomatic process), 위턱굴(상악동, maxillary sinus)의 아래쪽부, 코눈물관(비루관, nasolacrimal canal), 좌 · 우 둘째큰어금니(제2대구치) 사이, 코중격(비중격, nasal septum)을 관찰할 수 있다.

2) 검사방법

① 환자의 자세

환자의 씹는면이 바닥과 평행이 되도록 머리를 숙여 고정시킨다.

② 필름의 위치

교합면 사이에 필름을 가로로 위치시켜 가볍게 물게 한다. 필름의 뒤가장자리가 턱뼈가지(하악지)의 앞가장자리와 접하도록 한다.

③ 중심X선

중심X선의 방향: 가상의 이등분선을 긋고 필름의 중앙을 향하게 한다. 수직각은 +75°, 수평각은 0°가 되게 한다.

중심X선의 입사점: 비교(bridge of nose)을 통해 조사되도록 한다.

3) 영상평가

- 좌 · 우 둘째큰어금니(제2대구치) 사이를 관찰할 수 있어야 한다.

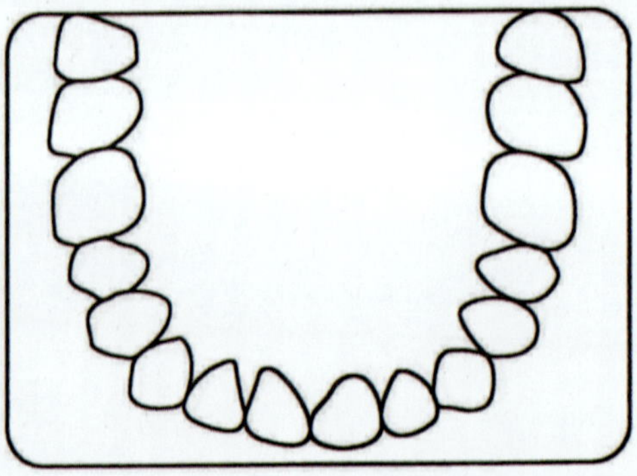

그림 13-101. 필름의 위치

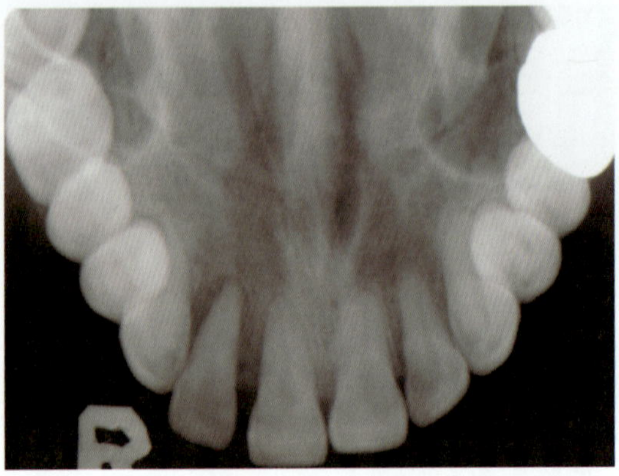

그림 13-102. 촬영상

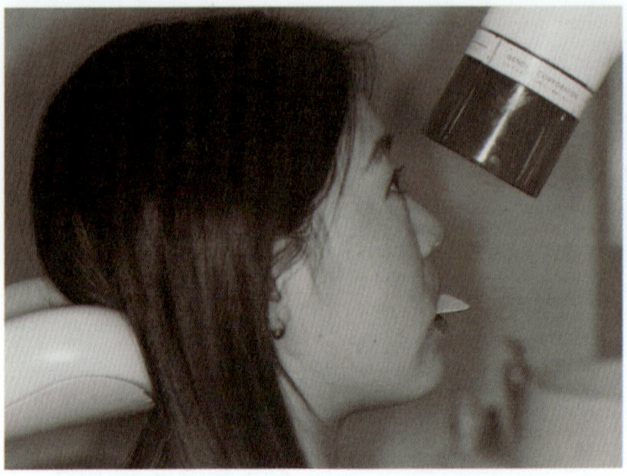

그림 13-103. 환자의 자세

❸ 위턱(상악)측부 교합 검사(Maxillary lateral occlusal projection)

1) 검사목적

한쪽 위턱뼈(상악골), 한쪽 상악동의 하측, 위턱(상악)결절, 한쪽 바깥앞니(측절치)에서 반대쪽 셋째큰어금니(제3대구치)까지 관찰할 수 있다.

2) 검사방법

① 환자의 자세

환자의 씹는면이 바닥과 평행이 되도록 머리를 숙여 고정시킨다.

② 필름의 위치

검사하고자 하는 좌 · 우 옆부분에 세로로 위치시킨다. 이때 필름은 가능한 한 뒤쪽으로 위치시켜 필름의 뒤가장자리가 턱뼈가지(하악지)의 앞가장자리에 닿게한다. 필름의 장축과 구치부 씹는면은 평행되도록 하고, 볼쪽 교두보다 1/4인치 볼쪽에 오게 한다. 그런 다음 입을 다물어 필름을 고정시킨다.

③ 중심X선

중심X선의 방향: 가상의 이등분선을 긋고 필름의 중앙을 향하게 한다. 수직각은 +60° 되게 한다.

중심X선의 입사점: 외안각 아래쪽 2 cm 부위로 조사된다.

3) 영상평가

- 구치의 치아뿌리(치근)와 중첩된 위턱(상악)의 광대뼈돌기(권골돌기)가 관찰된다.

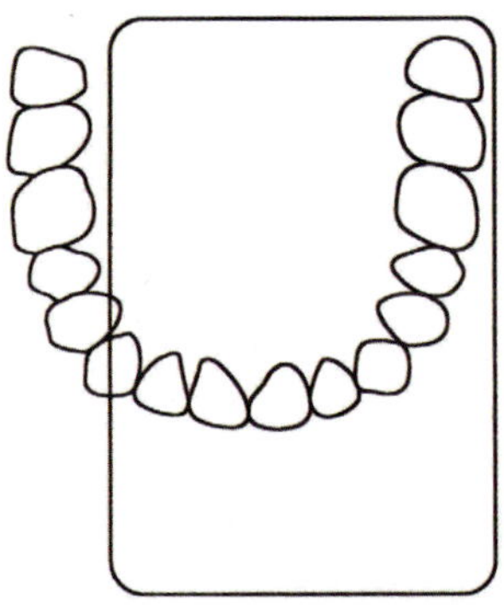

그림 13-104. 필름의 위치

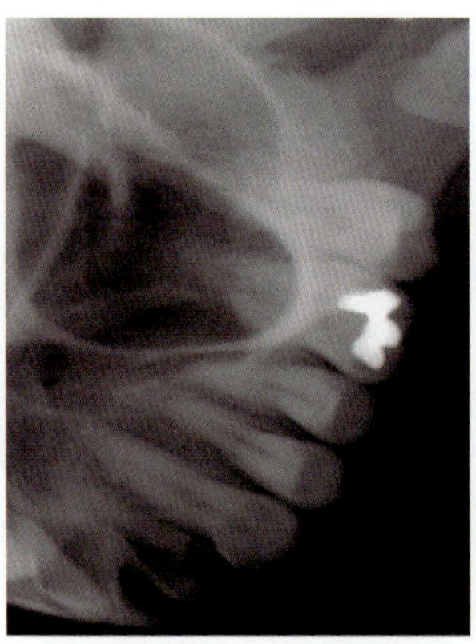

그림 13-105. 촬영상

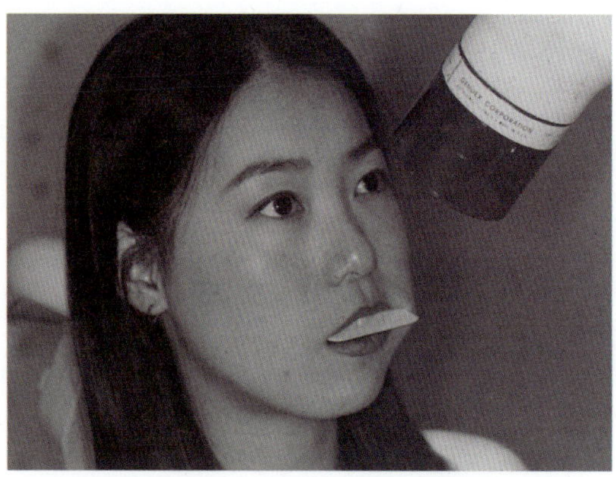

그림 13-106. 환자의 자세

❹ 아래턱(하악) 앞부분 교합 검사(Mandibular topographic occlusal projection)

1) 검사목적

아래턱(하악)앞쪽부와 좌 · 우 송곳니(견치) 사이, 아래가장자리피질골 등을 관찰할 수 있다.

2) 검사방법

① 환자의 자세

환자의 머리를 뒤로 젖혀 콧방울(비익)과 이주(tragus)를 연결한 선이 바닥 평면과 45°를 이루게 한다.

② 필름의 위치

필름은 가로로 위치시키고 필름 앞가장자리가 절치교두부위로 나오게 씹는면(교합면) 위에 올려놓는다. 뒤가장자리는 가능한 뒤쪽부에 닿게 위치시킨다. 이때 필름은 왼, 오른쪽 대칭이 되도록 주의하고 환자로 하여금 입을 다물어 필름을 고정시킨다.

③ 중심X선

중심X선의 방향: 가상의 이등분선을 긋고 필름의 중앙을 향하여 −55°의 수직각을 준다.

중심X선의 입사점: 턱끝으로부터 조사된다.

3) 영상평가

- 여러 치아의 치아뿌리(치근)들을 전체적으로 관찰할 수 있어야 한다.
- 골절의 위치와 범위를 관찰할 수 있어야 한다.

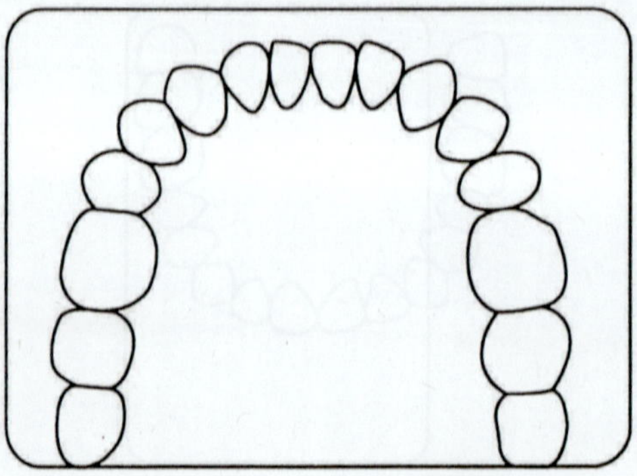

그림 13-107. 필름의 위치

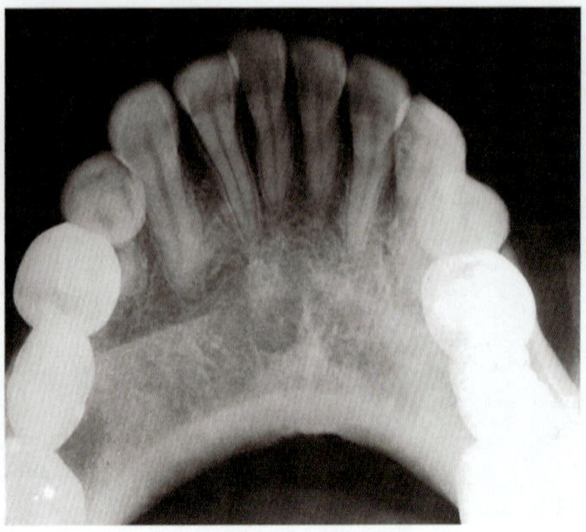

그림 13-108. 촬영상

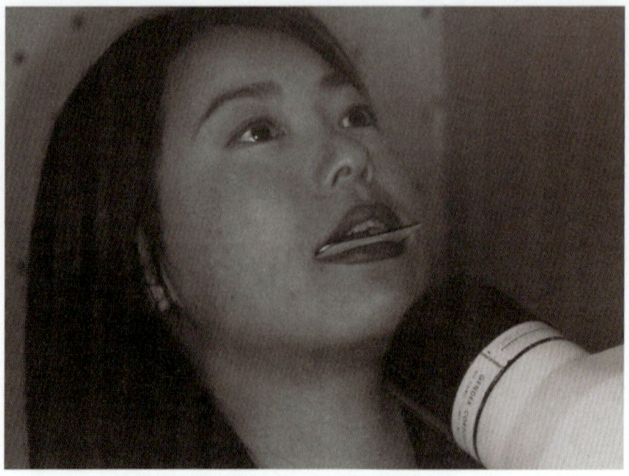

그림 13-109. 환자의 자세

⑤ 아래턱(하악) 절단면 교합 검사(Mandibular cross-sectional occlusal projection)

1) 검사목적

입안바닥(구강저)의 연부조직, 턱뼈(악골)의 볼쪽, 혀쪽의 피절골판, 치아뿌리(치근), 매복치아, 과잉치아의 볼쪽과 혀쪽 위치관계, 턱밑샘(악하선)에 발생된 타석의 위치를 알 수 있고 한쪽 둘째큰어금니(제2대구치)에서 반대쪽 둘째큰어금니(제2대구치)까지 관찰할 수 있다.

2) 검사방법

① 환자의 자세

환자의 기본자세는 앉은 자세이며, 환자의 머리를 뒤로 젖혀 콧방울(비익)과 이주(tragus)를 연결한 선이 바닥평면과 수직이 되게 한다. 즉 씹는면(교합면)이 바닥 평면과 수직이 되게 한다.

② 필름의 위치

필름은 가로로 위치시키고 필름 앞가장자리가 아래턱(하악) 속앞니(중절치)보다 약간 앞쪽에 오도록 한다. 뒤가장자리는 왼, 오른쪽 둘째큰어금니(제2대구치)가 포함되도록 어금니부 씹는면(교합면) 위에 올려놓고 환자로 하여금 입을 다물어 살며시 물게 한다. 이때 한쪽방향으로 치우치지 않도록 좌우대칭에 유의하여야 한다.

③ 중심X선

중심X선의 방향: 입안바닥의 중앙에서부터 필름 중심에 수직으로 조사한다.

중심X선의 입사점: 턱의 3 cm 아래쪽으로 조사한다.

3) 영상평가

- 치아의 절단면이 아래턱뼈(하악골) 안에 나타나야 한다.
- 아래턱뼈(하악골)의 볼쪽과 혀쪽 위치파악(buccolingual relationship)이 쉬워야 한다.

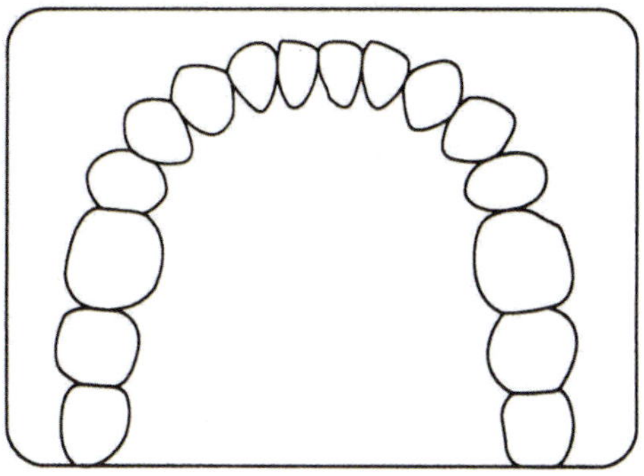

그림 13-110. 필름의 위치

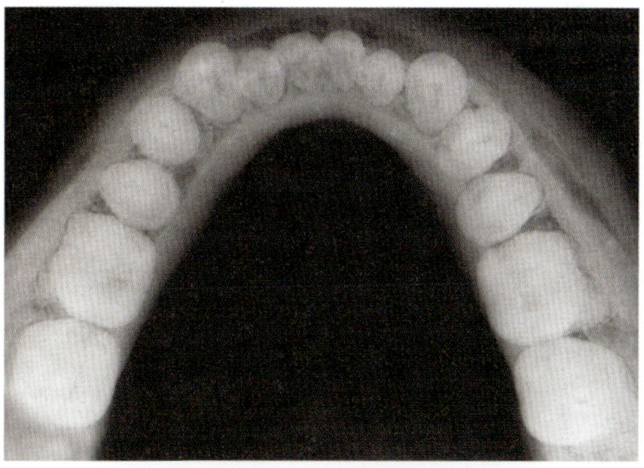

그림 13-111. 촬영상

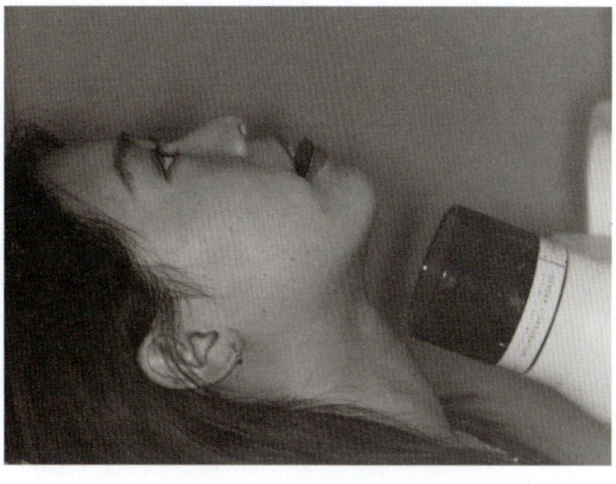

그림 13-112. 환자의 자세

6 아래턱(하악) 옆부분 절단면 교합 검사 (Mandibular lateral cross-sectional occlusal projection)

1) 검사목적

한쪽 입안바닥(구강저)의 연부조직, 아래턱뼈(하악골)의 볼쪽, 혀쪽의 피절골판, 치아뿌리(치근), 매복치아, 과잉치아의 볼쪽과 혀쪽 위치, 턱밑샘(악하선)에 발생된 타석의 위치를 알 수 있고 한쪽 바깥앞니(측절치)에서부터 반대쪽 셋째큰어금니(제3대구치)까지 관찰할 수 있다.

2) 검사방법

① 환자의 자세

환자의 기본자세는 앉은 자세이며, 머리를 뒤로 젖혀 콧방울(비익)과 이주를 연결한 선이 바닥 평면과 수직이 되게 한다. 즉 씹는면(교합면)이 바닥 평면과 수직이 되게 한다.

② 필름의 위치

필름은 세로로 가능한 깊숙이 위치시켜 필름의 뒤 가장자리를 셋째큰어금니(제3대구치)가 포함되도록 턱뼈가지(하악지)에 위치시킨다. 옆가장자리는 구치의 볼쪽에 평행하게 하고, 볼쪽으로부터 1 cm 정도 떨어져 위치시키도록 한다. 앞가장자리는 검사 반대쪽 바깥앞니(측절치) 교두가 포함되게 하고, 필름을 검사하고자 하는 씹는면(교합면) 쪽으로 붙인다. 다음에 환자에게 필름의 방향이 어긋나지 않게 입을 다물어 물게 한다.

③ 중심X선

중심X선의 방향: 필름의 중앙에 수직으로 조사되도록 한다.

중심X선의 입사점: 턱에서부터 3 cm 뒤쪽, 중앙선 3 cm 옆쪽에서 턱의 아래쪽으로 조사된다.

3) 영상평가

- 치아의 한쪽 절단면이 아래턱뼈(하악골) 안에 나타나야 한다.
- 아래턱뼈(하악골)의 볼쪽과 혀쪽 위치파악(buccolingual relationship)이 쉬워야 한다.
- 셋째큰어금니(제3대구치)가 나와야 한다.

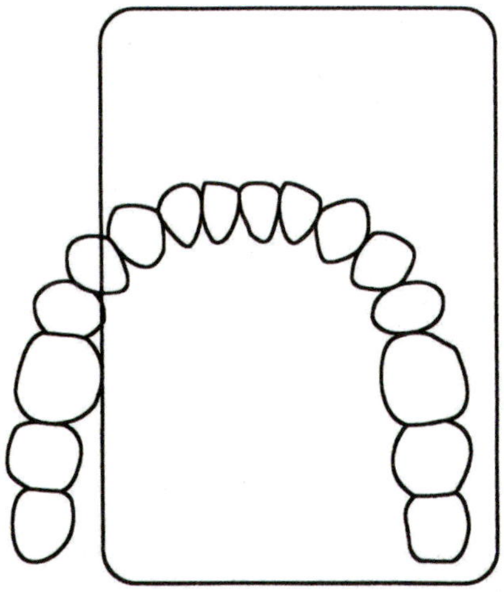

그림 13-113. 필름의 위치

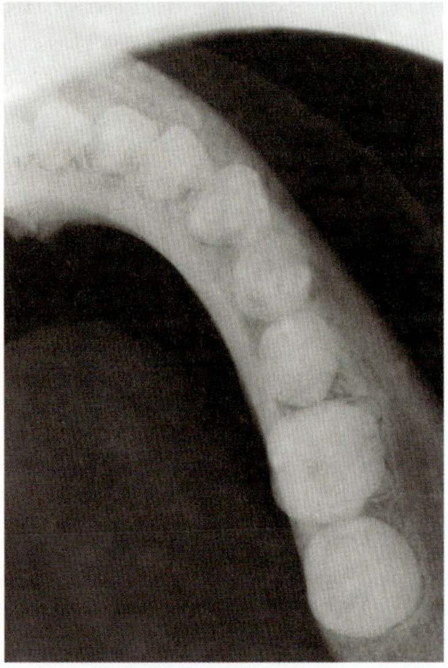

그림 13-114. 촬영상

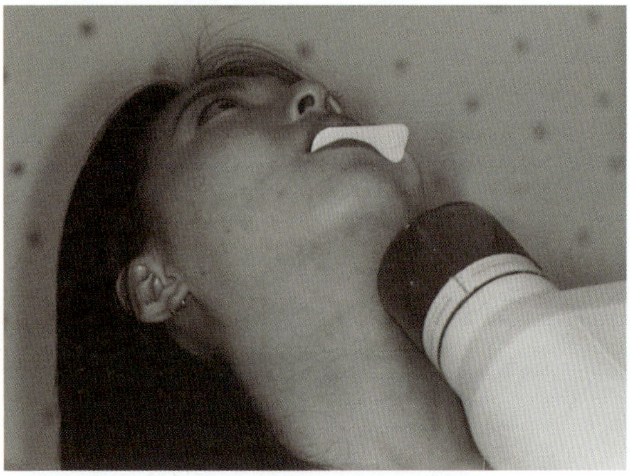

그림 13-115. 환자의 자세

04 위치결정 검사

Localization technique

일반적인 방사선 사진은 평면상으로 나타나기 때문에 임상에서 환자와 관련된 입체적인 정보를 얻을 필요성이 종종 발생하게 된다. 즉, 악골내에 존재하는 이물질이나 매복치아(impacted tooth), 과잉치아(supernumerary tooth)의 위치, 턱뼈관(하악관, mandible canal), 이공(mental foramen)의 위치를 결정할 때가 있다. 흔히 사용하는 방법은 X선관 이동법(tube shift technique)과 직각검사법(right angle technique)이 있다.

1 X선관이동법 Tube shift technique

이 검사는 피사체의 공간위치를 식별하는데 사용되는데 Clark's 법칙(Clark's rule)과 협측피사체 법칙(Buccalobject rule)이 있다. SLOB(Same-Lingual, Opposite-Buccal) 법칙을 이용하여 쉽게 식별이 가능하다.

이 방법은 1909년 clark에 의해 고안되었다.

1 Clark's 법칙

1) 검사목적

매복치아 및 과잉치아, 이물체 또는 다른 이상상태의 볼쪽 및 혀쪽의 위치관계를 관찰할 수 있다.

2) 검사방법

① 환자의 자세

환자의 기본자세는 앉은 자세로 하고 환자의 머리는 관찰하고자 하는 부위의 씹는면(교합면)이 바닥에 수평이 되게 한다.

② 필름의 위치

필름은 관찰부위에 따라 가로 및 세로로 선택하여, 관찰하고자 하는 부위의 중앙에 위치시킨다. 이때 주의할 점은 X선관을 이동하여 검사할 때도 첫번째 검사할 때와 같은 위치에 필름을 위치시킨다.

③ 중심X선

첫번째 검사: 필름의 중앙에 조사한다(그림 13-116).

두번째 검사: 술자의 선택으로 환자의 왼, 오른쪽 한 방향으로 X선관을 이동하여 조사한다(그림 13-117). 이때 이상적인 이동각은 약 30°가 적당하다. 예를 들어 위턱(상악)전치부에 그림 13-118과 같이 매복치아가 위치하고 있을 때 위치를 식별하기

곤란하다. 하지만 약간 상이한 각도로 검사된 2장의 필름으로 의심되는 피사체의 위치를 알 수 있다. 즉 그림 13-119에서와 같이 매복치아의 위치가 X선관이 이동하는 방향으로 이동하였으므로 그림 13-118의 기준 피사체(매복치아)는 혀쪽(lingual)에 위치한 것이 된다. 만일 이 매복치아가 X선관 이동방향과 다른 반대방향으로 이동하였다면 기준 피사체는 볼쪽에 위치한 것이 된다.

3) 영상평가

- 이상 소견으로부터 볼쪽(buccal) 및 혀쪽(lingual)의 관계가 잘 나타나야 한다.

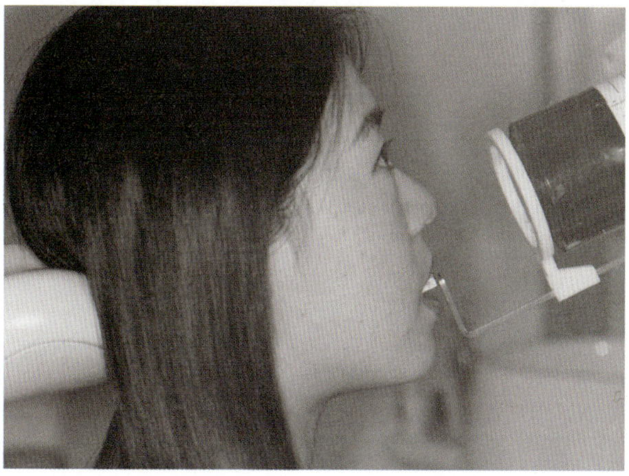

그림 13-116. 첫번째 검사: 중심X선을 필름 중앙에 조사

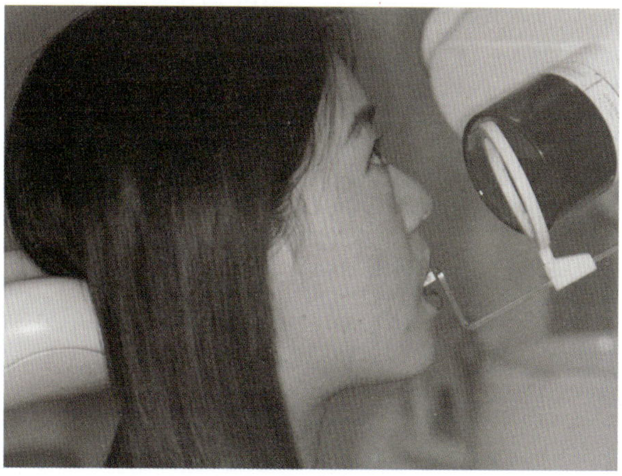

그림 13-117. 두번째 검사: 중심X선을 환자의 왼쪽으로 이동하여 조사

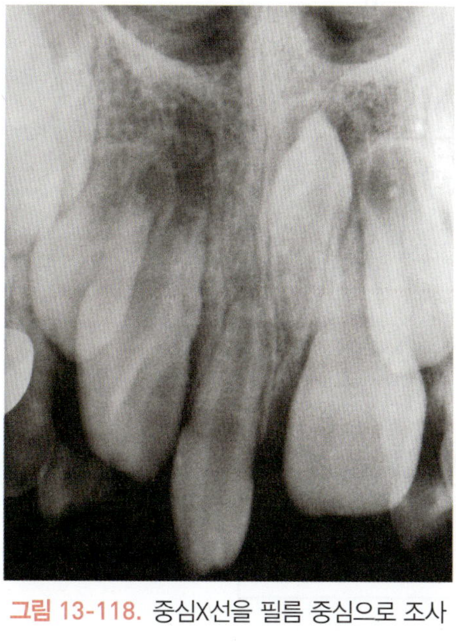

그림 13-118. 중심X선을 필름 중심으로 조사

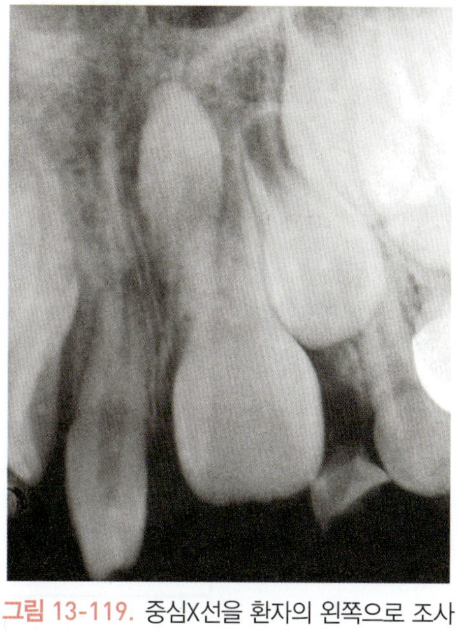

그림 13-119. 중심X선을 환자의 왼쪽으로 조사

2 볼쪽 피사체법칙(Buccal-object rule)

이 방법은 1952년 Richards에 의해 고안되었다.

1) 검사목적

턱뼈관(하악관)의 위치를 관찰할 수 있다.

2) 검사방법

① 환자의 자세

환자의 기본자세는 앉은 자세로 하고 머리는 아래턱(하악) 씹는면이 바닥에 수평이 되게 한다.

② 필름의 위치

필름은 가로로 하여 관찰하고자 하는 부위에 잘 위치시킨다. 두번째 검사할 때도 첫번째 검사할 때와 똑같은 방향에 위치시킨다.

③ 중심X선

첫번째 검사: 수직각 0°로 하여 필름 중앙으로 조사한다.

두번째 검사: 수직각 −20°로 하여 필름 중앙으로 조사한다.

사진에서 보듯이 각 2장의 필름이 이용되며 한 장은 0°, 다른 한 장은 −20°의 수직각을 준다.

그림 13-120A, B 소견에서 보듯이 턱뼈관(하악관)은 X선관 이동방향과 같은 방향으로 이동하였으므로 치아에 비해 혀쪽에 있음을 보여주고 있고, 그림 13-121C, D에서는 턱뼈관(하악관)은 X선관 이동방향과 반대로 이동하고 있으므로 치아에 비해 볼쪽에 있음을 보여주고 있다.

3) 영상평가

- 턱뼈관(하악관)의 위치가 잘 나타나야 한다.

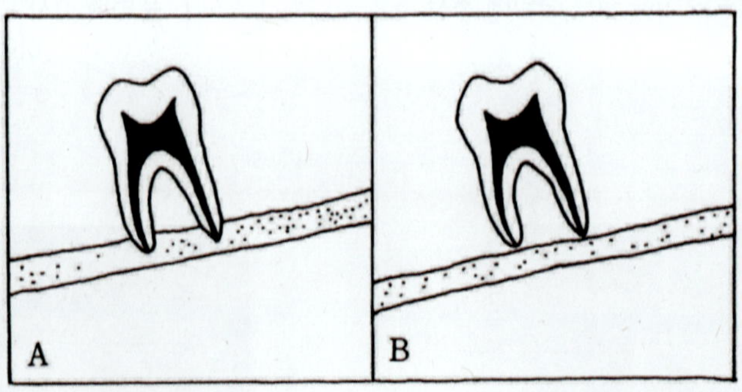

그림 13-120. A: 수직각 0°로 검사, B: 수직각 −20°로 검사

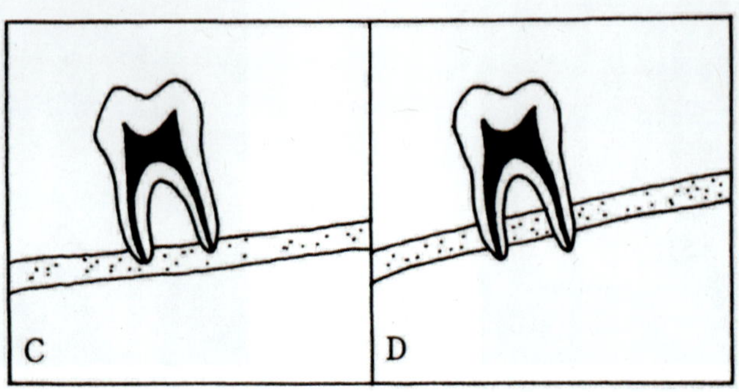

그림 13-121. C: 수직각 0°로 검사, D: 수직각 −20°로 검사

❷ 직각검사법 Right angle technique

이 검사는 보통 셋째큰어금니(제3대구치)의 위치 결정을 위하여 이용하며 Dr.Fred Miller에 의해 고안된 후 Winter에 의해 실용화 되었다. 보통 2장의 표준필름을 상호간에 직각으로 검사한다. 이 방법은 매복치아의 위치결정이나 이물질의 위치결정에 효과적이나 주로 아래턱뼈(하악골)에서만 이용이 가능하다. 위턱뼈(상악골)에서는 머리뼈(두개골)의 구조가 중복되어 나타나므로 이용도가 낮다 하겠다.

1) 검사목적

셋째큰어금니(제3대구치)의 위치를 관찰할 수 있다.

2) 검사방법

(1) 첫번째 검사

① 환자의 자세

환자의 기본자세는 앉은 자세로 하고 머리는 검사하고자 하는 치아의 위아래턱(상하악) 씹는면(교합면)이 바닥과 평행하게 고정시킨다.

② 필름의 위치

그림 A와 같이 필름은 치아의 장축과 평행하게 위치하고 필름 앞가장자리가 첫째큰어금니(제1대구치) 앞쪽부를 넘지 않도록 한다.

③ 중심X선

필름의 중앙으로 −5°의 수직각을 준다.

(2) 두번째 검사

① 환자의 자세

환자의 기본자세는 앉은 자세로 하고 머리를 뒤쪽으로 기울여 씹는면(교합면)이 진료실 바닥과 거의 수직이 되게 한다.

② 필름의 위치

그림 B와 같이 필름 앞가장자리가 첫째큰어금니(제1대구치) 앞쪽부를 넘지 않도록 하고 씹는면(교합면) 위에 위치시켜 살짝 물게 한다(교합필름 사용시 필름 앞쪽부는 무시).

이때 필름 뒤가장자리는 뒤쪽 어금니(후구치) 삼각부위가 포함되도록 한다.

③ 중심X선

검사하고자 하는 치아를 향하여 필름면에 수직으로 준다.

3) 영상평가

- 셋째큰어금니(제3대구치)의 위치결정 관계가 잘 나타나야 한다.

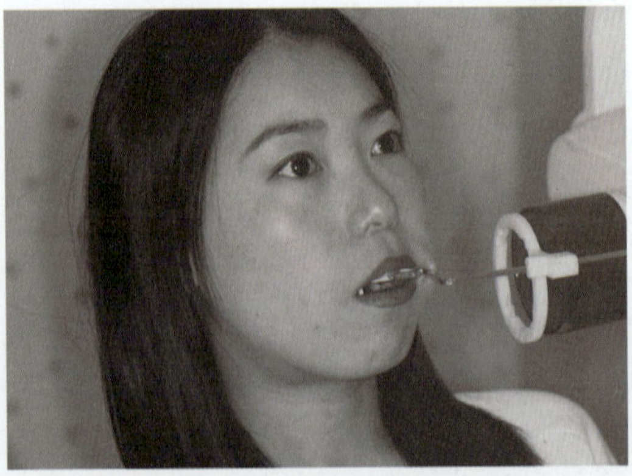

그림 13-122. 첫번째 검사시 환자의 자세

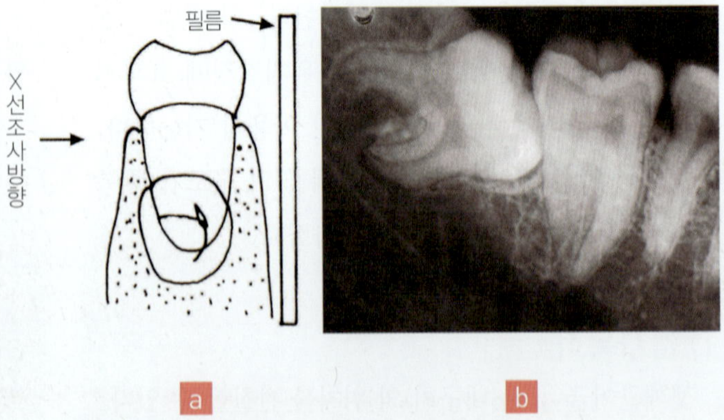

그림 13-124. 첫번째 검사
a: 치아 장축과 평행한 필름의 위치, b: 검사된 X선 사진

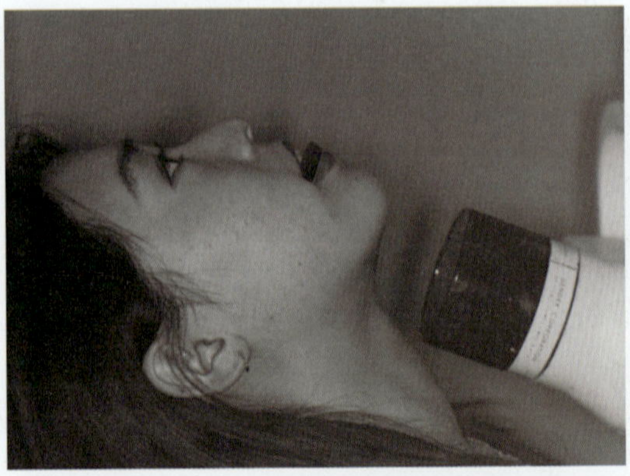

그림 13-123. 두번째 검사시 환자의 자세

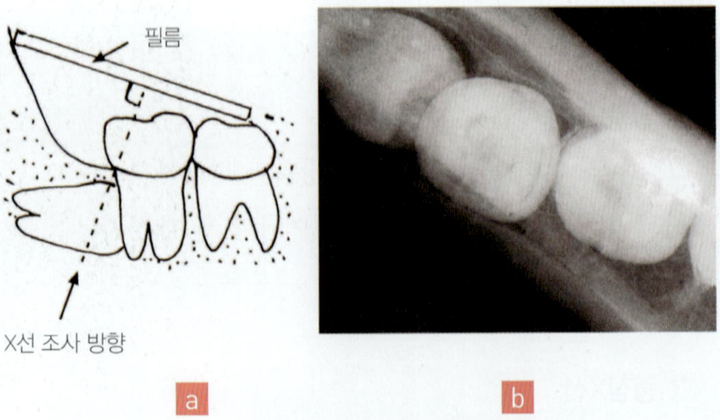

그림 13-125. 두번째 검사
a: 씹는면과 평행한 필름 위치, b: 검사된 X선 사진

01 파노라마 검사

Panoramic radiography

1 검사목적

구강악안면 방사선 영상 분야에서 가장 대표적인 구강외 검사인 파노라마는 위 · 아래턱뼈(상 · 하악골) 및 안면구조물을 하나의 연속된 상으로 보여주는 검사이다(그림 13-126, 127).

이 검사는 턱뼈(악골)에 발생한 커다란 골병변, 턱관절(측두하악관절)의 병변 및 기능장애, 위 · 아래턱뼈(상 · 하악골)의 골절, 이틀뼈(치조골)의 흡수, 과잉치아와 선천적 결손치아, 젖니(유치), 간니(영구치) 및 사랑니(지치)의 맹출 상태와 악골의 성장 발육상태를 관찰할 수 있다. 또한, 전체치아 구강내 검사영상보다 더욱 포괄적이며 image에서 관찰되는 구조 상호간의 각도 관계가 비교적 정확하여 지대치 평형관계, 국소의치의 장착경로, 치아의 기울기 및 매복치아의 외과적 제거 등의 치료계획을 수립하는 데에 도움이 될 수 있다.

이 검사의 장점은 광범위한 병소의 평가, 치아가 없는 환자나 입을 벌릴수 없는 환자에도 이용할 수 있고 혼합치열기의 치아발육과정이나 발육 이상의 평가에도 이용된다. 또한 전체치아 구강내 방사선 검사에 비하여 방사선 노출량이 적고 검사방법이 비교적 간편하여 검사시간도 단축되므로 집단검사도 가능하다.

단점으로는 구강내 방사선 사진영상에 비해 해상력이 낮으며 상의 확대와 왜곡이 일어날 수 있고 검사시 노출시간이 10~15초이므로 피사체의 움직임으로 인한 운동성 불선예도(motion unsharpness)가 발생될 수 있다.

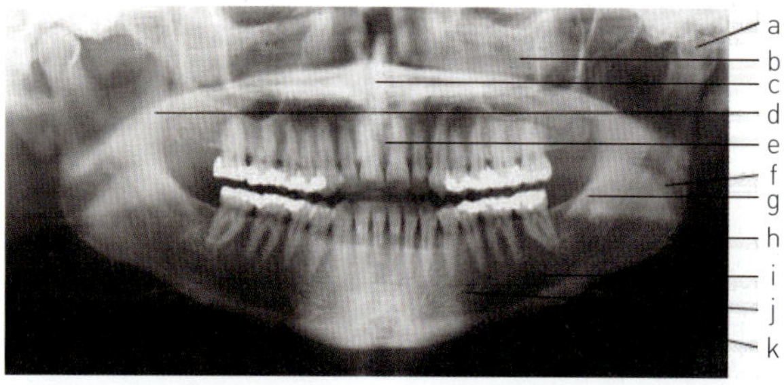

그림 13-126. 파노라마 검사영상

a: 턱뼈머리(하악과두, mandibular condyle)
b: 코곁굴(상악동, maxillary sinus)
c: 앞코가시(전비극, anterior nasal spine)
d: 물렁입천장(연구개, hard palate)
e: 앞니구멍(절치공, incisive foramen)
f: 턱뼈가지(하악지, mandibular ramus)
g: 외사선(external oblique ridge)
h: 턱뼈각(하악각, angle of mandible)
i: 턱뼈관(하악관, mandibular canal)

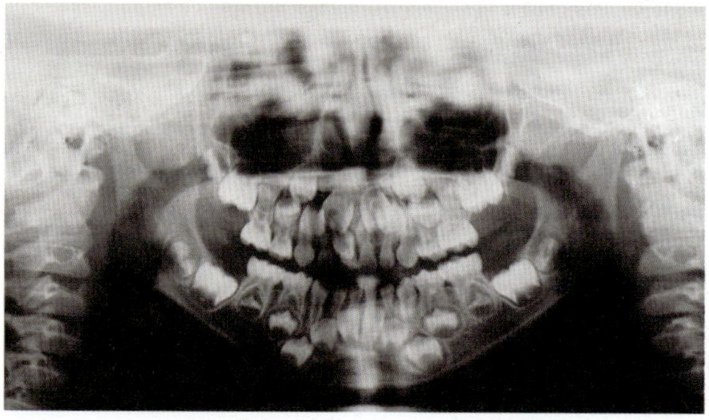

그림 13-127. 소아 파노라마 촬영상

| 표 13-1 | 구강내 X선사진 검사와 파노라마 X선사진 검사의 비교

	파노라마 검사	전체 치아 구강내 방사선 검사
검사부위	위 · 아래턱뼈(상 · 하악골) 및 얼굴 구조	2~3개 치아와 주위조직
필름의 위치	구강외	구강내
증감지	사용	사용안함
검사시간(초/회)	13~15	0.05~0.5
확대율	약 1.3	약 1.05
환자의 불편감	편함	불편(통증 및 메스꺼움)
X선 영상	선예도와 해상도가 낮다.	선명
특징	광범위한 병소의 평가. 입 열림이 불가능할 때 검사 가능.	실제와 비슷한 상이 얻어진다. 미세한 구조도 관찰 가능.
피폭선량	피부선량은 비교적 적다.	위턱 · 아래턱 구강내 검사시 파노라마 검사시보다 피부선량이 많다.
유효선량	6.7 μSv	84 μSv

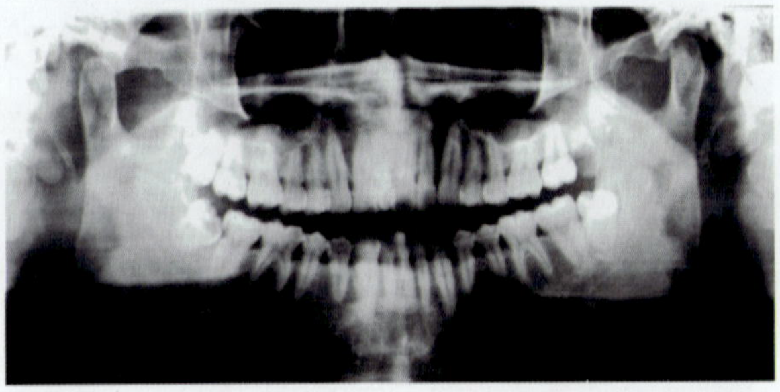

그림 13-128. 파노라마 검사영상

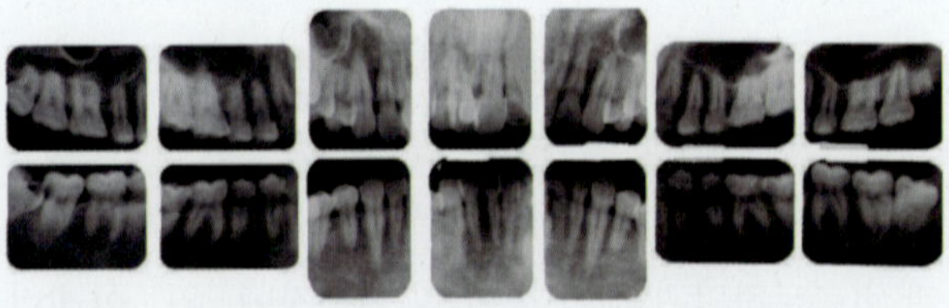

그림 13-129. 전체 치아 구강내 X선 검사영상(FMX)

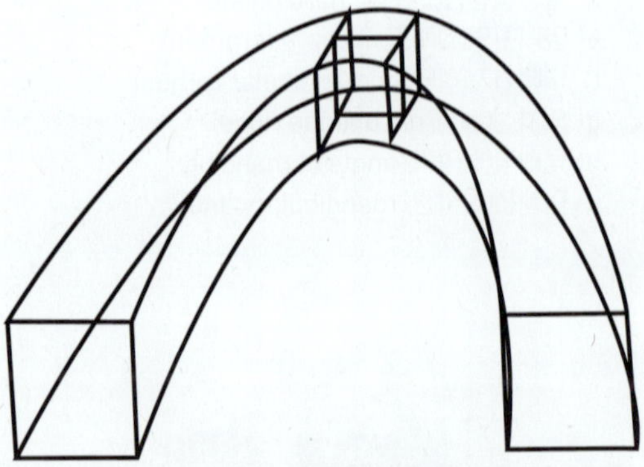

그림 13-130. 위층(focal trough)

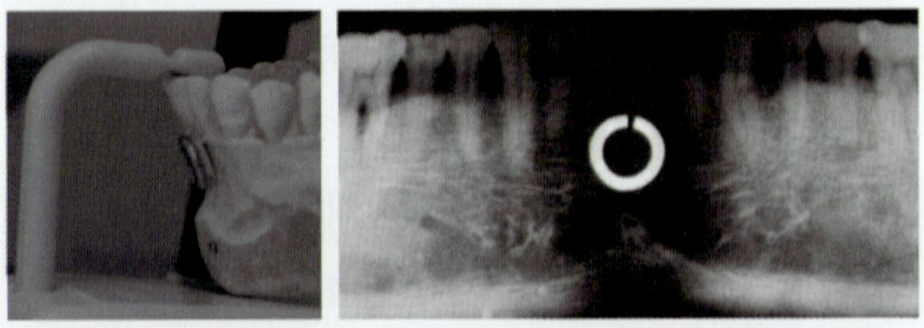

a b

위층 중앙에 적절히 위치시킨 X선 검사영상

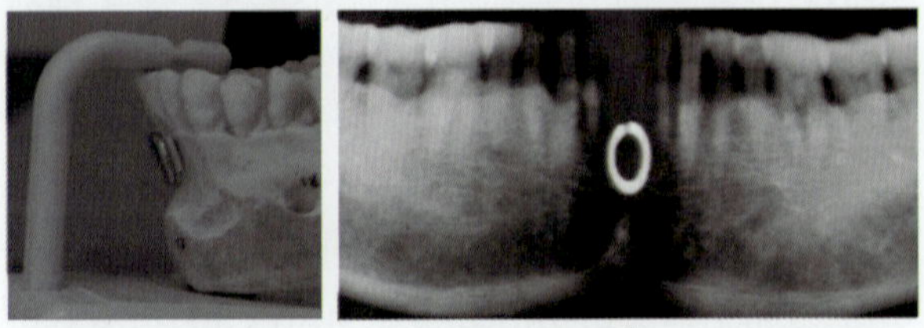

c d

앞니부를 위층 앞쪽에 위치시킨 결과의 X선 검사영상

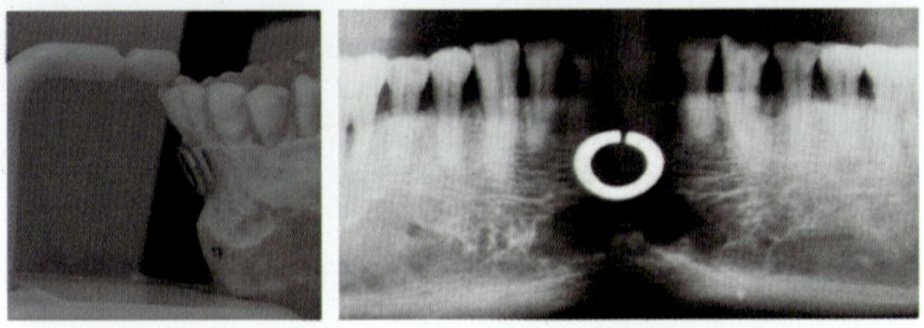

e f

앞니부를 위층 뒤쪽에 위치시킨 결과의 X선 검사영상

그림 13-131. 위층의 위치 변화에 따른 X선 검사영상

2 검사원리

Slit형의 납으로 된 collimator가 X선관과 필름사이에 위치하여 중심X선을 좁은 수직의 slit beam으로 제한한다. 일반 단층 검사법과 동일하게 X선관, 피사체 그리고 필름 중 두 가지(일반적으로 X선관과 필름)를 정해진 궤도 또는 축을 중심으로 연속적으로 이동(회전)시키는 방법으로 X선관의 각속도와 동일한 각속도에 상당하는 피사체의 상층(focal trough)이 검사된다.

여기서 위층(focal trough)이란 파노라마 검사영상에 구조물이 명확하게 나타나는 입체적인 곡선부(curved zone) 또는 상의 단면(image layer)이다. 위층의 앞쪽이나 뒤쪽에 위치하는 물체는 상이 흐려지고 확대되거나 축소되며 때로는 알아볼 수 없을 정도로 흐려져서 나타난다. 위층보다 앞쪽에 위치하는 물체는 수평축소가 나타나며 뒤쪽에 위치하는 물체는 수평확대가 나타난다(그림 13-131). 또한 이러한 크기 변화는 앞니부에서 특히 심하다. 그러므로 상층은 구조물이 상을 명확하게 형성하는 부위라고 할 수 있다.

3 검사방법

구강악안면 영역에서 대부분의 구강외 검사는 선 자세(elect position)나 앉은 자세(sitting position)로 한다. 환자의 머리는 정중면이 검사중심에 위치해야 하고 눈확아래귓구멍선(IOML) 또는 Frankfort horizontal line이 지면과 수평이 되게 한다(그

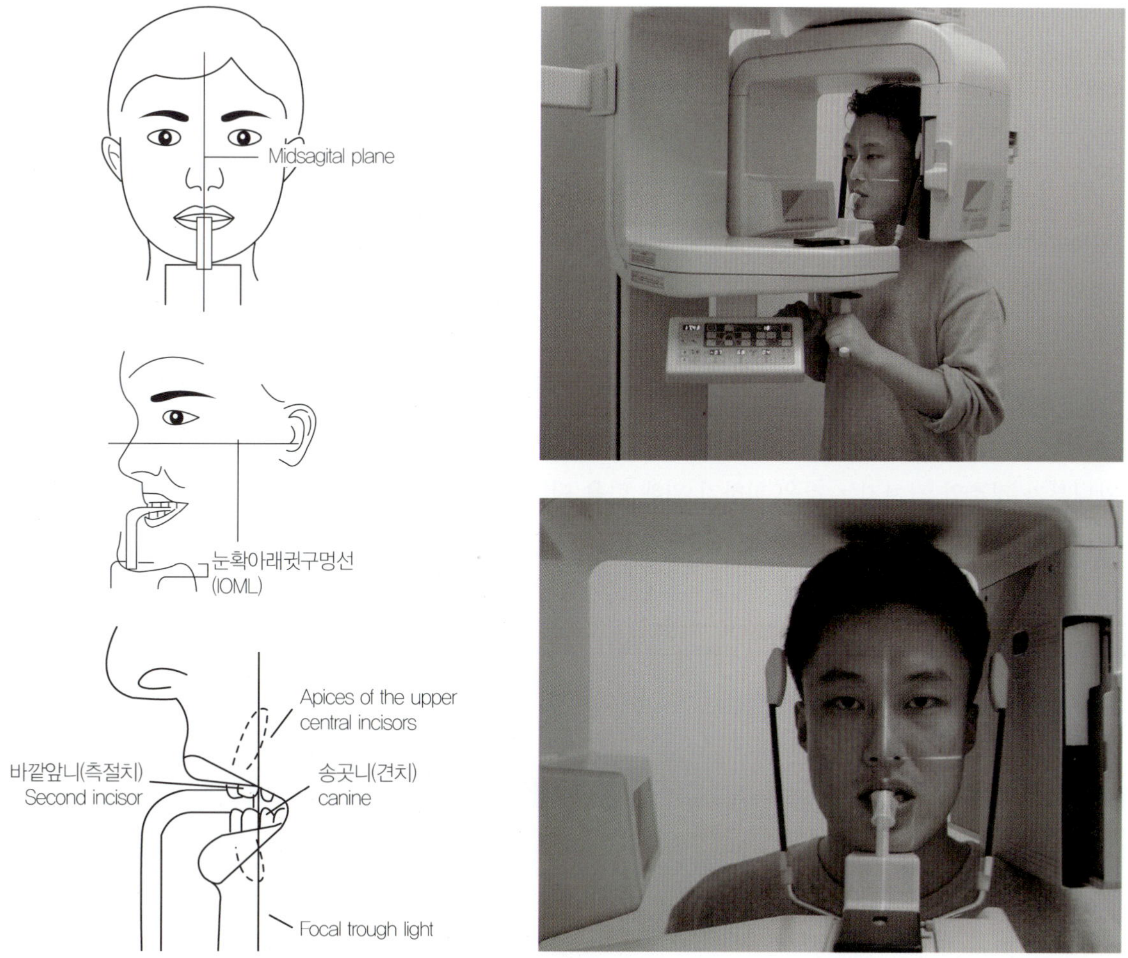

그림 13-132. 환자의 자세

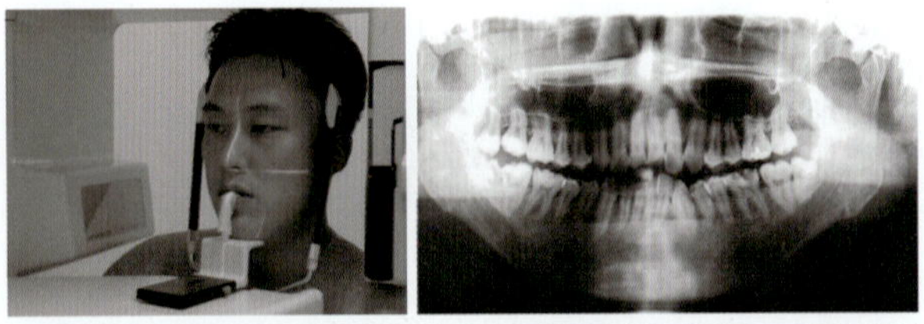

정상적인 환자 검사자세와 검사영상

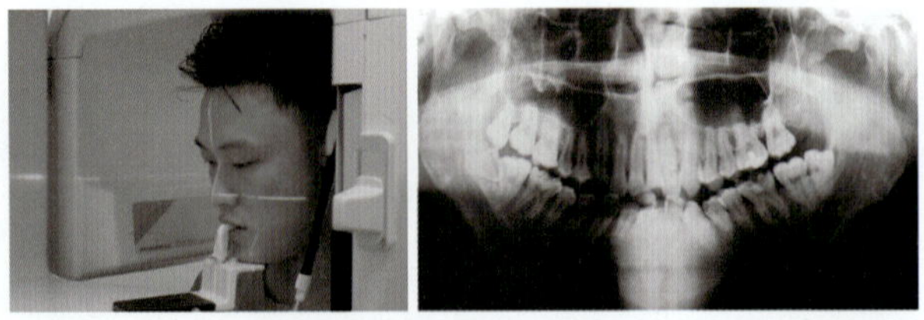

머리 숙인 자세와 검사영상

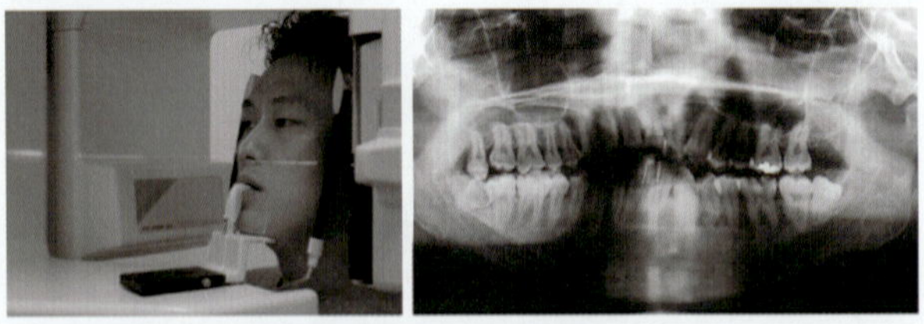

머리가 들어진 자세와 검사영상

그림 13-133. 환자 자세변화에 따른 X선 검사영상

림 13-132). 악골의 위치는 환자의 악궁을 위층의 중앙에 오도록 하는데 보통 홈이 파진 교합체(bite-block)에 위아래턱(상하악) 앞니의 절단부를 위치시킨다. 기계의 종류별로 다소 차이는 있으나 아래앞니와 아래송곳니(견치) 사이에 초점을 맞춘다. 특히, 초점이 정상 위치보다 앞쪽, 뒤쪽 또는 한쪽으로 위치될 경우 상의 왜곡(축소, 확대), 상의 흐림, 허상(ghost image)이 나타날 수 있으므로 주의해야 한다(그림 13-133). 환자의 입술은 다물고 혀를 입천장(구개) 천장에 위치시키도록 하여, 입천장(구개) 위쪽 air space의 방사선투과상이 위턱(상악) 치아뿌리끝(치근단)과 겹쳐지는 것을 방지하도록 하여야 한다. 앞니부가 경추와 겹쳐지는 것을 피하기 위해 턱을 당겨 등을 똑바로 펴게 하며 노출하는 동안 호흡은 정상적으로 하게 한다.

상수용체(IR)는 15×30 cm 평면상수용체(IR)를 대부분 사용하지만 간혹 기기에 따라 같은 크기의 곡면 카세트를 사용하기도 한다.

4 영상의 평가

- 전체 얼굴뼈(안면골)가 포함되어야 하며 안면의 정중선을 중심으로 좌우는 대칭이어야 한다.
- 앞니부에 경추가 겹쳐지지 않아야 한다.
- 전체적인 위턱(상악) 치아뿌리와 단단입천장(경구개)의 방사선 불투과상이 겹쳐지지 않아야 한다.
- 위턱 · 아래턱과 치아의 수평, 수직 확대율은 일정해야 한다.

02

두개부 규격 X선 검사

Cephalometric radiograpy

이 검사는 두개부 X선 영상을 필름상에서 계측하기 위하여 규격화된 검사조건 즉 Focus-object distance(FOD 60인치=152.4 cm)나 head position을 일정하게 하여(두개부고정장치, Cephalostat) 검사함으로써 사진상의 재현성과 규격화를 나타내는 검사법이다(그림 13-134).

검사종류로는 측방향(Lateral) 및 후전방향(PA) 두 개골 검사가 있는데 주로 측방향 검사가 후전방향 검사보다 널리 사용된다.

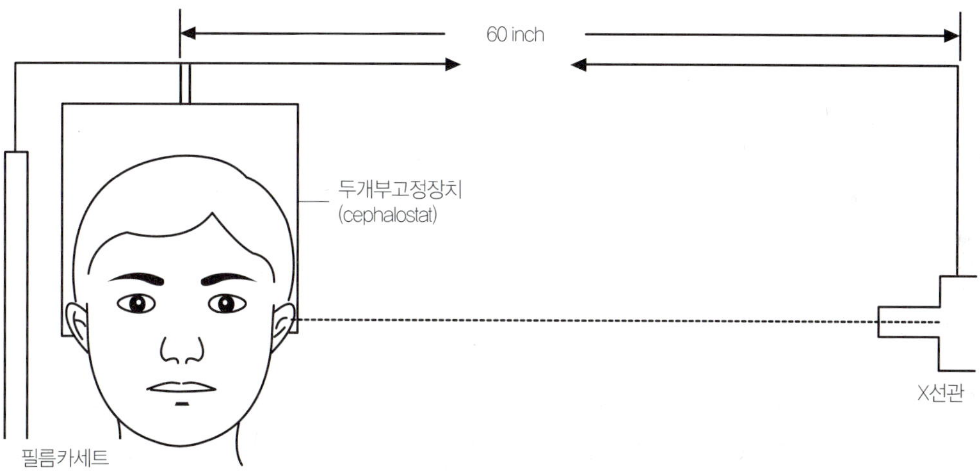

그림 13-134. 두개부규격 측검사(Lateral cephalometric radiography)의 도해

❶ 두개부 규격 측방향 검사법(Lateral cephalometric radiography)

1) 검사목적

비인두의 연부조직, 부비동(paranasal sinus) 및 단단입천장(경구개, hard palate)를 관찰할 수 있으며, 두개부와 치아의 성장 발육상태, 부정교합의 형태적 진단, 교정치료 앞뒤의 턱뼈(악골) 및 치아의 위치변화, 얼굴(안면)의 외상 및 질환, 선천적인 기형을 평가할 수 있다.

2) 검사방법

환자를 카세트 옆면으로 앉히거나 서게하여 정중선이 카세트와 평행하게 위치시킨다. 양 어깨를 동일한 횡단면에 놓이도록 조정하고, 양쪽 귀에 귀꽂이(ear plugs or ear rod)를 넣고 두개부고정장치 또는 두개부계측장치를 사용하여 머리를 고정시킨다. 입술을 편안하게 다문상태에서 양쪽 어금니를 물게 한다. 코의 연부조직을 나타나게 하기 위해 wedge 여과판을 사용한다(그림 13-135).

중심X선은 바깥귀길(외이도)를 향하며 IOML이 지표면과 수평이 되게 위치하고 필름면과 정중면에 수직으로 입사시킨다.

3) 영상평가

- 코와 턱의 연부조직과 코뼈(비골, nasal bone)가 잘 나타나야 한다(wedge filter 사용).
- 양쪽 귀꽂이가 겹치게 나타나야 한다.
- 위아래턱(상 · 하악) 치아가 바르게 맞물려 있어야 한다.
- 확대율이 일정해야 한다(우리나라는 보통 1.1:1).

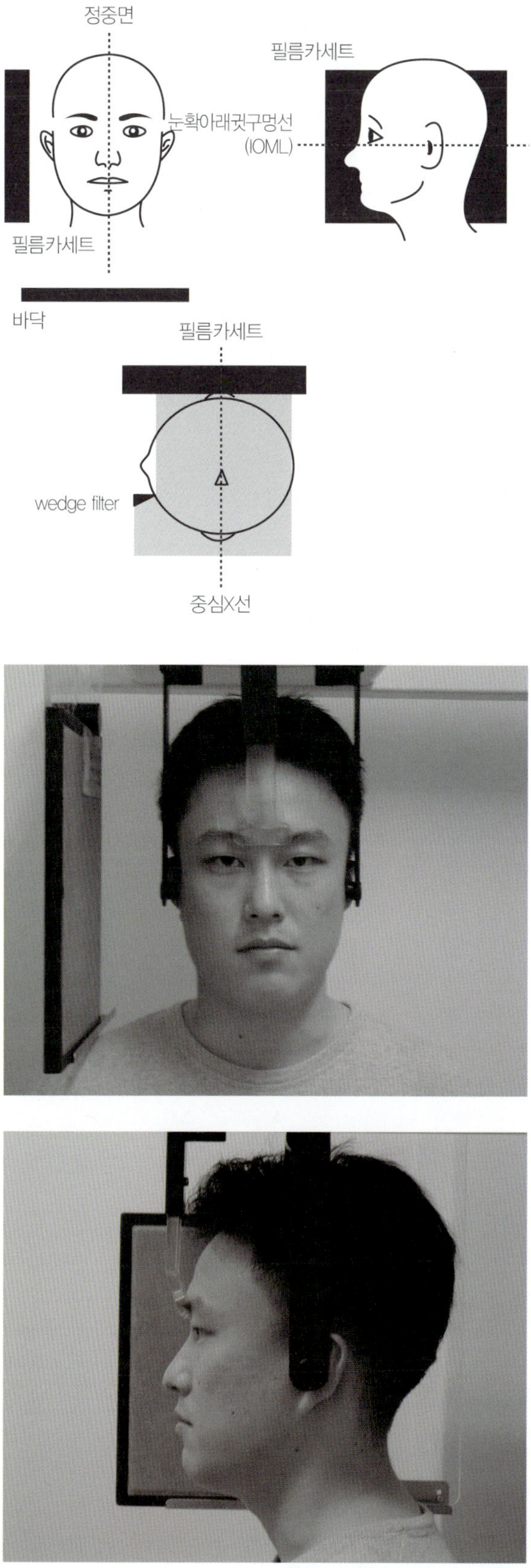

그림 13-135. 환자의 자세

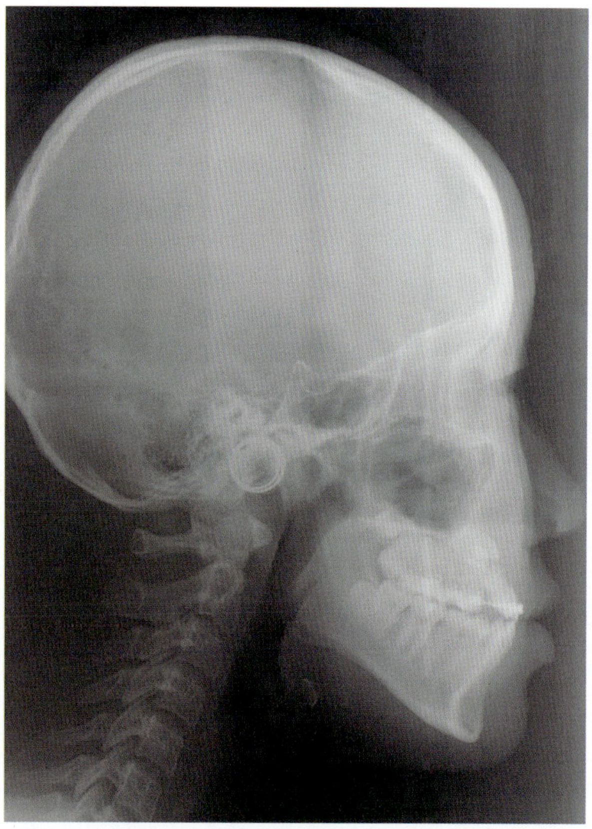

그림 13-136. 두개부 규격 측방향 검사
(Lateral cephalometric radiography)

❷ 두개부 규격 뒤앞방향 검사법(PA cephalometric radiography)

1) 검사목적

이마굴(전두동, frontal sinus), 벌집굴(사골동, ethmoid sinus), 코오목(비와, nasal fossa) 및 눈확(안와, orbit), 턱뼈(악골) 및 치아를 관찰할 수 있으며, 두개골의 질환, 외상, 두개부와 치아의 성장 발육상태, 두개부의 비대칭 정도 및 선천적인 기형을 평가할 수 있다.

2) 검사방법

환자를 카세트 정면으로 앉히거나 서게 하여 정중선이 카세트와 수직이 되게 위치시킨다. 양 어깨를 같은 횡단면에 놓이도록 조정하고, 양쪽 귀에 귀꽂이(ear rod)를 넣어 머리를 고정시킨다. 입술을 편안하게 다문 상태에서 양쪽 어금니를 물게 한다(그림 13-137).

중심X선은 카세트 중심을 향하여 준다.

3) 영상평가

- 위아래턱(상 · 하악)의 치아가 바르게 맞물려 있어야 한다.
- 양쪽 귀꽂이를 귀에 정확하게 삽입하여 규격화, 재현성을 높여야 한다.
- 확대율이 일정해야 한다(우리나라는 보통 1.1:1).

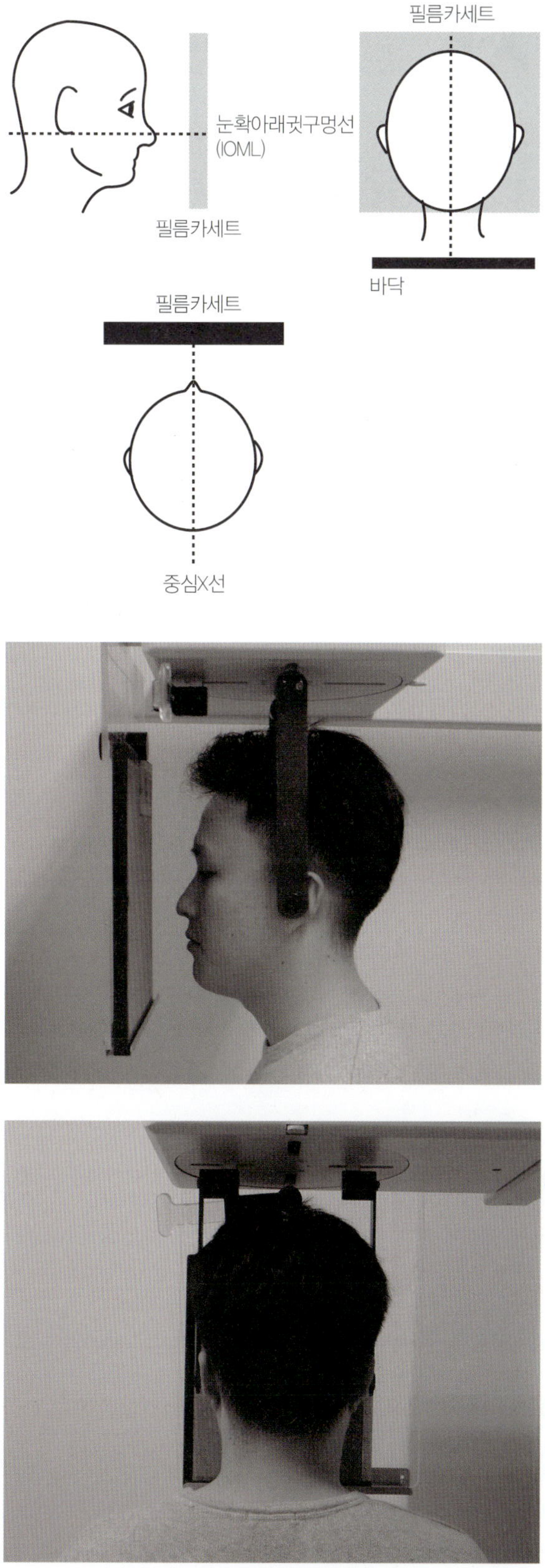

그림 13-137. 환자의 자세

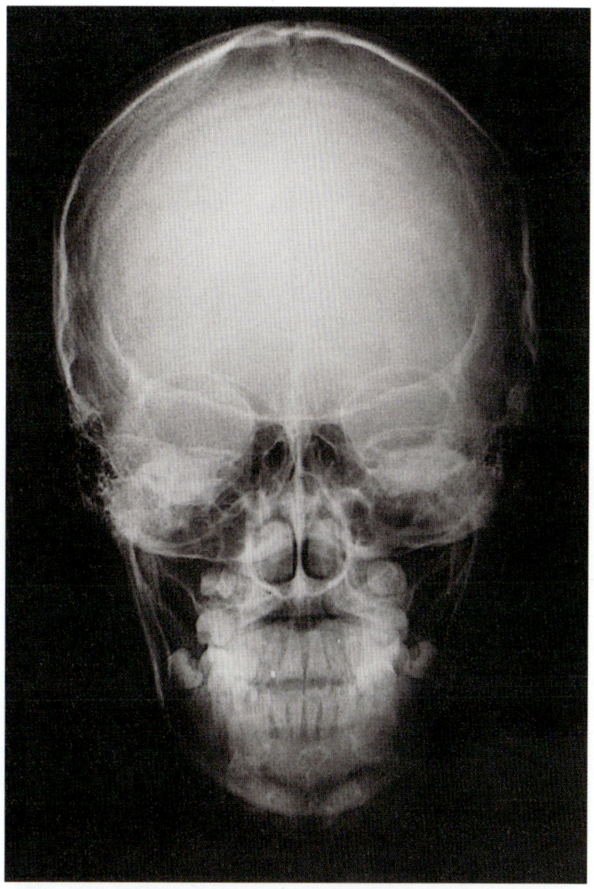

그림 13-138. 머리 규격 후전방향 검사영상
(PA cephalometric radiography)

03

두개부 검사

Skull series radiography

구강악안면 분야에 이용되는 두개부 검사의 종류와 목적

검사법	검사 목적
후전방향 검사 (PA projection)	머리뼈(두개골)의 질환, 외상 및 선천적 기형을 관찰하는데 이용된다. 또한 얼굴의 옆면 성장의 평가에 이용되며, 이마굴(전두동, frontal sinus), 벌집굴(사골동, ethmoid sinus), 코오목(비와, nasal fossa) 및 눈확(안와, orbit)를 보는데도 유용하다.
측방향 검사 (Lateral projection)	머리와 얼굴(안면)의 외상 및 질환, 선천적 기형을 평가하고 비인두의 연부조직(nasopharyngeal soft tissue), 코곁굴(부비동, paranasal sinus) 및 단단입천장(경구개, hard palate)을 관찰하는데 이용된다. 좌우가 중복된 얼굴뼈(안면골)의 옆방향 모습이 관찰되어야 한다.
Water's view	주로 위턱굴(상악동, maxillary sinus)을 보기 위하여 검사하는데, 이마굴, 벌집굴, 눈확, 이마광대봉합(전두권골봉합, frontozygomatic suture), 비강을 관찰할 수 있다. 또한 위턱뼈(상악골)와 광대뼈활(권골궁)사이의 근육돌기(근돌기, coronoid process)의 위치도 관찰할 수 있다.
Caldwell view	이마굴과 벌집굴, 코오목 및 눈확 주위의 뼈조직을 관찰하는데 이용된다.
Reverse Towne's view	턱뼈머리 · 목(하악과두 · 경부)의 골절이나 전위가 의심될 때 검사한다. 위턱굴의 뒤옆벽을 관찰하는데도 이용되며 턱뼈머리를 잘 보이게 하기 위해 최대 입열림을 시킨다.
하악 · 두정방향 검사 (Submento vertex projection)	턱뼈머리의 위치, 광대뼈활의 골절, 나비굴, 아래턱뼈(하악골)의 만곡도, 위턱굴의 옆벽을 관찰하는데 이용된다.
두정 · 하악방향 검사 (Vertico submental projection)	하악 · 두정방향과 다소 비슷한 검사영상을 나타내며 피사체-필름 사이 거리가 증가하고 머리바닥(두개저)부와 필름면 사이의 각도가 증가하기 때문에 머리바닥부 구조 특히 기저 중심부가 약간 왜곡, 확대된다. 그렇지만 앞머리바닥(전두개저부, anterior cranial base)와 나비굴의 검사에 이용되며 확대와 왜곡은 목을 카세트에 밀착시킴으로써 감소시킨다.
광대뼈활(권골궁) 검사 (Zygomatic arch projection)	광대뼈활의 대칭적 축방향 검사영상이 다른 구조와 중복되지 않고 나타난다. 너무 편평하거나 외상으로 인한 함몰 등이 없다면 광대뼈활이 필름으로부터 멀리 떨어져 있기 때문에 마루뼈(두정골) 융기부에 중복없이 나타난다. 광대뼈의 골절, 변위를 관찰할 수 있다.
아래턱(하악) 축방향 검사 (Mandible oblique lateral projection)	턱뼈몸통(하악체)의 아래가장자리와 작은어금니(소구치) 및 큰어금니(대구치)를 관찰할 수 있으며 치아뿌리끝(치근단) 필름보다 광범위한 관찰이 가능하다. 송곳니(견치)부터 턱뼈각(하악각)까지 턱뼈몸통(하악체)부가 모두 나타난다.
턱뼈가지(하악지) 검사 (Mandibular ramus projection)	아래턱(하악) 우각부에서 턱관절돌기(하악과두, mandibular condyle)까지의 턱뼈가지(하악지)를 관찰할 수 있다. 또한 위아래턱(상하악)의 셋째큰어금니(제3대구치) 부위를 관찰하는데도 종종 이용된다. 턱관절돌기를 제외한 턱뼈가지와 턱뼈각과 턱뼈몸통 뒷부분이 관찰된다.
손 · 손목 검사 Hand & Wrist projection	골연령 측정검사(bone age study)로써 머리뼈의 변화와 비교 연구에 이용된다.

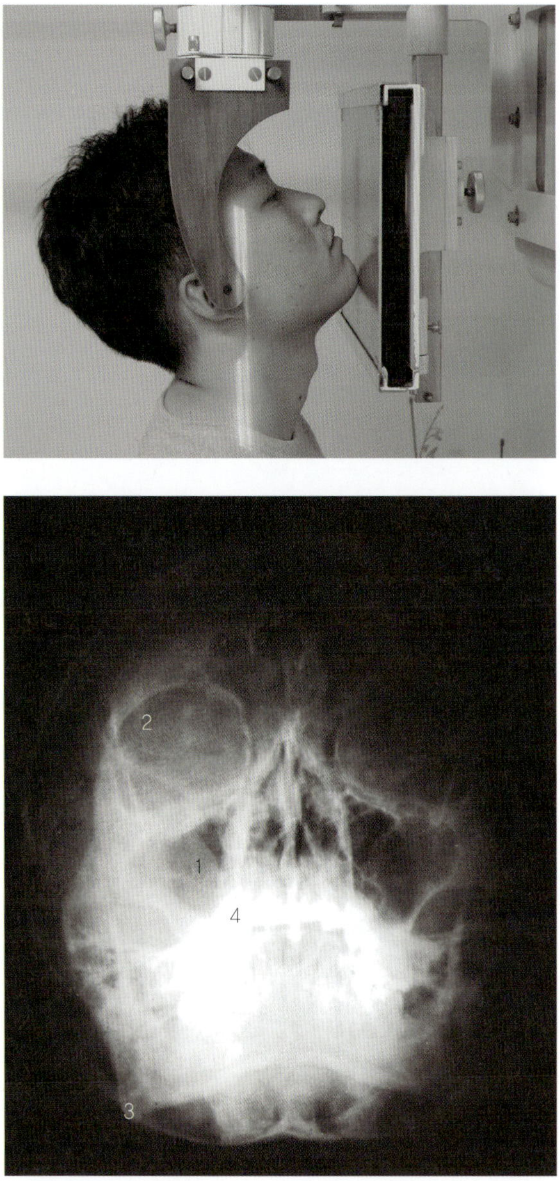

그림 13-139. Water's view

1. 위턱굴(상악동) maxillary sinus
2. 눈확(안와) orbit
3. 턱뼈각(하악각) mandibular angle
4. 위턱뼈(상악골) maxilla

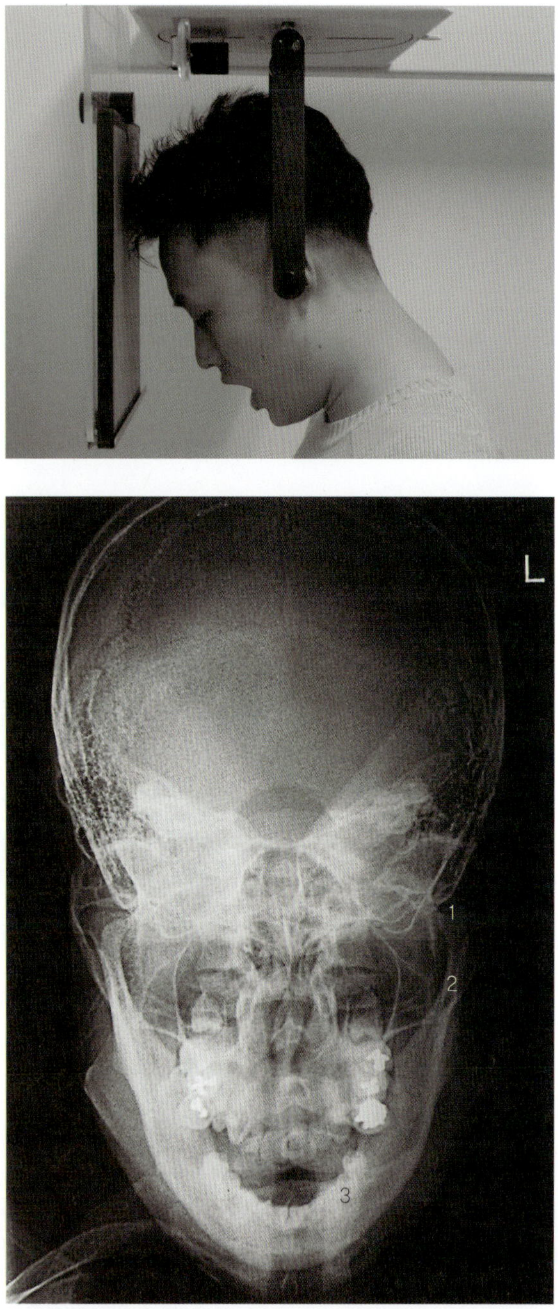

그림 13-140. Reverse Towne's view

1. 턱뼈머리(하악과두) Head of mandibular condyle
2. 턱뼈가지(하악지) mandibular ramus
3. 턱뼈몸통(하악체) mandibular body

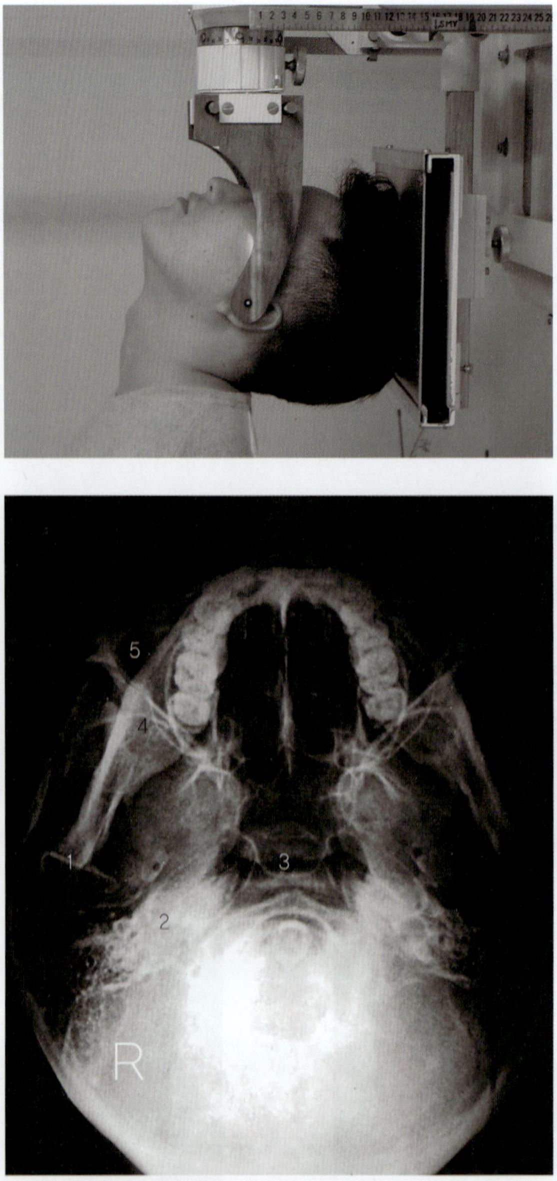

그림 13-141. 하악두정방향 검사
(Submento–vertex projection)

1. 턱관절돌기(하악과) mandibular condyle
2. 바위능선(추체골) petrosa
3. 나비굴(접형골동) sphenoid sinus
4. 아래턱뼈(하악골) mandible
5. 위턱굴(상악동) maxillary sinus

04 턱관절(측두하악관절) 검사법

Temporomandibular joint radiography

1 규격 측사방향 경두개 검사 (TMJ cephalometric lateral oblique transcranial projection)

1) 검사목적

턱뼈머리(하악과두, condyle)와 턱관절오목(관절와, articular fossa)의 뼈변화와 턱뼈머리의 위치, 턱뼈머리의 전이(translation)를 관찰할 수 있다.

2) 검사방법

규격화된 전용검사장치를 이용하여 환자는 똑바로 앉은 자세에서 눈확아래귓구멍선(IOML)이 땅표면과 수평이 되게 위치시키고, 머리 고정장치를 이용하여 머리를 고정시킨다.

중심X선은 검사 반대쪽 두정부에 수직각은 약 20~25, 수평각은 4~7로 하여 검사쪽 턱관절(측두하악관절)은 향해 조사한다(그림 13-142).

20×25 cm 또는 13×17 cm 한 장의 필름에 왼 · 오른쪽 관절부를 각각 입닫힘상태, 2.5 cm 입열림상태(2.5 cm bite block 사용) 또는 rest position, 최대 입열림상태로 모두 6번 검사한다(그림 13-144).

3) 영상평가

- 입닫힘상태에서 턱뼈머리와 턱관절오목 안을 관찰할 수 있어야 한다.
- 2.5 cm 입열림상태(또는 rest position)에서 턱뼈머리와 관절융기(articular eminence)를 관찰할 수 있어야 한다.
- 최대 입열림상태에서는 턱뼈머리의 움직임의 정도가 잘 보여야 한다.

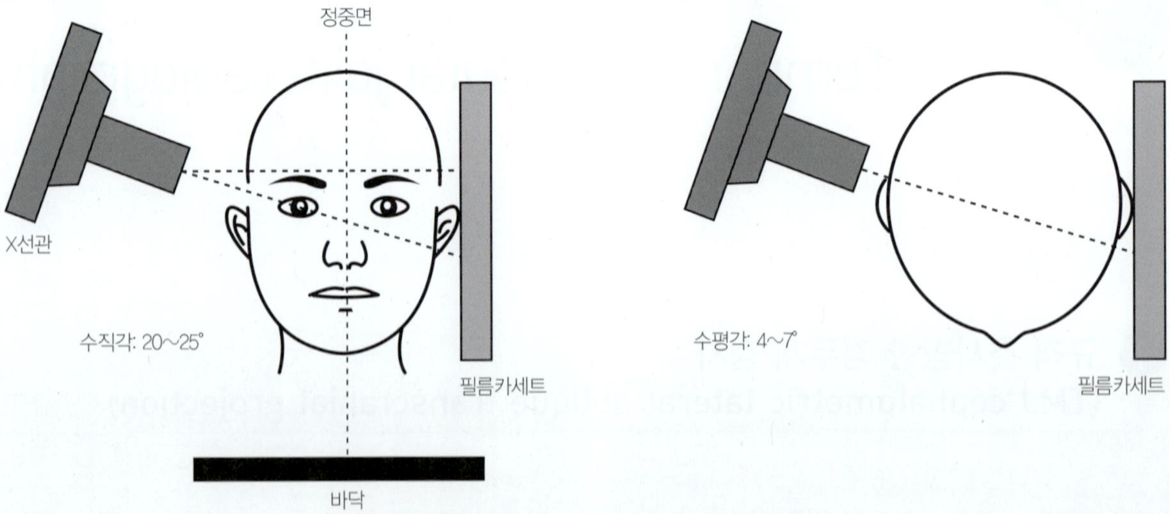

그림 13-142. 턱관절(측두하악관절) 규격 검사의 도해

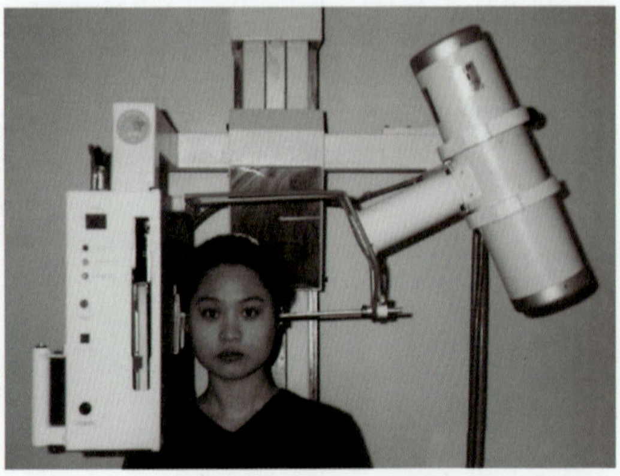

그림 13-143. 턱관절(측두하악관절)의 규격 검사

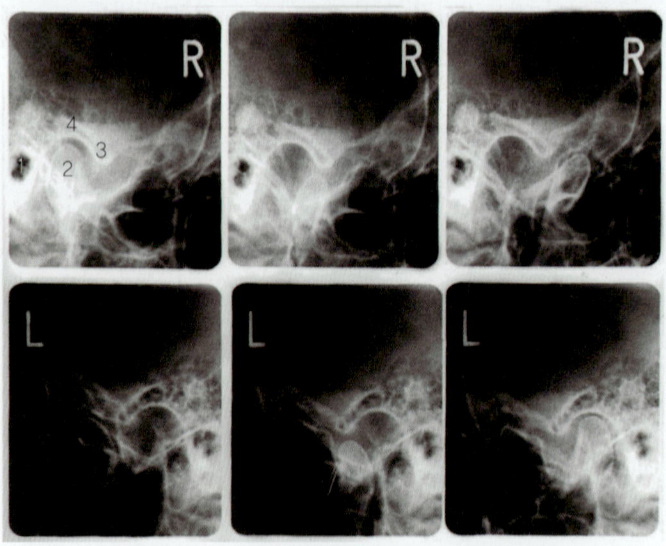

그림 13-144. 턱관절(측두하악관절) 규격 검사영상
(입닫힘시, 2.5 cm 입열림시, 최대 입열림시)

1. 귀길(이도, auditory canal)
2. 턱뼈머리(하악과두, mandiblular condyle)
3. 관절융기(articular eminence)
4. 관절오목(관절와, articular fossa)

② 턱관절(측두하악관절) 규격단층 검사법 (Temporomandibular Joint cephalometric tomography)

1) 검사목적

규격 검사로 검사의 재현성을 유지할 수 있으며, 관절면의 골변화와 함께 관절오목(관절와, articular fossa) 안에서 턱뼈머리(하악과두)의 위치, 입열림시 앞방향 운동정도, 턱뼈머리의 가쪽끝(lateral pole)과 안쪽끝(medial pole), 턱뼈머리 위가장자리의 길이를 관찰할 수 있다.

2) 검사방법

먼저 규격화된 검사를 위하여 규격 이하–두정방향 방사선 사진을 검사한다(그림 13–145).

규격 검사된 이하두정 방사선 사진에서 외이공간축에 대한 턱뼈머리돌기의 각도와 중심에서의 거리를 측정한다. 이러한 방법으로 계측된 턱뼈머리돌기의 각도와 거리가 단층 검사시 정확한 검사위치를 알 수 있다(그림 13–146).

검사쪽 턱뼈머리를 카세트의 중심에 위치시키고 계측된 수치를 이용하여 턱뼈머리의 장축이 카세트와 수직 또는 수평이 되도록 각도를 조정후 계측된 거리를 검사한다(그림 13–147).

한 장의 필름에 입닫힘상태와 최대입열림상태를 2분할하여 검사한다.

측방향 단층 검사의 경우는 턱뼈머리의 중심부와 안쪽끝과 가쪽끝을 각각 검사한다.

*옆쪽 규격단층 검사

계측된 수치를 이용해서 중심X선의 턱뼈머리의 장축과 평행하도록 위치시키고, 턱뼈머리의 중심부와 가쪽끝과 안쪽끝으로 0.3~0.5 cm 이동시켜 가면서 입닫힘 상태와 최대 입열림 상태를 각각 검사한다(그림 13–148).

*앞뒤쪽 규격단층 검사

중심X선의 턱뼈머리의 장축과 수직이 되도록 환자를 위치시키고 턱뼈머리의 앞뒤쪽 길이에 기준한 중심부를 입닫힘 상태와 최대 입열림 상태에서 각각 검사한다(그림 13–149).

3) 영상평가

- 턱뼈머리(하악과두), 관절오목, 관절융기 등의 단면의 외형이 명확히 보여야한다.
- 입닫힘상태에서 턱뼈머리는 관절오목 안에 위치하며 다른 구조물과 겹치지 않아야 한다.
- 최대 입열림 상태에서 턱뼈머리는 관절융기 앞쪽에 위치하며 다른 구조물과 겹치지 않아야 한다.
- 턱뼈머리의 안쪽끝과 가쪽끝의 검사시 턱뼈머리가 나타나야 한다.

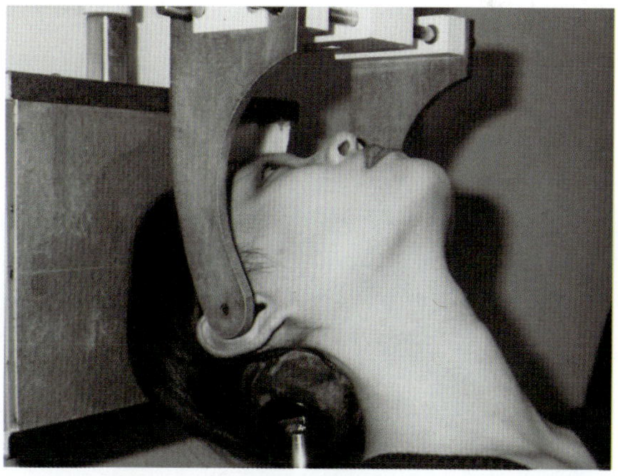

그림 13-145. 이하–두정방향 규격 검사

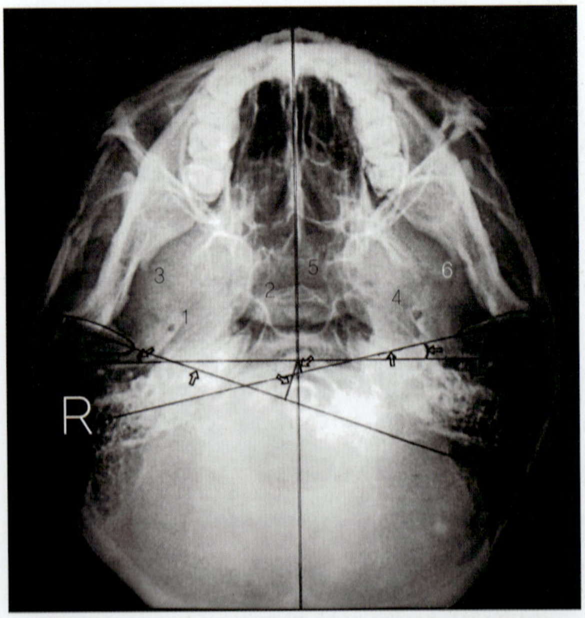

그림 13-146. 이하-두정방향 규격 검사영상의 계측영상

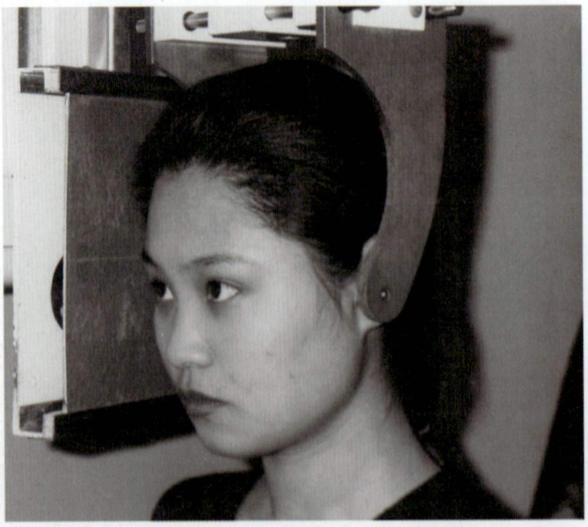

그림 13-147. 측방향 단층규격 검사

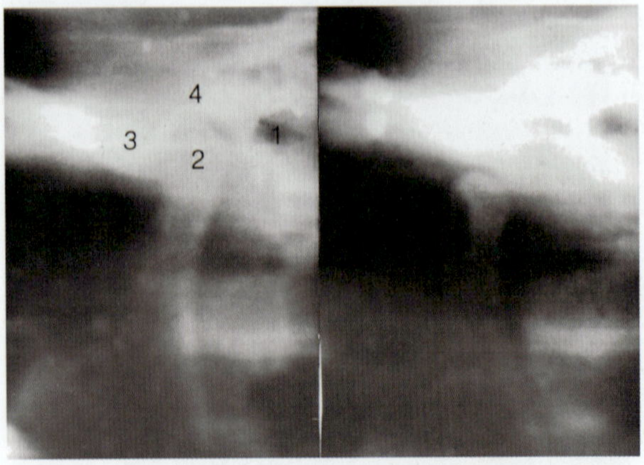

그림 13-148. 턱관절(측두하악관절)의 측방향 단층 검사영상

1. 귀길(이도, auditory canal)
2. 턱뼈머리(하악과두, mandibular condyle)
3. 관절융기(articular eminence)
4. 관절오목(관절와, articular fossa)

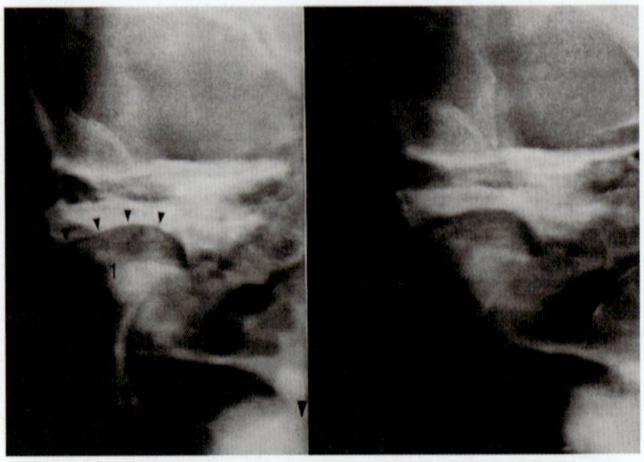

그림 13-149. 턱관절(측두하악관절)의 전후방향 검사영상

▲ 관절융기(articular eminence)
1. 턱뼈머리(하악과두, mandibular condyle)

③ 턱관절(측두하악관절)조영술(Temporomandibular arthrography)

1) 검사목적

턱관절(악관절)의 연부조직 구성요소를 관찰함으로써 구체적으로 관절원판 뒤쪽조직의 앞뒤쪽위치, 관절원판의 형태, 관절원판 뒤쪽조직의 두께 등을 결정하기 위함이다.

이 방법은 관절 연부조직의 내장(internal derangement)을 암시하는 임상적 소견과 병력, 턱관절(악관절) 동통을 수반하는 입열림장애, 아래턱뼈(하악골)의 편위, 관절잡음(clicking)과 간헐적 또는 지속적인 입열림장애(locking) 등을 관찰할 수 있다.

2) 검사방법

투시장치를 이용하여 턱관절(측두하악관절)을 투시하면서 반대쪽 턱관절(측두하악관절)과의 겹침을 피해가며 투시각도를 조절한다.

환자의 머리를 위치시키고 무균 상태에서 관절부를 침윤 국소마취 한다.

투시영상을 관찰하며 바깥귀길(외이도)을 기점으로 하여 주사침이 턱뼈머리(하악과두)의 뒤쪽을 통해 하부관절강에 접근한다.

주사침이 아래관절공간(inferior joint space)내에 위치하였음을 확인한 후 조영제를 주입한다.

입열림운동을 통하여 턱뼈머리(하악과두)의 위치를 변화시켜가며 조영상을 관찰한다.

턱관절(측두하악관절) 규격단층 검사를 시행하여 과두의 기능을 관찰한다(그림 13-150, 9-151).

3) 영상평가

- 관절강내(하관절강)에 주입된 조영제의 영상이 명확히 관찰되어야 한다.
- 입을 닫았을 때 턱뼈머리의 앞쪽에 조영제가 눈물방울모양으로 나타난다.
- 최대 입열림시 턱뼈머리의 뒤쪽에 조영제가 역삼각형모양으로 나타난다.

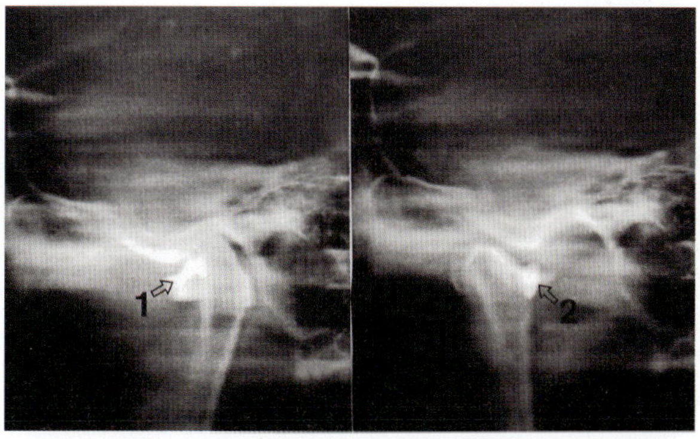

그림 13-150. 턱관절(측두하악관절)의 측방향 검사조영상

1. 입닫힘시 투입된 조영제가 턱뼈머리(하악과두)의 앞쪽에 위치한 상
2. 최대 입열림시 주입된 조영제가 턱뼈머리(하악과두)의 뒤쪽에 위치한 상

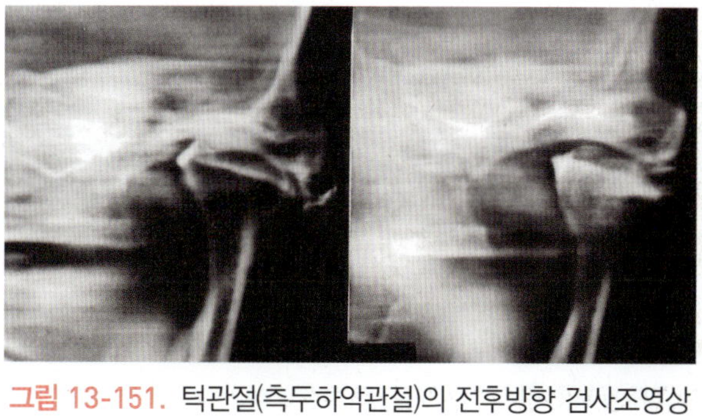

그림 13-151. 턱관절(측두하악관절)의 전후방향 검사조영상

01 침샘(타액선) 조영술

Sialography

1 귀밑샘(이하선)(Parotid gland)

1) 검사목적

침샘(타액선) 조영술은 침샘(타액선)에 조영제를 주입하여 도관의 구조와 폐쇄 유무 및 실질조직, 타석을 관찰하고자 할 때 시행하며, 위턱(상악) 첫째 또는 둘째큰어금니(제2대구치) 부근의 볼점막에 있는 유두의 정상부(apex of papilla)에 위치한 도관의 입열림부에 주입한다.

2) 검사방법

주입된 조영제를 검사하기 위하여 파노라마 검사(Panoramic radiography)와 전후방향 검사(A-P projection)를 시행한다.

파노라마 검사

일반적으로 시행하는 파노라마 검사를 한다.

앞뒤방향 검사

환자는 선 자세(erect position)나 앉은 자세로 한다. 귀밑샘(이하선)은 앞면과 뒷면 사이 중간에 놓여 있으므로 귀밑샘(이하선) 부의 접선방향 검사(tangential projection)는 전후방향 검사 상(A-P view)으로 중심X선은 관찰하고자 하는 침샘(타액선)을 향하도록 해야 하며, 환자의 머리를 검사쪽으로 약간 돌려서 턱뼈가지(하악지, ramus of mandible)면이 카세트 면에 직각이 되도록 한다.

3) 영상평가

- 필름의 중심에 턱뼈가지(하악지)가 위치해야 한다.
- 귀밑샘(이하선) 부위가 턱뼈가지와 겹치지 않아야 한다.

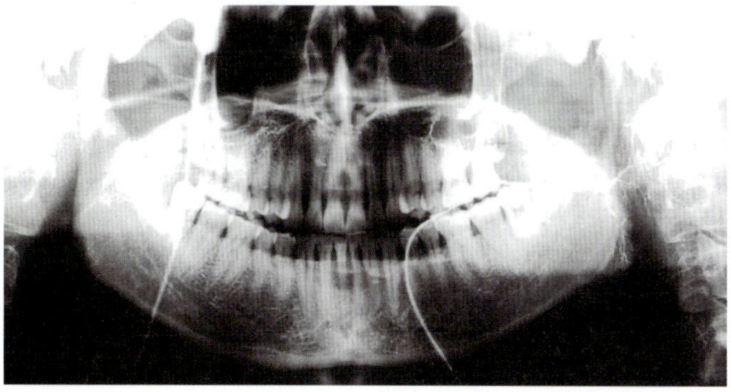

그림 13-152. 귀밑샘(이하선)조영 파노라마 검사영상

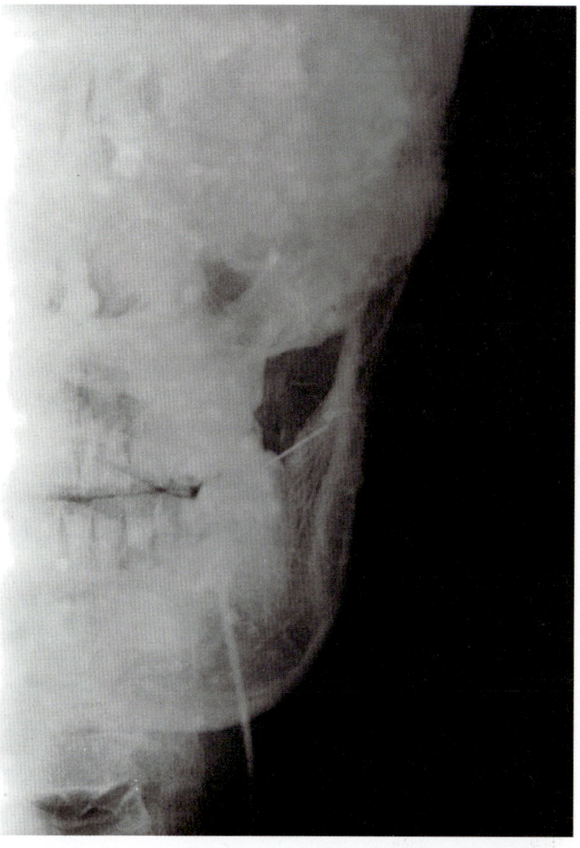

그림 13-153. 귀밑샘(이하선)조영 전후방향 검사영상

② 턱밑샘(악하선)(Submandibular gland)

1) 검사목적

침샘(타액선) 조영술은 침샘(타액선)에 조영제를 주입하여 도관의 구조와 폐쇄 유무 및 실질 조직을 관찰하고자 할 때 시행하며, 혀소대의 옆방향에 있는 작은 유두의 정상부에 위치한 도관의 입열림부에 주입한다.

2) 검사방법

주입된 조영제를 검사하기 위하여 파노라마 검사(Panoramic radiography)와 턱뼈가지(하악지) 검사(Mandibular ramus projection)를 시행한다.

파노라마 검사법

일반적인 파노라마 검사보다 조건을 한단계 낮추고 카세트의 위치를 최대한 내려서 검사한다.

턱뼈가지(하악지) 검사법

환자는 반 엎드린 자세(semi prone)로 환자 뺨 밑에 카세트를 놓는다. 바깥귀길(외이도)(EAM)로부터 앞으로 1.3 cm, 아래로 1.5 cm 되는 지점을 필름 중앙에 놓는다.

환자 머리는 뺨으로 고정해서 필름 면과 평행하게 하고 턱은 최대한 내밀어서 턱뼈가지(하악지) 영상과 척추영상, 조영된 상이 겹치지 않게 하고 중심X선은 필름의 중앙점을 향해 머리쪽으로 25° 준다.

3) 영상평가

- 조영상이 목뼈(경추, cervical spine)와 겹치지 않아야 한다.
- 턱밑샘(악하선)의 전체상이 검사되어야 한다.

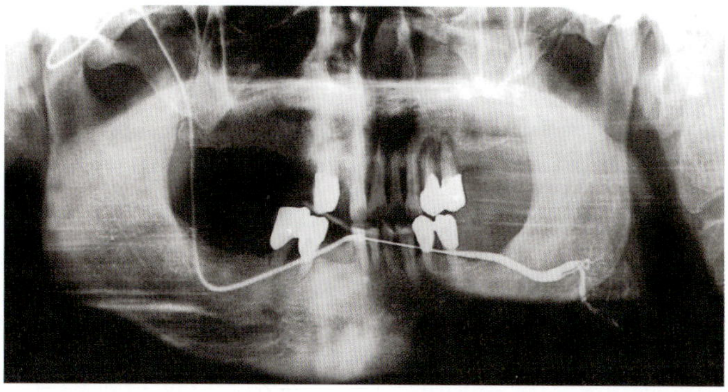

그림 13-154. 턱밑샘(악하선)조영의 파노라마 검사영상

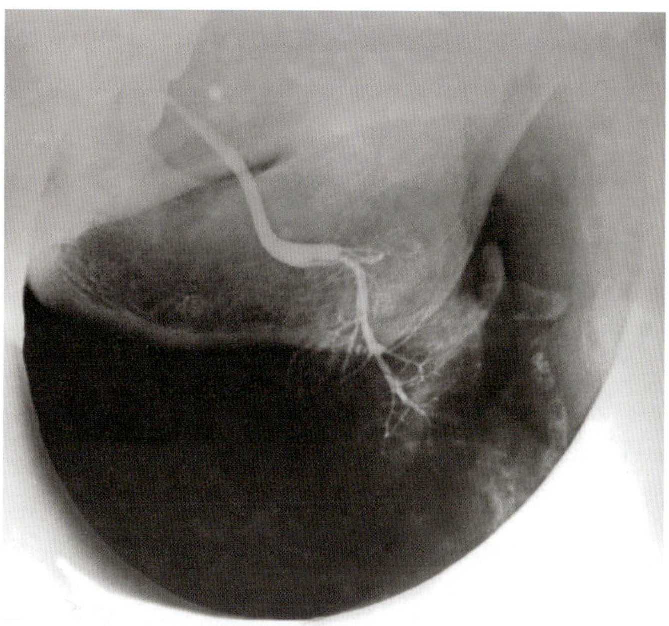

그림 13-155. 턱밑샘(악하선)조영의 턱뼈가지(하악지) 검사영상

02

디지털 방사선 영상법

Digital radiography

디지털 방사선 영상법은 물체에 투과되거나 반사된 방사선의 아날로그신호를 디지털 신호로 변환시켜 디지털 영상으로 재현시키는 방법이다. 방사선 검사술에 컴퓨터 기술을 적용하면 영상의 획득(aquisition), 처리(manipulation), 저장(storage), 재현(retrieval)과 방사선 사진의 원격전송(teleradiography) 등이 가능하다.

디지털 영상은 전자 센서나 검출기, 아날로그 디지털 변환기(analog to digital converter), 컴퓨터와 영상을 보여주기 위한 모니터나 프린터를 포함하는 여러 구성요소가 필요하다.

최근 구강악안면 영역에서도 DR 시스템을 이용한 구강외 및 구강내 방사선 영상법이 많이 사용되고 있다.

디지털 구강내 방사선 사진 검사법은 기존의 X선 필름 대신 검출기인 CCD(charge -coupled device) 센서가 개인용 컴퓨터에 전선으로 연결되어 있는 방법과 laser beam read-out device가 컴퓨터에 연결되어 있는 storage phosphor plate를 이용하는 방법 등으로 나눌 수 있으며, 디지털 구강외 방사선 사진 검사법은 휘진성 형광체인 영상판(Imaging Plate, IP)을 사용하여 검사하며, IP에 축적된 X-ray 정보에 laser beam을 주사하여 anolog 신호를 digital 신호로 변환하고, 그것을 영상처리하여 다시 laser beam으로 film에 주사하여 기록하는 영상화 시스템이다.

영상판(IP)이 방사선에 노출되었을 때 그 에너지는 storage phosphor 스크린에 저장되어 있다가 스캐너의 He-Ne레이저 빛이 조사되면 다시 방출되어 디지털 신호로 전환하여 컴퓨터에 저장하게 된다.

아날로그 디지털변환기(A/D converter 또는 Digitizer)는 CCD검출기로부터의 아날로그 출력 신호를 컴퓨터에 의해 인식되는 이진수 체계에 기본을 둔 숫자로 전환시킨다.

이 작업은 불연속적 간격으로 있는 출력신호의 전압을 측정한 후 전압의 강도를 0에서 255까지의 수로 할당하면서 이루어진다. 그리하여 256전압단계는 차별화되어 컴퓨터 처리후에 256계조도(shades of gray)의 형태로 표현된다. 이러한 시스템의 민감도는 사람의 육안이 오직 32계조도만을 구별할 수 있다는 것을 고려할 때 매우 뛰어난 것임을 알 수 있다.

최근의 연구에서 디지털 시스템은 이틀뼈(치조골)의 병소와 와동을 형성하지 않은 치아의 씹는면(교합면) 우식증을 감지하는데 있어서 필름을 사용한 검사법에 필적할 만한 결과를 보여주었다.

현재 구강내 디지털 영상 시스템은 표준 방사선 사진상을 대신할 수 있는 잠재력을 지닌 영상시스템이라 할 수 있다.

적응증

구강내 방사선 영역에서는 뼈 소실, 임플란트 부위의 결정, 근관치료, 턱뼈머리의 뼈변화 등의 판독을 위한 2차원, 3차원적 재구성, 디지털공제술, 원격전송 등이 있으며 구강외 방사선 영역에서도 디지털 영상 시스템의 도입으로 영상 진단 분야의 새로운 발전을 이루고 있다.

① 직접 디지털 방사선 영상법(Direct digital radiography)

구강내 디지털 방사선 영상에서 널리 이용되는 검출기는 storage phosphor로도 알려진 휘진성 형광체(photostimulable phosphor;PSP)이며 이는 증감지에서 사용되는 인의 X선 흡수 기전과 비슷한 흡수 기전을 갖는다. 차이점은 유용한 광학 신호가 입사 X선 광자에 대한 반응으로 발생되는 것이 아니라 전자가 형광체층에 갇혀 있다가 방출될 때 발생된다는 점이 다르다. 즉 X선 광자와 PSP 결정이 초기 반응하여 형광체층의 전자를 흥분시키고 이들 중 일부가 빛을 발하지만 상당부분이 형광체층 내에 갇히게 된다. 형광체에 He-Ne레이저가 조사되어 자극을 받으면 갇혀 있던 전자는 방출되어 푸른빛의 단파장의 빛을 낸다. 이러한 광자극 발광(photostimulated luminescence)에 의해 X선 양에 비례하는 강도를 가진 푸른빛은 광증폭관에 검출되어 디지털 영상을 형성한다.

다른 검출기로 charge-coupled device(CCD)가 있는데 이는 화소(pixel)라고 불리는 이차원적인 요소로 구분되는 순수한 실리콘 chip이다. X선이나 증감지에서 방출된 가시광선이 CCD의 화소와 반응하면 전하가 생성되어 광다이오드(photodiode)에 저장된다. 하나의 CCD에는 여러 개의 광다이오드(photodiode)가 있는데 이곳에 저장된 신호의 전하는 수직CCD에 전달되고 이어 수평CCD에 전달된다. 이 전하를 신호 검출기에서 증폭하여 아날로그 신호를 생성한다.

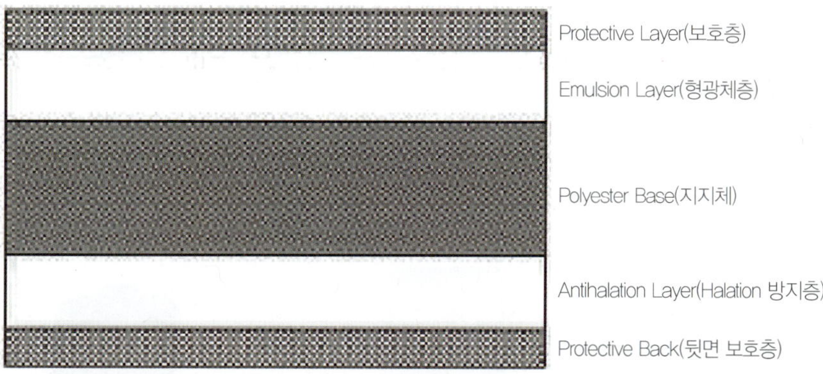

그림 13-156. IP의 내부 구조

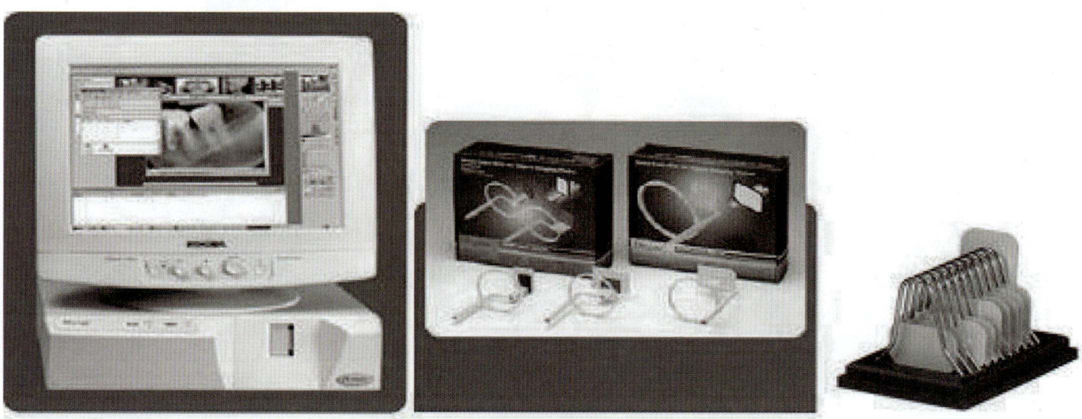

그림 13-157. IP사용 구강내 디지털 장치

최근에는 구강내 디지털 시스템으로 활용되고 있는 검출기로 complementary metal oxide semiconductor(CMOS)에 기초한 active pixel sensor(APS)가 있다. 이는 디자인의 통합으로 인한 낮은 소비전력, 가격대비 우수한 성능, 센서의 신뢰도 및 오랜 사용기간 등의 장점이 있다.

1) 광다이오드부: 수광부이며 빛에너지를 전기신호로 바꾸는 역할.
2) 수평CCD부, 수직CCD부: 전하전송부이며 수광부에서 VCCD로 전송된 신호전하들은 HCCD 영역으로 손실 없이 출력부로 전송하는 역할.
3) SENCE 증폭부: 신호전하량의 크기에 비례하는 전압으로 감지하여 출력부로 송출.

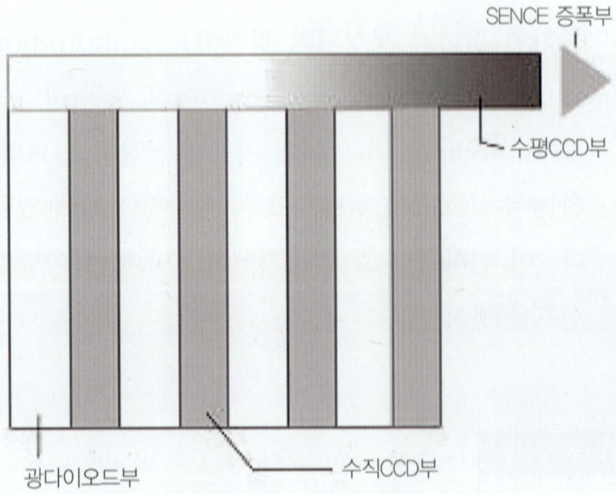

그림 13-158. CCD의 구조

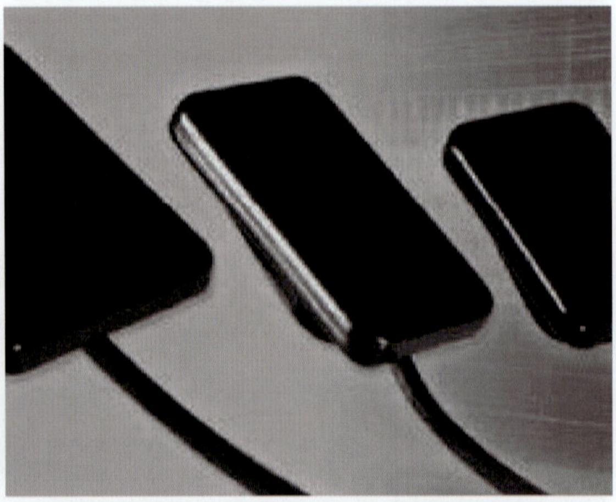
그림 13-159. 구강내 방사선 검사용 CCD센서

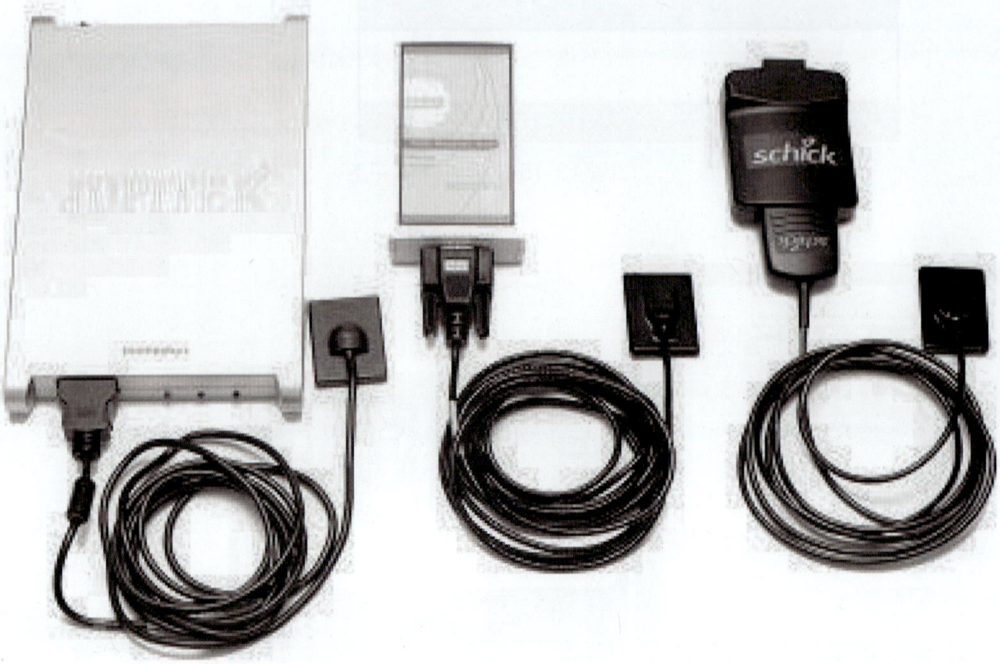

그림 13-160. CCD센서를 이용한 구강내 방사선 영상 장치

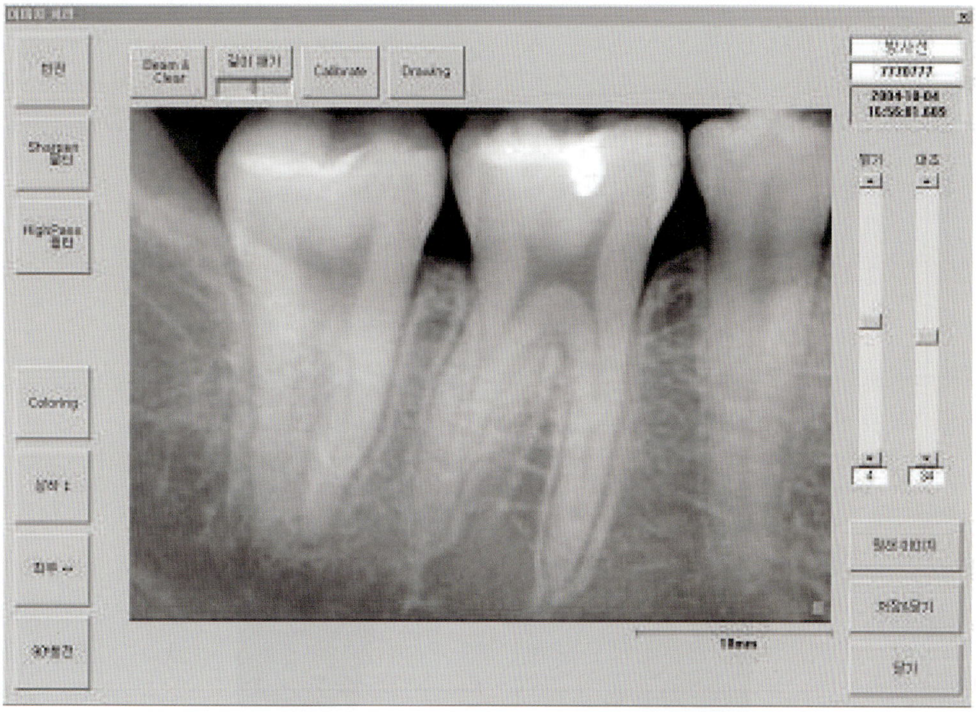

그림 13-161. 구강내 디지털 영상 프로그램

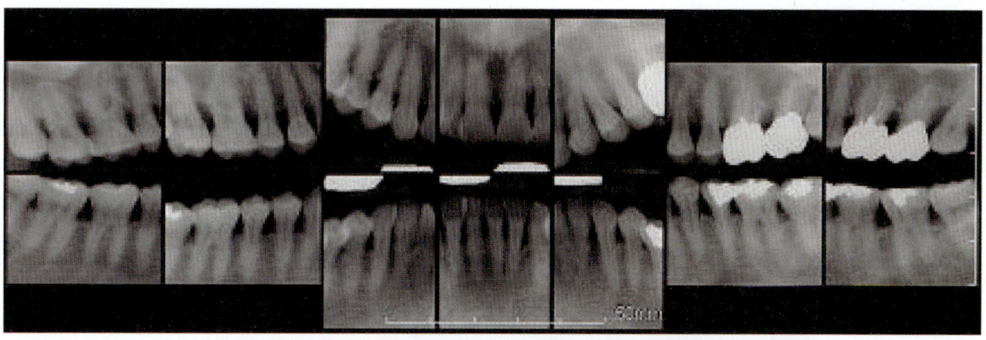

그림 13-162. 구강내 Full mouth 디지털 영상

② 간접 디지털 방사선 영상법(Indirect digital radiography)

기존 방식으로 검사, 현상된 방사선 사진을 디지털 카메라, 스캐너를 이용하여 디지털 영상으로 컴퓨터에 저장하여 영상 처리하는 시스템이다. 장점은 첫째, 디지털화(digitization)는 영상의 대조도와 흑화도를 조절하여 영상의 질을 높일 수 있어 진단의 향상을 가능하게 한다. 둘째, 직접 디지털 방사선 검사법에서와 마찬가지로 방사선 영상의 디지털화는 정보 저장을 제공한다. 셋째, 이러한 정보는 협진진료를 위해서 원거리로 전송될 수 있다. 그러나 방사선 사진의 디지털 영상처리는 이차적으로 생성된 상이기 때문에 영상정보의 손실을 야기한다.

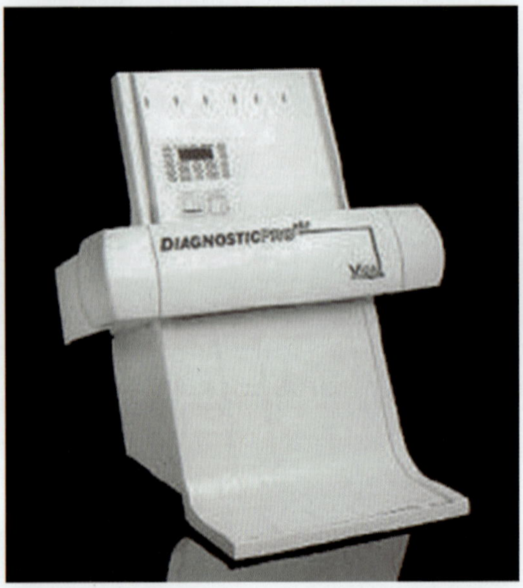

그림 13-163. 디지타이저

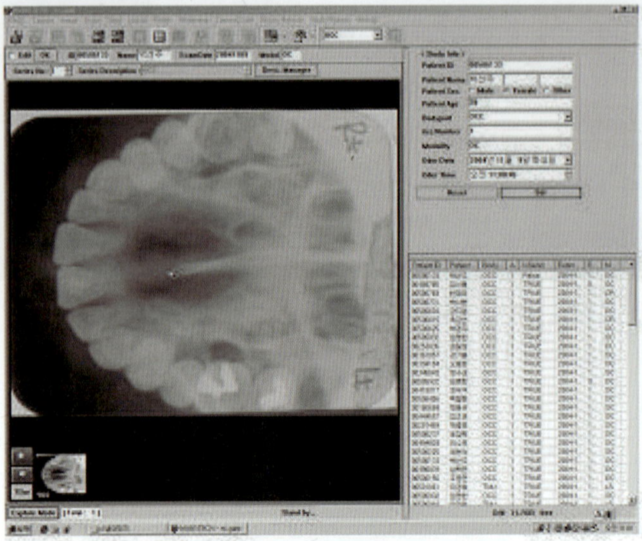

그림 13-164. 디지털 영상 획득 프로그램

③ 디지털 감산처리법(Digital subtraction radiography)

1) 검사목적

감산처리법(subtraction radiography)은 두 개의 영상을 필요로 하는데, 공제된 상은 이들 두 영상의 합성이며, 흑화도의 차이가 있는 부위를 보여준다. 치아뿌리끝(치근단) 방사선 사진의 육안적 검사는 치밀골의 두께에서 0.85 mm의 변화를 식별할 수 없지만 디지털공제방법은 0.12 mm의 변화도 식별할 수 있을 정도로 예민하다.

2) 검사방법

첫번째 검사을 시행하기 전에 인상을 채득하여 환자 고유의 교합용 블록을 제작하게 되며, 이 블록과 영상판을 연결하여 평행 검사유지기구와 함께 하여 구강 안에 삽입하고 방사선노출 후 획득한 디지털영상을 저장한다. 치료가 진행되는 과정에서 다시 검사가 시행되는데 이때 환자의 고유의 블록을 이용하여 동일한 위치와 각도를 가지고 검사가 가능하게 된다.

이를 통해 얻은 디지털 영상을 첫번째와 비교하여 공제 프로그램을 이용하여 디지털 공제술을 시행하게 된다.

3) 영상평가

조직의 미세한 차이를 기록하는 디지털 공제술의 능력은 두 영상이 얼마나 동일한 조건에서 검사되었는가에 따라 좌우된다. 즉, 디지털 공제시 공제하고자 하는 두 필름의 대조도 보정이 필요하며, 두 필름 검사시 동일 위치, 동일 각도로 검사한다는 점이 중요하다.

두 필름의 영상 대조도의 보정방법이 개발되어 활용되고 있으며, 검사 기하학의 차이를 보정할 수 있는 알고리즘이 보고되었다. 대표적인 Emago software는 기하학적으로 표준화되지 않은 두 장의 방사선 사진에서 4개의 대응점만 선정해 주면 자동으로 재구성 영상을 만들어 디지털 공제하는 프로그램으로 지금까지 통상적으로 이용되어 온 기계적인 기하학적 표준화 과정의 불편을 해소할 수 있는 장점을 가지고 있다.

디지털 공제술은 잇몸(치주) 및 치아 우식성 병소의 진단에 유용한데, 이들 질환은 잠행성이며 비교적 느린 진행의 특성을 보여주고 있으며, 색조를 첨가한 공제 영상의 대조도 증강(contrast enhancement)이 작은 잇몸(치주) 결손의 관찰에 도움이 된다.

또한 턱뼈머리(하악과두)의 위치 및 관절면 형태의 미세한 변화의 확인과 임플란트 주위의 골개형(bone remodelling) 평가 시 이용 가능성도 있다.

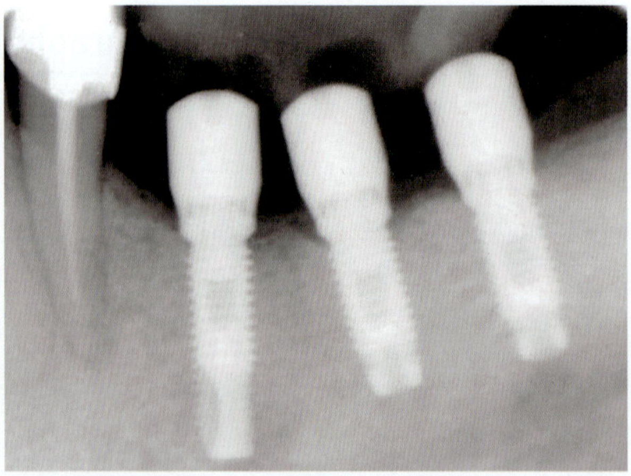

그림 13-165. 1차 디지털 검사 그림

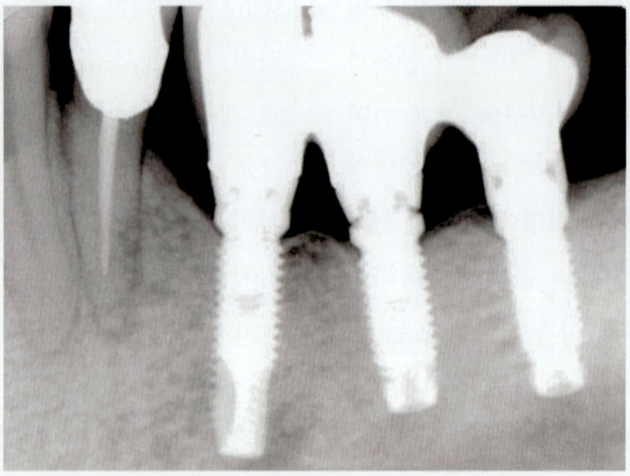

그림 13-166. 같은 부위의 2차 디지털 검사 그림

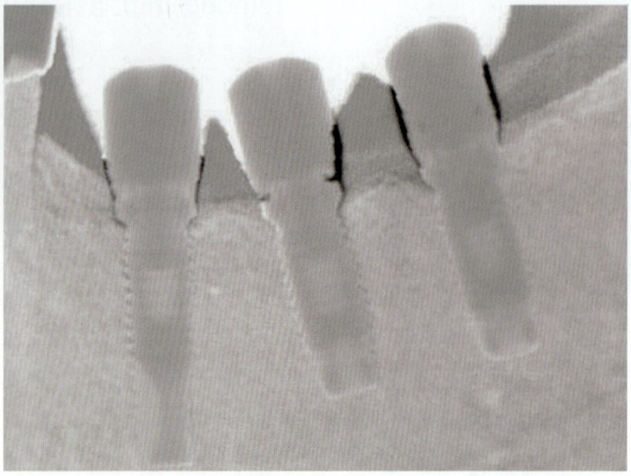

그림 13-167. 1차 검사과 2차 검사의 디지털 공제영상

03 단층 검사 Tomography

기존 구강악안면 방사선영역에서의 단층 검사는 Panoramic radiography, Sectography 등에서 원형(circular)이나 선형(linear)의 관구 이동 형태에 따른 제한된 단층면을 영상화하였다. 하지만 최근 개발된 다기능 머리 단층 검사장치는 제조회사에 따라 다소 차이는 있지만 직선형(linear), 클로버형(hypocycloidal), 나선형(spiral), 타원형(elliptical), 원형(circular) 등의 단층 검사술(그림 13-168)에 의해 Panoramic radiography, Tomography, Scanography, Stereoscopy 등의 다양한 영상을 제공함으로써 구강악안면 분야에 새로운 방사선학적 검사법으로 각광받고 있다.

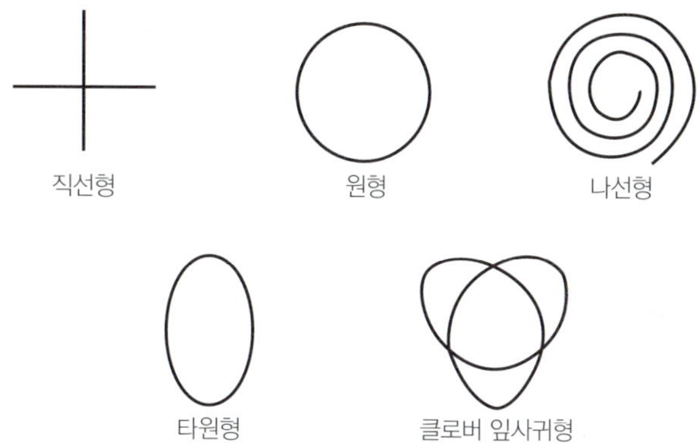

그림 13-168. X선관 이동에 따른 단층 검사의 형태

1) 검사 자세

모든 검사는 장치 자체에 연결된 의자에 환자를 앉히고(sitting position) 두부 고정장치(head support)로 움직임을 최소화 할 수 있도록 한다.

다음으로 X축, Y축, Z축으로 구분된 light beam으로 검사부위를 정확히 맞춘 후 한다(그림 13-169).

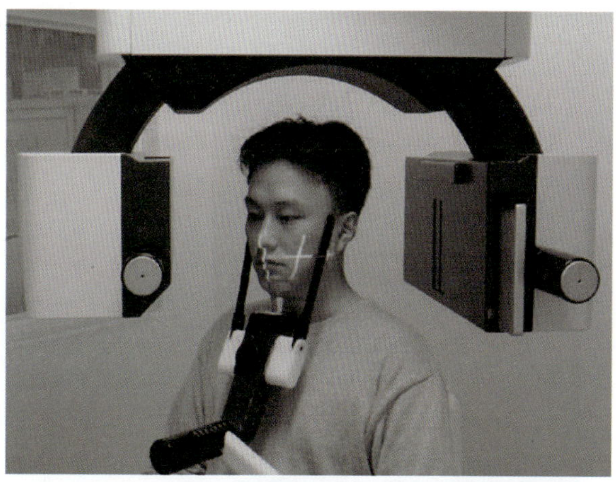

그림 13-169. 환자를 정확히 위치시킨 모습

2) 영상 형성방법과 원리

영상형성의 원리는 크게 narrow beam radiography와 최적화된 spiral tomography로 구분할 수 있다.

이러한 원리로써 얻어질 수 있는 상의 종류는 아래의 도표와 같이 다양하다.

3) 상의 적용

Plain film

일반적인 방사선 사진과 비슷하게 얻어지며 주로 환자의 얼굴뼈(안면골)(facial bone)을 대략적으로 살펴 볼 때에 사용한다. 이때는 linear scanning에 의해 상이 형성되며 측방향과 후전방향 검사가 가능하다.

Imaging principle, techniques and modes

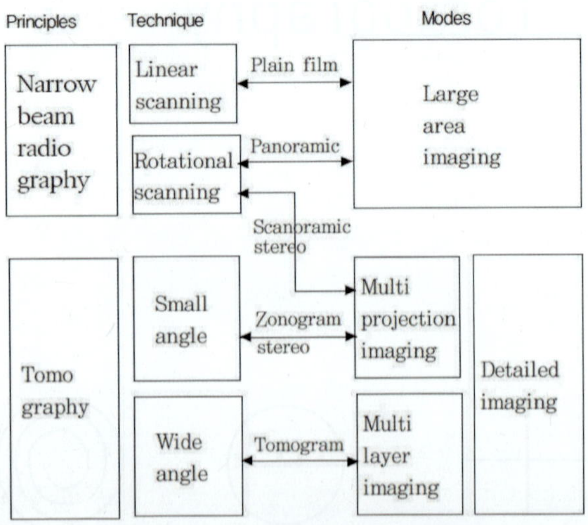

그림 13-170. 영상형성 방법과 원리

〈Lateral projection〉

눈확(안와, orbit), 위턱굴(상악동, maxillarysinus), 이마굴(전두동, frontal sinus) 등과 위턱뼈(상악골, maxilla) 부위의 보다 선명한 상을 얻을 수 있다.

〈PA projection〉

일반 PA 사진보다 더욱 선명한 영상을 제공함으로써 골절(fracture)이나 뼈 병소(lesion)의 감지에 이용된다.

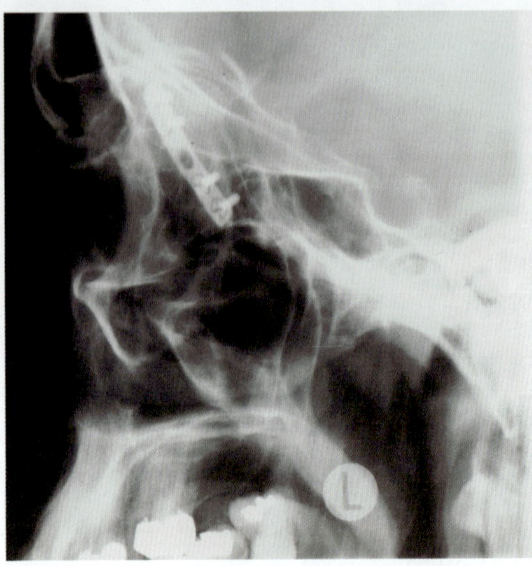

그림 13-171.

Panoramic view

여기에서 제공되는 파노라마는 일반적인 jaw panoramic view(그림 13-173)뿐 아니라 치아만을 확대시켜 볼 수 있는 dental panoramic view와 위턱굴 부위를 볼 수 있는 middle face panoramic view(그림 13-174)가 있다.

Jaw panoramic view는 원하는 부위의 더 자세한 상을 얻기 위한 Scout view로서 사용되며, Middle face panoramic view는 위턱굴 부위의 병소나 얼굴의 골절 진단에 유용하다.

이 검사의 원리는 Rotational narrow beam radiography에 의한다.

일반적인 panorama사진으로 다른 종류의 검사를 위한 scout film으로 이용된다.

위와 같은 영상뿐 아니라 좌우 한쪽 또는 치아만을

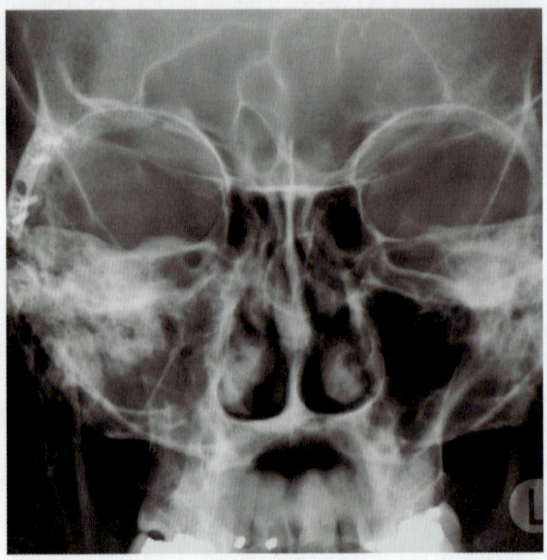

그림 13-172.

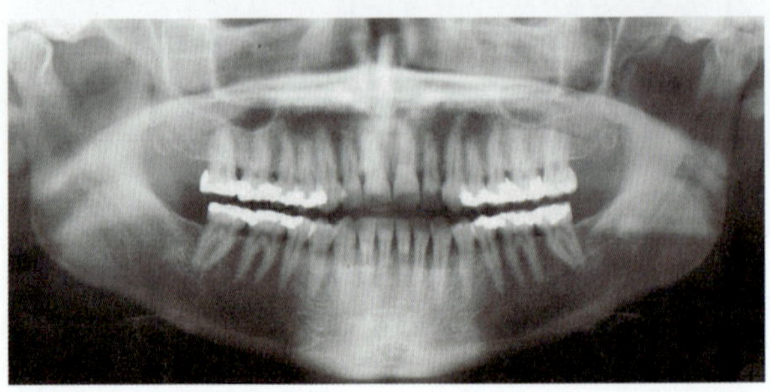

그림 13-173.

〈Middle face panoramic view〉

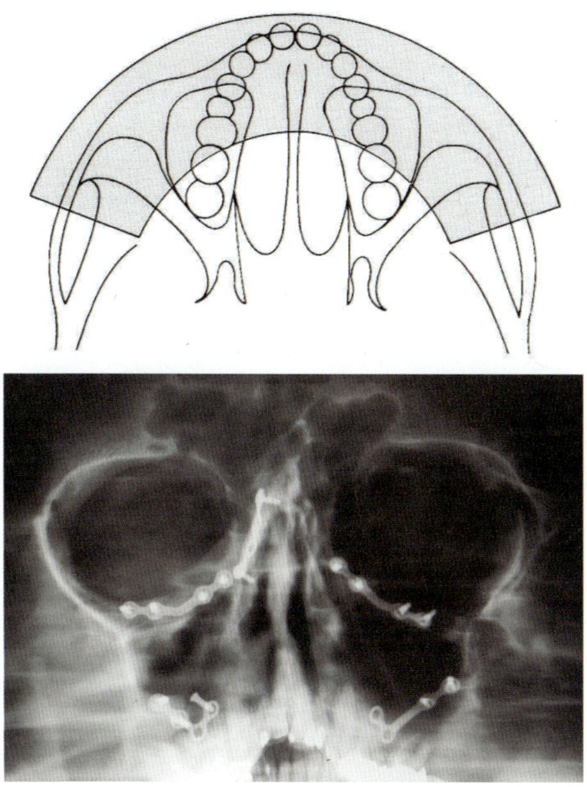

그림 13-174.

〈Cross-secional tomogram〉-어금니부

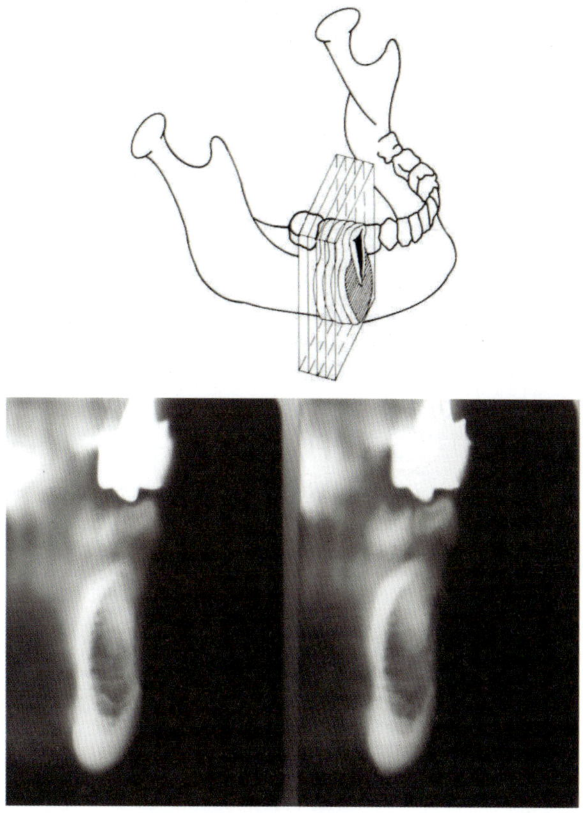

그림 13-176.

〈Cross-sectional tomogram〉-앞니부

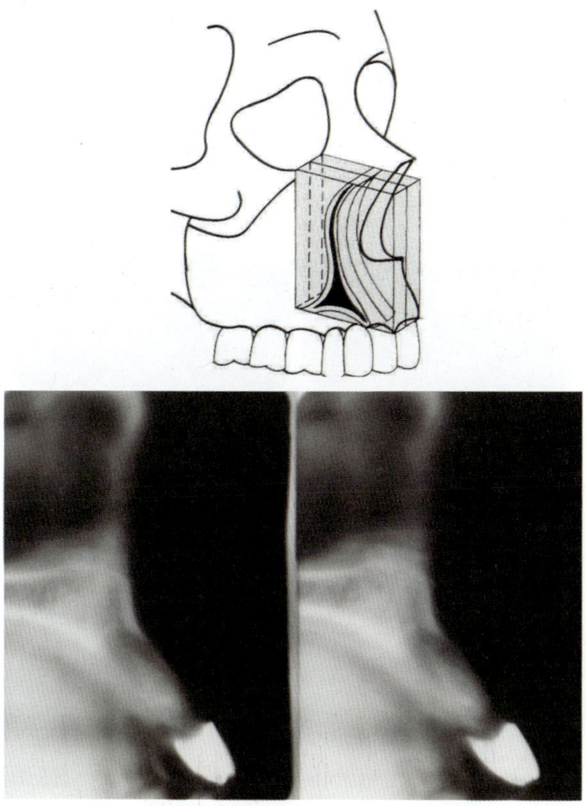

그림 13-175.

확대해 볼 수도 있다.

눈확(안와)의 위턱굴 부위를 panoramic view원리로 검사하여 위에 적은 부위에서 병소 발견을 쉽게 한다(그림 13-174).

Tomogram

Wide angle tomography는 평행한 얇은 여러 단면을 보여주는데 이용된다. 이는 다양한 악안면 부위의 절단면 사진이 가능하며 제공되어지는 절단 각도 또한 여러 방향으로 주어지고 있다. 이는 Implant 시술 전후의 성공여부 판단과 매복된 치아의 볼쪽과 혀

참고
1. 뺨쪽(협측, buccal side): 치아를 중심으로 바깥쪽을 말함.
2. 혀쪽(설측, lingual side): 치아를 중심으로 안쪽(혀쪽)을 말함.
3. Implant시술(치아매식술): 치아나 뼈 조직이 상실된 경우 생체 적합성 재료(biocompatible material)로 치아의 형태와 기능을 회복시켜 주기 위한 시술방법.

쪽 위치 관계, 치아뿌리끝(치근단) 병소의 크기와 치밀골의 파괴나 팽창여부, 위턱굴 아래벽과 치아의 위치 관계, 그리고 턱관절(악관절)의 골 변화의 진단에 유용하다.

한 장의 필름에 4개의 연속적인 영상이 기록되며 단면의 두께를 2, 4, 8 mm로 선택할 수 있다. 위턱(상악)의 경우 위턱굴과 치아의 관계나 치아 매식시 남은 이틀뼈(치조골, alveolar bone)양의 확인에 유용하다(그림 13-175).

아래턱(하악) 구치부의 경우로서 역시 일련의 4개의 영상이 얻어지며 턱뼈관(하악관)과 병소의 관계나 Implant시술시 턱뼈관(하악관)의 위치 판단에 유용하다(그림 13-176).

Cross sectional tomogram과 같은 4 cut의 필름 구성뿐 아니라 한 필름의 circular collimater에 의한 5장 연속된 tomogram을 얻을 수 있다.

치아와 위턱굴(상악동) 아래벽과의 관계나 병소와 치아의 연관관계를 알 수 있다(그림 13-177).

Sinus tomogram은 위 영상에서 보여주는 frontal, anterior oblique, lateral projection으로 검사가 가능하며 병소의 확인과 크기 판단에 유용하다(그림 13-178).

Scout 사진으로 panoramic view뿐 아니라 턱관절(악관절) 부위의 위치와 각도를 측정할 수 있는 여러 가지 프로그램이 제공되며 Frontal, Lateral, Corrected lateral, Oblique cut 등의 다양한 각도의 Tomogram이 검사될 수 있다(그림 13-179).

〈Tangential tomogram〉

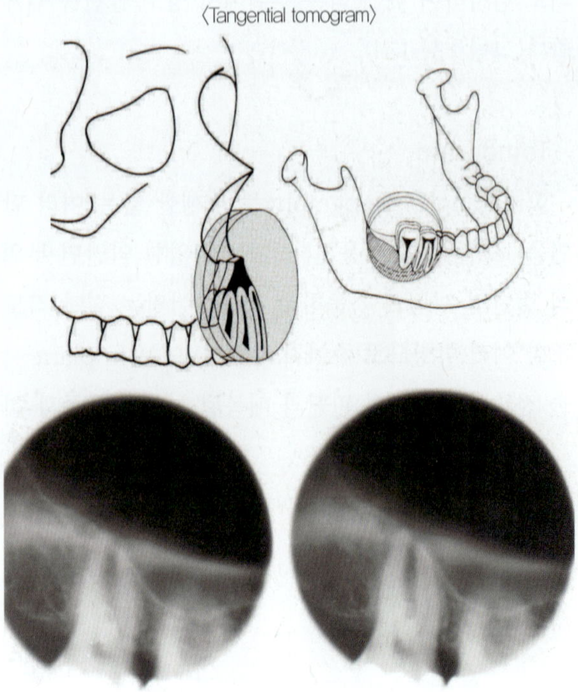

그림 13-177.

〈Sinus tomogram〉

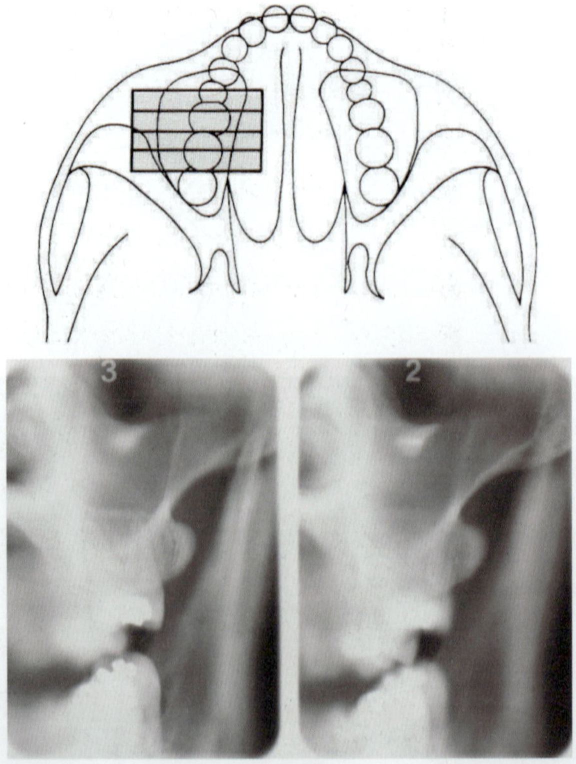

그림 13-178.

〈TMJ tomogram〉

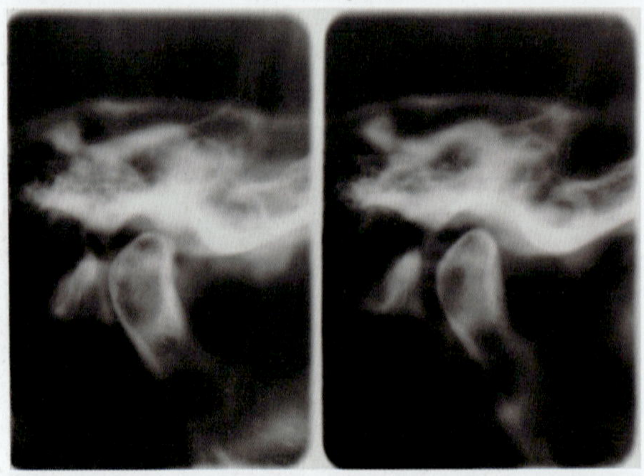

그림 13-179.

04 전산화단층검사
Computed tomography

요즈음 치과 진료 영역은 점차로 넓어지고 그 내용은 더 전문화되는 경향을 보이고 있다. 이를 뒷받침하기 위하여 질환의 여러 가지 진단방법 또한 전문적이고 다양하게 제시되고 있다. 치과 영역에서의 CT의 역할은 거의 독보적이라 할 수 있는데 그 이유는 일반적으로 알려진 질환의 발견능력 뿐 아니라 software program의 발전으로 영상의 재구성이 가능하여 치아 매식시나, 치아뿌리끝(치근단) 수술시에도 유용하게 이용되고 있다. 또한 병소의 위치 확인, 병소의 성상, 병소 주변의 반응과 림프절(lymph node)의 확장 여부 등 병소의 특징을 확실히 관찰할 수 있으며, 치아매식 부위의 시술전 평가, 턱관절(측두하악관절)평가, 치아이식(transplantation)시 치아뿌리(치근)의 형태 확인, 턱교정(악교정) 수술(orthognathic surgery)시 시술전, 시술후 비교 평가를 할 수 있다.

이러한 구강 악안면 영역에서의 CT의 이용은 지금까지 알려진 방사선학적 진단 기준의 발전과 변화를 가져 왔다.

1 치아매식(Implant) CT

Implant방법을 시행할 때 가장 중요한 단계가 Implant 매식 부위의 시술전 평가인데 Dentascan program을 이용하여 위턱(상악)에서는 코안바닥(비강저, nasal floor)와 위턱굴(상악동, maxillary sinus)의 관계, 아래턱(하악)에서는 턱뼈관(하악관, mandibular canal)과 거리를 정확하게 측정할 수 있으며 남아 있는 뼈의 볼쪽과 혀쪽 모양과 두께 뿐 아니라 뼈 미세구조 형태(trabecular pattern)도 정확히 알 수 있으므로 치아 매식시 정확한 정보를 얻을 수 있다.

위턱(상악)(Maxilla)

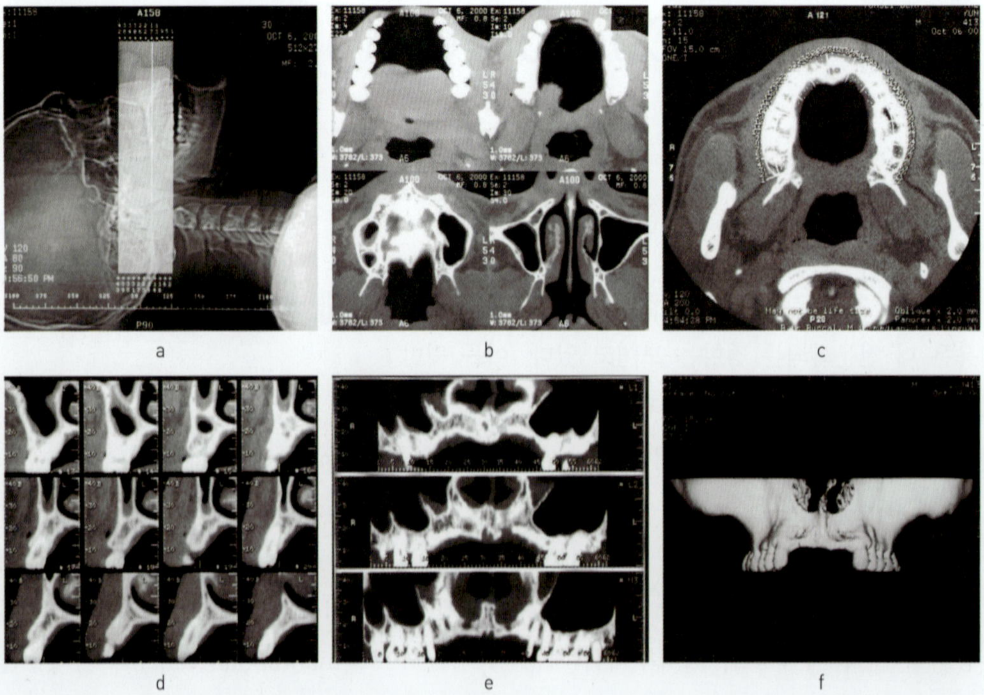

그림 13-180.
a: 위턱(상악) 치아매식 CT 검사시 환자자세 및 검사범위
b: 얻어진 횡단단층영상
c: 관련 software에서 정확한 절단면 영상과 파노라마 영상을 얻기 위한 기준선과 위치표시
d: 위턱(상악) 치아매식 CT에서 얻어진 절단면 영상
e: 위턱(상악) 치아매식 CT에서 얻어진 파노라마 영상
f: 위턱(상악) 치아매식 CT에서 얻어진 3D 영상

아래턱(하악)(Mandible)

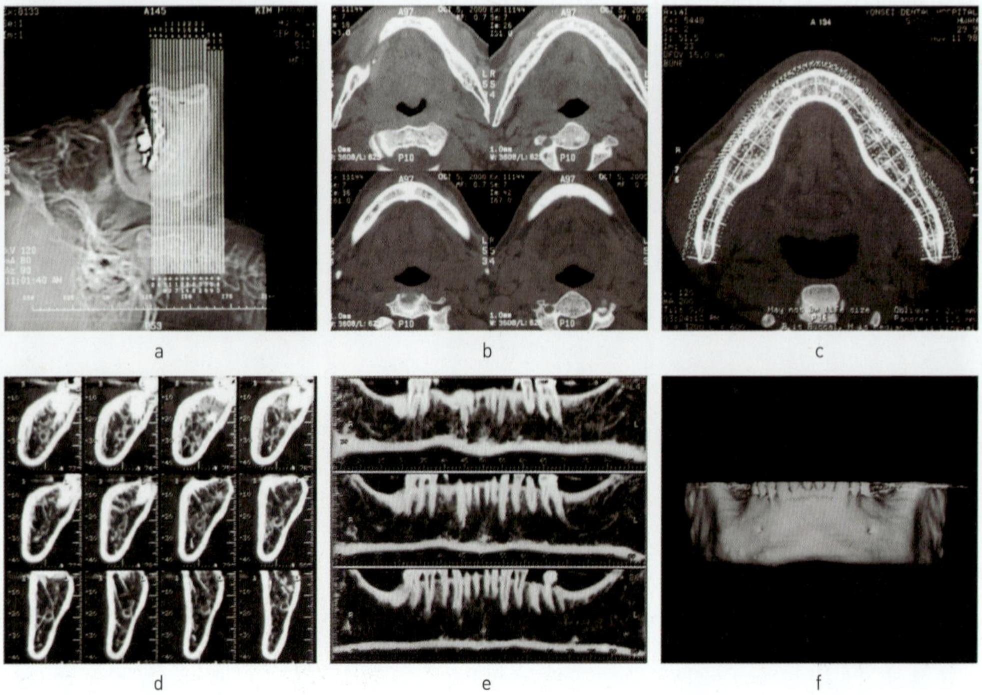

그림 13-181.
a: 아래턱(하악) 치아매식 CT 검사시 환자자세 및 검사범위
b: 얻어진 횡단단층영상
c: 관련 software에서 정확한 절단면 영상과 파노라마 영상을 얻기위한 기준선과 위치표시
d: 아래턱(하악) 치아매식 CT에서 얻어진 절단면 영상
e: 아래턱(하악) 치아매식 CT에서 얻어진 파노라마 영상
f: 아래턱(하악) 치아매식 CT에서 얻어진 3D 영상

2 턱관절(측두하악관절, TMJ) CT

턱관절(측두하악관절)부위를 thin section한 coronal scan에서는 condyle head의 미세한 뼈 변화까지 관찰할 수 있으며 특히 외상 등의 원인으로 재구성(reconstruction) 과두를 평가하는 데 3차원 재구성상이 유용하다. 또한 axial 검사 data를 바탕으로 영상을 재구성하여 만들어진 다평면 영상 재구성상을 통하여 환자 개개인의 턱뼈머리(하악과두, condyle head) 장축의 각도로 조정된 정확한 옆면 및 앞쪽 전산화단층사진을 관찰할 수 있다.

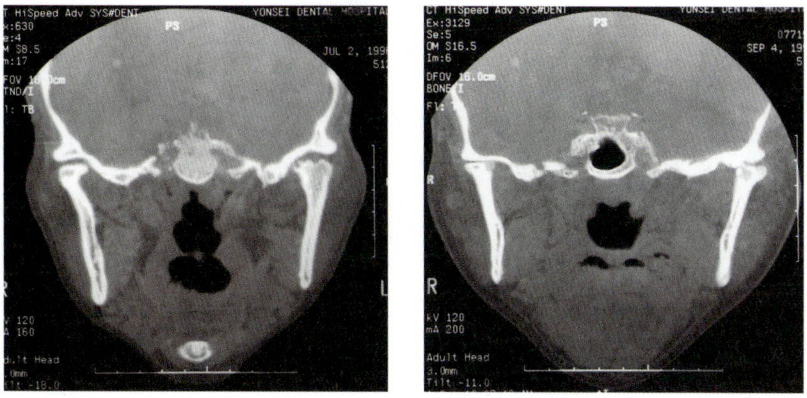

그림 13-182. 턱관절부 관상단층영상

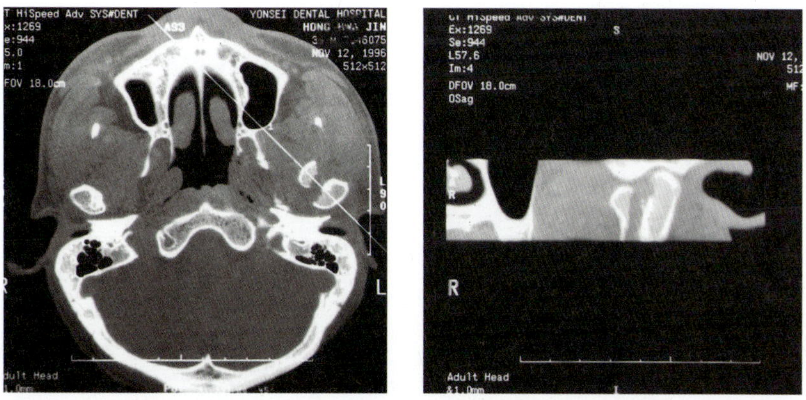

그림 13-183. 턱관절부 횡단단층상과 다평면 영상 재구성(MPVR) 영상

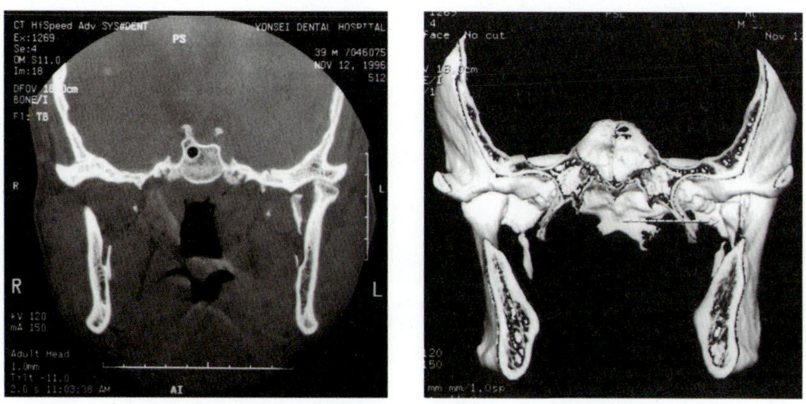

그림 13-184. 턱관절부 관상단층영상 및 3D 영상

3 낭(Cyst), 종양(Tumor), 파절(Fracture) CT

파노라마 방사선 사진이나, 치아뿌리끝(치근단) 방사선 사진에서 쉽게 관찰되지 않는 병소를 발견할 수 있고 병소의 위치 확인, 병소의 성상, 병소 주변의 반응과 lymph node의 확장 여부 등 병소의 특징을 확연히 관찰할 수 있다.

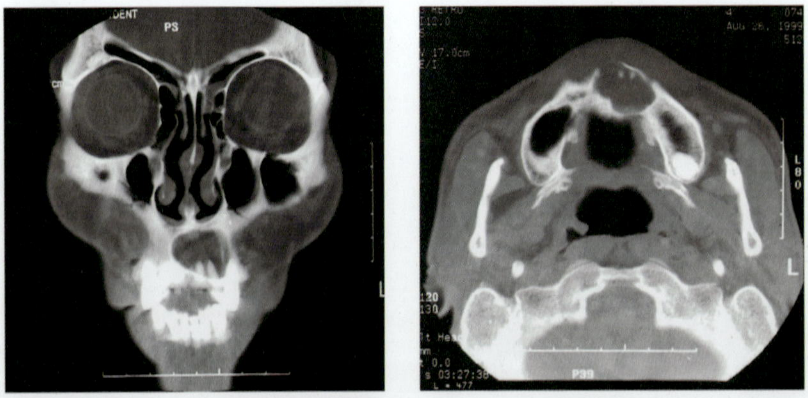

그림 13-185. 위턱(상악)부에 나타난 Cyst

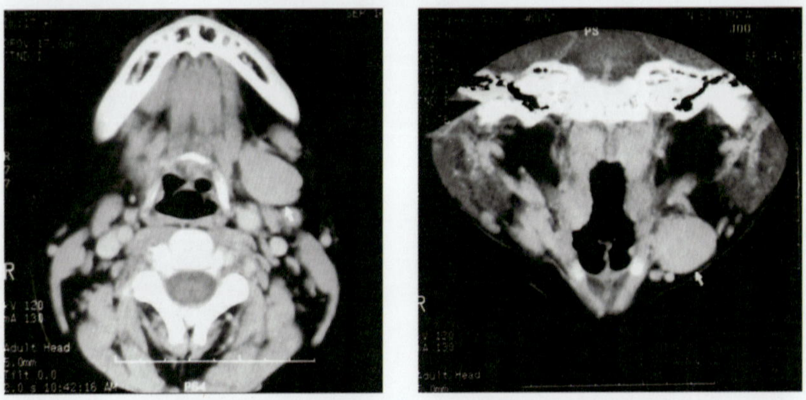

그림 13-186. 아래턱(하악)부 조영증강으로 나타난 영상

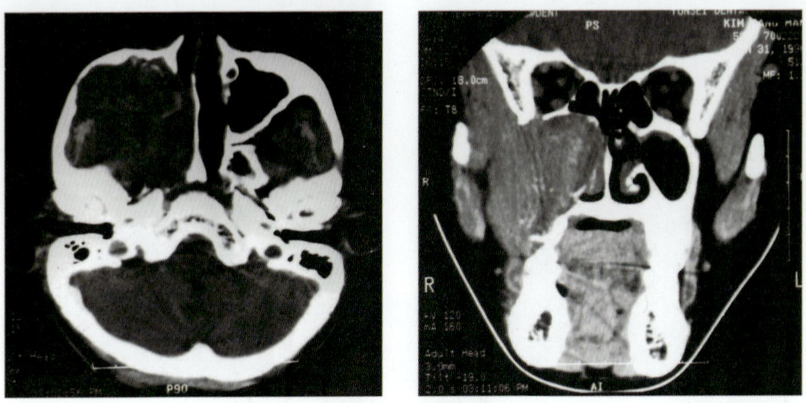

그림 13-187. 위턱굴(상악동)부 Tumor

4 턱교정(악교정) 수술(Orthognathic Surgery) CT

얼굴(안면)비대칭(Facial Asymmetry) 등의 골격이상(Skeletal Abnormality)이 있는 환자를 검사하여 3차원 재구성상을 만들어 여러 각도에서 평가 분석하여 정확한 치료계획 수립, 시술전, 시술후의 상태의 비교 평가 등 다양한 응용이 가능하다.

5 치주, 치아뿌리끝(치근단) 병소의 정확한 위치와 크기 평가

Dentscan을 이용하면 각각의 치아와 주변 조직을 다양한 두께의 단면으로 관찰할 수 있다. 따라서 plain film 에서는 확인 할 수 없는 이틀뼈(치조골) 소실 양상이나 치아뿌리(치근) 골절, 치아뿌리끝(치근단) 병소의 형태 등을 명확히 관찰할 수 있다.

6 치아 이식(Transplantation) CT

치아 우식증이나 치아뿌리끝(치근단) 염증으로 치아를 계속 유지할 수 없는 경우에 비슷한 크기 형태의 정상치아를 이식한다. 이때 이식치아의 3차원상을 얻어 실제 길이와 모양 부피를 측정 치아 이식의 성공률을 높인다.

7 치아 CT

Implant CT와 마찬가지로 횡단 단층상을 얻은 후

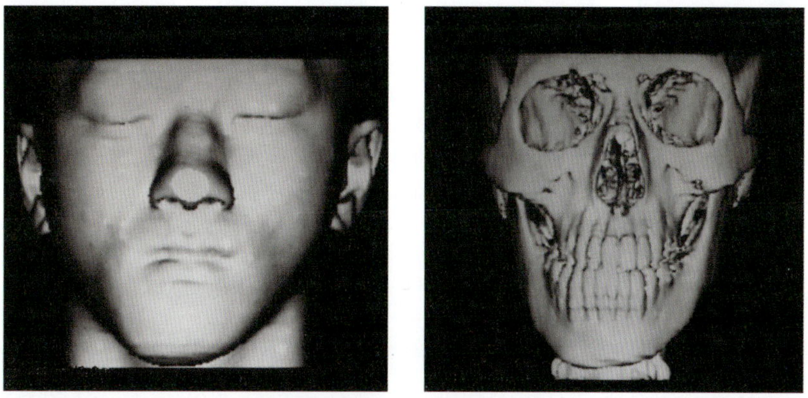

그림 13-188. 얼굴(안면)부의 soft tissue 및 bone 3D 영상

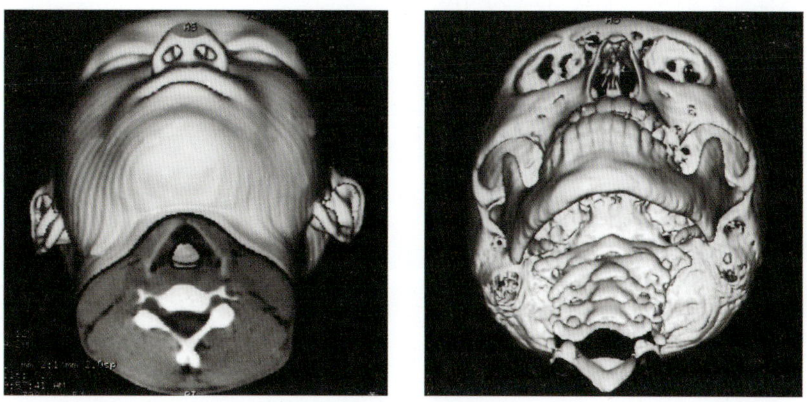

그림 13-189. 각도를 달리한 얼굴(안면)부의 soft tissue 및 bone 3D 영상

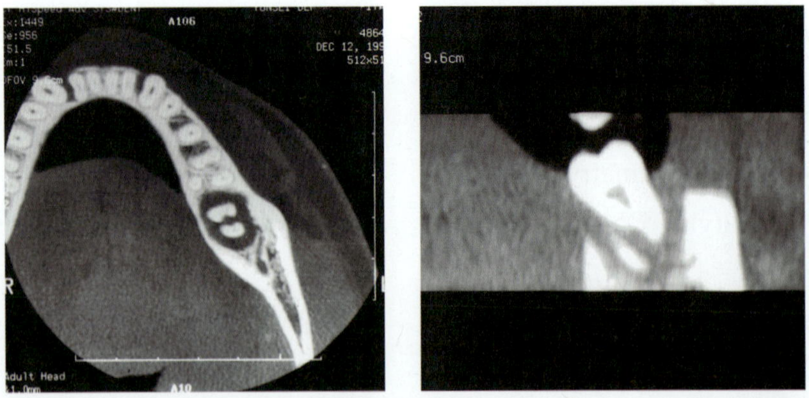

그림 13-190. 아래턱(하악) 치아뿌리(치근)부 병소를 나타내는 횡단단층 상과 다평면 재구성 영상

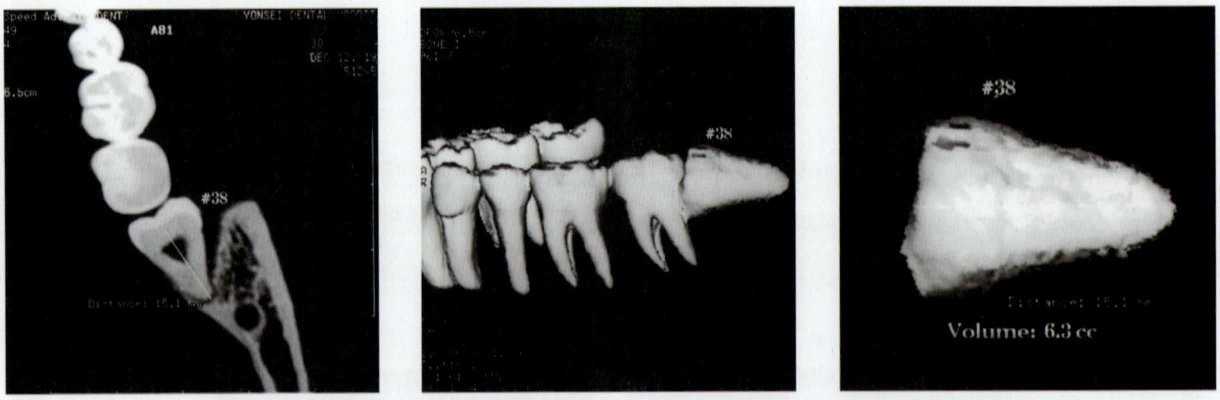

a b c

그림 13-191.
a: 횡단단층상에서 길이 측정
b: 이식 할 치아의 3D 영상
c: 3D 영상에서의 길이 및 부피측

이를 영상 재구성하여 3차원 영상을 만들어 치아의 위치나 크기, 치아뿌리(치근)의 형태와 발육 정도 등을 평가하는 것으로 경우에 따라서는 필요한 부위와 방향으로 다시 단층상을 얻어낼 수 있으며 주로 매복치아나 과잉치아의 3차원적 위치관계 파악과 치아뿌리(치근)의 발육 정도 및 이러한 치아들에 인접한 치아뿌리(치근)의 흡수 여부를 평가함으로써 외과적 절제시 정확한 치아의 접근이 가능하므로 매우 유용하게 이용된다.

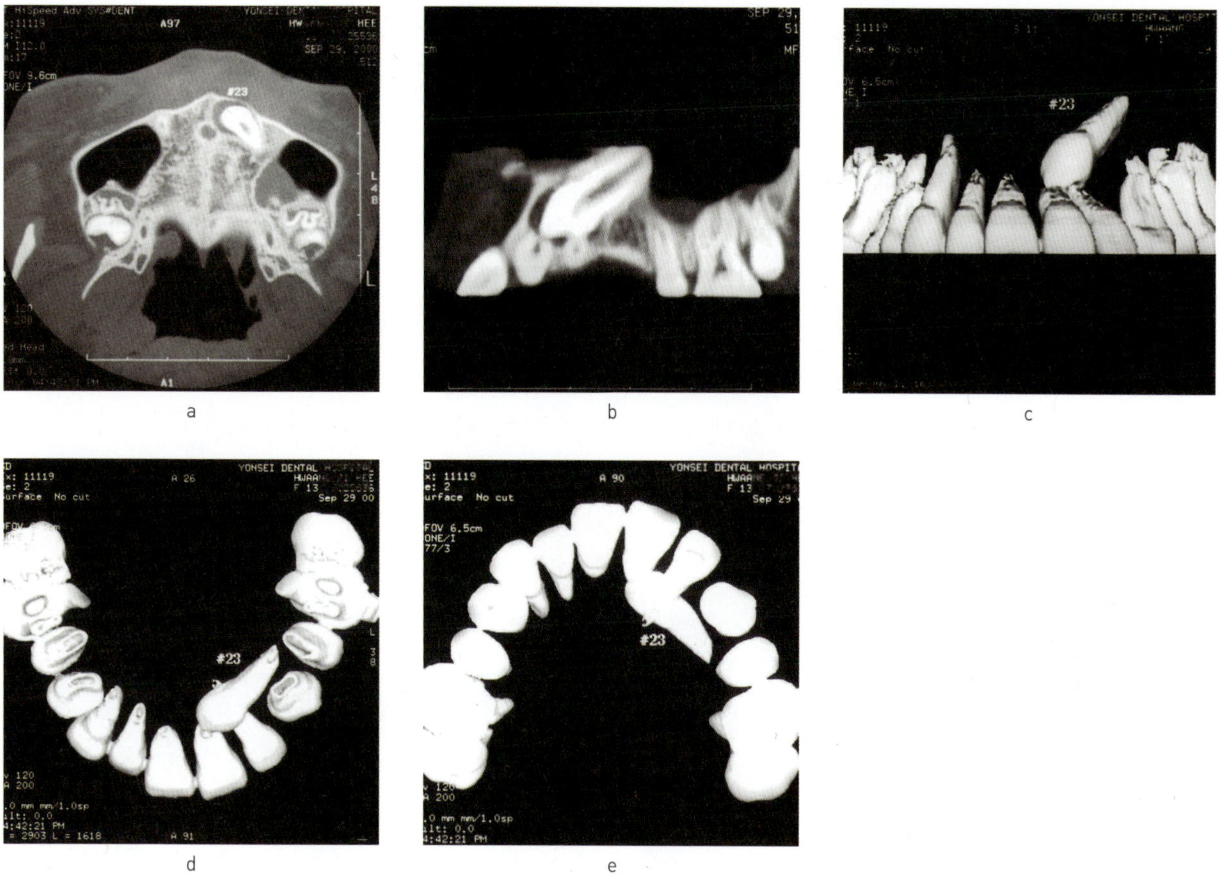

그림 13-192.

a: 횡단단층상에서 치아의 위치 확인
b: 재구성된 파노라마 영상에서 치아의 위치 확인
c: 3D를 이용한 위턱(상악)치아의 위치 확인(정면상)
d: 3D를 이용한 위턱(상악)치아의 위치 확인(위쪽)
e: 3D를 이용한 위턱(상악)치아의 위

구강악안면 검사

1 치아 우식증(Dental caries)

치아 우식증은 인간에게 흔한 질병이다. 원인이 되는 미생물이 치면세균막(bacterial plaque)에 위치하며 이 막은 치아에 잘 떨어지지 않도록 부착되어 산을 형성하며 pH5.5에서 치아 탈회가 시작된다.

검사법으로는 교익, 치아뿌리끝(치근단) 검사의 두 가지 방법이 유용하며 교합 검사나 파노라마 검사도 이용할 수 있으나 큰 병소를 제외하고는 앞의 두 가지 방법에 비해 덜 효과적이다.

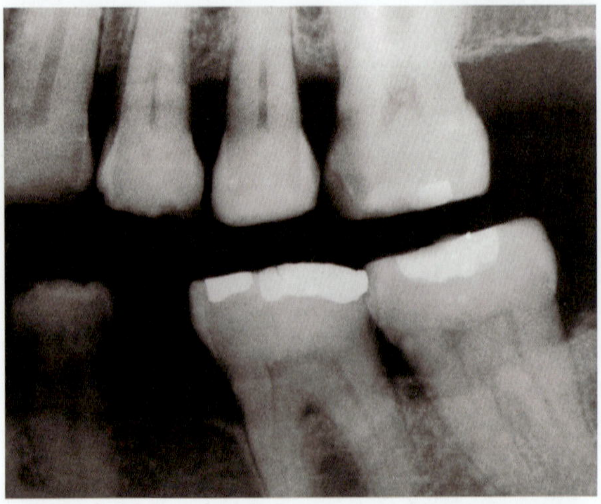

그림 13-193. 교익 검사(초기 치아우식 관찰에 유용하다)

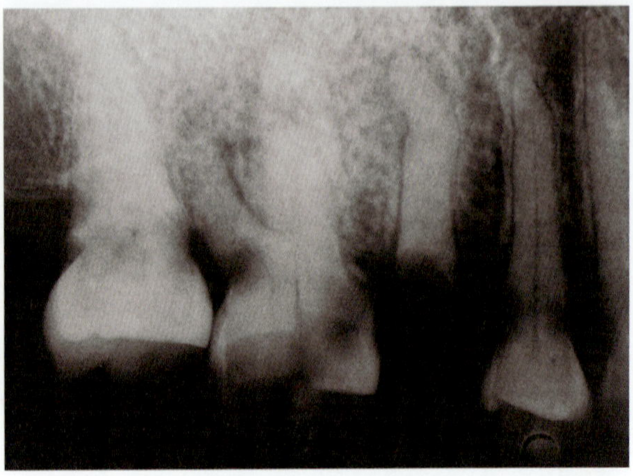

그림 13-194. 치아뿌리끝(치근단)검사(왜곡이 적고 선예도가 높아 치아우식 검사에 필수적이다)

2 잇몸(치주) 질환(Periodontal disease)

잇몸(치주) 질환이란 치아의 주위 지지구조에 이환되는 병적 상태를 말한다. 치주조직은 잇몸(치은)(gingiva), 치주인대(periodontal ligament), 이틀뼈(치조골)(alveolar bone) 그리고 백악질(cementum)로 구성되어 있으며 구강내 방사선 검사는 치주질환을 관찰하는데 가장 유용하며 특수 진단과 치료 계획에도 중요하다.

치주질환은 치석(calculus), 염증성 및 퇴행성 질환으로 대별된다.

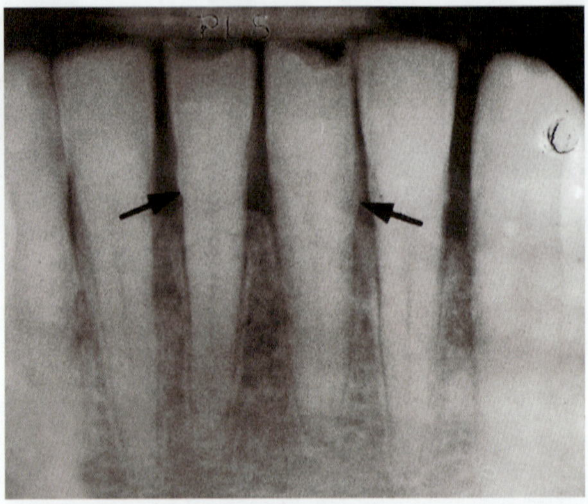

그림 13-195. 아래턱(하악) 입술쪽에 관찰되는 치석 영상

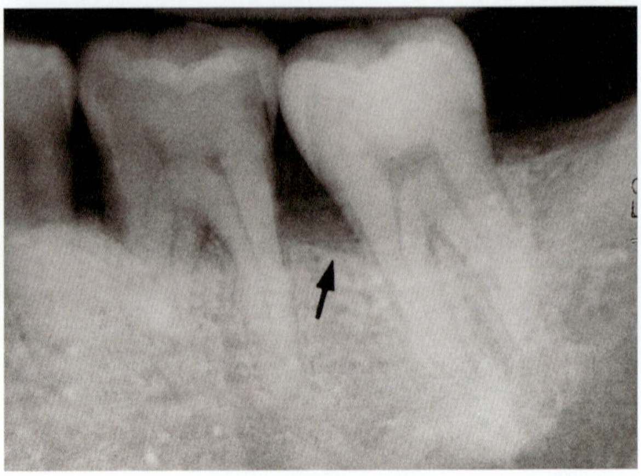

그림 13-196. 치주염(수평적 이틀뼈(치조골) 흡수를 나타내는 염증성 질환)

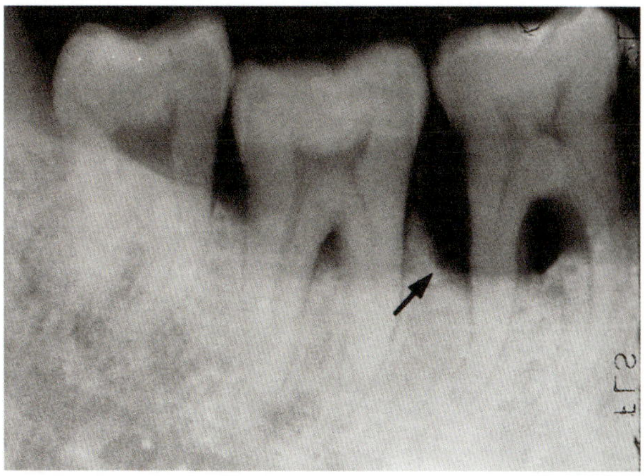

그림 13-197. 치주증(수직적 이틀뼈(치조골) 흡수를 나타내는 퇴행성 질환)

3 치아 이상(Dental anomaly)

임상에서 선천적 결손치아(developmentally missing teeth), 거대치아(macrodontia), 왜소치아(microdontia), 융합(Fusion, synodontia), 만곡(dilaceration) 등 다양하게 나타날 수 있으며 과잉치아(supernumerary teeth, hyperdontia)가 가장 흔하게 관찰된다.

과잉치아는 치아 수가 정상보다 많은 경우를 말하며 전체인구의 약 1% 정도에서 발생되고 원인은 정확히 알려져 있지 않으나 가족력이 있다.

> 참고 매복 과잉치아는 치아뿌리(치근)흡수를 야기하거나 낭종이나 종양이 발생될 수 있다.

4 치아의 퇴행성 변화(Regressive changes of the dentition)

씹는 동안 교합력에 의해 발생되는 치아의 생리적인 손실로서 절단면과 씹는면(교합면) 그리고 치아 사이 인접면에서 발생하는 교모(attrition) 및 정상 저작 과정에 장애가 되는 요소들에 의해 생기는 마찰에 의해 발생되는 마모(abrasion) 등이 있으며 드물게 치아의 흡수(resorption)와 치아속질(치수)석회증(pulpal sclerosis)도 관찰된다.

> 참고 교모의 정도는 음식물의 거칠기, 타액요소, 치질의 경도, 직업, 정신적 긴장 등과 관련 있고 마모는 평소에 부적절한 생활습관(치솔질, 치실 등)으로 생긴다.

5 탁뼈(악골)와 얼굴뼈(안면골)의 감염

턱뼈(악골)와 얼굴뼈(안면골)의 감염을 일으키는 요인은 거의 대부분의 경우에 국소적인 인자들이다.

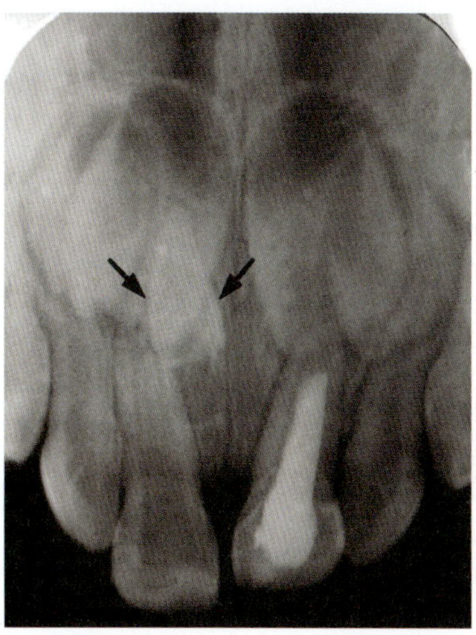

그림 13-198. 과잉치아

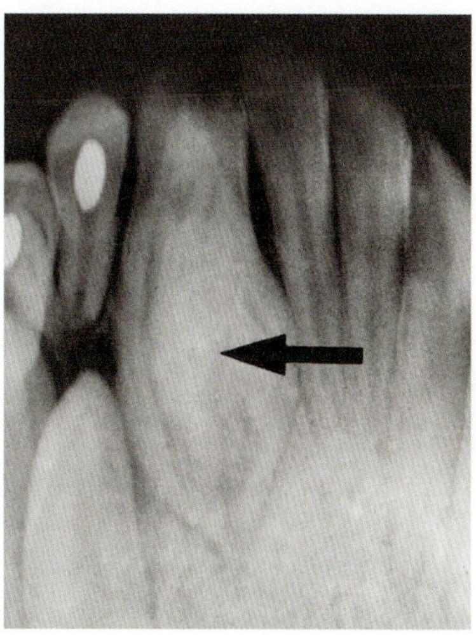

그림 13-199. 거대치

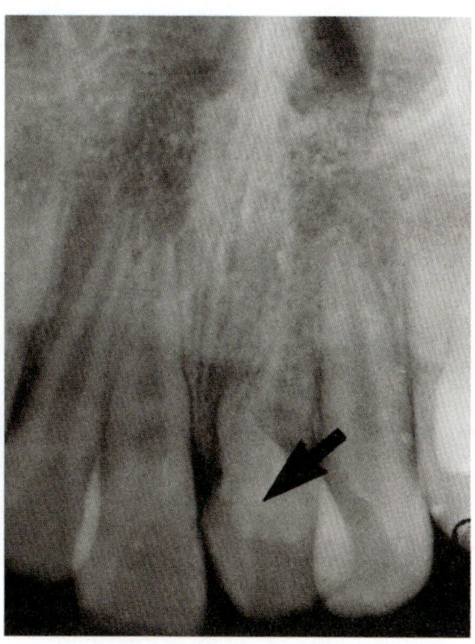

그림 13-200. 만곡치

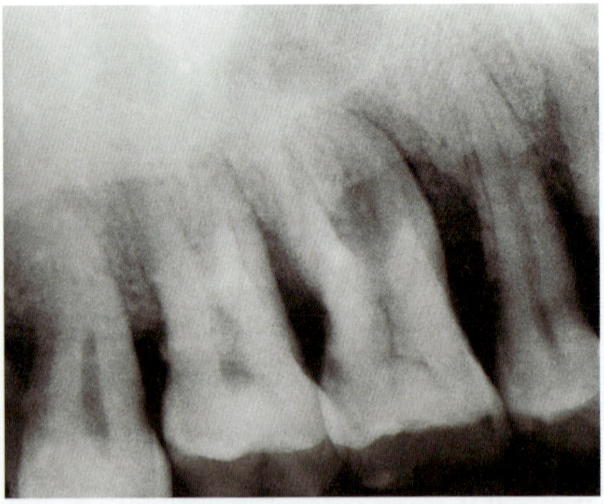

그림 13-201. 교모

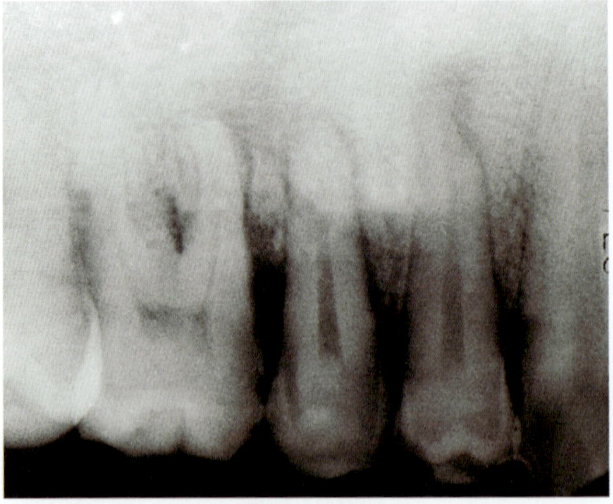

그림 13-202. 마모

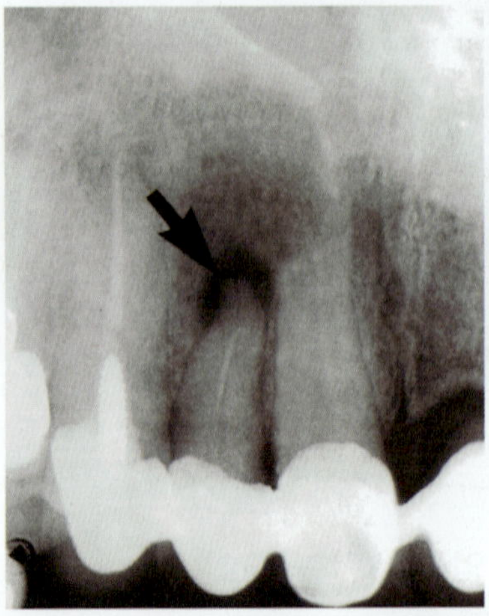

그림 13-203. 치아뿌리끝(치근단) 낭종(위턱(상악)송곳니(견치) 부위에 선명한 경계를 보이며 아주 얇은 과골성 변연이 관찰된다)

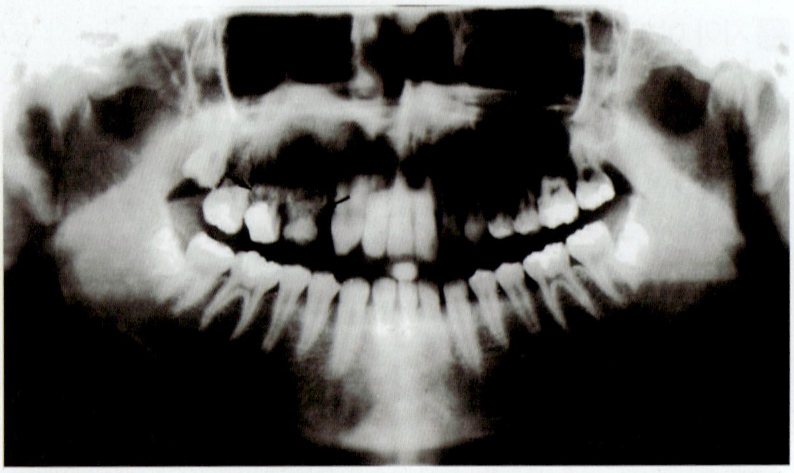

그림 13-204. 골수염(위턱(상악) 오른쪽 작은어금니(소구치) 부위 골조직의 파괴 양상이 관찰된다)

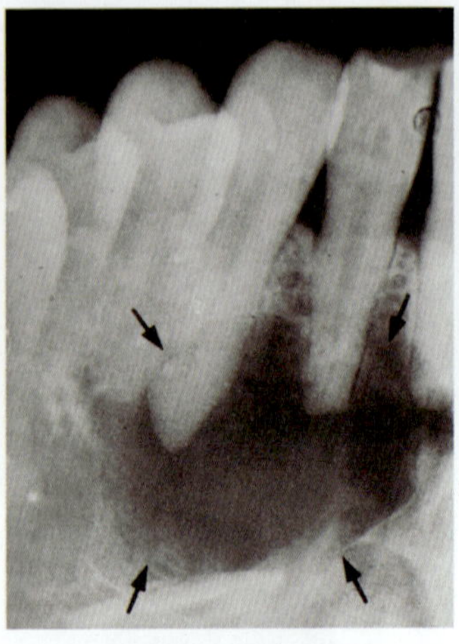

그림 13-205. 근단성 낭종(치근부위에 잘 경계되어진 방사선 투과상이 관찰된다)

치아뿌리끝(치근단) 조직의 감염은 치아 우식증에 의한 치아속질(치수) 감염에 이어 발생되지만 때로는 외상에 의한 치아뿌리끝(치근단)부 출혈에 이차적으로 감염되기도 한다. 감염된 근관에서 형성된 삼출물에 의해 발생되는 치근단낭종(apical periodontal cyst)과 다양한 크기의 경계가 불선명하며 변연이 불규칙한 방사선 투과성(radiolucency) 병소가 관찰되는 골수염(osteomyelitis) 등을 주로 관찰할 수 있다.

6 턱뼈(악골)의 낭종(Cysts of the Jaws)

낭종은 액체나 반액체 물질로 채워진 주머니이며 다른 뼈에서보다 턱뼈에서 흔하게 관찰된다. 근단성 낭종(Radicular cyst)은 육아종처럼 우식증이나 외상으로 생활력과 민감성을 상실한 치아의 치아뿌리 부위에 원형 혹은 타원형의 방사선 투과상으로 나타난다.

드물게 턱뼈 전체에서 나타나는 치아성 각화성 낭종(odontogenic keratocyst)을 관찰할 수 있으며 턱뼈안 낭종의 11% 정도를 차지한다.

b

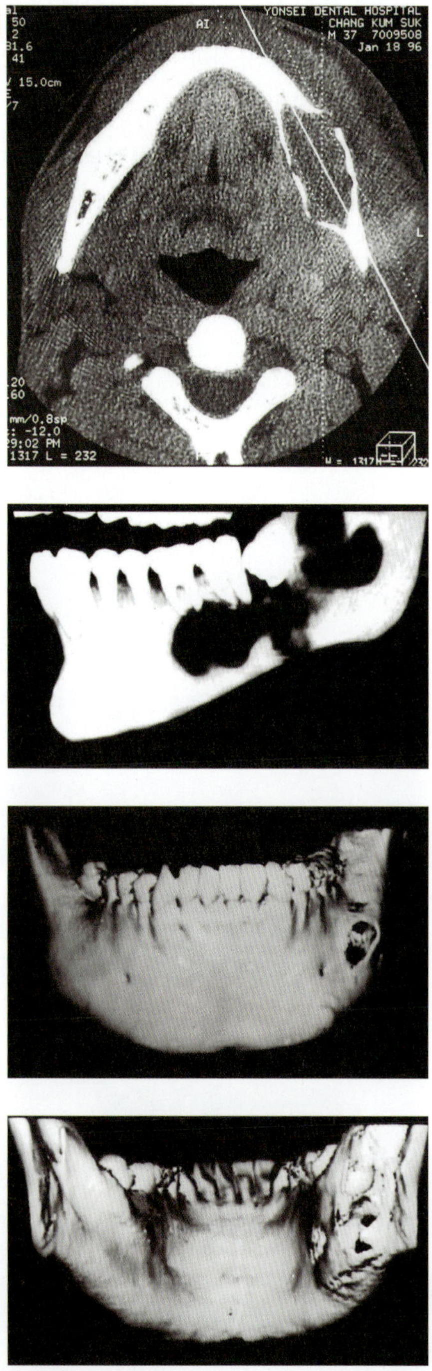

a

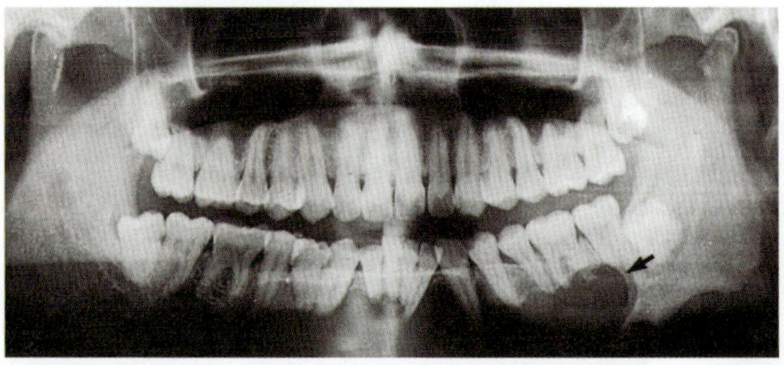

그림 13-206. 치아 각화성 낭종

a. 아래턱(하악)의 앞니부와 어금니부에 걸쳐서 활동적인 성장을 보인다.
b. CT를 이용한 3D 및 reformat 영상으로 골파괴 정도를 정확히 알 수 있다.

7 턱뼈(악골)의 양성 및 악성 질환

양성 병소는 병소에 의해 파괴된 부위와 인접 정상 조직 사이에 경계가 명확하고 팽창성으로 성장하므로 병소가 대체적으로 둥글거나 난원형이다. 대조적으로 악성 병소는 침윤성인 파괴를 일으키므로 불명확한 경계(illdefined border)를 나타낸다. 또한 병소 가장자리가 매우 불규칙하여 방사선 사진으로 정상 조직과 구별이 어렵다.

임상에서 주로 수많은 물집이 형성된 벌집 모양과 비누 거품 형태의 다발성 병소가 나타나는 양성종양인 법랑아세포종(ameloblastoma)과 미맹출 치아의 치아관(치관)에 연관되어 균일한 불투과상으로 나타나고 균일한 폭을 가진 방사선투과성 선이 병변 부위를 둘러싸고 정상 인접 골조직으로부터 분리되어 있는 치아종(odontoma)을 관찰할 수 있다.

악성종양으로서는 상피성이며 구강에서는 구강 점막 등에 발생되어 턱뼈로 침투하는 편평상피암(squamous cell carcinoma)과 뼈의 가장 흔한 악성 종양으로서 골경화성 및 골파괴성 두 가지로 대별되는 골육종(osteosarcoma) 등이 관찰된다.

a
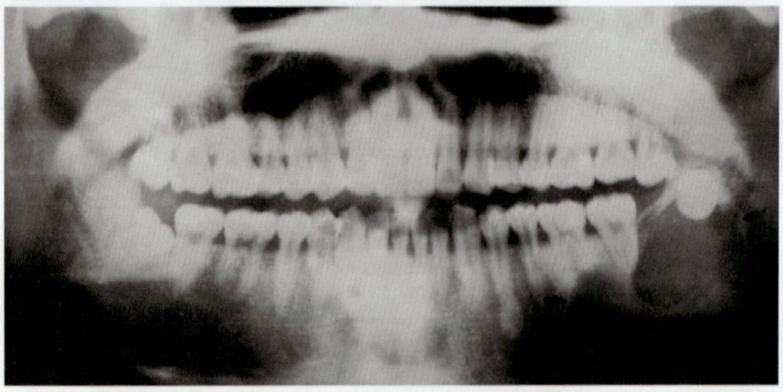

b
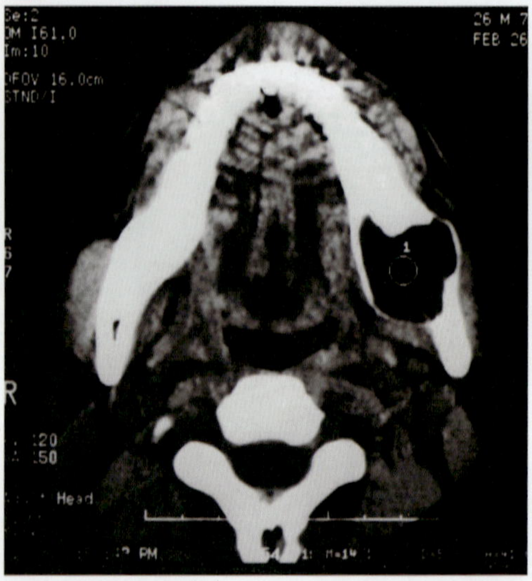

그림 13-207. 법랑아세포종
a. 왼쪽 아래턱(하악) 어금니 부위에 비누거품 형태의 병소가 관찰된다.
b. 병변부위 CT값을 확인하여 주위조직과 관계를 평가한다.

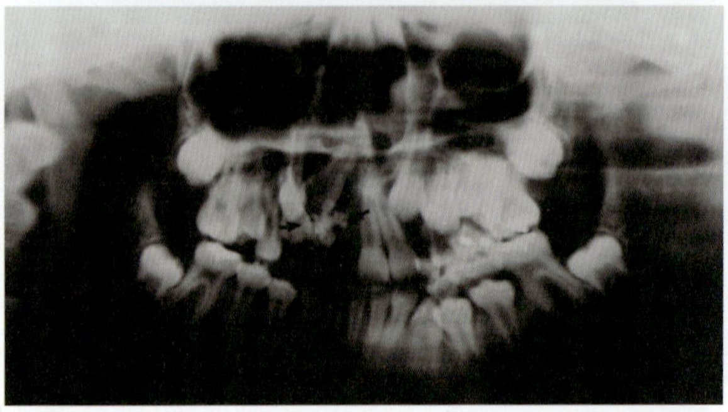

그림 13-208. 치아종
(위턱(상악) 앞니부 나오지 않은 치아의 치아관(치관)에 연관되어 균일한 방사선 불투과성 병소가 관찰된다)

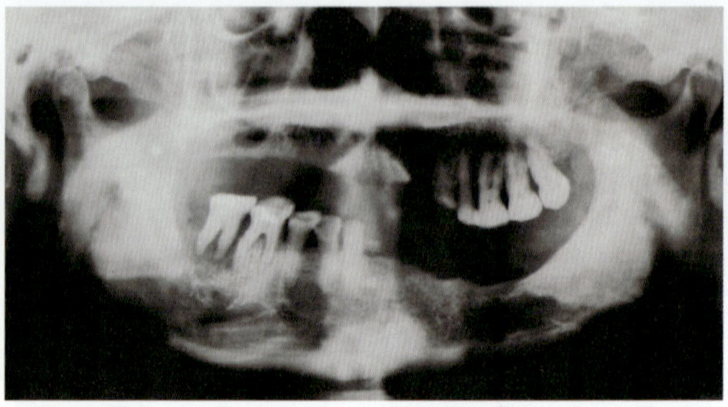

그림 13-209. 편평상피암
(위아래턱(상, 하악) 전체에 걸쳐 이틀뼈(치조골)의 불명확하고 파괴적인 상을 관찰할 수 있다)

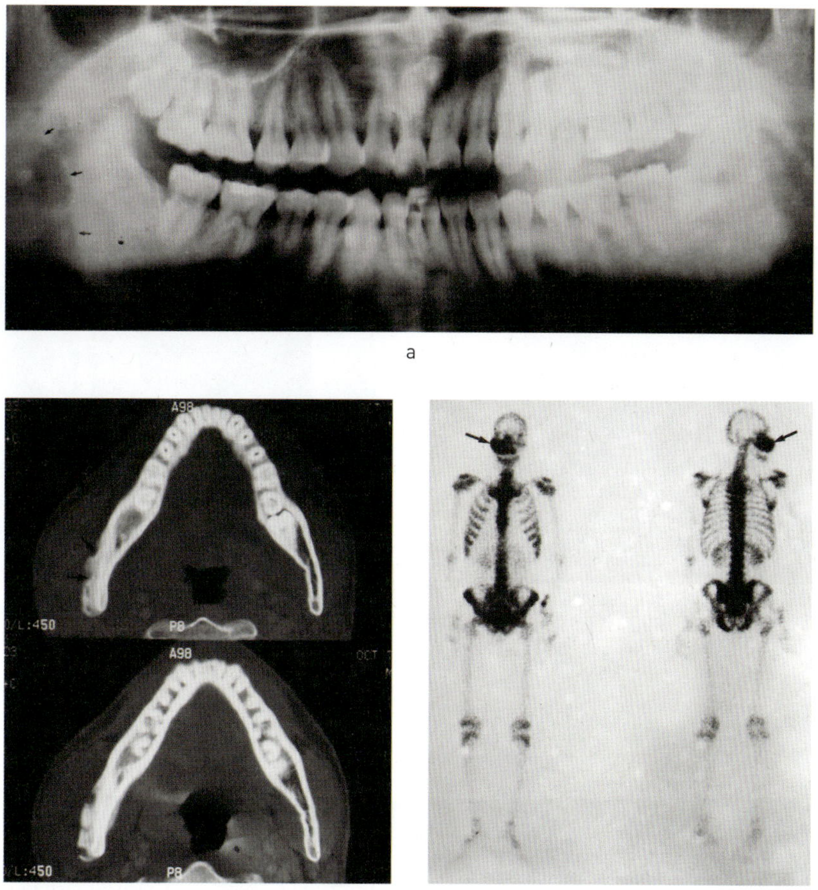

a b c

그림 13-210. 골육종

a. 오른쪽 mandibule angle 부위에 골막 반응에 의한 햇살 모양(Sun-ray appearance)의 방사선투과성 병소가 관찰된다.
b. 오른쪽 턱뼈 병변 부위의 피질골(cortical bone) 파괴 양상과 비후화를 관찰할 수 있다.
c. 턱뼈 병변 부위에 핵종의 집적을 관찰할 수 있다.

8 치아와 얼굴(안면)의 외상

구강악안면 영역의 방사선상은 환자가 당한 외상을 효과적으로 평가하는데 중요한 역할을 한다. 방사선상은 골절의 위치와 방향을 아는 데 도움을 줄 뿐만 아니라 골절변연의 분리(separation)나 이동(displacement)정도를 나타내 주며 외상과 관련된 이물질의 위치를 알려 주기도 한다. 외상의 위치를 정확히 아는데는 여러 장의 사진이 필요한데, 특히 직각의 방향에서 검사된 방사선상이 유용하고 필수적이다. 치아뿌리(치근) 부서짐(root fracture)은 흔한 손상으로서 성장기의 어린이에게 흔하다.

치아관(치관)부의 파절은 임상적으로 쉽게 관찰할 수 있지만 동시에 방사선 사진상으로 확진하는 것이 항상 필요하다.

치아는 부서져서 두 개의 방사선불투과성(radio paque) 부분으로 분리되므로 치아뿌리의 부서진 부위를 따라서 검은 선을 볼 수 있다.

마찬가지로 턱뼈몸통(하악체, mandibular body) 또한 턱뼈머리(하악과두, mandibular condyle)와 함께 골절이 흔히 발생하는 부위이다. 턱뼈 전체를 나타내는 Panoramic view, Skull PA, Skull lateral 및 역 Towne's 검사법이 유용하며 상태에 따라 CT 및 다른 특수 검사도 이용될 수 있다.

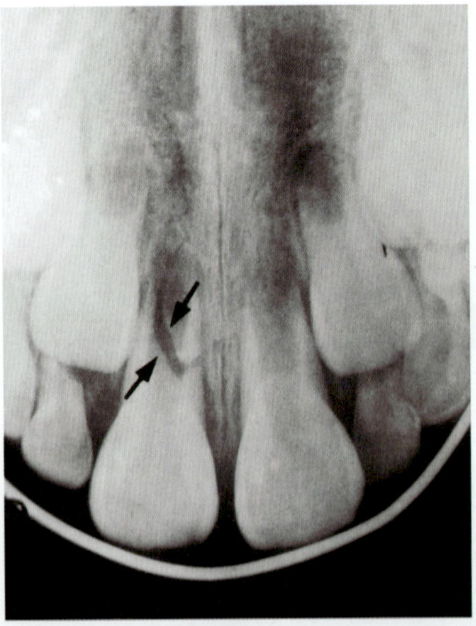

그림 13-211. 치아뿌리 부서짐
(위턱 앞니부에 방사선투과성 선이 관찰된다)

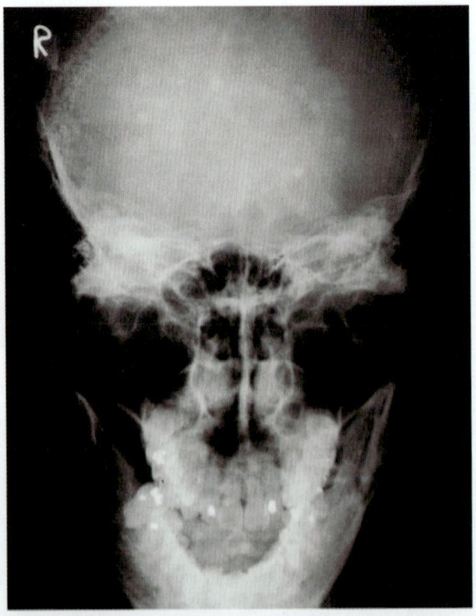

그림 13-212. 역 Towne's 검사법
(오른쪽 condyle neck 부위의 부서진 모양을 확인할 수 있다)

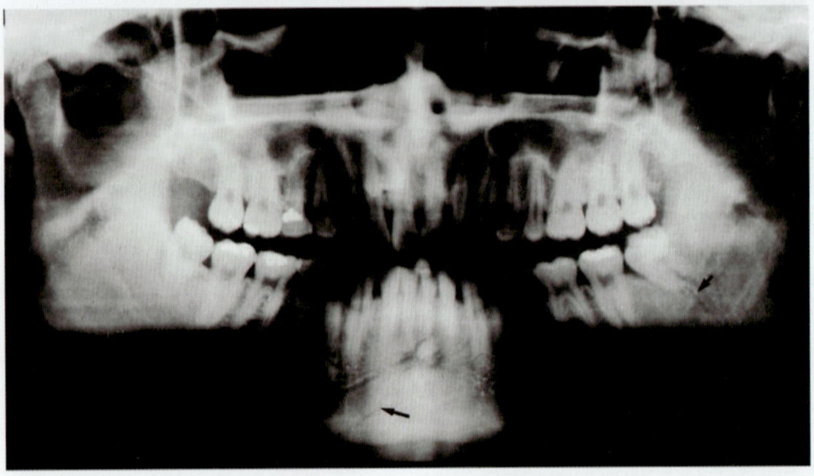

그림 13-213. 파노라마 검사법
(아래턱 앞니부 아래쪽과 angle 부위의 부서진 모양을 확인할 수 있다)

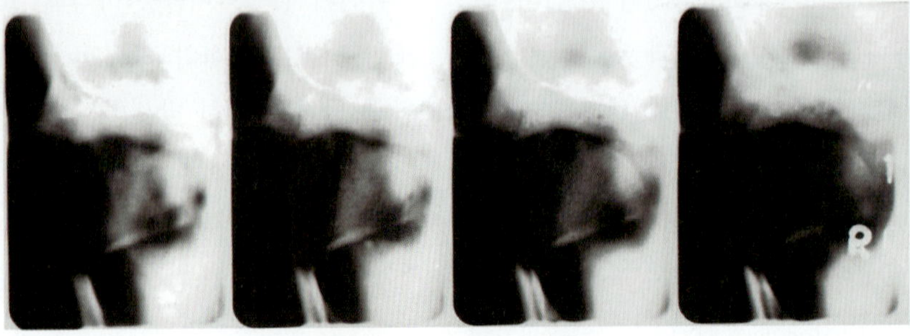

그림 13-214. 단층 검사법
(오른쪽 condyle 부위의 부서진 모양을 단면으로 관찰할 수 있다)

chapter

14

어린이 검사

Pediatric Radiography

Radiographic Imaging

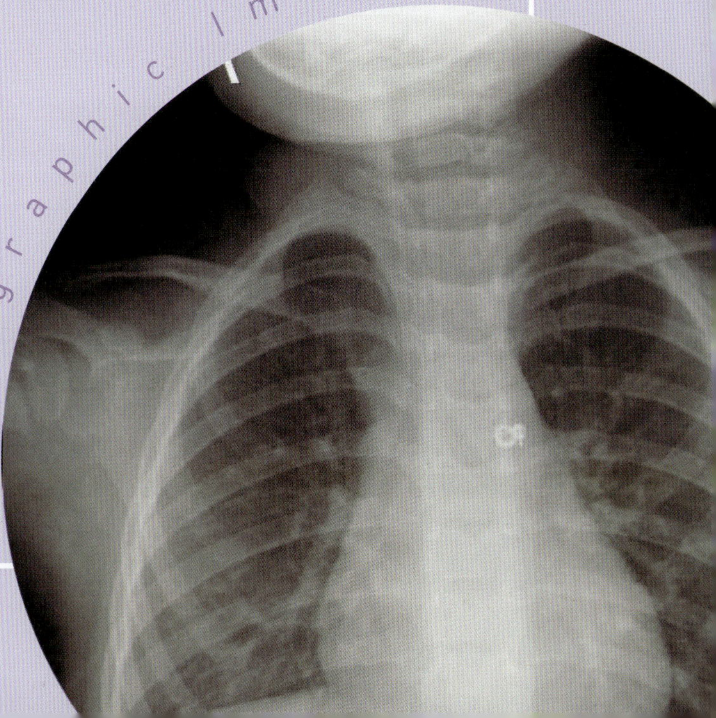

01 어린이 검사

Pediatric radiography

1 개요

1) 방사선사에 대한 신뢰

방사선사는 방사선 검사도 중요하지만 어린이들의 특성을 먼저 알고, 같은 나이의 어린이라도 각각 다른 이해능력을 가지고 있으므로 특성을 잘 파악해야 한다. 검사를 하는 과정에서, 일반적으로 2세 정도의 정상 어린이는 부모의 도움 없이 의사소통을 할 수 있다. 가장 중요한 것은 낯선 환경과 방사선사에 대한 첫인상이 방사선 검사의 결과에 영향을 줄 수 있다는 것이다.

어린이에 대한 성공적인 방사선 검사의 두 요소로서 첫째 가장 중요한 것은 방사선사의 태도와 어린이에 대한 접근법이다. 두 번째는 검사실에 어린이에게 친근감을 줄 수 있는 환경과 자세 고정기구를 포함한 검사기술에 대한 준비이다. 어린이 검사실은 어린이들에게 친근감을 갖게 하기 위하여 어린이 캐릭터를 이용하여 개선함으로써 심리적 안정감을 주어 검사를 좀 더 쉽게 진행할 수 있다(그림 14-1).

그리고 방사선사의 복장도 흰색 가운 보다는 어린이에게 친근감을 줄 수 있는 여러 가지 패션으로 디자인된 가운을 입어 검사에 도움을 줄 수 있다(그림 14-2).

2) 접근법과 협조 요청

(1) 검사 전 설명

대부분의 어린이환자들이 처음 검사실에 들어 올 때에 최소한 보호자와 함께 방문을 한다. 이 첫 만남에서 다음 사항들이 중요하다.

• 환자와 검사과정을 함께 하게 될 방사선사로서

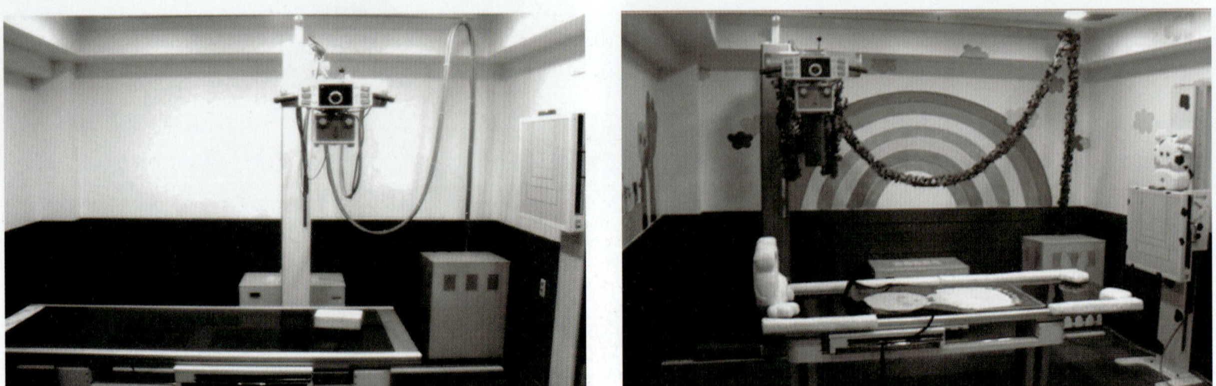

그림 14-1. 검사실의 환경을 개선하기 전(왼쪽)과 후(오른쪽) 사진

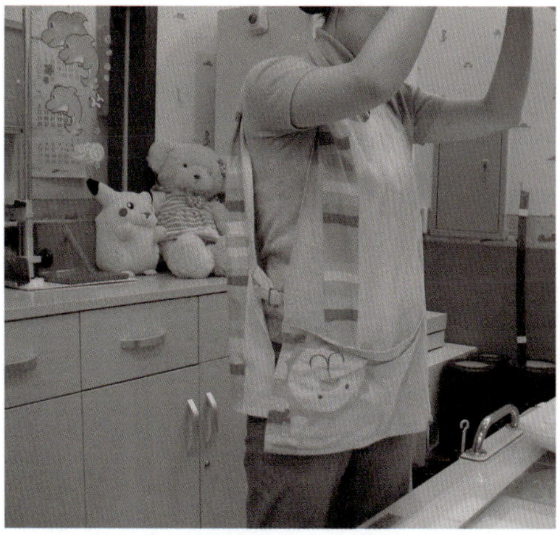

그림 14-2. 어린이의 눈높이에 맞춘 검사실 환경과 방사선사 가운

자신을 소개한다.

- 담당의사가 보호자와 어린이에게 어떤 정보를 주었는지를 확인한다.
- 사전에 담당의사의 처방에 대한 설명과 검사에 대한 보호자의 협조 사항을 설명한다.

어린이들이 무서워하며 울거나 온 몸으로 저항하는 것은 매우 정상적인 반응이다. 방사선사는 보호자와 어린이가 무엇을 해야 하는지에 대해 정확하게, 그들이 이해할 수 있는 용어를 사용하여 설명하여야 한다. 어린이 환자가 검사대기 중 심리적 안정감을 가질 수 있는 환경을 만들고 협조를 얻어야 한다.

어린이의 협조를 구하기 어려울 경우에 방사선사는 마지막 수단으로써 고정기구를 사용하는 것에 대해 생각해야 한다. 그러나, 고정기구는 어린이 및 보호자에게 거부감을 주고, 검사에 대한 성공률이 높지 않기 때문에 신중하게 고려하여야 한다.

(2) 보호자의 협조사항

어린이와 방사선사의 첫 만남에서 어린이의 성격을 판단하고 검사를 원활하게 진행할 수 있는 방법을 선택하여야 한다. 거기에서 보호자가 어떤 역할을 해줄 수 있는지에 따라서도 달라지므로 가능한 빨리 선택하여 어린이의 불안감을 최소화 하여야 한다. 보호자의 역할에는 다음 세 가지 있다.

① 검사실에 어린이와 함께 있으면서 환자를 편안하게 해주는 관찰자의 역할

② 검사시 어린이가 움직이지 않게 도와주는 검사 보조자의 역할

③ 어린이가 검사를 받는 동안 대기실에서 기다리는 보호자 역할

대기실에 보호자가 있어도 두려움이 크고 저항이 심한 어린이는 검사시 보호자가 없는 것이 더 협조적일 수도 있다. 이때가 바로 방사선사의 의사소통 기술이 필요한 시기이다. 방사선사는 자신이 보호자의 도움 없이 검사를 수행할 수 있다는 확신을 보호자들에게 주어야 한다.

보호자 역할에 대한 판단은 매우 중요하며, 방사선사는 이를 객관적으로 평가하여야 한다. 즉 보호자의 불안이 어린이의 협조를 방해한다고 평가되면 ③의 방법(부모가 대기실에서 기다리는 것)이 선택될 수 있다. 보호자가 어린이를 움직이지 않게끔 하는 적절한 방법이 있다면 ②의 방법(움직이지 않게 하는 보호자)이 선택될 수 있다.

일반적으로, 보호자들은 어린이에게 적절한 자세가 무엇인지를 알지 못할 뿐만 아니라, 외상 환자일 경우 아이가 더 다치거나 아파하지 않을까 두려워한다. 이럴 때에는 오히려 어린이가 심리적으로 불안하여 더 움직이거나 검사에 따르지 않을 수도 있으므로 신중해야 한다.

2 검사 보조 및 고정 기구

1) 고정 기구

여러 방법으로 설명하여 어린이나 부모의 협조를 얻을 수도 있지만 검사의 정확성과 안전을 위해서 고정기구를 사용할 수 있다. 요즈음은 상품화된 고정장비들을 사용하면 편리하다. 그러나 이 장비들의 비용–효율성은 장비 사용빈도에 따라 달라진다.

고정 장비의 예로 그림 14-3에서 보는 것처럼 팔(상지)과 다리(하지)를 고정하기 위한 몇 개의 짧은 벨크로 띠(velcro strap; 나일론제품의 접착천)를 갖추고 있다. 이 장비는 사용하기 쉽게 상품화되어 있는 고정장비로 다양하게 어린이의 크기에 따라 사용할 수 있고, 어린이가 움직이지 못하게 도와주는 상황에서 도움이 된다.

어린이 검사실에는 여러 검사용 고정 장비를 준비해야 한다.

Stand Bucky를 이용하여 어린아이의 선 자세 가슴(흉부) 검사나 배(복부) 검사를 할 때 환자의 높이 조절이 가능한 보조기구를 이용할 수 있다(그림 14-4). 유아나 어린이를 작은 자전거 모양의 좌석에 앉게 하고 좌석은 높이를 조절할 수 있으며 팔은 머리 위로 올리고, 움직이지 못하도록 두 개의 투명한 플라스틱 고정기구(body clamp)를 몸통 양쪽에 견고하게 잡가 준다. 이 고정기구(clamp)는 어린이의 신체 크기에 따라 쉽게 교환할 수 있도록 서로 다른 크기의 2개가 있다. 여기에 선 자세 전후(AP), 후전(PA), 측면(Lateral), 사위(Oblique) 검사를 위해 필

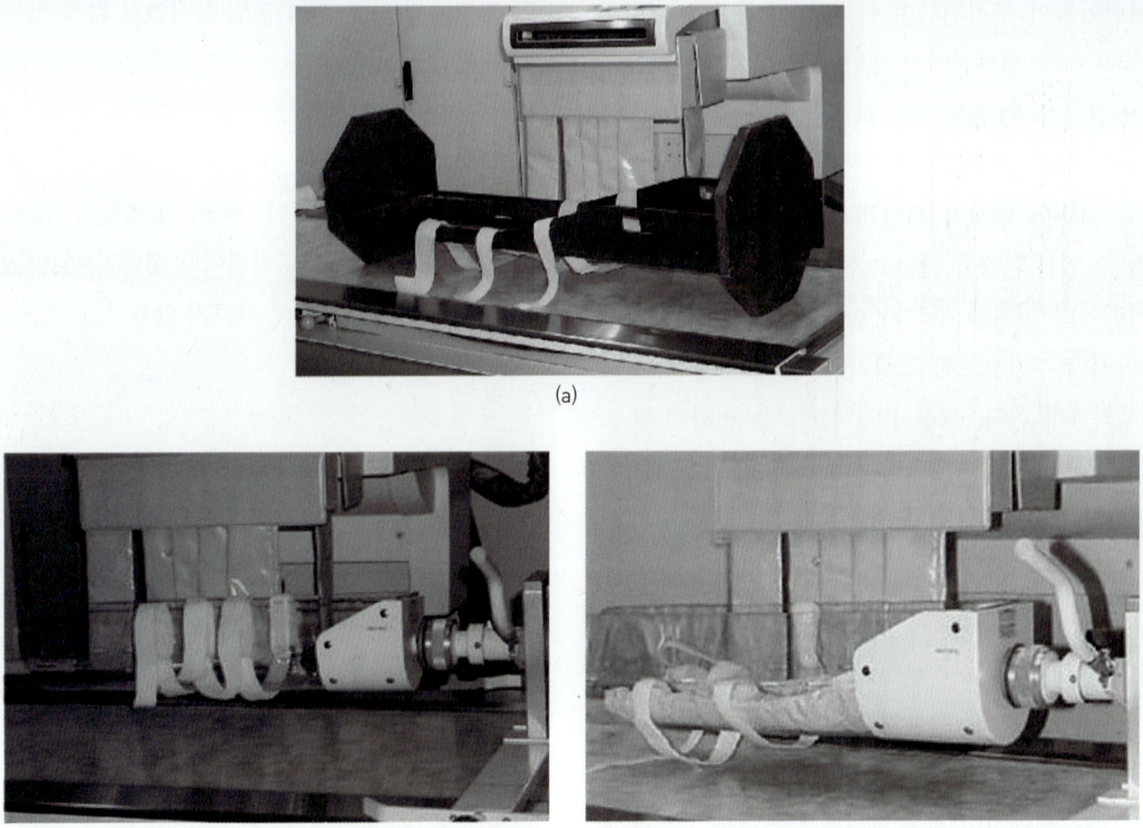

(a)

(b) (c)

그림 14-3. 고정 기구
(a) 대, (b) 중, (c) 소

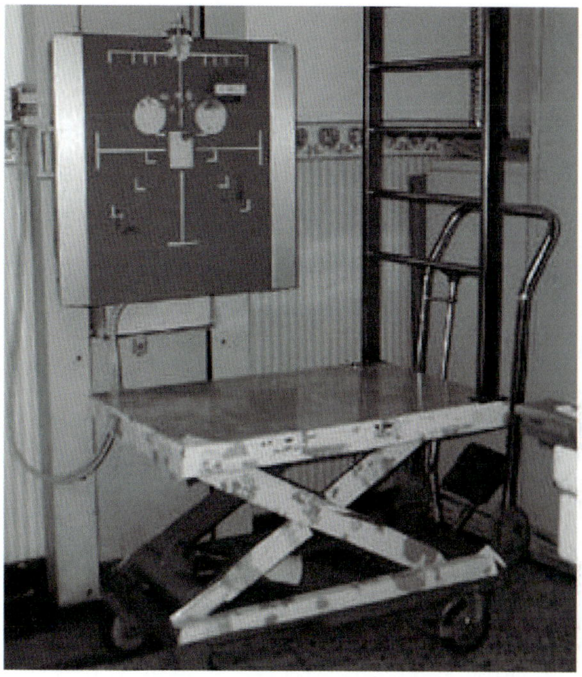

그림 14-4. 선 자세의 가슴 · 배(흉 · 복부) 검사용 의자

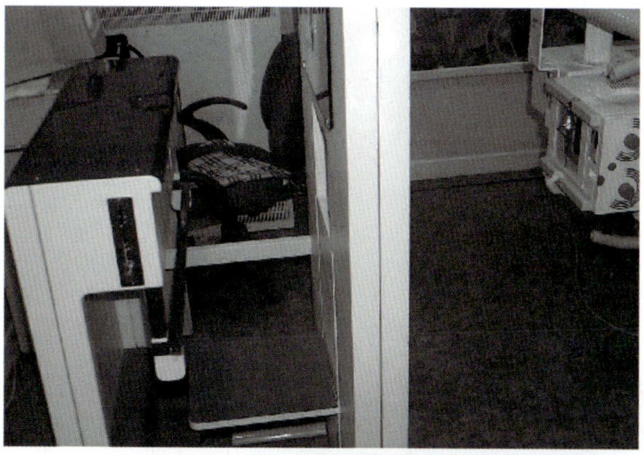

그림 14-5. 어린이 검사용 고정장비

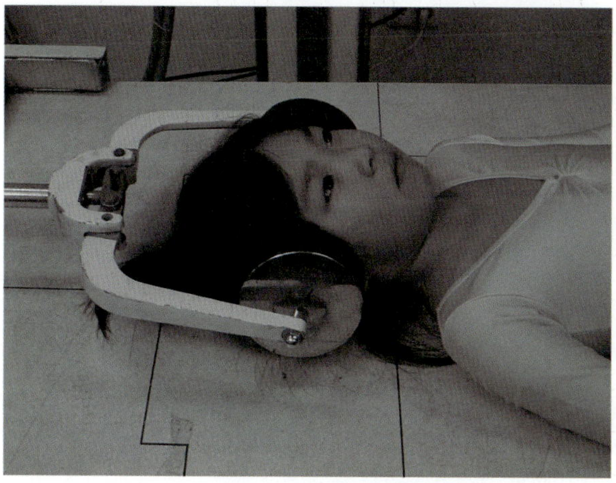

그림 14-6. 머리 고정기를 사용한 자세

요한 자세로 어린이를 위치시킨다. 이 장치에는 X선관과 환자 사이에 생식샘 차폐판(gonadal shield)이 있다(그림 14-5).

위와 같은 고정 기구의 사용은 어린이에게 불안감을 줄 수 있으니 사용하는데 신중해야 한다.

2) 기타 고정 기구들

가장 간단하면서 경제적으로 환자를 고정할 수 있는 방법은 의료기관의 부서에서 흔히 볼 수 있는 용품들을 사용하는 것이다. 고정을 위해 반창고, 시트, 수건, 모래주머니, 방사선 투과성 스펀지 블록(radiolucent sponge block), 압박붕대, 그리고 에이스 붕대(ace bandage) 등을 효율적으로 사용할 수 있다.

(1) 모래주머니

모래주머니는 대부분 정형외과 환자를 위해 사용하는 용품인데 어린이의 자세고정을 위해서는 특별히 만들어진 것이어야 효과적으로 사용할 수 있다.

20×46 cm(8×18 in.)와 33×50 cm(13×20 in.)의 두 가지 크기가 권장된다. 모래주머니는 너무 많이 모래를 채우면 딱딱해지기 때문에 주머니에 여유가 있도록 모래를 넣어야 어린이가 팔다리를 놓았을 때에 팔다리 모양에 맞추어 변형될 수 있다.

(2) 반창고

반창고는 방사선 영상에 나타나고, artifact를 만들 수 있다. 그리고 어린이 환자들은 반창고에 대해 알레르기 반응을 일으킬 수 있다. 유아는 피부가 약해 반창고에 의해서 손상을 입을 수 있으므로, 반창고를 비틀어서 접착 부분이 피부에 직접 닿지 않게 해야 한다. 거즈 패드(gauze pad)를 피부와 반창고 사이에 두는 것도 좋은 방법이다.

(3) 에이스 붕대(ace bandage)

10 cm(4인치) 에이스 붕대와 15 cm(6인치) 밴드가

어린이를 위해 사용된다. 이는 다리를 움직이지 못하게 하기 위해 사용한다. 이것을 사용하기 위해서는 우선 환자의 골반부분에서 시작해서 종아리 부분까지 감아서 내려온다. 이때 너무 꽉 조여서 혈액순환에 장애가 생기지 않도록 주의해야 한다.

(4) 압박대(compression band)와 머리고정기(head clamp)

압박대는 고정을 위해 좋은 도구이다. 모래주머니와 함께 사용할 때에 압박대는 어린이에게 더 효율적으로 사용할 수 있다.

그림 14-6에서 보는 것처럼 검사 테이블의 위끝에 부착된 여러 형태의 머리 고정기(head clamp)를 이용할 수 있다.

(5) 머리 고정을 위한 가중 앵글블록(weighted angle block)

두꺼운 방사선 투과성 스펀지 패드가 부착된 무거운 강철 앵글 블록이 사용될 수 있다. 이것은 상품화된 머리고정기(head clamp)보다 비용이 적게 들고, 특히 모래주머니, 반창고와 함께 사용될 때 매우 효과적이다.

3) 미이라 고정법(mummifying, wrapping)

이 방법은 팔다리를 심하게 움직이는 영아에게 적용하기 쉬운 방법이다. 여러 형태의 두부 고정법과 함께, 미이라 고정법은 머리부 검사와 같은 특정한 방사선 검사에 어린이를 움직이지 못하도록 고정하기 위해 이따금 사용한다. 이 방법을 올바르게 적용하면 고정을 위해 매우 효과적인 방법이며 주위에 있는 시트를 쉽게 이용할 수 있는 장점이 있다.

사용방법은 우선 검사 테이블 위에 시트를 가로로 깔고 그 위에 어린이를 눕힌다. 그리고 시트의 한쪽 끝을 왼팔을 바깥쪽에서 감아 그 끝이 등 뒤로 하여 오른팔을 감는다. 그리고 다른 쪽 끝은 몸 앞쪽으로 둘러 마무리한다(그림 14-7).

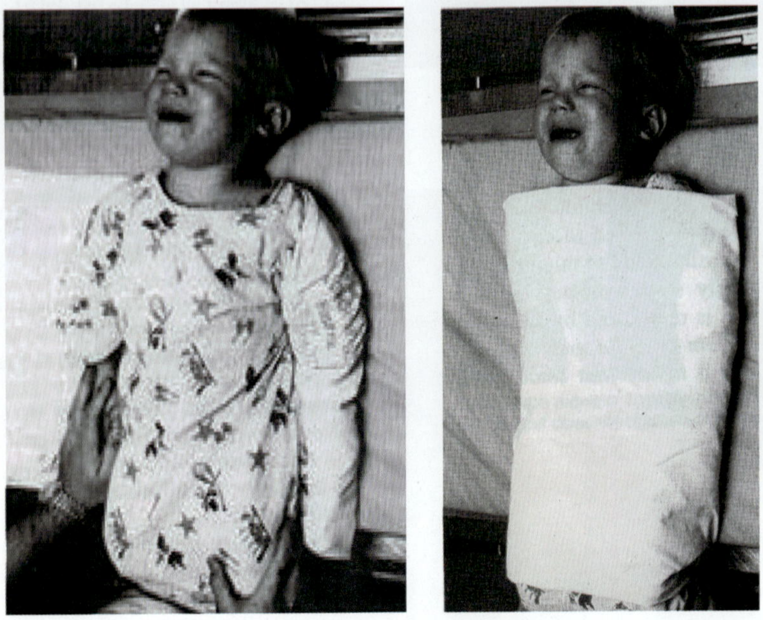

그림 14-7. 시트를 이용한 미이라 고정법

3 방사선 방어와 검사 준비

1) 방사선 방어

(1) 생식샘 보호(gonadal protection)

어린이의 생식샘은 아랫배(하복부)나 골반 부분의 영상에 지장을 주지 않는 한, 조사야를 줄이고, 몸 표면에 직접 붙일 수 있는 차폐물로 생식샘을 보호해야 한다. 그림 14-8은 여러 모양과 크기로 직접 부착형 차폐물들이다.

환자의 보호자는 X선 검사시 어린이 생식샘이 방사선으로부터 차폐나 보호받기를 원한다(그림 14-9). 그러므로 조사야의 축소, 조사량이 적은 검사조건(low dosage technique), 그리고 최소한의 검사 횟수 등과 같은 방사선 방어를 위한 여러 안전 기술들을 시행해야 한다. 부모의 두려움을 완화시키기 위해서, 방사선사는 방어에 사용하는 방법이나 이유 등에 대해 가능한 쉬운 용어를 사용하여 부모에게 설명해야 한다.

(2) 보호자의 방어(protection)

보호자가 검사 중 검사실에 있어야 한다면, 납 앞치마(lead apron)를 제공해야 한다. 그리고 보호자가 환자를 움직이지 못하도록 잡고 있어야 한다거나, 손에 방사선이 조사될 수 있으면 납 장갑(lead glove)을 착용하도록 해야 한다(그림 14-10).

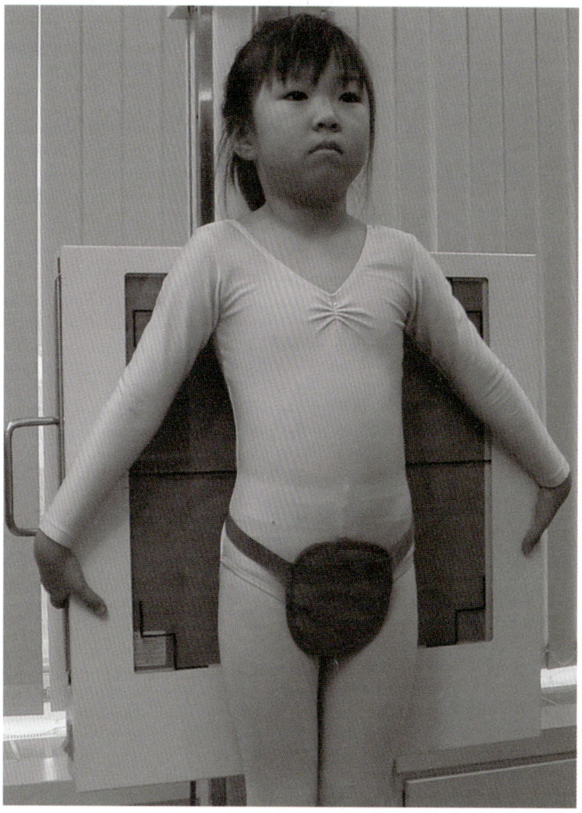

그림 14-9. 선 자세에서 배(복부) 검사시 생식샘을 차폐한 모습

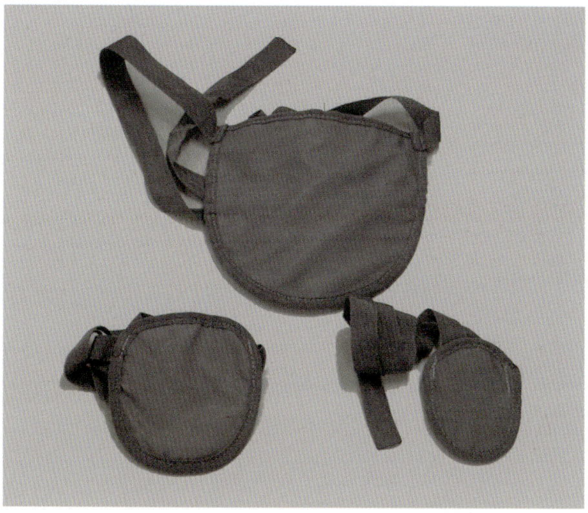

그림 14-8. 여러 부착형 생식샘 차폐물

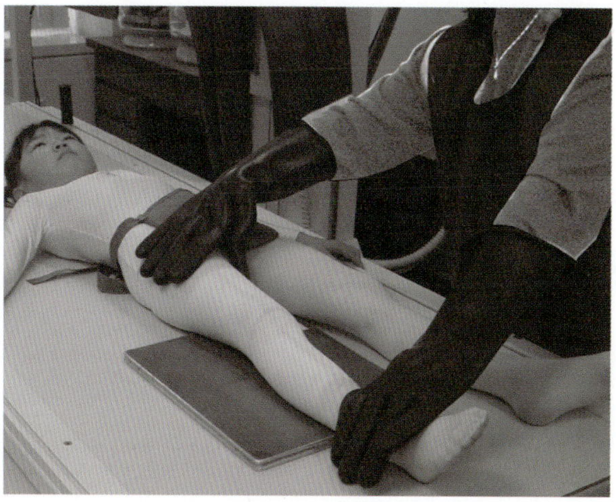

그림 14-10. 보호자가 방사선 방어용 납 앞치마와 납 장갑을 착용한 모습

Pediatric Radiography

2) 검사 전 준비

(1) 방사선사의 준비

방사선사는 환자가 검사실에 들어오기 전에 다음과 같은 준비를 해야 한다.

- 잠을 자고 있는 영아인지 아닌지를 파악한다. 잠을 자고 있는 영아라면 잠이 깨기 전에 검사를 끝내야 하므로 차가운 검사 테이블에 눕힐 때 잠이 깰 수 있으므로 시트를 깔고 눕힌다.
- 필요한 고정기구와 차폐용품을 미리 준비한다.
- 상수용체(IR)와 필름 표지(marker)를 준비해 두고, 검사 조건을 설정한다.
- 특별한 검사방법이 사용되어야 한다면, 방사선 전문의사와 의논한다. 특히 우는 아이에게 적용되어야 할 경우 강제로 재운 후(sedation) 검사도 고려해야 한다.
- 만약 두 명의 방사선사가 검사를 하게 된다면, 검사하는 동안 해야 할 역할에 대해 의논해야 한다.

다음과 같은 책임 구분이 가능하다.

- 보조 방사선사(assisting technologist)는 검사 조건을 설정하고, X선조사를 하고, 상수용체와 필름을 교환한다.
- 담당 방사선사(primary technologist)는 환자의 검사자세를 조정하고, 부모에게 설명하며(만약 부모가 도와준다면), 조사야를 설정하고 차폐물의 위치 등을 정해준다.

(2) 어린이에 대한 준비

어린이가 검사실로 오면 어린이와 보호자에게 검사과정을 설명한다.

검사부위에 따라 두꺼운 옷이나 어린이 인식표, 기저귀 등은 영상에 영향을 줄 수 있으므로 제거하는 것이 좋다.

02 어린이 검사를 위한 위치 잡이

Positioning for pediatric radiography

1 가슴(흉부, Chest)

1 전후/후전방향 검사(AP/PA Projection)

1) 검사방법

어린이는 앉거나 서서 검사할 수 있는 어린이와 그렇지 못한 어린이로 구분하여야 하며, 한번에 검사를 마치기 위하여 검사 전 준비가 되어 있어야 한다.

어린이의 윗옷에 단추나 금속물질이 있는가를 확인하고 어린이 인식표 및 고열환자 검사시 체온계가 겨드랑이에 들어 있는 경우가 있으므로 잘 확인하여야 한다.

누운 자세(전후방향 검사)

환자 움직임에 의한 검사의 실패를 줄이고자 바로 누운 자세로 검사한다. 검사 테이블 위에 상수용체(IR)를 올려놓고 그 위에 어린이를 바로 누운 자세로 눕힌다.

팔은 양쪽으로 벌림(외전, abduction) 자세로 하여 폐부위와 겹치지 않도록 한다.

두 팔은 모레주머니로 고정시키거나 고정 기구를 이용하여 고정할 수 있다. 또한 골반이 돌아가는 것을 막기 위해 다리를 폄(신전, extention) 상태로 유지시킨다. 또는 골반과 무릎 위에 모래주머니를 놓아서 골반과 다리가 움직이지 않게 할 수도 있다(그림 14-11). 그리고, 4살 이하의 어린이는 옷소매나 베갯잇 등을 양팔에 끼우고 양팔을 머리 위로 올려 고정시킨 후 밴드를 이용하여 머리를 드는 것을 방지한 후에 검사하거나, 보호자가 납 가운을 입고 팔을 머리위로 올린 후 환자의 머리쪽에서 잡은 상태로 검사할 수 있다. 이것은 발버둥치는 어린이는 효과가 없어 신중하게 선택하여야 한다.

어린이의 머리는 약간 뒤로 젖혀 어린이의 턱이 폐윗부분을 가리지 않게 한다.

검사하는 동안 보호자 및 보조자는 방사선사의 시야를 가리지 않아 어린이의 움직임을 관찰하면서 X선을 조사할 수 있게 한다.

앉은 자세(전후방향 검사)

늑막 삼출액 및 기흉 등의 환자에서, 서지 못하는 어린이를 대상으로 검사해야 할 경우의 자세이다.

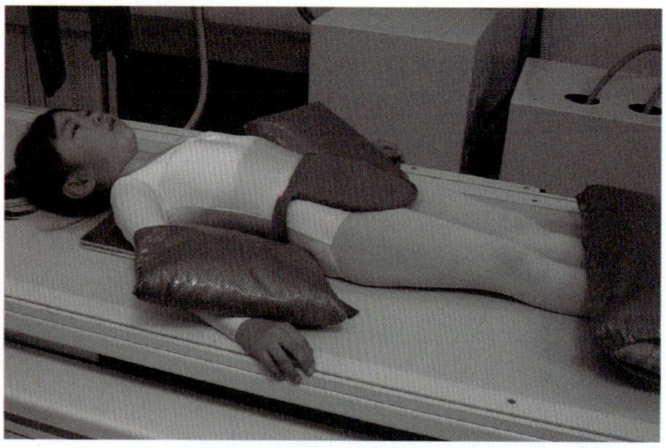

그림 14-11. 모래 주머니로 고정한 바로 누운 자세

어린이는 검사 테이블 끝에 앉게 한다. 보호자가 어린이의 뒤쪽에서 상수용체(IR) 양옆과 어린이의 양팔을 함께 잡아서 검사자세가 바르게 유지되게 하여 검사한다.

보호자는 납 앞치마와 납 장갑으로 방사선에 대한 방어를 철저히 해야 한다.

선 자세(후전방향 검사)

고정기구를 이용하여 할 수 있다. 특히 어린이가 앉을 수 있는 의자를 사용하기도 한다.

우선 어린이가 설 수 있다면 어른과 같은 방법으로 검사할 수 있으며, 수직격자장치(Bucky stand)를 이용한 검사 시 몸이 너무 밀착되어 어린이의 턱이 돌아가서 가슴이 회전될 수 있으므로 주의한다.

상수용체의 크기는 보통 어린이 가슴 크기로 결정하며 격자(grid)는 필요하지 않다.

X선관 초점-영상면 사이 거리는 125~150 cm로 하여 관전압 65~70 kVp로 조사시간은 가능한 짧게 한다.

조사야는 최대한 줄여 피폭을 줄여야 하며 납 차폐체는 엉덩뼈능선(장골능, iliac crest)의 위가장자리까지 올라오게 놓아 골반부위를 보호해 주어야 한다.

검사시 호흡은 영상의 질에 영향을 크게 미친다. 두 번째 깊게 들여 마신 후에 검사하고, 우는 어린이는 호흡을 잘 관찰해서 어린이가 완전히 숨을 들여 마신 직후에 검사한다.

2) 영상평가

- 회전이 없어야 한다.
- 양쪽 복장빗장관절(흉쇄관절, sternoclavicular joint)에서 척주까지 거리가 같아야 한다. 갈비뼈들의 가쪽면에서 척주까지 거리가 양쪽이 같아야 한다(그림 14-12).
- 팔을 외전시켜서 어깨뼈(견갑골)가 폐부위를 가리지 않아야 한다.

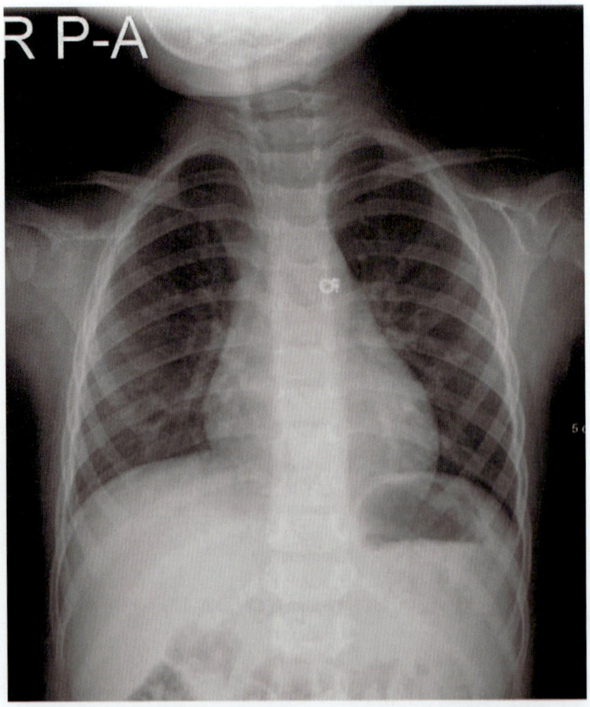

그림 14-12. 가슴(흉부) 후전방향 검사영상

참고 누운 자세는 상수용체(IR) 위끝에서 5 cm 아래 어깨가 오도록 하고, 앉은 자세 및 선 자세는 2.5 cm 정도 아래에 오도록 한다.
의사소통에 문제가 없고 혼자서 방사선사의 요구에 따를 수 있는 어린이는 보호자와 같이 서서 검사하면 된다. 또한 신생아의 경우에 보이지 않는 곳에 있는 방사선 불투과성 물질을 확실히 확인하여 재검사를 줄여야 한다.

- 전체 폐야가 충분히 확장되어야 하고, 폐야의 가쪽면이 모두 포함되어야 한다.
- 환자가 움직이지 않아야 폐부위와 가로막(횡격막)의 가쪽선, 심장 음영, 그리고 갈비뼈가 깨끗하게 나온다.
- 적정한 검사조건으로 등뼈(흉추, thoracic spine)와 갈비뼈의 희미한 음영이 심장음영을 통해서 보여야 한다.

2 측방향 검사(Lateral Projection)

1) 검사방법

옆으로 누운 자세 검사

어린이를 옆으로(질환의심 방향) 눕힌다. 팔이 폐 부위를 가리지 않도록 머리 위로 올리고, 어린이를 편안하게 하고 두 팔 사이에 있는 머리를 안정성 있게 하기 위해 올린 팔의 손목을 잡게 한다. 아니면 머리에 베개를 받치고 양 팔은 앞으로 15° 정도 위쪽으로 쭉 뻗어 폐 부위와 겹침을 방지한다. 그리고 어린이의 몸의 균형을 위하여 두 무릎을 살짝 구부리게 한다.

보호자의 도움이 필요한 환자라면 어린이를 왼쪽으로 누운 자세(left lateral recumbent position)로 해서 상수용체 위에 눕힌다. 그리고 어린이의 팔을 머리 위로 하여 어깨가 회전되지 않도록 잡아준다. 또한 보호자의 다른 손은 골반이 회전되지 않도록 골반 부위를 잡아준다. 이때 어린이의 엉덩이(둔부)에 납 앞치마를 두른 후에 자세를 잡도록 한다.

중심X선은 젖꼭지(유두)선 높이에서 중앙관상면(midcoronal plane)의 중앙에 위치하여 상수용체(IR)에 수직이 되도록 한다.

호흡은 두번째 깊게 들이마신 후에 검사한다. 어린이가 울면 호흡을 잘 관찰하고, 어린이가 완전히 숨을 들이마신 직후에 검사한다.

바로 누운 자세 검사

검사 테이블에 방사선 투과성 물질로 만들어진 80×30 cm 정도의 패드(pad)를 올려놓고 그 위에 어린이를 바로 누운 자세로 눕힌다. 어린이의 팔은 머리 위로 올려 폐야와 겹쳐지지 않게 한다.

상수용체는 가슴의 가쪽벽(외측벽)에 수직이 되도록 세우고 cross-table projection으로 X선관을 돌려 수평 입사한다.

앉은 자세 및 선 자세 검사

어린이는 앉은 자세에서 팔을 머리 위로 올리면 자세가 불안정하므로 고정기구를 사용하는 것이 좋으며, 보호자 및 보조자의 도움이 필요하다. 고정 기구를 사용할 경우에는 팔을 머리 위로 올려 고정기구에 고정 시키고, 고정기구를 사용하지 않을 경우에는 보조자 1은 어린이의 앞이나 뒤에서 어린이의 양 팔을 머리위로 들어 자세를 고정 시키고, 보조자 2는 상수용체를 검사쪽 가슴(흉부) 옆면에 고정하는 자세로 한다. 어린이의 골반부에 차폐체를 이용해 차폐하고, 보조자도 꼭 납 앞치마를 두르고 시행한다.

호흡은 어린이의 경우 방사선사의 요구에 따르지 못하는 경우가 많으므로 가슴의 오르내림을 잘 관찰하여 어린이가 충분히 들숨(흡기)후에 숨을 멈추었을 때 검사한다.

2) 영상평가

- 회전 없이 척주에 갈비뼈(늑골) 뒤쪽이 겹쳐져야 한다.
- 전체 폐가 완전히 확장되어야 한다.
- 팔을 올려서 허파꼭대기(폐첨)부를 가리지 않아야 한다.
- 영상에 전체 폐야가 나타나야 한다.
- 움직임이 없이 폐 부위와 다른 구조의 윤곽이 깨끗하게 나온다.
- 적정한 노출조건이어야 심장 음영을 통해 갈비뼈 가장자리와 폐를 잘 볼 수 있다.
- 환자의 ID와 좌 · 우 표지가 바르게 놓여야 한다.

참고 누운 자세 측방향 검사는 상수용체 위끝부의 5 cm 정도 아래 부위에 어깨가 오도록 하고, 검사거리는 130~150 cm(50~60인치)이다. 선 자세 및 앉은 자세 측방향 검사는 상수용체의 위끝부가 어깨보다 2.5 cm 정도 높게 올려준다.

② 배(복부, Abdomen)

1 전후방향 검사(KUB)

1) 검사목적

충수염, 이물질, 출혈, 장중첩(intussusception), 변비, 간종대(hepatomegaly), 설사, 종양, 복부 팽만, 괴사성 소장결장염(necrotizing enterocolitis) 등의 관찰을 위하여 검사한다.

2) 검사방법

검사 테이블에 바로 누운 자세(supine position)로 위치하고, 어린이의 배 두께가 9 cm 이상이면 격자를 사용한다. 정중면을 검사 테이블 및 상수용체(IR)의 중앙선에 맞춘다. 양쪽 팔은 모래주머니 및 ace bandage를 사용하여 움직임을 방지한다(그림 14-13). 상체는 어깨 부위 양쪽에 모래주머니를 두고, 하체는 넙다리뼈(대퇴골, femur) 중앙부에 모래주머니를 얹어서 움직이지 못하게 한다.

만약 영아의 경우 보호자의 도움을 받을 수 있다면, 보호자의 한 손으로 어린이의 머리위로 올린 양 팔을 잡고 다른 한 손으로는 무릎을 눌러 움직임을 방지한다. 우는 어린이는 물리적으로 고정 시키려고 한다면 강하게 거부할 수 있으므로 심리적 안정을 하게 한 후 검사하는 것이 중요하다.

어린이용 생식샘 차폐체를 사용한다. 혹시 처음 검사하는 환자에서 생식샘 차폐로 검사부위가 불필요하게 가려져 진단에 방해가 될 수 있으므로 검사 전에 담당 의사와 상의한 후 차폐하고, 생식샘 차폐를 한다면 여아용과 남아용을 구별하여 차폐하도록 한다.

중심X선은 영아와 작은 어린이는 상수용체 중심이 배꼽의 2 cm 위에 오게 위치시키고, 큰 어린이와 청소년은 배꼽에 오도록 조정한다.

호흡은 어린이가 울지 않으면 호흡패턴을 관찰한 상태에서 배(복부)의 움직임이 정지된 상태에서 검사한다. 만약 심하게 울고 있는 상태라면 울고 있는 상태에서 날숨(호기)때 배가 부풀어지면서 지연시간이 있는데 이 순간에 검사하는 것이 좋다. 만약 어린이가 방사선사의 요구에 따를 수 있다면 날숨(호기)후에 검사한다.

조사야는 검사부위에 맞게 적절히 조절한다.

3) 평가기준

- 척주가 필름의 중앙에 오게 한다.
- 상복부에 가로막(횡격막)이 포함되어야 한다.
- 영상 아래쪽에 두덩결합(치골결합, pubic symphysis)이 포함되어야 한다.
- 회전 없이 골반과 허리뼈(요추)들이 대칭적이어야 한다.
- 움직임 없이 가로막(횡격막)과 가스 패턴의 윤곽이 깨끗하게 보여야 한다.
- 환자의 ID와 좌 · 우 표지가 바르게 놓여 복부의 구조물들을 가리지 않아야 한다.

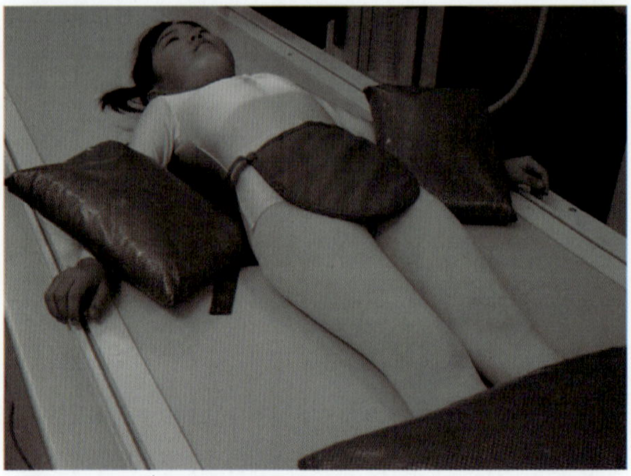

그림 14-13. 모래주머니로 고정한 배(복부) 전후방향 검사

참고 상수용체의 크기는 어린이의 크기에 따라 결정한다. 관전압은 65~70 kVp, 검사거리는 100 cm, 조사시간은 가능한 짧게 하여 호흡에 의한 움직임이 없는 영상을 얻어야 한다.

2 선 자세 및 앉은 자세 전후방향 검사

1) 검사목적

전후방향 검사(KUB)와 같음

2) 검사방법

어린이는 상수용체에 등을 대고 선 자세를 한다.

어린이가 선 자세가 가능하다면 상수용체에 등을 대고 양 발은 어깨너비로 벌려 자세를 안정시키고 보호자가 어린이의 옆에서 한쪽 어깨와 무릎을 잡아 보호해 준다. 그러나, 선 자세의 검사가 불가능한 어린이는 등받침이 없는 의자를 수직 검사 테이블나 격자 앞에 놓고 그 위에 어린이를 앉힌다. 양 팔은 배 부위와 겹쳐지지 않도록 약간 벌린 상태에서 뒤로 밀착시키고 가슴을 쭉 펴서 배가 구부러지지 않게 유지한다. 또한 검사 때 하복부와 허벅지가 겹쳐지지 않게 주의 하여야 한다(그림 14-14).

서거나 앉을 수 없는 어린이의 경우에는, 가슴(흉부) 전후방향에서처럼 보호자가 어린이 앞면을 보도록 안은 상태에서 보호자와 어린이의 사이에 상수용체를 놓고 검사할 수 있다. 마찬가지로 이때에는 보호자에게 불필요한 방사선 피폭이 없도록 보호하여야 한다.

중심X선은 영아와 작은 어린이는 배꼽 위 2.5 cm에 오도록 하고, 큰 어린이와 청소년은 배꼽에 오도록 한다.

호흡의 방법은 바로 누운 자세 검사와 같게 한다.

3) 영상평가

- 척주가 상수용체의 중앙에 오게 한다.
- 회전 없이 골반과 허리뼈(요추)들이 대칭적이어야 한다.
- 움직임 없이 복부 구조물과 가스 패턴의 윤곽이 깨끗하게 보여야 한다.
- 환자의 ID 및 날자 그리고 좌 · 우의 표지가 바르게 놓여 복부의 구조물들을 가리지 않아야 한다.

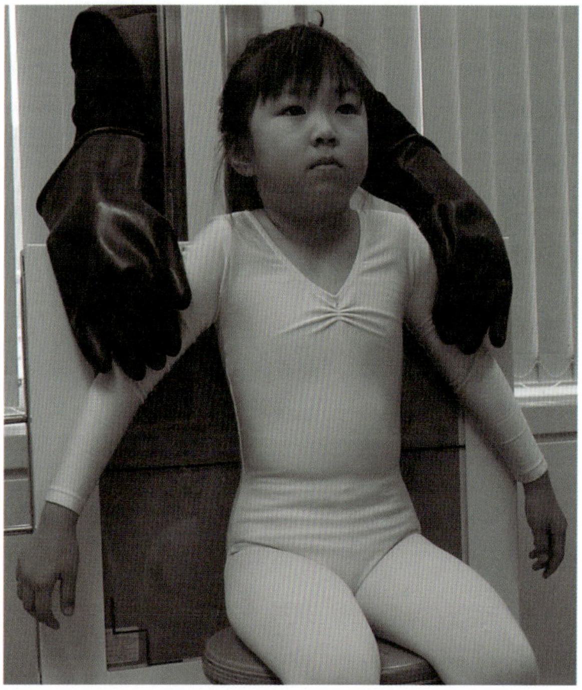

그림 14-14. 보호자가 양팔을 잡은 자세의 배(복부) 전후방향 검사

참고 상수용체(IR)의 크기는 어린이의 크기에 따라 결정한다. 관전압 65~70 kVp, 검사거리는 100 cm, 조사시간은 가능한 짧게 한다. 두께가 9 cm 이하이면 격자는 사용하지 않는다. 선 자세 및 앉은 자세의 검사를 알 수 있는 표지를 한다.

3 팔(상지, Upper Extremity)

1 전후방향 및 측방향 검사(AP and Lateral Projection)

1) 검사목적

관절염, 어린이형 류마치스성 관절염(juvenile rheumatoid arthritis), 무혈관성 괴사(avascular necrosis), 신생물, 골형성장애, 비사고성 외상(피학대소아증후군), 골연령(bone age), 골이영양증(osteodystophy), 만곡증(bowing), 골다공증(osteoporosis), 선천성 기형, 구루병, 염증(inflammation), 단지증(short limb), 감염(infection), 외상 등을 관찰하기 위하여 검사한다.

2) 검사방법

위팔뼈(상완골, Humerus) 및 아래팔(전완부, Forearm) 검사

어린이는 바로 누운 자세(supine position)로 눕힌다. 검사할 부위를 상수용체의 장축에 놓거나, 팔 전체와 양쪽 관절을 모두 포함시키려면 팔이 대각선으로 놓이게 한다.

전후방향 검사는 손과 아래팔을 회외(supinate) 시킨다.

측방향 검사를 위해서는 위팔뼈를 90° 벌림(외전, abduction)자세로 하고, 팔굽관절(elbow joint)를 90° 굽힘(굴곡, flexion)으로 하여 아래팔과 손의 측방향이 검사 테이블로 향하게 한다.

검사부위를 고정시키기 위하여 모래주머니 또는 테이프를 이용할 수도 있으며, 보호자가 어린이의 손끝을 잡아 고정한다. 골절환자일 경우에는 상수용체는 긴뼈(장골, long bone)의 몸쪽부(근위부)와 먼쪽부(원위부)의 양쪽 관절 전체가 포함되도록 놓아야 한다.

어느 한쪽만 검사할 때는 긴뼈의 몸쪽부 또는 먼쪽부의 최소 2.5~5 cm가 포함되도록 상수용체를 위치시킨다.

손(Hand)검사

어린이를 검사 테이블에 눕히거나 검사 테이블 옆의 의자에 앉힌다. 손은 후전방향으로 검사하며, 검사에서 어린이가 손가락을 곧게 펴는 것이 어려울 때

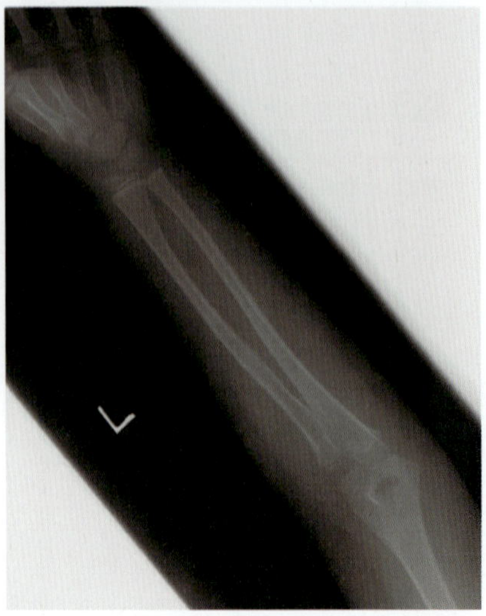

(a)

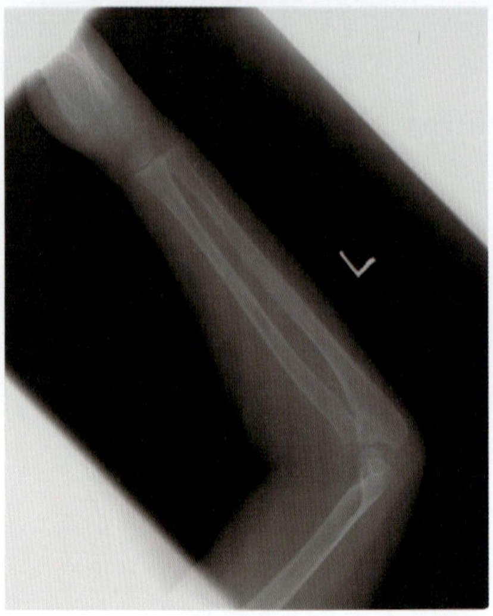

(b)

그림 14-15. 팔(상지)의 (a) 전후, (b) 측방향 검사영상

에는 테이프를 이용하여 손가락을 펴서 검사 테이블에 붙인다. 또한 방사선 투과성 물질을 이용하여 손가락을 살짝 누른 후 검사하면 펴진 영상을 얻을 수 있다. 또는, 손바닥을 펼 수 있는 고정기구를 이용하면 후전방향, 사방향, 측방향을 쉽게 검사할 수 있다.

중심X선은 검사부위의 중앙을 향하도록 하여 상수용체에 수직으로 입사하고, 조사야는 검사부위에 맞게 조절하여 불필요한 피폭을 줄인다.

참고 상수용체 크기는 검사부위에 따라 결정한다.
격자(grid)는 필요하지 않다.
관전압 55~65 kVp, 검사거리는 100 cm, 조사시간은 가능한 짧게 한다.
골절환자 검사 때에는 의사의 도움을 받아야 하며, 골절을 보호하기 위한 재질(석고 및 기타)에 따라 조사조건을 조정하고, 특히 석고의 건조 상태에 따라 조사조건을 달리 하여야 한다.

3) 영상평가

- 움직임 없이 검사부위 전체가 나타나야 하고, 뼈의 가장자리가 깨끗하고 분명하게 나타나야 한다(그림 14-15).
- 분할조사시 조사야가 필요한 부위를 자르지 않고 검사부위의 양쪽을 보여주어야 한다.
- 환자의 ID 및 날짜 그리고 좌 · 우의 표지가 바르게 놓여, 진단하고자 하는 부위를 가리지 않아야 한다.

4 다리(하지, Lower Extrimity)

1 전후방향 및 측방향 검사(AP and Lateral Projection)

1) 검사목적

관절염, 신생물, 무혈관성 괴사(avascular necrosis), 골수염, Blount disease, 요족(pes cavas), 편평족(pes planus), 선천성 엉덩관절탈구, 만곡족(club foot), 견인 후(post-reduction), 선천성 기형, 생리적 만곡증(physiologic bowing), 이물질, 패혈성 관절염, 골절, 내반고(slipped epiphysis), 감염, 종창(swelling), 외상 등을 관찰하기 위해 검사한다.

2) 검사방법

전후방향 검사

어린이는 바로 누운 자세(supine position)로 눕힌다.

넙다리뼈(대퇴골, femur), 무릎관절(knee joint), 정강이(하퇴부, tibia), 발목관절(ankle joint), 발(foot) 등을 검사할 수 있다. 각 검사부위마다 상수용체의 크기를 달리한다. 특히 넙다리뼈를 검사할 경우, 엉덩관절(고관절, hip joint)에서 무릎관절까지 완전하게 포함되도록 한다. 무릎관절에서 발목관절까지 검사할 경우에는 상수용체를 대각선으로 하고 양쪽 무릎을 고정 용구를 이용하여 고정시킨다.

검사부위를 정확하게 전후 검사가 되게 하기 위하여 무릎을 약간 안쪽으로 회전시킨다. 보호자의 도움을 받을 수 있다면 어린이의 발끝을 잡아 약간 안쪽으로 회전 시킨 후 고정한다.

측방향 검사

어린이를 바로 누운 자세로 한다.

엉덩관절에 질환이 없다면 바로 누운 자세에서 무릎을 약간 구부려 가쪽으로 회전하여 넙다리뼈가 검사 테이블에 닿게 하여 측방향 자세를 한다(그림 14-16). 하지만 이 상태에서는 지나친 회전은 엉덩관절에 무리가 갈 수 있다.

큰 어린이는 검사 반대쪽 발을 약간 구부려 발바닥이 검사 테이블을 향하게 하고 엉덩이를 45° 정도 들어 준다. 그리고 검사쪽 다리는 쭉 펴서 검사 목적에 맞는 상수용체의 중앙에 위치시킨다. 어린이가 혼자 할 수 없는 상태라면 엉덩이에 wedge를 받혀주거나 보호자가 어린이의 뒤쪽에서 한 손으로 엉덩이를 받치고, 다른 손으로 검사부위가 바른 측면 자세가 되도록 잡아준다.

중심X선은 검사부위의 장축 중앙에 입사한다.

3) 영상평가

- 움직임 없이 검사부위와 뼈의 가장자리가 깨끗하고 분명하게 나타나야 한다.
- 환자의 ID 및 날짜 그리고 좌 · 우의 표지가 바르

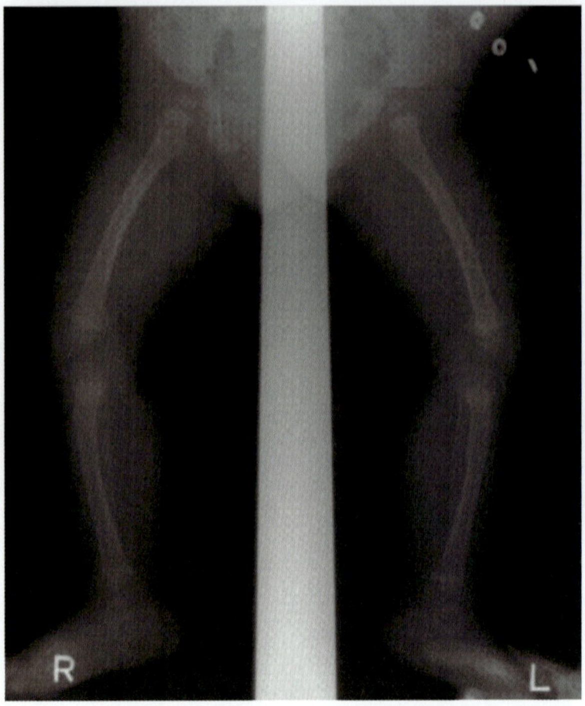

그림 14-16. 다리(하지)의 측방향 검사영상

게 놓여, 진단하고자 하는 부위를 가리지 않아야 한다.

• 전후 검사

① 넙다리뼈 먼쪽부(원위부)의 가쪽위관절융기(외측상과, lateral epicondyle)와 안쪽위관절융기(내측상과, medial epicondyle)가 대칭적으로 나타나야 한다.

② 정강뼈(경골, tibia)와 종아리뼈(비골, fibula)가 최소한으로 겹치면서 나란히 나타나야 한다.

• 측방향 검사

① 넙다리뼈 먼쪽부의 안쪽관절융기(내측과, medial condyles)와 가쪽관절융기(외측과, lateral condyles)가 겹쳐야 한다.

② 정강뼈와 종아리뼈가 겹쳐져야 한다.

참고 관전압 55~65 kVp, 검사거리는 100 cm, 조사시간은 가능한 짧게 한다. 특히, 넙다리뼈를 검사할 때는 생식샘의 차폐에 주의하여야 하고, 좌 · 우 표시를 정확하게 하여야 한다.

5 골반과 엉덩관절(고관절) (Pevis and Hip Joint)

1 전후방향 및 측방향 검사(AP and Lateral Projection)

1) 검사목적

관절염, 신생물, 무혈관성 괴사(avascular necrosis), 골수염, Blount disease, 요족(pes cavas), 편평족(pes planus), 선천성 엉덩관절탈구, 만곡족(club foot), 견인 후(post-reduction), 선천성 기형, 생리적 만곡증(physiologic bowing), 이물질, 패혈성 관절염, 골절, 내반고(slipped epiphysis), 감염, 종창(swelling), leg perthes, 외상 등 관찰을 위해 시행한다.

2) 검사방법

Bucky table이나 상수용체(IR)의 중앙에 어린이를 위치하도록 하고 골반이 회전되지 않도록 위치한다.

전후방향 검사는 어린이를 바로 누운 자세 상태에서 엉덩관절(고관절, hip joint)을 약간 안쪽으로 회전시키기 위하여 발을 안쪽으로 회전한 후 반창고와 모래주머니를 이용하여 고정하거나 보호자가 손으로 잡아준다(그림 14-17).

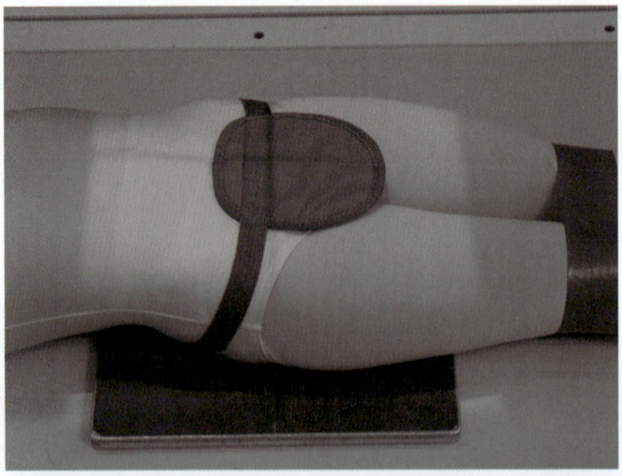

그림 14-17. 골반 전후방향 검사

측방향 검사는 바로 누운 자세에서 발바닥이 서로 마주 보도록 무릎을 구부려 외전시킨 개구리다리 자세(Frog-leg position)로 한다. 발꿈치가 가능한 골반 먼쪽부(원위부)에 가까이 가도록 하고 고정용구를

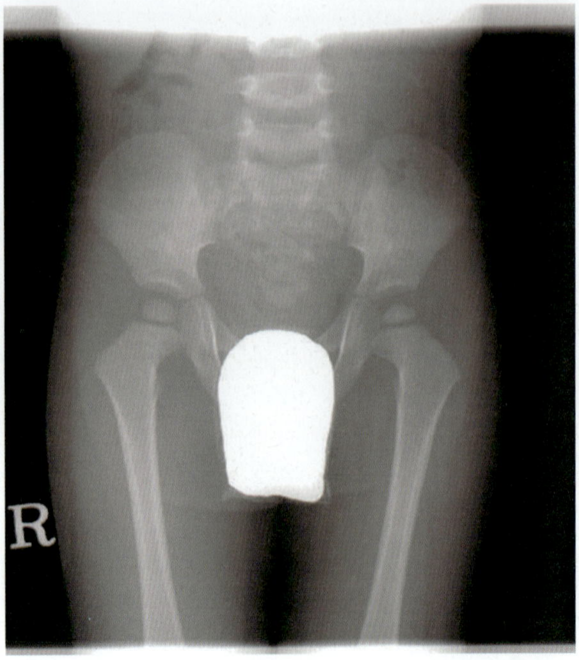

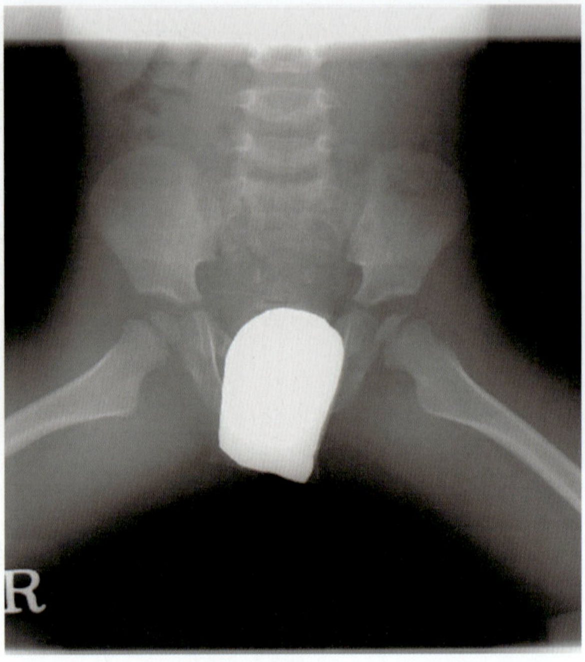

그림 14-18. 엉덩관절(고관절) 전후방향(왼쪽), 측방향(오른쪽) 검사영상

이용하여 고정한다.

차폐는 여아용 및 남아용 차폐체를 이용하여 세심하게 생식샘 주위를 차폐 해준다.

상수용체(IR)의 크기는 검사부위의 크기에 따라 결정하며, 검사부위 두께가 9 cm 이상이면 격자를 사용한다.

중심X선은 골반의 중앙을 향해 상수용체에 수직으로 입사한다.

어린이는 호흡에 의하여 영상이 흔들릴 수 있으므로 호흡 상태를 관찰하고 배(복부) 움직임이 정지해 있을 때 검사한다.

3) 영상평가

- 회전 없이 양쪽 엉덩뼈능선(장골능, iliac crest)이 크기와 모양이 같아야 한다(그림 14-18).

참고 측방향 검사시 어린이의 병력을 고려하여 무리한 자세로 조정하는 것을 지양한다.
관전압은 60~65 kVp, 검사거리는 100 cm, 검사시간은 가능한 짧게 한다.

6 머리부(두개부, Skull)

1 전후방향 검사(AP Projection)

1) 검사목적

비정상적인 안장(터어키안, sella tercica), 선천성 기형, 천명(stridor), croup, 부비동염, 후두개염, 두통, 청력상실, 복구술(reconstruction), 뇌수종, 농양, 유양돌기염, 외상, 수술 후 종양 등의 관찰을 위해 검사한다.

2) 검사방법

검사 테이블 위에 바로 누운 자세로 한다. 어린이가 머리를 똑바로 유지하는데 어려움이 있다면 고정기구를 이용하여 고정한다. 또는 보호자가 어린이의 머리쪽 방향에서 차폐용 앞치마와 납장갑을 낀 상태에서 머리부 양쪽을 받쳐준다. 턱을 움직여서 눈확귀구멍선(OML)이 상수용체(IR)에 수직이 되게 조정한다.

4세 이하의 어린이가 심하게 저항한다면 미이라(mummifying)법과 함께 머리 고정기구를 사용하거나 보호자의 도움을 받아 효과적으로 검사를 할 수 있다.

3) 영상평가

- 움직임이 없이 뼈 구조의 가장자리가 분명하게 나타나야 한다.
- 회전 없이 눈확(안와, orbit)이 대칭이어야 한다.
- 환자의 ID와 좌, 우 표지가 바르게 보이고, 이것이 해부학적 구조물들을 가리지 않아야 한다.
- 중심X선은 전후방향 검사에서 다리쪽 15° 입사시키고 이때 바위능선(추체능, petrous pyramid)과 속귀길(내이도, IAM)이 눈확 아래부 1/2~1/3 위치에 보여야 한다.
- 중심X선을 전후방향 검사에서 다리쪽 30° 입사할 경우 바위능선이 눈확 아래부 아래에 있고, 눈확의 가장자리 전체가 보여야 한다. 안장등(안배, dorsum sella)과 뒤침대돌기(후상돌기, post. clinoid process)가 큰구멍(대공, foramen magnum) 안에 나타나야 한다(그림 14-19).

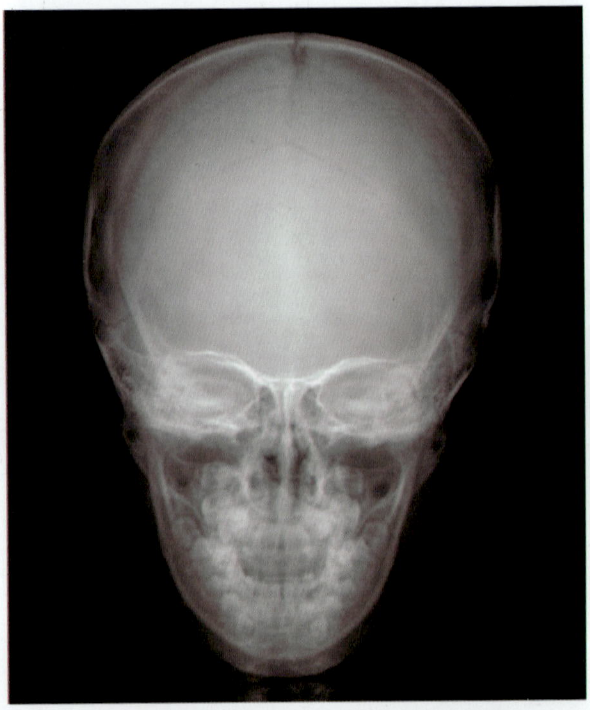

그림 14-19. 머리부(두개부) 정면 검사영상

참고 관전압은 65~70 kVp, 검사거리는 100 cm, 조사시간은 가능한 짧게 한다.
어린이의 생식샘 부위는 차폐해 준다. True AP Position으로 하기 위하여 머리 밑에 도-넛 형태의 방사선 투과성 보조기구를 사용할 수도 있다.

2 측방향 수평 검사(Horizontal Beam Projection)

1) 검사목적

비정상적인 안장(터어키안, sella tercica), 선천성 기형, 천명(stridor), croup, 부비동염, 후두개염, 두통, 청력상실, 복구술(reconstruction), 뇌수종, 농양, 유양돌기염, 외상, 수술 후 종양 등의 관찰을 위해 검사한다.

2) 검사방법

어린이가 엎드린 자세로 검사에 따를 수 있는지를 우선 판단한다. 엎드린 자세로 자세를 잡을 수 있다면 어른과 같은 방법으로 검사한다.

엎드린 자세가 힘들다면 고정판을 사용하거나 검사 테이블 위에 바로 누운 자세에서 측방향 수평방향으로 검사한다(그림 14-20). 이때에는 머리 밑에 3 cm 정도 두께의 받침대를 받치고, 상수용체를 수직으로 지지할 수 있는 지지물이 있어야 한다.

중심X선은 눈썹활 사이(미간, glabella)와 뒤통수뼈융기(후두융기, protuberance)의 가운데를 맞추어 상수용체(IR)에 수직이 되게 입사한다.

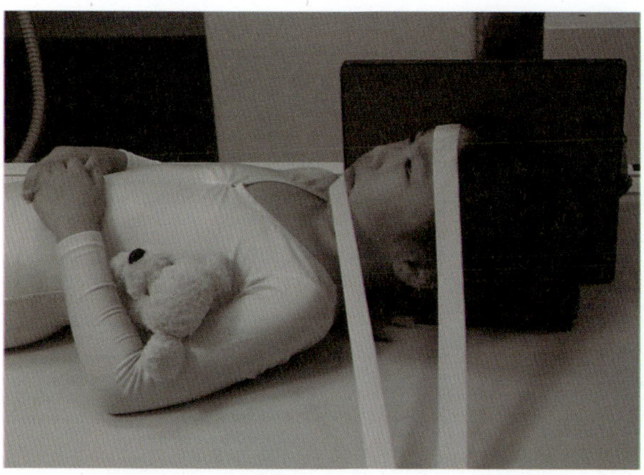

그림 14-20. 머리부(두개부) 측방향 수평검사

3) 영상평가

- 움직임이 없이 뼈구조의 가장자리가 분명하게 나타나야 한다.
- 회전이 없이 턱뼈가지(하악지, mandibular rami), 눈확위벽(안와상벽, orbital roof), 바깥귀길(외이도, EAM), 턱관절(악관절, temporomandibular joint)이 겹쳐야 한다(그림 14-21).
- 안장(터어키안)은 회전되지 않아야 한다.
- 어린이의 ID와 좌 · 우 표지가 바르게 보이고, 이것이 해부학적 구조물들을 가리지 않아야 한다.

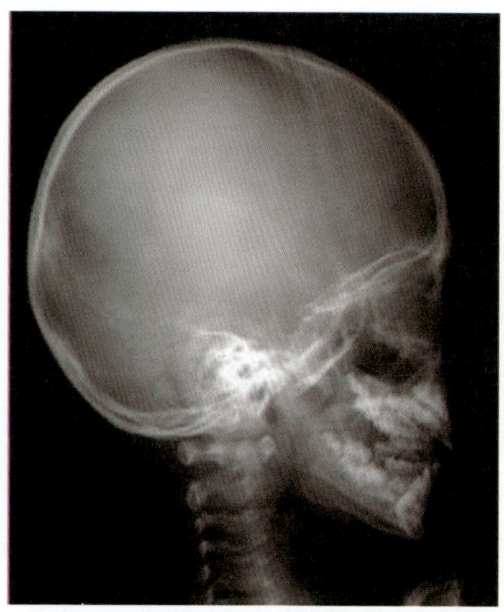

그림 14-21. 머리부(두개부) 측방향 수평 검사영상

3 코곁굴(부비강, Paranasal sinuses) Waters법

1) 검사목적

위턱굴(상악동, maxillary sinus)을 가장 잘 관찰할 수 있으며, 넘어진 어린이의 안면골의 골절 여부를 확인하기 위한 검사이다.

2) 검사방법

검사 테이블에 바로 누운 자세로 한다. 어린이가 엎드린 자세에서는 자세가 불안정하므로, 바로 누운 자세에서 그림 14-22와 같은 보조기구를 머리 뒤에 받치고 하악이공선(mentomeatal line: MML)이 상수용체(IR)에 수직이 되도록 하고, 검사 테이블의 중앙선에 정중면(midsagital plane: MSP)과 일치되어 수직이 되게 하고, 상수용체 중앙에는 코가시점(비극점, acanthion)이 오도록 한다. 중심X선은 코가시점을 입사하여 두정마루부(두정부, vertex) 부위를 지나 상수용체 중앙에 수직이 되도록 입사한다.

X선관 영상면 사이 거리(SID)는 약 100 cm가 되도록 한다.

X선 조사 때에는 숨을 멈추고, 입을 움직이지 않도록 한다.

3) 영상평가

- 상수용체 중앙에 이마굴(전두동, frontal sinus)과 위턱굴이 잘 나타나야 하고, 머리부가 회전 없이 나타나야 한다.
- 입의 움직임에 의한 영상의 흐림이 없어야 한다.

참고 산란선 제거를 위하여 격자를 사용한다.
관전압은 70~75 kVp 범위로 한다.
코곁굴(PNS)을 관찰하기 위해서는 cone을 사용하여 조사야를 목적부위에 제한하고, 성형외과적 검사에서 안면 전체가 나타날 수 있도록 콜리메이션을 이용하여 조사야를 조절하는 것이 좋다.

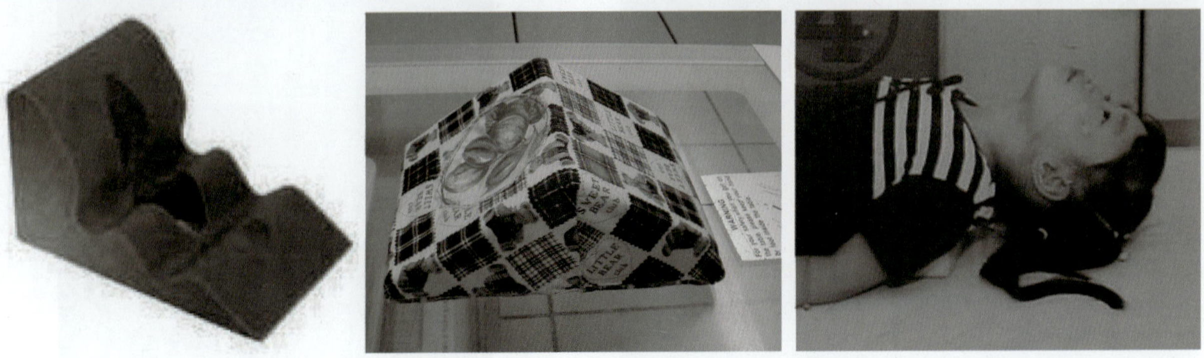

(a) (b) (c)

그림 14-22. 어린이 Waters법 검사 보조기구
(a) 엎드린 자세용, (b) 바로 누운 자세용, (c) 보조기구 사용

chapter

15 골밀도 검사

Bone Mineral Densitometry

Radiographic Imaging

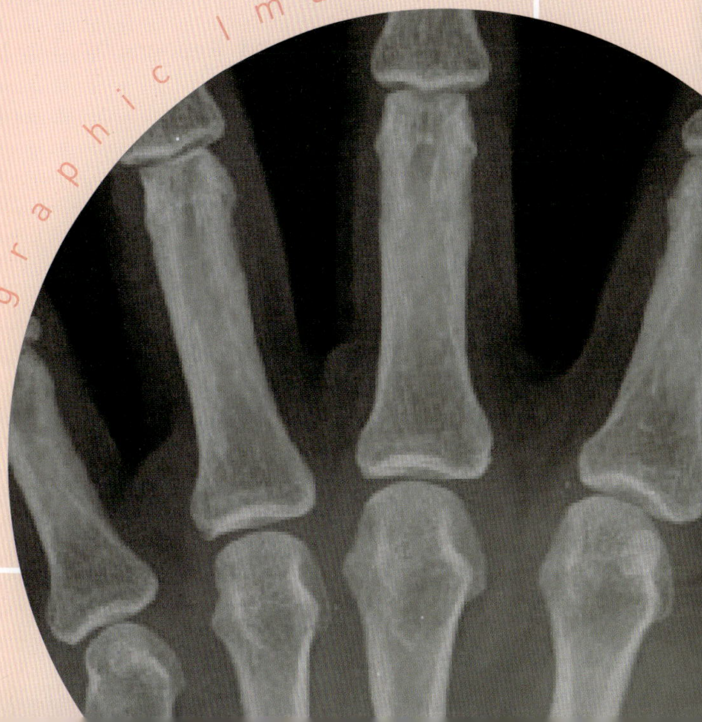

01

골밀도 측정 방법

개요

골다공증의 정량법인 골밀도 측정 방법

1. 단순 X선 검사법
2. 단광자에 의한 노뼈(요골)의 골밀도 정량법인 단일광자 흡수측정법(Single Photon Absorp-tiometry, SPA)
3. 이중광자에 의한 허리뼈(요추) 및 넙다리뼈(대퇴골)의 골밀도 정량법인 이중광자 흡수측정법(Dual Photon Avsorptiometry, DPA)
4. 이중에너지 X선 흡수에 의한 허리뼈(요추) 및 넙다리뼈(대퇴골)의 골밀도 정량법인 이중에너지 X선 흡수측정법(Dual Energy X-ray Ab-sorptiometry, DEXA)
5. 이중에너지 정량 전산화 단층법(Dual Energy Quantitative Computed Tomography, DEQ CT)
6. 정량적 초음파(Quantitative Ultra Sound bone Densitometry, QUS)
7. 정량적 자기공명영상(Quantitative Magnetic Resonance, QMR)

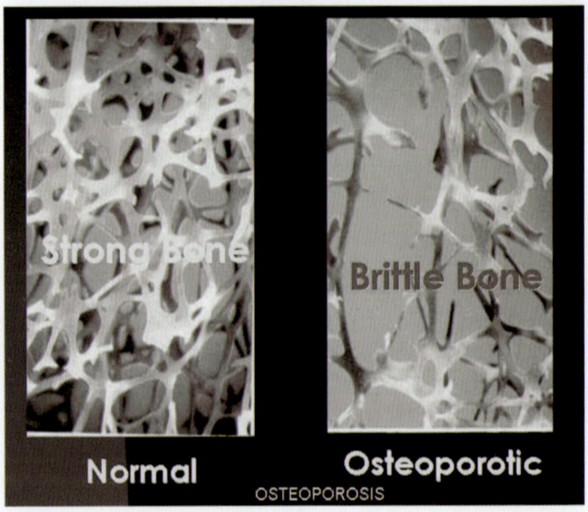

1 단순 X선 검사법

골다공증은 단순 방사선 검사만으로는 진단하기가 힘든 경우가 대부분이다. 골무기질이 25~30% 이상 소실되어야만 방사선소견이 나타나는 경우가 많아 조기진단이 어렵고, 골절이 동반되어야 진단이 가능한 경우도 있기 때문이다. 뼈의 교체속도가 겉질뼈(피질골)보다 망상골에서 8배 이상 빠르므로 긴뼈(장관골)보다 척추에서 먼저 광범위하게 뼈의 소실이 관찰된다. 초기변화는 척추의 측면사진에서 뚜렷하게 나타나 척추뼈몸통(추체)의 이차성 뼈잔기둥(골소주)인 세로뼈잔기둥(종골소주)이 뚜렷이 보인다. 골다공증이 진행되면 세로뼈잔기둥(종골소주)도 소실되고 추간판이 척추뼈몸통(추체)의 단판을 압박하여 어추(codfish vertebra)가 나타날 수 있다. 또한 압박골절로 인한 wedge deformity 등이 나타나서, 등이 굽거나 후만변형(kyphotic deformity)을 보이기도 한다. 노인성 골다공증은 망상골과 겉질뼈(피질골)의 두께가 동시에 감소하여 뼈속질공간(골수강)이 넓어져 보이는 데 그림 15-1과 같이 두번째 손허리뼈(중수골)의 가운데에서 측정한 양쪽 겉질뼈(피질골)의 두께가 전체 두께의 45% 이하이면 골다공증으로 진단할 수 있다. 척추 측면상을 이용한 Saville index, 넙다리뼈(대퇴골)에서 측정하는 Singh index 등을 사용해 왔으나 더 이상 골다공증의 초기 진단법으로 사용되지 않는다.

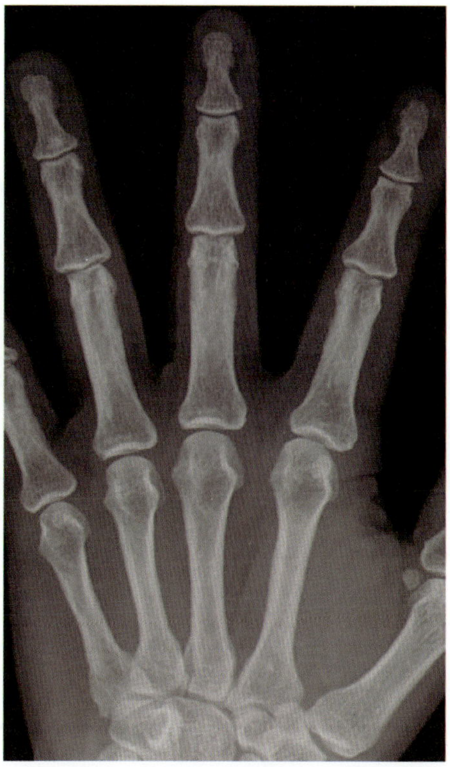

그림 15-1. 골밀도 검사를 위한 손뼈의 단순 X선 검사영상

❷ 단일광자 흡수측정법(SPA법)

이 장치는 낮은 에너지 γ선의 투과량 변화를 이용하여 골밀도를 측정하는 방법으로서 선속상의 γ선을 방출하는 선원과 Scintillation 검출기를 약 15 cm 간격으로 대향시킨 상태에서 피측정 부위를 주사하며, 피측정 부위를 투과한 γ선의 계수 변화를 아날로그 계산에 의해 피측정 부위 뼈의 단위 길이당 중량을 구하는 것이다.

SPA법의 측정 원리는 그림 15-2와 같으며, 선원으로는 125 I(27.5 KeV)과 241 Am(59.4 KeV)가 사용되고 있으나 주로 125 I가 많이 이용되고 있다.

SPA법은 아래팔뼈(전완골)의 노뼈(요골)와 자뼈(척골)가 주요 측정대상이 된다. 아래팔(전완부)의 뼈는 일정하고 뼈 주변에 있는 지방과 근육층이 얇고, 연부조직에 대한 골량의 비율이 높아 척추뼈를 측정할 때 보다 임상적으로 우수한 결과를 얻을 수 있다. 또한 환자의 피측정 부위에 대해 장기간에 걸쳐 측정을 반복함으로써 환자의 뼈 변화를 그 부위 뼈의 중량변화로 알 수 있으며 이에 의해 질병의 진행 상황 혹은 치료효과 등을 파악할 수 있다.

그러나 이 검사법은 상지 긴뼈(장관골)의 겉질뼈(피질골)의 밀도만 기본적으로 측정하므로 대사성 자극에 의한 체내의 전반적인 골밀도 상태를 반영하기에는 어려움이 있다. 일반적으로 125 I를 사용하므로 감쇠에 따른 선원교체 등의 비용 부담이 있으며 또한 검사부위가 제한적인 점 등 많은 단점도 있어 근래에는 사용이 줄어들고 있다(그림 15-2).

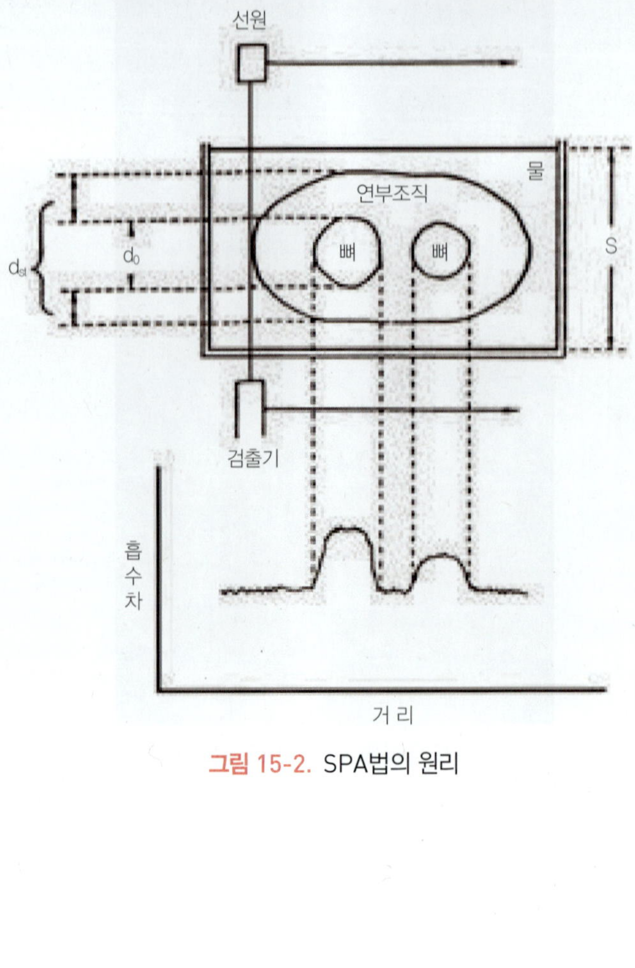

그림 15-2. SPA법의 원리

③ 이중광자 흡수측정법(DPA법)

에너지가 서로 다른 두 개의 광자를 이용한 DPA법은 체내 총칼슘량의 측정 및 한정된 부위, 예를 들면 각각의 척추뼈몸통(추체)과 몸쪽 넙다리뼈(근위 대퇴골)의 골무기질 양의 측정에 이용한다.

DPA법의 원리는 두 개의 다른 에너지를 가진 광자가 주로 뼈와 다른 흡수체 또는 연부조직과 다른 흡수체를 투과할 때 발생하는 투과율의 차이를 측정하는 것으로서 153 Gd이 44 KeV(Europium K-Xray: 44, 48 KeV)와 100 KeV(γ선: 97, 103 KeV)의 최대 에너지를 방출하는 것을 이용하여 뼈 무기질과 연부조직이 겹친 몸통부(체간부)의 뼈 무기질량을 두 종류의 광자수를 산출한다. 또한 241 Am과 125 I를 조합하여 사용할 수도 있다. 점선원과 선원에 대향하는 검출기 사이에 피검체를 위치시키고 스캔을 실시한다.

DPA장치는 일반적으로 선원과 검출기가 대향하여 스캔을 실시하는 대향 스캐너가 이용되며, scintillation camera 방식도 있다. 또한 뼈의 경계를 자동적으로 검출하는 경계측정소프트웨어(edge detection soft ware)가 내장되어 있으며, 영상은 물론 관심영역의 설정과 종단 검사(longitudinal study)에서도 우수한 재현성을 쉽게 얻을 수 있다.

DPA법은 척추뼈, 넙다리뼈(대퇴골) 등의 측정은 물론 전신의 골무기질량(TBBM: Total Body Bone Mineral) 측정도 가능하며, Rst와 조직중의 지방비율과의 관계, 전신의 연부조직 구성성분, 지방이 없는 조직성분의 비율을 구할 수 있어서 뼈와 연부조직의 구별이 확실하다. 골절의 위험이 가장 높고 치명적인 척추, 넙다리뼈(대퇴골), 목(경부) 등의 직접 검사가 가능하여 많이 이용되고 있다. DPA장치에 의한 측정 시간은 허리뼈(요추) 및 넙다리뼈(대퇴골)의 경우 약 20분 정도, 전신은 40~60분 정도로 비교적 긴 편이지만 환자를 스캔하면서 데이터를 해석할 수 있다.

이 검사에 의한 피폭선량은 열형광선량계를 이용하여 측정한 결과 표면선량이 0.57±0.07 mrem, 골수선량은 0.24±0.06 mrem으로 대단히 낮지만 153 Gd을 매년 교환하여야 하는 불편함도 있다.

4 이중에너지 X선 흡수측정법(DEXA)

1987년 153 Gd 대신 X선을 이용한 골밀도 측정 장치가 미국 Hologic사에서 처음으로 개발되었다. DEXA법은 가늘게 조절된 X선속과 인체를 투과한 X선을 검출하는 검출기로 구성되어 있으며, 두 종류의 X선 에너지를 얻기 위해서는 X선관을 사용해서 2개의 에너지를 얻는 방법(70/140 KeV)과 하나의 에너지를 방출하는 필터에 의해 2개의 에너지(40/70 KeV)로 나눈 방법이 있다.

필터를 사용하는 방법은 80 kVp(0.75 mA)의 X선관과 350 mg/cm²의 Cerium filter를 사용하여 40 KeV와 70 KeV의 피크를 가진 2개의 다른 에너지를 얻는 방법이다.

DEXA 장치의 X선관과 X선 발생방식은 고정양극 X선관을 사용한 연속 X선과 회전양극 X선관을 사용한 펄스 X선 두 방식이 있으며 Pencil beam을 이용한 장치는 고정양극 X선관을, fan beam을 이용한 장치에는 회전양극 X선관을 채택하고 있다. 그리고 이중에너지 X선을 발생시키기 위해서 현재 사용 중인 방식은 X선관에 인가하는 전압을 순차적으로 변환시켜 이중에너지를 발생시키는 스위칭 펄스방식과 관전압을 일정하게 인가하되 일정에너지만을 투과시켜주는 K-edge filter 방식이 있다.

검출기는 X선관으로부터 조사되어 피사체를 투과한 X선을 검출하여 전기신호로 변환하는 장치이다. DEXA방식의 검출기에는 주로 Cadmium tungstate detector와 Silicon dual detector가 사용된다. DEXA 장치의 검출기가 갖추어야 할 요건은 X선 에너지를 효율적으로 흡수해야 하며, 직선성이 우수하고, 잔광과 회복시간이 짧으며, 양호한 안정성과 재현성, 긴 수명 그리고 다중채널 검출기에서는 다수의 검출기가 하나로 되어 있으므로 인접하는 검출기와의 사이에 의한 불감영역이 적고, 디지털 신호를 얻는데 충분한 신호 전기량이 있어야 한다.

DEXA법과 DPA법은 밀접한 상관관계가 있으며 측정정도의 오차는 약 1/2, scan에 소요되는 시간은 허리뼈(요추)에서 약 6분, 넙다리뼈(대퇴골)에서 3분 정도로 다른 방식에 비해 많은 시간이 단축된다.

DEXA법의 측정원리는 DPA법과 같으며 유사한 알고리즘이 사용되고 있다.

DEXA법에서는 연속 에너지의 X선을 사용하므로 선속경화현상(beam hardening)과 시간분해능에 대한 보정이 필요하다. X선관을 사용하여 변환에 의해 이중에너지를 얻는 방법에서는 넘침현상(spill over)에 대한 보정은 불필요하지만 필터를 사용하여 두 종류의 에너지를 얻는 방법에서는 이에 대한 대책이 필요하게 된다. 그러나 최근 들어 장비의 비약적인 발전에 힘입어 이러한 불편들은 많이 개선되고 있는 경향이다.

DEXA법은 정도관리를 위해 1일 1회 보정이 필요하며 최신장비는 일반적으로 통상 1일 1회 자동교정으로 장비의 정밀도 및 기계적인 작동 실험까지를 포함한 장비의 전반적인 점검이 실행된다.

5 이중에너지 전산화단층검사법(DEQCT)

DEQCT법은 한 번의 스캔 중에 두 종류의 X선(120 kV와 80 kV)이 서로 교대로 발생하기 때문에 위장관 등의 움직임에 의한 아티팩트의 영향이 없고, 이중에너지로 인해 종래의 CT에 의한 선속경화현상의 영향이 없다. 특히 추체 해면뼈(해면골)부의 골무기질을 지방이나 섬유성분을 제외하고 측정할 수 있게 되었다. 또한 데이터 해석에 있어서 추체의 뼈겉질(골피질)과 해면뼈(해면골)의 관심영역이 거의 자동적으로 설정되기 때문에 재현성이 우수한 측정 결과를 얻을 수 있다.

CT에 있어서 X선의 감약은 주로 컴프턴(Compton) 산란과 광전효과에 의해서 이루어지지만 칼슘(calcium)과 철 등 원자번호가 높은 물질은 탄소, 산소, 질소, 수소 등으로 이루어진 물질에 비하여 광전효과에 관계되는 성분이 높다. 이 성분은 X선 에너지에 대해서 매우 강한 영향을 미치며 역 상관관계를 가진다. 따라서 에너지를 약하게 하면 높은 원자번호의 영향을 받게 되며 기타 조직보다 감약률이 증가하게 된다.

그러므로 서로 다른 두 에너지의 X선 감약률에서 칼슘의 농도를 기타 조직과 관계없이 구할 수 있게 되었다.

$$M=\frac{(H_{80}-W_{80})-(H_{120}-W_{120})}{S_{80}-S_{120}}$$

H는 80 및 120 kVp에 있어서의 CT치를 나타내며, W는 각각의 관전압에 대한 물의 CT치를 나타낸다. 또한 S는 각각의 관전압에 대하여 피검자와 동시에 측정한 교정팬텀으로부터 구한 표준 직선의 기울기를 나타낸다.

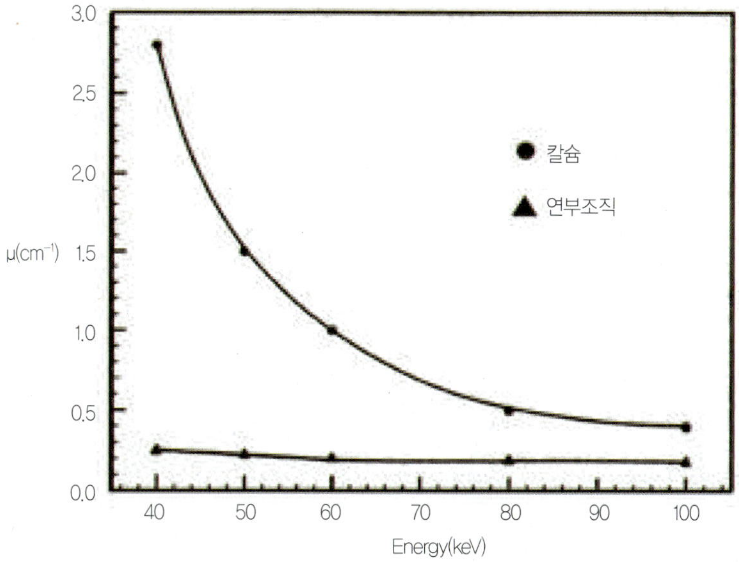

그림 15-3. 각종 에너지의 X선에 의한 연부조직과 칼슘의 감약을 변화

6 정량적 초음파(QUS)

정량적 초음파(QUS: Quantitative Ultra Sound bone Densitometry)의 원리는 기존의 초음파 검사기와는 달리 변환장치가 발신용과 수신용으로 나누어져 측정대상을 사이에 두고 마주보는 형태로 한다. QUS는 골조직을 통과하는 초음파의 감쇠와 속도를 측정하는 것으로 BUA(broadband ultrasound attenuation)와 SOS(speed of sound)의 두가지 변수를 이용하여 골다공증을 진단한다. BUA는 dB/MHz를 단위로 하여 뼈의 물리적 밀도와 압축력(compressive force)을 반영하여, SOS는 m/sec를 단위로 뼈의 탄성도, 뼈의 세기를 반영한다. 초음파상의 감쇠효과는 잔기둥뼈(소주골)의 분리정도와 연결정도에 의해 영향을 받으며 잔기둥뼈(소주골)의 방향에 의존적이어서 압축된 잔기둥뼈(소주골)의 축을 따라서 가장 크게 된다. 또한 초음파 감쇠는 잔기둥뼈(소주골)의 뼈 용적과 밀접한 관계를 갖는다. 발꿈치뼈(종골)에서 측정한 BUA가 DXA로 얻은 척추와 넙다리뼈(대퇴골)의 골밀도와 유의한 상관관계가 있음이 보고된 바 있다. 최근의 전향적 연구에 따르면 발(족부)의 초음파측정이 DXA로 예견된 상대적 위험도만큼이나 넙다리뼈(대퇴골) 골절을 예견할 수 있다고 하였다. BUA로부터 골절위험도를 예견하는 것은 넙다리뼈(대퇴골)의 골밀도 수준과는 관계가 없다는 것이다. 이런 점에서 초음파 검사가 비침습적이고, 경제적이며 뼈의 질적인 면을 일부 반영하는 검사로 앞으로 그 유용성이 기대되고 있다. QUS는 여러 검사법 중의 일부로서 골다공증의 진단에 보완적으로 쓰여 뼈의 질을 평가하거나 폐경기 전후의 정상 여성의 선별 검사로 유용하다. 그러나 해부학적 영상이 결여됨으로써 발생하게 되는 재측정 오차(repositioning error) 등이 해결되어야 하는데 최근에 영상이 가능한 QUS 기종이 개발되고 있다.

발꿈치뼈(종골)에서 측정한 BUA는 DXA로 발꿈치뼈(종골)를 측정한 골밀도 값과 r=0.66-0.8의 상관관계를 보인다. BUA와 SOS 자체도 서로 약 55%만이 뼈의 성질 중 같은 부분을 반영하고, 나머지는 다른 부분을 나타내는 것으로 생각된다. BUA와 SOS는 모두 여성에서 나이가 증가하면서 감소한다. 폐경 후 여성에서 BUA의 감소는 허리뼈(요추골)의 골밀도 감소와 유사하게 감소한다.

7 정량적 자기공명영상법(QMR)

정량적 자기공명영상(Quantitative Magnetic Resonance)은 아직 연구단계인데 gradient echo로 해면뼈(해면골)의 형태와 미세구조를 파악하여 뼈의 강도와 골절위험의 예측이 가능하며, 해면뼈(해면골)의 황색뼈속질(황색골수)과 골밀도는 반비례하므로 이 변화가 골밀도를 반영할 것이다. 해면뼈(해면골)의 밀도가 T2 완화시간의 역수(1/T2)와 유의한 상관관계($r=0.94$, $p<0.001$)를 가진다고 보고된 이후 골밀도 수치보다는 뼈의 질 개념에 적합한 2, 3차원적 재구성을 통한 해면뼈(해면골)의 구조분석에 이용되고 있다.

그러나 QMR은 여전히 높은 검사 수가와 기술적인 문제, 임상연구진의 부족 등의 이유로 현재 널리 이용하지는 않지만, 뼈의 미세구조를 분석하여 뼈의 강도를 알 수 있다는 점에서 이용가치가 충분하다.

8 임상적 의의

우리나라도 서구처럼 노년층 인구의 증가로 인하여 골다공증이 중요한 노인 질환으로 대두되고 있다. 골밀도는 나이 증가에 따라 변화되고 부위에 따라 서로 차이가 있는 것으로 알려져 있다. 여성의 경우 허리뼈(요추)의 골무기질 감소는 비교적 젊은 시기에 시작하여 직선적인 반면 노뼈(요골)는 50세까지는 거의 변화를 관찰할 수 없으나 일반적으로 51세부터 65세 사이에 가속적으로 감소되고 그 이후에는 완만한 감소를 나타내는 경향이다.

최종적으로 척추뼈의 감소는 42~47%, 노뼈(요골) 중앙부에는 30%, 먼쪽노뼈(원위 요골)에서는 39%, 그리고 넙다리뼈목(대퇴골 경부)에는 58%, 넙다리뼈돌기(대퇴골 전자)는 53% 정도가 된다. 정상 남자 성인의 골밀도 감소는 거의 직선적이지만 완만하다. 넙다리뼈(대퇴골)에서는 여성의 2/3 정도이지만 척추뼈에서는 1/4 정도이다. 그러므로 넙다리뼈(대퇴골) 골절의 남녀비는 1:2이지만 허리뼈(요추)에서는 1:8 정도이다. 골밀도와 골절의 관계에서 골은 겉질뼈(피질골)와 잔기둥뼈(소주골)로 구성되며 이 두 가지는 뼈의 강도에 관계한다. 각 뼈는 개개의 겉질뼈(피질골)와 잔기둥뼈(소주골)의 구성배열이 있으며 대체적으로 어른뼈의 80%가 겉질뼈(피질골)이고 20%가 잔기둥뼈(소주골)이다. 긴뼈(장관골)는 주로 겉질뼈(피질골)로 형성되어 있고 척추뼈몸통(추체)은 잔기둥뼈(소주골)로 되어 있다. 에스트로겐(estrogen) 감소에 따른 대사성 자극에 대하여는 겉질뼈(피질골)보다 잔기둥뼈(소주골)가 8배 정도 더 예민하게 영향을 받는다.

Riggs와 Metton은 원발성 골다공증을 폐경기성과 노인성 그리고 특발성으로 구분되나 대부분 폐경기성과 노인성 두 가지 유형으로 분류된다고 보고되었다. 제 1형(postmenopausal) 골다공증은 에스트로겐 감소에 기인하여 주로 폐경기 전후의 여성에 많이 생기고 주로 잔기둥뼈(소주골)의 감소를 일으켜 척추뼈의 압박골절과 먼쪽노뼈(원위요골)의 골절을 일으킨다. 제 2형(senile) 골다공증은 70세 이후의 높은 나이에서 발생하여 주로 골형성 감소, 골흡수(골소실)의 증가, 그리고 칼슘흡수 감소에 기인하여 겉질뼈(피질골)와 잔기둥뼈(소주골)에 영향을 미쳐 넙다리뼈몸쪽(대퇴근위부), 위팔뼈(상완골) 등에 골절을 일으키게 된다. 체내골량을 사춘기 이후로 성장하면서 급격히 증가하여 30대 전후로 최대값을 기록한 후 골생성과 골흡수가 평형을 유지하다가 여성에 있어서 폐경기후 몇 년동안 연간 체내 전체 망상골 골량의 3~10% 정도로 급격한 감소를 보인다. 폐경 십년 후부터는 연간 1%씩 골량이 감소하게 되며 높은 나이가 되면 겉질(피질) 골량이 서서히 감소한다.

골밀도 측정에 의한 골절위험의 측정은 골절이 있는 환자군을 대상으로 골절 문턱값(fracture threshold)을 구함으로써 가능하다. Riggs 등에 의하면 비외상적 척추골절 환자의 골밀도값 중 90th percentil에 해당하는 골밀도값을 골절문턱값이라 정의하고 그 밀도는 0.965 g/cm^{2}이라 하였다. 최근 DEXA측정법을 이용하여 우리나라 사람들의 골밀도를 측정한 결과 척추골절의 골절한계값은 90th percentile로 계산하여 0.85 g/cm^{2}이고, 여성의 경우 폐경기 직후에 급격한 골밀도 감소를 보였으며, 골다공증 환자 중 31% 정도가 척추골절을 발견할 수 있었다.

또한 셋째허리뼈(제 3요추)의 골량이 1.00 g/cm^2 이상에서는 척추골절을 발견할 수 없었고 1.00 g/cm^2 이하에서는 골다공증의 척추골절이 발생하기 시작하므로 골다공증에 의한 골절을 예방하기 위하여 적극적인 치료가 필요하다는 것을 알 수 있다.

크게 다음의 네 가지 영역을 골밀도 측정의 적응증으로 들 수 있다.

1. 대사성 골질환(쿠싱증후군, 갑상샘기능항진증, 부갑상샘기능항진증, 당뇨병 등의 내분비 장애로 칼슘대사에 영향을 주는 경우)
2. 호르몬 투여요법의 결정을 위한 폐경초기의 여성(폐경기에 골밀도가 낮은 여성은 에스트로겐의 투여로 골절을 예방할 수 있어 예방치료의 필요성 여부를 결정하는 데 골밀도 측정이 필요)
3. 방사선학적으로 의심되는 골다공증과 임상적 위험이 큰 경우(임상적으로 골다공증이 생길 위험요소들을 갖고 있는 사람에서 현재 골밀도 상태를 알아보기 위하여 필요하며 이 결과에 따라 적절한 예방치료를 하게 된다).
4. 골다공증의 치료경과 판단을 위한 추적 검사(골밀도 측정장치의 정밀도 오차가 2% 미만이므로 치료 후 3.6~5.5%의 골밀도 변화를 비교적 정확하게 판정할 수 있다).

02 골밀도 표현 방법

1 표현값 및 결과

골밀도값은 나이, 성별, 종족 사이에 정상 평균값과 비교하여 해석되는 것이 일반적이다.

1. Z-score: 실제 값과 각 연령에 따른 이론적 정상값과 차이를 나타내는 값으로 표준편차로 나누어 표시된다.
   Z-score=(측정값-동일집단의 평균값)/표준편차
   정상값이 나이 증가에 따라 감소하기 때문에 결과를 Z-score로 표시 하는게 편리하다.
2. T-score: 최근에 주로 사용 측정된 골밀도와 이론적 최대 골량의 평균값 차이로 역시 표준편차로 표시되며 나이와 관계가 없는 값이다.
   T-score=(측정값-젊은 집단의 평균값)/표준편차
   폐경기 전에는 이 두 score에는 큰 차이가 없다. 골절의 위험도를 평가하는 데는 T-score가 유용한 개념으로 임상에서 주로 사용된다.

골밀도 검사판정은 골밀도를 측정하여 정상 젊은 성인에 비하여 골밀도가 얼마나 감소되어 있느냐에 따라 골다공증을 진단하게 된다. 즉 골밀도가 정상 젊은 성인의 평균값에서 1 표준편차 (약 10%) 이내로 감소된 경우를 정상으로 간주한다.

[T-score를 기준으로 한 판정]

골량이 정상 이하로 1 표준편차 감소하면 골절의 위험도가 1.5~3배 가량 증가한다.

T-Score: WHO Criteria for Osteoporosis in Women	
Normal	BMD > -1.0 below the young adult reference range
Low Bone Mass (Osteopenia)	BMD is -1.0 to -2.5 SD below the young adult reference range
Osteoporosis	BMD > -2.5 SD below the young adult reference range
Severe Osteoporosis	BMD > -2.5 SD below the young adult reference range and the patient has one or more fractures

즉 T-score-2.7이면 골절위험도 4.5~9배 골절 위험도 증가

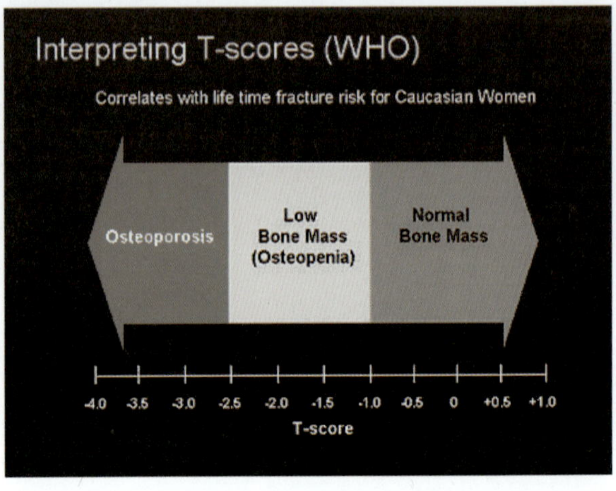

〈WHO 결과 판정 기준〉

조기 골량 검사에서 남여의 차이가 있다는 보고도 있다. 여성의 경우 골초음파 검사가 남성은 X-ray를 이용한 골밀도측정(DEXA)이 유용하다고 한다.

골다공증과 T-스코어

Ethel S. Siris 박사는 149,524명의 50~104(평균 64.5)세 폐경여성에서 T-스코어를 평가한 뒤 12개월 동안 새로운 골절 여부를 조사하여 T-스코어와 골절위험의 관계를 조사 보고하였다.

새로운 골절은 2259명이 보고되었는데 T-스코어-2.5 이하(골다공증)인 여성에서는 6.4% 정도에 불과하였으며 골절률은 이러한 여성에서 가장 높았지만 골다공증성 골절은 단지 18%, 대퇴골 골절은 26%에 불과하였다.

국립골다공증재단(National Osteoporosis Foundation) 치료 지침에 의하면 이러한 여성의 22.6%는 T-스코어-2.0 이하 또는 -1.5 이하에서 1개 이상의 임상적 위험인자를 갖고 있었다.

골절률은 낮았지만 이러한 여성에서 골다공증성 골절은 45%, 넙다리뼈(대퇴골) 골절은 53%에서 발생하였다.

이러한 결과는 폐경 후 여성에서 골절을 일으킨 82%는 T-스코어가 -2.5 이상이어서 단순히 T-스코어를 얻어내는 것만으로는 골절 증례를 예측하기는 역부족이라고 하였다.

Colorado 골연구센터의 Paul D. Miller박사는 T-스코어가 -2.5~-1.0(골량감소)인 여성에서 골절위험을 조사하기 위하여 57,421명 폐경 후 여성에서 1년간 새로운 골절을 관찰한 결과 1,130명에서 새로운 골절이 발생하였다.

짧은 기간에 골절의 중요한 결정인자는 골절의 기왕력, 발꿈치뼈(종골)이나 아래팔뼈(전완골)의 T-스코어가 -1.8 이하, 자가평가에 의한 건강상태불량, 신체활동성 저하 등이었다.

골절기왕력이 있었던 사람에서는 T-스코어와는 상관없이 4.1%, T-스코어 -1.8 이하나 건강 상태가 불량한 사람은 2.2%, 신체 활동성 저하된 여성에서는 1.9%의 골절위험이 있었다.

03 이중 에너지 X선 골밀도 검사법

1 일반이론

다른 두 에너지 광자는 주어진 시스템 안에서 물질의 구별을 하기 위하여 쓰여진다. 만일 물질이 두 가지 밖에 없다면 거의 정확하게 구별할 수 있을 것이다.

물질이 두 가지 이상이라면 관심이 있는 두 가지 물질의 측정 정확도는 추가되는 물질의 측정을 얼마나 정확하게 하는가에 달려있다. 즉 그것들이 가지고 있는 감약특성이 전체 구성물질에 대한 구성비율이 얼마인가에 달려있는 것이다.

이 두 가지 구성물질을 임상적으로 적용한다면 골미네랄(Bone mineral)과 연부조직(Soft tissue)이다.

뼈를 포함한 조직을 투과한 두 에너지의 양자에 의한 감약특성 식은 다음과 같이 나타날 수 있다.

$I_{38}=Io_{38}$ e−(μS38 MS+μB38 MB)

$I_{70}=Io_{70}$ e−(μS70 MS+μB70 MB)

여기서,

Io = 감약전의 선속률(Photons/sec)

I = 감약후의 선속률(Photons/sec)

M = 물질의 질량(g/cm^2)

μ = 질량흡수계수(cm^2/g)

38, 70 = 38 KeV와 70 KeV의 양자에너지

S, B = Soft tissue와 Bone

이때의 양자에너지는 38 KeV와 70 KeV이다. 이 에너지가 DEXA 스캔에서 가장 일반적으로 사용되는 에너지이다. 낮은 에너지는 두 구성물질의 작은 변화를 측정할 수 있다. 이 양자선속의 감약계수는 여러 가지 방법에 의하여 측정할 수 있다. 가장 간단하게 MS와 MB라는 양으로 표시할 수 있으며,

$$\underset{(g/cm^2)}{M_S} = \frac{R_B \cdot L_n(I_{70}/I_{O\,70}) - L_n(I_{38}/I_{O\,38})}{\mu_{\beta 38} - \mu_{\beta 70} \cdot R_B}$$

$$\underset{(g/cm^2)}{M_B} = \frac{R_B \cdot L_n(I_{70}/I_{O\,70}) - L_n(I_{38}/I_{O\,38})}{\mu_{\beta 38} - \mu_{\beta 70} \cdot R_S}$$

여기서,

RS=μS38/μS70

RB=μB38/μB70

R값은 38 KeV와 70 KeV에서의 연부조직의 감약비이다. 보통 마른 체구에서 높으며 1.37 정도이고 뚱뚱한 체구에서 1.31 정도로 낮으며 전형적으로 1.34 정도이다. 뼈의 60% 정도는 골미네날이며 골미네날의 38%는 칼슘이다. 비미네랄 요소로는 지방, 콜라겐과 수분이다. 골미네랄의 구성비는 근본적으로 변하지 않지만 비미네랄 요소와 주위의 연부조직은 개인과 시간에 따라 변화한다.

② 시스템의 구성과 연결

DPX 시스템(LUNAR사)은 다섯 개의 주요 하드웨어 요소들로 구성된다. 스캔 테이블(scantatle), 컴퓨터(computer), 모니터(monitor), 키보드(key board), 프린터(printer)들이다.

DPX 스캔 테이블(그림 15-4)은 테이블과 스캔암(scan arm)으로 구성되어 있다. 테이블에는 X선 선원과 구동기기, 전자회로기판과 전원공급원이 있다.

스캔암은 테이블과 신틸레이션 검출기 사이에 고압케이블의 통로 역할을 한다.

신틸레이션 검출기에는 광전자 증배관(photomultiplier)과 통로 파이프(quartz light pipe) 신틸레이션 크리스털(scintillation crystal)이 있다.

붉은색의 on/off 스위치는 테이블의 발쪽 방향의 끝부분 앞쪽면 판넬에 위치에 있다.

DPX 스캔암(scan arm)에는 스캔암과 측정기의 위치 잡는 두 개의 위치 잡이 스위치가 설치되어 있는 컨트롤 판넬(그림 15-5)을 가진 것이 특징이다. 전/후 스위치는 스캔암이 가로로 너비만큼 움직이도록 되어있고 좌/우 스위치는 스캔암이 스캔 테이블의 세로로 길이만큼 움직이도록 되어 있다. 또 스캔암의 위치, X선관의 상황을 나타내는 세 개의 램프가 설치되어 있다.

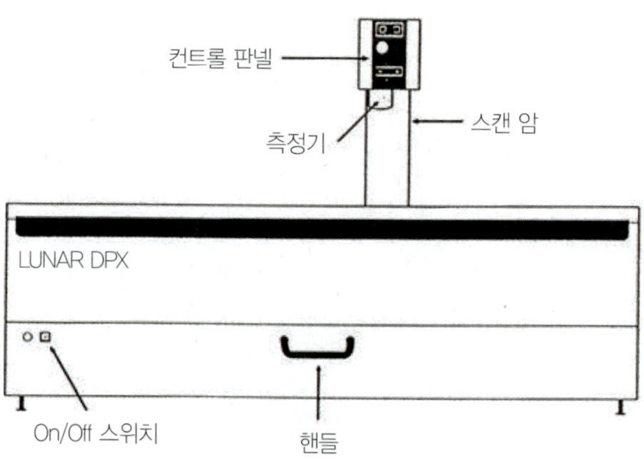

그림 15-4. 스캔 테이블의 구성

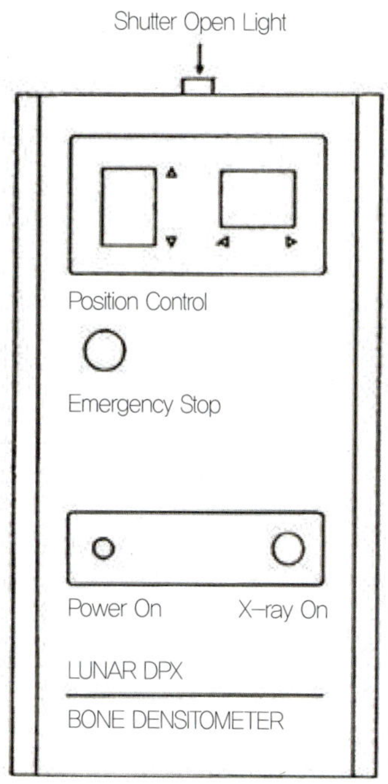

그림 15-5. 컨트롤 판넬의 모양

"X-Ray On" 램프는 호박색으로 스캔암의 컨트롤 판넬의 위치 잡이 스위치 아래에 위치에 있다. 이 램프는 X선관에서 X선이 나올 때 켜지도록 되어 있다.

"Shutter open" 램프는 붉은색으로 스캔암의 머리부분에 있다. 이 램프는 셔터가 움직일 때마다 켜진다.

비상정지버튼(Emergency stop Button)은 붉은색 버튼으로 스캔암의 컨트롤 판넬에서 검출기 위치 잡이 스위치 바로 아래에 있다. 비상정지버튼은 비상사태가 발생했을 때 DPX의 모든 작동을 멈추기 위해 사용한다. 이 버튼을 누르면 스캔 테이블의 모터와 X선관 head로 가는 전원이 차단된다.

시스템의 연결 방식은 이 시스템이 설치되어 있는 방의 외벽에 있는 AC 전원이 이 시스템에 전원을 공급하게 된다. 전원은 콘솔 테이블의 아래면에 있는 isolation transformer를 통해 제어된다. 이 transformer는 전체 시스템의 누설전류를 줄여준다(그림 15-6).

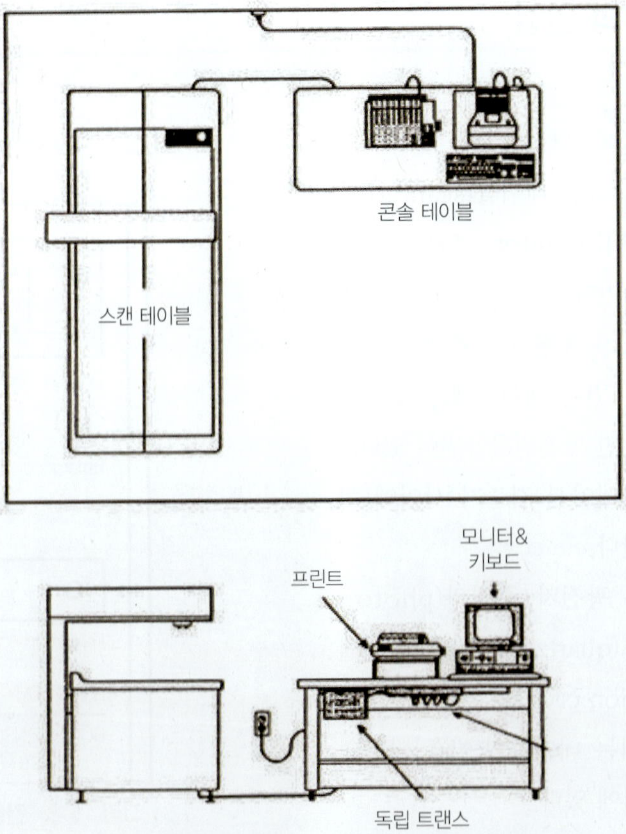

그림 15-6. BMD장치와 컴퓨터의 전원 연결

배꼽의 횡단면에 위치 잡이 라이트를 맞추기 위해 스캔암의 방향 스위치를 이용한다.

스캔암의 컨트롤 판넬 위에 있는 좌/우 방향 스위치는 스캔암을 테이블을 세로 길이로 움직인다. 전진/후진스위치는 테이블 가로방향으로 디텍터를 움직인다. 라이트를 환자의 배꼽선 높이에 맞추어 놓은 다음 환자의 수직중앙선에 위치 잡이 라이트를 옮겨 놓는다. 환자의 정중선과 같은 수직선에 라이트를 위치시킨다. 이 수직선은 환자의 코에서 발까지를 포함하는 선이다(그림 15-7, 8).

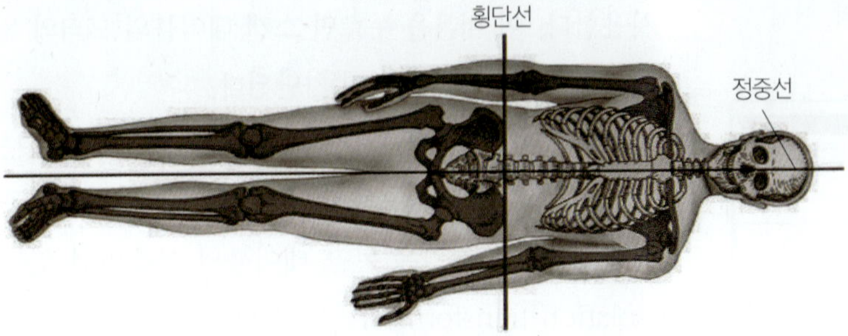

그림 15-7. 레이저 빔을 이용하는 위치 잡이

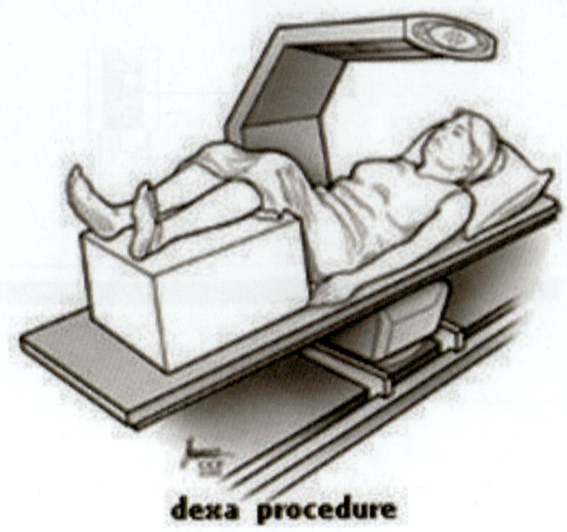

그림 15-8. L-spine 검사 자세

③ 시스템의 구성과 연결

이중에너지 X선 골밀도 측정(예를 들어 DPX, LUNAR)은 골미네랄 요소(BMC)를 허리뼈(요추)나 다른 관심부위를 수직으로 스캔하면서 연속적으로 데이터를 얻는다.

수평윤곽의 결과는 양적 분석자료의 기본으로 활용된다. 계산된 골미네랄 요소(BMC)는 이미 알고 있는 표준되는 뼈의 BMC에 의하여 계통적 오차를 줄이고 데이터 프로세싱을 간단하게 하기 위하여 보정(calibrated)된다.

DEXA에 쓰이는 정량 단위는 다음과 같다.

- 면적(Area)은 cm^2으로 표현한다. 따라서 이는 뼈의 이차원적 표현이라는 것을 뜻한다.
- 골미네랄 요소(Bone Mineral Content)는 g/cm^2로 표현한다.

BMD는 BMC를 뼈의 크기에 따라 정량화한 것으로 임상적 정보를 제공한다.

BMC와 면적값(Area values)은 분석되고 프린트되지만 임상적인 데이터로는 이용되지 않으며 단지 BMD의 계산에만 사용된다.

1 허리뼈(요추) 정면(AP Spine)

허리뼈(요추) 부위에 있어서, BMD는 특별히 관심이 있는 어느 허리뼈 부위에서 계산되어도 무방하지만 주로 L2~L4 부위에서 계산한다. 만일 L2~L4 사이 허리뼈에 아티펙트 또는 골절이 있어 BMD 계산이 곤란할 경우에는 다른 부위에서 BMD를 구할 수 있다.

검사의 정확도는 언제나 같은 부위를 스캔할 수 있는가와 L2~L4 외의 어떤 허리뼈가 검사시에 포함되는가에 따라 달라질 수가 있다. 관심영역에 L1이 포함된다면 (L1~L4)일반적인 경우 BMD값은 감소하고 L5가 관심영역에 포함된다면 (L2~L5) 평균 BMD 값은 증가할 것이다. 왜냐하면 L1은 L2~L4에 비하여 BMD값이 높기 때문이다. 각각의 스캔에 있어서 연부조직의 최저값(softtissue baseline)은 자동적으로 계산되지만 갈비뼈(늑골) 부위, 가로돌기(횡돌기), 골반 주변 등은 검사 중에 재검토하는 것이 좋다.

연부조직 최저값은 매 스캔시 위치 잡은 관심점 주위 1 cm 위에서부터 평균화된다. 관심영역에서 바로 얻은 데이터는 필터처리나 평균처리가 되지 않은 상태이다.

가로돌기(횡돌기) 부분의 데이터를 제외시키고 중심부만의 분석을 위해서는 관심영역의 정확한 설정이 필요하다. 관심영역 부위의 정확한 설정에는 소프트웨어에 의한 평활필터(Smoothing filter) 처리가 사용된다.

2 허리뼈(요추) 측면(Lateral Spine)

허리뼈(요추) 측면 부분의 BMD 계산은 L2와 L3 사이 또는 L3와 L4 사이에서 이루어진다.

각각의 스캔에 있어서 연부조직의 최저값은 자동적으로 계산되지만 갈비뼈(늑골)부위, 가로돌기(횡돌기), 골반 주변 등은 검사 중에 재검토하는 것이 좋다.

연부조직 최저값은 매 스캔시 위치 잡은 관심점 주위 1 cm 위에서부터 평균화된다. 관심영역에서 바로 얻은 데이터는 필터처리나 평균처리가 되지 않은 상태이다.

3 넙다리뼈(대퇴골, Femur)

몸쪽넙다리뼈(근위대퇴골)에 있어서 관심영역은 보통 넙다리뼈목(대퇴골경, neck)을 1~1.5 cm 넓이로 지나도록 잡는다. 부가적 부위로는 Word's 삼각점이나 큰돌기(대전자, greater trochanter) 부위가 선정될 수 있다. 몸쪽넙다리뼈(근위대퇴골)의 뼈 손실은 Word's 삼각점에서 시작되어 점차로 외각으로 확산되어 간다. 이것으로 조기 골 손실을 발견할 수 있으며 넙다리뼈목 부위의 비교에 의해서 더욱 확실하게 구별할 수가 있다.

4 전신(Total body)

전신스캔에 있어서 BMD는 전신 또는 신체 중요부위 즉 팔(arms), 다리(legs), 몸통(trunk)에서 이루어진다.

더욱 좁은 부위 즉 머리뼈(두개골), 갈비뼈(늑골), 척추, 골반부 등은 주변 오차가 많아 그다지 이용되지 않는다. 예를 들어 갈비뼈는 다른 갈비뼈와 빗장뼈(쇄골), 어깨뼈(견갑골)와 겹치며 복장뼈(흉골)는 척추와 중복될 수 있다.

전신스캔시 검사의 정확도는 스캔 중에 환자가 얼마나 고정할 수 있는가에 달려있다. 스캔 중에 환자는 전신을 곧게 하고 움직이지 않는 것이 좋다. 여러 번에 걸친 관심부위의 스캔이 오차를 줄일 수 있는 방법이다. 스캔 윤곽의 작은 차이가 BMC와 BMD에 큰 영향을 줄 수 있다.

4 시스템의 구성과 연결

일반적으로 DPX에 관한 참조자료(reference data)는 뼈에 영향을 미치는 만성적 질환이 없으며 보행이 가능한 사람을 대상으로 한 것이다. 또한 cortico-steroid, 진경제(anticonvulsants), thyroxine과 같이 뼈에 영향을 주는 약을 먹지 않은 사람을 대상으로 한 것이다.

DPX의 데이터베이스는 미국, 영국(UK), 호주, 핀란드, 아르헨티나, 스페인, 프랑스, 브라질, 일본, 이탈리아에서의 데이터를 대상으로 한 것이다.

다음은 스캔 분석 동안 참고자료가 어떻게 나타나는가를 설명하고 있다.

AP spine, lateral spine, femur, 그리고 total body와 같이 모든 골격부에 일반적인 원칙을 적용하여 설명하였다.

1 골밀도(Bone Mineral Density)

골밀도(BMD)값은 선택된 부위에 대하여 g/cm^2의 국소적 농도(areal density)를 나타낸 것이다.

골밀도는 환자의 골격 상황의 중요한 임상적 지표이다.

이 프로그램은 참조 그래프상에서 나이에 대한 환자의 골밀도를 구성한 것이다.

그림 15-9는 척추 골밀도의 값이 0.96 g/cm^2인 62세의 여성환자에 대한 결과이다.

2 %청년비(% Young Adult)

%청년비의 값은 성별이 같고 동일한 국적인 20~40세인 사람에 대하여 기대할 수 있는 최대 뼈의 밀도와 검사대상인 환자의 골밀도를 비교한 것이다.

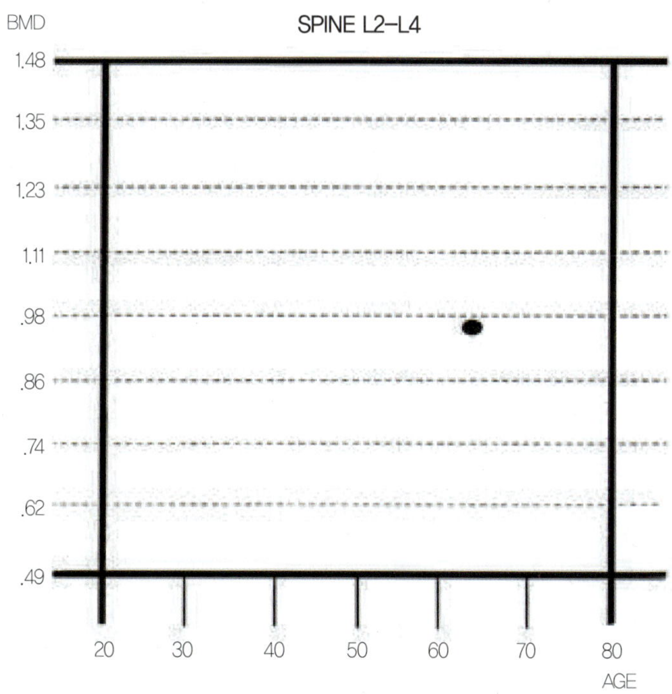

그림 15-9. 환자나이와 BMD 값

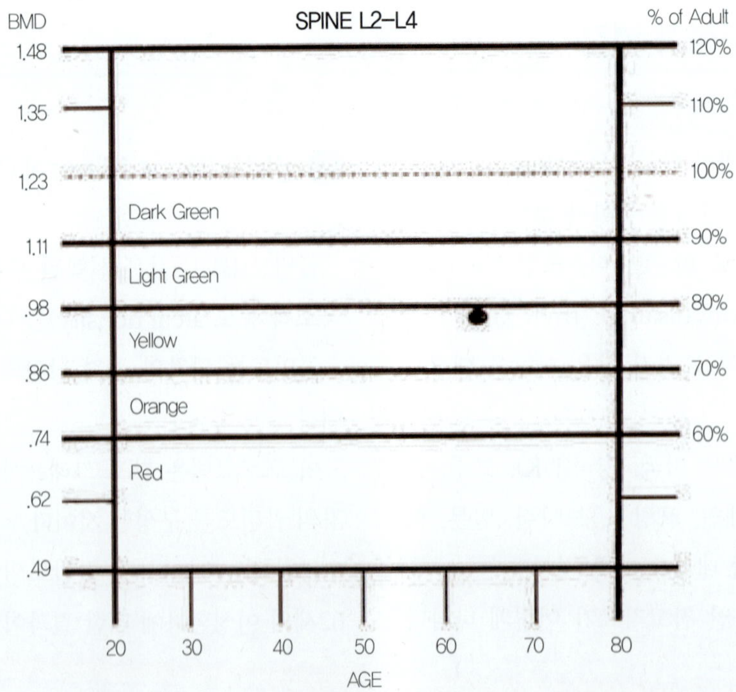

그림 15-10. %청년비

그림 15-10 그래프의 맨 위에 있는 진초록 영역은 청년(young adult)에 대한 정상 골밀도 값의 범위를 보여준다.

이 범위 위에 있는 점선은 평균값을 표시한다.

위에서부터 아래로 내려오는 색깔의 변화를 청년의 평균값 이하의 골밀도로서 그 값이 10%씩 떨어질 때마다 색깔의 변화가 있는 것이다.

예를 들어, 환자의 골밀도가 짙은 초록 범위 아래로 떨어져 있다면 이 환자는 골절의 위험이 약간 있다고 볼 수 있다.

환자의 골밀도가 짙은 초록 영역 아래로 떨어질수록 골절의 위험은 증가하며, 골절의 위험도는 매 1SD(표준편차) 떨어질 때마다 두 배가 된다.

예를 들어, 62세인 여성환자가 그래프상에서 골밀도 값이 0.96 g/cm²이었다면 이것은 청년의 최고값에 비해 아래로 2 SD 이하인 값이다.

골절위험(fracture risk)이 매 1 SD 감소할 때마다 두 배가 되므로 이 환자의 골절의 위험은 청년보다 4배 이상이 되는 것이다.

%청년비의 값은 골다공증(osteoporosis)상태와 골절의 위험을 나타내는 좋은 지표이다.

AP spine의 밀도가 1.00 g/cm² 이하이거나 femoral neck의 밀도가 0.80 g/cm²(청년보다 2 SD 이하)인 것은 골절의 위험도 매우 높다는 것을 알 수 있다.

이 수준에서 골절이 매우 잘 발생하므로, 이 값을 골절의 역치(fracture threshold)라고 한다.

AP spine과 femur의 BMD 값이 0.90과 0.70 이하일 때(3 SD 이하) 골다공증이라고 한다.

3 %동년비(% Age-Matched)

동년비의 값은 동일한 나이와 동일한 성별의 참조그룹(reference group)에서 나오는 골밀도 값과 대상환자의 골밀도 값을 비교한 것이다.

이 %동년비는 참고 그래프상에서 푸른색의 하향선으로 나타난다(그림 15-11).

이 정보는 환자가 나이, 성별, 몸무게, 인종 사이 배경에서 정상값을 벗어나는지에 대한 여부가 결정되어진다.

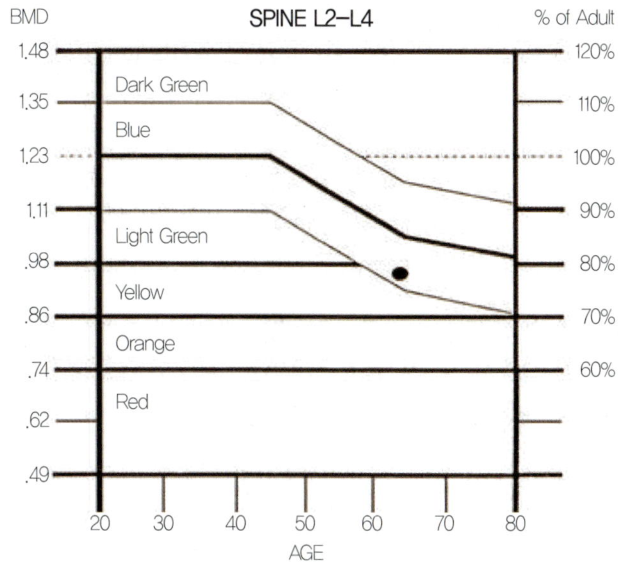

그림 15-11. %동년비

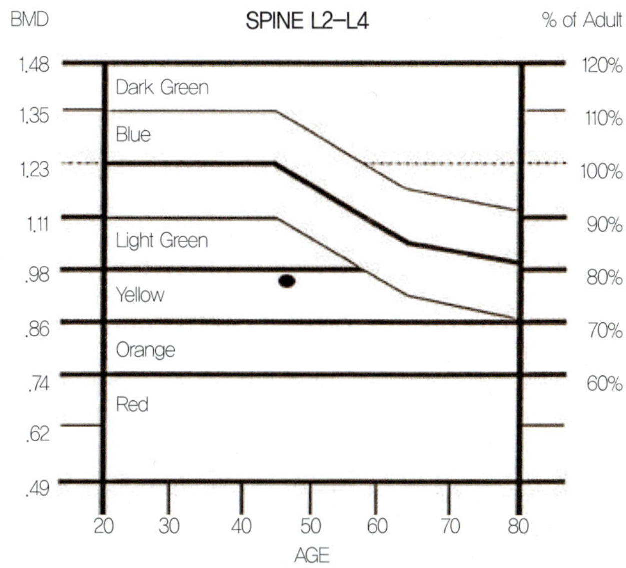

그림 15-12. 45세 환자; BMD가 낮다.

막대의 중간에 있는 두꺼운 선은 평균 골밀도 값을 나타낸다.

푸른색 부분의 위와 아래의 두꺼운 선은 평균이상으로 벗어남인지 이하로 벗어남인지 그 기준을 나타내는 것이다.

40세 이전까지의 골밀도 값의 변화는 그다지 크지 않다. 그러나 40세 이후의 골밀도 값은 점점 감소한다. 이 나이 하향선은 환자의 스캔결과의 최종분석으로 나오는 것이다.

%청년비가 골절 위험의 지표이긴 하지만, 이 %동년비 막대 이하로 골밀도 값이 떨어지면 골절 위험 외에 여러 가지 요인들이 생기게 된다.

예를 들어, 그림 15-11에서 동년비자료(age-matched data)는 앞에서 본 두 그래프와는 대비되어 다르게 나타난다.

골밀도 값이 청년비의 2 SD 이하라는 것은 같지만 동년비 하향막대(age-matched regression bar)의 한도 내에 있다. 이것은 환자의 골절 위험도가 증가했다는 것을 의미한다. 그러나 낮은 골밀도 값이 환자 나이에 비해서는 정상이다. 의사는 환자의 나이와 신체적 상태에 맞는 치료 대안들을 잘 고려해야만 한다.

그림 15-12는 그림 15-11에서 보여준 62세 여성인 환자와 골밀도 값이 똑 같은 45세의 환자의 골밀도를 보여주고 있다.

45세의 환자는 다른 환자처럼 똑같이 골절의 위험을 가지고 있지만, 푸른 하향곡선 내에 있는 60세의 환자와는 다르다.

4 체중적용(Weight Adjustment)

환자의 체중은 골밀도 값에 영향을 미친다.

전형적으로 체중이 많이 나가면 나갈수록 정상체중보다 더욱 더 높은 골밀도 값을 가지며 체중이 적게 나갈수록 정상체중보다 더욱 낮은 골밀도 값을 가진다.

소프트웨어는 환자의 골밀도와 그 환자와 같은 나이의 참조 그룹(reference group)을 비교했을 때를 고려한다.

AP spine과 femur의 골밀도에 있어 표준선 이상이나 이하의 몸무게에서 1 kg 차이의 결과는 약 0.004 g/cm^{2}의 증가 또는 감소하는 관계이다.

이와같이 방사선 스캔을 할 때에, 프로그램은 같은 성별의 그룹에서의 평균 체중으로부터 환자의 몸무게가 벗어나는 매 1 kg에 대한 약 0.004 g/cm^{2}인 동년비 값(Age-matched value)을 적용하고 있다.

체중이 10 kg 차이나는 것은 공식적으로 나오는 척추의 골밀도 0.04 g/cm^2 또는 4%를 적용한다.

이 데이터베이스에서는 미국의 백인여성 평균 몸무게는 65 kg이다. 프랑스인 백인여성은 평균 55 kg이며, 아시아계 여성은 평균 50 kg이다.

체중적용요소(weight adjustment factor)가 몸무게 입력 안한 상태(Default setling)에서 켜지면, 평균 몸무게보다 더 가벼운 경우는 동년비 하향 막대가 아래로 내려갈 것이며, 평균 몸무게 보다 더 무거운 경우는 막대가 위로 올라갈 것이다.

다시 말하자면, 특정인에게서 기대되어지는 골밀도는 그의 몸무게와 일치하여 적용되어진다. 체중적용요소는 %청년비에는 영향을 미치지 않는다.

5 인종 사이 적용(Ethnic Adjustment)

인종 사이 적용은 최종적 동년비에서 인종 사이 기원(아시아계, 흑인, 백인)을 분석하도록 되어 있다.

전형적으로 흑인에 대한 참조값은 백인보다 6% 이상 더 높다.

아시아계는 백인보다 약 7% 더 낮다.

만약 인종 사이 적용을 입력하지 않은 상태(Default Setting)에서 작동시키면 인종사이 기원이 어디에 있나에 따라 동년비 하향막대가 자동적으로 위나 아래로 움직일 것이다. 체중적용처럼 인종사이 적용도 단지 동년비 하향막대에만 영향을 미친다. %청년비에는 영향을 미치지 않는다. 이 적용요소는 국적에 따라 변화되지도 않는다.

6 국적 참고자료(Nationality Reference Data)

DPX는 특별히 국적에 근거를 둔 참조자료를 사용하고 있다. 선택된 국적은 푸른색의 동년비 하향막대에 영향을 미친다.

예를 들어 만약 당신이 아시아인 참고자료(여성 평균체중 -50 kg)를 선택했다면, 하향막대가 미국인 하향막대(여성 평균체중 -65 kg)보다 더 낮게 나타날 것이다.

이것은 골밀도(BMD)값에 영향을 미치는 두 민족 사이의 체격(body size)의 차이점을 반영한 것이다.

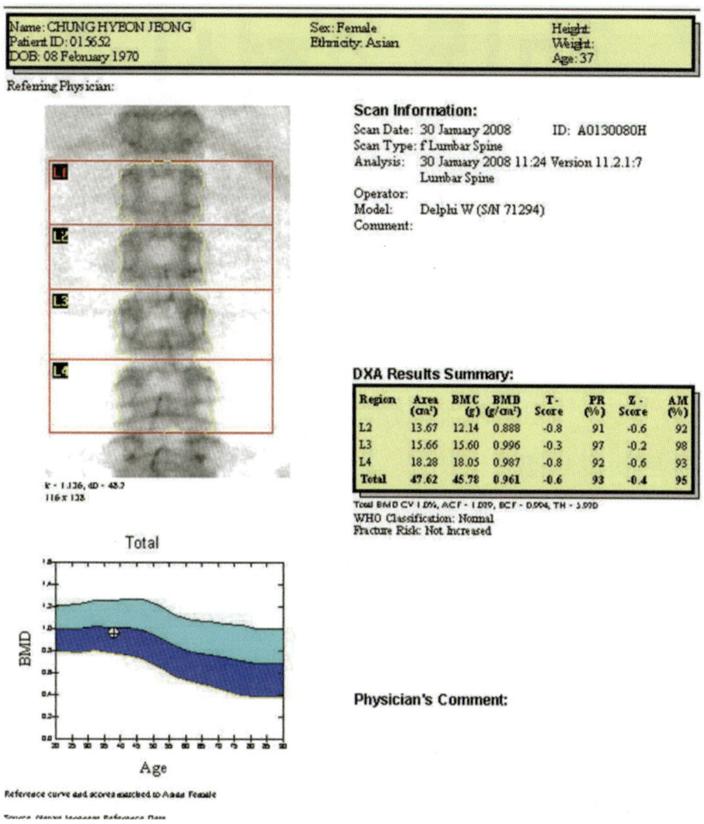

Name: CHUNG HYEON JEONG
Patient ID: 015652
DOB: 08 February 1970

Sex: Female
Ethnicity: Asian

Height:
Weight:
Age: 37

Referring Physician:

Scan Information:

Scan Date: 30 January 2008 ID: A0130080H
Scan Type: f Lumbar Spine
Analysis: 30 January 2008 11:24 Version 11.2.1:7
Lumbar Spine
Operator:
Model: Delphi W (S/N 71294)
Comment:

DXA Results Summary:

Region	Area (cm^2)	BMC (g)	BMD (g/cm^2)	T-Score	PR (%)	Z-Score	AM (%)
L2	13.67	12.14	0.888	-0.8	91	-0.6	92
L3	15.66	15.60	0.996	-0.3	97	-0.2	98
L4	18.28	18.05	0.987	-0.8	92	-0.6	93
Total	**47.62**	**45.78**	**0.961**	**-0.6**	**93**	**-0.4**	**95**

Total BMD CV 1.0%, ACF = 1.019, BCF = 0.994, TH = 5.990
WHO Classification: Normal
Fracture Risk: Not Increased

Physician's Comment:

Reference curve and scores matched to Asian Female

그림 15-13. 요추정면 골밀도 검사의 예

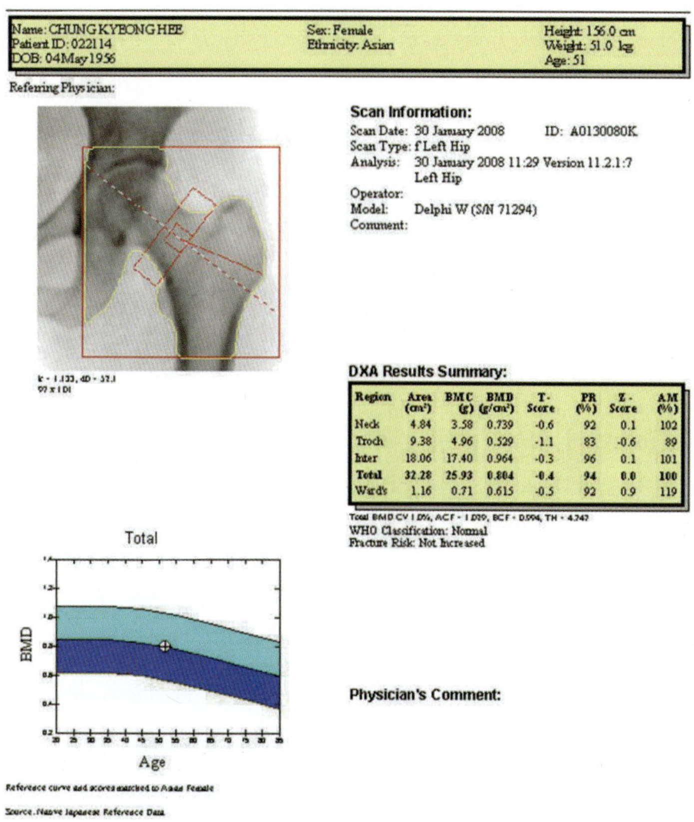

Name: CHUNG KYEONG HEE
Patient ID: 022114
DOB: 04 May 1956

Sex: Female
Ethnicity: Asian

Height: 156.0 cm
Weight: 51.0 kg
Age: 51

Referring Physician:

Scan Information:

Scan Date: 30 January 2008 ID: A0130080K
Scan Type: f Left Hip
Analysis: 30 January 2008 11:29 Version 11.2.1:7
Left Hip
Operator:
Model: Delphi W (S/N 71294)
Comment:

DXA Results Summary:

Region	Area (cm^2)	BMC (g)	BMD (g/cm^2)	T-Score	PR (%)	Z-Score	AM (%)
Neck	4.84	3.58	0.739	-0.6	92	0.1	102
Troch	9.38	4.96	0.529	-1.1	83	-0.6	89
Inter	18.06	17.40	0.964	-0.3	96	0.1	101
Total	**32.28**	**25.93**	**0.804**	**-0.4**	**94**	**0.0**	**100**
Ward's	1.16	0.71	0.615	-0.5	92	0.9	119

Total BMD CV 1.0%, ACF = 1.019, BCF = 0.994, TH = 4.247
WHO Classification: Normal
Fracture Risk: Not Increased

Physician's Comment:

Reference curve and scores matched to Asian Female

Source: Native Japanese Reference Data

그림 15-14. 대퇴골 골밀도 검사의 예

04 골밀도 측정시 주의점

1 허리뼈(요추)부위의 퇴행성 변화

임상에서 흔히 찾아볼 수 있는 허리뼈(요추) 골밀도 검사의 오류로 압박골절, 퇴행성 변화, 배(복부)대동맥의 석회화 등이 있으면 그 부위의 골밀도는 실제보다 높게 측정된다. 이런 변화가 허리뼈의 한 부위에만 국한된 경우에는 관련된 허리뼈 부위를 제외한 나머지로 평균을 계산하고, 허리뼈의 여러 곳이 연관되어 있으면 넙다리뼈(대퇴골)와 같이 다른 부위를 측정한다.

허리뼈 측면 검사를 통해 퇴행성 변화가 많은 부위를 피할 수 있으나 긴뼈(장골)와 갈비뼈(늑골) 등과 겹쳐져서 평가가 곤란한 경우가 많고, 정밀도(precision)가 떨어지는 것이 단점이다.

2 인공음영(Artifact)

환자의 속옷에 부착된 단추나 금속물, 정형외과적 수술로 척추에 금속이 삽입되어 있는 경우와 검사 전에 UGI나 Ba-enema를 시행한 경우, 남아있는 Barium이 허리뼈(요추골)와 겹치게 되면 실제의 골밀도보다 높게 측정된다. 그 외 결핵 등의 질환에 의해 복강내 림프절의 석회화가 된 경우와 칼슘이 포함된 정제를 복용한 경우도 영향을 미칠 수 있다.

따라서 사전에 측정할 허리뼈(요추) 부위의 결과에 영향을 미치는 조건이 겹쳐있는지를 살펴보고, 제거 가능한 조건이라면 개선된 후 측정하는 것이 좋다. 만약 이를 제거할 수 없는 조건이 측정할 허리뼈에 포함될 경우에는 관련된 허리뼈 부위를 제외한 나머지로써 결과를 산출하거나, Manual로 포함된 부위를 제거하여 결과를 내야 한다. 또한 허리뼈의 여러 곳에 포함되어 검사할 수 없을 경우에는 다른 부위를 측정한다.

3 환자의 자세에 따른 오차

대상 환자가 검사대에 누워 있을 때 하지의 위치는 검사에 영향을 주지 않는 것으로 알려져 있으나 척추의 회전을 가져오는 경우에는 관심영역에서 각각의 허리뼈를 분리할 수 있도록 수평의 분리선을 각각 조절하는 조작이 필요하다.

4 허리뼈(요추)의 위치 선정에 따른 오차

일반적으로 허리뼈를 측정할 때 iliac crest선에서 xiphoid process까지 측정하여 측정된 허리뼈에서 L2-L4까지를 허리뼈 골밀도 결과로 사용한다. 이는 L1이 높은 골절률을 보이고, L5는 다른 허리뼈에 비해 높은 골밀도를 보여 이들을 포함시킬 경우 오차가 커질 수 있어 지속적인 추적관찰에 사용되기 어렵다. 따라서 검사를 실시하는 사람은 환자의 허리뼈의 위치를 결정하는 지표를 일괄적으로 적용해야 한다. 즉 골반이 보이는 곳의 허리뼈부터 L4, L3 순으로 위치를 선정하여 측정한다면 골밀도의 결과는 달라질 수 있다. 또한, 각 허리뼈 사이의 간격설정을 최대한 적절하게 해야 한다.

이런 오차를 피하기 위해서는 우선 환자를 측정하는 검사자의 일관성 있는 검사가 필요하고, 둘째로 판독의사가 재검토함으로써 오차를 줄여야겠다.

5 표준 관심영역(Region of Interest, ROI)의 선정

측정하고자 하는 허리뼈 부위에 대해 정확한 관심영역을 선정해야 검사의 오차를 줄일 수 있다. 허리뼈와 허리뼈 사이의 분리선을 정확하게 위치시키지 않고, 위 또는 아래의 허리뼈에 분리선이 중복된다면 골밀도는 달라질 수 있다. 허리뼈의 측면을 측정할 경우 상부의 허리뼈는 갈비뼈와 겹치고, 아래부 허리뼈는 골반골과 겹치는 경우가 있으므로 주의해야 한다.

또한, ROI의 크기나 각도 등 위치에 따라 골밀도가 조금씩 달라지게 되므로 최대한 Manual대로 분석하고, 일관성 있게 해야 한다.

6 정확한 허리뼈(요추)의 테두리(pofiles) 선정

골밀도 측정시 컴퓨터 화면에서 허리뼈몸통(요추체)의 테두리를 기계가 자동적으로 인식하여 그려주는데 허리뼈의 골밀도가 낮은 경우이거나 옆의 다른 뼈(iliac crest, rib, ...)에 의해 영향을 받아 실제 허리뼈는 결함이 없음에도 불구하고 허리뼈에 결함이 있는 것처럼 가장자리가 다르게 그려지는 경우가 있다. 이는 허리뼈의 측면을 측정할 때 많이 관찰되는 소견으로 보통은 검사자가 얼마나 성의를 가지고 정확하게 그려주느냐에 따라 골밀도 결과는 달라질 수 있다.

허리뼈를 전후면으로 측정할 때에는 자동적으로 가로돌기(횡돌기)가 포함되지 않도록 하는 것이 보통이지만 만약 이것이 제거되지 않았을 때에도 같은 오차를 범할 수 있다.

7 측정하는 기계의 종류에 따른 오차

현재 사용되는 DEXA 기종은 제조회사에 따라 그 절대 측정값에 차이가 있다. 즉 L사의 골밀도가 H사의 골밀도보다 약 11% 가량 높게 측정되고, N사의 골밀도 측정기보다는 13.5% 가량 높은 수치이다. 이와 같이 측정값에 차이가 나타나는 이유는 제조회사의 Phantom이 다르고, Software가 다르기 때문이다. 최근 표준화된 공통 Phantom을 사용하여 각 회사의 측정값을 환산 비교한 것이 비교적 정확한 것으로 알려져 이를 이용하여 환자의 결과를 평가하는 방법도 제시되고 있다.

그러므로, 치료를 받고 있는 환자의 경우는 같은 회사 제품으로 같은 병원에서 일관성 있게 검사를 받아야 한다.

8 대상자의 질환 및 신체적 장애요인

피검사자가 비만하거나 간질환으로 복수가 있는 경우 복부의 두께가 30 cm 이상이면 검사의 신빙성은 떨어진다. 요추추간판 탈출증으로 수술을 받은 경우 실제보다 감소되어 측정되고, 퇴행성 관절이나 압박골절이 있는 경우는 실제보다 증가되거나 감소되어 측정된다.

따라서 주변 골밀도와 불일치되어 허리뼈(요추)의 한 부위만 증가되어 있거나 감소된 소견이 있는 경우에는 병력청취와 X선 검사 등이 필요하다.

9 전신골밀도(Total Body)에서 측정된 국소 부위의 골밀도

전신골밀도(Total Body)에서 측정된 허리뼈(요추) 골밀도는 정밀도가 매우 떨어지므로, 골소실의 정도나 추적 검사에 이용되기에는 제한점이 많다. 전신골밀도의 장점은 전신의 체지방 조성과 총 칼슘량 측정이 가능하다는 것이다.

10 검사의 정밀도

장기간에 걸친 골다공증의 치료시 골밀도의 변화를 정확하게 평가하기 위해서는 정확한 측정 뿐만 아니라 이를 평가하는 방법에도 일관성이 있어야 한다. 정밀도가 1%인 검사를 사용하였을 때 95% 신뢰구간을 적용한다면 2.8% 정도의 골밀도 변화가 있어야 측정상 의미 있는 차이를 보일 수 있으므로 장기간에 걸친 여러 번의 검사가 필요한 검사는 정밀도가 좋아야 한다.

골밀도 결과를 평가할 때는 앞서 설명한 사항을 고려해서 단순히 검사결과에만 의존하는 것보다는 임상적인 상황과 연결하여 평가하려는 노력이 필요하다. 즉, 검사지를 받았을 때 환자가 비만한지, 복수는 없는지, X선상에 관찰되는 질환과 병력에 귀 기울일 필요가 있다. 환자 자체의 문제가 없다면 결과지에서 측정된 허리뼈(요추)의 부위는 가지런한지, ROI선정에 오차는 없는지, ROI내에는 이물질 등의 중첩은 없는지, 허리뼈 골밀도의 불일치성은 없는지 등 앞서 말한 내용에 대한 검증이 필요하다. 또한 허리뼈 각각의 측정된 골밀도값의 차이가 10% 이상일 경우도 검증이 필요하다.

방사선영상학 | Radiographic Imaging

2006년 2월 28일 초판 발행
2008년 2월 28일 개정판 발행
2009년 3월 20일 개정판 2쇄 발행
2012년 8월 13일 개정3판 발행
2014년 3월 14일 개정3판 2쇄 발행
2020년 3월 2일 개정4판 발행
2023년 8월 10일 개정4판 2쇄 발행
2025년 8월 15일 개정5판 발행

저 자 조평곤 · 김낙상 · 김장오 · 김지율 · 김현진
김화선 · 도상록 · 민정환 · 민병인 · 성열훈
윤영우 · 이기백 · 이영진 · 임인철 · 임재동
장현철 · 정강교 · 한동균 · 한재복

발행인 윤 진 영
발행처 도서출판 대학서림
주 소 03076 서울시 종로구 혜화로 2길 8
전 화 02) 763-1220, 744-2811
팩 스 02) 744-1210
등 록 1965. 1. 20
번 호 1-88
정 가 65,000원

ISBN 978-89-6940-360-5 93510
www.daihaks.com